한의학개론

한의학박사 김규열
전통의학연구소 배병철
편저

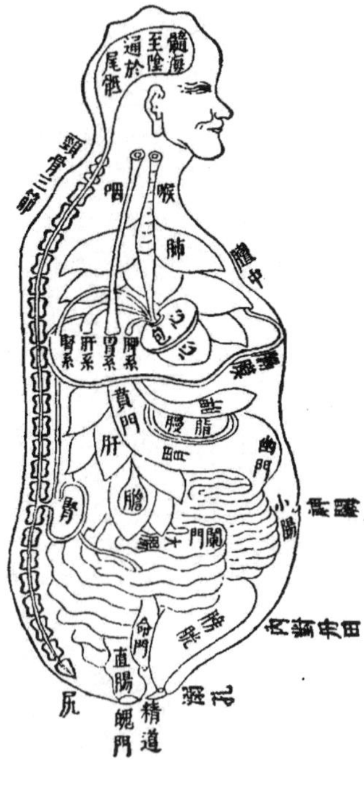

성보사

서 문

한의학은 수천 년의 역사적인 임상실천경험과 수많은 명의·석학들의 이론탐구를 통해 체계화되고 검증되어 온 경험의학이자 치료의학임과 동시에, 일상생활 가운데 손쉽게 활용하고 실천할 수 있는 생활의학이면서도 보건양생에 매우 뛰어난 예방의학이다. 또한 음양오행은 동양의 모든 사상문화의 밑바닥을 흐르고 있는 중심사상 가운데 하나이다. 왜냐하면 우리 동양문화의 핵심은 유(儒)·불(佛)·선(仙)인데 유교와 도교의 최고경전이라 할 수 있는《주역》의 핵심사상 중의 하나가 바로 음양오행이기 때문이다. 따라서 100년 전만 하더라도 음양오행은 우리 조상들의 생활 가운데 깊이 침투해 있어서 이를 이해하고 활용하는 데에 별 어려움이 없었다.

그러나 해방 후 서구 물질문명이 물밀듯이 밀려들어와 우리의 모든 교육체계가 서양과학 중심의 교육체계로 바뀌면서 우리의 모든 문화와 생활 패턴도 급속도로 서구화되어 버렸다. 현재 우리의 교육과정 속에는 유치원에서부터 초·중·고등학교에 이르기까지 음양오행이나 한의학을 교육하는 내용은 거의 없다.《주역》은 그저 점서의 하나라고 배울 뿐이며 한의학에 대한 소개는 일부 교과서에 몇 줄 들어가 있을 뿐이다. 이러한 와중에 우리의 전통한의학은 가까스로 명맥만을 이어오다가 몇몇 뜻있는 분들의 피나는 노력과 국민 대중의 성원에 힘입어 1990년대에 전국 11개의 한의과대학과 국립한의학연구원이 설립되었고, 2008년도에는 마침내 국립부산대학교에 한의학전문대학원이 개설되는 장족의 발전을 이룩하였다.

하지만 아직도 우리 사회에는 음양오행을 말하면 매우 비과학적이거나 미신적이고 고리타분한 것으로 인식하고 이를 백안시하며 한의학을 아주 비과학적인 것이라고 폄하하는 분들이 많다. 이러한 현상은 특히 현재 우리 사회를 이끌어가고 있는 서양 과학적 지식이 많은 분들에게 더욱 심하다. 그런데 매우 다행스럽게도 최근 현대물리학의 비약적인 발전과 함께 동양사상에 대한 깊은 연구와 명상의 붐이 일어나고 있으며, 의료방면에 있어서도 현대의학의 한계성을 깊이 인식하면서 바야흐로 대체의학과 동양의학의 인기가 구미 선진국에서 민간은 물론이고 정부 차원에서조차도 놀랄 만큼 융성하게 일어나고 있다. 우리나라에서도 최근 대체의학의 붐과 함께 웰빙 바람이 불면서 한의학과 음양오행에 대한 생각도 상당히 달라지고 있다.

이러한 때에 우리가 음양오행을 비롯한 한의학의 기초이론을 체계적으로 공부한다는 것은 여러 가지로 매우 의미가 깊은 일이지만, 한의학의 용어개념과 사고방식이 이미 우리의 생활과 문화와 학문 속에서 잊혀버린 고전적 패러다임이 되고 말았기 때문에 이를 알기 쉽게 정리해서 전달하기가 대단히 어렵다. 이에 편저자들은 비록 전문적인 내용이긴 하지만 되도록이면 많은 분들이 음양오행을 비롯한 한의학의 기초이론을 좀 더 체계적으로 명확하게 이해할 수 있도록 하기 위해, 그동안의 학문성과를 체계적으로 정리하여 최대한 알기 쉽게 전달하고자 많은 노력을 기울였으나, 내용이 워낙 방대한데다 편저자들의 능력과 시간의 한계로 말미암아 본래의 취지를 충분히 살리지 못한 것 같아 많은 아쉬움이 남는다.

이 책은 먼저 한의학의 형성발전사를 간략히 짚어보고, 한의학의 전체적인 특징과 주요 관점에 대해 비교적 자세히 살펴본 뒤 기론(氣論)·음양론·오행론·운기론을 기화론(氣化論)으로 묶어 순서를 따라 체계적으로 자세히 논술하였으며, 이어서 한방 생리·병리학의 범주에 속하는 장상학(藏象學)의 제반 내용과 병인병기(病因病機) 및 체질학설과 한방 심리학이라 할 수 있는 신정학설(神情學說)에 대해서도 상당히 심도 있게 다루었다. 다만 인용 원문의 권위를 높이고 고전의 맛을 조금이나마 맛 볼 수 있도록 하기 위하여 한의학의 최고 경전인 《황제내경》과 《주역》의 원문을 되도록 직역해서 많이 인용했기 때문에 (단 뜻이 잘 드러나지 않는 경우에 한해서 다소간 의역을 했으며, 원문은 대부분 각주에 실었으나 간혹 본문의 번역문 뒤에 실은 경우도 있음) 해설이 없이 초보자가 이해하기에는 다소간 어려운 경우도 있을 것이다.

요즘 학계의 전반적인 풍조가 기초 학문이나 인문학 보다는 응용학문을 더 선호하고 한의학계에서도 기초 보다는 임상에 치우치는 경향이 있으나 이는 그리 바람직한 현상이 아니라고 생각한다. 왜냐하면 기초학문을 등한시하면 곧 학문의 발전에 한계가 오기 때문이다. 기초학문인 수학이나 물리학이 발달되지 않은 나라에서 과연 인공위성이나 우주선을 발사할 수 있을 것인가? 우리는 이 평범한 진리를 망각하지 말아야 할 것이다. 한의학도 이와 마찬가지로 기초이론을 잘 터득하고 인체의 생리 병리를 명확히 파악한 후에 임상도 잘 할 수 있다고 본다.

아무쪼록 이 책이 한의학에 관심을 가지고 있는 모든 분들이 음양오행을 비롯한 한의학의 기초이론을 전반적으로 이해하고 학습하는 데에 다소나마 도움이 될 수 있기를 간절히 바라마지 않으며, 독자제현의 격려와 질정을 부탁드림과 동시에 그 동안 이 책이 출간되기까지 수고해주신 모든 분들에게 깊은 감사를 드린다.

2010년 3월 하순에

편저자 김규열, 배병철 謹識

※ 본 저서는 원광디지털대학교의 2009년도 교비 지원에 의하여 수행되었으며, 이에 감사드립니다.

목 차

제1장 한의학의 형성과 발전

제2장 한의학의 기본특징과 주요관점

제3장 기화론(氣化論)

제4장 장상(藏象)

제5장 신정론(神情論)

제6장 精·氣·血·津液

제7장 경락론(經絡論)

제8장 병인・발병

제9장 병기(病機)

제10장 체질학설

제1장 한의학의 형성과 발전

一. 한의학 이론의 형성과 발전

한의학의 이론체계가 형성된 시기는 정확히 알 수 없으나, 현존하는 가장 오래된 의학문헌인 《황제내경(黃帝內經)》의 내용 중에서 "고전에 의하면……", "성인들은……"라고 한 것으로 보아 《황제내경》이 완성되기 이전에 이론체계의 초기형태가 있었음을 알 수 있다.

《황제내경》은 《소문(素問)》과 《영추(靈樞)》로 구성되어 있으며, 음양오행·오운육기·섭생(攝生)·장상(臟象)·경락·병기(病機)·진단법·변증·치법·침구·탕액치료 등의 내용을 포괄하고 있다. 예를 들면 인체의 골격, 혈맥의 길이, 내장기관의 크기와 용량 등이 비교적 명확하게 기록되어 있는데, 이는 현대 인체 해부학과 대체로 일치한다. 식도와 창자의 길이는 1:35의 비율이라고 하였는데, 이는 현대 인체해부학의 1:37에 근접하는 것이다. 혈액의 순환에 대하여 《소문·위론》에서는 "심장은 신체의 혈맥을 주관한다."고 하여, 심장과 혈관·혈액이 연관됨을 설명하였고, 《소문·거통론》에서는 혈액은 혈관 내에서 "멈추지 않고 흘러 전신을 순환한다."고 하였다. 이는 1628년 영국인 윌리엄 하비(William Harvey)가 혈액 순환을 발견한 것에 비해 천여 년이나 앞선 것이다.

《내경》의 음양오행론은 "인간은 소우주로서 대우주인 천지·일월과 상응한다."는 논리 아래 우주의 형성, 생명의 기원, 자연과 인간의 상응(天人相應) 관계·정신과 형체의 관계 등에 관해 깊이 연구를 함으로써 한의학의 내용을 풍부하게 하였다.

《난경(難經)》은 《내경》에 견줄 만한 고대 의서로서, 한대(漢代) 이전에 저술되었다. 생리·병리·진단·치료방면의 내용을 비교적 풍부하게 포괄하고 있어서 《내경》의 부족한 부분을 보충하였으며, 《내경》 중의 일부 난해한 문제들을 문답식으로 상세히 설명하고 있다. 결론적으로 한의학은 이미 《내경》과 《난경》에서 독특한 이론체계의 기초를 닦아 놓았다고 할 수 있다.

한의학은 전한·후한시기에 뚜렷하게 발전하였는데, 후한 말년의 유명한 의학자인 장중경(張仲景:150~219년)은 《내경》과 《난경》을 이론적 기초로 삼아 선인들의 업적을 총괄하고 자신의 의학경험을 결합하여 《상한잡병론(傷寒雜病論)》을 저술하였는데, 이것이 바로 후세의 《상한론(傷寒論)》[1]과 《금궤요략(金匱要略)》[2]이다. 이 두 책은 변증론치를 성공적으로 운용한 최초의 전문의서로서, 오늘날까지도 필수적인 기초 임상서가 되고 있다.

《상한론》은 《소문·열론》 등을 기초로 하여 육경(六經)의 변증론치 강령과 구체적인 운용방법을 확립하였고, 육경(태양·양명·소양·태음·소음·궐음)의 형태와 육경전변(六經傳變)의 원리와 경(經)을 구별하여 변증치료하는 원칙 및 그 구체적인 방법에 관해 자세하게 설명하고 있다. 《금궤요략》은 장부경락을 기본으로 하여 40여 종의 질병에 대한 변증론치와 262처방을 수록하였는데, 매우 세밀하고 훌륭하여 내과 및 잡병에 대한 변증론치의 기초가 되었다.

《상한론》과 《금궤요략》은 임상의학 전문서이면서도 한의학의 기초이론을 충실하게 발전시켰다. 예를 들면 《상한론》의 "육경전변"과 《금궤요략·장부경락선후》의 논술은 《소문·옥기진장론》의 "오장은 서로 통하고 질병이 옮겨지는 데에도 모두 순서가 있다(五臟相通, 移皆有次)."는 설과 《난경·칠십칠난》의 "훌륭한 의사는 병이 발생하기 전에 다스린다(上工治未病)."는 설로 발전되었다. 《금궤요략》에서는 "어떠한 병이라도 세 가지를 벗어나지 않으니, 첫째 사기(邪氣)가 경락에 침입하여 장부로 들어간 것이고, 둘째 사기가 피부에 침입하여 혈맥으로 옮겨져서 사지구규(四肢九竅)가 막히고 기혈이 소통되지 않는 것이며, 셋째는 성생활이 과도하거나 칼 또는 벌레로 인해 손상된 것이다. 병인이 아무리 복잡하여도 이 세 가지만 정통하면 병인을 모두 밝힐 수 있다."[3]고 하였는데, 이는 《내경》·《난경》의 병인

1) 《상한론(傷寒論)》 : 총 10권. 후한의 장중경이 펴낸 것으로 대략 3세기 초엽에 만들어졌다. 이는 장중경이 원래 펴낸 《상한잡병론》 16권 중에서 상한(傷寒) 병증과 유관한 부분이다. 모두 22편이며 중복된 것을 제외하고 모두 397법·113방으로 되어 있다. 내용은 주로 육경변증을 강령으로 삼아, 상한 각 단계의 변맥심증대법(辨脈審證大法)과 입방용약(立方用藥) 규율에 대해 조문형식으로 논술하였다. 체계적이고 전면적으로 한대 이전의 급성열병 진단치료의 풍부한 경험을 총괄하여 변증론치의 기초를 정립하였다.

2) 《금궤요략(金匱要略)》 : 《금궤요략방론(金匱要略方論)》이라고도 함. 3권. 후한의 장중경이 펴낸 것으로서 3세기 초에 만들어짐. 장중경은 원래 《상한잡병론》 16권을 선집했는데, 위(魏)·진(晋) 시대의 왕숙화가 정리한 후 그 고전본의 하나는 《금궤옥함요략방(金匱玉函要略方)》이라 불리게 되었다. 1065년 북송(北宋) 때 교정의서국(校正醫書局)에서는 당시 두간본(蠹簡本)을 근거로 하여 다시 정리·교정하였는데, 그 중 상한 부분은 생략하고 잡병 위주의 내용만을 취하여 3권 분량의 책으로 정리하였고 이를 《금궤요략방론》이라 개명하였다. 모두 25편이고 방제가 262방이다. 실용적이고 유효한 방제가 많아 현재까지도 임상에 널리 이용되고 있다.

이론을 발전시킨 것으로서, 훗날 "삼인학설(三因學說)"의 형성에 큰 영향을 미쳤다.

《상한론》과 《금궤요략》 이후 역대 의가들은 대부분 자신들의 임상경험을 결합하여 상이한 측면에서 한의학 이론을 발전시켰다. 예를 들어 진대(晋代) 왕숙화(王叔和)의 《맥경(脈經)》은 맥과 임상을 결합하여 맥학의 기초이론을 연구한 서적이고, 수대(隋代) 소원방(巢元方)의 《제병원후론(諸病源候論》은 한의학 최초로 병인병기 이론과 임상 증후를 연구한 전문서이다.

당대(唐代) 손사막(孫思邈)의 《천금방(千金方)》과 왕도(王燾)의 《외대비요(外臺秘要)》는 기초이론과 임상을 종합한 대작이다. 송대의 진무택(陳無擇)은 《삼인극일병증방론(三因極一病證方論)》의 병인학 부분에서 그 유명한 "삼인학설(三因學說)"을 제시하였다. 즉 그는 남북조의 도홍경(陶弘景)이 저술한 《주후백일방(肘後百一方)·삼인론》을 토대로 하여 "자연의 기인 육음(六淫)이 먼저 경락에 침입하여 장부로 들어가는 것은 외인(外因)이고, 인간의 본성인 칠정 과도로 인해 먼저 장부가 손상되고 이로 인해 외형이 손상되는 것은 내인(內因)이며, 기타 음식으로 인한 손상, 피로, 쇠붙이에 의한 손상, 타박골절상, 물에 빠지거나 무거운 것에 눌리거나 한 것은 불내외인(不內外因)이다."[4]라고 함으로써 병인학을 더욱 향상시켰다. 송대 전을(錢乙)의 《소아약증직결(小兒藥證直訣)》은 장부변증론치의 내용을 더욱 풍부하게 하였다.

금원(金元) 시기에 이르러 특색 있는 여러 유파의 의가들이 나타나면서 큰 발전을 이루었다. 그 중 대표적인 인물로는 유완소(劉完素:劉河間)·이고(李杲:李東垣)·장종정(張從正:張子和)·주진형(朱震亨:朱丹溪)이 있는데, 이들을 "금원사대가"라고 한다.

유완소는 《내경》의 운기학설과 병기학설을 토대로 한 체계적인 연구를 함으로써 "주화론(主火論)"이라는 독특한 학술이론을 전개하였다. 즉 "육기(六氣)는 모두 화를 따라 변화한다.", "오지(五志)가 과도한 것은 모두 열이 심하기 때문이다."라고 주장하며 임상에서 한량(寒凉)한 약물을 주로 사용하였으므로, "주화학파(主火學派)"·"한량학파(寒凉學派)"라고 부른다. 유완소의 학술사상과 임상경험은 후세에 온병학설의 효시가 되었다.

장종정은 장중경의 《상한론》에 있는 한(汗)·토(吐)·하법(下法)을 상세히 연구하여 인간의 질병이 대부분 사기로 인해 발생한다고 여겼으며, 치료에 있어서 한·토·하법을 위주로 하여 사기를 몰아내고 정기를 안정시켰으므로 "공하학파(攻下學派)"라고 한다.

---

3) 千般疢難, 不越三條. 一者, 經絡受邪, 入臟腑爲內所因也. 二者, 四肢九竅, 血脈相傳, 壅塞不通, 爲外皮膚所中也. 三者, 房室·金刃·蟲獸所傷. 以此詳之, 病由都盡.

4) 六淫, 天之常氣, 冒之則先自經絡流入, 內合于臟腑, 爲外所因; 七情, 人之常性, 動之則先自臟腑鬱發, 外形于肢體, 爲內所因; 其如飮食飢飽, 叫呼傷氣, 金瘡踒折, 疰忤附着, 畏溺壓, 有背常理, 爲不內外因.

이동원은 장원소(張元素:張潔古)의 학설을 계승하여 비위원기(脾胃元氣)의 이론을 중점적으로 연구한 결과로써 "인체는 원기를 근본으로 삼는다."와 "비위가 손상되면 온갖 질병이 이로부터 발생한다."는 이론을 확립하여 익기승양(益氣升陽)하는 약물을 주로 사용하여 질병을 치료하였으므로 "주기학파(主氣學派)" 혹은 "비위학파(脾胃學派)"라고 한다.

주진형은 유완소·장종정·이고의 학설을 종합하여 잡병을 치료하였다. 그는 대부분이 습열상화(濕熱相火)로 인한 질병이라고 여겨 "양은 남아돌고 음은 부족하다(陽有餘陰不足)"는 이론과 "상화론(相火論)"5)을 제창하였다. 음을 보양하는 약물을 주로 써서 질병을 치료하였으므로 "양음학파(養陰學派)"라고 한다.

유완소·장종정·이고·주진형 등 4대 의가의 이론은 각기 독창성을 가지고 서로 다른 측면에서 한의학의 기초이론을 발전시켰다.

명대에는 《난경》의 "좌신우명문설(左腎右命門說)"에 대한 논쟁으로 형성된 명문학설(命門學說)이 출현하였는데 이는 한의학 기초이론의 발전에 매우 큰 영향을 주었다. 그 중에서도 조헌가(趙獻可)·장경악(張景岳) 등은 "명문음양수화(命門陰陽水火)가 인체의 생명을 유지시키는 근본이다."라고 하여 장상학설(臟象學說)에 새로운 내용을 추가하였으며, 음양을 조절해야 하는 근거 및 구체적인 치료방법을 제시하였다.

명청 시기에 형성된 온병학설(溫病學說)은 온병의 발생·발전 및 변증론치의 임상학을 연구한 것이지만, 한의학 기초이론을 발전시켰다는 데에 매우 중요한 의의를 가진다. 온병학설은 《내경》·《난경》과 《상한잡병론》에 근원을 둔 이론으로서, 한대 이후 의가들의 끊임없는 연구로 충실히 발전해나가면서 점차 하나의 독립된 신흥학파를 형성하였다. 그 중에서도 특히 명대의 오우가(吳又可)는 《온역론(溫疫論)》에서 "온역(瘟疫)"의 병원을 "풍(風)도 아니고 한(寒)도 아니며 서(暑)도 아니고 습(濕)도 아닌 천지 사이에 일종의 다른 기가 있어 발생한다."6)고 하였으며, 온병은 입과 코를 통해 흡입되어 전염된다고 하였다. 이렇게 온병과 온역의 병인·병사가 인체에 침입하는 경로 등에 관한 연구는 한의학이론과 실제에 모두 커다란 공헌을 하였다. 청대의 섭천사(葉天士)와 오국통(吳鞠通) 등 온병학파들은 실제임상에 기초를 두고 위기영혈(衛氣營血)과 삼초(三焦)의 온병병기가 전변되는 규율 및 그 변증론치법을 창안하여 온병학설을 더욱 발전시켰으며, 병인·병기전변·변증론치 등의 각 방면에 있어 스스로 하나의 체계적인 학파를 이루었다.

---

5) 상화(相火) : 군화(君火:心火)에 상대되는 말로서, 군화와 상화가 함께 장부를 온양(溫養)함으로써 기능이 정상적으로 유지된다. 일반적으로 명문(命門)·간(肝)·담(膽)·삼초(三焦)는 모두 그 속에 상화가 있으며, 상화의 근원은 주로 명문에서 시작된다.

6) 非風·非寒·非暑·非濕, 乃天地間別有一種異氣所成.

이밖에도 청대의 왕청임(王清任)은 해부학을 중시하여 고대 "내경도설(內景圖說)"에 있던 인체해부의 잘못된 점을 고쳐 《의림개착(醫林改錯)》을 저술하였고, 인체의 기혈운행을 연구하는 데 심혈을 기울여 "어혈은 병을 초래한다."는 이론과 활혈거어(活血祛瘀)[7]하는 치료방법과 방제(예컨대 〔축어탕(逐瘀湯)〕 류)를 제시함으로써 한의학 기초이론의 발전에 크게 공헌하였다.

근·현대에 이르러 의가들은 역대 의학문헌을 연구하여 한의학 기초이론을 체계적으로 정리함과 아울러 현대과학 기술과 방법을 광범하게 운용함으로써 경락·장부의 생리·병리 방면에서 모두 큰 성과를 거두었다.

二. 한의학의 역사

예로부터 우리나라는 산 좋고 물 맑아 질 좋은 각종 약제가 풍부한 나라로 중원 각지에 널리 알려져 왔다.

《황제내경》에서 "……폄석(砭石:돌침)은 동방에서 온 것이다."라고 하였고, 《산해경(山海經)》에 "고씨(高氏[8])의 산에는 옥이 많고, 그 아래에는 돌침이 많다."고 기록하여 의학의 발상지가 동방임을 명확히 밝히고 있다. 이 대목은 우리가 관심을 가지고 연구해야 할 분야의 하나이다. 예나 지금이나 사람들은 무병장수를 추구하기 때문에 어느 지역 가릴 것 없이 인간의 생존과 더불어 의약이 개발되고 그 치료경험이 축적되어 더욱 발전하고 있다.

기원전 57년부터 18년 사이에 고구려·백제·신라가 건국되었고, 이후 700여 년 동안 삼국이 병립하였으며, 이때부터 우리나라의 의약학은 매우 발전하였다. 1,700여 년 전(한나라 말기)에 저술된 것으로 알려진 《명의별록(名醫別錄)》에 인삼을 비롯한 수많은 향약이 수록되어 있는 것으로 보아, 훨씬 이전부터 우리나라의 약제가 중국에 수출되었음을 알 수 있다.

예컨대 《명의별록》에서 세신에 대한 기록을 보면 "동쪽으로 바다에 접한 지방의 세신은 모양은 좋으나 신열(辛熱)한 성미가 고구려의 것만 못하다."고 하였는데, 이는 한국산 세신이 중국산 세신보다 효력이 우수함을 나타낸다. 또한 오공에 대해 "고구려산은 깊은 산 속

7) 활혈거어(活血祛瘀) : "거어생신(祛瘀生新)"이라고도 한다. 어혈을 제거하여 혈맥을 소통시키는 방법이다. 혈맥이 막히면 어혈이 발생하므로 이를 제거해야만 혈맥이 소통되어 병태(病態)가 제거된다.

8) 고씨(高氏) : 고구려 시조 고주몽을 가리킨다.

낙엽이 쌓여 썩은 곳에서 잡히고 발이 붉은 것이 많은데 효과가 좋아 이를 약으로 쓰고, 발이 노란 것은 쓰지 않는다."고 하였다.

신라에는 우황이 유명하였는데 당나라의 요구로 수십 근씩 수출하였다는 기록이 있다. 김유신 장군이 당나라 장수 설인귀(薛仁貴)에게 우황을 선물했다는 기록으로 보아 중국인들이 한국산 우황을 매우 진귀하게 여겼음을 알 수 있다. 지금도 신라 영역이었던 낙동강 주변에서 사육되는 소에서 가장 많은 우황이 발견되고 있으니, 신라인들이 질병을 치료하는 데 우황을 사용했음을 알 수 있다.

백제 시대에 저술된 《백제신집방(百濟新集方)》은 전래의 경험에 의거하여 정리한 우리나라 최초의 본초서로서, 중국 약을 배제하고 순수 우리나라 약제만을 수록한 것으로 알려졌는데, 애석하게도 그 원본은 소실되고 다른 책에서 《백제신집방》을 인용한 처방만을 볼 수 있다. 예컨대 "폐옹(肺癰)에는 황기를 쓰고, 패혈증에는 국화잎을 쓴다."고 하였다. 이를 통해 삼국시대에 이미 의료가 상당수준 발전했음을 알 수 있다.

신라가 삼국을 통일한 후에는 국가적인 조치로 어용성(御龍省)에 약전을 설치하여 약제를 관리·보관하는 동시에 의사를 전문적으로 양성하였다. 692년(신문왕 12년)에 의학박사 2명이 《본초경(本草經)》·《침구갑을경(針灸甲乙經)》·《소문》·《침경(針經)》·《맥경(脈經)》·《난경》·《명당경(明堂經)》을 교재로 의사를 배출하였다는 기록이 있다. 이로 보아 통일신라시기에 한의학이 체계적으로 발전하였음을 알 수 있다.

고려시대에는 신라의 의학을 바탕으로 민간의학을 널리 수집하여 의학서적을 저술·간행하였다. 고려시대 임금과 신하 및 그의 가족들을 위한 최고 의료기관인 전의사(典醫寺:후에 太醫監으로 개칭됨)·봉의서(奉醫署)와 일반 민중을 위한 의료기관인 동서대비원(東西大悲院)·혜민국(惠民局)을 두어 의사를 양성하는 동시에 질병을 치료하였다. 고려시대(1234년)에 세계 최초로 금속활자가 발명되면서 각종 서적이 간행되었는데, 그 중에서 의서로는 《구선활인심방(臞仙活人心方)》·《제중입효방(濟衆立效方)》·《신집어의촬요방(新集御醫撮要方)》·《향약구급방(鄕藥救急方)》·《진맥도결(診脈道結)》·《향약혜민경험방(鄕藥惠民經驗方)》 등이 있다.

《구선활인방》은 고려 충렬왕~공양왕 시기에 구선(臞仙)이 저술한 책이다. 이는 중국의 선술(仙術)·도인법(導人法)·처방 및 기타 양생법을 구선이 섭렵하여 기록한 책으로서 1400년대에 간행되었으며, 상권은 수양·도인법을, 하권은 질병치료에 대한 처방을 수록하였다. 애석하게도 우리나라에는 없고 일본 세이키도(成簣堂) 문고에 소장되어 있는데, 조선 가정간본(嘉靖刊本)이라 한 것을 보면 조선 중기에 간행된 초간본임이 틀림없다. 퇴계 이황이 이 책을 애독하면서 건강관리의 지침서로 삼았다고 하여 그의 10대손인 이지순(李志淳)이 《선조유묵(先祖遺墨)》이라 표제를 붙였는데, 최근 퇴계 연구원에서 원형대로 영인본을 간행하였다. 또한 한국정신문화연구원과 동서문화원에서 이 책을 번역하여 간행하였다.

《제중입효방(濟衆立效方)》은 고려의 유명한 정치·문학가이자 의학에 조예가 깊었던 김영석(金永錫:1079~1167년)의 저서이다. 그는 신라시대부터 전해오는 의서들을 정리하고 송나라 의서를 섭렵하여 질병치료에 효과가 높은 처방을 발췌하고 자기의 경험을 덧붙였다.

《신집어의촬요방(新集御醫撮要方)》은 고려의 문신으로서 의학에 조예가 깊었던 최종준(崔宗峻:?~1246년)의 저서이다. 그는 1220년대 이전부터 전해오던 우리나라 의서를 보충·정리하고 구급 질환을 위주로 저술하였는데, 그 중 일부 처방이 《향약집성방》에 수록되어 있다.

14세기 말(1392년) 이성계가 조선을 건국한 이후 고려시대 의료제도를 개선한 전의감을 설치하여 양반들을 치료하는 한편 의서를 저술하고 의사를 양성하였으며, 혜민국을 설치하여 일반 백성들의 질병을 치료하게 하였다. 또한 각 지방 주요 도시와 군사요충지에도 의사들을 배치하여 질병을 치료하였다.

건국 초기에 육학(六學) 중 하나인 의학(醫學)을 따로 개설하여 의사를 양성하는 교육을 담당하였다. 조선 최고의 의료기관인 전의감(典醫監)·혜민서(惠民署)·제생원(濟生院)에 각기 의생방(醫生房)을 설치하여 의사를 양성한 것이다. 15세기에는 중앙에서 뿐만 아니라 전국 각지에서 의사 양성에 힘써 의사가 없는 도에는 의사를 1명씩 파견하였다. 이리하여 15세기 초에 이미 우리나라에서는 국토의 최북단에서 최남단인 제주도에 이르기까지 전국 각지에 의학교육기관이 설치되어 의사를 양성하였다. 특히 이 시기 우리나라 의학교육에서 각별한 위치를 차지할 뿐만 아니라 세계 의학사에 커다란 의미를 갖는 것은 1406년부터 의녀를 전문적으로 양성했다는 사실이다. 이러한 의녀 양성사업은 1427년 이후 더욱 활발하여 그 수가 현저하게 증가되었다. 전국 각지에서 총명한 소녀를 데려다가 의학을 습득시킨 후 다시 출신지로 보내어 그 지방 부녀자들의 질병을 치료하도록 하였다.

15세기 의학에서 특히 주목할 것은 의학을 습득함에 있어 우선 본초를 학습한 후에 방제를 학습하도록 했다는 것이다. 이는 15세기에 들어와 한약재에 대한 대대적인 연구와 향약에 대한 지식을 집대성하는 데에 긍정적인 역할을 하였다. 당시 널리 설치된 의학교육기관에서 양성할 의사의 수는 국가에서 정하였다. 즉 조선 최고의 의료기관인 "전의감"에서 50명, "혜민국"에서 30명의 의사를 양성하고, 지방에서는 부에서 16명, 도호부(都護府)에서 12명, 군에서 10명, 현에서 8명씩 양성하도록 정하였다. 이 숫자로 보아 전국적으로 적지 않은 수의 의사가 정규 학습체계를 통하여 양성되었다는 것을 알 수 있다. 이처럼 15세기 우리나라의 의사 양성은 높은 수준에서 활발하고 광범위하게 진행되었고, 그에 대한 사회적 관심도 높았다. 15세기에 들어와 우리나라의 약물학은 과학적인 토대 위에 확고하게 자리잡아 더욱 발전하였다. 이러한 환경 속에서 《향약집성방》이 저술·출판되어 한의학 발전에 커다란 공헌을 하였으며 민간의 건강보호에 크게 이바지하였다.

《향약집성방》은 1433년에 세종이 권채(權採)·유효통(兪孝通)·노중례(盧重禮)·박윤덕(朴允德)에게 명하여 재래의 향약방을 증보한 것으로 모두 85권으로 되어 있으며, 959개 증후에 대한 10,706종의 처방과 1,479종의 침구법을 수록하고 있다. 특히 《향약집성방》에는 700여종에 달하는 각종 동물 및 광물성 약재의 산지가 수록되어 있고, 채취·보관·포제법이 상세하게 기록되어 있다. 또한 《향약집성방》에 인용된 270여 종의 문헌 중에는 고려시대에 저술된 《제중입효방》·《신집어의촬요방》·《향약고방(鄕藥古方)》·《향약간이방(鄕藥簡易方)》·《향약구급방(鄕藥救急方)》 등 우리나라 고유 의서들의 처방이 130여 종이나 인용되어 있어서 한의학 연구에 귀중한 자료가 되고 있다.

그 후 1477년에 발간된 《의방유취(醫方類聚)》는 일종의 백과사전으로서 국내외 수많은 문헌들을 참고하여 장점을 종합 분류하고 체계화한 총 356권에 달하는 방대한 책이다. 《의방유취》는 김순의(金循義)·노중례(盧重禮)·최규(崔閨)·김유지(金有智)를 비롯한 12명의 학자와 의관들이 공동 편찬한 것으로서, 우리나라를 비롯한 동방 여러 나라의 우수한 치료법과 처방을 비롯하여 단방·민간요법 등이 기재되어 있다. 처음에는 356권으로 편성하였으나, 후에 다시 간추리고 교정하여 총 권수 266권 264책으로 정리·축소되었으며, 1477년 성종 8년에 한계희(韓繼禧)·임원준(任元濬) 등이 30질을 인쇄하여 내의원·전의감·혜민서·활인서 등 관련 기관에 비치하도록 하였다.

이 시기에는 《향약집성방》·《의방유취》와 같은 백과사전식의 방대한 의서와 함께 실제임상에서 간편하게 이용할 수 있는 전문 의서들도 많이 저술되었다.

1434년 노중례에 의해 저술된 《태산요록(胎産要錄)》은 상권에서 주로 임산부의 위생에 대해 기술하였고 하권에서 유아 양육법에 대해 기술한 우리나라 최초의 산부인과 전문서이다. 이밖에도 1467년에는 구급 질환을 신속하게 치료하기 위해 《구급방(救急方)》이 간행되었고, 1489년에는 내의원에서 《신찬구급간이방(新纂救急簡易方)》을 간행하였으며, 전염병에 대해 기술한 《창진집(瘡疹集)》과 처방전문서인 《가감십삼방(加減十三方)》 등이 간행되었다. 특히 전문 위생전서인 《식료찬가(食料讚歌)》가 1481년에 출판되었으며, 이밖에도 세조의 《의약론(醫藥論)》, 법의서인 《무원록(無冤錄)》 등이 간행되었다. 이처럼 활발한 의서 간행은 당시 우리나라의 높은 의학 수준을 보여주고 있다.

16세기말부터 17세기 초에는 탁월한 의가인 허준(許浚)이 조선 의학의 전통을 계승하여 한 단계 높은 수준으로 발전시키는 데 이바지하였다. 그는 1596년 임진・정유 양란의 와중에서 저술에 착수하여 1610년에 《동의보감(東醫寶鑑)》을 완성하였는데, 이는 동서고금에 보기 드문 진귀한 의서로서 동양의학을 집대성한 것이다.

《동의보감》은 총 25권인데, 내경편(內景篇) 4권・외형편(外形篇) 4권・잡병편(雜病篇) 11권・탕액편(湯液篇) 3권・침구편(針灸篇) 1권・목록 2권으로 구성되어 있다. 《동의보감》은 정연한 체계로써 손꼽히는 저서인데, 먼저 인체의 정상적인 생리와 건강을 유지하는 수양법을 서술하였고, 그 다음에 질병의 원인과 증후 및 그 치료 방법・예후 등을 서술하였으며, 마지막에 단방 및 침구에 대해 기술하였다. 이처럼 체계 정연한 《동의보감》은 출간되자마자 국내외의 커다란 반향을 일으켰다.

17세기 중엽에 들어서면서 우리나라 침구학 발전에 지대한 공헌을 한 학자로는 허임(許任)이 대표적이다. 허임은 선조~광해군 때의 사람으로 자신이 직접 체득한 침구경험과 그 이론을 정리하여 1644년에 《침구경험방(針灸經驗方)》을 저술하였다.

조선 중엽의 의학발전에서 주목할 것은 당시에 유행하던 전염병과 관련하여 많은 저서들이 출판 보급되었다는 점이다. 그 가운데 중요한 것으로는 《언해벽온방(諺解辟瘟方)》・《언해창진집(諺解瘡疹集)》・《간이벽온방(簡易辟瘟方)》・《언해두창집요(諺解頭瘡集要)》・《신창벽온방(新瘡辟瘟方)》 등이 있다.

17세기에 유행한 실학사상은 새로운 정치 경제적 변동을 반영하면서 더욱 풍부해지고 체계화되었으며, 전통의학을 계승하려는 경향이 나타났다. 이러한 상황에서 1749년 조정준(趙廷俊)에 의해 소아과 의서인 《급유방(及幼方)》이 저술・출판되었다. 총 13권으로 구성된 《급유방》은 69종의 소아질병에 대한 처방이 기재되어 있으며, 책의 말미에 "본초발명(本草發明)"이라는 표제 하에 종전의 약재 소개에서 잘못되었거나 혼동하였던 것을 바로잡았다. 《급유방》과 함께 이 시기에 저술된 대표적인 의서로는 《광제비급(廣濟秘笈)》・《제중신편(濟衆新編)》이 있다. 《광제비급(廣濟秘笈)》은 정조 14년(1790년)에 이병모(李秉模)와 이경화(李景華)가 왕명을 받아 편찬한 것으로서 모두 4권 4책으로 구성되어 있으며, 구급・잡병・부인병・소아병에 대한 병증과 치료법이 기재되어 있고 각종 국산 한약재를 재료로 한 단방치료법이 기재되어 있다. 《제중신편》은 정조 때 강명길(康命吉)이 왕명을 받아 편찬한 것으로 8권 5책으로 구성되어 있으며, 《동의보감》에서 중요한 것만 간추리고 자신의 견해와 경험 및 그 때까지의 의학 성과를 보충하여 기재한 것이다.

특히 이 시기에는 당시 유행하던 마진(痲疹)을 치료하기 위한 전문 의서들이 저술되었는데, 그 대표적인 의서로써 이헌길(李憲吉)의 《마진방(痲疹方)》과 다산 정약용(丁若鏞)의 《마과회통(痲科會通)》을 들 수 있다. 《마과회통》은 마진의 증후·감별·진단 및 본초와 처방을 수록한 마진 전문서로서, 주목할 것은 조선에서의 마진 유행주기를 개괄하였다는 점이다.

19세기에 들어서면서 다산 정약용(1762~1837년)은 풍부한 지식과 각고의 노력으로 우리나라 의학 발전에 지대한 공헌을 하였다. 그는 천연두를 예방하기 위해 우리나라에서 처음으로 종두를 실시하였다. 이밖에 그가 집필한 주요 의서만 해도 《마과회통》·《맥론(脈論)》·《의설(醫說)》 등이 있다. 실로 다산은 그의 실학사상을 토대로 전통의학을 비판적으로 계승 발전시켰다고 할 수 있다.

정약용과 함께 침체 일로의 조선의학을 계승 발전시키고자 한 의가로는 황도연(黃道淵)과 이제마(李濟馬)를 꼽을 수 있다. 황도연은 19세기 후반의 우리나라 의학을 대표하는 학자로서 그가 저술한 《부방편람(附方便覽)》·《의종손익(醫宗損益)》·《의방활투(醫方活套)》 등은 당시 광범하게 보급되었다. 특히 《의종손익》은 황도연의 대표작으로서 12권 6책으로 구성되어 있는데, 《동의보감》을 기본으로 하고 《제중신편》의 약성가 부분을 증보하여 저술한 의서이다. 황도연의 아들 황필수(黃泌秀)는 《의방활투》와 《의종손익》의 본초를 합하여 《방약합편(方藥合編)》을 저술하였는데, 당시는 물론 오늘날까지도 임상에서 널리 애용되고 있으며, 현재는 《방약합편해설》 등 몇몇 번역서가 나와 있다.

이제마는 독창적인 사상(四象)이론으로써 우리 한의학을 빛낸 의가이다. 이제마는 다년간에 걸친 임상경험과 학문연구를 통해 1894년 《동의수세보원(東醫壽世保元)》 4권을 저술하였다. 그는 자신의 독창적인 체질론에서 사람의 체질을 태양·태음·소양·소음의 네 가지로 분류하여 개인의 장상(臟象)·체격·성격·기질적 특성을 분류했을 뿐만 아니라, 질병 치료시의 특성까지도 밝혔다. 그는 한 걸음 더 나아가 "체질은 고정불변하는 것이 아니라 각종 요인들에 의해 변화된다."는 사상을 피력하면서 적절한 예방조치를 통해 질병을 예방하고 건강을 회복할 수 있다고 강조하여, 질병과 수명을 숙명적인 것으로 간주하던 비과학적인 시대 조류를 반박하였다. 이제마의 사상의학이론은 당시 시대상을 비추어 볼 때 지극히 진보적이고 과학적인 이론으로 우리가 계승·발전시켜야 할 귀중한 유산이다.

제2장
한의학의 기본특징과 주요관점

우리가 어떤 사물이나 학문을 이해하는 데 있어 중요한 것은 먼저 그 관점이나 시각을 이해하는 것이다. 예컨대 우리가 어느 식당에서 밥을 먹을 때에도 그 밥상을 어떠한 시각 어떠한 관점에서 바라보느냐에 따라 그에 대한 평가와 해석이 많이 달라진다. 가령 음식의 풍미나 코디와 같은 예술적인 관점에서 보느냐? 영양학적인 관점에서 보느냐? 또는 약선학적(藥膳學的)인 관점에서 보느냐? 아니면 위생학적인 관점에서 보느냐? 원가 대비 판매가의 경영학적인 관점에서 보느냐? 등에 따라서 전혀 다른 평가와 해석이 이루어질 수 있는 것이며, 그 이해의 깊이와 폭, 방향도 완전 달라질 수 있는 것이다.

따라서 인체의 건강과 질병을 다루는 의학 분야에서도 한의학과 서양의학, 또는 인도의학이나 기타 대체의학 등의 학문적 관점에 따라서 인체의 생리 병리와 질병, 또는 약물에 대해서 기타 진단이나 예방·치료 등의 방법 면에서 많은 차이를 가지며, 각기 방법마다 나름대로의 가치와 장단점을 가진다. 그러나 현대 우리 사회에서는 물질과학문명이 크게 발전하다 보니 모든 것을 대체로 서양과학의 기준과 잣대를 가지고 평가하려는 경향이 있다. 따라서 서양과학과 동양학 내지는 서양의학과 한의학의 주된 특징과 관점의 차이를 먼저 이해하는 것이 매우 중요하다고 본다.

서양과학은 주로 구조를 중심으로 사물을 이해하려고 하기 때문에 어떤 사물에 대해 정태적(情態的)인 관점에서 이해하려는 경향이 매우 강하다. 또한 사리(事理)를 실험·분석으로 탐구하려다 보니 자연 그대로가 아닌 인위적으로 통제된 환경에서 실험한 것을 세밀하게 분석, 관찰해서 알려고 한다. 따라서 매우 객관적이고 과학적이지만 나무만 보고 숲을 보지 못하는 폐단이 있다

그래서 우리가 잘 알다시피 만물을 구성하고 있는 가장 근원적인 물질이 뭐냐? 라는 것을 탐구하다 보니 분자라는 것을 알게 되었고, 다시 그 분자를 구성하고 있는 것이 뭐냐?

하고 탐구하다 보니 원자라는 것을 알게 되었으며, 또 원자는 무엇으로 이루어졌나? 하고 탐구하다 보니 중성자·양성자·전자·소립자 이런 것들로 이루어졌다는 것이 또한 속속 밝혀졌다. 이와 마찬가지로 우리 인체 역시 세포가 모여 조직이 되고 조직이 모여 기관이 형성되며 이런 세포·조직·기관들이 모여 인체를 이룬다는 사실을 알게 되었다. 이로써 우리 인체를 연구할 때 죽어있는 정지된 상태를 기본으로 한 해부조직학적인 이해와 인체의 각 장부·조직·기관을 하나의 기계 부품처럼 보려는 구조적 접근방법이 주류를 이루게 되었다. 그러므로 질병을 이해하고 진단할 때 주로 세포·조직의 형태와 구조의 이상 및 수량의 이상을 가지고 판단하려는 경향이 매우 강하다. 그 결과 환자는 고통스러운 증상이 있어도 각종의 검사 상으로 이상이 나타나지 않으면 정상으로 진단되는 경우가 많다.

동양학은 이와 반대로 관계와 기능을 중심으로 어떤 사물을 이해하려고 하기 때문에 어떤 사물에 대해 자연 그대로의 움직이는 상태, 동태적인 관점에서 이해하려는 경향이 매우 강하다. 사물의 변화가 무시무종(無始無終)하므로 변화의 양상도 순환적으로 이해하려 한다. 사리를 실험분석으로 아는 것이 아니라 자연을 그대로 보고 관찰하여 아는 것이므로 전체를 꿰뚫어 보는 직관적 통찰력이 필요하다. 따라서 철학적이며 주관적인 면이 강하고, 숲만 보고 나무는 보지 못하는 폐단이 있다.

우리가 구조중심의 정태적(情態的)인 관점에서 볼 때는 대상을 자세히 분석하는 실험·분석적인 측면이 그것을 이해하는 데 중요한 수단이 되겠지만 동양학에서의 동태적인 관점에서 볼 때는 대상이 계속 변화해서 움직여가는 상태이기 때문에 이를 자세히 분석하기가 매우 어렵다. 따라서 전체적인 상황을 꿰뚫어 볼 수 있는 통찰력이 필요하며, 그러기 위해서는 직관적인 이해가 상당히 중요한 수단이 된다. 필자는 이것이 서양의학과 한의학에서의 인체와 질병에 대한 이해와 접근방법이 근본적으로 다르게 된 이유라고 생각한다.

서양과학의 주된 수단 방법 중 하나에는 실험 분석적인 방법이 있다. 우리는 정규교육에서 서양과학적인 교육을 받아왔기 때문에 대부분 실험 분석적인 방법만이 최선의 방법인 것으로 인식하는 경우가 많다. 그러나 가령 어떤 약물이 인체의 암 치료에 도움이 되느냐? 안 되느냐? 하는 것을 실험 분석할 때 먼저 사람에게 직접 투여하면 생명의 위험성이 크므로, 우선 시험관실험을 통해 유의성 있고 충분한 실험 가치가 있다고 판단될 경우 동물 실험을 하게 된다. 동물실험이란 그 결과가 인체에도 비슷하게 적용될 것이라는 전제(前提) 하에 진행되는 것인데, 실제로는 개개인마다 특정 음식에 대한 알레르기와 같은 병리적 반응을 보이는 경우가 많다. 이를 한의학의 체질학적 관점에서 예를 들면, 인삼은 우리 몸을 보하는 약재이고 녹용은 보약 중에서도 값이 비싼 좋은 약재로 인식되고 있지만, 인삼이나 녹용을 먹으면 오히려 머리가 아프다든지 열이 난다든지 해서 종종 부작용을 호소하는 사람들도 있다. 이와 같이 체질이나 몸의 상태에 따라 약물이나 음식물에 대한 반응이 각기 다르게 나타나는 경우가 많다. 그러므로 인간과는 종이 다른 동물의 실험결과가 우리 인체에도 똑같이 적용될 것이라고 보는 것은 하나의 가설에 지나지 않는다. 어떤 물질이 시험관실험이나 동물실험에서 분명히 암세포의 증식을 억제하거나 살멸하는 항암효과가 있었음에도 불구하고, 인체에 직접 투여한 임상실험에서는 아무런 효과가 나타나지 않는 경우가 허다하다.

또한 사람은 음식물이 조금만 변질된 것을 먹어도 바로 배탈·식중독 혹은 전염병에 걸릴 수 있지만, 쥐는 시궁창 속을 돌아다니며 쓰레기통에서 음식물을 주워 먹어도 탈이 잘 나지 않는다. 또한 사람은 유황을 먹으면 중독되어 죽을 수 있지만, 오리는 해독 작용이 강하여 잘 죽지 않고 도리어 약리작용이 강한 유황오리가 된다. 이처럼 동물은 사람의 생리·병리적 기전과는 분명하게 다름을 알 수 있다.

이외에도 우리가 일상생활에서 어떤 음식을 먹든 생활을 하든지 간에 모두 자연스럽게 이루어지는 것이지만, 실험이라는 것은 그 목적달성을 위해 외부의 여러 변수를 차단하는 등 일정하게 제한된 조건과 통제된 환경 속에서 진행하게 된다. 예컨대 동물실험에서 해당 동물에게 일정량의 어떤 음식물이나 약물을 투입할 때 그 동물이 자발적으로 실험자가 원하는 만큼 얌전히 먹어주지 않기 때문에, 실험자가 능란하게 동물의 뒷목을 잡아 움직이지 못하게 한 후 순식간에 주사기 등으로 구강이나 혈관을 통해 주입하게 되는데, 이때 동물의 입장에서는 스트레스를 많이 받게 된다. 특히 실험자가 기술이 부족할 경우에는 쥐가 그만큼 스트레스를 더 많이 받게 되어 실험결과에도 나쁜 영향을 미치게 된다. 더욱이 각 동물 사이에도 체중이나 건강상태의 차이 등 여러 변수들이 존재하기 때문에 이러한 변수들을 최소화하려는 노력은 하지만 이를 완전히 배제하기는 어렵다. 같은 사람이라도 체중·나이·체질·성별 등의 차이가 있기 때문에 어떤 통계수치에 의해 일반화된 방법을 인체에 적용시키는 경우 각 사람마다 반응의 차이가 다소 생길 수밖에 없다. 그러나 서양과학은 이러한 개별적인 차이를 별로 고려하지 않고 일반적인 통계수치에 근거하여 약물을 투입하므로, 우리가 서양의학의 약물치료와 기타 방법들을 가장 바람직하다고 생각하는 것은 하나의 커다란 오류일 수가 있다.

이와 반대로 한의학은 개개인의 차이를 인정하여 같은 질병이라도 체질과 병증의 상태에 따라 달리 접근하는 것을 원칙으로 하기 때문에 보편성은 약하더라도 맞춤형 치료는 가능하다. 이것이 비록 서양의학적인 관점에서 볼 때 상당히 문제가 있는 것처럼 보일 수도 있지만, 사실상 환자의 입장에서는 오히려 유리한 점이 많다고 여겨진다.

그럼 동양학의 기본적인 연구방법론으로서 직관력은 어떻게 터득할 수 있는가?

첫째 이른바 수도인들이 도를 닦는 방법과 같이 정신을 고도로 수양하는 방법이다. 마음의 모든 사심 잡념을 버리고 마음이 명경지수(明鏡止水)와 같이 아주 고요한 물아일여(物我一如)의 경지에 들어서면, 마치 물이 잔잔하게 멈춘 상태에서 사물이 그대로 비춰지듯이 사물의 실상(實相)이 그대로 비춰 보이게 된다. 그러므로 복잡다단한 변화의 양상도 마음이 고요한 일심의 상태에서 비춰 보면 우주 자연과 인생의 실상 진리가 그대로 인식될 것이다. 우리는 흔히 우주만유 삼라만상과 인간의 가장 본질적인 진리와 변화 원리를 깨쳤을 때 도통(道通)을 했다고 표현한다. 이와 같이 수행을 통해서 직관력을 함양할 수 있으며 이러한 직관력은 사물을 좀 더 근원적이고 진리적으로 심도 있게 인식하게 해준다.

둘째 오랫동안 반복된 고도의 수련이나 훈련을 통해서도 직관력을 양성할 수가 있다. 예컨대 활을 쏠 때 풍속이 각기 30, 50, 70으로 불 수도 있고 지리적 위치가 다를 수도 있으며, 활 쏘는 사람이 달리거나 말을 타고 쏠 수도 있고 정지된 상태에서 쏠 수도 있으며, 과녁과의 거리가 각기 30, 50, 70미터일 수도 있고 대상이 토기나 새처럼 움직이는 상태에 있을 수도 있는데, 이러한 여러 가지 변수를 일일이 수학적으로 정확하게 측정하고 계산해서 활을 쏘기는 거의 불가능하다. 그러나 활을 많이 쏘다 보면 거리, 풍속, 지리적인 위치 및 본인이나 과녁이 움직이는 정도를 직관적인 감에 따라 적중할 수 있게 된다. 이는 머리로 복잡하게 계산해서 이루어지는 것이 아니라 그 연산 과정이 비약적으로 생략되어 이루어지는 것이리라. 즉 직감에 의해 그 상황을 정확하게 인식하고 그에 맞게 활을 쏘는 것이다. 마찬가지로 탁구를 치는 상황에서도 공이 날아오는 순간 그것을 일일이 계산해서 치는 것이 아니라 직감적으로 그 상황에 맞게 몸놀림을 해서 치는 것이다. 따라서 이러한 것들도 오랫동안 반복적으로 수련·훈련함으로써 얻어지는 직관력이라고 볼 수 있다.

결과적으로 일반 사물에 대한 인식은 어떤 관점에서 보느냐에 따라 접근방법과 이해가 달라질 수 있는데, 이는 의학에서도 마찬가지이다. 의학에 대한 접근방식은 서양과학적인 방법과 동양학적인 방법으로 나뉘는데, 각기 장단점이 존재하므로 어느 한쪽만을 옳다고 주장하는 것은 문제가 있다. 즉 서양과학적인 관점은 대체로 나무는 잘 보는 반면 숲은 잘 보지 못하는 경향이 있고, 동양학적인 관점은 대체로 숲은 잘 보지만 나무는 잘 보지 못하는 경향이 있다는 것이다. 일반적으로 그 정밀성과 보편성에 있어서는 서양의학이 뛰어나다고 할 수 있지만, 정밀하다고 해서 반드시 정확한 것은 아니며 보편적이라고 해서 모두에게 다 적용되는 것은 아니라는 점 또한 분명히 인식할 필요가 있다. 오히려 전체적인 관점에서 조망한 뒤에 부분적인 관점으로 접근해 들어가는 것이 오류를 줄이고 문제를 근본적으로 해결할 수 있으며, 구조적인 문제점이 발생하기 이전에 기능적인 문제를 빨리 해결하여 질병을 치료하고 악화를 막는 데에 더욱 효과적일 수 있다. 이에 한의학의 기본특징과 주요관점에 대해 절을 나누어 자세히 살펴보고자 한다.

제1절 한의학의 기본특징

一. 정체관(整體觀)

정체(整體)란 각 부분과 부분이 서로 독립적・개별적으로 연속되는 것이 아니라 상호 의존적・협조적으로 존속되는 유기적인 관계로서, 완정성(完整性)과 통일성을 갖추고 있는 전체 그대로의 한 몸을 뜻한다. 따라서 정체관(整體觀)이란 어떤 사물이 전체와 부분, 또는 전체 속의 어느 한 부분과 다른 부분이 서로 유기적으로 밀접하게 상관관계를 이루어 전체적으로 볼 때 하나로 통합(統合)되어 있다고 보는 관점으로서, 이를 전일관념(全一觀念)이라고도 말한다.

한의학에서는 천지와 인체는 잠시도 쉬지 않고 끊임없이 변화하는데 사람은 천지의 기로 태어나서 살아가기 때문에 천지의 변화에 인체의 생리・병리도 그대로 상응한다고 본다. 다시 말해 천지와 인체는 하나의 정체를 이루는 상응관계에 있다는 것이다.

또한 인체를 구성하고 있는 기・혈・진액・장부・경락 등 각 장부・조직・기관도 구조상 서로 불가분의 관계에 있으며, 생리적으로 각기 다른 기능을 수행하더라도 서로 협조하고 조화를 이룸으로써 하나의 생명활동을 영위해간다고 본다.

따라서 한의학에서는 인체의 생리・병리에서부터 질병의 진단・예방・치료에 이르기까지 모두 이러한 정체관에 준하여 접근하며, 질병의 예방・치료에 있어서도 항상 전체와 부분의 조화를 추구한다.

1. 항동평형관(恒動平衡觀)

역경(易經)의 기본 관점은 천지만물이 대우주에서부터 극미(極微)의 세계에 이르기까지 모두 한시도 그대로 머물러 있지 않고 끊임없이 생성·변화한다는 것이다. 따라서 어떠한 사물의 상태가 변화 없이 정지해 있는 것처럼 보이는 것은, 우리의 감각적 인식능력의 한계성 때문에 상대적으로 그렇게 보일 뿐이지 절대적인 정지 상태란 없는 것이다.

한의학의 기본 관점 역시 천지만물이 음양대립을 통해 끊임없이 소장변화(消長變化)하여 전체적으로 조화와 상대적인 평형상태를 이룸으로써 무궁한 생명을 이어간다고 본다. 인체 역시 음양의 소장변화를 통해 평형을 유지하며 생명활동을 영위해 가는데, 이 소장(消長)의 평형상태가 깨지면 질병이 발생하고 극에 도달하면 죽음에 이르므로 항상 정신과 육체, 각 장부·조직·기관과 기혈 상호간의 전체적인 조화를 중시한다.[1)]

① 《주역·계사상(繫辭上)》: "끊임없이 생성·변화하는 것을 역(易)이라고 한다."[2)]

② 《소문·육미지대론》: "성패의 기복은 움직임에서 발생하며, 움직여 그치지 않으면 변화가 일어난다."[3)]

③ 《소문·기교변대론》에서 "무릇 오운의 다스림은 마치 저울과 같아 높은 것은 억누르고 낮은 것은 들어 올리며 화생하면 상응하고 변화하면 회복시키는데, 이것이 생(生)·장(長)·화(化)·성(成)·수(收)·장(藏)의 이치이자 육기변화의 법칙이니, 법칙을 잃으면 천지의 사방이 막히게 된다. 그러므로 '천지의 동정은 신명이 그 규율이 되고, 음양의 왕복은 한서로 그 조짐이 드러난다.'고 한 것이 이를 말한 것이다. ……무릇 덕(德)·화(化)·정(政)·령(令)·재(災)·변(變)은 서로 더해질 수 없고 승기(勝氣)와 복기(復氣)의 성쇠가 서로 많을 수 없으며, 왕래의 크기가 서로 지나칠 수 없고 작용의 상승·하강이 서로 없을 수 없으니, 각기 그 움직임을 따라 회복될 따름이다.[4)]"고 하였는데, 이는 천지의 오운육기 변화는 항상 전체적인 평형을 유지한다는 것을 말한 것이다.

---

1) 항동관(恒動觀)은 기화론(氣化論)의 기본 내용이라고 볼 수 있으며, 평형관(平衡觀) 또는 전체적인 조화상태를 추구하는 중화관(中和觀)은 기본적으로 정체관에 바탕을 둔 것이라 볼 수 있다.

2) 生生之謂易.

3) 成敗倚伏生乎動, 動而不已, 則變作矣.

4) 夫五運之政, 猶權衡也, 高者抑之, 下者擧之, 化者應之, 變者復之, 此生長化成收藏之理, 氣之常也, 失常則天地四塞矣. 故曰:天地之動靜, 神明爲之紀, 陰陽之往復, 寒暑彰其兆, 此之謂也. ……夫德化政令災變, 不能相加也. 勝復盛衰, 不能相多也. 往來小大, 不能相過也. 用之升降, 不能相無也. 各從其動而復之耳.
※ 이는 천지의 오운육기 변화가 항상 전체적인 평형을 유지한다는 것을 말한 것이다.

2. 천인상응관(天人相應觀)

천(天)이란 천지자연 즉 우주만유(宇宙萬有) 삼라만상(森羅萬象)을 가리키는 말로 자연계를 모두 포괄하여 가리키는 말이다. 한의학에서는 기본적으로 천지를 하나의 커다란 생명체로 보고 만물을 한 근원으로서 서로 유기적, 계통적으로 밀접하게 연계되어 있는 정체(整體)라고 본다.[5] 이는 철학적으로 음양이기(陰陽二氣)가 태극 혼원일기(混元一氣:元氣)의 동정굴신(動靜屈伸)에 따라 생성되고 그 편차에 따라 오행이 형성되며, 음양이기의 상감(相感)과 오행의 편차에 따라 만물이 화생한다고 보는 기일원론적(氣一元論的) 관점에 기반을 두기 때문이다. 과학적 관점에서 보면 지구의 자전과 공전에 따라 주야와 사계절의 변화가 이루어지고 그 주야·사계절의 변화에 의해 만물이 생(生)·장(長)·화(化)·수(收)·장(藏)하며 풍(風)·한(寒)·서(暑)·습(濕)·조(燥)·화(火)의 육기변화(六氣變化)가 이루어지는 것과 밀접한 관련이 있다.

따라서 "천인상응관"이란 사람 또한 만물의 일원이므로 천지자연의 모든 변화 즉 주야·계절기후·풍토지리 등의 변화가 인체의 생리·병리에 직·간접적으로 영향을 미치기 때문에 이에 반응하고 적응할 수밖에 없으며, 더 나아가 인체의 양생치병(養生治病)을 할 경우에도 되도록 천지자연의 변화원리에 순응하고 이를 적극적으로 활용해야 된다고 보는 관점이다. 이러한 천인상응관은 인체를 소우주로 보는 기본적인 관점으로서 특히《황제내경·소문》의 운기칠편(運氣七篇)에 잘 나타나있다.

① 《주역·계사하(繫辭下)》: "천지의 큰 덕을 생(生)이라고 한다."[6]

② 천지여아동근(天地與我同根) : 이는 도가나 불가에서 흔히 말하는 "천지는 나와 한 뿌리이다"라는 뜻으로서, 이른바 도통(道通)을 하면 실상(實相)이 이와 같다고 한다. 원불교의 영주(靈呪)[7]에도 "천지여아동일체(天地與我同一體)" 즉 "천지는 나

---

5) 만물을 다섯 가지 오행으로 나누어 보는 관점에 대해서는 오행론의 오행귀류(五行歸類) 항을 참조.

6) 天地之大德曰生. 《주역정의(周易正義)》에서는 "천지는 항상 만물을 생하므로 대덕(大德)이라고 한다." 고 하였다.

7) 영주(靈呪) : 원불교에서 많이 사용하고 있는 주문(呪文)의 하나로서 지극히 신령스러운 힘을 가지고 있는 주문이란 뜻. 정신을 통일하여 천지의 기운과 나의 기운이 하나가 되기를 염원하는 주문으로, 원불교의 제 2대 종법사인 정산종사가 《예전》을 편찬할 때 제정하였다. 주로 기도시간에 많이 외우는데, 마음이 어지럽거나 번뇌·망상이 생기거나 저녁에 잠이 잘 오지 않을 때 외우면 큰 효과가 있으며, 평상시에도 이 영주를 외우면 정신수양에 큰 힘을 얻게 된다고 한다. 그 내용은 "천지영기아심정, 만사여

와 한 몸이다.", "아여천지동심정(我與天地同心正)" 즉 "나는 천지와 한 마음으로 바르다."라는 말이 있다.

③《영추·사객》: "사람은 천지와 상응한다."[8)]

④《소문·사기조신대론》: "음양·사시는 만물의 처음과 끝이요 생사의 근본이니, 이를 거스르면 재해가 생기고 이를 따르면 질병이 발생하지 않는다."[9)]

⑤《영추·오륭진액별》: "여름철에 옷을 두껍게 입으면 살결이 열리므로 땀이 나오고, ……날씨가 추우면 살결이 닫혀서 기습(氣濕)의 흐름이 원활하지 못하게 되므로 수액이 방광으로 흘러들어가 오줌과 기로 변한다."[10)]

⑥《소문·팔정신명론》: "기후가 따뜻하고 날씨가 맑으면 인체의 혈이 원활하게 흐르고 위기가 체표로 떠오르므로 혈이 잘 흘러나와 기를 운행시키기 쉽다. 기후가 춥고 날씨가 흐리면 인체의 혈이 엉기고 위기가 가라앉는다. 달이 생기기 시작하면(초승달에는) 혈기가 정밀해지기 시작하고 위기(衛氣)가 운행되기 시작하며, 달의 윤곽이 가득 차면(보름달에는) 혈기가 충실해지고 기육(肌肉)이 딴딴해지며, 달의 윤곽이 이지러지면(그믐달이면) 기육(肌肉)이 줄고 경락이 허해지며 위기가 공허해져 형체만 홀로 남는다."[11)]

⑦《소문·생기통천론》: "양기는 낮 동안에 외부를 주관하는데, 새벽에 양기가 생겨서 한낮에 양기가 융성해지고 해가 서쪽으로 기울면 양기가 이미 쇠해져 기문(氣門:땀구멍)도 이에 닫히게 된다. 이러한 까닭에 해질 무렵에는 (양기를) 수렴하여 (사기를) 막고 근골을 요동하지 말며 안개·이슬을 맞지 말아야 한다. 이 세 시기를 위반하면 형체가 결국 지쳐서 약해진다."[12)]

⑧《영추·순기일일분위사시》: "각종 질병은 대부분 아침에는 상쾌해지고 낮에는 안정되다가 저녁에 병세가 더해져 밤에 심해지는데 어째서인가? ……아침이면 정기(正氣)가 생기기 시작하여 병기(病氣)가 약해지므로 아침에는 상쾌하고, 한낮에

의아심통, 천지여아동일체, 아여천지동심정(天地靈氣我心定, 萬事如意我心通, 天地與我同一體, 我與天地同心正)."이라고 되어있다.

8) 人與天地相應也.

9) 陰陽四時者, 萬物之終始也, 死生之本也. 逆之則災害生, 從之則苛疾不生.

10) 天暑衣厚則腠理開, 故汗出, ……天寒則腠理閉, 氣濕不行, 水下留於膀胱, 則爲溺與氣.

11) 是故天溫日明, 則人血淖液而衛氣浮, 故血易瀉, 氣易行; 天寒日陰, 則人血凝泣而衛氣沈. 月始生, 則血氣始精, 衛氣始行; 月郭滿, 則血氣實, 肌肉堅; 月郭空, 則肌肉減, 經絡虛, 衛氣去, 形獨居.

12) 故陽氣者, 一日而主外, 平旦人氣生, 日中而陽氣隆, 日西而陽氣已虛, 氣門乃閉. 是故暮而收拒, 無擾筋骨, 無見霧露, 反此三時, 形乃困薄.

는 정기가 왕성해져 병사(病邪)를 이기므로 편안해지며, 저녁이면 정기가 약해지고 사기가 발생하기 시작하므로 (병이) 가중되고, 한밤중에는 정기가 내장으로 들어가고 사기가 홀로 머무르므로 (병이) 심해진다."13)

⑨《영추·세로론》: "사람은 천지와 유관하고 일월과 상응한다. 그러므로 달이 가득 차면 바닷물은 서쪽에 많아지고 인체는 혈기가 쌓여 기육(肌肉)이 충실해지고 피부가 치밀해지며 모발이 견실해진다. ……이 때에는 비록 해로운 바람을 쐬더라도 그것은 깊지 않고 얕게 침입한다. 달이 이지러지면 바닷물은 동쪽에 많아지고 인체는 기혈이 허해져 그 위기(衛氣)가 약해지고 형체만 홀로 남으며, 기육이 빠지고 피부가 늘어지며 살결이 열리고 모발이 손상된다. ……이 때에 해로운 바람을 쐬면 그것이 깊숙이 침입하여 급작스럽게 발병한다."14)

이상에서 예문 ①~④는 천인일체적(天人一體的) 관점을 나타내고, ⑤~⑦과 ⑧~⑨는 각기 생리적 측면과 병리적 측면에서 천인상응을 말하고 있다.

이러한 천인상응을 일상생활과 문헌기록을 통해 좀 더 자세히 살펴보자.

인류의 생활은 자연계 안에서 이루어지고 자연계에는 인간생존에 필수적인 조건들이 존재하므로, 자연계의 변화는 반드시 인체의 생리활동에 직·간접적으로 영향을 미친다. 따라서 인체에 내재된 생리활동과 자연기후 사이에는 상관관계가 존재한다.

한의학에서는 인간과 자연기후의 관계를 매우 중요시하므로《영추·사객》에서 "인체는 천지와 상응한다."15)고 하였고, 또한 인간이 정상적인 생리활동을 유지하기 위해서는 자연계 변화의 규율에 순응해야 하므로《소문·사기조신대론》에서 "(자연계의) 사시음양은 만물의 시작이자 끝이요, 생사의 근본이다. 이를 거역하면 재해가 발생하고 이에 순응하면 중병이 발생하지 않는다."16)고 하였다. 동시에 인간의 생리활동은 반드시 자연기후의 변화에 맞게 끊임없이 조절되어야 하는데, 이는 생리기능상 능동적인 자기조절을 말한다. 그러므로《소

---

13) 夫百病者, 多以旦慧晝安夕加夜甚, 何也? ……朝則人氣始生, 病氣衰, 故旦慧, 日中人氣長, 長則勝邪, 故安, 夕則人氣始衰, 邪氣始生, 故加, 夜半人氣入藏, 邪氣獨居於身, 故甚也.

14) 人與天地相參也, 與日月相應也. 故月滿則海水西盛, 人血氣積, 肌肉充, 皮膚緻, 毛髮堅, ……當是之時, 雖遇賊風, 其入淺不深. 至其月郭空, 則海水東盛, 人氣血虛, 其衛氣去, 形獨居, 肌肉減, 皮膚縱, 腠理開, 毛髮殘, ……當是之時, 遇賊風, 則其入深, 其病人也, 卒暴.

15) 人與天地相應也.

16) 故陰陽四時者, 萬物之終始也, 死生之本也. 逆之則災害生, 從之則苛疾不起.

문・사기조신대론》에서 "성인(聖人)은 봄・여름에 양기를 보양하고 가을・겨울에 음기를 보양함으로써 그 근본을 따랐으므로, 만물과 더불어 생장의 문〔사시음양의 변화 속〕에서 성쇠를 할 수 있었다. 그 근본을 거스르면 그 (생명의) 근본이 파괴되어 진기(眞氣:元氣)가 손상된다."[17]고 하였다. 이는 즉 인체에 자연기후가 작용한다는 논리이다.

(1) 계절이 인체에 미치는 영향

사계절의 기후변화 중 봄은 목(木)에 속하고 양기가 처음으로 떠오르는 시기로서 그 기는 따뜻하고. 여름은 화(火)에 속하고 양기가 왕성한 시기로서 그 기는 뜨거우며, 장마철〔長夏〕은 토(土)에 속하고 그 기는 습하며, 가을은 금(金)에 속하고 그 기는 건조하며, 겨울은 수(水)에 속하고 양기가 잠복하는 시기로서 그 기(氣)는 차갑다.

봄에는 따뜻하고 여름에는 무더우며 장마철에는 습기가 많고 가을에는 건조하며 겨울에는 추워지는 변화규율을 식물에 적용시켜 보면, 봄에는 새싹이 나고 여름에는 성장하며 장마철에는 무성해지고 가을에는 열매가 여물며 겨울에는 성장을 멈추고 잠을 자는데, 이와 같이 식물도 기후의 변화에 따라 적응하여 변하는 것을 알 수 있다. 《영추・오륭진액별》에서 "여름철에 옷을 두껍게 입으면 살결이 열리므로 땀이 나오고, ……날씨가 추우면 살결이 닫혀서 기습(氣濕)의 흐름이 원활하지 못하게 되므로 수액이 방광으로 흘러들어가 오줌과 기로 변한다."[18]고 하였는데, 이는 인체생리활동이 자연기후에 순응하여 스스로 조절되는 원리를 설명한 것이다.

봄・여름에는 기후가 따뜻하기 때문에 양기가 발산되어 기혈이 쉽게 체표로 향하되, 살결이 비교적 성글어 땀의 발산이 용이하므로 항진하지 않고 인체 내부의 생리기능이 평형을 유지하게 된다. 가을・겨울에는 기후가 서늘하기 때문에 양기가 잠복되어 주리가 긴밀해지므로 땀이 적게 나고 소변의 양이 많아지는 것과 같이 한랭한 기후변화에 적응하게 된다. 인체의 맥상도 이와 같이 사계절의 변화에 적응하면서 변화한다. 예컨대《소문・맥요정미론》에서 "봄에는 (가볍게) 떠올라서 마치 고기가 물결 위에서 헤엄치는 것과 같고, 여름에는 피부에 가득차서 마치 만물이 충만한 것과 같으며, 가을에는 피부 아래로 내려가 곤충이 겨울잠 자러 곧 가려는 듯하고, 겨울에는 뼈에 있어 곤충이 빈틈없이 겨울잠 자는 듯하다."[19]고 하였다. 이처럼 봄・여름의 맥상은 대부분 피부에 있고 움직임이 크며, 가을・겨울

---

17) 聖人春夏養陽, 秋冬養陰, 以從其根, 故與萬物沈浮于生長之門. 逆其根, 則伐其本, 壞其眞矣.

18) 天暑衣厚則腠理開, 故汗出, ……天寒則腠理閉, 氣濕不行, 水下留於膀胱, 則爲溺與氣.

의 맥상은 피부 아래로 가라앉고 움직임도 작게 변하는데, 이는 기혈 운행이 계절 변화에 맞춰 스스로 조절하여 적응해나감을 나타낸다. 또한 인체의 기혈 운행은 기후변화에 따라 저절로 조절된다. 예컨대 《소문·팔정신명론》에서 "기후가 따뜻하고 날이 맑으면 인체의 혈이 원활하게 흐르고 위기(衛氣)가 (체표로) 떠오르며, ……기후가 차고 날이 흐리면 인체의 혈이 엉겨 흐름이 순조롭지 않고 위기가 (안으로) 가라앉는다."[20]고 하였다.

(2) 주야의 변화가 인체에 미치는 영향

밤낮의 기온변화는 자연계의 음양 변화로서 인체의 생리활동은 이에 영향을 받아 상응한다. 《영추·순기일일분위사시》에서 주야의 변화를 사시에 비교하여 말하기를 "하루를 사시로 나누면 아침은 봄이고 낮은 여름이며, 저녁은 가을이고 밤은 겨울이다."[21]라고 하였고, 《소문·생기통천론》에서는 "양기는 낮 동안에 외부를 주관한다. 새벽에 양기가 발생하여 한낮이 되면 양기가 왕성해지고 해가 서쪽으로 기울면 양기가 이미 허해져 땀구멍이 비로소 닫히게 된다."[22]고 하였다. 이는 인체의 양기가 낮에는 체표로 향하고 밤에는 체내로 향하는 경향이 있다는 것과 인체의 음양이 자연계의 음양 변화에 순응하는 자기조절능력이 있음을 설명한다.

밤낮의 변화는 병세에도 영향을 미친다. 예를 들면 《영추·순기일일분위사시》에서 "각종 질병이 대부분 아침에 상쾌하고 낮에 안정되었다가 저녁에 병세가 가중되어 밤에 심해지는 것은 어째서인가? ……아침에는 양기가 생겨나 병기가 약해지므로 아침에는 상쾌하고, 낮에는 양기가 왕성해져 사기를 억누르므로 안정되며, 저녁에는 양기가 약해지고 사기가 발생하기 시작하므로 가중되고, 밤에는 양기가 내장에 잠복하여 사기만이 홀로 몸에 머물므로 심해진다."[23]고 하였다. 즉 인체의 양기는 주야 변화에 따라 생성·생장·수렴·저장되고, 질병 또한 이를 따라 아침에는 완화되고 낮에는 안정되며 저녁에는 가중되고 밤에는 심해지는 현상이 나타난다는 것이다.

---

19) 春日浮, 如魚之游在波; 夏日在膚, 泛泛乎萬物有餘; 秋下膚, 蟄蟲將去; 冬日在骨, 蟄蟲周密.

20) 天溫日明, 則人血淖液而衛氣浮, ……天寒日陰, 則人血凝泣而衛氣沈.

21) 以一日分爲四時, 朝則爲春, 日中爲夏, 日入爲秋, 夜半爲冬.

22) 陽氣者, 一日而主外, 平旦陽氣生, 日中而陽氣隆, 日西而陽氣已虛, 氣門才閉.

23) 夫百病者, 多以旦慧·晝安·夕加·夜甚, 何也? ……朝則人氣始生, 病氣散, 故旦慧; 日中人氣長, 長則勝邪, 故安; 夕則人氣始衰, 邪氣始生, 故加; 夜半, 人氣入臟, 邪氣獨居于身, 故甚也.

(3) 지리적 환경이 인체에 미치는 영향

지역마다 자연기후·지리환경 및 인간의 생활습관 등에 차이가 있으므로 지역별 환경이 인체에 미치는 영향 또한 각기 다르다. 예컨대 국토가 광활한 중국의 경우에 동남쪽의 기후는 비교적 덥고 습하므로 인체의 주리가 비교적 성글고, 서북쪽의 기후는 비교적 춥고 건조하므로 인체의 주리가 비교적 조밀하다. 일단 거주하던 지역을 옮기면 기후·지리환경 등이 갑자기 변하여 그곳에 적응하지 못하는 경우가 있는데, 이는 일정한 시간이 지나면 인체의 자기조절기능에 의해 그 변화에 점차 적응하게 된다. 우리나라는 국토가 좁아 차이를 변별하기가 비교적 어렵지만 남부와 중부, 서부와 동부는 지리적 환경이나 기후에 다소 차이가 있으므로 환자를 치료할 때 그 지리적 환경과 기후 및 체질을 반드시 고려해야 하며, 아울러 풍토병에 대해서도 깊은 연구가 있어야 한다.

한의학에서는 인간이 자연법칙을 위배해서는 안 됨을 강조하고 있지만, 이는 결코 소극적·피동적으로 자연에 적응해야 함을 말하는 것이 아니라 인체에 능동적인 조절능력과 적응능력이 있어야 함을 가리키는 것이다. 예컨대 《소문·이정변기론》에서 "(겨울에는 몸을) 움직여 추위를 피하고, (여름에는) 음지에서 머물며 더위를 피한다."[24] 고 하였고, 《비급천금요방(備急千金要方)》에서는 "인간이 거주하는 집은 반드시 견고하고 조밀하여 비바람이 들어올 틈이 있어서는 안 된다."[25] 고 하였으며, 《수친양노신서(壽親養老新書)》에서는 "거주하는 집은 반드시 늘 청결하며, 여름에는 탁 트이고 겨울에는 따뜻하니 조밀해야 한다."[26] 고 하였는데, 이는 자연기후에 적응하기 위해 적극적으로 대처하였음을 보여주는 예이다.

단 생리활동의 자기조절능력과 적응능력에는 일정한 한계가 있다. 가령 자연기후의 변화가 인체의 자기조절능력과 적응능력이 감당할 수 없을 정도로 심하거나, 원래 인체의 자기조절능력과 적응능력의 저하로 인해 자연기후의 변화에 적응할 수 없다면 생리기능의 평형이 파괴되어 질병이 발생한다.

인체의 생리활동상태는 자연환경·사계절 기후 및 주야의 변화 등과 밀접한 관련이 있으므로, 인간의 질병은 반드시 이에 영향을 받는다. 예컨대 《소문·금궤진언론》에서 "봄에는 코막힘·코피가 잘 발생하고 여름에는 흉협부의 병이 잘 발생하며, 장마철에는 설사가 잘 발생하고 가을에는 학질이 잘 발생하며, 겨울에는 비병(痹病)과 궐병(厥病)이 잘 발생한다

24) 動作以避寒, 陰居以避暑.

25) 凡人居住之室, 必須固密, 勿令有細隙, 有風雨得入.

26) 栖息之室, 必常潔雅, 夏則虛敞, 冬則溫密.

."[27]고 하여 계절마다 발생하기 쉬운 병을 설명하였다. 온병학(溫病學)에서 말하는 "사시온병(四時溫病)"도 실질적으로 계절마다 발생할 수 있는 각기 다른 온열병(溫熱病)을 말한다. 보통 유행하는 전염병에는 일정한 계절성이 있으며, 중풍・비증(痹證)・효천(哮喘) 등 만성병이 심해지거나 발작하는 것도 대부분 기후의 급격한 변화 또는 계절의 변화와 유관하다.

또한 거주지의 지역환경과 음식물 등도 질병의 발생과 관계가 있다. 예컨대《소문・이법방의론》에서 "동방 지역은 천지의 기가 처음 생겨난 곳으로서, 생선과 소금이 생산되는 지역이며 바다를 끼고 있다. 그곳 사람들은 생선을 먹고 짠 것을 좋아하는데, ……생선은 (많이 먹으면) 사람의 중초에 열사를 쌓이게 하고 소금은 혈(血)을 손상시킨다. 그러므로 그곳 사람들은 모두 피부가 검고 살결이 성글며, (그들에게 발생하는) 병은 대부분 옹양(癰瘍)[28]이 발생한다. ……서방지역은 광물이 나는 지역으로서 모래와 돌이 많은 곳이며, 천지의 기가 수렴되는 곳이다. 그곳 사람들은 구릉에 거주하는데 바람이 많고 물과 토양이 억세다. ……그곳 사람들은 유제품과 육류를 즐겨 먹어 살찌고 기름지기 때문에 외사가 그들의 형체를 손상시키지 못하며 병은 내부에서 발생한다. ……북방지역은 천지의 기가 폐장(閉藏)되는 지역으로서, 그 지역은 높은 구릉에 자리 잡고 있으며 바람이 차고 얼음이 얼어 춥다. 그곳 사람들은 광야에 거주하길 좋아하고 유제품을 주로 섭취하므로 장(臟)이 차가워져 창만병이 발생한다. ……남방지역은 천지의 기가 길러지는 양기가 왕성한 곳으로서, 그 지세가 낮고 토양이 습하며 안개와 이슬이 많다. 그곳 사람들은 신맛을 좋아하고 발효 음식물을 주로 먹으므로 모두 살결이 조밀하고 피부가 붉으며 연비(攣痹)[29]가 주로 발생한다."[30]고 하여 지역이 다르면 자연기후와 식생활 및 거주방식 등이 다르므로 발생하는 질병에도 차이가 있음을 설명하였다. 지역성 풍토병인 갑상선종・관절염 등은 지리적 환경・음식물 및 기거환경 등과 밀접한 관계가 있다.

자연기후는 인체의 생리・병리에 일정한 영향을 미치므로 질병을 치료할 때에는 반드시

---

27) 春善病鼽衄, 仲夏善病胸脇, 長夏善病洞泄寒中, 秋善病風瘧, 冬善病痹厥.

28) 옹양(癰瘍) : 종양은 벌겋게 부어오르고 그 부위에 열이 나면서 통증이 있으며 주변과의 경계가 뚜렷하다. 곪기 전에는 창두(瘡頭)가 없고 쉽게 가라앉으며, 곪은 후에는 쉽게 터지고 터진 후에는 걸쭉한 고름이 흐르며 상처가 쉽게 아무는데, 이를 모두 옹(癰)이라 한다.

29) 연비(攣痹) : 근맥이 당기는 것이 연(攣)이고, 기부(肌膚)가 아프고 저리는 것이 비(痹)이다.

30) 東方之域, 天地之所始生也, 魚鹽之地, 海濱傍水, 其民食魚而嗜鹹, ……魚者, 使人熱中; 鹽者, 勝血, 故其民皆黑色疏理, 其病皆爲癰瘍, ……西方者, 金玉之域, 沙石之處, 天地之所收引也, 其民陵居而多風, 水土剛强. ……其民華食而脂肥, 故邪不能傷其形體, 其病生于內, ……北方者, 天地所閉藏之域也, 其地高陵居, 風寒氷冽, 其民樂野處而乳食, 藏寒生滿病, ……南方者, 天地所長養, 陽之所盛處也. 其地下, 水土弱, 霧露之所聚也. 其民嗜酸而食胕, 故其民皆致理而赤色, 其病攣痹.

자연계의 각종 요인을 고려해야만 한다. 예컨대《소문·육원정기대론》에서 "차가운 약을 쓸 때는 추운 계절을 멀리하고 서늘한 약을 쓸 때는 서늘한 계절을 멀리하며, 따뜻한 약을 쓸 때는 따뜻한 계절을 멀리하고 뜨거운 약을 쓸 때는 무더운 계절을 멀리하라."[31]고 하여 질병을 치료할 때 인시제의(因時制宜)[32]원칙 즉 계절과 시기를 고려해야 함을 설명하였다. 또한 북서지역은 지세가 높고 온도와 습도가 비교적 낮으며, 남동지역은 지세가 낮고 온도와 습도가 비교적 높으므로 질병의 치료할 때 지세 등을 고려하여 그 지역에 알맞은 방법을 써야 한다.

우리나라의 계절변화는 영호남과 중부지방의 기후가 15일 정도, 북부지방과는 30일 정도 차이가 있으므로 구별하여 치료에 임해야 한다.

3. 인신정체관(人身整體觀)

한의학에서는 인체를 구성하는 각 장부·조직·기관이 구조상 서로 불가분의 관계이고 생리기능상 서로 협조하며, 물질대사상 서로 연계(聯系)되고 병리변화상 서로 영향을 받아 구조와 기능, 물질과 대사, 부분과 전체가 통일적인 정체(整體)를 이룬다고 본다. 이것이 장상학(藏象學)의 기본적 관점이다.

또한 한의학에서는 육체(形)와 정신(神)을 서로 떼려야 뗄 수 없는 관계로서 하나의 정체(整體)로 파악한다.[33] 그래서 우리의 정신작용이 뇌에 전속되어 있다고 보지 않고 심장을 중심으로 오장에 분속되어 있다고 본다.

① 심장이 나쁘면 숨이 차져서 걷기만 해도 호흡이 가빠진다.

② 음식을 먹다가 체하면 얼굴이 창백해지거나 손발이 싸늘해지거나 열이 오르거나 머리가 아프게 된다.

---

31) 用寒遠寒, 用凉遠凉, 用溫遠溫, 用熱遠熱.

32) 인인제의(因人制宜) : 계절·지역 및 인체의 체질·연령에 따라 적당한 치료방법을 선택해야 함을 가리킨다.

33) 한의학에서의 신(神) 개념은 크게 3가지로 이해할 수 있다. 첫째는 자연변화의 내재 규율을 나타내고, 둘째는 인체의 생명력을 가리키며, 셋째는 정신을 가리킨다. 첫째는 우주 만물 삼라만상을 통해 발현되고, 둘째는 인체에서 내적으로 생명의 근원이 되고 외적으로 일체의 생명활동을 통해 발현되며, 셋째는 일체의 정신의식·사유활동·심리작용과 감정변화를 통해 발현된다. 첫 번째와 두 번째 개념의 신(神)은 신명(神明)이라고도 말하며, 세 번째 개념의 신은 신지(神志)라고도 말한다.

③ 간 기능이 떨어지면 시력이 저하되고 신(腎) 기능이 쇠하면 허리가 아프고 귀가 어두워진다.

④ 폐결핵에 걸리면 양쪽 관골 부위가 복사꽃 빛을 띤다.

⑤ 과식을 하거나 과로를 하면 입술이 부르트거나 혓바늘과 구창이 잘 생긴다.

⑥ 머리가 아플 때 발에 침을 놓아 치료하고, 체한 경우 사관혈(四關穴:좌우 合谷穴과 太衝穴)에 침을 놓아 치료한다.

⑦ 두렵거나 흥분되면 가슴이 뛴다. 평소 가슴이 잘 두근대는 사람은 심장 기능이 안 좋다.

⑧ 생각을 많이 하면 비위기능이 나빠지며, 비위가 나쁜 사람은 잡념이나 근심걱정 등의 생각이 많다.

⑨ 화가 나거나 부끄러우면 얼굴이 붉어지고 겁에 질리거나 몹시 두려우면 얼굴이 창백해지거나 새파래지고, 근심걱정이 많으면 얼굴이 검어진다.

⑩ 깜짝 놀라면 오줌을 지리는 수가 있다.

⑪ 분노나 심화가 치성하면 호흡이 가빠지고 얼굴이 붉어지며 혈압이 오른다.

⑫ 간이 나쁘면 화를 잘 내고 화를 잘 내면 간이 나빠진다.

⑬ 분노가 극에 달하면 눈이 멀게 된다.

⑭ 자식이 죽었다는 소식을 듣고 멀쩡하던 사람이 갑자기 실신을 하게 되고, 다시 죽지 않고 살아 돌아왔다고 하니 약 한 첩 안 먹고도 멀쩡하게 일어난다.

이상의 예문에서 ①~⑥은 인체의 생리·병리적 측면에서 전체와 부분 또는 부분과 부분 간의 상관성을, ⑦~⑭는 칠정(七情)과 각 장부 간의 밀접한 상관성을 보여주고 있는데 이를 통해 우리 인체가 하나의 유기적인 정체이며, 형신일체(形神一體) 즉 육체와 정신이 하나로 연계되어 있는 정체(整體)임을 잘 알 수 있다.

이를 좀 더 여러 방면에서 자세히 살펴보자.

인체는 장기와 기관·조직으로 구성된다. 장기·기관·조직은 각기 다른 생리기능을 가지고 있어 맡은바 직무를 수행하면서 상호 협조·조정함으로써 조화를 이룬다.

장상학설(臟象學說)을 보면 오장을 중심으로 각 장과 부의 경락이 서로 "락(絡)"·"속(屬)"하고 음과 양이 짝을 이뤄 표리를 이룬다. 오장은 맥(脈)·피(皮)·육(肉)·근(筋)·

골(骨)의 형체 및 혀·코·입·눈·귀·전후음(前後陰) 등의 관규(官竅)와 서로 연결되어 정체를 이루며, 또한 기쁨〔喜〕·성냄〔怒〕·근심〔憂〕·사려〔思〕·두려움〔恐〕 등의 정지활동과 연관되어 정체를 이룬다. 이로써 인체는 오장을 중심으로 경락을 통해 "안으로 장부에 속(屬)하고 밖으로 사지관절에 락(絡)하여" 연결됨으로써, 내장·형체·오관구규·사지백해 등 전신의 각 조직기관이 하나의 유기적 정체를 이룬다. 아울러 기·혈·진액 등이 인체 곳곳을 운행함으로써 그 생리기능이 충분히 발휘됨을 알 수 있다.

인체는 조직구조상 서로 연결되어 있을 뿐만 아니라 생리기능상으로도 상호 의존·제약·작용하는 하나의 정체이다. 각 장부·조직의 기능이 충분히 발휘되고 그 생리활동이 각기 상호 협조를 이뤄야만 비로소 정상적인 생리활동이 유지될 수 있다. 이와 같은 생리기능 간의 상호 협조·평형의 관계를 한의학에서는 음양의 제약·호근(互根)·소장(消長)과 전화(轉化) 등의 이론으로써 설명한다.

제약이 있어야 비로소 끊임없는 생성과 변화가 이루어진다. 인체의 각종 생리기능은 모두 그와 상반되는 생리기능의 제약을 받아야 지나치게 성하지 않는다. 오장의 생리기능에 대해서는 오행론의 상생·상극이론으로 설명할 수 있다. 즉 오장의 생리기능은 오행 사이의 상생·상극의 원리와 같이 상호 제약·협조·조절을 통해 평형이 유지된다. 그러므로 진단할 때는 국소 병변 및 그와 관련된 장부·경락 등의 생리기능 상태를 중시해야 하며, 아울러 병변이 발생한 장부·경락이 기타 장부·경락 및 전신에 미치는 영향 또한 소홀히 여겨서는 안 된다.

예컨대 객혈(喀血)의 경우 그 병변은 폐의 낙맥(絡脈)이 손상되어 출혈이 발생한 것이므로 폐의 국소적 병변이라고 할 수 있다. 하지만 병인병기 측면에서 보면 폐에 국한되지 않고 간화(肝火)가 폐에 침입하여 폐의 낙맥이 손상된 것일 수도 있고, 전신의 혈이 열사에 의해 문란해져 기가 혈을 통섭(統攝)하지 못하기 때문에 야기될 수도 있다. 동시에 폐의 병변이 비(脾)·신(腎)·심(心)에 나쁜 영향을 미치는 등의 전변을 일으킬 수도 있다. 그러므로 국소적인 병변에 대해서도 반드시 정체적으로 분석하고 고찰해야만 한다.

국소병변은 전신의 기혈·음양에 영향을 미쳐 각 장부 간의 생리기능이 평형을 이루고 협조하는 데 지장을 초래함으로써 형체·규(竅)·색맥(色脈) 등에 병변을 야기한다. 그러므로 질병을 진단할 때 인체의 외부에 나타나는 각종 증후를 관찰하여 전신 혹은 국소에 내재된 병리변화를 분석하기도 한다.

예컨대 설진(舌診)의 경우, 혀는 인체의 국소에 해당하지만 이를 진찰함으로써 인체 내부에 있는 장부의 허실, 기혈의 성쇠, 진액의 다소, 병사의 경중, 질병의 진퇴와 순역 등을 분석할 수 있다. 그러므로 《임증험설법(臨證驗舌法)》에서 "여러 장부도를 찾아보면 비·폐·간·신에서 심과 연결되지 않은 것이 없으며, 모든 경락을 대조하고 수족의 음양을 살펴보면 혀로 통하지 않는 맥이 없다. 경락장부의 병을 알면 상한발열(傷寒發熱)에 그치지 않고 그 근원을 검증할 수 있다. 설령 각종 내외잡병(內外雜病)일지라도 형태가 나타나지 않는 것이 없는데 그 색이 모두 혀로 나타난다."[34]고 하였고, "혀의 상태에 근거하여 허실을 분별해도 허실이 어긋나지 않고, 혀의 상태에 근거하여 음양을 분별해도 음양이 그릇되지 않으며, 혀의 상태에 근거하여 장부를 분별하고 처방을 내려도 장부가 틀리지 않고 처방에도 그르침이 없다."[35]고 하였다.

질병치료의 원칙과 방법 역시 정체관에서 출발해야만 그 치료의 원칙과 방법을 정확히 확립할 수 있다. 예컨대 심(心)은 혀로 연결되므로 입안이 헐고 짓무른 국소 병변의 경우 심에 병변이 있음을 알 수 있다. 또한 심은 소장과 서로 표리를 이루므로 청심사소장화(清心瀉小腸火) 즉 심장의 열을 식혀서 소장의 화를 제거하는 방법으로 치료할 수 있다. 《소문·음양응상대론》에서 "침을 잘 사용하는 자는 (병이 양경에 있으면) 음경으로부터 양경에 있는 사기를 끌어내고, (병이 음경에 있으면) 양경으로부터 음경에 있는 사기를 끌어내며, 우측으로써 좌측을 치료하고 좌측으로써 우측을 치료한다."[36]고 하였고, 《영추·종시》에서는 "병이 상부에 있으면 하부를 취하고, 병이 하부에 있으면 상부를 취한다."[37]고 하였으며, 《난경》과 《금궤요략》에서는 "간에 병이 있으면 먼저 비를 튼튼하게 해야 한다."고 하였는데, 이는 모두 정체관념에 기반을 둔 치료원칙을 따른 것이다.

二. 변증시치(辨證施治)

변증시치란 병을 진단하고 치료한다는 의미로서, 한의학만이 가지는 특징 중 하나이다. 변증(辨證)이란 망문문절(望聞問切)의 사진(四診)을 통해 각종 임상 현상과 체징(體徵)을 수집하여 한의학의 기초이론에 근거하여 환자의 체질과 질병의 원인·성질·부위 및 사기와

34) 查諸臟腑圖, 脾·肺·肝·腎無不系根于心, 核諸經絡, 考手足陰陽, 無脈不通于舌. 則知經絡臟腑之病, 不獨傷寒發熱, 有胎可驗, 即凡內外雜證, 也無一不呈其形, 着其色于舌.

35) 據舌以分虛實, 而虛實不爽焉; 據舌以分陰陽, 而陰陽不謬焉; 據舌以分臟腑, 配主方, 而臟腑不差, 主方不誤焉.

36) 善用針者, 從陰引陽, 從陽引陰; 以右治左, 以左治右.

37) 病在上者, 下取之; 病在下者, 高取之.

정기(正氣)의 관계 등을 분석·종합·개괄함으로써 병증(病證)[38]을 변별하는 과정을 말한다. 논치(論治)란 변증의 결론을 토대로 하여 그에 상응하는 치료 원칙과 방법을 확정하는 것을 말하고, 시치(施治)란 확정된 방법과 원칙에 따라 그대로 치료를 시행하는 것을 말한다. 즉 변증은 치료 원칙과 방법을 결정짓기 위한 전제로서 그 근거를 탐구하는 것이고, 논치는 질병을 치료하기 위한 수단과 방법을 강구하는 것이다.

치료원칙과 처방이 적절한가의 여부는 변증의 정확성에 달려 있고, 변증론치의 정확성 여부는 치료효과에서 드러난다. 이처럼 변증과 논치는 불가분의 관계이자 질병을 인식하고 해결하는 기본원칙으로서, 병세의 경중완급 및 치료의 우선순위를 확정하여 병증에 방약(方藥)이 적합하도록 하는 방법이다. 따라서 변증론치는 이법방약(理法方藥)을 실제임상에 구체적으로 실현시키는 것이며, 실제임상을 선도하는 기본원칙이자 방법이다.

1. 변증(辨證)

서양의학에서는 일반적으로 어떠한 병증이 발생하면 혈액·소변·조직·방사선 등 각종 검사소견을 바탕으로 먼저 질병이 무엇인지를 확정한 다음 적절한 치료의 수단과 방법을 채택한다.[39] 따라서 질병이 같으면 외적으로 발현되는 증상이나 체질·성별·연령·계절기후 등에 상관없이 기본적으로 동일하거나 비슷한 치법을 쓴다고 볼 수 있다. 또한 질병을 변별하여 아직 확정하지 못한 경우이거나 질병의 원인을 정확히 알 수 없는 경우에 우선 고통스러워하는 주된 증상을 개선시키기 위해 임시방편의 대증요법(對症療法)을 사용하기도 한다.

한의학에서는 서양의학에서의 변병시치나 대증요법과는 달리 변증시치의 원칙을 따르기 때문에, 동일한 질병이라도 그 발현되는 증상과 체질·성별·연령·계절기후 등에 따라 각기 다른 치법을 사용할 수 있으며, 또한 서로 다른 질병이라도 그 발생 원인이 같으면 유사한 치법을 사용할 수 있다.

질병을 진단하고 치료할 때는 어떠한 병증이든지 정확한 변증이 선행되어야 한다. 왜냐하

38) 병증(病證) 또는 증(證)이란 인체의 질병발전 과정 중의 어떤 단계에서의 병리를 개괄하는 것으로 병변의 부위·원인·성질 및 정사(正邪)의 관계를 포함하기 때문에 당시의 질병 단계의 병리적 본질을 반영하는 것이다. 따라서 "證"은 "症" 개념과 다르다. "症"(또는 病症)은 두통·해수·구토 등과 같이 질병이 표현해내는 구체적인 증상과 체징(體徵)을 가리킨다. 그런데 "證"은 질병의 어떤 단계에서의 병리를 개괄하는 것이므로 "症"보다 더 전면적이고 더 깊으며, 질병의 본질을 더욱 정확하게 반영한다.

39) 한의학의 변증시치에 대비하여 이를 변병시치(辨病施治)라고 말한다.

면 치료원칙과 처방이 적절한가의 여부는 변증의 정확성에 달려 있으며 이러한 변증의 정확성 여하에 따라 그 치료효과가 달라지기 때문이다. 예컨대 이미 감기라는 진단을 명확하게 내렸다하더라도 그것이 풍한(風寒)으로 인한 것인지 풍열(風熱)로 인한 것인지를 변별해야 하고, 또한 병이 아직 체표에 있는지 이미 장부로까지 침범을 했는지를 확인해야만 구체적인 병정(病情)에 대한 적합한 치료방법을 결정지을 수 있다.

또한 같은 두통 증상이라도 그것이 풍열(風熱)로 인한 것인지, 풍한(風寒)으로 인한 것인지, 습열(濕熱)로 인한 것인지, 담음(痰飮)으로 인한 것인지, 혈허(血虛)로 인한 것인지, 어혈로 인한 것인지, 기울(氣鬱)로 인한 것인지 등 병인병기(病因病機)를 분석하여 정확한 원인을 밝혀야만 그에 상응하는 적절한 치료를 할 수 있다. 왜냐하면 일반적으로 질병의 발생과 발전변화는 갖가지 임상증상을 통해 뚜렷하게 나타나지만, 아플 때 나타나는 임상증상은 질병의 본질을 반영할 수 없을 뿐만 아니라 질병의 본질과 상반되는 가상(假象)이 나타날 수도 있기 때문이다.

그러므로 변증시치의 과정 중에 반드시 준수되어야 하는 치료원칙이 치병구본(治病求本)이다. 이는 질병을 치료하려면 반드시 그 근본 원인을 탐구해야 한다는 뜻으로서, 여러 가지 뒤섞여 있는 복잡한 임상 증상들을 잘 살펴서 질병의 근본원인을 찾아내고(審證求因) 그 질병의 근본원인에 맞는 정확한 치료방법을 확정하여 운용하기 위한 원칙이다.

2. 논치(論治), 시치(施治)

논치란 변증의 결론을 근거로 하여 그에 상응하는 치료 원칙과 방법을 확정하는 것을 말하고, 시치(施治)란 확정된 방법과 원칙에 따라 그대로 치료를 시행하는 것을 말한다.

변증론치를 구현하는 치료방법에는 표치(標治)와 본치(本治), 정치(正治)와 반치(反治), 동병이치(同病異治)와 이병동치(異病同治) 등이 있으며, 아울러 이를 적절히 조정하기 위한 인인(因人)·인시(因時)·인지(因地)의 삼인제의(三因制宜)도 있다.

(1) 본치(本治)와 표치(標治)

질병의 근본원인을 다스리는 것을 본치(本治)라 하고, 질병의 외적 증상을 다스리는 것을 표치(標治)라 한다. 질병의 "표(標)"와 "본(本)"은 하나의 상대적인 개념이다. 예컨대 정사

(正邪)로 말하면 정기(正氣)는 본이 되고 사기(邪氣)는 표가 되며, 병인병기(病因病機)와 증상으로 말하면 병인병기는 본이 되고 증상은 표가 되며, 질병의 선후로 말하면 먼저 생긴 병증은 본이 되고 속발 병증은 표가 되며, 질병의 신구(新久)로 말하면 구병(久病)은 본이 되고 신병(新病)은 표가 된다.

일반적으로는 본(本)을 위주로 하거나 우선적으로 치료하는데, 표(標)의 증상이 급박한 경우에는 표를 우선하여 치료한다(緩則治其本, 急則治其標). 대체로 본치를 하면 표는 저절로 해결되지만 표치의 경우에는 임시조치일 뿐이므로 근본적인 해결은 되지 않는다. 만약 표본이 함께 중요하다면 표본을 함께 치료한다(標本同治).

(2) 정치(正治)와 반치(反治)

정치(正治) 또는 역치(逆治)란 임상에서 질병의 성질과 본질이 서로 일치할 때에 그 증후에 거슬리는 방법으로 치료하는 것으로서, 임상에서 가장 많이 쓰이는 방법이다. 예컨대 정기(正氣)가 허하면 보하고(虛則補之), 사기가 실하면 사하며(實則瀉之), 실열증(實熱證)이면 차게 하고(熱者寒之), 허한증(虛寒證)이면 덥게 해주는(寒者熱之) 방법이다.

반치(反治) 또는 종치(從治)란 진한가열(眞寒假熱)이나 진열가한(眞熱假寒)과 같이 임상 증상의 성질과 본질이 서로 상반되는 경우에 그 증상의 성질을 좇아서 치료하는 것을 말한다. 예컨대 이열치열(以熱治熱)과 이한치한(以寒治寒)의 경우, 이열치열(以熱治熱)은 밖으로 드러나는 증상은 열증처럼 보이지만 실제는 속이 냉해서 오는 병증이므로 성질이 뜨거운 약으로 치료하고, 이한치한(以寒治寒)은 외적인 증상은 한증(寒證)처럼 보이지만 실제는 내부에 열이 갇혀서 밖으로 한상(寒象)이 나타나는 것이므로 성질이 찬 약으로 치료한다.[40]

(3) 동병이치(同病異治)와 이병동치(異病同治)

"동병이치(同病異治)"·"이병동치(異病同治)"라는 말이 있는데, 이는 어떤 하나의 질병에

40) 반치(反治)와 혼동되는 것으로 반좌(反佐)라는 것이 있다. 예컨대 병이 진한가열(眞寒假熱)에 속하는 경우 반치법에 따라 온열약을 투여하여 그 진한을 다스리면 종종 거격(拒格) 현상으로 인해 복용 후 곧바로 토하게 되어 약물의 치료효과가 제대로 나타나지 않는 경우가 있다. 이 때에는 본래의 온열약을 그대로 쓰되 달인 후 식혀서 냉복하거나, 본래의 온열약에 약간의 한랭약을 가미하여 복용하면 거부감 없이 약물을 받아들여 치료효과가 나타나는데 이러한 치법을 "반좌(反佐)"라고 한다.

서 서로 다른 증상이 나타날 수도 있고 다른 질병이라도 동일한 증상이 나타날 수 있다는 것이다.

동병이치(同病異治)란 질병의 양상이나 임상증상은 비슷하지만 병인병기가 다른 경우 치병구본(治病求本)의 원칙에 따라 치법을 달리한다는 것을 가리킨다. 예컨대 같은 변비라도 이열(裏熱)로 인한 것인지, 기체(氣滯)로 인한 것인지, 진허(津虛)로 인한 것이지 등에 따라 치법을 달리 선택한다. 또한 감기는 계절마다 침입하는 사기가 각기 다른데, 여름철 감기의 경우 주로 서습(暑熱과 濕)에 속하므로 서습(暑濕)의 제거를 위주로 치료한다. 홍역〔痲疹〕의 경우 초기에는 병증이 뚜렷하지 않으므로 발표투진(發表透疹)[41] 방법을 써서 치료하고, 후기에는 열이 완전히 제거되지 않아 음을 손상시키므로 반드시 음을 보양하고 열을 제거하는 방법으로 치료해야 한다. 또한 침입한 사기의 성질, 발병 계절, 환자의 체질, 병태의 전변에 따라 증상 역시 다르게 나타나므로 치법 역시 달리 선택한다.

이병동치(異病同治)란 질병의 양상이나 임상증상은 서로 다르지만 병인병기가 대체로 비슷한 경우 같은 방법으로 치료한다는 것을 의미한다. 예컨대 탈항・자궁하수・설사 등은 서로 다른 병이지만 그 원인이 모두 중기하함(中氣下陷)에 있다면 중기(中氣:中焦脾氣)를 끌어올리는 방법으로 치료할 수 있다.

(4) 삼인제의(三因制宜)[42]

질병을 치료할 때에는 반드시 환자의 체질・성별・연령 등과 거주지역의 계절・환경・풍

41) 발표투진(發表透疹) : 발표(發表)는 체내의 독기를 발산하는 것이고, 투진(透疹)은 진(疹)을 빼내는 것이다. 만약 진이 빠져나오지 않거나 시원하게 나오지 않는 경우는 신량해표류(辛凉解表類)의 약물을 사용하여 투진을 순조롭게 하여 증후의 변화를 예방해야 한다.

42) 삼인제의(三因制宜) : 《내경》에서는 이를 이법방의(異法方宜)라고 하였다. 질병의 종류와 환자 개개인의 조건은 복잡다단하다. 따라서 동일한 질병이라도 치료시기・기후・지역 및 환자의 연령・체질・생활습관・거처환경・직업 등이 다르므로 치료방법도 이에 따라 구별해야 한다. 이는 바로 병을 치료할 때 환자의 일반성을 고려하고 특수성을 인식하여 구체적으로 분석해야 함을 설명한다. 예컨대 《의문법률(醫門法律)・신명내경법률(申明內經法律)》에서 "병을 치료할 때 동・남・중・서・북 다섯 지역의 기후환경과 의식습관・풍토가 각기 동일하지 않음을 고려하지 않고 일률적으로 치료하면 약물이 병에 맞지 않는데 이는 의사의 과실이다(凡治病不察五方風氣, 衣食居處各不相同, 一概施治, 藥不中竅, 醫之過也)."라고 하였고, 《소문・이법방의론》에서 "황제가 '동일한 병을 각기 다르게 치료하는데도 모두 치유되는 것은 어째서인가?'라고 묻자, 기백은 '지리형세가 그렇게 만든 것입니다.'라고 답하였다(黃帝問曰: 一病而治各不同, 皆愈何也? 岐伯對曰:地勢使然也)."고 하였다. "이법방의(異法方宜)"의 치료원칙은 일반성과 특수성이 결합된 변증사상이다.

토지리 등의 상황을 고려하여 적당한 치료방법을 모색하고 확정해야 하는데, 이를 삼인제의(三因制宜)라고 한다.

1) 인인제의(因人制宜)

이는 같은 병증이라도 그 사람의 성별·연령·체질 등에 따라 처방을 적절하게 조절해야 한다는 것이다. 예컨대 어린아이들은 양기가 치성하므로 양음보혈(養陰補血)하는 약물을, 노인들은 기혈이 부족하므로 보양(保養)하는 약물을, 남자들은 기의 소모가 많으므로 보기약을, 여성들은 혈의 소모가 많으므로 보혈약을 적절히 가미한다.

2) 인시제의(因時制宜)

이는 같은 치법을 쓰더라도 계절기후의 영향을 고려하여 처방을 적절하게 조절해야 한다는 것이다. 예컨대 바람이 많은 봄에는 거풍(祛風)시키는 약물을 가미하고 고온다습한 여름에는 청열조습(淸熱燥濕)하는 약물을 가미하며, 건조한 가을에는 윤조(潤燥)시키는 약물을 가미하고 한랭한 겨울에는 거한온양(祛寒溫陽)하는 약물을 적절히 가미한다.

3) 인지제의(因地制宜)

이는 지리적 특징이나 환경조건이 인체와 질병에 미치는 영향을 고려하여 치법과 처방을 적절히 조절해야 한다는 것이다. 예컨대 건조한 지역에 거주하는 사람에게는 양혈윤조(養血潤燥)시키는 약물을, 비습(卑濕)한 지역에 거주하는 사람에게는 삼습이수(滲濕利水)하거나 건비조습(健脾燥濕)하는 약물을 적절히 가미한다.

제2절 한의학의 주요 관점

一. 천인상응관(天人相應觀)

천(天)이란 천지자연 즉 우주만유 삼라만상(宇宙萬有 森羅萬象)의 자연계와 그 변화원리를 모두 포괄하여 일컫는 말이다. 《소문·보명전형론》에서 "사람은 천지의 기에 의해 생하고 사시의 운행법칙에 따라 형성된다."[43]고 하였고, 《소문·육절장상론》에서 "하늘은 사람에게 오기를 공급하고 땅은 사람에게 오미를 공급한다. ……기가 조화를 이루어 생화작용(生化作用)을 하면 진액이 생성되고 신기(神氣)가 이로부터 저절로 생겨난다."[44]고 하였다. 즉 자연계란 인류생명의 원천으로서 인류가 생존하는 데 필요한 조건을 제공한다는 것이다. 인류는 자연계의 구성부분으로서 반드시 자연법칙의 지배와 제약을 받는다. 혹자는 인류가 자연계의 객관적 규율에 의존한다고 말한다. 자연계의 운동변화는 직간접적으로 인체에 영향을 미치고, 인체는 그 영향을 받아 그에 상응하는 생리활동이나 병리변화를 일으킨다. 이는 곧 《영추·세로》에서 "인체는 천지와 유관하며 일월과 상응한다."[45], 《영추·영위생회》에서 "천지의 규율과 일치한다."[46]고 한 말과 일치한다.

천인상응(天人相應)이란 간단히 말해 천지자연과 인체의 구조 및 변화원리가 서로 대응한다는 것이다. 한의학에서는 "사람은 천지자연 속에서 태어나 천지자연이 부여하는 조건과 물질에 의지하고 살아가므로, 인체와 천지자연은 매우 밀접한 상관관계를 이루는 하나의 유기적 정체(整體)를 형성한다."고 보고 있다. 따라서 천지자연과 인체는 변화규율이 일치하고(天人合一) 인체의 생리·병리변화는 천지자연의 변화에 상응하여 반응하므로, 양생(養生)이나 질병을 치료할 때는 반드시 천지자연의 변화에 상응해야 된다. 이러한 천인상응 내지 천인합일(天人合一) 사상은 《내경》 전반에 걸쳐 일관적으로 반영되어 있으며, 인체의 생리·병리·변증·치료·양생 등의 각 방면에 토대가 되는 한의학의 주된 특징이라고 할 수 있다.

천인상응의 기본관점과 주요 내용을 소개하면 다음과 같다.

1. 인체구조상의 상응

《소문·보명전형론》에서 "사람은 천지의 기에 의해 태어나며 사시변화의 법칙으로 이루어진다(人以天地之氣生, 四時之法成)."고 한 것처럼 사람은 천지의 기와 변화원리로 태어난 것이기 때문에, 아래의 예문에서와 같이 인체의 구조와 생리기능 역시 천지자연을 본떠 상응한다고 보았다.

43) 人以天地之氣生, 四時之法成.

44) 天食人以五氣, 地食人以五味. ……氣和而生, 津液相成, 神乃自生.

45) 人與天地相參, 與日月相應也.

46) 天地同紀.

①《영추·사객》: "황제께서 백고(伯高)에게 묻기를 '사람의 지절(肢節)이 천지에 어떻게 상응하는가를 듣고 싶다.'라고 하자, 백고가 대답하기를 '하늘은 둥글고 땅은 모나있으니 사람의 머리는 둥글고 발은 모남으로써 이에 상응한다. 하늘에 해와 달이 있으니 사람에게는 두 눈이 있고, 땅에 구주(九州)가 있으니 사람에게는 구규(九竅)가 있으며, 하늘에 풍우(風雨)가 있으니 사람에게는 희로(喜怒)가 있고, 하늘에 천둥·번개가 있으니 사람에게는 음성이 있으며, 하늘에 사시가 있으니 사람에게는 사지가 있고, 하늘에 오음(五音)이 있으니 사람에게는 오장이 있으며, 하늘에 육률(六律)이 있으니 사람에게는 육부가 있고, 하늘에 겨울과 여름이 있으니 사람에게는 한열(寒熱)이 있으며, ……하늘에 음양이 있으니 사람에게는 부부가 있고, 1년 365일이 있으니 사람에게는 365마디가 있으며, 땅에 높은 산이 있으니 사람에는 어깨와 무릎이 있고, 땅에 깊은 계곡이 있으니 사람에게는 겨드랑이와 오금이 있으며, 땅에 12줄기의 큰 강이 있으니 사람에게는 십이경맥이 있고, ……하늘에 주야가 있으니 사람에게는 취침과 기상이 있고, 하늘에 뭇별이 있으니 사람에게는 치아가 있으며, 땅에 작은 산이 있으니 사람에게는 작은 관절이 있고, 땅에 산석(山石)이 있으니 사람에게는 고골(高骨)이 있으며, ……1년에 열두 달이 있으니 사람에게는 열두 관절이 있고, 땅에 사시사철 풀이 나지 않음이 있으니 사람에게는 자식이 없는 경우가 있다. 이것이 사람과 천지가 상응하는 경우이다.'고 하였다."47)

②《동의보감·신형장부도(身形藏府圖)》: "손사막이 말하기를 '천지 안에서는 사람을 귀하게 여긴다. 머리가 둥근 것은 하늘을 본뜬 것이고 발이 모난 것은 땅을 본뜬 것이다. 하늘에 사시가 있으니 사람에게 사지가 있고 하늘에 오행이 있으니 사람에게 오장이 있으며, 하늘에 육극(六極)이 있으니 사람에게 육부가 있고 하늘에 팔풍(八風)이 있으니 사람에게 팔절(八節)이 있으며, 하늘에 구성(九星)이 있으니 사람에게 구규(九竅)가 있고 하늘에 십이시가 있으니 사람에게 십이 경맥이 있으며, 하늘에 24절기가 있으니 사람에게 24개의 수혈(腧穴)이 있고 하늘에 365도

---

47) 黃帝問於伯高曰:"願聞人之肢節, 以應天地奈何?" 伯高答曰:"天圓地方, 人頭圓足方, 以應之. 天有日月, 人有兩目; 地有九州, 人有九竅; 天有風雨, 人有喜怒; 天有雷電, 人有音聲; 天有四時, 人有四肢; 天有五音, 人有五臟; 天有六律, 人有六腑; 天有冬夏, 人有寒熱 ……天有陰陽, 人有夫妻; 歲有三百六十五日, 人有三百六十五節; 地有高山, 人有肩膝; 地有深谷, 人有腋膕; 地有十二經水, 人有十二經脈 ……天有晝夜, 人有臥起; 天有列星, 人有牙齒; 地有小山, 人有小節; 地有山石, 人有高骨 ……歲有十二月, 人有十二節; 地有四時不生草, 人有無子. 此人與天地相應者也."

가 있으니 사람에게 365골절이 있으며, 하늘에 주야가 있으니 사람에게 오매(寤寐)가 있고 하늘에 천둥·번개가 있으니 사람에게 희로(喜怒)가 있으며, 하늘에 우로(雨露)가 있으니 사람에게 눈물·콧물이 있고 하늘에 음양이 있으니 사람에게 한열(寒熱)이 있으며, 땅에 샘물이 있으니 사람에게 혈맥(血脈)이 있고 땅에 초목이 있으니 사람에게 모발이 있으며, 땅에 금석(金石)이 있으니 사람에게 치아가 있는데, 모두 사대(四大:地·水·火·風)와 오상(五常:仁·義·禮·智)을 부여받아 조화를 이뤄 형체를 이룬 것이다.'고 하였다."[48]

③《의문봉갈(醫門棒喝)·육기음양론》: "이것이 천인합일의 도가 된다. 사람은 천지와 한 뿌리이므로 천지의 음양은 곧 인체의 음양이고 천지의 수화(水火)는 인체의 혈기(血氣)와 같아서, 오행을 오장에 짝하고 육기(六氣)를 육경에 짝하며 이십팔수(二十八宿)를 이십팔맥(二十八脈)에 부합하니,[49] 일월(日月)의 광채는 눈·귀의 밝음과 같고 토석(土石)·초목은 골육(骨肉)·모발과 같으며, 천둥번개·바람·비는 목소리·숨결·콧물·눈물과 같고 강·호수·바다는 혈맥(血脈)의 전반적인 흐름과 같으며, 골절(骨節)의 만남은 분야도수(分野度數)와 같은데 희미함으로부터 분명하게 드러남에 이르기까지 딱 들어맞는 부절(符節)과 같다. 따라서 인체는 태극지체(太極之體)를 갖춘 하나의 소천지(小天地)가 된다."[50]

위의 예문①에서는 "하늘에 풍우(風雨)가 있으니 사람에게는 희로(喜怒)가 있고, 하늘에

48) 孫眞人曰:"天地之內, 以人爲貴, 頭圓象天, 足方象地, 天有四時, 人有四肢, 天有五行, 人有五藏, 天有六極, 人有六府, 天有八風, 人有八節, 天有九星, 人有九竅, 天有十二時, 人有十二經脉, 天有二十四氣, 人有二十四兪, 天有三百六十五度, 人有三百六十五骨節, 天有日月, 人有眼目, 天有晝夜, 人有寤寐, 天有雷電, 人有喜怒, 天有雨露, 人有涕泣, 天有陰陽, 人有寒熱, 地有泉水, 人有血脉, 地有草木, 人有毛髮, 地有金石, 人有牙齒, 皆稟四大五常, 假合成形."

49) 天周二十八宿, 宿三十六分, 人氣行一周, 天八分. 日行二十八宿, 人經脈上下左右前後二十八脈, 周身十六丈二尺, 以應二十八宿, 漏水下百刻, 以分晝夜.

① 이십팔수(二十八宿) : 고대 천문학의 별자리 명칭. 온 하늘의 별을 네 방위로 나누어 각각 칠수(七宿)를 두었음. 즉 동방칠수(東方七宿:角·亢·氐·房·心·尾·箕)와 북방칠수(北方七宿:斗·牛·女·虛·危·室·壁)와 서방칠수(西方七宿:奎·婁·胃·昴·畢·觜·參) 그리고 남방칠수(南方七宿:井·鬼·柳·星·結·翼·軫)를 모두 합하면 이십팔수임.

② 이십팔맥(二十八脈) : 좌우 대칭을 이루는 수족 삼음삼양의 12경맥 즉 24경맥에 양교맥(陽蹻脈)·음교맥(陰蹻脈)·임맥(任脈)·독맥(督脈)을 모두 합하면 28개의 경맥임.

50) 是爲天人合一之道也. 人與天地同根, 故天地之陰陽卽人身之陰陽, 天地之水火若人身之血氣, 五行以配五臟, 六氣以配六經, 二十八宿以合二十八脈, 日月光華猶耳目聰明, 土石草木如骨月(肉)毛髮, 雷電風雨若聲息涕淚, 江河湖海如血脈周流, 骨節交會若分野度數, 自微而著若合符節, 而一身具太極之體, 爲一小天地也.

천둥·번개가 있으니 사람에게는 음성이 있으며, 하늘에 사시가 있으니 사람에게는 사지가 있다."라고 했는데, 예문②에서는 "하늘에 천둥·번개가 있으니 사람에게 희로(喜怒)가 있으며, 하늘에 우로(雨露)가 있으니 사람에게 눈물·콧물이 있다."라고 했으며, 또한 "땅에 샘물이 있으니 사람에게 혈맥(血脈)이 있고 땅에 초목이 있으니 사람에게 모발이 있으며, 땅에 금석(金石)이 있으니 사람에게 치아가 있다."라고 했는데 예문③에서는 "토석(土石)·초목은 골육(骨肉)·모발과 같고 천둥번개·바람·비는 목소리·숨결·콧물·눈물과 같으며, 강·호수·바다는 혈맥(血脈)의 전반적인 흐름과 같다."라고 하였다. 이와 같이 서로 간에 다소 차이는 있지만 근본적으로 천지자연의 구조 및 변화가 인체와 서로 상응한다는 관점만은 일치한다.

2. 기교법칙(氣交法則)

"기교법칙(氣交法則)"이란 천기(天氣:즉 양기)와 지기(地氣:즉 음기)가 교류하여 시령(時令)이나 기후의 주기적·규칙적인 변화를 형성하는 것을 가리킨다. 이 기교법칙을 통해 사람과 천지가 어떻게 상응하는지를 알아보기로 하자.

천기와 지기는 그 성질의 차이와 음양의 많고 적음에 따라 풍·한·서·습·조·화의 육기(六氣)로 나뉜다. 조(燥)로써 만물을 말리고 서(暑)로써 만물을 뜨겁게 달구며, 바람으로써 만물을 요동하고 습(濕)으로써 만물을 적시며, 한(寒)으로써 만물을 단단하게 하고 화(火)로써 만물을 따뜻하게 하므로, 육기의 작용이 정상적으로 이루어지면 천지만물은 끊임없이 생화하게 된다. 그러므로 《소문·육절장상론》에서 "(음양의) 기가 결합하여 (만물의) 형체가 이루어진다(氣合而有形)."고 하였고, 《소문·천원기대론》에서는 "하늘에서는 기가 되고 땅에서는 형(形)이 되며, 형과 기가 감응하여 만물이 화생한다."[51]고 하였다.

사람 또한 천지만물의 하나로서 천지의 기로부터 생겨난다. 그러므로 《소문·보명전형론》에서 "하늘이 덮어주고 땅이 실어주어 만물이 모두 갖추어져 있으나 사람보다 더 귀한 것은 없다. 사람은 천지의 기에 의해 태어나고 사시변화의 법칙으로 이루어진다. ……대저 사람은 땅에서 태어나고 목숨은 하늘에 달려 있으니 천지의 기가 합해진 것을 사람이라고 명명하다."[52]고 하였다. 이로 볼 때 천지만물은 모두 "기"로 구성되며, 만물의 다양성은 단

51) 在天爲氣, 在地爲形, 形氣相感而化生萬物矣.
52) 天覆地載, 萬物悉備, 人以天地之氣生, 四時之法成. ……夫人生於地, 懸命於天, 天地合氣, 命之曰人.

지 “동일한 기로 이루어지되 형체만 다른 것”에 불과하다는 것을 알 수 있다.

《영추·결기》에서 “인체에는 정·기·진·액·혈·맥이 있는데, 모두 하나의 기에 불과하다.”[53]라고 하였다. 여기에서 “인체의 기”란 인체의 모든 장부의 기를 총칭하는 것이자, 천지의 기가 결합하여 존재하는 것으로서 천지만물의 기와 근원이 같으며 끊임없이 통한다고 보았다. 그러므로 《소문·생기통천론》에서 “천지의 사이, 육합의 안에서 그 기는 (땅의) 구주(九州)와 (인체의) 구규(九竅)·오장·십이관절에 있으니 모두 천기와 통한다.”[54]고 하였다. “인체의 기”와 천기는 이처럼 밀접한 관계를 이루므로 반드시 천기와 지기의 운동변화규율에 의해 제약과 지배를 받는다. 한대의 장중경(張仲景)은 《금궤요략·장부경락선후병맥증(臟腑經絡先後病脈證)》에서 “인체는 오행의 영향을 받고 자연계의 기후에 의해 생장한다. 기후는 만물을 자라게 할 수도 있지만 만물을 해칠 수도 있으니, 마치 물이 배를 띄울 수도 있고 배를 뒤집을 수도 있는 것과 같다.”[55]고 하였는데, 이 역시 인간과 자연과의 관계를 말한 것이다. 장남(章楠)이 《의문봉갈(상)·육기음양론》에서 “사람은 천지의 기를 받아 태어나므로 인체의 기가 천지와 연결되어 있음은 물고기가 물에 있음과 같고, 천지음양의 기가 치우치거나 막혀서 인체의 기가 조화를 이루지 못해 발병하는 것은 물고기가 더러운 물을 만남과 같다.”[56]고 한 것 역시 같은 맥락이라 할 수 있다.

“기교(氣交)”란 천기와 지기가 하강·상승하면서 교류하는 상태를 지칭하는 것으로서, 인체에서 이들 천기와 지기가 만나는 곳을 “천추(天樞)”라고 한다. 《소문·육미지대론》에서 “(천기와 지기는 각기) 위아래에서 자리하고 있는데, 이들이 만나는 기교에서 사람들이 거주한다. 그러므로 천추의 위는 천기가 주관하고 천추의 아래는 지기가 주관한다.”[57]고 하여 천지자연에서의 사람의 위치를 정확하게 제시하였다. 그렇다면 천기와 지기는 어떻게 만나는가? 《소문·육미지대론》에서 “기의 승강은 천기와 지기가 번갈아 작용하는 것이다(氣之升降, 天地之更用也).”라고 하였는데, 여기서 “경용(更用)”은 상호작용을 뜻한다. 즉 천지의 기가 상호작용하여 승강운동을 일으킴을 설명한 것이다. 천기는 양에 속하여 발산하고 맑으면서 가볍고 따뜻한 성질을 가지며 하강을 주관하는 반면, 지기는 음에 속하여 수렴하고 무거

53) 余聞人有正氣津液血脈, 余意以爲一氣耳.

54) 天地之間, 六合之內, 其氣九州·九竅·五臟·十二節, 皆通乎天氣.

55) 夫人稟五常, 因風氣而生長, 風氣雖能生萬物, 亦能害萬物, 如水能浮舟; 亦能覆舟.

56) 人稟天地之氣而生, 故人身之氣, 與天地貫通, 若魚之在水也, 天地陰陽之氣有偏, 或致阻遏, 人身之氣不調而病, 如魚之遇穢水也.

57) 上下之位, 氣交之中, 人之居也. 故曰天樞之上, 天氣主之, 天樞之下, 地氣主之.

우면서 탁하고 차가운 성질을 가지며 상승을 주관하므로, 하늘의 양기는 하강하고 땅의 음기는 상승하여 음양승강 운동이 이루어지는 것이다. 이러한 음양승강 운동에 대해《소문·육미지대론》에서는 "상승이 극에 달하면 하강하는데 하강하는 것을 '천기'라 하고, 하강이 극에 달하면 상승하는데 상승하는 것을 '지기'라 한다. 천기가 하강하면 기가 땅에서 흐르고 지기가 상승하면 그 기가 하늘로 올라간다. 그러므로 위아래에서 서로 부르고 상승·하강이 서로 원인이 되어 변화가 발생한다."[58]고 하였다. 이는 하늘과 땅의 각 요인이 상호작용하고, 음기의 상승과 양기의 하강에 인과관계가 있음을 설명한다. 이러한 영구적인 승강 운동은 만물의 생(生)·장(長)·장(壯)·노(老)·사(死)를 일으켜 끊임없이 변화한다. 승강 운동이 규칙적으로 진행되므로 세기(歲氣)와 시령(時令)에 따른 기후변화의 주기성·리듬성이 형성된다. 여기서의 "세기"는 매년 기후변화를 가리키고, "시령"은 일 년 각 계절 중의 기후변화를 가리킨다. 세기의 변천은 60년 중에 주(周)·기(紀)의 순서가 있고, 시령의 변화는 일 년 중에 봄·여름·가을·겨울 사시의 순서가 있으며, 하루 중에도 자(子)·오(午)·묘(卯)·유(酉)의 사시 변화가 있다.

사람은 기교에서 생활하는 가운데 기교의 변화로 형성된 세기·시령 기후의 영향을 받는다.《소문·육미지대론》에서 "(천기와 지기가 맞닿는) 기교 부분에서 인체의 기가 이에 따르고 만물이 이에 말미암는다."[59]라고 하였는데, 사람은 기교법칙에 순응하여 생(生)·장(長)·장(壯)·노(老)·이(已:死)하고, 만물 역시 기교법칙에 순응하여 생(生)·장(長)·화(化)·수(收)·장(藏)한다. 따라서 사람이 기교법칙에 순응하여 양생하면 오래도록 건강이 유지되고 기교법칙에 순응하여 질병을 예방·치료하면 효험이 더욱 좋게 나타난다.

사시의 기후는 일반적으로 봄에는 따뜻하고 여름에는 더우며 가을에는 서늘하고 겨울에는 춥다. 시령에 따라 기후가 상응하여 이르는 것을 "평기(平氣)"라 하고, 시령이 이르지 않았는데 기후가 먼저 이르는 것을 "태과(太過)"라 하며, 시령이 이미 이르렀는데도 기후가 이르지 않는 것을 "불급(不及)"이라 한다. 이는《소문·육미지대론》에서 "계절이 오고 기후가 이르는 것은 조화로운 것이고(平氣), 계절이 왔으나 기후가 이르지 않는 것은 와야 할 기가 이르지 못하는 것이며(不及), 계절이 오지 않았는데 기후가 이르는 것은 와야 할 기가 남아도는 것이다(太過)."[60]라고 한 것과 같다.

평기(平氣)인 해에는 기후가 정상적인 시간의 순서에 따라 오므로 만물이 화생하고 인체

58) 升已而降, 降者謂天; 降已而升, 升者謂地. 天氣下降, 氣流于地; 地氣上升, 氣騰于天. 故高下相召, 升降相因, 而變作矣.

59) 氣交之分, 人氣從之, 萬物由之.

60) 至而至者和, 至而不至, 來氣不及也. 未至而至, 來氣有餘也.

역시 병이 적다. 태과하거나 불급한 해에는 기후가 비정상적이므로 만물이 무성해지지 않고 인체 역시 병에 걸리기 쉽다. 그러나 인체는 시령·기후의 변화에 대해 평기·태과·불급을 막론하고 모두에 적응능력을 지닌다. 예컨대《영추·자절진사》에서 "무더우면 ……인체의 양기가 외부로 떠오르므로 피부가 이완되고 주리(腠理)가 열리며 기혈이 줄어들고 땀이 쏟아져 피부가 촉촉하니 매끄러워진다. 추우면 ……인체의 양기도 내부에 있으므로 피부가 조밀해지고 주리가 닫히며 땀이 나오지 않고 기혈이 강해지며 피부가 거칠어진다."[61]고 하였다.

기후 변화에 대한 인체의 자기조절능력은 생명의 본질적 특징으로서 생존하는 데 필수조건이다. 이러한 자기조절능력이 불완전할 때는 천기와 지기가 교류하는 원칙과 상응하지 않는 "생기실응(生氣失應)"이 야기되어 반드시 병변이 발생한다. 발병 후 그 전변과 예후는 모두 기교 법칙의 영향을 받는데, 이는 인체와 천지의 기가 서로 통하기 때문이다. 1년 24절기의 "이분(春分·秋分)"·"이지(夏至·冬至)"와 하루 12시의 자시·오시·묘시·유시는 음양 변화의 전환점으로서, 인체와 질병 전변에 매우 큰 영향을 미친다.

천인상응은 천지기교 법칙이 인체에 미치는 영향과 이에 순응하는 본능적 적응활동을 강조하고, 능동적으로 이러한 법칙에 순응하여 양생과 질병의 예방·치료 목적에 도달할 것을 제시한다.

《소문·보명전형론》에서 "하늘은 덮어주고 땅은 실어주어 만물이 모두 갖추어져 있으나 사람보다 더 귀한 것은 없다."[62]고 하였는데, 사람이 만물보다 귀한 까닭은 바로 만물을 알고 천지의 규율에 순응하여 행동하기 때문이다. 이는 곧 사람만이 천기와 지기가 교류하는 규율을 파악하고 운용하며, 천시와 지리에 근거하여 양생하고 질병을 예방·치료함을 말한다. 후세의 유하간(劉河間)은《소문병기기의보명집(素問病機氣宜寶命集)·원도(原道)》에서 "생명을 주관하는 것은 사람에게 달려있다."[63]고 명확히 제시하였다.《소문·사기조신대론》에서는 봄철·여름철·가을철·겨울철 각 3개월의 양생 이치에 대해 상세히 기술하였는데, 반드시 사기조신(四氣調神)[64]에 근거해야만 "몸에 큰 병이 생기지 않고 만물의 이치에 어긋남이 없으므로 생기가 마르지 않는다."[65]고 하였다. 치료에 있어서는《소문·오상정대

61) 熱則……人氣在外, 皮膚緩, 腠理開, 氣血減, 汗大泄, 皮淖澤. 寒則……人氣在中, 皮膚致, 腠理閉, 汗不出, 血氣强, 肉堅澁.

62) 天覆地載, 萬物悉備, 莫貴於人.

63) 主性命者, 在乎人.

64) 사기조신(四氣調神) : "사기(四氣)"란 춘하추동 사계절 기후를 말하고, "조신(調神)"이란 정신의식의 조섭(調攝)·보양(保養)을 말한다.

론》에서 "먼저 해당 년의 기후 정황을 파악하여 천인상응의 규율을 위반하지 않아야 하고, ……(자연계의) 생화 현상은 (인간의 힘으로) 대신할 수 없으며, 사시의 변화규율을 위배해서는 안 된다."[66]고 강조하였다.

또한《소문·지진요대론》에서는 "병기를 자세히 살펴서 기가 마땅함을 잃지 않도록 해야 한다."[67]고 하였으며, 약물을 사용할 때는 "사시약법(四時藥法)"을 준수하고, 침을 놓을 때는 "사시자역종(四時刺逆從)"[68]의 법칙을 준수할 것을 강조하였다. 이러한 것들은 모두 천기와 지기가 교류하는 원칙에 능동적으로 순응한 실례이다.

3. 천(天)의 변화에 따른 상응

천지음양 기교의 영구적인 승강 운동은 연·월·일·시와 음양한서의 변화를 주도하는데 있어 뚜렷한 주기성과 단계성을 가진다. 이러한 변화는 절기·주(周)·기(紀)에 가장 두드러지게 나타난다.《소문·육절장상론》에서 "5일은 일후(一候)이고 삼후(三候:15일)는 한 절기이며, 여섯 절기(90일)는 일시(一時:한 계절)이고 사시(24절기)는 일세(一歲:1년)이다."[69]라고 하였다. 또한 30년은 모두 720절기인데 이를 "일기(一紀)"라 하고, 60년은 모두 1440절기인데 이를 "일주(一周)"라 한다. 절기는 음양기교가 바뀌는 시기이며, 주(周)·기(紀)는 음양기교의 큰 주기이다. 한 달 중에서 달이 차고 기울 때와 하루 12시진 중에서 자·오·묘·유의 사시가 바뀔 때는 모두 기교가 상승·하강하고 음양이 소장변화하는 시각이다. 인체의 생리활동과 질병과정에서는 기교법칙의 이러한 주기적인 변화에 상응하는 변화가 나타난다.

"주기(周紀)"의 세기(歲氣) 변화와 질병과의 관계에 대해서는 오운육기 학설에서 논하므로, 여기서는 인체의 생리병리와 연·월·주야의 상응관계 및 기교법칙을 운용하여 변증·치료하고 그 예후를 판단하는 것 등에 대해 알아본다.

---

65) 身無奇病, 萬物不失, 生氣不竭.
66) 必先歲氣, 無伐天和, ……化不可代, 時不可違.
67) 審察病機, 無失氣宜.
68) 사시자역종(四時刺逆從) : 사계절에 따른 인체의 음양·기혈 변화에 근거하여 침을 놓는 원칙을 가리킨다.
69) 五日謂之候, 三候謂之氣, 六氣謂之時, 四時謂之歲.

(1) 사시변화(四時變化)에 따른 상응

1) 인체의 생리활동과 사시 기교법칙의 상응

춘·하·추·동의 사시변화는 풍·서·습·조·한의 기후변화를 일으켜 생·장·화·수·장의 단계를 형성하는데 인체 역시 이에 상응한다. 따라서 인체의 장부·경락·기혈·진액도 사시변화에 상응하는 성쇠 변화를 일으킨다.

《소문·진요경락론》에서 "정월과 2월에는 인체의 기가 간(肝)에 있고 3월과 4월에는 비(脾)에 있으며, 5월과 6월에는 두부(頭部)에 있고 7월과 8월에는 심(心)에 있으며, 11월과 12월에는 뼈에 있다."[70] 고 하였고, 《소문·육절장상론》에서 "심은 생명의 근본으로서 여름철의 기와 통하고, 폐는 기의 근본으로서 가을철의 기와 통하며, 신은 칩거(蟄居)를 주관하는 봉장(封藏)의 근본으로서 겨울철의 기와 통하고, 간은 피로를 견디는 근본으로서 봄철의 기와 통하며, 비위·대장·삼초·방광은 창름(倉廩)의 근본으로서 토기(장마철의 기)와 통한다."[71] 고 하였는데, 이는 오장기혈의 성쇠가 사시음양 기교법칙에 따라 변화함을 설명한다.

경락기혈의 성쇠와 사시기교법칙의 상응관계에 대해 《소문·사시자역종론》에서 "봄에는 천기가 활동을 시작하고, 지기가 발설(發泄)하기 시작하여 얼음이 녹고 강물이 흐르므로 인체의 기가 경맥에 있다. 여름에는 경맥의 기가 충만하여 넘치고 손락(孫絡)이 혈기를 받아들이므로 피부가 충실해진다. 장하(장마철)에는 경맥과 낙맥의 기가 모두 왕성하여 내부의 기육으로 넘친다. 가을에는 천기가 수렴되므로 주리(腠理)가 닫히고 피부가 수축된다. 겨울에는 만물이 수장(收藏)되므로 기혈이 내부로 들어가 골수에서 모이고 오장으로 통한다."[72] 고 하였다.

인체 기혈진액의 추향을 총괄하면, 봄·여름철에는 기후가 따뜻하고 무더워 양기가 발설하고 기혈진액이 체표로 향하므로 피부가 성글어지고 땀이 많아지며, 가을·겨울철에는 기후가 서늘하고 추워 양기가 수렴되고 기혈진액이 몸 깊은 곳으로 향하므로 피부가 조밀해지

---

70) 正月二月, 人氣在肝; 三月四月, 人氣在脾; 五月六月, 人氣在頭; 七月八月, 人氣在心; 十一月十二月, 人氣在骨.

71) 心者, 生之本, 通于夏氣; 肺者, 氣之本, 通于秋氣; 腎者, 主蟄封藏之本, 通于冬氣; 肝者, 罷極之本, 通于春氣; 脾胃大腸膀胱, 倉廩之本, 通于土氣.

72) 春者, 天氣開始, 地氣開泄, 凍解氷釋, 水行經通, 故人氣在脈. 夏者, 經滿氣溢, 入孫絡收血, 皮膚充實. 長夏者, 經絡蓋盛, 內溢肌中. 秋者, 天氣始收, 腠理閉塞, 皮膚引急. 冬者蓋藏, 血氣在中, 內著骨髓, 通于五臟.

고 땀이 적으며 소변량이 많아진다. 이상은 사시의 기교변화가 인체 장부・기혈・경락 등의 생리활동에 미치는 영향과 아울러 사시의 기교변화에 대한 인체의 자연순응능력을 설명한 것이다.

또한 인체의 색과 맥상도 사시의 기교법칙에 따라 뚜렷하게 변화한다. 한의학에는 하나의 보편적인 원리가 있는데, 이는 "내부에 있는 모든 것들은 반드시 외부로 나타난다."는 것이다. 인체내부의 장부・경락・기혈・진액의 추향과 성쇠는 사시의 기교법칙에 따라 변화하는 규율성이 있어 반드시 외부의 색과 맥상에 반영된다.

《소문・경락론》에서 "음락의 색은 그 경맥과 상응하지만 양락의 색은 변화무상하여 사시에 따라 변한다. 한기가 성하면 기혈이 응체되어 청색・흑색을 띠고, 열기가 성하면 (기혈의 운행이) 원활해져 황색・적색을 띤다. 이는 모두 정상적인 색으로서 병이 없다는 말이다."[73]라고 하였다. 이와 같이 음락은 인체 내부의 깊숙한 곳, 경맥과 가까운 곳에 위치하므로 경맥의 색과 상응하고, 양락은 외부의 체표에 위치하여 사시기교의 영향을 받으므로 그 색이 사시의 추이에 따라 무상하게 변화한다. 일반적으로 가을・겨울철에는 기후가 한랭하여 양락의 혈이 쉽게 응체되므로 그 색이 청흑색으로 나타나고, 봄・여름철에는 기후가 따뜻하고 무더워 양락의 혈이 윤택해지므로 그 색이 항상 황적색을 띤다. 이는 모두 정상적인 색으로서 병이 없음을 나타낸다. 사시의 기교법칙에 따른 경락기혈의 운행변화는 반드시 맥상의 규칙적인 변화를 일으킨다. 《소문・맥요정미론》에서 "사시의 변화에 따라 맥도 승강부침(升降沈浮)한다. ……봄에는 맥상이 떠올라서 마치 물고기가 물결 위에서 헤엄치듯 해야 하고, 여름에는 맥상이 피부에 있어서 물이 넘치듯 충만하여 만물이 남아도는 듯해야 하며, 가을에는 맥상이 피부 아래에 있어서……, 겨울에는 맥상이 뼈에 있다."[74]고 하여 계절에 따라 맥상이 깊고 얕은 부위에 있음을 설명하였다. 《소문・옥기진장론》에서는 "봄에는 맥이 활시위처럼 팽팽해야 하고, ……여름에는 맥이 갈고리처럼 느껴져야 하며(洪脈), ……가을에는 맥이 떠올라야 하고, ……겨울에는 영맥(營脈:石脈 즉 沈脈을 가리킴)이 나타나야 한다."[75]고 하여 계절에 따른 맥상의 변화를 설명하였다.

맥상은 무엇 때문에 이처럼 변화하는가? 이는 오장의 기혈이 사시기교에 따라 변화하는 것과 유관하다. 예컨대 간은 봄과 상응하는데 봄이 되어 간기가 왕성해지면 맥상이 활시위처럼 팽팽해지고, 심은 여름과 상응하는데 여름이 되어 심기가 왕성해지면 맥상이 갈고리처

73) 陰絡之色應其經, 陽絡之色變無常, 隨四時而行野. 寒多則凝泣, 凝泣則青黑. 熱多則淖澤, 淖澤則黃赤. 此皆常色, 謂之無病.

74) 四變之動, 脈與之上下. ……春日浮, 如魚之游在波; 夏日在膚, 泛泛乎萬物有餘; 秋日下膚……冬日在骨.

75) 春脈如弦, ……夏脈如鉤, ……秋脈如浮, ……冬脈如營.

럼 느껴지며, 폐는 가을과 상응하는데 가을이 되어 폐기가 왕성해지면 맥이 떠오르고, 신은 겨울과 상응하는데 겨울이 되어 신기(腎氣)가 왕성해지면 침맥(沈脈)이 나타난다. 비(脾)는 장하(長夏)와 상응하므로 그 맥이 대부분 연(軟)하다. 이는 모두 사시기교 법칙과 상응하는 정상적인 맥상이다. 만약 맥상이 사시와 더불어 변화하지 않거나 사시의 법칙에 어긋나면 병맥이며, 병을 앓고 있는 상태에서 이러한 정황이 나타나면 난치병이다. 이는 《소문·옥기진장론》에서 "맥상이 사시에 순응하면 치료할 수 있고, ……맥상이 사시와 어긋나면 치료할 수 없다. ……사시에 어긋난다 함은 봄에 폐맥(肺脈:가을의 맥상)이 나타나고 여름에 신맥(腎脈:겨울의 맥상)이 나타나며, 가을에 심맥(心脈:여름의 맥상)이 나타나고 겨울에 비맥(脾脈:장하의 맥상)이 나타나며, ……해당 장(臟)의 맥상이 나타나지 않고 봄·여름에 침삽(沈澁)한 맥상이 나타나며 가을·겨울에 부대(浮大)한 맥상이 나타나는 것을 '역사시(逆四時)'라 한다."[76]고 한 것과 같다.

◀참고▶

천인상응에 대한 정확성은 여러 연구를 통해 점차 입증되고 있다. 예컨대 이계귀(李繼貴)는 생리화학 측정에 근거하여 "체내의 피질호르몬·핵산대사·콜린에스테라제(cholinesterase)·신경내분비방출은 모두 주기적으로 변화하는데, 이러한 변화는 인간뿐만 아니라 거의 모든 생물체에서도 일어난다. 이는 계절변화에 의해 자연계의 온도·습도·광도·기압 등의 요인이 변하고, 이를 따라 모든 생물체가 주기적으로 생리활동을 본능적으로 조절함으로써 외계 환경의 변화에 적응하게 되는 것이다."[77]라고 하였다.

유굉양(劉宏陽)[78] 등은 다음과 같은 연구결과를 발표하였다. 혈장의 코티솔(cortisol)[79]은 가을·겨울철의 일일 평균농도 및 분비총량이 봄·여름보다 높다. 혈중 T3와 T4의 농도는 계절에 따라 변화하는데, 여름철에 가장 낮고 가을철에 가장 높아 사시의 변화와 부합한다. 광전계(光電計)로 인체 체표의 발광 수치를 측정한 결과, 가을철이 겨울철보다 높아 사시 음양변화의 규율성과 부합한다. 일본의 치바씨(千葉氏)는 동경천문대의 1977년 기상자료에 근거하여 1년 사계 24절기의 일조시간을 사시의 맥상과 비교하였는데, 1년 사계의 맥상 변화는 절기·일조시간 및 기후변화에 따라 변화하고 맥상은 사시의 기교법칙에 따

76) 脈從四時, 謂之可治; ……脈逆四時, 爲不可治. ……所謂逆四時者, 春得肺脈, 夏得腎脈, 秋得心脈, 冬得脾脈, …未有臟形, 于春夏而脈沈澁, 秋冬而脈浮大, 名曰逆四時也.

77) 이계귀(李繼貴). 중의학의 시간관념을 약술함. 《운남중의학원학보(雲南中醫學院學報)》 (2):6, 1981.

78) 劉宏陽. 中醫 時間醫學 硏究. 《北京中醫學院學報》 (4):40, 1984.

79) 코티솔(cortisol) : 부신피질에서 생성되는 스테로이드호르몬의 일종.

라 변화한다는 고대인들의 관찰이 정확함을 입증하였다.

2) 질병의 변화와 사시 기교법칙의 상응

인체의 생리활동은 사시 기교변화에 순응하여 규율적으로 조절되어야만 정상적으로 이루어진다. 만약 사시의 기교변화가 인체 순응력의 한도를 초과하면 인체의 순응력을 어지럽히거나 감퇴시켜 질병을 일으킨다. 그러므로 《영추·백병시생》에서 "허사(虛邪)가 침입하는 경우는 기후조건과 체질적인 요소로 인한 것인데, 형체의 허약함과 사기의 실(實)함이 결합하므로 큰 병이 발생한다."[80]고 하였고, 《소문·경맥별론》에서는 "봄·여름·가을·겨울 사시의 음양이 변화함에 있어서 병이 발생하는 것은 (체력·음식물·활동·정신 등을) 과용하는 데에서 비롯된다."[81]고 하였다. 이른바 "허(虛)"는 곧 정기가 부족한 것으로서 순응능력이 감퇴하였음을 뜻하며, "실(實)"은 곧 사기가 실한 것으로서 기교변화의 태과나 불급으로 인한 비정상적인 기후를 말한다.

고대 의가들은 인체가 사시 기교변화에 순응하지 못하면 일반적으로 상응하는 장부에 병변이 발생한다고 보았다. 예컨대 봄에는 간병이 다발하고 여름에는 심병이 다발하며, 장마철〔長夏〕에는 비병이 다발하고, 가을에는 폐병이 다발하며, 겨울에는 신병이 다발한다. 사시의 기교변화에 순응하지 못하는 것을 "역(逆)"이라 한다. 《소문·사기조신대론》에서 "봄기운을 거스르면 소양의 기가 생하지 않으므로 간기가 울결되어 병변이 발생하고, 여름기운을 거스르면 태양의 기가 자라지 않으므로 심기가 공허해지며, 가을기운을 거스르면 태음의 기가 수렴되지 못하므로 폐에 열이 생겨 가슴이 답답하고, 겨울기운을 거스르면 소음의 기가 갈무리되지 못하므로 신기가 홀로 가라앉아 심화를 식혀 주지 못한다."[82]고 하여 사시의 기교법칙을 거역하여 야기되는 발병메커니즘에 대해 논술하였다.

《소문·금궤진언론》에서는 "봄에 잘 발생하는 병은 구뉵(鼽衄)[83]이고 여름에 잘 발생하는 병은 흉협부의 질병이며, 장마철〔長夏〕에 잘 발생하는 병은 한사를 감수하여 설사하는 것이고 가을에 잘 발생하는 병은 학질이며, 겨울에 잘 발생하는 병은 비궐(痹厥)[84]이다."[85]라고 하여 계절적인 다발병에 대하여 기술하였다. 이러한 것들은 모두 사시의 기교변화

---

80) 其中于虛邪也, 因于天時, 與其身形, 參以虛實, 大病乃成.

81) 故春秋冬夏, 四時陰陽, 生病起于過用.

82) 逆春氣, 少陽不生, 肝氣內變. 逆夏氣, 則太陽不長, 心氣內洞. 逆秋氣, 則太陰不收, 肺氣焦滿. 逆冬氣, 則少陰不藏, 腎氣獨沈.

83) 구뉵(鼽衄) : "鼽"는 코가 막히고 콧물이 흐르는 것이고, "衄"은 코피가 나는 것이다

84) 비궐(痹厥) : "痹"는 관절이 저리고 아픈 것을 가리키고, "厥"은 사지가 차가운 것을 말한다.

에 순응하지 못하여 발병한 것이다. 즉 《소문・생기통천론》에서 "봄에 풍사에 손상되어 사기가 머무르면 심한 설사를 하고 여름에 서사에 손상되면 가을에 학질이 발생하며, 가을에 습사에 손상되면 폐기가 상역하여 기침을 하고 위궐(痿厥)이 발생하며, 겨울에 한사에 손상되면 봄에 반드시 온병(溫病)이 발생한다."[86]고 한 것과 같다.

사시음양의 기교법칙은 인체의 발병과 밀접한 관련이 있을 뿐만 아니라, 발병 후의 병리변화 과정에 대해서도 직・간접적으로 영향을 미친다. 그 영향은 계절의 변화, 절기의 교체 중에서도 특히 이분(二分:춘분・추분)・이지(二至:하지・동지) 때에 질병의 호전・악화・사망 등으로 매우 두드러진 반응을 나타낸다. 이 시기는 사시음양의 기교승강이 양적 변화에서 질적 변화로 바뀌는 시기로 인체 역시 이에 순응해야 하기 때문이다. 고대의 의가들은 각종 장부의 질병에 대해 각각 다른 계절・시각을 통해 그 병변 정황을 세밀하게 관찰하였다.

《영추・병전》에서는 장부 질병의 병기에 대해 상세하게 기술하여 "병이 심에서 먼저 발생할 경우는 ……닷새가 더 지나면 비로 옮겨가는데, 만약 사흘이 더 지나도 낫지 않으면 죽는다. 동절기에는 한밤중에 죽고, 하절기에는 낮에 죽는다."[87]고 하였다. 겨울은 음기가 성한 시기인데 한밤중에 더욱 성하고, 여름은 양기가 성한 시기인데 한낮에 특히 성하다. 음기가 극도로 성한 겨울의 자시(子時)와 양기가 극도로 성한 여름의 오시(午時)는 심병(心病)의 병기가 전변되는 관건이 된다. 왜냐하면 심은 화(火)에 속하는데, 심화가 실증인 경우 "겨울철 한밤중(冬夜半)"에는 수기(水氣)가 성하여 화를 제약하므로 병이 경감되고, "여름철 한낮(夏日中)"에는 화기(火氣)가 성하여 타오르므로 병이 악화된다. 심양(心陽)이 부진하면 이와 반대 현상이 일어난다. 즉 "겨울철 한밤중"에는 음기가 성하고 양기가 쇠약하므로 병이 악화되고, "여름철 한낮"에는 양기가 성하여 부족한 심양을 도우므로 병이 경감된다. 또한 "병이 폐에서 먼저 발생할 경우는 ……닷새가 더 지나면 위로 옮겨가는데, 열흘이 더 지나도 낫지 않으면 죽는다. 겨울철에는 해질 무렵에 죽고, 여름철에는 해 뜰 무렵에 죽는다."[88]라 하였다. 겨울철의 일몰은 신유시(申酉時)인데 이때는 금기(金氣)가 왕성한 시각이며, 여름철의 일출은 인시(寅時)인데 이때는 목기(木氣)가 왕성한 시각이다. 따라서 겨울철의 해질 무렵과 여름철의 해 뜰 무렵은 폐병의 병기가 전변되는 관건이 된다. 폐는 금에 속하는데, 만약 폐병이 실증이면 "겨울철 해질 무렵"은 금기(金氣)가 지나치게 성하므로 병

85) 春善病鼽衄, 仲夏善病胸脇, 長夏善病洞泄寒中, 秋善病風瘧, 冬善病痹厥.

86) 春傷於風, 邪氣留連, 乃爲洞泄. 夏傷於暑, 秋爲痎瘧. 秋傷於濕, 上逆爲咳, 發爲痿厥. 冬傷於寒, 春必病溫.

87) 病先發于心, ……, 五日而之脾, 三日不已, 死. 冬夜半, 夏日中.

88) 病先發于肺, ……, 五日而之胃, 十日不已, 死. 冬日入, 夏日出.

이 악화되고, "여름철 해 뜰 무렵"은 목기(木氣)가 왕성하고 금기가 약하므로 병이 경감된다. 폐병이 허증이면 이와 반대의 경우가 발생한다. 즉 "겨울철 해질 무렵"에는 금기가 지나치게 성하여 부족한 금기를 도우므로 병이 경감되고, "여름철 해 뜰 녘"에는 목기가 왕성하므로 금기가 더욱 쇠약해져 병이 악화된다.

이 밖에 "질병이 간에서 발생하면 ……동절기에는 해질 무렵에 사망하고, 하절기에는 아침 무렵에 사망한다(病先發于肝, ……, 死. 冬日入, 夏蚤食).", "질병이 비장에서 발생하면 ……동절기에는 사람들이 잠들 무렵에 사망하고, 하절기에는 저녁 무렵에 사망한다(病先發于脾, ……, 死. 冬入定, 夏晏時).", "질병이 위에서 발생하면 ……동절기에는 한밤중에 사망하고, 하절기에는 오후에 사망한다(病先發于胃, ……, 死. 冬夜半, 夏日昳).", "질병이 신에서 발생하면 ……동절기에는 해뜰 무렵에 사망하고, 하절기에는 황혼 무렵에 사망한다(病先發于腎, ……, 死. 冬大晨, 夏晏晡).", "질병이 방광에서 발생하면 ……동절기에는 첫닭이 울 무렵에 사망하고, 하절기에는 오후에 사망한다(病先發于膀胱, ……, 死. 冬鷄鳴, 夏日晡)." 등도 같은 이치이다.

《영추·병전》에서는 사시의 기교변화가 장부 병리과정에 미치는 영향을 "대기가 장에 들어갔기" 때문이라고 보았다. 겨울과 여름, 가을과 봄 모두 이에 근거하여 유추할 수 있다. 일반적으로 양이 성한 병은 겨울은 견뎌내지만 여름은 견디지 못하고, 음이 성한 병은 여름은 견뎌내지만 겨울은 견디지 못한다. 노인이나 허약자는 상술한 이분이지(二分二至)에 순응하지 못하여 병리과정이 악화되거나 심하면 사망한다.

또한 동일한 병증을 앓더라도 계절마다 기의 교류변화가 다르므로 각각 다른 병리변화가 발생하여 여러 증후가 발생한다. 예컨대 《소문·비론》에서 "풍한습 세 기가 뒤섞여 이르면 합쳐져 비증이 발생한다. ……겨울에 이 병을 만나면 골비(骨痹)이고 봄에 이 병을 만나면 근비(筋痹)이며, 여름에 이 병을 만나면 맥비(脈痹)이고 지음(至陰:長夏)에 이 병을 만나면 기비(肌痹)이며, 가을에 이 병을 만나면 피비(皮痹)이다."[89]라고 하였다. 이는 풍한습 세 기가 결합하더라도 사시가 주관하는 바에 따라 각각 다른 병기와 증후를 가진 비증(痹證)이 발생함을 설명한 것이다. 게다가 《소문·비론》에서는 "비(痹)란 각 장기가 왕성한 시기에 풍한습 세 사기를 거듭 감수한 것이다."[90]라고 하였다. 즉 비증이란 병이 오랫동안 제거되지 않은데다가 사시의 기교변동에 의한 해당 시령의 풍·한·습사까지 감수하여 거듭 발병

89) 風寒濕三氣雜至, 合而爲痹也. ……以冬遇此者爲骨痹, 以春遇此者爲筋痹, 以夏遇此者爲脈痹, 以至陰遇此者爲肌痹, 以秋遇此者爲皮痹.

90) 所謂痹者, 各以其時, 重感於風寒濕之氣也.

하는 것으로서, 심하면 그것과 상합하는 장부로 들어가 병이 더욱 깊어짐을 설명한 것이다.

장남(章楠)은 《의문봉갈(상)·온서제강(溫暑提綱)》의 자주(自註)에서 "인체는 하나의 소천지(小天地)이므로 천지와 기맥(氣脈)이 상통하니, 천지의 기에 치우침이 있으면 능히 사람을 병들게 하는데, 마침 인체의 기가 편왕(偏旺)함을 만나면 (사기를) 받아들이고서도 깨닫지 못하다가 때가 바뀌고 기(六氣)가 변한 뒤에 발병하는데, 이른바 복사(伏邪)가 병이 된다는 것이다. 가령 겨울철의 추위는 음기가 편승(偏勝)한 것인데, 마침 몸의 양기가 왕성하여 스스로 음기를 받아들인 상태에서 봄이 되면 천지의 양이 왕성해져 몸의 양기가 더욱 왕성하게 되므로, 받아들인 바의 음기가 이를 따라 화(化)하여 온병(溫病)을 야기하게 된다. 만약 그 사기를 감수한 것이 위중한 경우에는 비록 몸의 양기가 왕성하더라도 그 기세가 양립되지 못하여 즉시 발병하며, 그 열로 화하는 것 또한 빠른데 이는 몸의 양기가 왕성하기 때문이다. 이를 사시(四時)의 기에 비추어 볼 때 즉시 발병하거나 때를 지나 발병하는 경우 또한 모두 그러하다. 춘하를 만나면 대부분 발병하고 추동에는 편안해지는 이가 있거나, 추동에 대부분 발병하고 춘하에 가뿐해지는 이가 있는데, 모두 인체의 기에 치우침이 있어서 천지의 기가 쇠하고 왕성함에 따라 발병하거나 편안해지는 차이가 있는 것이다. 이는 바로 천지와 인체의 기맥(氣脈)이 상통함으로 인해 말미암은 것이다. 이것이 三才에 一貫하는 이치이다."[91]라고 하였다. 이는 천지 음양의 기가 성쇠(盛衰) 변화함에 따라 인체 음양의 기가 영향을 받는 관계를 논하고 있으며, 또 천지와 인체의 氣脈이 상통하고 있는 까닭에 복사발병(伏邪發病)하게 되는 이치를 논한 것이다.

최근의 많은 연구를 통해 음양기교 변동이 질병의 호전·악화·사망에 중대한 영향을 미친다는 사실이 또한 입증되었다. 유굉양(劉宏陽) 등은 사망 병례와 절기·일시의 관계를 종합하여 다음과 같이 제시하였다. 720례의 사망 환자에게서 절기 당일에 사망한 평균 숫자가 비절기에 사망한 환자의 숫자보다 많음을 발견하였다. 또한 140례의 만성병 환자 중에서 83례의 사망자는 절기와 유관하였으며, 기타 110례의 사망 병례 중에서 사망시간이 음양 기교법칙과 부합하는 경우가 93례였다. 오장 병변의 악화로 사망한 시기를 통계하였더니, 폐심병(肺心病) 환자의 사망과 관상동맥경화증·협심증·고혈압·뇌일혈의 발작은 모두 겨울철에 다발하였다. 만성신염으로 인한 사망자 366례 역시 겨울철에 사망한 경우가 가장 많았다. 이러한 것들은 모두 천인상응 이론에서 "인체는 질병 과정에서 사시 기교법칙의 지배와 제약을 받는다."고 한 관점을 입증하고 있다.

91) 《醫門棒喝(上)·溫暑提綱》 118-120쪽의 上段에 있는 虛谷의 細註.

3) 변증·진단 및 예후 판단에 사시 기교법칙을 응용

일찍이 《내경》에서는 사시의 기교 변동으로 야기된 인체의 변화에 근거하여 질병을 변증하고 진단하는 것을 중시하였다. 즉 《내경》에서 색맥(色脈)을 사시의 기교 변동에 따른 특징으로 여겨, 정상적인 색과 병색, 정상적인 맥과 병맥을 변별하는 근거로 삼았다. 예를 들면 봄철의 맥은 현(弦)하고, 가을철의 맥은 부(浮)하며, 겨울철의 맥은 침(沈)하고, 여름철의 맥은 홍(洪)한데, 이는 각 계절의 정상적인 맥상이다. 만약 봄철의 맥이 현(弦)해야 함에도 오히려 부(浮)하고, 가을철의 맥이 부해야 함에도 오히려 침(沈)하며, 겨울철의 맥이 침해야 함에도 오히려 홍(洪)하고, 여름철의 맥이 홍해야 함에도 오히려 침(沈)한 것 등은 병맥이다.

왕숙화(王叔和)는 《평맥법(平脈法)》에서 "2월에 모부맥(毛浮脈)을 얻으면……폐맥(肺脈)이다. 폐(肺)는 金에 속하는데 金은 木을 억제하므로 가을에 사망함을 알 수 있다."[92]고 하여 맥상과 계절의 상응관계에 근거하여 예후를 판단하였다. 왜냐하면 木에 속하는 2월에 가을철의 맥에 속하는 모부맥이 나타났으므로 폐금에 속한 가을이 되면 金이 木을 억제하여 예후가 나빠지기 때문이다. 그러나 실제로는 반드시 이처럼 나쁘지만은 않다. 이는 고대의 의가들이 이미 사시 기교법칙을 응용하여 맥상의 정상적인 변화와 그 예후의 좋고 나쁨을 분석하였다는 것을 설명한다. 사시 기교법칙으로 변증·진단한 것에 대해서는 왕숙화의 《상한례(傷寒例)》에 이미 기재되어 있다. 즉 "매섭게 추운 겨울에……접촉하여 감수한 것은 상한일 따름이다. 감수하자마자 발병하는 것을 상한이라 하며, 바로 발병하지 않는 경우는 한독(寒毒)이 기부에 잠복한 것으로 봄이 되면 온병(溫病)으로 나타나고, 여름이 되면 서병(暑病)으로 나타난다. 서병은 열이 극에 달하여 온병보다 엄중해진 것이다."[93], "겨울이 절기와 달리 비정상적으로 따뜻한 것을 동온이라 한다."[94], "춘분 후부터 추분 전까지 기후가 비정상적으로 추우면 한역(寒疫)이 유행한다."[95]고 한 것 등은 모두 기교법칙을 변증·진단·예후에 응용한 것이다.

---

92) 二月得毛浮脈……是肺脈也. 肺屬金, 金來克木, 故知秋死.

93) 冬時嚴寒,……觸冒之者, 乃名傷寒耳. 中而卽病者, 名曰傷寒; 不卽病者, 寒毒藏于肌膚, 至春變爲溫病, 至夏變爲暑病. 暑病者, 熱極中于溫也.

94) 其冬有非節之暖者, 名曰冬溫.

95) 從春分以後, 至秋分節前, 天有暴寒者, 皆爲時行寒疫也.

(2) 달의 차고 기움에 따른 상응

1) 인체의 생리활동과 월건(月建)[96] 기교법칙의 상응

한 달 중의 기교변동으로 인한 영향은 달의 차고 기움에 두드러지게 나타난다. 매월 초하루에서 15일까지는 기울어진 달이 점차 차므로 "월생(月生)"이라 하고, 15일에서 그믐까지는 만월이 점차 기울므로 "월사(月死)"라 한다. 《소문·팔정신명론》에서 "초생달이 뜨는 월초에는 혈기가 차오르기 시작하여 위기(衛氣)가 운행을 시작하고, 달이 차는 보름에는 혈기가 충실하여 기육이 탄탄하며, 달이 기우는 월말에는 기육이 감소하고 경락이 공허하며 위기가 내부로 가라앉으므로 형체만 존재한다."[97]고 하였다. 또한 《영추·세로론》에서는 "인체는 자연계와 유관하며, 해와 달의 운행과도 상응한다. 그러므로 달이 차면 바닷물이 서쪽으로 차오르고, 인체의 기혈 역시 쌓이므로 기육이 충실하고 피부가 조밀해지며 모발이 견고해지고 주리가 닫히며 기름때가 끼는데, 이때는 비록 적풍사기(賊風邪氣)가 침입하더라도 깊숙이 들어가지 못한다. 달이 이지러지면 바닷물이 동쪽으로 차오르고, 인체의 기혈이 부족해져 위기가 가라앉으며 형체만 있을 뿐이고 기육이 감소하고 피부가 이완되며, 주리가 열리고 모발이 손상되며 기육의 결이 얇아지고 검은 때 같은 것이 떨어지는데, 이때에 적풍사기(賊風邪氣)가 침입하면 사기가 깊숙이 들어가 갑작스럽게 발병한다."[98]고 하였다.

상술한 내용은 달의 차고 기움이 인체 기혈의 운행과 그 성쇠에 미치는 영향에 대하여 기술한 것이다. 따라서 "월생(月生)"에서 "월사(月死)"까지는 천지의 음양기교가 변화하는 과정으로서, 이를 통해 조수간만의 규칙적인 변화를 관찰할 수 있으며, 인체 기혈의 성쇠도 이와 상응하여 변화한다. 조수의 간만은 보름에는 만조이고 그믐과 초하루에는 간조인데, 이는 달의 차고 기움과 유관하다. 바닷물은 만조일 때 동에서 서쪽으로 차오르고, 간조일 때는 서에서 동으로 빠져나간다. 따라서 "바닷물이 서쪽으로 차오른다."고 함은 만조를 가리키고, "바닷물이 동쪽으로 차오른다."고 함은 간조를 가리킨다[99]. 만월·만조 때에는 인체

96) 月建 : 子·丑·寅·卯 등 12支를 12달과 짝을 맞추는 것으로 보통 冬至가 있는 11月을 子와 짝지어 建子之月이라 했다. 이와 같은 순서로 짝지으면 12月은 建丑之月, 正月은 建寅之月, 2月은 建卯之月 등의 순이 된다. 天干으로 地支와 짝을 맞추어 紀月하는 것은 후대에 생겨난 것이다.

97) 月始生, 則血氣始精, 衛氣始行; 月廓滿, 則血氣實, 肌肉堅; 月廓空, 則肌肉減, 經絡虛, 衛氣去, 形獨居.

98) 人與天地相參也, 與日月相應也. 故月滿則海水西盛, 人血氣積, 肌肉充, 皮膚致, 毛髮堅, 腠理郄, 烟垢著, 當是之時, 雖遇賊風, 其入淺不深. 至其月廓空, 則海水東盛, 人氣血虛, 其衛氣去, 形獨居, 肌肉減, 皮膚縱, 腠理開, 毛髮殘, 膲理薄, 烟垢落, 當是之時, 遇賊風其入深, 其病人也卒暴.

99) 바닷물이 서쪽으로 차오르는 것을 만조로 보고, 동쪽으로 차오르는 것을 간조로 보는 것은 중국 대륙에서 바다를 관찰했을 때 나타나는 현상이다. 즉 《황제내경》의 유관 기록은 중국의 동해안에서 바닷물

의 위기(衛氣)가 성해지고 기혈이 충실해져 피부주리가 조밀해지고 기육이 견고하며 저항력이 강해지므로 기교변동에 순응할 수 있으며, 이때는 적풍사기가 침입할지라도 깊숙이 들어가지 못하므로 병이 경미하다. 반면 삭월(朔月)·간조 때에는 인체의 위기가 쇠약하고 기혈이 허해져 피부주리가 성글어지고 기육이 감소하며 저항력이 약해지므로 기교변동에 순응하는 능력이 저하된다. 이 때에 적풍사기를 만나면 깊숙이 침입하여 그 병세 또한 급작스럽고 심각하다. 따라서 원대(元代)의 주단계(朱丹溪)는 《양유여음부족론(陽有餘陰不足論)》에서 "달이 기울 때는 밖에서 자는 것을 멀리하고 제각기 몸을 소중히 하여 하늘의 조화로운 기운을 보전해야 한다."[100]고 하여 달의 차고 기움에 순응하여 양생할 것을 제시하였다.

달의 차고 기움이 인체의 생리활동과 밀접한 관련이 있다는 사실이 많은 통계들을 통해 입증되었다. 많은 조사자료(10~35만 예)를 통해 여성의 월경주기가 평균 29.5일인데, 삭망월(朔月 — 滿月 — 朔月)의 주기도 29.53일(29일 12시 44분 2.8초)임을 밝혔다. 따라서 출생률은 만월 전후에 최고조에 달하며 삭월에는 가장 낮았다. 이는 곧 만월을 전후한 임신이 가장 많음을 설명하며, 달이 찰 때는 인체의 기혈이 성하고 달이 기울 때는 인체의 기혈이 부족하다는 설을 객관적으로 입증한다.

또한 하유민(何裕民)[101] 등은 1979~1983년 사이에 조건이 부합하는 외과 입원환자를 대상으로 "달의 차고 기움과 인체 기능상태 간의 관계"를 연구하였는데, 그는 여기서 체온은 하나의 중요한 생리적 매개변수로서 신진대사 상황과 각종 생리기능을 반영한다고 하였다. 조수간만의 변화는 달의 위치와 인력으로 인해 발생하는데, 몇몇 관련요인을 배제한 조건하에서 간만의 차는 월상(月相)[102] 변화의 객관적 매개변수를 반영한다. 관찰대상 500례의 체온변화와 동일시간·동일지역의 조수간만 차이에 대한 인과관계는 인체의 생리활동과 달의 차고 기움의 관계를 명확하게 입증한다는 관점 하에서 한 달 중 매일 14:00시에 체온과 조수간만의 차이를 측정하는 한편 동일한 시기에 관찰대상 500례의 체온 기복치(당사자의 월간 평균 체온을 基數로 삼았다)를 누계하였으며, 동일한 방법으로 동일한 시기의 조수간만 차이에 대한 평균치를 구했다. 이를 토대로 지속적으로 체온과 간만변화의 상관성을 통계·분석하여, 500례의 총 표본과 조수간만의 상관계수 r1 및 그 중 84례의 수태기(受胎期) 여성과 조수간만의 상관계수 r2, 114례의 불임기 여성과 조수간만의 상관계수 r3을 구하였는데, 그 결과 r1·r2·r3의 P값은 모두 0.01보다 적어 체온과 동일시간·동일지역

의 간만을 관찰했음을 반영한다.

100) 苟值一月之虛, 亦宜暫遠帷幕, 各自珍重, 保全天和.

101) 달의 차고 기움과 인체기능. 《北京中醫學院學報》 (2) :2, 1983.

102) 月相(phase of the moon) : 월령(月齡)에 따라 월면의 빛나는 부분이 변화하는 모양.

의 월상 변화에 뚜렷한 상관성이 있음이 나타났다. 이로써 인체의 기능은 달의 영향을 일정하게 받고, 체온은 달의 규칙적인 변화와 밀접한 관계가 있음을 입증하였는데, 이는 한의학의 "인체는 해·달과 상응한다."는 이론이 정확함을 설명한다.

2) 질병의 변화와 월건(月建) 기교법칙의 상응

《영추·세로론》에서 "해당 년의 세기(歲氣)가 불급하고, 달이 이지러지는 때를 만나면 사시의 기가 조화를 잃은 것인데, 이로 인해 적풍(賊風)에 손상된 것을 삼허(三虛)라 한다."[103]고 하였다. 이는 세기가 불급으로 인해 허함이 야기된 데다가 따뜻해야 할 봄이 춥고, 추워야 할 겨울이 따뜻한 등의 사시 기교의 실조가 더해져 인체의 정상적인 순응능력을 어지럽힌 것을 설명한다. 이러한 정황에서 만약 달이 기울 때 적풍사기에 손상되면 갑작스럽게 발병하며, 심지어는 사망한다. 즉 달이 기울 때는 인체의 기혈이 허하고 위기(衛氣)가 약해져 인체의 적응력이 비정상적으로 저하되기 때문이다. 이와 반대로 《영추·세로론》에서 "해당 년의 세기가 왕성한데다 달이 찰 때를 만나고, 기후가 조화로울 때를 만나면 비록 적풍사기가 침입하더라도 위태롭지 않은데, 이를 '삼실(三實)'이라 한다."[104], "삼실을 만나면 사기가 인체를 손상하지 못한다."[105]고 하였는데, 이는 달의 차고 기움과 발병의 관계를 설명한 것이다.

《소문·맥해》에서 월건 음양기교의 성쇠와 육경병증 병변과의 관계에 대해 "정월의 월건은 인(寅)으로서 태양이 주관하고, 5월 중하(仲夏)의 월건은 오(午)로서 양명이 주관하며, 9월 계추(季秋)의 월건은 술(戌)로서 소양이 주관하고, 10월 맹동(孟冬)의 월건은 해(亥)로서 소음이 주관하며, 11월 중동(仲冬)의 월건은 자(子)로서 태음이 주관하고, 3월 계춘(季春)의 월건은 진(辰)으로서 궐음이 주관한다."고 하였다. 이는 육경과 월건 음양변화의 관계이며, 월건기(月建期)가 각기 주관하는 경맥의 병증에 영향을 미친다는 사실을 설명한 것이다.

하유민(何裕民) 등은 미국의 정신의학자 아널드 리버(Arnold Lieber) 박사가 10여 년간 관찰한 자료를 통해 "달이 찼을 때 사람들의 행위가 최고조에 달하며, 정신이 불안정한 사람들에게서 두드러지게 나타난다는 것을 발견하였는데, 이때 그들은 자신을 억제하지 못해 각종 공격성 폭력과 광란적 행위가 표출된다."는 사실을 밝혀냈다. 아널드 리버 박사는

103) 乘年之虛, 逢月之空, 失時之和, 因爲賊風所傷, 是謂三.
104) 逢年之盛, 遇月之滿, 得時之和, 雖有賊風邪氣, 不能危之也, 命曰三實.
105) 得三實者, 邪不能傷人也.

이에 근거하여 범죄율이 변화하는 정황을 예측하였는데, 이는 모두 사실로 입증되었다. 아널드 리버 박사는 달이 차거나 기울면 인체의 기능도 이에 상응하여 등락 변화하는데, 달이 찼을 때 사람들의 행위가 "최강상태"에 처하는 것 역시 인체의 기능이 최고조에 달하기 때문이라 여겼다. 이러한 견해는 천인상응과 부합한다. 아널드 리버 박사는 이를 달의 인력 때문이라 해석하였다. 달의 인력변화는 지구상의 모든 고체·액체·기체의 간만식 변화를 야기하는데, 그 중에서 조수의 변화가 가장 현저하다. 인체의 70% 정도가 수분으로 이루어져 있고, 체액 또한 원시해양과 매우 유사한 이온구조를 가지고 있으므로 이러한 해석은 일리가 있다.

진준홍(陳俊鴻)[106] 등은 1,294례의 자연사 환자를 분석하여 폐병으로 인한 사망률이 6월에 가장 높고 11월에 가장 낮다는 것을 발견하였는데, 5·6월은 화에 속하고 폐는 금에 속하며 화는 금을 억제하므로 사망률이 높고, 11월은 수태음폐경이 주관하는 시기로서 금기(金氣)가 왕성하므로 사망률이 낮다. 물론 이러한 관찰은 모두 초보적인 것이므로 어째서 육경(六經)과 월건 음양성쇠에 상응관계가 존재하는지, 육경과 달의 차고 기움에는 또 어떤 구체적인 관계가 있는지에 대해서 보다 명확한 연구가 있어야 한다.

(3) 주야(晝夜)의 변화에 따른 상응

자연계에서 음기와 양기의 승강 운동은 낮과 밤의 규칙적인 교체에서 가장 두드러지게 나타난다. 음기와 양기의 승강 변화는 인체에 매우 큰 영향을 미치고, 상응하는 표현 또한 가장 두드러지므로 고금의 관찰과 연구 역시 가장 많다.

1) 인체의 생리활동은 주야의 기교법칙과 상응한다

천지음양의 기교법칙에 근거하여 1년을 봄·여름·가을·겨울의 사계절로 나누고, 하루 역시 봄·여름·가을·겨울의 사시로 나눈다. 《영추·순기일일분위사시》에서 "하루를 사시로 나누면 아침은 봄에 해당하고, 한낮은 여름에 해당하며, 해질 무렵은 가을에 해당하고, 밤중은 겨울에 해당한다."[107]고 하였는데, 이는 하루 중의 음양변화에 근거한 것이다.

아침은 태양이 떠올라 기온이 점점 따뜻해지므로 봄철에 양기가 승발하는 것과 같고, 한낮은 기온이 높아 극에 달하므로 여름철에 양기가 성한 것과 같으며, 해질 무렵은 기온이

106) 124례 환자의 사망시간으로부터 중의학과 時間生物學을 논함. 《上海中醫藥雜志》(3) :43, 1984.
107) 以一日分爲四時, 朝則爲春, 日中爲夏, 日入爲秋, 夜半爲冬.

하강하여 가을철에 양기가 하강하고 음기가 자라는 것과 같고, 한밤중은 기온이 낮아 극에 달하고 양기가 갈무리되므로 겨울철에 양기가 잠복하고 음기가 성한 것과 같다.

봄에서 여름까지는 양기가 자라고 음기가 쇠퇴하며, 가을에서 겨울까지는 음기가 자라고 양기가 쇠퇴한다. 이는 밤낮의 규칙적인 음양 변화인데, 인체의 영위(營衛)·기혈·장부·경맥은 하루 중의 사시와 상응하여 규칙적으로 변화한다.

《소문·생기통천론》에서 "그러므로 양기는 낮 동안에 밖을 주관하는데 해뜰 무렵에 인기(人氣)가 생겨나고 정오쯤에 양기가 융성하다가 해질 무렵에는 양기가 허해지므로 기문(氣門)이 비로소 닫힌다."[108]라고 하였는데, 이는 양기, 즉 위기(衛氣)가 낮에는 외부로 승발하여 아침에서 한낮까지는 왕성해지는 과정을 거치고, 밤에는 양기가 내부에 잠장되어 해질 무렵부터 점차 내부〔裏〕로 들어가므로 외부의 양기가 점차 허해지며 피부의 땀구멍도 이로 인해 닫힘을 설명한 것이다. 《영추·영위생회》에서는 밤낮의 인체 음양변화 순서를 해석하였다. 즉 인체의 영기(營氣)는 음에 속하므로 맥 속을 순행하고, 위기(衛氣)는 양에 속하므로 맥 바깥을 순행하는데, 영기는 수태음폐경에서 시작되어 다시 수태음폐경에서 만나므로 태음이 내부를 주관한다고 하였으며, 위기는 족태양방광경에서 시작되어 다시 족태양방광경에서 만나므로 태양이 외부를 주관한다고 하였다. "위기는 낮에 양분(陽分)에서 25바퀴 주행한다."고 함은 위기가 표(表)와 부(腑)에서 순행함을 가리키고, "밤에는 음분(陰分)에서 25바퀴 주행한다."고 함은 위기가 리(裏)와 장(臟)에서 순행함을 가리킨다. 영기와 위기가 표리로 운행하는 것은 음양이 다르기 때문이며, 항상 상대적이지는 않다. 한밤의 자시(子時)에는 음이 극에 달하였다가 점차 쇠퇴하고 양이 생겨나는 시점으로서 영기가 음분에 있고 위기도 음분에 있으므로 "합음(合陰)"이라 한다. 그러므로 사람들이 낮에는 깨어나 활동하고, 밤에는 수면을 취한다.

하루 12시진 동안은 주야가 교체하고 음양이 단계적으로 변화한다. 따라서 인체 십이경맥의 기혈이 순행·성쇠하는 것도 이에 상응하며, 시진(時辰) 순서에 따라 주기적으로 변화한다. 십이경맥 기혈의 순행과 유주(流注)는 폐경(肺經)에서 시작하여 대장·위·비·심·소장·방광·신·심포·삼초·담·간경(肝經)을 거쳐 다시 폐경으로 들어가는데, 이와 같은 과정을 끊임없이 반복한다. 십이경맥 기혈의 순행과 유주는 십이시진과 상응한다. 폐경은 인시(寅時)를 주관하고, 대장경은 묘시(卯時)를 주관하며, 위경은 진시(辰時)를 주관하고, 비경은 사시(巳時)를 주관하며, 심경은 오시(午時)를 주관하고, 소장경은 미시(未時)를 주관하며, 방광경은 신시(申時)를 주관하고, 신경은 유시(酉時)를 주관하며, 심포경은 술시

108) 故陽氣者, 一日而主外, 平旦人氣生, 日中而陽氣隆, 日西而陽氣虛, 氣門乃閉.

(戌時)를 주관하고, 삼초경은 해시(亥時)를 주관하며, 담경은 자시(子時)를 주관하고, 간경은 축시(丑時)를 주관하는데, 각 경맥이 주관하는 시간에 해당 경맥의 기혈이 가장 성하다. 자오(子午)는 1년에 있어서는 겨울과 여름을 의미하는데, 자는 11월에 해당하고 오는 5월에 해당한다. 하루 중에 있어서 자시는 한밤중(23~1시)에 해당하고, 오시는 한낮(11~13시)에 해당한다. 자에서 오까지는 양에 속하고, 오에서 자까지는 음에 속하므로 자오는 음양의 기가 바뀌는 시기이다. 그러므로 침구학에서 십이경맥 기혈의 순행・유주와 성쇠를 토대로 하여 발전시킨 침법을 "자오유주(子午流注)" 침법이라고 이름하였다. 그 기본사상은 십이경맥 기혈의 순행・유주・성쇠가 하루 십이시진의 음양 교류와 상응하여 단계적으로 변화함을 강조한 것이다.

◀참고▶

국내외의 관련 시간의학계(時間醫學界)는 많은 현대적 연구를 통하여 천인상응(天人相應)의 기본관점이 정확하다는 것을 입증하였고, 밤낮의 음양 변화을 인식하기 위하여 물질적 기초를 찾았을 뿐만 아니라, 생명의 기본특징인 규율성의 인식을 위하여 공통언어를 모색하였다.

유굉양 등은 여러 학자들의 연구결과를 종합하여 인체의 헤모글로빈 함량・백혈구 숫자・혈당, 혈중 아미노산 함량, 혈중의 각종 호르몬 함량, 뇌조직 생화성분의 함량, 소변 및 염류 배설, 간장합성대사 및 세포분열 속도 등 거의 모든 기능이 24시간 동안 규칙적으로 변화함을 밝혔다. 뇨17-Hydrocortisone 측정 중에 최고치가 상오 9~11시 사이에 나타나고, 최저치가 새벽 2시에 나타남을 발견하였는데, 이는 음양의 성쇠규율과 일치한다. 또한 채혈(採血) 간격을 단축했을 때 Hydroc -ortisone[109]의 24시간 분비가 충동적으로 나타났는데, 오전의 분비량이 가장 많아 하루 총량의 40%를 점하였고 오후의 분비는 감소하였으며, 심야에는 분비활동이 정지되었고 12시 이후에는 다시 점차적으로 증가하여 인체의 기가 천지와 상응함으로써 생(生)・장(長)・수(收)・장(藏)한다는 규율과 부합하였다.

조장충(趙章忠)[110]은 "현재의 연구추세는 하루 중에 인체 각 장부의 활동이 가장 왕성한 시간을 자오유주(子午流注)와 대비하여 상관성을 찾는 것이다. 이러한 연구방향은 천인상응론의 몇몇 구체적인 내용이 과학성을 갖추고 있음을 설명하는 데 도움이 된다."고 제시하였

109) Hydrocortisone(하이드로코르티손) : 주요 당질(糖質)-코르티코이드(C21H30O5)로서, 인체의 부신피질에서 생성되며, 화학적으로도 합성된다. 이는 생명을 유지하는 성질을 가지고 있다.

110) 中醫時間醫學 硏究. 《北京中醫學院學報》(2) :6, 1986.

다. 신장을 측정한 결과 신사구체의 여과율과 신의 혈류량이 모두 17시 30분에 최고치를 나타내었는데, "자오유주"에 근거하면 17~19시에 신기능이 가장 왕성하다. 최저치는 5시 30분에 나타났는데 이 역시 자오유주의 규율과 부합한다. 현재의 주안점은 천인상응의 특징을 부각시켜 장부・경락・기혈・영위활동의 규율성을 연구함으로써 이들 규율성과 그 발생 메커니즘을 설명하는 데 있다.

2) 질병의 변화는 밤낮의 음양변화와 상응한다

하루 중 인체의 기는 천지의 음기・양기와 단계적으로 상응하며 변화하는데, 이러한 변화는 반드시 직・간접적으로 인체의 질병과정에 영향을 미친다. 《영추・순기일일분위사시》에서 "아침에는 인체의 양기가 발생하기 시작하고 사기가 쇠약해지므로 정신이 맑아지고, 한낮에는 인체의 양기가 가장 성하여 정기가 사기를 이기므로 병이 안정되며, 저녁에는 인체의 양기가 수렴되기 시작하여 허해지고 사기가 날뛰기 시작하므로 병이 가중되고, 한밤중에는 인체의 양기가 갈무리되어 사기만 남아 있으므로 병이 심해진다."[111]고 하였다. 이는 곧 인체의 순응능력이 낮에는 비교적 강하고 밤에는 약하므로 병태가 낮에는 안정되거나 완화되고, 밤에는 가중되거나 악화됨을 설명한 것인데, 주로 위기(衛氣)의 성쇠와 유관하다. 이를 자세하게 분석하면 각 장부 병증의 병리변화는 각각 다른 일자 및 동일한 일자의 상이한 시간에 각기 다르다는 것이다.

《소문・장기법시론》에서 "간병 환자는 병정일(丙丁日)에 낫는데, 만약 병정일에 낫지 않으면 경신일(庚辛日)에 이르러 병이 가중되며, 경신일에 죽지 않으면 임계일(壬癸日)까지 지속되다가 (간기가 왕성해지는) 갑을일(甲乙日)에 이르면 낫는다. 간병 환자는 새벽녘에 병이 가벼워지고, 저녁 무렵에 가중되며, 밤중에는 안정된다."[112]고 하였는데, 이 역시 오행의 상생상극 이치에 근거하여 오장 병증의 예후를 판단한 것이다. 그 규율은 "자신을 생하는 날에 이르면 낫고, 자신이 이기지 못하는 날에 이르면 가중되며, 자신이 낳아진 시기에 이르면 상태가 지속되고, 스스로 왕성해지는 시기를 만나면 병이 낫는다."[113]는 것이다.

하루 중 새벽녘과 일출 무렵은 봄과 목(木)에 속하고, 한낮은 여름과 화(火)에 속하며, 오후와 해질 무렵은 가을과 금(金)에 속하고, 야밤은 겨울과 수(水)에 속하며, 사계는 토

111) 朝則人氣始生, 病氣衰, 故旦慧; 日中人氣長, 張則勝邪, 故安; 夕則人氣始衰, 邪氣始生, 故加; 夜半人氣入臟, 邪氣獨居于身, 故甚也.

112) 肝病者, 愈在丙丁. 丙丁不愈, 加于庚辛; 庚辛不死, 持于壬癸, 起于甲乙. 肝病者, 平旦慧, 下晡甚, 夜半靜.

113) 至其所生而愈, 至其所不勝而甚, 至于所生而持, 自得其位而起.

(土)에 속하기 때문이다[토는 사계에 고루 왕성한데, 하루에 있어서는 축(丑)·진(辰)·미(未)·술시(戌時)에 해당한다]. 시기로 비유하면 갑을일은 봄·목에 속하고 병정일은 여름·화에 속하며, 무기일은 장하·토에 속하고 경신일은 가을·금에 속하며, 임계일은 겨울·수에 속한다. 간병은 간이 목에 속하고 새벽녘 또한 목에 속하여 목기가 왕성한 시기에 병이 나으므로 "새벽녘에 병이 가벼워진다(平旦慧)"고 하였고, 오후와 해질 무렵은 금에 속하고 금은 목기를 제약하므로 "저녁 무렵에 가중된다(下晡甚)"고 하였으며, 야밤은 수에 속하고 수는 목을 생하므로 "밤중에 안정된다(夜半靜)"고 하였다. "자신이 생하는 날에 이르면 낫는다(至其所生而愈)"는 것은 예를 들면 목이 화를 생하는데 병정일은 화에 속하므로 병정일에 병이 낫는 경우이다. 만약 병정일에 낫지 않고 경신일에 이르면 경신은 금에 속하고 금은 목을 억제하므로 병정이 가중되는데, 이것을 "자신이 이기지 못하는 날에 이르면 가중된다(至其所不勝而甚)"고 한다. 만약 경신일에 요행히 죽음을 면하여 임계일에 이르면 임계는 수에 속하고 수는 목기를 생하므로 병리과정이 안정된 상태를 지속하는데 이를 "자신이 낳아진 시기에 이르면 상태가 지속된다(至于所生而持)"고 한다. 병리과정이 갑을일까지 지속되면 이때는 간기가 왕성한 시기여서 병이 나으므로 "스스로 왕성해지는 시기를 만나면 병이 회복된다(自得其位而起)"고 한다.

밤낮의 기교 변화가 질병 과정에 미치는 영향은 이미 사실로 확인되었다. 이른바 "새벽 무렵에 경감되고(旦慧)", "낮에 안정되며(晝安)", "저녁 무렵에 가중되고(夕加)", "야밤에 심해지는(夜甚)" 변화규율도 임상관찰 결과 입증되었다. 예컨대 폐결핵으로 인한 발열·도한 등의 전신증상은 야간에 가중되고, 각혈(咯血)·기흉(氣胸)[114]도 야간에 다발한다. 심근경색 역시 야간에 다발하고, 심장병 환자는 대부분 아침에 안정되고 낮에는 비교적 경미하며 야간에는 가중된다. 심원성천식(心源性喘息)·부정맥·심부전도 항상 야간에 발작하는데 대부분 한밤중에 사망한다. 야제(夜啼)·야경(夜驚)·야천(夜喘)·작목(雀目)·도한(盜汗)·오경설사(五更泄瀉)·오경해(五更咳)·일포조열(日晡潮熱) 등 한의학의 각종 병명 역시 상술한 변화규율을 반영한다.

114) 기흉(氣胸:Pneumothorax) : 흉막강 속에 공기나 기체가 축적되는 것을 말하는데, 자연발생적으로 형성되거나, 외상이나 병리과정에서 발생하기도 한다.

■ 오장의 병리변화와 日時의 상응관계

오장			일별 변동				주야 변동		
명칭	속성	시기	쾌유〔愈〕	악화〔甚〕	지속〔持〕	회복〔起〕	완쾌	악화	안정
肝	木	春	丙丁	庚辛	壬癸	甲乙	새벽	일몰	야밤
心	火	夏	戊己	壬癸	甲乙	丙丁	한낮	야밤	새벽
脾	土	長夏	庚辛	甲乙	丙丁	戊己	오후	일출	일몰
肺	金	秋	壬癸	丙丁	戊己	庚辛	일몰	한낮	야밤
腎	水	冬	甲乙	戊己	庚辛	壬癸	야밤	사계	일몰

마영천(馬永泉)115)은 일찍이 110례의 사망 병례에 대해 분석하였는데, 그 중 음증(陰證) 환자가 56례였고 양증(陽證) 환자가 54례로서 양자의 비율은 기본적으로 같았다. 병례 중에서 야간(음에 속하는 시간)에 사망한 경우는 61례(음증이 50례, 양증이 11례)이고, 낮(양에 속하는 시간)에 사망한 경우는 49례(양증이 43례, 음증이 6례)였다. 110례 중에서 사망시간이 음양 속성과 부합(음증 환자가 음의 속성을 가진 야간에 사망하거나, 양증 환자가 양의 속성을 가진 낮에 사망하는 것)하는 경우는 93례로서 전체의 84.55%를 차지하였고, 부합하지 않는 경우는 17례로서 전체의 15.45%를 차지하였는데, 이는 밤낮의 음양 변화가 병리과정에 미치는 영향과 기본적으로 부합함을 설명한다.

유굉양이 통계한 182례의 사망시간도 "새벽 무렵에 경감되고(旦慧)", "낮에 안정되며(晝安)", "저녁 무렵에 가중되고(夕加)", "야밤에 심해지는(夜甚)"의 규율과 기본적으로 일치하였다. 각종 자료들은 인체의 뇌활동이 오전에 최고조를 이루고, 신장의 대사산물과 독소를 배설하는 기능은 오전와 정오에 최고조를 이루며, 낮에는 순환·호흡·정력 및 각 기관의 기능이 야간에 비해 현저하게 높음을 설명하는데, 이는 질병에 대한 인체의 저항력이 낮에 비교적 강하기 때문이다. 동시에 질병의 변화는 인체의 방어기능과 발병요인의 변화와도 밀접한 관계가 있다. 예를 들면 피질호르몬에 항감염과 항과민 작용이 있는데, 그 분비량은 새벽에 높고 야간에 낮다. 이러한 것들은 모두 병증의 "새벽 무렵에 경감되고(旦慧)", "낮에 안정되며(晝安)", "저녁 무렵에 가중되고(夕加)", "야밤에 심해지는(夜甚)" 규율을 입증한다. 질병변화와 시일의 관계, 즉 "쾌유〔愈〕"·"악화〔甚〕"·"지속〔持〕"·"회복〔起〕"의 규율에 대한 현대적 연구 결과는 아직 보고되지 않고 있다.

115) 《素問》의 晝夜陰陽天人相應에 대한 초보적 연구. 《江蘇中醫》(6) :6, 1959.

3) 밤낮의 음양변화원칙을 운용하여 변증·진단하고 예후를 판단한다

밤낮의 음양변화가 인체의 질병과정에 영향을 미쳐서 나타나는 맥상을 응용하여 변증하는 것에 대한 고금의 기록은 매우 많다. 예컨대 《소문·맥요정미론》에서 "진맥은 항상 새벽에 하는데, 음기가 아직 요동하지 않고 양기가 발산되지 않았으며, 음식을 먹지 않아 경맥의 기가 성하지 않고 낙맥(絡脈)이 조화를 이루어 기혈이 문란하지 않은 때이므로 이상이 있는 맥을 알 수 있다."[116]고 하였다. 인시(寅時)는 새벽녘[平旦]으로서 음양이 교차하는 시기인데, 음기가 아직 요동하지 않고 양기가 아직 발산되지 않은 때이므로 이때의 맥상은 병증의 본질을 가장 잘 반영한다. 선인들은 시기를 택해 진맥한 것은 음양의 교류 원칙에서 비롯된 것이므로 매우 합당한 것이라 하였다. 이계귀(李繼貴)는 증상이 나타나는 시간을 변증과 진단의 근거로 삼은 것, 예컨대 《상한론》에서 "저녁 무렵에 조열이 나는 것(日晡所發潮熱)"으로써 대결흉증(大結胸證)과 양명부실증(陽明腑實證)의 진단근거로 삼은 것, "낮에는 정신이 뚜렷하다가 저녁만 되면 헛소리를 하여 마치 귀신을 보는 것 같은 것(晝日明瞭, 暮則譫語, 如見鬼狀)"으로써 부인상한(婦人傷寒)과 열입혈실증(熱入血室證)의 진단근거로 삼은 것, 《온병조변(溫病條辨)》에서 "오후에 신열이 나는데 그 상태가 음허로 인한 것 같은 경우(午後身熱, 狀如陰虛)"로써 온열병의 전형적인 열증을 변별한 것, "밤에는 열이 났다가 아침에 식는 것(夜熱朝凉)"으로써 사기가 음분에 잠복하거나 간신(肝腎)의 음이 손상된 전형을 변별한 것, 섭천사가 "하오 황혼 무렵만 되면 발병하는 것(每病發于下午黃昏)"의 이론으로써 "위(胃)의 낙맥손상(絡脈損傷)"을 변증하는 근거로 삼은 것 등은 임상증상 외에 증상이 나타나는 시간을 변증의 중요한 요소로 삼은 것이라고 제시하였다.

밤낮의 기교법칙을 응용하여 질병의 예후를 판단한 것은 이미 앞에서 기술한 "단혜(旦慧)"·"주안(晝安)"·"석가(夕加)"·"야심(夜甚)" 규율과 사망시간에 대한 몇몇 현대연구자료에 보이는데, 모두 일반적인 정황을 말한 것이다. 《소문·삼부구후론》에서는 구체적으로 맥상의 변화·병기의 성질을 밤낮의 음양 변화와 결합하여 사망시기를 예측하여 "구후의 맥이 모두 침세(沈細)하여 끊어질 듯한 것은 음에 속하는데, 음은 겨울을 주관하므로 밤중에 죽는다. 맥이 조급질삭(躁急疾數)한 것은 양에 속하는데, 양은 여름을 주관하므로 낮에 죽는다. 그러므로 한열(寒熱)이 뒤섞인 병을 앓는 사람은 새벽녘에 죽고, 내부에 열이 있거나 체표에 열이 있는 병을 앓는 사람은 낮에 죽으며, 풍병(風病)을 앓는 사람은 해질녘에 죽고, 수병(水病)을 앓는 사람은 밤중에 죽는다. 맥이 때로 느리고 때로는 빠른 환자는 대개 하루 중에서 토시(土時)에 속하는 시간에 죽는다."[117]고 하였다. 이는 직접적으로 병기의

---

116) 診法常以平旦, 陰氣未動, 陽氣未散, 飮食未進, 經脈未盛, 絡脈調勻, 氣血未亂, 故乃可診有過之脈.

성질과 시진(時辰) 기교변화의 상응관계를 분석하여 예후를 판단한 것이다. 맥이 침세(沈細)하여 끊어질 듯하고 뿌리가 없는 것은 양허음한증(陽虛陰寒證)으로서 겨울에 속한다. 야밤은 음한이 매우 성한 시기로서 역시 겨울에 속한다. 병의 본질이 양허음성(陽虛陰盛)인데다 외부의 기교 변동으로 음한이 가해지면 양이 허하고 음이 성해지므로 밤중에 사망함을 알 수 있다. 나머지도 이와 같이 유추할 수 있다. 한편 장부경락과 시진(時辰) 기교변화와의 상응관계를 살펴보면 그 기가 왕성해지는 시기에 완화되며, 심지어 낫기도 한다.

(4) 사시변화(四時變化)에 상응하는 양생치병(養生治病)

전술한 바와 같이 인체는 천지자연의 변화에 직간접의 영향을 받지 않을 수가 없으므로 평소의 섭생 양생이나 질병의 치료도 자연히 천지자연의 변화에 순응해서 하지 않을 수 없다. 따라서 한의학에서는 질병의 예방과 치료에 이를 매우 강조하고 있는데 특히 《소문》의 사기조신대론에서는 전편에 걸쳐서 순시양생(順時養生)에 대해 논술하고 있다.

1) 사시변화에 순응하여 양생해야 한다

《소문·소오과론》에서 "성인이 질병을 치료할 때는 반드시 천지음양과 사시의 규율을 파악하였다."[118]고 하였고, 《소문·팔정신명론》에서는 "먼저 하루의 기후·달의 차고 기움 및 사시 기후의 부침을 파악하여 인체를 조양해야 한다."[119]고 하였다. 여기서 성인(聖人)이란 뛰어난 의사를 가리키는데, 이들은 천지음양 기교변화 원칙에 근거하여 신체를 조양하고 질병을 예방·치료하였다. 따라서 《소문·사기조신대론》에서 "사시의 음양변화는 만물의 근본이다. 그러므로 성인은 봄과 여름에는 양기를 보양하고, 가을과 겨울에는 음기를 보양함으로써 그 근본에 순종하였다."[120]고 하였으며, 이어서 봄에 생기(生氣)를, 여름에 장기(長氣)를, 가을에 수기(收氣)를, 겨울에 장기(藏氣)를 기르는 구체적인 방법을 기술하였다[121]. 봄과 여름은 양기가 주관하는 시기이므로 이 때에 양기를 북돋우면 쉽게 양이 허해

---

117) 九候之脈, 皆沈細懸絶者爲陰, 主冬, 故以夜半死; 盛躁喘數者爲陽, 主夏, 故以日中死; 是故寒熱病者, 以平旦死; 熱中及熱病者, 以日中死; 病風者, 以日夕死; 病水者, 以夜半死; 其脈乍疎乍數·乍遲乍疾者, 日乘四季死.

118) 聖人之治病也, 必知天地陰陽, 四時經紀.

119) 先知日之寒溫, 月之虛盛, 以候氣之浮沈, 而調之于身.

120) 四時陰陽者, 萬物之根本也. 所以聖人春夏養陽, 秋冬養陰, 以從其本.

121) 봄의 生氣란 만물을 생성하는 기를 말하고, 여름의 長氣란 만물을 자라게 하는 기를 말하며, 가을

지는 사람을 튼튼하게 할 수 있다. 가을과 겨울은 음기가 주관하는 시기이므로 이 때에 음기를 북돋우면 쉽게 음이 허해지는 사람을 튼튼하게 할 수 있다. 이는 모두 사시의 기교법칙을 이용하여 인체의 음기와 양기를 튼튼하게 하는 양생방법이다.

《영추·본신》에서 "그러므로 지혜로운 사람이 양생할 때는 반드시 사시의 변화에 순응하고 기후에 적응하여 지나치게 기뻐하거나 성내지 않고 기거를 편안하게 하며, 음양을 조절하고 활동의 강함과 부드러움을 적절하게 하는데, 이와 같이하여 사기의 침입을 피한다면 장수할 것이다."[122]라고 하였다. 이는 시간의 흐름에 순응하여 양생하는 요령을 제시한 것인데, 형체를 단련하고 정신을 조양하는 등 동적인 것과 정적인 것의 두 측면을 포괄하고 있어 형체와 정신을 함께 중시하고, 동정을 결합하며, 절도 있게 생활하는 일련의 양생원칙으로 발전하였다.

2) 사시변화에 순응하여 침을 놓는다

사시 기교법칙에 따른 침구 치료법은 《내경》에서 처음 언급되었으며, 이에 대한 기술 역시 가장 많은데, 이는 당시의 치료방법이 침·뜸과 도인(導引)을 위주로 했기 때문이다.

《영추·사시기》에서 "사시의 사기는 각기 발병하는 부위가 있으므로 침을 놓을 때는 사시의 사기와 경혈의 관계를 파악하여 정해야 한다."[123]고 하였는데, 이는 어떻게 사시에 순응하여 어떻게 혈을 취하고 어떻게 자침 깊이를 정할 것인가에 대해 구체적으로 기술한 것이다.

《소문·사시자역종론》에서 "따라서 봄의 기는 경맥에 있고, 여름의 기는 손락에 있으며, 장하의 기는 기육에 있고, 가을의 기는 피부에 있으며, 겨울의 기는 골수에 있다. ……그러므로 사기는 항상 사시의 기혈 변화에 따라 침입하며 그 변화를 헤아릴 수 없는데, 반드시 경기(經氣)의 변화에 따라 사기를 제거하면 침입한 사기가 제거되어 기혈이 역란하지 않는다."[124]고 하였는데, 이는 경맥의 기는 사시기교와 상응하여 각기 상이한 부위를 주관하고, 사기는 항상 사시의 기혈 성쇠 정황에 따라 인체에 침입하여 발병하므로 그 변화가 일정하지 않으나, 치료할 때 경기(經氣)가 소재하는 부위에 근거하여 자침하면 사기를 제거할 수 있음을 설명한 것이다.

의 收氣란 만물을 수렴하는 기를 말하고, 겨울의 藏氣란 만물을 갈무리하는 기를 말한다.

122) 故智者之養生也, 必順四時而適寒暑, 和喜怒而安居處, 節陰陽而調剛柔, 如是則僻邪不至, 長生久視.

123) 四時之氣, 各有所在, 灸刺之道, 得氣穴爲定.

124) 是故春氣在經脈, 夏氣在孫絡, 長夏氣在肌肉, 秋氣在皮膚, 冬氣在骨髓中,……是故邪氣者, 常隨四時之氣而入客也. 至其變化不可爲度, 然必從其經氣, 辟除邪氣, 除其邪則亂氣不生.

일반적으로 경맥의 기혈이 소재하는 부위는 사시와 상응하여 봄과 여름에는 외부의 表로 향하고, 가을과 겨울에는 내부의 리(裏)로 향하므로 반드시 계절에 따라 각각 상이한 혈위와 자법(刺法)을 써야 한다.

《영추·본수》에서 "봄철에 침을 놓을 때는 낙맥〔十五絡〕·형혈(滎穴) 및 대근(大筋)과 분육(分肉) 사이를 취하는데, 병이 심할 때는 침을 깊게 놓고, 병이 경미할 때는 얕게 침을 놓아야 한다. 여름철에 침을 놓을 때는 십이경맥의 수혈(腧穴)·손락(孫絡) 및 기육·피부 위에 침을 놓아야 한다. 가을철에는 십이경맥의 합혈(合穴)에 해야 하며 그 나머지는 봄철과 같다. 겨울철에는 십이경맥의 정혈(井穴)과 모든 수혈을 구분하여 취해야 하며 침을 깊게 놓아 꽂아 두어야 한다. 이는 모두 사시 기후변화의 순서에 따른 것으로서, 사기가 모이는 곳과 병이 소재한 부위에 침을 놓는 것이 옳다."[125]고 하여 봄철에는 열결·지정·공손·광명 등 낙맥의 혈과 어제·노궁·행간·내정·통곡 등 각 경맥의 형혈(滎穴)을 취할 것을 제시하였는데, 봄에는 인체의 경기가 막 외부로 떠오르기 때문이다. 여름철에는 양기가 외부에 떠 있고 경기가 체표에 떠 있으므로 체표의 얕은 부위에 있는 손락과 태연·태백·대릉·태충·속골 등 각 경맥의 수혈(腧穴)을 취해야 한다. 가을철에는 경기가 수렴되기 시작하므로 척택·음릉천·음곡·곡천·곡지 등 각 경맥의 합혈을 취해야 하는데, 취혈 깊이와 방법은 봄철과 같다. 겨울철에는 경맥의 기혈이 깊숙이 리(裏)에 잠장되므로 각 경맥의 정혈·수혈을 취해야 하며, 깊숙이 침을 찔러 오랫동안 꽂아 두어야 한다. 이는 사시에 따른 취혈의 일반적인 규율로서 주혈(主穴)을 지칭한 말이며, 그 배혈(配穴)은 반드시 구체적인 병태에 근거하여 운용해야 함을 설명한 것이다.

《소문·사시자역종론》에서는 "봄에 낙맥에 침을 놓으면 기혈이 밖으로 넘쳐 기운이 부족해지고, 기육에 침을 놓으면 기혈이 정상적으로 순환하지 못하고 위로 치솟으며, 근골에 침을 놓으면 기혈이 내부에 머물러 복부가 창만해진다. 여름에 경맥에 침을 놓으면 기혈이 고갈되어 권태·무력해지고, 기육에 침을 놓으면 기혈이 허약해지므로 겁을 잘 내며, 근골에 침을 놓으면 기혈이 위로 치솟아 화를 잘 낸다."[126]고 하여 사시음양 기교법칙에 따라 침을 놓지 않으면 각종 병변이 발생한다고 제시하였다.

한 달 중에는 "천시(天時)의 운행순서"에 근거하여 치료해야 한다. 《소문·팔정신명론》에서 "초승달이 뜨는 월초에는 사(瀉)하지 말고, 달이 차는 보름에는 보(補)하지 말며, 달이

---

125) 春取絡脈諸滎, 大筋分肉之間, 甚者深取之, 間者淺取之, 夏取諸腧孫絡, 肌肉皮膚之上. 秋取諸合, 餘如春法. 冬取諸井諸腧之分, 故深而留之. 此四時之序, 氣之所處, 病之所舍, 藏(針)之所宜.

126) 春刺絡脈, 血氣外溢, 令人少氣; 春刺肌肉, 血氣環逆, 令人上氣; 春刺筋骨, 血氣內著, 令人腹脹. 夏刺經脈, 血氣內竭, 令人解㑊; 夏刺肌肉, 血氣內却, 令人善恐; 夏刺筋骨, 血氣上逆, 令人善怒.

기우는 월말에는 침을 놓아서는 안 된다. 이는 사시의 변화에 근거하여 기혈을 조절하는 것이다. ……그러므로 월초에 사법(瀉法)을 사용하는 것을 '장허(臟虛)'라고 하고, 보름에 보법을 사용하면 기혈이 넘쳐 낙맥에 정체되는데 이를 '중실(重實)'이라고 하며, 월말에 침을 놓아 치료하는 것을 '난경(難經)'이라고 한다."[127]고 하였다. 왜냐하면 초승달이 뜨는 월초에는 인체의 기혈이 운행을 시작하여 장부의 기혈이 아직 충만하지 않으므로 사법을 사용하면 장부가 더욱 허약해지기 때문이다. 반대로 달이 차는 보름에는 인체의 기혈이 전신에 충만하므로 만약 보법을 사용하면 기혈이 정체되는데, 이를 "중실(重實)"이라 한다. "월말"은 그믐을 가리키는 것으로서 인체의 기혈이 리(裏)로 가라앉아 경맥의 기혈이 허약해지므로 이때에 함부로 침을 놓으면 경맥의 기혈이 어지러워지므로 "난경(亂經)"이라 한다. 뿐만 아니라 1일 12시진의 음양 변화는 십이경맥 기혈의 성쇠와 혈의 개합(開闔)을 다르게 하므로 침을 놓거나 놓지 말아야 할 때가 있다. "자오유주(子午流注)" 침법은 12시진에 근거하여 십이경맥 기혈의 유주 규율과 혈의 개합시간을 추산한 것으로서, 시진에 근거하여 혈을 선택하거나 병증에 근거, 각각 다른 시진을 선택하여 치료하는 침구치료법이다.

3) 사시변화에 순응하여 방제를 구성해야 한다

사시의 흐름에 순응하여 방제를 구성하고 약물을 복용하며 음식을 섭취하는 것은《내경》이래로 매우 중시하였다. 장중경은《금궤요략·과실채곡금기》에서 음식물의 선택에 있어 시서(時序) 원칙을 적용하였다. 예컨대 "정월에 생파를 먹으면 두부에 유풍(游風)이 발생한다. 2월에는 여뀌를 먹으면 신이 손상된다. 3월에는 마늘을 먹으면 신지(腎志)와 심성(心性)이 손상된다. 4월·8월에는 호수(胡荽)를 먹으면 신명(神明)이 손상된다."[128]고 하였고,《금궤요략·금수어충금기》에서는 "봄에는 (동물의) 간을 먹어서는 안 되고 여름에는 심장을 먹어서는 안 되며, 가을에는 허파를 먹어서는 안 되며, 겨울에는 콩팥을 먹어서는 안 되고 사계에는 비장(脾臟)을 먹어서는 안 된다."[129]고 하였다. 이러한 금기는 옳고 그름을 떠나 음식을 선택할 때 사시의 변화를 중시해야 한다는 뜻이다.

금원 시기의 이동원은《내외상변(內外傷辨)》에서 각기 다른 장부의 병증을 사시 기교법칙에 따라 가감용약한다는 「사시용약가감법」에 대해 약술하였다. 예컨대 비병(脾病)을 치료

127) 月生無瀉, 月滿無補, 月廓空無治, 是謂得時而調之. ……故曰月生而瀉, 是謂臟虛. 月滿而補, 血氣相溢, 絡有留血, 命曰重實. 月廓空而治, 是謂亂經.

128) 正月勿食生葱, 令人面游風. 二月勿食蓼, 傷人腎. 三月勿食小蒜, 傷人志性. 四月·八月勿食胡荽, 傷人神.

129) 春不食肝, 夏不食心, 秋不食肺, 冬不食腎, 四季不食脾.

할 경우, 겨울에는 익지인·초두구를 첨가하고 여름에는 황금·황련을 첨가하며 습토에 속하는 장하에는 습사가 왕성하므로, 창출·백출·택사를 첨가하여 상하부의 습열 사기를 제거하고, 가을에는 기가 정체되어 먹은 것이 내려가지 않으므로 빈랑·초두구·사인을 첨가하며, 봄철 3개월에 소화가 안 될 경우는 청피를 소량 쓰고 진피를 많이 쓰며, 봄이 되어도 여전히 추위를 타면 소량의 신열(辛熱)한 약물을 가하여 부족한 춘기(春氣)를 보하고 풍약(風藥)으로 이를 보좌한다. 또한 해수를 치료할 경우, 여름에는 오미자·맥문동을 첨가하고, 겨울에는 마황을 첨가하며, 봄에는 떡쑥〔佛耳草〕·관동화 등을 첨가한다고 하였다. 이는 상규 치료 외에 계절에 따라 약물을 첨가한 것이다.

장원소(張元素)는 발병시기에 근거하여 여러 가지 처방을 사용하였다. 예컨대 《의학계원(醫學啓源)·조열문(潮熱門)》에서 "조열을 치료할 때는 상규 처방을 사용하는 것 외에도, 진술시(辰戌時)에 발작하면 강활을 첨가하고 낮에 발작하면 황련을 첨가하며, 야간에 발작하면 당귀를 첨가해야 한다."고 제기하여 계절에 따른 용약 방법을 더욱 심화시켰다.

최근에는 《소문·사기조신대론》의 "봄과 여름에는 양기를 보양하고, 가을과 겨울에는 음기를 보양해야 한다(春夏養陽, 秋冬養陰)."는 원칙에 근거하여 몇몇 음허나 양허로 인한 만성질병, 예컨대 만성기관지염·천식·중풍 등을 치료하는 데 좋은 효과를 얻고 있다.

조장충(趙章忠)은 322례의 중풍환자 중에서 가을과 겨울철에 발병률이 높은 경우는 대부분 간신음허(肝腎陰虛)에 속한다는 사실을 발견했으며, 발병률이 높은 이 시기에 음을 보하면 중풍의 발생이 크게 감소한다고 하였다. 이는 선인들이 사시음양의 변화에 따라 처방·용약한 것이 매우 합리적임을 말한다.

4) 사시의 변화에 따라 약을 복용한다

각종 장부 병증에 각각 다른 시기를 택하여 약물을 복용함으로써 기교 변화에 순응하고 방약의 효능을 최대로 발휘하는 것은 천인상응의 또 다른 특징이다. 《상한론》에 "平旦服"·"日三四"·"夜二服" 등의 구절이 보이는데, 후세의 의가들은 "아침에는 신양(腎陽)을 보해야 한다."는 원칙에 근거하여 약을 복용하고, "저녁에는 비기(脾氣)를 보해야 한다."는 원칙에 근거하여 약을 복용하였다.

조장충은 섭천사가 《임증지남의안(臨證指南醫案)》에서 시서(時序)에 근거하여 제시한 복약 시간, 예컨대 "아침에는 온보신양약(溫補腎陽藥)을 복용하고 낮에는 이뇨약을 복용하며, 해질 무렵에는 평간약(平肝藥)을 복용하고 밤중에는 비위를 보하는 약을 복용하면 효과가 좋다."[130]고 한 것을 종합하여 섭천사가 제시한 복약 시간이 과학적 근거가 있다고 보았다.

왜냐하면 온보신양약은 대부분 내분비를 조절하는 작용이 있어 외원성으로 인한 인체의 부족을 보충해주고, 아침에 복용하는 까닭은 신양허(腎陽虛)로 인한 뇌하수체 — 부신피질계통의 실조에 대한 치료효과가 좋고 부작용이 매우 적기 때문이다. 또한 사람의 평균 혈압은 19시에 가장 높으므로 저녁 무렵(18시 전후)에 치료를 강화함으로써 중풍의 발생요인을 줄여야 한다고 주장하였다. 이는 모두 섭천사의 복약 시간 선택이 매우 정확하였음을 설명한다. 장부기혈의 유주와 음양 변화의 상응관계 및 상술한 규율을 파악하여 각종 병증의 가장 적절한 복약 시간을 선택한다면 치료효과를 높일 수 있을 것이다.

4. 지(地)의 작용에 따른 상응

《소문・음양응상대론》에서 "다스림에 있어서 하늘의 벼리를 본받지 아니하고 땅의 이치를 운용하지 않으면 재해가 이른다."[131]고 하였고, 《소문・오상정대론》에서 "그러므로 질병을 치료하는 자는 반드시 천지의 이치와 음양의 변화를 파악해야 한다……"[132]고 하였다. 대지는 인류가 의지하여 생활하는 장소로서 각각 다른 지리환경과 각각 다른 음양 변화가 존재하고 기후・토양이 다르므로 체질의 강약, 수명의 길고 짧음, 질병과정에 직접적으로 영향을 미친다. 이처럼 인체는 기교 변화와 상응할 뿐만 아니라, 지리환경과도 상응하므로 의사는 반드시 천문・지리를 파악한 후에 질병을 치료해야 한다.

현대에 와서 형성된 환경의학은 인체와 지리환경과의 관계를 설명한 과학으로서 나날이 주목받고 있다. 장소평(張笑平)[133]은 《내경》 속의 환경의학과 관련된 논술에 주목하여 "이 방면에 대한 고대의 성과가 뛰어나 풍부한 경험과 지식을 축적하였을 뿐만 아니라, 사실과도 부합한다."고 하였다. 그 관련내용을 항목별로 기술하면 다음과 같다.

(1) 인체의 체질・수명은 지역에 따라 다르다

예컨대 강역이 넓고 지형이 복잡하면 동서남북 각지의 지리환경과 기후조건에 뚜렷한 차이가 있다. 따라서 의식주 등에 있어서 각기 다른 생활습관을 형성하였고, 이에 따라 체질

130) 晨服溫養補腎藥, 午服利尿藥, 暮服平肝藥, 晚進補脾藥, 則效果尤佳.
131) 治不法天之紀, 不用地之理, 則災害至矣.
132) 故治病者, 必明遷都地理, 陰陽更勝…….
133) 환경의학에 있어서 《내경》의 성취 연구. 《遼寧中醫雜志》 (1) :5, 1981.

과 저항력의 차이가 생기게 되었다. 《소문·이법방의론》에서 동방 지역은 천지의 기가 처음 생겨난 곳으로서 바다를 끼고 있어 생선과 짠 것을 많이 먹는다. 생선을 많이 먹으면 내열이 발생하고 염분을 많이 섭취하면 혈맥이 응체되어 "열중(熱中)"과 "어혈"을 형성하므로 피부가 검고 주리가 성글다. 서방 지역은 고산 초원지대로서 모래바람이 부는 건조한 지역이다. 사람들은 구릉지대에 살며, 면사로 만든 옷을 입지 않고 모포로 만든 옷을 입으며 멍석을 깔고 생활한다. 쇠고기나 양고기·유제품을 주식으로 하며, 장기간 모래바람과 싸우면서 생활하는 까닭에 체질이 강하고 주리가 조밀하므로 외부의 사기가 쉽게 침입하지 못하나, 칠정내상으로 인해 발병한다. 북방 지역은 천지의 기가 갈무리되는 곳으로서 몹시 춥고, 유목생활을 하므로 우유로 만든 음식을 주로 섭취하며 생활한다. 유제품은 맛이 달고 성질이 차가우므로 한사가 중초에 응체하여 창만병이 잘 발생한다. 남방은 무덥고 지세가 낮아 안개가 많이 끼며, 사람들은 신 음식이나 발효시킨 음식물을 즐겨 먹는데, 신맛은 수렴하는 성질이 있으므로 주리가 조밀하면서 붉다. 지세가 낮고 습하므로 온열(溫熱)이 쌓여서 흩어지지 않고 내부에 달라붙어 쉽게 경련을 일으킨다. 중앙 지역은 기후가 온화하고 습윤하여 물산이 풍부하며, 음식물이 다양하고 힘든 일을 하려 들지 않으므로 체력이 약하고 양이 허하다. 따라서 쉽게 습사를 감수하여 위궐(痿厥)[134]이 발생하고, 외사를 감수하여 오한발열하는 병이 발생한다고 하였고, 《소문·오상정대론》에서 "동남방은 양에 속하는데, 양기의 정화는 (위에서) 아래로 하강한다. ……서북방은 음에 속하는데, 음기의 정화는 (아래에서) 위로 상승한다. ……음정(陰精)이 위로 이어지는 지방은 사람들의 수명이 길고, 양정(陽精)이 하강하는 지방은 사람들의 수명이 짧다."[135]고 하였다. 이는 서북방은 기후가 한랭하여 음기가 항상 존재하고 양기가 조밀하여 음정과 양기가 새어나가지 않으므로 장수하며, 동남방은 기후가 따뜻하여 음기가 발산되고 음정과 양기가 외부로 빠져나가므로 단명함을 설명한 것으로서, 이는 범위를 넓게 본 것이다. 반면 《소문·오상정대론》에서 "같은 지방인데도 생화와 사람의 수명이 다른 것은 무슨 까닭인가? 기백(岐伯)이 이르길 지세의 높낮이로 인해 발생한다. ……지세가 높으면 장수하고, 지세가 낮으면 단명하는데, 이는 지세의 높낮이에는 각기 차이가 있기 때문이다. 지세의 차이가 작으면 수명의 차이가 작고, 지세의 차이가 크면 수명의 차이가 크다."[136]라고 하였는데, 이는 범위를 좁게 본 것으로서 사람들의

134) 痿厥 : 손발이 야위고 힘이 없으며 차가워지는 증상을 말한다.

135) 東南方, 陽也, 陽者, 其精降于下,……西北方, 陰也, 陰者, 其精奉于上,……陰精所奉其人壽, 陽精所降其人夭.

136) 一州之氣, 生化壽夭不同, 其故何也? 岐伯曰:高下之理, 地勢使然也. ……高者, 其氣壽; 下者, 其氣夭, 地之小大異也. 小者小異, 大者大異.

체질과 수명은 지역의 넓고 좁음을 불문하고 항상 차이가 있음을 설명한다. 이러한 차이는 특정한 환경 내에서 각각 다른 기교변화가 장기간에 걸쳐 사람들에게 영향을 미치고, 인체가 이에 상응한 결과이다.

(2) 사기와 발병은 지역에 따라 다르다

지리적 환경과 기교 변화의 특징에 근거하여 고대의 의가들은 서북방은 기후가 한랭하여 한독(寒毒)이 많고, 동남방은 기후가 따뜻하여 열독(熱毒)이 많으며, 중앙의 비습한 지역은 습독(濕毒)이 많고, 남방의 소택 지역은 충독(蟲毒)이 많으며, 서남방의 산림지대에는 장독(瘴毒)이 많음을 관찰하였는데, 이는 모두 지역에 따라 사기가 다르기 때문이다. 이른바 "동방생풍(東方生風)"·"남방생열(南方生熱)"·"중앙생습(中央生濕)"·"서방생조(西方生燥)"·"북방생한(北方生寒)"이란 지역에 따라 사기가 다름을 의미한다. "지역에 따라 사기가 다르다(因地異邪)"는 이론에 근거하여 지역성 다발병의 근원과 존재조건을 인식하였다. 동방 지역에는 "열사가 중초에 몰리는 병"이 많고, 서방 지역에는 "내부에서 생기는 병"이 많으며, 북방 지역에는 "장이 차가워져 복부가 창만해지는 병"이 많고, 남방 지역에는 "근맥이 땅기고 지체가 저려 오는 병"이 많으며, 중앙 지역에는 "팔다리가 야위고 연약하며 차가워지고, 오한발열하는 병"이 많다고 하였는데, 이는 모두 지역성 다발병의 개념에 속한다. 남방의 소택 지역에는 충독으로 인한 병이 많고, 서남방의 산림지대에 장학(瘴瘧:악성 말라리아)이 많은 것도 지역에 따라 발병이 다른 경우(因地異病)에 속한다. 이 밖에 사람들이 갑자기 살던 곳을 떠나 다른 지역에 가서 생활할 경우, 어떤 사람에게는 식욕부진·복부창만·설사가 발생하고, 어떤 사람에게는 변비가 발생하는데, 통상 이를 "수토불복(水土不服)"이라 한다. 또한 A지역에 있을 때는 천식으로 고생하던 사람이 B지역에 가서는 천식이 멎는 경우가 있는데, 이것 또한 지역에 따라 발병이 다른 경우이다. 지역에 따라 발병이 다른 것은 지리적 환경의 차이와 해당 지역의 기교 변동으로 인한 것이다.

(3) 치병용약상의 인지제의(因地制宜)

환자의 연령·성별·체질·생활습관 등의 각각 다른 특징에 근거하여 치료 용약의 원칙을 고려하는 것을 "인지제의(因地制宜)"라고 한다.

이는 지역에 따른 변증입법(辨證立法)과 처방용약(處方用藥)을 포괄한다. 《소문·오상정대론》에서 "서북지방은 기후가 한랭하여 사람들이 뜨거운 음식물을 즐기므로 양열(陽熱)이 내부에 울결되어 이열증(裏熱證)이 흔히 보인다. 따라서 치료 시에는 외한(外寒)을 제거하고 내열(內熱)을 식혀야 한다. 동남지방은 기후가 온난하여 사람들이 찬 것을 즐겨 먹으므로 양기가 소모되어 이한증(裏寒證)이 많이 나타난다. 따라서 치료 시에는 양기를 수렴하고 내한(內寒)을 따뜻하게 하는 방법으로 치료해야 한다."고 하였다. 따라서 기후가 한랭한 지방에서는 한량한 약물을 사용하여 그 내열을 치료하는 한편 열탕에 몸을 담가 외한을 제거하는 방법을 사용해야 하며, 기후가 따뜻한 지방에서는 온열약(溫熱藥)을 사용하여 그 내한을 제거하는 한편 체내의 양기를 북돋아야 하는데, 이를 "동병이치(同病異治)"[137]라 한다. 모름지기 치법은 그 기후와 같게 해야만 그 기를 조화롭게 할 수 있다. 만약 치료할 때 가상(假象:反象)이 나타날 경우는 그 반대 방법으로 치료해야 한다.

《소문·이법방의론》에서 동방 지역은 질병을 치료할 때 "폄석(砭石:여기서는 침을 말함)"을 사용하는 것이 마땅하고, 서방 지역은 질병을 치료할 때 "공하약(攻下藥)"을 사용하는 것이 마땅하며, 북방 지역은 질병을 치료할 때 "뜸"을 사용하는 것이 마땅하고, 남방 지역은 질병을 치료할 때 "가는 침"을 사용하는 것이 마땅하며, 중앙 지역은 질병을 치료할 때 "도인(導引)·안마법(按摩法)"으로 치료하는 것이 마땅하다고 하였다.

이상은 지역적 속성에 따라 상이한 치료방법을 사용하는 원칙을 제시한 것에 불과하며, 또한 각 지역에 따라 한 가지의 치료방법만을 사용함을 의미하는 것이 아니라, 구체적인 정황에 근거하여 "복합적으로 치료"해야만 효과를 얻을 수 있다는 말이다.

후대의 의가들은 줄곧 "지기(地氣)의 작용"을 중시하였다. 예컨대 손사막(孫思邈)은 《천금요방(千金要方)》에서 "약물을 사용할 때는 모두 토지의 마땅함(지역적 속성)을 따라야 한다. 강남·영남은 무덥고 습하며, 사람들의 피부가 얇고 연약하며 주리가 성글므로 약물을 사용할 때는 가볍고 적게 써야 한다. 관중·하북은 토지가 거칠고 건조하며, 피부가 단단하고 주리가 닫혀 있으므로 약물을 사용할 때는 반복적으로 써야 한다."[138]고 하였다.

또한 호환장(胡煥章)[139]은 영남의 기후를 관찰하여 고대인들의 논술이 정확함을 설명하였다. 즉 영남의 기후는 일년 중 7월이 장마철〔長夏〕의 시령에 속하는데, 그 기온은 32~39℃이고 상대습도는 70~95%이다. 장마철은 외계환경이 습기와 열기가 결합하여 성한

137) 동병이치(同病異治) : 같은 병이라도 기후나 지역적 특성에 따라서 치료 방법을 다르게 해야 한다는 말이다.

138) 凡用藥皆隨土地所宜, 江南領表, 其地暑濕, 其人肌膚薄脆, 腠理開疏, 用藥輕省; 關中河北, 土地剛燥, 其人皮膚堅硬, 腠理閉塞, 用藥重複.

139) 嶺南의 脾胃濕熱 病機와 證治. 《中醫雜志》(7) :17, 1986.

시기이므로 질병이 다발하는 계절이다. 발병은 4~5월부터 상승하여 6~10월에 최고조에 달하며 겨울과 봄에는 발병률이 하강하는데, 이는 각종 질병이 온열한 기후와 밀접한 관계가 있음을 반영한다.

장석순(張錫純)은 《의학충중참서록(醫學衷中參西錄)》에서 "예컨대 강남은 기후가 온난하여 그 지역에 사는 사람들의 피부가 얇으므로 마황을 조금만 써도 땀이 난다. 그러므로 강남에서 나온 의서에는 '마황을 1돈 이상 써서는 안 된다'는 말이 있다. 황하의 남북에서는 마황을 사용할 때 대략 3돈 가량 쓰고, 동북삼성은 날씨가 몹시 추운 까닭에 피부가 강하면서 두꺼우므로 마황을 3돈 이상 사용해야만 땀이 난다. 이는 지역적 속성에 근거한 것이다."라고 하였다. 즉 지역에 따라 사람들은 발병이 다를 뿐만 아니라, 그 제량(劑量)도 상황에 따라 달리해야 함을 설명한다. 한 지역에 국한하여 보더라도 그 약물 사용에 구별이 있어야 한다. 예컨대 대도시에 거주하는 사람들은 제량을 적게 하고, 농촌 지역 사람들은 제량을 많게 해야 한다. 산악 지역은 기후가 지나치게 한랭하므로 항상 대량의 신온(辛溫)한 약물을 사용하고, 습한 지역은 가벼운 방향화습제(芳香化濕劑)를 상용한다. 이는 모두 지세의 차이로 인한 것이다. 인체는 땅[地]과 상응하므로 치료 시에는 반드시 지리적 특징에 근거하여 적당한 약물을 사용해야 하는데, 이것이 "천인상응"의 중요한 원칙이다.

5. 결론

천인상응관(天人相應觀)은 인체와 천지자연의 상호관계에 대한 관점이자 한의학의 자연인체관인데, 현대의 의가들은 대부분 이를 시간생물학과 환경의학으로 해석한다. 인체는 천지자연과 상응관계에 있다. 이러한 관계는 주로 천지음양 기교법칙을 통하여 설명할 수 있다. 인체의 생리활동과 질병의 전변·예후는 모두 천지의 자연기후와 상응하여 발생하고 변화한다. 이러한 상응관계는 인체가 능동적·피동적으로 자연에 순응하여 생존하는 능력을 포괄한다. 만약 인체의 생리활동이 천지음양과 상응하지 않으면 인체의 적응능력이 감퇴하여 질병이 발생하거나 질병의 전변과 예후에 영향을 미친다. 천지음양의 변화는 뚜렷한 시간성과 지역성을 띠며, 인체의 생리활동과 질병 과정 또한 이와 상응하여 변화한다. 따라서 양생이나 질병의 예방 또는 치료와 변증을 할 때에는 모두 주야사시의 변화와 지기(地氣)의 작용에 근거해야 하는데, 이것이 바로 천인상응론의 본질이다.

二. 생명관(生命觀)

사람은 천지의 기교(氣交) 중에 태어나 천지의 기를 먹고 살므로 생명의 근원 역시 천지에 있다고 할 수 있으나 직접적인 내원(來源)은 부모의 양정(兩精)에 있으며, 출생 후에는 호흡과 음식을 통해 천지의 기를 공급받아 생명활동을 영위해 간다. 그리고 이러한 생명활동의 주재(主宰)는 신명(神明)이며 따라서 형체와 정신은 서로 뗄 수 없는 일체를 이루고 있다. 천지의 기교(氣交) 중에 있는 인체는 천지자연의 변화 법칙과 자체의 생리법칙을 따라서 생장장노이(生長壯老已:생로병사)의 변화과정을 거치게 된다.

1. 생명의 내원(來源)과 주재(主宰)

한의학에서는 사람의 생명의 내원을 직접적으로는 남녀(부모)의 양정(兩精)으로 보며, 궁극적으로는 천지의 기에 의해서 모든 생명활동을 영위하는 것으로 본다. 그리고 그 생명의 주재(主宰)를 신명(神明) 또는 신(神)이라고 하지만 이는 어디까지나 기혈의 물질적 기초 위에 존재하는 것으로서 정신과 육체는 상호불가분의 관계에 있다는 형신일체(形神一體)의 관점을 취한다.

① 《소문·보명전형론》: "하늘은 덮어주고 땅은 실어주어 만물이 모두 갖추어져 있으나 사람보다 더 귀한 것은 없다. 사람은 천지의 기에 의해 태어났으며, 사시변화의 법칙으로 이루어졌다. ……대저 사람은 땅에서 태어나고 목숨은 하늘에 달려 있으니 천지의 기가 합하여 이루어진 것을 이름하야 사람이라고 한다."[140]

② 《영추·본신》: "생명의 근원이 되는 물질을 일러 정(精)이라 하고, 남녀의 두 정(兩精)이 서로 결합하여 생긴 생명력을 일러 신(神)이라고 한다."[141]

③ 《영추·경맥》: "사람이 처음 생길 때에 먼저 정(精)이 이루어지고, 정이 이루어지고 나서 뇌수가 생기며, 골이 생겨나 기둥이 되고 혈맥이 생겨나 영양을 하며, 근(筋)이 생겨나 힘을 쓰게 되고 살이 생겨나 충격으로부터 몸을 보호해주며, 피부가 견실해져서 모발이 자라게 된다."[142]

---

140) 天覆地載, 萬物悉備, 莫貴於人. 人以天地之氣生, 四時之法成. ……夫人生於地, 懸命於天, 天地合氣, 命之曰人.

141) 生之來謂之精, 兩精相搏謂之神.

④《영추・천년》: "기백이 이르길 '… 신(神)을 잃는 자는 죽고 신을 얻은 자는 삽니다.'고 하였다. 황제께서 '무엇이 신(神)이 됩니까?'라고 묻자, 기백이 '혈기가 조화를 이루어 영위(營衛)가 이미 통하고 오장이 이루어져서, 신(神)과 기가 심장에 머무르고 혼백이 모두 갖추어지면 비로소 사람이 된다.'고 말하였다."143)

⑤《소문・상고천진론》: "그러므로 능히 형체와 정신이 함께 온전하여 그 천수를 다하고 백세를 지내서야 (세상을) 떠났다."144)

⑥《소문・팔정신명론》: "기백이 이르길 '청컨대 신(神)에 대해서 말씀드리겠다. 신묘하도다 神이여! 귀로는 듣지 못하고 눈이 밝아지고 마음이 열리어 뜻이 앞서면 혜연(慧然)이 홀로 깨닫는데 입으로는 형용할 수 없어 함께 보아도 혼자만 알아서 마치 모르는 것 같으나 환하게 홀로 밝음이 마치 구름에 바람이 부는 것과 같으므로 신(神)이라고 한다.'고 하였다."145)

⑦《소문・영란비전론》: "심장은 임금과 같은 기관이니 신명(神明)이 여기서 나온다."146)

⑧《소문・천원기대론》: "그러므로 물건이 생기는 것을 일러 화(化)라고 하고, 물건이 지극한 것을 일러 변(變)이라고 하며, 음양으로 헤아리지 못하는 것을 일러 신(神)이라고 한다."147)

⑨《소문・육절장상론》: "하늘은 사람에게 오기(五氣)를 공급하고 땅은 사람에게 오미(五味)를 공급한다. 오기는 코로 들어가 심폐에 저장되고, 위로는 얼굴빛이 맑고 깨끗하게(修明) 하며, 음성이 낭랑하게 한다. 오미는 입으로 들어가 장위에 저장되는데 오미에 들어있는 영양소는 오기를 자양한다. 오기가 조화함에 생기가 돌고 진액이 서로 형성되어 생명력(神)이 이에 저절로 왕성해진다."148)

⑩《소문・팔절신명론》: "혈기(血氣)는 사람의 신(神)이니 삼가하여 기르지 않으면

142) 人始生, 先成精, 精成而腦髓生. 骨爲幹, 脈爲營, 筋爲剛, 肉爲墻, 皮膚堅而毛髮長.

143) 岐伯曰:以母爲基, 以父爲楯, 失神者死, 得神者生也. 黃帝曰:何者爲神. 岐伯曰:血氣已和, 營衛已通, 五臟已成, 神氣舍心, 魂魄畢具, 乃成爲人.

144) 故能形與神俱, 而盡終其天年, 度百歲乃去.

145) 岐伯曰, 請言神, 神乎神, 耳不聞, 目明心開, 而志先, 慧然獨悟, 口弗能言, 俱視獨見, 適若昏, 昭然獨明, 若風吹雲, 故曰神.

146) 心者, 君主之官, 神明出焉.

147) 故物生謂之化, 物極謂之變, 陰陽不測謂之神.

148) 天食人以五氣, 地食人以五味, 五氣入鼻, 藏于心肺, 上使五色修明, 音聲能彰. 五味入口, 藏于腸胃, 味有所藏, 以養五氣, 氣和而生, 津液相成, 神乃自生.

안 된다."149)

⑪ 《소문・음양응상대론》: "음양은 천지의 도이니, 만물의 벼리이며, 변화의 근원이며, 생사의 근본 원인이며, 신명의 집이다. ……청양은 하늘로 올라가고 탁음은 땅으로 돌아간다. 이러한 까닭으로 천지의 동정(動靜)은 신명이 그 벼리가 된다. 그러므로 능히 낳아서 자라게 하고 거두어들여 감추어지게 하며 끝나면 다시 시작하는 것이다."150)

⑫ 《유경(類經)・섭생류(攝生類)》: "비록 신(神)이 정기(精氣)에서 비롯되어 생긴 것이지만, 정기를 다스려 운용하는 주체가 되는 것은 또한 나의 심장 가운데에 있는 신(神)이다."151)

2. 정신과 육체의 관계 - 형신일체관(形神一體觀)

앞에서도 살펴본 바와 같이 한의학에서는 사람의 형(形:형체, 육체, 몸)과 신(神:정신, 마음)을 서로 뗄 수 없는 형신일체적(形神一體的) 존재로 본다. 한의학에서 신(神)의 개념은 크게 3가지로 이해할 수 있는데 이 3가지의 관점 역시 서로 불가분의 관계에 있다.

첫째는 자연변화의 내재 규율을 나타내며, 우주만물 삼라만상을 통해 발현된다.

둘째는 인체의 생명력을 가리키며, 내적으로 생명의 근원이 되고 외적으로 일체의 생명활동을 통해 발현된다.

셋째는 신(神)・혼(魂)・의(意)・백(魄)・지(志)를 모두 포괄하는 정신을 가리키며, 일체의 정신의식, 사유(思惟)활동, 심리작용과 감정변화를 통해 발현된다.152)

또 한의학에서는 뇌의 정신작용을 인정은 하지만 우리의 정신작용이 모두 뇌에 전속되어 있다고 보지는 않으며, 심장을 중심으로 오장에 분속되어 있다고 본다. 이는 현대 의학적 관점에서는 선뜻 이해하기에 어려울 수도 있지만 우리가 실제에서 보면 감정은 주로 심장에서 느끼지 뇌에서 느끼는 것이 아니라는 것을 잘 알 수 있다.

---

149) 血氣者, 人之神, 不可不謹養.

150) 陰陽者, 天地之道也, 萬物之綱紀, 變化之父母, 生殺之本始, 神明之府也, ……淸陽上天, 濁陰歸地, 是故天地之動靜, 神明爲之綱紀, 故能以生長收藏, 終而復始.

151) 雖神由精氣而生, 然所以統馭精氣而爲運用之主者, 則又在吾心之神.

152) 첫째와 두 번째 개념의 신은 신명(神明)이라고도 말하며, 세 번째 개념의 신은 신지(神志), 신정(神情)이라고도 말한다.

예컨대 심장을 나타내는 하트로 사랑을 표시하는 것을 비롯해서 근심걱정이 많이 될 때에 "가슴이 졸아들다"고 말하고, 사랑하는 사람이 죽었다든지 해서 몹시 슬플 때는 "가슴이 찢어지는 것처럼 아프다"고 말하며, 몹시 기쁘면 "가슴이 벅차오른다"고 말하고 매우 분노하면 "가슴이(피가) 끓어오른다"고 말하며, 깜짝 놀랐을 때는 "가슴이 철렁했다"고 말하고 긴장·초조·불안 등이 심하면 "가슴이 탄다"고 말하며, 무서울 때는 가슴이 두근거리고 사랑하는 사람을 처음 만날 때 가슴이 설레거나 뛰는 것 등을 보면 이를 쉽게 알 수 있다.

또 모든 생명활동은 뇌사(腦死)가 아닌 심장사(心臟死)로 종지한다고 보는 현대의학의 관점에서 보더라도 한의학에서 모든 생명활동을 주관하는 신(神)이 심장에 존재한다고 하는 것이 결코 불합리한 것이 아님을 알 수 있다. 뇌는 하나의 신호정보처리 기관일 뿐 생명활동 또는 정신사유활동을 주관하는 것은 아니다. 우리가 생각을 많이 할 경우 "머리가 쥐가 난다"고 말하거나 "골치가 아프다"고 말하는 것은 뇌에서 처리할 신호정보량이 너무 많아서 과부하가 걸리기 때문이다.

① 《소문·음양응상대론》: "음양은 천지의 도이니, 만물의 벼리이며, 변화의 근원이며, 생사의 근본 원인이며, 신명의 집이다. ……청양은 하늘로 올라가고 탁음은 땅으로 돌아간다. 이러한 까닭으로 천지의 동정(動靜)은 신명이 그 벼리[綱紀]가 되므로 능히 낳아서 자라게 하고 거두어들여 감추어지게 하며 끝나면 다시 시작하는 것이다."153)

② 《소문·천원기대론》: "그러므로 물건이 생기는 것을 일러 화(化)라고 하고, 물건이 지극한 것을 일러 변(變)이라고 하며, 음양으로 헤아리지 못하는 것을 일러 신(神)이라고 한다."154)

③ 《영추·천년》: "혈기가 조화를 이루어 영위(營衛)가 이미 통하고 오장이 이루어지게 되면, 신기(神氣)가 심장에 머무르고 혼백이 모두 갖추어져서 비로소 사람이 된다."155)

④ 《영추·본신》: "그러므로 생명의 근원이 되는 물질을 일러 정(精)이라 하고, 남녀의 두 정이 서로 결합하여 생긴 생명력을 일러 신(神)이라고 하며, 신을 따라 왕래하는 것을 혼(魂)이라 하고, 정(精)과 함께 드나드는 것을 백(魄)이라 하며, 사물을 인식하는 것을 심(心)이라 하고, 마음에 생각이 떠오른 것을 의(意)라 하고, 의를

153) 陰陽者, 天地之道也, 萬物之綱紀, 變化之父母, 生殺之本始, 神明之府也, ……淸陽上天, 濁陰歸地, 是故天地之動靜, 神明爲之綱紀, 故能以生長收藏, 終而復始.

154) 故物生謂之化, 物極謂之變, 陰陽不測謂之神.

155) 血氣已和, 營衛已通, 五臟已成, 神氣舍心, 魂魄畢具, 乃成爲人.

간직하는 것을 지(志)라 하며, 지에 근거하여 변화가 있게 하는 것을 사(思)라 하고, 사에 근거하여 깊이 생각하는 것을 려(慮)라 하고, 려에 기초해서 만사를 처리하는 것을 지(智)라고 한다."[156]

⑤《소문・영란비전론》: "심장은 임금과 같은 기관이니 신명이 여기서 나온다."[157]

⑥《영추・구문》: "심장은 오장육부의 임금이다. ……그러므로 슬퍼하거나 근심하면 심장이 요동하고 심장이 요동하면 오장육부가 모두 불안해진다."[158]

⑦《소문・상고천진론》: "상고시대의 사람들 중에 그 (양생의) 도를 아는 사람은 음양의 법칙을 따르고 양생의 법도에 익숙해서 음식에 절도가 있고 규칙적인 생활을 하며 함부로 과로하지 않았다. 그러므로 능히 형체와 정신이 함께 온전하여 그 천수를 다하고 백세를 지내서야 (세상을) 떠났다."[159]

⑧《소문・음양응상대론》: "사람에게는 오장이 있어서 오기(五氣)를 화생하여 기쁨・성냄・생각・근심・두려움 등이 생기게 한다."[160]

⑨《소문・거통론》: "성내면 기가 올라가고 기뻐하면 기가 느슨해지며, 슬퍼하면 기가 소모되고 두려워하면 기가 내려가며, 추우면 기가 움츠러들고 더우면 (땀으로) 기가 새나가며, 놀라면 기가 요란해지고, 수고하면 기가 소모되며, 생각하면 기가 맺힌다. ……성내면 기가 역상(逆上)하는데 심하면 피를 토하고 설사를 하게 된다. 그러므로 (성내면) 기가 치솟는다. 기뻐하면 기가 화평해지고 뜻이 창달하여 영위(榮衛)가 잘 통하게 되므로 기가 느슨해진다."[161]

⑩《영추・본신》: "심장의 기가 부족하면 슬퍼하고 충실하면 잘 웃음을 그치지 않는다."[162]

⑪《소문・사시자역종론》: "기혈이 상역하면 화를 잘 낸다."[163]

---

156) 故生之來謂之精, 兩精相搏謂之神. 隨神往來者, 謂之魂. 並精而出入者, 謂之魄. 所以任物者, 謂之心. 心有所憶, 謂之意. 意之所存, 謂之志. 因志而存變, 謂之思. 因思而遠慕, 謂之慮. 因慮而處物, 謂之智.

157) 心者, 君主之官, 神明出焉.

158) 心者, 五藏六府之主也, …… 故悲哀愁憂則心動, 心動則五藏六府皆搖.

159) 上古之人, 其知道者, 法於陰陽, 和於術數, 食飮有節, 起居有常, 不妄作勞, 故能形與神俱, 而盡終其天年, 度百歲乃去.

160) 人有五臟化五氣, 以生喜怒思憂恐.

161) 怒則氣上, 喜則氣緩, 悲則氣消, 恐則氣下, 寒則氣收, 炅則氣泄, 驚則氣亂, 勞則氣耗, 思則氣結. …怒則氣逆, 甚則嘔血及飧泄, 故氣上矣. 喜則氣和志達, 榮衛通利, 故氣緩矣.

162) 心氣虛則悲, 實則笑不休.

⑫《소문・음양응상대론》: "화를 내면 간이 손상되며, ……생각을 많이 하면 비가 손상되며, ……근심하면 폐가 손상된다."164)

⑬《소문・맥요정미론》: "의복을 추스르지 못하고 친소(親踈)를 가리지 않고 말을 함부로 하는 사람은 신명이 어지럽혀졌기 때문이다."165)

⑭《소문・탕액료례론》: "황제께서 말씀하시기를 '형체가 피폐하고 혈이 소진되기만 할 뿐 효과가 나타나지 않는 것은 어째서입니까?'라고 묻자, 기백이 말하길 '신(神)이 작용하지 않았기 때문이다.'고 하였다. 황제께서 말씀하시기를 '신이 작용하지 않는다는 것은 무엇을 말하는 것입니까?'라고 묻자, 기백이 말씀드리기를 '침석(鍼石)은 방법인데 정신이 나아가지 않고 뜻이 다스려지지 않으므로 병이 나을 수가 없는 것이다. 이제 정(精)이 허물어지고 신(神)이 떠나서 영위(營衛)를 다시 거둘 수가 없는 것이다. 왜냐하면 욕심이 끝이 없어서 우환이 그치지 않으니 정기(精氣)가 풀리어 허물어지며 영혈(營血)이 엉기고 위기(衛氣)가 없어지므로 신이 떠나가서 병이 낫지 않는 것이다.'고 하였다."166)

■ 오신지(五神志)와 칠정(七情)의 오장(五臟) 배속표

오장(五臟)	오신지(五神志)	칠정(七情)	오성(五聲)	칠정의 병기(病機)
간(肝)	혼(魂)	노(怒)	호(呼)	怒傷肝(성냄은 간장을 손상한다)
심(心)	신(神)	희(喜)	소(笑)	喜傷心(기쁨은 심장을 손상한다)
비(脾)	의(意)	사(思)	가(歌)	思傷脾(생각은 비장을 손상한다)
폐(肺)	백(魄)	비(悲) 우(憂)	곡(哭)	憂傷肺(근심은 폐장을 손상한다)
신(腎)	지(志)	공(恐) 경(驚)	신(呻)	恐傷腎(두려움은 신장을 손상한다)

163) 氣血上逆, 令人善怒.

164) 怒傷肝, ……思傷脾, ……憂傷肺.

165) 衣被不斂, 言語善惡, 不避親踈者, 此神明之亂也.

166) 帝曰, 形弊血盡, 而功不立者, 何. 岐伯曰, 神不使也. 帝曰, 何謂神不使. 岐伯曰, 鍼石, 道也. 精神不進, 志意不治, 故病不可愈. 今精壞神去, 營衛不可復收. 何者? 嗜欲無窮, 而憂患不止, 精氣弛壞, 營泣衛除, 故神去之, 而病不愈也.

3. 생명활동의 성쇠와 생로병사의 단계

생명활동의 성쇠에 따른 노화의 단계를 《소문·상고천진론》에서는 남자는 8년 단위로 변화하고 여자는 7년 단위로 변화한다고 하였으며, 《영추·천년》에서는 10년 단위로 변화한다고 하였다. 상고천진론편에서는 인체의 호르몬 작용에 따른 남녀의 구체적인 생리변화를 말한 것이고, 천년편에서는 남녀를 불문하고 10년을 단위로 하여 성장과 노화과정을 대략적으로 살펴본 것이라 할 수 있다.

① 《소문·상고천진론》 : "황제께서 이르길 '사람이 나이가 늙으면 자식을 둘 수 없는 것은 정력(精力)이 다 하여서입니까? 아니면 천수(天數)가 그러하여서입니까?' 라고 묻자, 기백이 말씀드리기를 '여자는 7세가 되면 신기(腎氣)가 성해져 유치를 (영구치로) 갈기 시작하고 머리카락이 길어지며, 14세가 되면 천계(天癸)가 이르러 임맥이 통하게 되고 태충맥(太衝脈)이 성해져 월경이 때맞춰 있게 되므로 자식을 둘 수 있으며, 21세가 되면 신기가 고르게 되므로 사랑니가 나고 키가 다 크며, 28세가 되면 근골이 견고해지고 머리카락의 자람이 다하고 신체가 성장(成壯)하게 되며, 35세가 되면 양명맥(陽明脈)이 쇠하여 얼굴이 초췌해지기(늙어 주름이 잡히기) 시작하고 머리카락이 빠지기 시작하며, 42세가 되면 삼양맥(三陽脈)이 상부에서 쇠퇴하여 얼굴이 모두 초췌해지고 머리카락이 희어지기 시작하며, 49세가 되면 임맥이 허해지고 태충맥이 쇠소(衰少)해져서 천계(天癸)가 고갈되고 땅의 도가 통하지 못하게 되므로 형체가 쭈그러들고 자식을 낳을 수 없게 된다. 남자는 8살에 신기가 실해져서 머리카락이 자라고 이(젖니)를 영구치아로 갈게 되며, 16세가 되면 신기(腎氣)가 성해지고 천계가 이르러 정기가 넘쳐 쏟아지며 음양이 조화하게 되므로 능히 자식을 둘 수 있으며, 24세가 되면 신기가 고르게 되고 근골이 탄탄해지므로 사랑니가 나고 키가 다 크며, 32세가 되면 근골이 융성하게 되고 살이 찌고 견실해지게 되며, 40세가 되면 신기가 쇠해져서 머리카락이 빠지고 이가 메마르게 되며, 48세가 되면 양기가 위에서 쇠갈(衰竭)되어 얼굴이 초췌해지고 머리카락과 구레나룻이 희끗희끗해지며, 56세가 되면 간기(肝氣)가 쇠하여 근(筋)을 마음대로 움직이지 못하게 되며, 64세가 되면 천계가 고갈되어 정(精)이 적어지고 신장이 쇠하여 형체가 모두 한계에 이르며 치아와 머리카락이 빠집니다. 신(腎)은 수(水)를 주관하고 오장육부의 정을 받아서 저장하므로 오장이 성해야 비로소 사정할 수 있게 되는데, 이제 오장이 모두 쇠하고 근골이 풀리고 천계가 다하였으므

로 머리카락과 구레나룻이 희고 신체가 무거워져서 걸음걸이가 바르지 못하게 되며 자식을 둘 수 없게 되는 것이다.'라고 하였다. 황제께서 말씀하시기를 '그 나이가 이미 늙었는데도 자식을 두는 이가 있는 것은 어째서입니까?'라고 묻자, 기백이 말씀드리기를 '그것은 그 천수가 상도(常度)를 넘어서 기맥(氣脈)이 항상 통하고 신기가 유여하여서이다. 이러한 사람은 비록 (연로하여도) 자식을 둘 수 있지만, (보통의) 남자는 만 64세를 넘지 않고 (보통의) 여자는 만 49세를 넘지 않아서 천지의 정기가 모두 다한다.'라고 하였다. 황제께서 말씀하시기를 '(저) 양생의 도를 행하는 이는 나이가 모두 백세라도 능히 자식을 둘 수 있습니까?' 기백이 말씀드리기를 '(저) 양생의 도를 행하는 이는 능히 늙음을 물리치고 형체를 온전히 할 수 있으므로 몸이 비록 나이를 먹더라도 능히 자식을 낳을 수 있다.'라고 하였다."167)

②《영추·천년》: "황제께서 말씀하시기를 '그 기가 쇠하여서 그 죽음에 이르게 되는 것을 들을 수 있겠습니까?'고 묻자, 기백이 말씀드리기를 '사람이 태어나 10세가 되면 오장이 틀을 잡기 시작하고 혈기가 이미 통하여 그 기운이 아래에 있게 되므로 뛰어다니기를 좋아하며, 20세에는 혈기가 왕성해지기 시작하고 기육이 막 찌게 되므로 성큼성큼 걷기를 좋아하며, 30세에는 오장이 크게 안정되고 기육이 견고해지며 혈기가 가득해지므로 걷기를 좋아하며, 40세에는 오장육부 십이경맥이 모두 크게 성하고 안정되며 살결이 거칠어지기 시작하고 영화(榮華)가 퇴락(頹落)하며, 머리카락이 자못 희끗희끗하고 몸체가 커져서 흔들리지 아니하므로 앉기를 좋아하며, 50세에는 간기가 쇠하기 시작하여 간엽(肝葉)이 얇아지고 담즙이 줄어들어 눈이 어두워지기 시작하며, 60세에는 심기가 쇠하기 시작하여 서글퍼지곤 하고, 혈기가 느슨해져서 눕기를 좋아하며, 70세에는 비기가 허해지고 피부가 메마르게 되며, 80세에는 폐기가 쇠하여 백(魄)이 떠나므로 말을 자주 그르게 하며,

167) "人年老而無子者, 材力盡耶. 將天數然也." 岐伯曰:"女子七歲, 腎氣盛, 齒更髮長. 二七而天癸至, 任脈通, 太衝脈盛, 月事以時下, 故有子. 三七, 腎氣平均, 故眞牙生而長極. 四七, 筋骨堅, 髮長極, 身體盛壯. 五七, 陽明脈衰, 面始焦, 髮始墮. 六七, 三陽脈衰於上, 面皆焦, 髮始白. 七七, 任脈虛, 太衝脈衰少, 天癸竭, 地道不通, 故形壞而無子也. 丈夫八歲, 腎氣實, 髮長齒更. 二八, 腎氣盛, 天癸至, 精氣溢瀉, 陰陽和, 故能有子. 三八, 腎氣平均, 筋骨勁强, 故眞牙生而長極. 四八, 筋骨隆盛, 肌肉滿壯. 五八, 腎氣衰, 髮墮齒槁. 六八, 陽氣衰竭於上, 面焦, 髮鬢頒白. 七八, 肝氣衰, 筋不能動, 天癸竭, 精少, 腎臟衰, 形體皆極. 八八, 則齒髮去.(校釋作 "筋不能動. 八八, 天癸竭, 精少, 腎臟衰, 形體皆極, 則齒髮去.)" 腎者主水, 受五臟六腑之精而藏之, 故五臟盛乃能瀉. 今五臟皆衰, 筋骨解墮, 天癸盡矣, 故髮鬢白, 身體重, 行步不正, 而無子耳." 帝曰:"有其年已老而有子者何也?" 岐伯曰:"此其天壽過度, 氣脈常通, 而腎氣有餘也. 此雖有子. 男不過盡八八, 女不過盡七七, 而天地之精氣皆竭矣." 帝曰:"夫道者, 年皆百數, 能有子乎?' 岐伯曰:'夫道者, 能却老而全形, 身年雖壽, 能生子也."

90세에는 신기(腎氣)가 졸아들어 간·신·비·폐 네 가지 장(臟)의 경맥이 공허해지며, 100세에는 오장이 모두 허해지고 정신·기운이 모두 사라져서 형체만 홀로 남게 되어 (수명을) 마치게 된다.'라고 하였다."[168]

三. 질병관(疾病觀)

한의학에서는 질병을 정신기혈(精神氣血)과 장부·조직·기관의 조화가 깨진 상태라고 이해하며, 그 원인을 주로 인체 내부와 환자의 평소 생활에서 찾는다. 물론 외인(外因)도 경시하진 않지만 내인(內因)이 없다면 외인이 있더라도 능히 병사(病邪)를 이겨낼 수 있다고 보기 때문이다. 그러므로 한의학은 질병 중심이라기보다 환자 중심의 의학이라고 할 수 있다.

1) 질병은 체내의 음양 동태평형(動態平衡)과 오행의 조화가 깨진 것이다

한의학에서는 기질적인 이상이나 병변이 없더라도 기능적인 이상으로 몸이 불편하거나 괴로움을 느끼는 것은 모두 병증으로 본다. 일반적으로 정신기혈이 부족하고 음양오행의 조화가 깨지면 질병이 발생하며 정신기혈이 충실해지고 음양오행의 조화가 회복되면 질병은 저절로 물러난다고 본다. 그러므로 질병의 치료에 있어서도 장부·기혈·음양의 조정을 주된 원칙의 하나로 삼는다.

① 《소문·조경론》: "음양이 고르게 그 형체를 채우고 있어서 구후(九候)가 한결같으면 건강한 사람이라고 칭한다."[169]

② 《소문·생기통천론》: "무릇 음양의 요체는 양이 고밀(固密)하여야 견고하다. 양자가 조화를 이루지 못하면 마치 봄만 있고 가을이 없는 것 같으며 겨울만 있고 여름이 없는 것 같다. 때문에 이를 조화하게 하는 것을 성인의 법도라고 한다. 그러므로 양이 강하여 고밀(固密)하지 못하면 음기가 이에 끊어지고, 음이 화평하고

---

168) 黃帝曰:其氣之盛衰, 以至其死, 可得聞乎. 岐伯曰:人生十歲, 五臟始定, 血氣已通, 其氣在下, 故好走. 二十歲, 血氣始盛, 肌肉方長, 故好趨[1]. 三十歲, 五臟大定, 肌肉堅固, 血氣盛滿, 故好步. 四十歲, 五臟六腑十二經脈, 皆大盛以平定, 腠理始疎, 榮華頹落, 髮頗斑白, 平盛不搖, 故好坐. 五十歲, 肝氣始衰, 肝葉始薄, 膽汁始滅, 目始不明. 六十歲, 心氣始衰, 故憂悲, 血氣懈惰, 故好臥. 七十歲, 脾氣虛, 皮膚枯. 八十歲, 肺氣衰, 魄離, 故言善誤. 九十歲, 腎氣焦, 四臟經脈空虛. 百歲, 五臟皆虛, 神氣皆去, 形骸獨居而終矣.

169) 陰陽均平, 以充其形, 九候若一, 命曰平人.

양이 고밀하면 정신이 이에 다스려지며, 음양이 조화를 이루지 못하고 갈라지면 정기(精氣)가 이에 끊어진다."170)

③《소문 · 지진요대론》: "삼가 음양의 소재를 살펴 조절해서 평형이 되도록 해야 한다."171)

④《소문 · 맥요정미론》: "그 음양을 조절해서 부족하면 보하고 남아돌면 사한다."172)

2) 질병은 사기(邪氣)보다 정기(正氣)가 약한 경우에 발생한다

한의학에서는 인체 내부에서 생긴 것이든 밖으로부터 침범해 들어온 것이든 질병의 원인이 되는 것은 모두 사기로 통칭하고 사기에 대항하여 건강을 유지하게 하는 것은 모두 정기(正氣)로 통칭하는데, 대부분의 질병은 유전적이든 후천적이든 이 정기가 부족할 때에, 즉 면역력이 떨어졌을 때에 발생한다고 본다. 따라서 한의학은 사기와 질병 중심이 아닌 정기(正氣)와 환자 중심의 의학이다. 그러므로 질병의 치료에 있어서도 정기를 북돋우면서 사기를 몰아내는 부정거사(扶正祛邪)를 주된 치료원칙의 하나로 삼는다.

①《소문 · 자법론》: "(병사에) 서로 감염되지 않는 것은 정기(正氣)가 안에서 지키고 있어서 사기가 침범하지 못하기 때문이다."173)

②《소문 · 평열병론》: "사기가 몰리는 까닭은 반드시 그 정기가 부족하기 때문이다."174)

③《영추 · 백병시생》: "비바람 · 한열이라도 (정기의) 허함을 얻지 못하면, 사기 홀로 사람을 손상하지는 못한다. 갑자기 질풍폭우(疾風暴雨)를 만나고서도 병이 들지 않는 사람은 대개 허함이 없기 때문에 사기가 홀로 사람을 상하지 못한 것이다."175)

④《소문 · 조경론》: "무릇 사기가 생기는 것은 혹은 음에서 생기고 혹은 양에서 생기는데, 그 양에서 생긴 것은 풍우한서(風雨寒暑)에서 얻은 것이고, 그

170) 凡陰陽之要, 陽密乃固, 兩者不和, 若春無秋, 若冬無夏, 因而和之, 是謂聖度. 故陽强不能密, 陰氣乃絶, 陰平陽秘, 精神乃治, 陰陽離決, 精氣乃絶..

171) 謹察陰陽所在而調之, 以平爲期.

172) 調其陰陽, 不足則補, 有餘則瀉.

173) 不相染者, 正氣存內, 邪不可干.

174) 邪之所湊, 其氣必虛.

175) 風雨寒熱不得虛, 邪不能獨傷人. 卒然逢疾風暴雨而不病者, 蓋無虛, 故邪不能獨傷人.

음에서 생긴 것은 음식·거처·성생활·칠정(七情) 등에서 생긴 것이다."[176]

3) 정기가 약해져서 질병에 걸리게 되는 요인은 주로 환자 자신의 섭생이나 양생에 문제가 있기 때문이다

대부분의 질병은 극렬하거나 지속적인 정신자극(스트레스), 비위생적인 음식, 불규칙한 생활습관, 지나친 노동 또는 운동이나 게으름, 무절제한 성생활, 과음, 과식, 편식 등에 의해 발생한다고 본다. 따라서 평소의 섭생과 양생을 통한 면역력의 증강을 매우 중시한다.

① 《소문·상고천진론》: "상고시대의 사람들 중에 그 도를 아는 분들은 음양의 도를 지키고 양생술에 익숙하여 음식에 절도가 있었고 규칙적인 생활을 하였으며, 망령된 노동을 하지 않았다. 그러므로 형체와 정신이 함께하여 모두 그 천수를 다하고 100살이 넘어서야 세상을 떠났다. 오늘날의 사람들은 그렇지 아니하여 술을 음료 마시듯 하고 망령된 짓을 일삼으며, 취한 채로 입방(入房)하여 그 정(精)을 고갈시키려 하고 그 진기(眞氣)를 소모시켜서 정기가 충만함을 간직할 줄 모르며, 때에 맞게 정신을 쓰지 못하고 그 마음을 즐겁게 하는 데에만 힘을 써서 참된 삶의 즐거움에 거슬리고 기거에 절도가 없으므로 50살이면 쇠약해지는 것이다."[177]

② 《소문·상고천진론》: "대저 상고시대의 성인들께서 백성들을 가르치실 때에 모두 '해로운 바람을 때에 맞게 피하며 욕심을 버려 마음을 담박하게 하고 망념을 제거하면 진기가 순조롭게 행해지고 정신이 안에서 지킬 것이니 질병이 어디로 들어오겠는가?'라고 말씀하셨다. 이러한 까닭으로 뜻을 한가롭게 하여 욕심을 줄이고 마음을 편안이 하여 두려워하지 않으며, 노동을 하되 피곤하여 나른할 정도로 하지 아니하여 기운이 순조롭게 돌며, 각기 하고자 하는 바를 좇되 원하는 바를 얻으므로 그 음식을 달게 여기고 그 의복을 편하게 여기며 그 풍속을 즐기어 윗사람이나 아랫사람이나 서로 부러워하지 아니하니, 그 백성들이 소박하다고 말하거니와, 이러한 까닭으로 (사람들은) 기욕(嗜欲)이 그 눈을 수고롭게 하지 못하고, 음사(淫邪)가 그 마음을 미혹시키지 못하고, 어리석은 사람이나 지혜로운 사람이나 현명한 사람이나 똑똑하지 못한 사람이나 (모두) 외물(外物)을 두려워하지 아니하

176) 夫邪之生也, 或生於陰, 或生於陽. 其生於陽者, 得之風雨寒暑, 其生於陰者, 得之飮食居處, 陰陽喜怒.

177) 上古之人, 其知道者, 法於陰陽, 和於術數, 食飮有節, 起居有常, 不妄作勞, 故能形與神俱, 而盡終其天年, 度百歲乃去. 今時之人不然也, 以酒爲漿, 以妄爲常, 醉以入房, 以欲竭其精, 以耗散其眞, 不知持滿, 不時御神, 務快其心, 逆於生樂, 起居無節, 故半百而衰也.

였으므로 도에 부합하였다. 능히 나이가 모두 100살이 넘어서도 동작이 쇠약해지지 않은 까닭은 그 덕이 온전하여 위태로움이 없었기 때문이다."[178]

③《소문·상고천진론》: "(성인들은) 세속에서 기욕(嗜欲)을 적당히 하여 성내는 마음이 없으며, 행동은 세속에서 벗어나지는 않되 거동은 세속에서 본받으려 하지 않으며, 밖으로는 일에 몸을 수고롭게 하지 않고 안으로는 생각으로 인한 근심이 없게 하며, 편안하게 즐기기에 힘쓰고 스스로 얻는 것을 공(功)으로 삼으니 형체가 피폐해지지 않고 정신이 흩어지지 않으므로 또한 100세를 살 수가 있다."[179]

④《소문·오장별론》: "귀신에 구애받는 사람과는 더불어 지극한 덕을 말할 수 없으며, 침을 꺼리는 사람하고는 더불어 지극한 기교를 말할 수 없으며, 병에 걸렸는데도 치료를 허락하지 않는 사람은 치료해도 공이 없다."[180]

4) 질병의 발생에 대해 체질적 소인을 매우 중시한다

한의학은 변증시치를 기본 특징으로 하기 때문에 자연히 체질을 중시하였다. 체질은 살찐 사람〔肥人〕과 마른 사람〔瘦人〕, 오행체질, 한성체질(양허체질), 열성체질(음허체질), 비습체질(습담체질, 풍습체질), 사상체질, 팔상체질 등 학자에 따라 여러 가지로 나눌 수 있는데, 이와 같이 체질을 따지는 이유는 체질에 따라 장부·기혈·음양에 편차가 있으므로 질병에 이환되는 소인(素因)과 병리 기전이 달라질 수밖에 없다고 보기 때문이다. 동병이치(同病異治), 인인제의(因人制宜)는 바로 이러한 경우에 쓰는 치료원칙이라 할 수 있다.

한의학에서는《황제내경》에서 이미 체질에 대해서 자세히 논술하고 있는데, 그 중 《영추·통천편》의 오태인론(五態人論)에서 단서를 얻어 발전시킨 것이 바로 동무선생의 사상의학이라고 할 수 있다.

5) 질병은 모두 치료가 가능하나 예방과 조기치료가 더욱 중요하다.

①《영추·구침십이원》: "대저 오장에 질병이 있는 것은 비유컨대 가시와도 같고

178) 夫上古聖人之敎下也, 皆謂之虛邪賊風, 避之有時, 恬惔虛無, 眞氣從之, 精神內守, 病安從來. 是以志閑而少欲, 心安而不懼, 形勞而不倦, 氣從以順, 各從其欲, 皆得所願. 故美其食, 任其服, 樂其俗, 高下不相慕, 其民故曰朴. 是以嗜欲不能勞其目, 淫邪不能惑其心, 愚智賢不肖不懼於物, 故合於道. 所以能年皆度百歲而動作不衰者, 以其德全不危也.

179) 適嗜欲於世俗之間, 无恚嗔之心, 行不欲離於世, (被服章,) 擧不欲觀於俗, 外不勞形於事, 內无思想之患, 以恬愉爲務, 以自得爲功, 形體不敝, 精神不散, 亦可以百數.

180) 拘於鬼神者, 不可與言至德. 惡於鍼石者, 不可與言至巧. 病不許治者, 病必不治, 治之無功矣.

더러움과도 같고 묶인 것과도 같고 막힌 것과도 같다. 가시는 비록 오래되었더라도 뽑을 수 있고, 더러움은 비록 오래되었더라도 씻어낼 수 있으며, 묶인 것은 비록 오래되었더라도 풀어낼 수 있고, 막힌 것은 비록 오래되었더라도 터지게 할 수가 있다. 혹 오래된 질병은 고칠 수가 없다고 말하는 것은 옳은 말이 아니다. 무릇 침을 잘 쓰는 사람은 그 질병을 고쳐내는 것이 마치 가시를 뽑아내는 것과도 같고 더러움을 씻어내는 것과도 같으며, 묶인 것을 풀어내는 것과도 같고 막힌 것을 터지게 하는 것과도 같아서 질병이 비록 오래된 것이라도 끝낼 수가 있는 것이다. 고칠 수 없다고 말하는 사람은 아직 그 기술을 터득하지 못한 때문이다."181)

② 《소문·사기조신대론》: "이러한 까닭으로 성인은 질병이 이미 발생한 뒤에 다스리지 않고 질병이 아직 발생하기 전에 다스리며, 난리가 이미 난 뒤에 다스리지 않고 아직 난리가 나기 전에 다스린다고 한 것이 이것을 말한 것이다. 무릇 질병이 이미 이루어진 뒤에야 약을 쓰고 난리가 이미 일어난 뒤에야 이를 다스린다면, 비유하건대 목이 마른 뒤에 샘을 파고 전쟁이 난 뒤에 무기를 만드는 것과 같으니 어찌 늦지 않겠는가?"182)

③ 《소문·음양응상대론》: "사기가 이르는 것은 비바람처럼 빠릅니다. 그러므로 잘 다스리는 사람은 피모를 다스리며, 그 다음은 기부를 다스리고, 그 다음은 근맥을 다스리고, 그 다음은 육부를 다스리고, 그 다음은 오장을 다스리는데 오장을 다스리는 사람은 반절은 죽고 반절은 산다."183)

6) 자연스러운 죽음은 생리현상의 일부분이다.

무조건적인 죽음의 회피나 비정상적인 죽음은 생명의 원리(천지자연의 도)에 어긋난다. 죽음이 없다면 자연히 사람이 자행자지(自行自止)할 것이며 후손이 번성할 수도 없을 것이다. 죽음이 있기 때문에 절제와 질서가 있게 되고 새로운 희망과 성취가 있게 되는 것이다. 생로병사는 만물이 함께 겪는 자연의 이법인 것이다.

---

181) 今夫五藏之有疾也, 譬猶刺也, 猶汚也, 猶結也, 猶閉也. 刺雖久, 猶可拔也. 汚雖久, 猶可雪也. 結雖久, 猶可解也. 閉雖久, 猶可決也. 或言久疾之不可取者, 非其說也, 夫善用鍼者, 取其疾也, 猶拔刺也, 猶雪汚也, 猶解結也, 猶決閉也, 疾雖久, 猶可畢也. 言不可治者, 未得其術也.

182) 是故聖人不治已病, 治未病, 不治已亂, 治未亂, 此之謂也. 夫病已成而後藥之, 亂已成而後治之. 譬猶渴而穿井, 鬪而鑄錐, 不亦晩乎.

183) 邪風之至, 疾如風雨, 故善治者治皮毛, 其次治肌膚, 其次治筋脈, 其次治六府, 其次治五藏. 治五藏者, 半死半生也.

四. 예방치병관(豫防治病觀)

한의학에서는《소문·사기조신대론》에 "이러한 까닭으로 성인은 질병이 이미 발생한 뒤에 다스리지 않고 질병이 아직 발생하기 전에 다스리며, 난리가 이미 난 뒤에 다스리지 않고 아직 난리가 나기 전에 다스린다고 한 것이 이것을 말한 것이다. 무릇 질병이 이미 이루어진 뒤에야 약을 쓰고 난리가 이미 일어난 뒤에야 이를 다스린다면, 비유하건대 목이 마른 뒤에 샘을 파고 전쟁이 난 뒤에 무기를 만드는 것과 같으니 어찌 늦지 않겠는가?"184)라고 한 말에서도 잘 알 수 있는 바와 같이 이미 병든 것을 치료하는 것보다 질병이 발생하기 전에 다스리는 것, 즉 예방을 더 중시한다. 그러므로 일상생활 속에서의 섭생과 양생을 매우 중시하여 후세에 이를 전문적으로 논술한 의서도 적지 않다. 섭생은 주로 음식과 관련한 것이고 양생은 주로 정신수양과 육체의 단련에 관한 것이 많다.

또한《소문·팔정신명론》에서 "훌륭한 의사는 그 질병의 싹을 제거하기 때문에 반드시 먼저 삼부구후(三部九候)의 기운을 살펴 몸이 망가지기 전에 모두 조정하여 구제하지만 시원찮은 의사는 그 질병이 이미 이루어져 망가진 다음에야 구제한다."185)고 말하고,《소문·음양응상대론》에서 "사기가 이르는 것은 비바람처럼 빠르다. 그러므로 치료를 잘 하는 사람은 피모를 다스리며, 그 다음 수준의 의사는 기부를 다스리고, 그 다음은 근맥을 다스리고, 그 다음은 육부를 다스리고, 그 다음은 오장을 다스리는데 오장을 다스리는 사람은 반절은 죽고 반절은 산다."186)라고 한 것처럼 조기치료를 매우 중시한다. 이는 질병의 전변과 악화를 방지하고 빨리 치료하고자 함이다.

한의학에서는《영추·구침십이원》에서 "대저 오장에 질병이 있는 것은 비유컨대 가시와도 같고 더러움과도 같고 묶인 것과도 같고 막힌 것과도 같다. 가시는 비록 오래되었더라도 뽑을 수 있고, 더러움은 비록 오래되었더라도 씻어낼 수 있으며, 묶인 것은 비록 오래되었더라도 풀어낼 수 있고, 막힌 것은 비록 오래되었더라도 터지게 할 수가 있다. 혹 오래된 질병은 고칠 수가 없다고 말하는 것은 옳은 말이 아니다. 무릇 침을 잘 쓰는 사람은 그 질병

---

184) 是故聖人不治已病, 治未病, 不治已亂, 治未亂, 此之謂也. 夫病已成而後藥之, 亂已成而後治之. 譬猶渴而穿井, 鬪而鑄錐, 不亦晩乎.

185) 上工救其萌牙, 必先見三部九候之氣, 盡調不敗而救之, 故曰上工. 下工救其已成, 救其已敗.

186) 邪風之至, 疾如風雨, 故善治者治皮毛, 其次治肌膚, 其次治筋脈, 其次治六府, 其次治五藏. 治五藏者, 半死半生也.

을 고쳐내는 것이 마치 가시를 뽑아내는 것과도 같고 더러움을 씻어내는 것과도 같으며, 묶인 것을 풀어내는 것과도 같고 막힌 것을 터지게 하는 것과도 같아서 질병이 비록 오래된 것이라도 끝낼 수가 있는 것이다. 고칠 수 없다고 말하는 사람은 아직 그 기술을 터득하지 못한 때문이다."[187]라고 말한 바와 같이 원칙적으로 모든 질병은 치료가능하다고 보며 내복 약물뿐만 아니라 음식・침・뜸・안마・기공 등 매우 다양하고 효과적인 치료방법들을 구사한다. 그러나 질병에 대한 치료는 범위가 매우 넓고 내용이 복잡하므로 본 장에서는 단지 질병의 총체적인 치료원칙만을 기술하였다.

1. 미병선방(未病先防)

'병에 걸리지 않았을 때 먼저 방지하는 것(未病先防)'은 정상인들에게 섭생(攝生)할 것을 제창하고, 정확한 양생・보건 방법을 주의하여 채택하며, 또한 관련된 예방책을 채택하여 그 독기(毒氣)를 피하고 질병의 발생과 만연을 방지하는 것을 가리킨다.

한의학에서는, 인체 정기(正氣)의 강성(强盛)여부가 질병발생의 관건이 되며 인체의 정기는 질병을 발생케 하는 내재적 기초가 된다고 인식하였다. 한의학에서는 동시에 각종 방법을 채택하여 그 독기를 피하고 병사(病邪)가 인체에 침입하는 것을 방지하여 질병의 발생과 전변(傳變) 조건을 차단시킬 것을 주장하였다. 이는 사기가 발병을 초래하는 중요한 요건이 되기 때문이다. 발병하기 전에 미리 예방하려면 반드시 섭생에 주의하고 체질을 증강시키며 정기의 저항력을 높이는 것 외에도, 사기의 전파와 침입 방지에도 주의해야 한다. 예를 들면 환경위생에 주의하여 폐수나 폐기물 등을 잘 처리하고 공기・수질 등의 환경오염을 방지하며, 음식위생에 주의하여 병균이 입을 통해 들어가는 것을 방지하는 것, 기후변화에 주의하는 것, 환자의 소독과 격리에 주의함으로써 그 독기를 피하는 것 등이다.

한의학에서 정기가 포함하고 있는 뜻과 범위는 매우 넓어서 인체의 조직 구조와 그 생리기능을 총괄한다. 구체적으로 말하면 인체 내의 정(精)・기・혈・진액과 장부・경락 등 조직 기관의 조직구조 및 그 생리 기능을 포괄한다. 인체의 어떤 조직구조 및 그 생리기능은 실제로 모두 일정한 항병능력을 갖추고 있다. 따라서 인체조직구조의 변화와 생리기능의 실조(失調)는 모두 항병능력에 영향을 미쳐 병에 감염되기 쉽게 만든다. 반대로 병을 일으키

187) 今夫五藏之有疾也, 譬猶刺也, 猶汚也, 猶結也, 猶閉也. 刺雖久, 猶可拔也. 汚雖久, 猶可雪也. 結雖久, 猶可解也. 閉雖久, 猶可決也. 或言久疾之不可取者, 非其說也, 夫善用鍼者, 取其疾也, 猶拔刺也, 猶雪汚也, 猶解結也, 猶決閉也, 疾雖久, 猶可畢也. 言不可治者, 未得其術也.

는 요인이 인체에 작용하여 발병하면 반드시 인체의 어떤 조직구조나 생리기능이 파괴된다. 그러므로 인체의 정기부족(正氣不足)은 질병발생의 내재적 기초가 되고, 발병요인 역시 질병을 일으키는 중요한 조건이 된다.

인체 내 정기의 강약과 연관되는 요인은 매우 많은데, 그 중에서도 비교적 중요한 것은 인체가 품부받은 체질이다. 일반적으로 체질이 강한 사람은 정기도 왕성하고 항병능력도 비교적 강하여 병에 쉽게 걸리지 않는다. 그러므로 《소문・자법론》에서는 "(병사에) 서로 감염되지 않는 것은 정기가 안에서 지키고 있어서 사기가 침범하지 못하기 때문이다."[188]라고 하였다. 반대로 체질이 약한 사람은 인체의 정기도 비교적 약하고 저항력도 많이 저하되어 있어서 병에 걸리기도 쉽다. 그러므로 《소문・평열병론》에서는 "사기가 몰리는 까닭은 반드시 그 정기가 부족하기 때문이다."[189]라고 하였고, 또 《영추・백병시생》에서는 "비바람・한열이라도 (정기의) 허함을 얻지 못하면, 사기 홀로 사람을 손상하지는 못한다. 갑자기 질풍폭우(疾風暴雨)를 만나고서도 병이 들지 않는 사람은 대개 허함이 없으므로 사기가 홀로 사람을 상하지 못한 것이다."[190]라고 하였다.

인체의 타고난 체질의 강약은 비록 선천적인 요인과 관계가 있지만, 한의학에서는 "선천적으로 부족한 사람도 후천적인 배양에 힘쓴다면 선천적인 부족을 보충하는 효과가 있어서 역시 반쯤은 강해질 수 있다.[191]"고 인식하였다. 후천적인 조섭(調攝)에 있어서 체질을 증강시키는 방법이 바로 '섭생(攝生)'과 양생(養生)이다. 《소문・상고천진론》에 보면 "상고시대의 사람들 중에 그 도를 아는 분들은 음양의 도를 지키고 양생술에 익숙하여 음식에 절도가 있었고 규칙적인 생활을 하였으며, 망령된 노동을 하지 않았다. 그러므로 형체와 정신이 함께하여 모두 그 천수를 다하고 100살이 넘어서야 세상을 떠났다. 오늘날의 사람들은 그렇지 아니하여 술을 음료 마시듯 하고 망령된 짓을 일삼으며, 취한 채로 입방(入房)하여 그 정(精)을 고갈시키려 하고 그 진기(眞氣)를 소모시켜서 정기가 충만함을 간직할 줄 모르며, 때에 맞게 정신을 쓰지 못하고 그 마음을 즐겁게 하는 데에만 힘을 써서 참된 삶의 즐거움에 거슬리고 기거에 절도가 없으므로 50살이면 쇠약해지는 것이다."[192] "대저 상고시대의

---

188) 不相染者, 正氣存內, 邪不可干.

189) 邪之所湊, 其氣必虛.

190) 風雨寒熱不得虛, 邪不能獨傷人. 卒然逢疾風暴雨而不病者, 蓋無虛, 故邪不能獨傷人.

191) 凡先天之有不足者, 但得後天培養之力, 則補天之功, 亦可居其强半.

192) 上古之人, 其知道者, 法於陰陽, 和於術數, 食飮有節, 起居有常, 不妄作勞, 故能形與神俱, 而盡終其天年, 度百歲乃去. 今時之人不然也, 以酒爲漿, 以妄爲常, 醉以入房, 以欲竭其精, 以耗散其眞, 不知持滿, 不時御神, 務快其心, 逆於生樂, 起居無節, 故半百而衰也.

성인들께서 백성들을 가르치실 때에 모두 '해로운 바람을 때에 맞게 피하며 욕심을 버려 마음을 담박하게 하고 망념을 제거하면 진기가 순조롭게 행해지고 정신이 안에서 지킬 것이니 질병이 어디로 들어오겠는가?'라고 말씀하셨다. 이러한 까닭으로 뜻을 한가롭게 하여 욕심을 줄이고 마음을 편안히 하여 두려워하지 않으며, 노동을 하되 피곤하여 나른할 정도로 하지 아니하여 기운이 순조롭게 돌며, 각기 하고자 하는 바를 좇되 원하는 바를 얻으므로 그 음식을 달게 여기고 그 의복을 편하게 여기며 그 풍속을 즐기어 윗사람이나 아랫사람이나 서로 부러워하지 아니하니, 그 백성들이 소박하다고 말하거니와, 이러한 까닭으로 (사람들은) 기욕(嗜欲)이 그 눈을 수고롭게 하지 못하고, 음사(淫邪)가 그 마음을 미혹시키지 못하고, 어리석은 사람이나 지혜로운 사람이나 현명한 사람이나 똑똑하지 못한 사람이나 (모두) 외물(外物)을 두려워하지 아니하였으므로 도에 부합하였다. 능히 나이가 모두 100살이 넘어서도 동작이 쇠약해지지 않은 까닭은 그 덕이 온전하여 위태로움이 없었기 때문이다"[193], "(성인들은) 세속에서 기욕(嗜欲)을 적당히 하여 성내는 마음이 없으며, 행동은 세속에서 벗어나지는 않되 거동은 세속에서 본받으려 하지 않으며, 밖으로는 일에 몸을 수고롭게 하지 않고 안으로는 생각으로 인한 근심이 없게 하며, 편안하게 즐기기에 힘쓰고 스스로 얻는 것을 공(功)으로 삼으니 형체가 피폐해지지 않고 정신이 흩어지지 않으므로 또한 100세를 살 수가 있다."[194]라고 했으며, 또 《영추 · 본신》에서는 "그러므로 지혜로운 사람이 양생할 때는 반드시 사시의 변화에 순응하고 기후에 적응하여 지나치게 기뻐하거나 성내지 않고 기거를 편안하게 하며, 음양을 조절하고 활동의 강함과 부드러움을 적절하게 하는데, 이와 같이하여 사기의 침입을 피한다면 장수할 것이다."[195]라고 하여 섭생 양생의 방법들이 대체로 다 언급되어 있다. 이하 평소 섭생 · 양생하고 병사의 침해를 방지하는 방법들을 나누어 간략히 설명한다.

(1) 조신양생(調神養生)

193) 夫上古聖人之教下也, 皆謂之虛邪賊風, 避之有時, 恬惔虛無, 眞氣從之, 精神內守, 病安從來. 是以志閑而少欲, 心安而不懼, 形勞而不倦, 氣從以順, 各從其欲, 皆得所願. 故美其食, 任其服, 樂其俗, 高下不相慕, 其民故曰朴. 是以嗜欲不能勞其目, 淫邪不能惑其心, 愚智賢不肖不懼於物, 故合於道. 所以能年皆度百歲而動作不衰者, 以其德全不危也."

194) 其次有聖人者, ……, 適嗜欲於世俗之間, 无恚嗔之心, 行不欲離於世, (被服章,) 擧不欲觀於俗, 外不勞形於事, 內无思想之患, 以恬愉爲務, 以自得爲功, 形體不敝, 精神不散, 亦可以百數.

195) 故智者之養生也, 必順四時而適寒暑, 和喜怒而安居處, 節陰陽而調剛柔. 如是則僻邪不至, 長生久視.

정신정지(精神情志) 활동은 인체의 생리기능과 병리변화와 밀접한 관계가 있다. 정신정지 활동은 인체 기기의 정상적인 승강·출입에 영향을 미친다. 예컨대 《소문·거통론》에서 "화를 내면 기가 상역하고 기뻐하면 기가 완만해지며, 슬퍼하면 기가 소모되고 두려워하면 기가 하강하며, 놀라면 기가 역란하고 사려가 지나치면 기가 울결된다."[196]고 하였다. 또한 《영추·백병시생》에서는 "기쁨과 노여움이 지나치면 장기가 손상된다."[197]고 하였다. 갑작스럽고 강렬한 정신자극이나 장기간에 걸쳐 반복되는 정신자극은 먼저 기기에 영향을 미치므로 기기가 역란하고, 이로 인해 인체의 기·혈·진액의 운행이 실조되어 장부 기능활동이 문란해지며 결국 음양이 실조된다. 이에 대해 《삼인극일병증방론》에서는 "칠정은 사람이면 누구나 가지고 있는 정서이다. 이것이 요동하면 먼저 장부가 울결되어……"[198]라고 하였다. 건강한 경우라도 칠정이 손상되면 인체 정기(精氣)의 저항력에 영향을 미쳐 정기부족을 초래하여 쉽게 사기를 감수하며, 심지어 기혈의 음양이 실조되어 발병하기도 한다. 만약 질병을 앓고 있는 경우는 질병이 빠르게 악화된다. 《소문·상고천진론》에서 "욕심을 버려 마음을 담박하게 하고 망념을 제거하면 진기가 순조롭게 행해지고 정신이 안에서 지킬 것이니 질병이 어디로 들어오겠는가?"[199]라고 하여 정신조섭의 기본원칙을 매우 강조하였다. 이것은 곧 정신·의식·사유활동 속에서 욕심을 버리고 마음을 안정시켜 맑게 하고 망상을 버리는 등의 정신수양을 행하여 인체의 기기(氣機)를 원활히 소통시켜 진기(眞氣)가 조화를 이루도록 하면 정신이 내부를 지켜 인체의 저항력을 높아지게 하므로 질병이 발생하지 못한다는 말이다.

요약하면 평소에 욕심과 집착을 버리고 마음을 담박하게 가지며 감정을 잘 조절하여 치우치거나 억울됨이 없게 하고 매사에 감사하는 습관과 낙관적·긍정적으로 생각하는 태도를 기르며, 기도나 참선, 단전호흡 등으로 정신수양하기에 힘쓰는 것이다.

(2) 음식섭생·위생(飮食攝生·衛生)

대부분의 내과적인 질병은 음식으로부터 비롯된다고 해도 과언이 아니다. 따라서 음식으

196) 怒則氣上, 喜則氣緩, 悲則氣消, 恐則氣下,……驚則氣亂,……邪則氣結.

197) 喜怒不節, 則傷臟.

198) 七情, 人之常情. 動之, 則先自臟腑鬱發…….

199) 恬惔虛無, 眞氣從之, 精神內守, 病安從來.

로 고칠 수 없는 질병은 의사도 못 고친다. 그러므로 규칙적인 식사와 소식・절식(節食)으로 위장의 부담을 줄여 완전 소화를 꾀하며, 고량진미(膏粱珍味)나 육식과 같은 기름진 음식을 줄이고 채식을 위주로 하되 치우치지 않게 골고루 먹으며, 생수와 차를 적당히 마시고 과식과 과음을 하지 않으며, 담배와 마약을 끊는 것이 음식섭생의 요체이다. 그리고 음식물은 항상 오염되지 않도록 위생을 철저히 해야 한다. 한의학에서는 특히 "음식유절(飮食有節)"이라고 하여 소식과 절식, 청담식(淸淡食)을 중시한다. 《소문・기병론》에서는 "기름진 음식은 사람으로 하여금 속에서 열이 생기게 하고, 단 음식은 사람으로 하여금 흉부만민(胸部滿悶)하게 하므로 비기가 위로 범람하며 전변하여 소갈병이 된다."[200]고 하였다.

(3) 기거양생(起居養生)

일상생활을 규칙적으로 하고 정신적으로나 육체적으로나 과로하지 말고 노동과 휴식 및 수면을 적절히 조화시키며, 몸을 조이지 않고 통풍이 잘되는 편안한 의복을 입고 거처를 쾌적하게 한다.

(4) 방사양생(房事養生)

한의학에서는 정(精)을 "몸의 근본"이 되고[201] "생명의 근원이 되는"[202] 물질로 본다. 그러므로 《동의보감》에서 "정(精)은 능히 기를 생하고 기는 능히 신(神)을 생하니 일신(一身)을 영위하는 데에 이 보다 중요한 것이 없다. (따라서) 양생하는 선비는 먼저 그 정을 보배로 여기나니, 정이 충만하면 기가 성해지고, 기가 성해지면 신(神)이 왕성해지고, 신이 왕성해지면 몸이 튼튼해지고, 몸이 튼튼해지면 병이 적어져서 안으로는 오장이 영화로워지고 밖으로는 살갗이 윤택해지며, 얼굴이 빛이 나고 이목이 총명해진다."고 하였다. 더욱이 입방과도(入房過度)로 정을 낭비하면 정기가 허해져서 체력이 약해질 뿐만 아니라 음허화동(陰虛火動)이 되거나 양허증을 초래하기 때문에 한의학에서는 절도있는 성생활을 매우 중시

---

200) 肥者, 令人內熱; 甘者, 令人中滿. 故其氣上溢, 轉爲消渴.

201) 무릇 정은 몸의 근본이다. 그러므로 정을 잘 간직하는 자는 봄에 온병에 걸리지 않는다(夫精者, 身之本也, 故藏於精者, 春不病溫).

202) 《靈樞・本神》: "생명의 근원이 되는 물질을 일러 정(精)이라 하고, 남녀의 두 정(兩精)이 서로 결합하여 생긴 생명력을 일러 신(神)이라고 한다(生之來謂之精, 兩精相搏謂之神)."

한다. 또한 장소나 때를 가리지 않고 함부로 방사(房事)를 하는 것은 정기신(精氣神)을 함께 손상시킬 우려가 있으므로 폭염(폭서), 폭우가 있거나 천둥·번개가 치는 등 일기가 고르지 않다든지 신성시하는 장소 또는 불결하거나 위험한 장소에서의 방사 등을 금기한다. 아울러 약으로 몸을 보익하며 노화를 억제하고자 할 때는 보신(補腎)하며 고정익정(固精益精)하는 약물을 많이 쓴다.

(5) 기공양생(氣功養生) - 체육보건(體育保健)

한방에서는 평소에 건강을 증진하고 질병을 예방 치료할 수 있는 양생도인술이나 기공체조가 매우 발달하였다. 이는 특히 도가의 각종 기공수련이나 무예의 수련방법과 밀접한 관계를 가지고 발전하여 이에 대한 전문서적만도 무수히 많다. 단전호흡을 통한 토고납신(土古納新)이나 안마고타(按摩叩打) 등의 각종 도인(導引) 체조나 기공(氣功) 체조 등으로 인체의 기혈순환을 촉진하며 면역력을 증강시키는 것이다.

한대(漢代)의 명의인 화타는 “흐르는 물은 썩지 않고, 문지도리는 좀먹지 않는다(流水不腐, 戶樞不蠹).”고 하여 범·곰·원숭이·새·사슴 등 다섯 가지 동물의 동작을 모방하여 “오금희(五禽戱)”를 만들었는데, 질병을 예방하고 몸을 건강하게 하는 건강체조로서 혈맥을 소통시켜 기혈의 흐름을 원활하게 하고 관절의 굴신을 자연스럽고 매끄럽게 하며 체력을 증강시켜 항병력을 높여주고 노화를 방지해준다.

이후 신체단련법은 날이 갈수록 발전하였는데, 태극권(太極拳)과 팔단금(八段錦) 및 역근경(易筋經) 등과 같은 것은 지금까지 전해지고 있으며, 아직도 비교적 훌륭한 건강운동법으로 널리 활용되고 있다. 원대(元代)의 명의 주진정(朱震亭)은 “하늘은 만물의 생함을 주관하므로 항상 움직인다. 사람도 생명이 있으므로 항상 움직인다.[203]”라는 운동관점을 더욱 명확하게 제기하여 신체단련의 이론적 토대를 세웠다.

(6) 약물보양(藥物補養)

한의학에서는 질병의 예방과 정기의 배양을 매우 중시하기 때문에, 평소 인체의 정신기혈이나 진액을 보충한다든지 장부의 생리기능을 보익함으로써 항병력을 증진시키고 노화를 억

203) 天主生物. 故恒於動. 人有此生, 亦恒於動

제할 수 있는 약물 처방이 무수히 많이 만들어졌다. 따라서 양생보건을 위해 각종의 보익약(補益藥)204)을 체질과 병증에 따라 내복하는 방법과 약물로써 훈세(薰洗)·목욕하거나 약물을 도포(塗布)·패용(佩用)하는 외용 방법이 잘 발달되어 있다.

(7) 보건애구(保健艾灸)

한의학에서 쑥뜸은 질병치료뿐만 아니라 질병예방의 양생 보건을 위해서도 매우 유용하게 활용되고 있다. 예컨대 족삼리·기해·관원·중완·명문·폐수·삼음교·신궐·풍문·폐수·고황·명문·신수 등의 혈에 뜸을 많이 뜨면 각종 질병을 예방·치료할 수 있을 뿐만 아니라 인체의 정기와 항병력을 길러 건강을 증진시킬 수 있다.

예컨대 족삼리에 날마다 뜸을 뜨면 다리가 튼튼해져 하루에 10리 100리를 걸어도 피곤한 줄을 모른다. 기해·관원혈에 뜸을 뜨게 되면 양기가 아주 왕성해지고 정기의 근원이 충실해진다. 또한 중완에 뜸을 뜨면 위장이 튼튼해지고 명문에 뜸을 뜨면 신장 기능이 좋아져서 정력이 좋아지며, 폐수에 뜸을 뜨면 폐·호흡기가 좋아지고 삼음교에 뜸을 뜨면 간·비·신 특히 혈을 보하는 데 도움이 된다. 이처럼 우리 몸의 요혈에 뜸을 뜨게 되면 우리 몸의 건강이 훨씬 증진된다.

(8) 순시양생(順時養生)

이는 《소문·사기조신대론》에서 "겨울철 3개월 동안을 폐장(閉藏)이라고 한다. 물이 얼고 땅이 갈라지니 양기를 어지럽히지 말며, 일찍 자고 늦게 일어나되 반드시 햇빛이 비칠 때까지 기다려야 하며, 뜻을 감추어 숨긴 것처럼 하고 사사로운 뜻을 간직한 것처럼 이미 얻은 것이 있는 것처럼 하며, 추위를 피해 따뜻한 곳을 찾되 (너무 덥게 해서 땀을 흘려) 피부로 양기가 자꾸 빠져나가지 못하게 해야 한다. 이것은 겨울철에 상응하여 간직하는 도를 기르는 것이니, 이를 거슬리면 신이 손상되고 봄에 위궐증(痿厥證)에 걸리며 생기를 받드는 힘이 부족해진다."205)라고 한 바와 같이 사시변화에 순응하여 양생하는 방법을 가리킨다. 이

---

204) 보익약 : 주로 補氣, 補血, 補陰, 補陽하거나 익정고신(益精固腎), 양위건비(養胃健脾), 보심안신(補心安神), 보간명목(補肝明目)시키는 약물.

205) 冬三月, 此謂閉藏, 水冰地坼, 無擾乎陽, 早臥晩起, 必待日光, 使志若伏若匿, 若有私意, 若已有得, 去寒就溫, 無泄皮膚使氣亟奪, 此冬氣之應養藏之道也. 逆之則傷腎, 春爲痿厥, 奉生者少.

는 천인상응의 정체관에 바탕을 둔 한의학 특유의 양생방법이라고 할 수 있다.

(9) 환경양생(環境養生)

이는 주거지를 잘 선택하고 주거 환경을 잘 조성하여 건강을 증진시키는 방법으로 현대의 환경위생을 포함하여 풍수지리와도 깊은 연관관계를 가진다. 사람이 거처하는 풍토지리와 주택은 기본적인 삶의 터전이 되기 때문에 직간접적으로 건강보건에 매우 큰 영향을 미친다. 아무리 주택이 좋아도 저습지대나 고산지대, 사막건조지대, 고온지대, 한랭지대 등에 위치할 경우에는 그 지역의 영향을 받지 않을 수 없고 아무리 주거지가 좋아도 주택의 정황이 매우 열악하다면 또한 건강을 잘 지키기가 어려운 것이다.

2. 기병방변(旣病防變)

질병이 발생하기 전에 미리 예방하는 것은 질병의 발생과 전파를 적극적으로 방지하는 효과적인 방법이다. 단 이미 발병한 환자에 대해서도 조기진단과 조기치료를 통하여 질병의 발전과 전변을 방지해야 하는데, 이것을 "기병방변(旣病防變)"이라 한다.

(1) 조기진단과 조기치료

질병의 진단과 치료에 관해 한의학에서는 조기진단과 조기치료를 강조한다. 왜냐하면 질병 초기에는 인체의 손상정도가 비교적 경미하여 치료도 수월하고 건강도 쉽게 회복하기 때문이다. 만약 질병이 발전하여 악화되면 인체의 손상정도가 비교적 심해져 치료가 쉽지 않고 회복속도 또한 더디며, 심한 경우에는 치료할 기회를 상실하여 후유증이 남거나 사망할 수도 있다. 이런 까닭에 《소문·음양응상대론》에서 "사기가 침입하는 것은 비바람처럼 빠르다. 그러므로 치료를 잘 하는 사람은 피모를 다스리고, 그 다음 수준의 의사는 기부를 다스리며, 그 다음은 근맥을 다스리고, 그 다음은 육부를 다스리며, 그 다음은 오장을 다스리는데 오장을 다스리는 사람은 반절은 죽고 반절은 산다."[206]고 하였다. 이는 사기가 인체에

206) 邪風之至, 疾如風雨, 故善治者治皮毛, 其次治肌膚, 其次治筋脈, 其次治六府, 其次治五藏. 治五藏者, 半死半生也.

침입하였을 경우, 제때에 치료하지 않고 조기에 치료할 기회를 잃으면 사기가 반드시 얕은 부위에서 깊은 부위, 표(表)에서 리(裏)로 깊숙이 들어가므로 병태 역시 갈수록 복잡해지고 심해져 치료에 곤란을 겪고 건강 역시 쉽게 회복되지 않음을 총체적으로 설명한 것이다. 따라서 한의학에서는 조기진단과 조기치료를 강조한다.

(2) 질병의 전변(轉變) 예방

질병의 발전변화는 모두 그 자체의 일정한 규칙을 가지고 있다. 따라서 질병을 치료하려면 반드시 질병의 발생·발전규율을 파악하고 그 발전 정황에 근거하여 사기가 침입하지 않은 부위를 미리 다스림으로써 질병이 발전하는 것을 막아야 한다. 이것은 또한 이미 병들었을 때 전변을 방지하는 주요한 예방치료원칙이다. 이에 대해 《난경·칠십칠난》에서 "뛰어난 의사는 사기가 전변되기 전에 치료하고, 평범한 의사는 사기가 이미 전변된 후에 치료한다는데 이것은 무슨 까닭인가? 이른바 '사기가 전변되기 전에 치료한다'는 것은 가령 간병이 발생하면 간의 사기가 반드시 비로 전이되므로 먼저 비기를 충실히 하여 비가 간의 사기를 감수하지 않도록 해야 하므로 사기가 전변되기 전에 치료한다고 한 것이다. '평범한 의사는 사기가 전변된 후에 치료한다'고 함은 간병이 발생하면 상호 전변된다는 이치를 깨닫지 못하고 오로지 간만을 치료하므로 사기가 전변된 후에 치료한다고 한 것이다."[207]라고 하였다. 구체적으로 설명하면, 간은 목(木)에 속하고 비는 토(土)에 속하므로 정상적인 생리 상황 하에서는 간목(肝木)이 비토(脾土)를 극(克)하고, 병리 상황 하에서는 간목에 병이 들면 또한 비토를 승(乘)하게 된다. 그러므로 간에 병이 있을 경우에 그것이 더욱 더 심해질 때는 반드시 비를 승(乘)하게 되니, 간병이 비를 승하지 않았을 때 미리 비토를 조화롭게 하면 간병이 비로 전해지는 것이 방지되어 병정의 발전 변화를 예방할 수 있게 된다는 것이다.

예컨대 청대(淸代)의 온병학자인 섭계(葉桂)는 온열병으로 위음(胃陰)이 손상된 것을 치료할 때 항상 신음(腎陰)을 보살펴서 병정이 악화되어 위음이 손상되는 것을 막았다. 즉 맛이 달고 성질이 찬 약물로써 위를 보양하는 가운데 맛이 짜고 성질이 찬 약물을 겸하여 신을 자윤(滋潤)하였다. 또한 질병을 치료할 때는 "반드시 먼저 사기의 침입을 받지 않은 곳을 보살피는 데에 힘써야 한다(務必先安未受邪之地)."는 원칙을 제시하였다. 따라서 질병의 전변(轉變) 법칙에 근거하여 사기의 침범이 예상되는 곳을 미리 보살피는 것은 질병의 발전

207) 上工治未病, 中工治已病者, 何謂也? 然! 所謂治未病者, 見肝之病, 則之肝當傳之與脾, 故先實其脾氣, 無令得受肝之邪, 故曰治未病焉. 中工治已病者, 見肝之病, 不曉相傳, 但一心治肝, 故曰治已病也.

과 전변을 막는 효과적인 수단과 방법임을 알 수 있다.

3. 치료원칙(治療原則)

치료원칙은 정체관과 변증론치를 토대로 하여 질병현상에 대한 면밀한 분석을 통해 확립된 구체적인 입법(立法)·처방(處方)·용약(用藥)의 지침이다.

치법(治法)이란 질병을 치료하는 구체적인 방법으로서, 한법(汗法)·토법(吐法)·하법(下法)·화법(和法)·온법(溫法)·청법(淸法)·보법(補法)·소법(消法) 등이 있다.

치료원칙은 질병을 치료하는 총칙이며, 치법은 치료원칙의 구체적인 표현이다. 예컨대 병기(病機) 속의 사정성쇠(邪正盛衰) 변화에는 정기를 돕고 사기를 제거하는 치료원칙이 있다. 치법 중의 익기법(益氣法)·양혈법(養血法)·온양법(溫養法)·자음법(滋陰法) 등은 모두 정기를 도와주는 원칙 하에서의 구체적인 치법에 속하고, 치법 속의 한법(汗法)·토법(吐法)·하법(下法)·거어법(祛瘀法)·축수법(逐水法) 등은 모두 사기를 제거하는 원칙 하에서의 구체적인 치법에 속한다.

질병의 변화와 증후는 매우 복잡하고 다양하며, 병세의 경중·완급 역시 각기 다르고 음양·한열·허실·표리 또한 항상 뒤섞이므로 질병에 대한 치법 역시 복잡다단하다. 따라서 본 절에서는 주로 치료학 중의 총칙에 대해서만 자세히 설명하고자 한다.

치료원칙에서는 아래 여섯 가지를 매우 중요하게 여긴다.

(1) **치병구본(治病求本)** : 복잡하게 뒤엉켜 있는 임상 증상으로부터 질병의 본질을 찾는 것으로서, 질병의 본질에 맞추어 정치(正治)·반치(反治)와 표본·선후를 확정한다.

(2) **부정거사(扶正祛邪)** : 질병과정에서 정기와 사기의 성쇠 정황에 맞추어 그 부정·거사 간의 선후·완급을 확정하는 것이다.

(3) **음양조정(陰陽調整)** : 질병과정 중의 음양성쇠의 정황에 맞추어 그 남는 것은 사(瀉)하고 부족한 것은 보충하는 조정방법을 확정하는 것이다.

(4) **장부기능 조정** : 장부기능이 실조된 상황에 맞추어 각 장부의 기능 상태를 조정함으로써 장부 사이의 기능이 협조하도록 하는 것이다.

(5) **기혈조리(氣血調理)** : 기혈 간의 상호의존 관계에 근거하여 기혈 사이의 상호관계를 조절하여 기혈이 충실하고 운행을 원활하게 하도록 하는 것이다.

(6) **삼인제의(三因制宜)** : 발병시간·지리환경 및 환자의 몸의 상태나 체질 등을 고려하여 치료원칙을 확정하는 것이다.

(1) 치병구본(治病求本)

"치병구본(治病求本)"이란 질병을 치료하려면 반드시 그 근본 원인을 찾아야 한다는 뜻으로서, 이는 《소문·음양응상대론》의 "병을 치료할 때는 반드시 근본〔陰陽〕에서 찾아야 한다(治病必求于本)."라는 말에서 비롯되었다. 치병구본(治病求本)은 복잡하게 뒤섞인 임상증상에서 질병의 근본원인을 탐구함과 동시에 질병의 근본원인에 맞는 정확한 치료방법을 채택하는 것이다. 치병구본은 몇 천 년 동안 줄곧 한의학 임상에서 변증론치의 기본원칙이 되어 왔다.

질병의 "표(標)"와 "본(本)"은 상대적인 개념이다. 예컨대 사기와 정기로 말하면 정기는 본이고 사기는 표이다. 병인병기와 증상으로 말하면 병인병기는 본이고 증상은 표이다. 질병의 선후로 말하면 원발병(原發病)은 본이고 속발병은 표이다. 신병(新病)과 구병(舊病)으로 말하면 구병은 본이고 신병은 표이다.

질병의 발생·발전·변화는 반드시 임상증상을 통해 나타난다. 단 증상은 질병의 현상이지 질병의 본질은 아니다. 또한 어떤 질병의 증상은 그 병의 본질을 반영하지 못할 뿐만 아니라, 본질과 상반된 가상(假象)이 나타나기도 한다. 따라서 질병의 본질을 탐구하려면 반드시 질병의 여러 정황을 전면적으로 수집한 다음 한의학 기초이론과 지식을 운용하여 종합적으로 분석해야만 비로소 현상을 통하여 본질을 파악할 수 있다. 즉 질병을 야기한 병인병기를 탐구함으로써 질병의 근본원인에 대해 정확한 치료방법을 확정하는 것이다.

예컨대 두통은 여러 가지 원인으로 야기되는데, 그 증상과 맥상·설질 등의 변화에 근거하여 그 병인병기를 분석함으로써 그 원인을 찾아낼 수 있다. 풍한감모(風寒感冒)로 야기된 경우는 신온해표법(辛溫解表法)으로 치료하고, 풍열로 야기된 경우는 신량해표법(辛凉解表法)으로 치료하며, 간양상항(肝陽上亢)으로 야기된 경우는 자수함목(滋水涵木)·평간잠양(平肝潛陽) 등의 치법으로 치료하고, 혈허로 야기된 경우는 보혈법(補血法)으로 치료하며, 혈어로 야기된 경우는 활혈화어법(活血化瘀法)으로 치료하고, 담습이 청규(淸竅)를 가로막은 경우는 조습화담법(燥濕化痰法)으로 치료한다. 따라서 치병구본은 임상 변증론치에서 반드시 준수해야 할 기본원칙이다.

치병구본의 구체적인 응용은 변증 외에도 치료원칙을 확정할 때에 "정치(正治)"와 "반치(反治)", "치표(治標)와 치본(治本)"의 운용방법을 반드시 명확히 해야 한다.

1) 정치(正治)와 반치(反治)

정치와 반치는 《소문·지진요대론》의 "역자정치, 종자반치(逆者正治, 從者反治)"에서 비롯된 것이다.

가. 정치(正治)

정치는 "역치(逆治)"라고도 한다. 즉 질병의 임상증상 특징과 질병의 본질이 서로 일치하는 경우에 그 증후의 성질과 상반되게 치료하는 방법이다. 이른바 "역(逆)"이란 증후의 성질과 상반된 치료법이다. 따라서 "역자정치(逆者正治)"라고 하는 것이다. 예컨대 증후의 성질이 허에 속하면 보법을 사용하고(虛則補之), 증후의 성질이 실에 속하면 사법을 사용하며(實則瀉之), 증후의 성질이 열에 속하면 한량법을 사용하고(熱者寒之), 증후의 성질이 한에 속하면 열법을 사용하는 것이다(寒者熱之). "정치(正治)"는 질병의 증상과 본질이 서로 일치하는 병증에 적용한다. 일반적인 정황에서는 질병의 임상표현과 질병의 본질이 서로 일치한다. 예컨대 병인병기가 한이면 그 임상 증상 역시 한상(寒象)으로 나타나고, 병인병기가 열이면 그 임상표현 역시 열상(熱象)으로 나타나며, 병인병기가 허이면 그 임상 증상 역시 허상(虛象)으로 나타나고, 병인병기가 실이면 그 임상 증상 역시 실상(實象)으로 나타난다. 따라서 정치법(正治法:즉 逆治法)은 임상에서 가장 흔히 사용하는 치료방법이다.

나. 반치(反治)

반치는 "종치(從治)"라고도 한다. 즉 질병의 임상증상 특징과 질병의 본질이 상반되는 상황에서 그 증상의 성질에 맞게 치료하는 방법이다. "종(從)"이라고 말한 것은 치법의 성질이 증상의 성질과 일치한다는 뜻이다. 따라서 "종자반치(從者反治)"라고 하는 것이다. 예컨대 열상이 보이지만 본질은 한(寒)에 속하므로 치료할 때는 증상이 반영되는 열에 맞추어 온열법으로 치료하는 것이다. 따라서 "열상(熱象)"은 실제로는 가상이다(眞寒假熱). 그러므로 증상의 성질에 따라 치료하는 것은 실제로는 가상에 따라 치료하는 것이다. 질병에서 나타나는 가상은 비록 다양하지만 반치법으로 분석하면 주로 "열인열용(熱因熱用)"·"한인한용(寒因寒用)"·"색인색용(塞因塞用)"·"통인통용(通因通用)" 등이 있다.

① 열인열용(熱因熱用)

열인열용은 온열법을 사용하여 가열(假熱) 증후인 병증을 치료하는 것으로서 "이열치열(以熱治熱)"이라고도 한다. 주로 내부에 음한이 성하여 양을 외부로 밀어내어 이로 인해 양이 리(裏)로 들어가지 못해 발생하는 "진열가한(眞寒假熱)"에 적용한다. 예컨대 《상한론·변소음병맥증병치》에서 "소음병으로 소화되지 않은 음식물을 설사하고 속은 차고 밖은 열이 있으며 손발이 싸늘해지고 맥이 미약하여 끊어지려고 하나, 몸은 도리어 찬 것을 싫어하지 않고 환자의 안색이 붉다. 복통이 발생하거나 헛구역질이 나거나 하리가 멈추고 맥이 나타나지 않는 경우는 〔통맥사역탕〕으로 치료한다."208) 고 하였다.

② 한인한용(寒因寒用)

한인한용은 한량법(寒凉法)으로 가한 증후를 치료하므로 "이한치한(以寒治寒)"이라고도 한다. 주로 내부에 양이 성하여 음을 외부로 밀어내므로 발생하는 "가한진열(假寒眞熱)"에 적용한다. 예를 들면 임상에서 흔히 나타나는 열심궐심(熱深厥深)의 열궐증(熱厥證)이다. 내부에 양이 성하면 열사가 기기를 가로막고 음을 외부로 밀어내므로 수족궐랭・맥침(脈沈) 등과 같은 유사 한증이 나타나면서 동시에 고열이 지속되고 가슴이 답답하며 갈증이 나서(壯熱煩渴) 찬 것을 즐겨 마시며, 소변이 붉고 양이 적으며, 설질이 붉은색을 띠는 등의 증상이 나타난다. 질병의 본질은 양이 성하여 열이 나는 것이므로 한량법을 사용, 그 가한(假寒)의 증상을 따르는 것이다. 이는 실제로는 한량법을 사용하여 그 질병의 본질인 진열(眞熱)을 치료하는 것인데, 이러한 치법을 "한인한용"이라 한다.

③ 색인색용(塞因塞用)

색인색용은 보익・수삽법(收澁法)을 사용하여 막혀서 통하지 않는 가실(假實) 증후를 치료하는 것이므로 "보이개색(補以開塞)"・"색이통비(塞以通痞)"라고도 한다. 가실진허(假實眞虛)로 나타나는 폐색불통(閉塞不通) 증후에 적용한다. 예를 들면 비허 환자는 일반적으로 완복부가 더부룩하고 때때로 더부룩한 것이 감소하며 만져주는 것을 좋아하고 식사량이 줄어들며, 동시에 맥상이 유세무력(濡細無力)하고 혀가 붓고 옅은 색을 띠며 현기증이 나고 피로한 증상이 나타난다. 비허 환자는 또한 수습・담탁・식적정체 등의 증상이 뚜렷하지 않으므로 보기건비법(補氣健脾法)으로 치료한다. 비허가 회복되면 비기가 운화기능을 발휘하므로 완복부가 더부룩한 증상이 저절로 사라진다.

이밖에도 정혈부족・기허로 인해 비의 운화기능이 실조되어 발생하는 변비 증상, 신의 증등기화(蒸騰氣化) 기능이 실조되어 발생하는 대소변불통, 혈이 고갈되어 발생하는 경폐(經閉)・혈어 등은 모두 보익제를 사용하여 "이보개색(以補開塞)"하는데, 이것이 바로 "색인색용(塞因塞用)"이다.

---

208) 少陰病, 下利淸穀, 裏寒外熱, 手足厥逆, 脈微欲絶, 身反不惡寒, 其人面色赤; 或腹痛, 或乾嘔, 或咽痛, 或利止脈不出者, 通脈四逆湯主之.

④ 통인통용(通因通用)

통인통용은 통리법(通利法)을 사용하여 통설태과(通泄太過)로 나타나는 가허(假虛:혹은 假脫) 증후를 치료하는 것이다. 주로 식적정체로 인해 발생하는 설사, 습열하주(濕熱下注)로 발생하는 소변빈삭·이질·설사 및 과다한 대하, 혈어로 야기된 붕루·출혈 등에 적용한다. 소식도체(消食導滯)·청리습열(清利濕熱)·활혈거어법(活血祛瘀法) 등으로 치료하는데, 이는 모두 통인통용(通因通用)의 범주에 속한다.

이밖에도 "반좌법(反佐法)"이 있는데, 이는 한이 심할 때 온열약 속에 소량의 한량약을 좌약(佐藥)으로 삼아 치료하거나, 열약을 차갑게 복용하여 치료하는 것이다. 반면 열이 심할 때는 청열한량약(清熱寒凉藥) 속에 소량의 온열약을 좌약(佐藥)으로 삼아 치료하거나, 냉약(冷藥)을 뜨겁게 복용하여 치료하는 것이다. 이러한 방제 배합과 복약 방법은 약물에 대한 거부감을 방지하기 위한 것이다. 선인들의 저작 속에 반좌법(反佐法)을 "반치(反治)"의 범주에 포함시킨 경우도 있으므로 부가하여 설명하였다.

2) 치표(治標)와 치본(治本)

치표치본(治標治本)은 《소문·표본병전론》에 처음 보인다. 표(標)와 본(本)의 개념은 상대적이나, 치표와 치본은 실제로는 모두 "治病必求于本"의 목적에 도달하기 위함이다. 일반적인 병증에서는 결코 표본·선후의 문제가 일정하게 존재하지 않으므로 대부분 그 본으로부터 치료한다. 그러나 복잡다단한 병증이거나 질병의 위중한 단계일 경우는 반드시 치표와 치본의 경중·완급·선후를 고려해야만 한다. 질병을 치료할 때는 일반적으로 본을 위주로 하여 질병의 병인병기를 치료한다. 다만 질병의 어떤 증상이 특별히 위급하여 환자의 생명이나 질병치료에 영향을 미칠 경우는 "급즉치기표(急則治其標)"의 방법을 취해 환자의 생명을 위협하는 증상을 먼저 해소한 후에, 다시 "완즉치기본(緩則治其本)"의 방법으로 치료한다. 구병(舊病)·원발병(原發病)은 본이고 신병(新病)·속발병(續發病)은 표이다. 신병·속발병이 매우 심할 때도 반드시 "급즉치기표"의 방법으로 먼저 신병과 속발병을 치료하여 완화시킨 후에 다시 "완즉치기본"의 방법으로 구병과 원발병을 치료해야 한다. 만약 표와 본이 모두 위중하면 표본동차(標本同治)나 표본겸고(標本兼顧)의 방법으로 치료한다.

① 급즉치기표(急則治其標)

《소문·표본병전론》에서는 표본·선후·완급을 구별하여 "먼저 열이 난 후에 중초가 더부룩한 경우는 표를 치료하고, ……먼저 어떤 병을 앓은 후에 중초가 더부룩한 경우는 표를 치료하며, ……대소변이 잘 나오지 않으면 표를 치료한다."[209]고 하였다. "중만(中滿)"·"대소변불리"는 모두 비교적 위중한 증상이나, 특히 표가 위중한 증상이므로 반드시 먼저 그 표를 치료해야 한다. 예컨대 간경화 환자에게는 항상 완복부가 더부룩한 증상이 발생하고 심하면 복수 증상이 발생하는데, 복수가 심해지면 상부의 심폐를 침범하여 천촉(喘促)·심계·번만불안(煩滿不安) 등의 증상이 발생하고, 신(腎)의 증등기화(蒸騰氣化) 기능이 실조되어 대소변이 잘 나오지 않는다. 이 때에는 먼저 공하축수법(攻下逐水法)을 사용하여 대소변을 순조롭게 하고 복수·복부창만 증상을 해소시켜야 하는데, 이것이 바로 "급즉치기표"이다. 복수 증상이 해소된 후에는 다시 간·비를 조리함으로써 간과 비를 튼튼하게 하는 치본의 방법을 사용하는데, 이것이 바로 "완즉치기본"이다. 예컨대 대출혈·호흡천촉·정신혼미·광란·고열·대한·토사부지(吐瀉不止) 등의 증상이 특히 심하면 환자의 생명에 지장을 줄 수 있으므로 필요시에는 "급즉치기표"의 방법을 사용하여 그 엄중한 증상을 완화시킨 다음 그 본을 치료해야 한다. 구병과 신병, 원발병과 속발병 간의 경중과 완급 역시 "급즉치기표"·"완즉치기본"의 원칙에 따라 치료방안을 확정할 수 있다.

② 완즉치기본(緩則治其本)

완즉치기본은 일반적으로 만성질병이나 급성질병의 회복기에 사용한다. 예컨대 폐로(肺癆:폐결핵)에서 나타나는 해수의 경우는 일반적으로 폐신음허(肺腎陰虛)·기음양허(氣陰兩虛)를 본으로 여기고, 해수·담혈 등은 표로 여기므로 치료할 때는 일반적으로 강렬한 지해제(止咳劑)를 사용하지 않고 대개 폐신의 음을 보양하거나 기와 음을 모두 조리하는 방법으로 본을 치료한다. 폐신허(肺腎虛)가 회복되면 해수·담혈은 저절로 멎는다. 급성열병의 중기·후기 혹은 회복기에는 열사가 가라앉지 않는 상태이고, 음액이 부족하므로 대부분 양음증액법(養陰增液法)을 사용하여 그 본을 치료한다. 반드시 짚고 넘어가야 할 것은 완즉치기본의 "완(緩)"은 결코 "본(本)"에 속하는 증후가 완만하다는 뜻이 아니다. 예컨대 대한으로 인한 망음(亡陰)은 정기허탈로 인해 "본"이 위급한 것에 속하므로 당연히 먼저 익기고탈(益氣固脫)·회양구역(回陽救逆)의 방법으로 본을 치료해야 한다. 따라서 "완즉치기본"의 치료원칙에 대해서 반드시 변증을 전면적으로 인식해야만 정확하고 민첩하게 이러한 치료원칙을 운용할 수 있다.

③ 표본겸치(標本兼治)

---

209) 先熱而後中滿者, 治其標, ……先病而後生中滿者, 治其標, ……大小不利者, 治其標.

표본겸치는 표와 본의 증상이 동시에 나타나고 표병(標病)과 본병(本病)이 모두 위중한 경우에 표와 본을 함께 치료하는 방법이다. 예컨대 임상에서 신열이 나고 복부가 단단하고 더부룩하면서 아프며 굳은 변이 나오고 입안이 건조하여 갈증이 나며, 혀가 건조하고 설태가 흑황색을 띠는 증상이 나타날 경우, 이때는 "정기는 본이고 사기는 표"라는 관점에서 분석해야 한다. 내부에 실열이 울결되어 사기가 성한 것은 표가 위중한 증상이고, 진액이 이미 손상되어 정기부족이 나타나는 것은 본이 위중한 증상이다. 그러므로 이러한 경우에는 반드시 표와 본을 모두 고려해야 하는데, 일반적으로 증액승기탕(增液承氣湯)을 사용하여 표와 본을 함께 치료한다. 허약한 사람은 본래 기가 허하므로 저항력이 떨어져서 쉽게 감기에 걸린다. 따라서 허약한 사람이 감기에 걸리면 대부분 기허(氣虛)가 본이고 사기는 표이다. 따라서 익기해표법(益氣解表法)을 사용하여 표와 본을 함께 치료해야 한다. 만약 표증이 아직 해소되지 않았는데 이증(裏證)이 다시 발생하면 표증과 이증을 모두 해소시켜야 하므로 이 역시 표본동치법(標本同治法)으로 치료한다.

(2) 부정(扶正)과 거사(祛邪)

사기와 정기의 성쇠변화는 질병의 발생·발전 및 그 변화와 귀결에 중요한 영향을 미친다. 사기와 정기의 승패는 질병의 진퇴를 결정하고, 사기와 정기의 성쇠는 질병의 허실 변화를 결정한다. 부정(扶正)과 거사(祛邪)의 양대 치료원칙은 병이 진행되는 과정에서 사기와 정기 쌍방 간의 역량을 대조하여 설정한 것이다. "정기탈즉허(精氣奪則虛)", "허자보지(虛者補之)"는 부정의 치료원칙을 운용하여 부족하거나 쇠퇴한 정기를 보충하는 것이고, "사기성즉실(邪氣盛則實)", "실자사지(實者瀉之)"는 거사(祛邪)의 치료원칙을 운용하여 체내의 사기를 몰아내는 것이다. 따라서 부정과 거사 두 가지 치료법을 운용하는 목적은 질병과정에서 변화하는 사기와 정기의 역량을 대조하여 정기를 회복하고 사기를 제거하며, 질병이 완쾌되는 방향으로의 전화를 촉진함으로써 하루빨리 건강을 회복시키는 데 있다.

1) 부정거사(扶正祛邪)의 개념 및 상호관계

부정과 거사의 양대 치료원칙은 구체적인 면에서 많은 치료법을 포함하고 있다.

"부정(扶正)"이란 곧 인체의 부족한 정기를 돕는 것이다. 인체의 정기는 광범위한 개념이므로 정·기·혈·진액 등의 인체를 구성하는 기본물질과 장부·경락 등 인체를 구성하는 각종 조직기관 및 인체의 각종 생리기능 상태를 포괄한다. 따라서 "부정"의 기본개념 및 그 작용 메커니즘은 약물·침구·애구(艾灸)·기공 및 식이요법·체력단련 등의 방법을 통해 인체의 정·기·혈·진액 등의 부족을 보충하고, 손상된 인체의 각종 조직을 재생하며, 각종 생리기능을 회복시키는 데 있다. 《소문·통평허실론》의 "정기를 빼앗겨 부족하면 허증이다(精氣奪則虛)"와 《소문·삼부구후론》의 "허하면 보한다(虛則補之)"는 부정(扶正)의 치료원칙을 확정하는 이론적 근거이다. 부정의 구체적인 치료방법은 보음(補陰)·장양(壯陽)·익기(益氣)·양혈(養血)·증액(增液) 등이 있는데, 이는 모두 보법의 범주에 속한다.

"거사(祛邪)"란 체내의 사기를 제거하는 것이다. 각종 사기들은 그 성질과 특성이 다르고 인체에 침입하는 부위가 다르기 때문에 거사 방법도 여러 가지이다. 예를 들면 발한해표(發汗解表)·신산거풍(辛散祛風)·용토담연(涌吐痰涎)·공하적체(攻下積滯) 및 소식(消食)·화적(化積)·거어(祛瘀)·이습(利濕)·축수(逐水) 등의 치료법이 있다. 《소문·통평허실론》의 "사기가 성하면 실증이다(邪氣盛則實)"과 《소문·삼부구후론》의 "실하면 사하다(實則瀉之)"는 바로 거사(祛邪)의 치료원칙을 확정한 이론적 근거이다.

부정과 거사는 확연히 다른 치료원칙으로서 하나는 부족한 정기를 보충하여 치료하는 방법이고, 다른 하나는 사기가 성한 것을 제거함으로써 치료하는 방법이다. 그러나 질병의 발생·발전 및 그 변화과정에서 사기와 정기의 성쇠변화는 밀접한 관계가 있다. 따라서 부정과 거사 간에도 서로 쓰임이 되고 돕는 관계가 있다. 예를 들면 부정의 목적은 정기를 증강하는 것에 있는데, 정기가 충실해지면 저항력이 증가하여 사기에 대항하고 제거하는 능력을 발휘한다. 이것이 바로 이른바 "정기가 성하면 사기가 저절로 물러간다(正盛邪自却)"는 것이다. 거사의 목적은 체내의 사기를 제거함으로써 사기에 의한 인체의 손상을 막고, 정기를 보호함으로써 정기의 회복을 촉진하는 데 있다. 이것이 바로 이른바 "사기가 제거되면 정기가 안정된다(邪祛則正安)", "사기를 제거하여 정기를 보전한다(祛邪存正)"는 것이다.

2) 부정(扶正)과 거사(祛邪)의 운용원칙

부정(扶正:정기를 돕는 것)과 거사(祛邪:사기를 제거하는 것)는 서로 쓰임이 되고 서로 도우나, 결코 부정과 거사가 서로 대체될 수 있다는 말은 아니다. 따라서 임상에서 운용할 때는 반드시 사기와 정기의 역량 정황, 사성(邪盛)과 정쇠(正衰)의 경중·완급을 상세하게 연구, 분석해야 한다. 즉 사정성쇠(邪正盛衰) 변화의 실제상황을 근거로 하여 부정과 거사의 주차와 선후를 결정해야 한다.

부정(扶正)의 방법은 정기부족으로 인해 야기된 각종의 병증, 또는 사기가 그리 성하지 않고 정기가 이미 쇠약해진 병증에 적용한다. 예컨대 기허·양허로 인해 발생한 각종 병증은 마땅히 기를 보하고〔補氣〕 양을 북돋우는〔壯陽〕 방법으로 치료하고, 혈허・음허로 인해 발생한 각종 병증은 마땅히 혈을 보하고〔補血〕 음을 자양하는〔滋陰〕 방법으로 치료해야 한다. 어떤 질병은 질병 후기나 회복기, 혹은 만성질병에서 체내에 여전히 사기가 남아 있으나 그다지 성하지 않고 정기가 이미 허약해진 경우가 있는데, 이 경우에도 부정(扶正)하는 방법으로 치료함으로써 "정기를 도와 사기를 몰아내는" 치료목적에 도달하게 한다.

거사(祛邪)의 방법은 사기가 왕성하여 발생한 각종의 병증, 또는 정기가 손상되었으나 정도가 미약하고 사기가 성한 각종의 병증에 적용한다. 예컨대 외사가 표에 침입하여 표사(表邪)가 성한 경우는 발한해표법(發汗解表法)으로 표사의 해소를 촉진하는데, 이는 《소문・음양응상대론》에서 "사기가 외표에 있으면 탕약으로 훈세하여 발한시키고, 사기가 피부에 있으면 발한약을 사용하여 외설한다."[210]고 한 것과 같다. 담연(痰涎)이 상부에서 성한 경우는 용토담연법(涌吐痰涎法)을 사용하여 담을 토하게 하는 방법을 쓴다. 이는 《소문・음양응상대론》에서 "병이 상부에 있으면 토법으로 치료한다."[211]고 한 것과 같다. 또한 열이 중초에 울결됨으로 인해 적체・어혈 등이 리(裏)에서 정체하는 경우는 사실법(瀉實法)을 사용하여 실사(實邪)를 제거하는데, 이는 《소문・음양응상대론》에서 "병이 중초에 있어 창만한 경우는 사하법을 사용하여 치료한다."[212]고 한 것과 같다. 하초의 습열은 청리습열법(淸利濕熱法)을 사용하여 그 습을 제거하는데, 이는 《소문・음양응상대론》에서 "병이 하부에 있으면 소도법(疏導法)으로 치료한다."[213]고 한 것과 같다.

결론적으로 거사의 구체적인 치료법이 매우 많기 때문에 사기의 성질과 성한 부위에 근거하여 여러 가지 거사 방법을 운용해야 한다.

① 부정(扶正)과 거사(祛邪)의 겸용

정기 허약에 적용할 뿐만 아니라, 사기가 실한 각종 병증에 적용한다. 부정과 거사를 겸용하는 주요 목적은 다음과 같다.

정기를 돕되 사기가 머물지 않게 하고, 사기를 제거하되 정기를 손상시키지 않는 치료방법으로서, 임상에서 상용하는 치료원칙이다. 단 부정과 거사법을 겸용할 때는 반드시 정허(正虛)와 사실(邪實)의 주차 변별에 주의해야 한다. 예컨대 정허가 위주이고 사실이 부차적일 경우는 부정을 위주로 하고 거사를 겸해야 하며, 사실이 위주이고 정허가 부차적일 경우

---

210) 其有邪者, 漬形以爲汗. 其在皮者, 汗以發之.

211) 其高者, 因而越之.

212) 中滿者, 瀉之于內.

213) 其下者, 引而竭之.

에는 거사를 위주로 하고 부정을 겸해야 한다. 이렇게 해야만 예기한 치료목적에 도달할 수 있다.

② 먼저 거사(祛邪)한 후 부정(扶正)하는 경우

정허(正虛)와 사실(邪實)이 동시에 존재하는 경우, 즉 정기가 비록 이미 쇠약해졌지만 사기를 공격하는 약기운을 받아들일 수 있고, 사기가 비정상적으로 성하여 즉시 사기를 공격하지 않으면 정기가 회복되기 어려운 각종 병증에 적용한다. 예컨대 어혈이 정체되어 야기된 붕루는 이미 혈이 허해진 상태로서 어혈을 공격하여 제거하지 않으면 붕루가 멎지 않고 혈허 역시 회복되기 어려우므로 이 경우는 먼저 활혈거어(活血祛瘀)·공축어혈법(攻逐瘀血法)으로 그 실한 사기를 제거한 후에 다시 보익기혈법(補益氣血法)으로 정기를 도와야 한다.

신양허(腎陽虛)로 인해 수기가 넘쳐 심한 수종이 야기된 경우는 수사(水邪)가 넘쳐 심과 폐에 영향을 미쳐 심계·기역(氣逆) 등의 증상이 나타난다. 이 경우에는 수음(水飮)을 제거하지 않으면 심신(心腎)의 양기가 회복되기 어려우므로 먼저 축수리수법(逐水利水法)으로 수사(水邪)가 넘치는 것을 제거한 후에 다시 익신장양법(益腎壯陽法)으로 정기를 도와야 한다.

③ 먼저 부정(扶正)한 후 거사(祛邪)하는 경우

정허(正虛)와 사실(邪實)이 동시에 존재하여 사기가 성하되, 정기 허약이 이미 극에 달해 사기를 공격하는 약기운을 견디지 못하므로 즉시 부정법을 사용하지 않으면 반드시 정기는 더욱 고갈되고, 사기는 더욱 성해져 사망하게 되는 경우에 적용한다. 예컨대 충적(蟲積) 환자는 비기허쇠(脾氣虛衰)가 이미 극에 달하여 충적을 제거하는 약력을 견디지 못하므로 먼저 비를 튼튼히 하고 기를 보익하는 약물로써 정기를 도와 비허가 점차 회복된 후에 다시 충적을 제거해야 한다. 또한 기허혈어(氣虛血瘀)로 인해 야기된 심비(心痺)는 어혈이 심맥을 가로막아 사기가 실하고 그 양기가 쇠약해져 빠져나가려 하므로 먼저 회양익기법(回陽益氣法)을 사용함으로써 양기를 북돋아 양기가 회복된 후에 다시 활혈화어법(活血化瘀法)으로 실한 사기를 제거해야 한다.

(3) 음양조정(陰陽調整)

질병이 발생하는 근본을 살펴보면 인체 음양의 상대적인 협조평형 관계가 실조되어 음 혹은 양의 지나친 항진이나 쇠약을 초래한 것이다. 음양의 조정은 이러한 인체의 음양실조의 구체적인 정황에 근거하여 그 상대적인 협조평형의 회복을 촉진하는 것이다. 그러므로

《소문·지진요대론》에서 "음양의 소재를 신중히 관찰하여 이를 조리하되, 평형을 이루는 것을 목적으로 해야 한다."[214]고 하였다. 음양의 조정은 부족한 것을 보충하고 남아도는 것을 제거하여 음양이 어느 한쪽으로 치우치는 것을 바로잡아 음평양비(陰平陽秘)의 생리상태를 회복하는 것이다.

1) 손기편성(損其偏盛:그 편성한 것을 덜어낸다)

"손기편성(損其偏盛)"이란 음이나 양의 어느 한쪽이 남아도는 것을 사(瀉)하는 방법으로써 음 혹은 양의 치우침을 바로잡는 것이다. 그러므로 음이나 양의 어느 한쪽이 성함으로 인해 발생하는 각종 병증에 적용한다.

음이나 양의 지나친 항진은 대부분 사실(邪實)로 인해 야기되므로 그 남아도는 것을 사하는 것은 사법에 속한다. 예컨대 양사(陽邪)가 양분(陽分)으로 들어가면 양기가 성해지고, 양기가 성해지면 열이 나므로 한량한 약물로써 항성하는 양열(陽熱)을 제거해야 한다. 음사(陰邪)가 음분(陰分)으로 들어가면 음기가 성하고, 음기가 성하면 한이 발생하므로 온열한 약물로써 왕성한 음한을 제거해야 한다. 따라서 그 남아도는 것을 사하는 것은 실제로는 사실(瀉實)·거사(祛邪)에 속한다. 그러나 양이 성하여 음을 제약하면 음을 손상시키므로 음이 부족해지고, 음이 성하여 양을 제약하면 양을 손상시키므로 양이 부족해진다. 이것은 《소문·음양응상대론》에서 "음이 성하면 양이 병들고, 양이 성하면 음이 병든다."[215]고 한 것과 같다. 따라서 음양편성(陰陽偏盛) 조정법을 응용하여 어느 한쪽이 남아도는 것을 제거하는 치료방법을 사용할 때는 반드시 양성손음(陽盛損陰)·음성손양(陰盛損陽)의 정황이 동시에 존재하는지의 여부를 세밀하게 분석해야 한다. 만약 양이 성하여 음이 손상되고, 음이 성하여 양이 손상되었을 경우는 반드시 그 항성한 양열을 사할 때 부족한 음을 보하고, 그 왕성한 음한을 사할 때는 부족한 양을 보해야 한다. 이것이 바로 "사양보음·사음보양(瀉陽補陰·瀉陰補陽)"을 함께 사용하는 치료법이다.

2) 보기편쇠(補其偏衰:그 편쇠한 것을 보충한다)

"보기편쇠(補其偏衰)"란 음이나 양의 어느 한쪽의 부족을 보충하는 방법으로 음양의 쇠약을 바로잡는 것이다. 그러므로 음이나 양 어느 한쪽이 쇠약하여 발생하는 각종 병증에 적용한다.

---

214) 謹察陰陽所在而調之, 以平爲期.

215) 陰盛則陽病, 陽盛則陰病.

음이나 양의 쇠약은 모두 정기부족에 속하므로 쇠약한 것을 보하는 것은 보법에 속한다. 음허·양허·음양양허(陰陽兩虛)인 경우는 자음·보양·음양쌍보(陰陽雙補) 등의 치법을 사용한다. 음과 양은 상호 제약함으로써 상대적인 평형을 유지하므로 어느 한쪽이 쇠약해지면 다른 한쪽은 반드시 상대적으로 성해진다.

예컨대 음이 허하면 양을 제약하지 못하여 양이 상대적으로 성해지므로 일련의 허열 징후가 나타나는 반면, 양이 허하면 음을 제약하지 못하여 음이 상대적으로 성해지므로 일련의 허한 징후가 나타난다. 이러한 허열·허한에 대한 치료원칙은 결코 그 熱이나 寒을 사하는 데 있는 것이 아니라, 양을 보충함으로써 음을 제약하고 음을 보충함으로써 양을 자양하는 데 있다. 따라서 그 치료원칙은 마땅히 "화(火)의 원천인 심을 보익함으로써 음이 지나치게 성해진 것을 해소하고", "수(水:腎)가 주관하는 바를 튼튼하게 함으로써 양이 지나치게 성해진 것을 제약해야"만 음양의 편쇠를 조정하여 평형을 회복하는 목적에 도달할 수 있다.

만약 정기가 허한데 반대로 사법을 사용하면 허한 것을 더욱 허하게 하는 폐단을 초래한다. 그러므로 《소문·지진요대론》에서 "대저 성질이 찬 약을 사용하였는데 도리어 열이 날 경우는 그 음을 자양하고, 성질이 온열한 약을 사용하였는데 도리어 차가워질 경우에는 그 양을 보해야 한다. 이것이 바로 그 근본을 탐구하여 치료하는 것이다."[216]라고 한 것이다.

음과 양은 서로 뿌리가 되면서 쓰임이 되는 관계이므로 "양이 없으면 음이 생할 수 없고, 음이 없으면 양이 생할 수 없다." 그러므로 음양의 지나친 쇠약이 일정한 정도에 이르면 "양손급음·음손급양(陽損及陰·陰損及陽)"과 같이 음양이 서로를 손상시키는 변화가 나타난다. 따라서 비교적 위중한 음양편쇠(陰陽偏衰)에 대해서는 반드시 "양중구음(陽中求陰)"·"음중구양(陰中求陽)"의 치료원칙을 운용해야 한다. "양중구음"은 보음약을 위주로 치료하되 적당한 온양약(溫陽藥)을 좌약으로 삼아 치료하는 것이고, "음중구양"은 보양약을 위주로 치료하되 적당한 자음약을 좌약으로 삼아 치료하는 것이다. 이는 《경악전서(景岳全書)·신방팔략(新方八略)》에서 "음양이 서로 구제하는 묘한 처방이다. 그러므로 보양에 능한 자는 반드시 음 중에서 양을 구하니 양이 음의 도움을 얻어서 끝없이 화생하게 된다. 보음에 능한 자는 반드시 양 중에서 음을 구하니 음이 양의 상승하는 기운을 얻어서 원천이 고갈되지 않는다."[217]고 한 것과 같다.

음과 양은 하나의 상대적인 개념이므로 한의학에서는 이를 이용하여 인체의 각종 생리기

216) 諸寒之而熱者, 取之陰; 諸熱之而寒者, 取其陽, 所謂求其屬也.

217) 此又陰陽相濟之妙用也. 故善補陽者, 必于陰中求陽, 則陽得陰助而生化無窮; 善補陰者, 必于陽中求陰, 則陰得陽升而泉源不竭.

능 및 병리변화를 기술하였다. 따라서 임상변증에서는 음양변증을 총강으로 하고, 병리변화에 있어서는 음양실조로써 개괄하였으며, 치료원칙에 있어서도 역시 음양 조정을 총강령으로 하였다. 그 남아도는 것을 제거하고 부족한 것을 보하는 것은 단지 총체적인 음양성쇠변화로써 확정한 치료원칙일 따름이다.

기타의 것들, 예컨대 병기 속의 표리출입(表裏出入)·상하승강(上下升降)·한열진퇴(寒熱進退)·사정허실(邪正虛實)·영위불화(營衛不和)·기혈실조(氣血失調) 등도 역시 음양실조로써 설명할 수 있다. 따라서 승청강탁(升淸降濁)·부정거사(扶正祛邪)·보허사실(補虛瀉實)·청상실하(淸上實下)·영위조화(營衛調和)·기혈조리(氣血調理) 등은 모두 음양조정의 범주에 귀속시킬 수 있다. 이런 까닭에 《소문·음양응상대론》에서 "병이 상부에 있으면 토법을 사용하고, 병이 하부에 있으면 소도법(疏導法)을 사용하며, 병이 중초에 있어서 중초가 창만하면 사하법(瀉下法)을 사용하고, 사기가 체표에 있으면 탕약으로 훈세(薰洗)하여 치료하며, 사기가 피부에 있으면 발한법을 사용하여 밖으로 빼내고, 병이 갑작스럽게 발생하면 안마법(按摩法)을 사용하여 사기를 억누르며, 병이 실증에 속하면 산법(散法)이나 사법(瀉法)을 사용하여 치료한다. 병증의 음양 속성을 살피고 그 강유(剛柔)를 변별하여 양병은 그 음을 치료하고 음병은 그 양을 치료하며, 기혈을 안정시켜 각기 정해진 통로로 순행하게 한다."218)고 한 것이다. 즉 넓은 의미에서 보면 이상의 여러 가지 치법은 모두 음양조정 총칙의 범주에 속한다.

(4) 장부기능 조정

장부의 생리기능 조정은 아래와 같은 두 가지로 나뉜다. 첫째, 어떤 장부의 어떤 생리기능이 항진하거나 쇠퇴하는 것을 조정한다. 둘째, 오장 사이의 관계, 특히 오장 사이의 생리기능이 협조와 평형을 잃은 것을 조정한다.

장부의 생리기능을 조정하는 방법은 실제로 남아도는 것은 사하고(즉 기능의 항진을 억제하는 것), 부족한 것은 보하는(즉 쇠퇴한 기능을 북돋는 것) 것이다.

인체는 하나의 유기체이므로 "장(臟)과 장(臟)", "부(腑)와 부(腑)", "장(臟)과 부(腑)"는 생리기능적 측면에서 서로 협조하며, 그 중 어떤 기능들 간에는 상호제약 관계가 존재한다.

---

218) 其高者, 因以越之; 其下者, 引而竭之; 中滿者, 瀉之于內; 其有邪者, 漬形以爲汗; 其在皮者, 汗以發之; 其慓悍者, 按而收之; 其實者, 散而瀉之. 審其陰陽, 以別柔剛, 陽病治陰, 陰病治陽, 定其氣血, 各守其鄉.

예를 들면 간의 상승작용과 폐의 하강작용, 비의 상승작용과 위의 하강작용 등이다. 그러나 또한 상반되면서도 서로 조화를 이루고, 서로 쓰임이 되기도 한다. 어떤 기능들 간에는 상호 촉진하는 관계가 존재한다. 예컨대 폐의 수도(水道)를 소통·조절하는 기능과 신이 수기를 주관하는 기능, 간의 소설기능과 비의 운화기능 등이다. 인체의 모든 생리기능은 상대적인 협조평형 관계를 유지한다. 따라서 장부기능을 조정할 때는 단순히 어떤 장부의 어떤 생리기능이 실조되었는가 하는 것만을 고려해서는 안 되며, 각 장부의 생리기능 간의 상호관계를 조정하는데 주의해야 한다.

폐를 예로 들면 폐의 선발(宣發)과 숙강(肅降) 기능 이상은 폐 자체의 병변으로 인해 발생할 수 있으나, 기타 장부의 기능실조로 인해 발생하기도 한다.

가령 심기(心氣) 부족으로 인해 심혈이 엉겨 폐의 선발·숙강기능이 실조되고, 이로 인해 숨이 차고 기침이 나면 심양(心陽)을 온통(溫通)시키고 심기를 보익하며 혈액순환을 촉진시켜 어혈을 제거하는 등의 방법으로 치료해야 하는데, 심이 혈맥을 주관하는 기능이 회복되면 폐기가 저절로 하강한다.

간의 상승작용이 과도함으로 인해 간화가 지나치게 성해져 화기가 상역하고 폐에 영향을 미쳐 숨이 차면서 기침이 나며 각혈을 하면 평간사화법(平肝瀉火法)을 위주로 치료해야 한다. 상역하는 간의 화기가 가라앉으면 폐의 선발·숙강기능이 저절로 회복된다.

비허(脾虛)로 인해 담이 발생하고 담이 폐를 가로막아 기침이 나고 담이 많은 증상이 나타나면 건비조습(健脾燥濕)함으로써 담이 생기는 원천을 다스려야 한다. 폐기가 안정되어 막힌 담이 저절로 해소된다.

신이 기를 섭납(攝納)하지 못하거나 신수(腎水)가 상부로 넘쳐서 기가 치솟고 숨이 찬 경우에는 온신납기(溫腎納氣)·온신리수(溫腎利水) 등의 방법으로 신을 치료하면 상역하는 기가 저절로 가라앉는다.

위의 하강기능이 실조되어 중초가 더부룩하고 대장에 열이 몰려 건조한 대변이 내부에 뭉치는 등의 원인으로 기가 상역하고 흉부가 답답한 증상이 발생하면 위장을 위주로 하여 치료해야 한다. 위장의 기능이 회복되어야 비로소 폐기가 상역하는 증상이 해소된다.

비의 질병은 비장 자체의 병변 외에도 간의 소설기능 실조로 인해 비의 운화기능이 실조되는 경우도 있는데, 이 경우에는 간의 소설을 위주로 치료한다. 비가 본래 허하여 간목(肝木)이 지나치게 성해진 경우는 부토억목법(扶土抑木法)을 사용하여 치료하며, 명문의 화가 쇠약하여 비토를 온후(溫煦)하지 못해 운화기능이 실조된 경우에는 명문의 화를 보함으로써 비토를 생해야 한다. 만약 위의 하강기능이 실조됨으로 인해 비의 운화기능이 실조된 경우에는 위의 하강기능의 조화에 중점을 둠으로써 비의 상승기능과 위의 하강기능 사이의 협조·평형을 회복시켜야 한다.

기타 장부의 병변 역시 반드시 각 장부의 생리기능 사이의 실조 상황에 근거하여 조정해야만 치료효과를 얻을 수 있다.

(5) 기혈(氣血) 조정

기혈은 인체의 각 장부조직이 생리활동을 진행하는 주요 물질적 기초이며, 기혈실조(氣血失調)는 대부분 장부의 기능실조와 유관하다. 여기에서는 단지 기와 혈의 상호관계 실조를 조정하는 원칙으로부터 기술하였다.

기와 혈은 인체를 구성하는 기본물질로서 각기 그 생리기능이 있으며, 양자 간에는 서로 의존적이고 쓰임이 되는 관계가 존재한다. 생리적으로 볼 때 기는 혈을 생성하고 혈을 운행시키며 혈을 통섭하므로 "기위혈지수(氣爲血之帥:기는 혈을 통솔한다)"라고 한다. 혈은 물질로서 기의 매개체이며, 또한 기에 영양을 제공하므로 "혈은 기의 원천이다(血爲氣之母)"라고 한다. 기와 혈의 상호 의존적이고 쓰임이 되는 관계가 실조되면 기혈이 조화를 잃은 각종의 병증이 발생한다. 예컨대 기는 혈을 생성하므로 기가 왕성하면 혈이 생성되고 혈액이 충만해지며, 기가 허하면 혈의 생성이 부족하여 혈허(血虛)나 기혈양허(氣血兩虛)를 야기한다. 따라서 혈허에 대한 치료는 대부분 기를 보하는 것을 우선해야 하며, 단순하게 보혈(補血) 방법을 응용해서는 안 된다.

기는 혈을 운행시킨다. 기가 운행되면 혈도 운행되고, 기가 허하여 추동작용이 무력해지면 혈액운행이 완만해져 혈어(血瘀)가 발생하며, 기가 정체되면 혈 역시 이를 따라 운행이 불리해지므로 혈어가 발생하고, 기기가 역란(逆亂)하면 혈 역시 이를 따라 역란한다. 예컨대 간기가 상역하면 혈이 기를 따라 상승하므로 정신을 잃어 졸도하며 코피를 쏟는 등의 증상이 발생한다. 따라서 혈어를 치료할 때는 단순히 활혈화어(活血化瘀) 만을 고려해서는 안 되고 기허(氣虛)와 기체(氣滯)가 서로 다르다는 점을 감안하여 익기활혈(益氣活血)·이기활혈(理氣活血) 등의 방법을 구분하여 운용해야 한다. 또한 토뉵(吐衄)을 치료할 때도 수렴지혈법(收斂止血法) 만을 사용해서는 안 되고 기기의 역란을 고려해야 한다. 그러므로 "각종 출혈증을 치료할 때는 먼저 기를 치료한다(治血先治氣)"·"氣가 하강하면 출혈이 저절로 멎는다(氣降血自止)"라는 말이 있다.

기는 혈을 통섭(統攝)한다. 기가 허하면 혈을 통섭하지 못해 각종의 출혈 증상이 발생하므로 치료할 때는 마땅히 기를 보함으로써 혈을 통섭해야 한다. 혈은 기의 원천이다. 기는 혈에 포함되어 있으므로 혈이 부족하면 기 역시 쇠약해지며, 대량의 출혈이 발생하면 기는 반드시 혈을 따라 외부로 빠져나간다. 그러므로 마땅히 익기고탈(益氣固脫) 위주로 치료해야 한다.

(6) 삼인제의(三因制宜)

인시(因時)·인지(因地)·인인(因人)의 삼인제의(三因制宜)는 질병을 치료할 때 반드시 실제에서 출발해야 함을 가리킨다. 즉 반드시 당시의 계절·환경·환자의 체질·성별·연령 등의 실제적인 정황으로부터 적절한 치료방법을 확정하는 것이다.

1) 인시제의(因時制宜)

"인시제의(因時制宜)"란 시기에 알맞게 해야 한다는 뜻으로서, 치법을 결정할 때에 사계절의 기후가 다름을 고려하는 것을 말한다. 기후의 변화는 인체의 생리·병리에 모두 상당한 영향을 미친다. 계절과 기후가 인체에 미치는 영향에 비추어 치료 목적으로 약물을 활용하는 원칙을 고려하는 것이 바로 "인시제의"이다.

일반적으로 말해, 봄과 여름에는 양기의 승발(升發)로 말미암아 기후가 점점 차가움에서 따뜻함으로, 따뜻함에서 뜨거움으로 변하게 되고 인체의 살갗과 주리(腠理)도 그것을 따라서 점점 성글어지고 열리게 된다. 그러므로 봄과 여름에 약을 쓸 때에는 반드시 양기의 승발과 주리가 성글어지는 요인을 고려해야 하고, 신온(辛溫)한 약물로써 해표발한(解表發汗)할 때에 그 양을 알맞게 파악해야 한다. 가령 풍한사를 감수한 경우일지라도 발한을 지나치게 하지 말아야 하고, 가령 한증(寒證)일 때도 신온대열(辛溫大熱)한 약물을 지나치게 사용함으로 인해 발한과다(發汗過多)와 온열과다(溫熱太過)가 발생하지 않도록 주의해야 하며 음기의 손상을 방지해야 한다.

예컨대 가을·겨울에는 양기가 점차 잠장(潛藏)되고 무더운 기후가 서늘한 기후로, 서늘한 기후가 추운 기후로 바뀌므로 인체의 기부(肌膚)·주리 역시 이를 따라 점차 조밀해져 양기를 잠장한다. 이때 만약 대열(大熱) 증후가 아니라면 한량(寒凉)한 약물을 신중히 사용함으로써 양기의 손상을 방지해야 한다. 따라서 《소문·육원정기대론》에서 "성질이 차가운 약물을 사용할 때는 한랭함을 피하고, 성질이 서늘한 약물을 사용할 때는 서늘함을 피하며, 성질이 따뜻한 약물을 사용할 때는 따뜻함을 피하고, 성질이 뜨거운 약물을 사용할 때는 뜨거움을 피해야 한다. 음식도 이와 마찬가지 원칙을 따라야 한다."[219]고 하였는데, 이것은 바로 "인시제의(因時制宜)"의 이치를 설명한 것이다.

이밖에도 서사(暑邪)에는 명확한 계절성이 있을 뿐만 아니라 대개 습을 수반하므로 여름철에 병을 치료할 때는 반드시 서습(暑濕)을 제거하는데 주의해야 한다. 조사(燥邪)는 대개 가을철에 발병하므로 가을철에 병을 치료할 때는 방향성이 있고 건조한 약물 등을 신중하게 사용해야 한다.

2) 인지제의(因地制宜)

"인지제의(因地制宜:지리적인 조건에 알맞아야 한다)"란 지리적 특징과 환경조건이 인체와 질병에 대해 미치는 영향에 근거하여 치법과 약물사용의 원칙을 고려하는 것이다. 지역이 다르면 지리적 특징이 다를 뿐만 아니라, 환경·기후·생활습관·생활조건 등도 각기 다르다. 따라서 인체의 생리활동과 병리변화의 특징 역시 같다고 할 수 없으므로 치료방법을 결정할 때는 반드시 "인지제의"를 고려해야 한다.

예컨대 중국의 서북 고원지구는 기후가 한랭하고 건조하며 강우량이 적다. 이 지역 사람들은 산과 언덕에 의지하여 기거하고, 항상 바람이 불고 추운 환경에 처해 있으므로 대부분 치즈와 골육 및 소나 양의 젖을 섭취하므로 체질이 비교적 강하다. 이런 까닭에 외사가 쉽게 침입하지 못하고, 발병하면 그 병은 대부분 내상(內傷)이다. 동남 지구는 바다와 강을 접하고 있으므로 평원이나 소택(沼澤)이 비교적 많고 지세가 낮으며 따뜻하거나 무덥고 강우량이 많다. 이 지역 사람들은 생선이나 짠 것을 즐겨 먹으므로 대부분 피부가 검고 기부주리가 성글며 발병하면 그 병은 옹양(癰瘍)이 대부분이고 비교적 쉽게 외사를 감수한다. 이는 《소문·오상정대론》에서 "지형에는 높고 낮음이 있고 기후에는 따뜻함과 서늘함이 있는데, 지세가 높으면 기후가 차고 지세가 낮으면 기후가 덥다."[220]고 한 것과 같다. 서북방은 기후가 한랭하여 발병하면 그 병은 대부분 밖이 차고 속에서는 열이 나므로 그 외한(外寒)을 흩고 그 이열(裏熱)을 식혀야 한다. 동남방은 기후가 따뜻하여 양기가 외부로 빠져나가므로 내한(內寒)이 발생한다. 따라서 그 외부로 빠져나간 양기를 수렴하고 내한을 따뜻하게 해야 한다. 이것은 곧 《소문·오상정대론》에서 "서북지방은 기후가 추우므로 치료할 때는 한사를 제거하고 내열을 식혀야 하며, 동남지방은 기후가 무더우므로 치료할 때는 양기를 수렴하여 내한을 따뜻하게 해야 하는데, 이를 '동병이치(同病異治)'라 한다."[221]고 한 것

219) 用寒遠寒, 用凉遠凉, 用溫遠溫, 用熱遠熱, 食宜同法.
220) 地有高下, 氣有溫凉, 高者氣寒, 下者氣熱.

과 같다. 의사가 병을 치료할 때 동일한 병에 치료방법을 달리하여도 모두 치료되는 것은 지역차로 인해 치료법에도 각기 마땅한 바가 있기 때문이다. 예를 들면 외감풍한증(外感風寒證)의 경우 추운 서북지방에서는 신온해표약(辛溫解表藥)의 양을 비교적 많게 사용하는데 마황·계지를 상용하며, 따뜻한 동남지방에서는 신온해표약(辛溫解表藥)의 양을 비교적 적게 사용하며 형계·방풍을 상용한다. 이것 또한 지리와 기후가 다른 까닭이다. 따라서 병을 치료할 때 모름지기 지리적 특징과 환경조건을 고려해야 한다.

3) 인인제의(因人制宜)

환자의 연령·성별·체질·생활습관 등의 다른 특징에 근거하여 치료·약물사용의 원칙을 고려하는 것을 "인인제의(因人制宜:사람에 알맞아야 한다)"라 한다.

① 연령 : 연령이 다르면 생리·병리상황 및 기혈의 성쇠 등도 모두 다르므로 치료와 약물사용에도 구별이 있어야 한다. 연로한 사람은 생기가 감퇴하고 정(精)과 기혈이 대부분 허약하여 대개 허증을 앓으므로 치료할 때는 일반적으로 보법을 사용한다. 예컨대 허실협잡(虛實夾雜)에 실사(實邪)가 있을 경우에는 신중하게 사기를 공하(攻下)해야 하며 약물의 양도 청장년보다 적게 사용해야 한다. 소아는 생기가 왕성하되 기혈이 충실하지 못하고 장부가 연약하여 쉽게 한·열·허·실이 발생하며 질병의 변화가 비교적 빠르므로 소아의 질병을 치료할 때는 약기운이 센 약을 투여해서는 안되고 조금씩 보익해야 하며, 양도 적게 사용해야 한다. 이것은 바로 《온병론·노소이치론》에서 "대저 나이가 많은 사람은 원기의 손상을 가장 피해야 한다. …… 나이가 많으면 영기와 위기가 고삽(枯澁)하여 미미한 원기가 쉽게 모손(耗損)되어 회복되기 어렵기 때문이다. 이와는 달리 나이가 어리면 기혈의 생기가 빠르고 그 기가 왕성하므로 사기를 감수하더라도 한번 제거하기만 하면 정기가 이를 따라 회복된다. 따라서 나이가 많으면 신중하게 사하고, 나이가 어리면 신중하게 보해야 한다. 하물며 잘못 사용해서야 되겠는가? 또한 나이가 많으면 품부가 두텁고 나이가 어리면 품부가 얕으므로 마땅히 그것을 분별하여 치료해야 하며, 일반적인 견해에 따라 치료해서는 안된다."[222]고 한 것과 같다.

② 성별 : 남녀는 각기 그 생리적 특징이 있으므로 약물을 사용하여 치료할 때는 이를

221) 西北之氣, 散而寒之, 東南之氣, 收而溫之. 所謂同病異治也.

222) 凡年高之人, 最忌剝削. 設投承氣, 以一當十; 投用蔘朮, 十不低一. 蓋老年榮衛枯澁, 幾微之元氣易耗而難復也. 不比少年氣血生機其捷, 其氣勃然, 但得邪氣一除, 正氣隨復. 所以老年愼瀉, 少年愼補, 何況誤用也. 亦有年高稟厚, 年少賦薄, 又當從權, 勿以常論.

고려해야 한다. 예컨대 임신기에는 준하(峻下)·파혈(破血)·활리(滑利)·주찬(走竄)시키는 약물이나 유독한 약물의 사용을 금하거나 신중하게 사용해야 한다. 산후에는 마땅히 기혈허손 및 오로(惡露) 정황 등을 고려해야 한다.

③ 체질 : 체질에는 강약과 한열에 치우친 바가 있으므로 양이 성하거나 음이 허한 체질에는 온열한 약물을 신중하게 사용해야 하며, 양이 허하거나 음이 성한 체질에는 한량(寒凉)하여 양을 손상시키는 약물을 신중하게 사용해야 한다. 《영추·논통》에서 "위가 두텁고 피부색이 검으며 골격이 크고 살찐 사람은 성미가 극렬한 약물에 대한 내성이 강하고, 몸이 야위고 위가 얇은 사람은 극렬한 약물에 대한 내성이 약하다."[223]라고 하였고, 《소문·오상정대론》에서 "성미가 극렬한 약물을 견뎌낼 수 있으면 (성미가) 후(厚)한 약물로써 치료하고, 성미가 극렬한 약물을 이기지 못하면 (성미가) 박(薄)한 약물로써 치료해야 한다."[224]고 하였는데, 이는 체질의 다름에 근거하여 약물의 사용 역시 달리해야 함을 설명한 것이다. 이 밖에 환자의 숙질(宿疾)·직업병·정신자극·나쁜 생활습성 등의 요인도 고려하여 치료방법을 확정해야 한다.

상술한 바를 종합하면 인시(因時)·인지(因地)·인인제의(因人制宜)는 질병을 치료할 때 단지 질병만을 대해서는 안 되며 반드시 환자의 체질과 환자가 처한 사회적·환경적 조건과 시간계절 속에서 발생한 것임을 고려해야 한다는 것이다. 따라서 인시·인지·인인제의는 한의학 질병치료의 기본 사상인 즉 사람은 하나의 정체이고 사람과 자연, 사람과 사회환경 역시 하나의 정체임을 구현한 것이다. 또한 인시·인지·인인제의는 한의학 변증론치 속의 원칙성과 융통성을 집중적으로 구현한 것이다. 따라서 인시·인지·인인제의를 전면적으로 고려해야만 양호한 치료효과를 얻을 수 있다.

---

223) 胃厚, 色黑, 大骨及肥者皆勝毒, 故其瘦而薄胃者, 皆不勝毒也.

224) 能毒者以厚藥, 不勝毒者以薄藥.

제3장
기화론(氣化論)

기화(氣化)란 기의 운동변화와 만물의 생화(生化)작용을 가리킨다. 중국의 고대 철학자들은 만물이 기의 끊임없는 운동변화에 따른 이합집산(離合集散)에 의해서 생성, 변화, 소멸한다고 보았다. 그리고 이러한 기화작용에 의해서 음양오행과 육기(六氣)의 변화가 이루어진다고 보았다. 따라서 본장에서는 먼저 기 개념에 대해 자세히 설명하고 이어서 음양론과 오행론, 그리고 육기변화의 원리를 설명한 운기론을 차례로 살펴보고자 한다.

먼저 고대의 "기화론(氣化論)"적 관점에서의 음양과 오행의 생성을 살펴보면 다음과 같다. 《여씨춘추・대락》에서는 "태일에서 양의가 나오고, 양의에서 음양이 나왔다(太一出兩儀, 兩儀出陰陽).", "만물은 태일에서 만들어져 음양에서 변화한다(萬物所出, 造於太一, 化於陰陽)."고 하였다. 여기서 "태일(太一)"은 즉 "태극"으로서 천지가 아직 나뉘지 않고 뒤섞여 있을 때의 원기(元氣), 즉 혼원일기(混元一氣)를 말한다. 《격치여론(格致餘論)》에서는 "태극이 움직이면 양이 되고, 고요하면 음이 된다(太極動而生陽, 靜而生陰)."고 하였다. 이것은 《노자》에서 말한 "道生一, 一生二"와 같은 맥락의 말로서 음양론과 기일원론(氣一元論)에 대한 설명이다.

《주역・계사》에서는 "역에는 태극이 있는데, 태극은 양의를 생하고 양의는 사상을 생하며, 사상은 팔괘를 생한다."[1]고 하였다. 이에 대해 《주역정의(周易正義)》에서는 "양의(兩儀)가 사상(四象)을 생한다고 한 것은 금・목・수・화・토가 천지를 품수(稟受)하여 생겼으므로 '양의가 사상을 생한다'고 말한 것이다. 토는 사계절로 나뉘어 왕성하며 땅속에 있는 것과는 구별된다."[2]고 하였으며, 또 "사상이 팔괘를 생한다고 함은 진목(震木)・이화(離火)・태금(兌金)・감수(坎水)가 각기 한 때를 주관하는데, 또한 손(巽)은 진목(震木)

---

1) 易有太極, 是生兩儀, 兩儀生四象, 四象生八卦.

2) 兩儀生四象者, 謂金・木・水・火・土稟天地而有, 故云兩儀生四象. 土則分王四季, 又地中之別.

과 같고 건(乾)은 태금(兌金)과 같으며, 여기에 곤(坤)・간(艮)의 토를 더하여 팔괘로 삼았음을 말한다."[3]라고 하였다. 이는 음양에서 사상이 나오고 사상에서 오행이 나왔다는 의미가 된다. 이를 통해 태극일기(太極一氣)가 음양으로 나뉘고 오행으로 화생함을 알 수 있다.

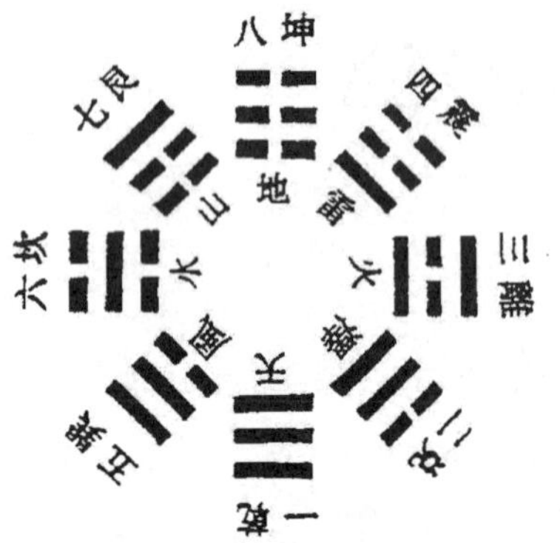

복희팔괘방위도

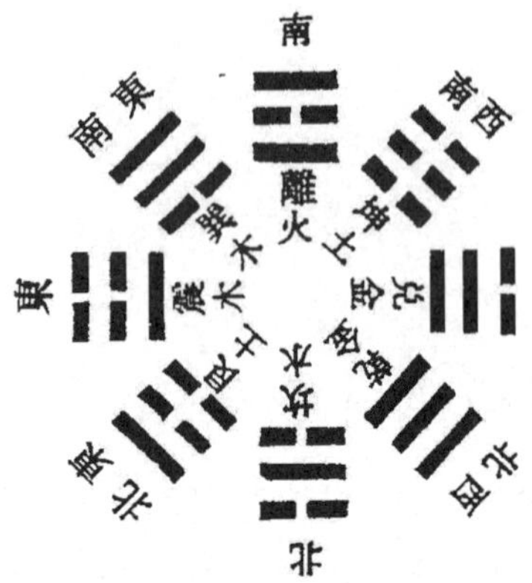

문왕팔괘방위도

음양과 오행은 모두 기에 뿌리를 두므로 《격치여론》에서는 "천지는 일원(一元)의 기로써 만물을 화생하고, ……만물은 이 일원의 기를 함께하고 있다."[4]라고 하였으며, 《태극도설(太極圖說)》에서는 "태극이 움직임에 양을 생하는데 움직임이 극에 달하면 고요해지며, 고요함은 음을 생하는데 음이 극에 달하면 다시 움직이니, 동과 정은 서로의 근본이 된다. 음양으로 나뉘면 이에 양의(兩儀)가 성립된다. 양이 변화하여 음에 합해지면 수・화・목・금・토를 생한다."[5]고 하였다.

제1절 기론(氣論)

3) 四象生八卦者, 謂震木離火兌金坎水各主一時, 又巽同震木, 乾同兌金加以坤艮之土爲八卦也.

4) 天地以一元之氣化生萬物,…… 萬物同此一氣.

5) 太極動而生陽, 動極而靜, 靜而生陰, 陰極復動, 一動一靜, 互爲其根, 分陰分陽, 兩儀立焉. 陽變陰合而生水火木金土.

一. 기(氣)의 개념

1. 고대 중국철학에서의 기(氣) 개념

중국철학사를 볼 때 기 개념은 시대와 학자에 따라서 그리고 그 용처에 따라서 다양한 함의(含義)를 가지고 전개되어 왔기 때문에 어느 하나로 통일하여 정의한다는 것은 대단히 어려운 일이다. 그러므로 여기서는 한의학의 기 개념을 중심으로 하여 대략적으로만 설명하겠다.

1) 기(精氣 또는 元氣)는 우주만물을 구성하는 가장 기본적인 물질이다

중국의 고대철학자들은 기를 우주만물을 구성하는 가장 기본적인 물질로 생각하였다. 즉 우주 만물은 기가 어떻게(어떠한 모양 어떠한 구조 어떠한 방식으로) 집적되었느냐에 따라 각각 그 모양이 다를 뿐 그 본질에 있어서는 오직 일기(一氣)일 뿐이며[6], 따라서 구성하고 있던 기가 흩어지면 그 물건도 형체가 소멸되어 다시 일기(一氣)로 화한다고 보았다. 그러므로 만물은 기의 취산변화(聚散變化)에 따른 일시적인 모양(客形)에 불과하며, 모든 현상변화는 기의 운동변화의 다양한 모습에 불과할 따름이다. 그리고 만물의 차이는 시공간적 편차와 기의 집적구조(集積構造) 및 밀도의 차이에서 비롯되는 것으로 볼 수 있다. 따라서 모든 만물은 기가 집적된 유형의 기라고 할 수 있으나 일반적으로 이미 형질(形質)이 있는 경우 — 즉 형체를 이루고 있거나 눈으로 보고 손으로 만질 수 있는 경우에는 물건 또는 물질이라 하고 氣라고 말하지 않는다. 예컨대 수소(H_2)와 산소(O_2)가 결합하여 물(H_2O)을 생성하면 물이라고 말하지 수소나 산소라고 말하지 않는 것과 같다.

2) 기는 지극히 미세하여 형체가 없고 활동성이 매우 강하여 어떠한 물질이라도 투과할 수 있으며, 어디에든 존재하여 천지만물이 서로 감응하는 현상의 중개가 된다

기(精氣 또는 元氣)는 지극히 미세하기 때문에 설혹 최고의 전자현미경을 동원한다 하더라도 육안으로는 볼 수 없으며, 오직 그 현상을 통해 감관(感官)으로 느껴 알 수 있을 뿐이다. 기는 어떠한 물질이라도 전혀 장애를 받지 않고 투과할 수 있을 만큼 미세하고 활동성이 강하므로 그 부피와 질량을 상정할 수 없다. 따라서 일반적으로 기는 무형이라고 말한

---

6) 《莊子・知北游篇》: "人之生, 氣之聚也. 聚則爲生, 散則爲死, …… 通天下一氣耳"."

다. 그러나 우주 만물이 기의 집적에 의해 이루어졌다고 보는 한 기는 분명히 형이하(形而下)의 물질에 속하는 것이므로, 형이상(形而上)의 리(理)에 대해서 말할 때는 유형이라고 말하게 된다.

그리고 기는 언제 어디에나 없는 곳이 없으므로 천지만물이 서로 감응하는 현상의 중개가 된다.

3) 기는 또한 힘(에너지, 세력)의 속성을 가지고 있다

기는 또 지극히 미세한데다 그 자체에 운동변화하는 속성을 내재하고 있기 때문에 종종 힘(에너지, 세력)으로써 파악되기도 한다. 왜냐하면 모든 물질의 운동변화는 에너지를 바탕으로 하기 때문이다.

4) 기는 스스로 또는 순리대로 끊임없이 운동변화 하며[7] 우주만유 삼라만상을 생성・변화시킨다

고대의 중국의 기철학자들은 기가 스스로 끊임없이 운동변화 하는 속성을 가지고 우주만유 삼라만상을 생성변화 시킨다고 보았는데 이를 기화(氣化)라고 한다. 한의학에서도 기본 관점이 이와 일치한다.

① 《회남자・천문훈》: "천지가 아직 형성되지 않았을 때에는 뒤섞여 텅 빈 상태였으므로 태시(太始)라고 한다. 태시에서 허곽(虛廓)이 생기고 허곽에서 우주가 생기고 우주에서 기가 생겼는데, 기에는 애은(埡垠)이 있어서 맑은 양기는 넓게 퍼져서 하늘이 되었고 무겁고 탁한 것은 응체(凝滯)하여 땅이 되었다. 청묘(淸妙)한 것은 모이기가 쉬운데 무겁고 탁한 것은 엉기기가 매우 힘들어 하늘이 먼저 이루어지고 나서 땅이 뒤에 이루어졌다. 양이 쌓여 뜨거워진 기에서 불이 생겼고 화기(火氣)의 정화(精華)가 해가 되었으며, 음이 쌓여 차가워진 기에서 물이 생겼고 수기(水氣)의 정화가 달이 되었다."[8] ※ 이는 氣化에 의해 천지, 일월, 수화(水

---

7) 이는 주기(主氣) 철학가들의 기본 관점이다. 그런데 주리(主理) 철학가들은 기의 운동변화를 자체의 속성으로 보지 않고 소이연(所以然)의 리(理)를 별도로 상정한다. 그러나 理가 氣를 떠나 독립해 있다고 보지는 않는다. 주기론가(主氣論家)와 주리론가(主理論家)의 주장은 논리상으로 분명한 차이가 있을 뿐만 아니라 현실 문제를 해석하는 데에 있어서도 각각의 장단점이 있지만 여기서는 의학적 편의상 주기론가의 입장을 우선 취한다.

8) 天地未生, 馮馮翼翼, 洞洞灟灟, 故曰太始. 太始生虛廓, 虛廓生宇宙, 宇宙生氣, 氣有 埡垠, 淸陽者, 薄靡而爲天, 重濁者, 凝滯而爲地. 淸妙之合專易, 重濁之凝竭難, 故天先成而地後定. 積陽之熱氣生火, 火氣之精者爲日, 積陰之寒氣生水, 水氣之精者爲月.

火)가 생성되는 과정을 설명한 것이다.

② 《소문·음양응상대론》: "양이 쌓여 하늘이 되고 음이 쌓여 땅이 되었다. ……그러므로 맑은 양은 하늘이 되고 탁한 음은 땅이 되었다."9),

③ 《소문·천원기대론》: "대저 변화의 작용은 하늘에서는 현묘함이 되고 사람에게서는 도(道)가 되고 땅에서는 생화(生化)가 되는데, 생화가 오미(五味)를 낳고 도가 지혜를 낳고 현묘함이 신(神)을 낳는다. 신(神)은 하늘에서는 바람〔風〕이 되고 땅에서는 나무〔木〕가 되며, 하늘에서는 열이 되고 땅에서는 불〔火〕이 되며, 하늘에서는 습(濕)이 되고 땅에서는 흙〔土〕이 되며, 하늘에서는 메마름〔燥〕이 되고 땅에서는 쇠〔金〕가 되며, 하늘에서는 차가움〔寒〕이 되고 땅에서는 물〔水〕이 된다. 그러므로 하늘에서는 기가 되고 땅에서는 형(形)을 이루며, 형과 기가 서로 감응하여 만물을 화생한다. 그러나 천지는 만물의 위와 아래이며, 좌우는 음양의 도로(道路)이며, 수화(水火)는 음양의 징조이며, 금목(金木)은 생성의 끝과 시작이다. 기에는 많고 적음이 있고 형에는 성쇠(盛衰)가 있어서 위와 아래가 서로 부름에 손익(損益)이 분명하게 된다."10)

④ 《의문법률》: "기가 모이면 형체가 존재하고 기가 흩어지면 형체가 없어진다."11)

이상을 요약하면 기는 우주만물을 구성하는 가장 기본적인 물질로 언제 어디서나 존재하며, 지극히 미세해서 육안으로 볼 수는 없으나 그 징상(徵象)12)은 감관으로 느껴서 알 수 있으며, 끊임없이 운동 변화하는 속성을 가지고 그 모이고 흩어짐을 따라 우주 만유 삼라만상의 생성변화를 이루어내는 것이라 할 수 있다.

2. 한의학에서의 기(氣) 개념

9) 故積陽爲天, 積陰爲地. … 故淸陽爲天, 濁陰爲地.

10) 夫變化之爲用也, 在天爲玄, 在人爲道, 在地爲化, 化生五味, 道生智, 玄生神. 神在天爲風, 在地爲木, 在天爲熱, 在地爲火, 在天爲濕, 在地爲土, 在天爲燥, 在地爲金, 在天爲寒, 在地爲水, 故在天爲氣, 在地成形, 形氣相感, 而化生萬物矣. 然天地者, 萬物之上下也, 左右者, 陰陽之道路也. 水火者, 陰陽之徵兆也. 金木者, 生成之終始也. 氣有多少, 形有盛衰, 上下相召, 而損益彰矣.

11) 氣聚則形存, 氣散則形亡.

12) 징상(徵象) : 징(徵)은 조짐(徵兆) 또는 판단 분별의 증거가 되는 것을 말하고, 상(象)은 감지할 수 있는 형상(形象:모양)이나 현상 또는 이미지를 말한다.

한의학에서 기의 개념 역시 고대 중국철학의 영향을 깊이 받았으므로 그 기본적인 개념은 앞에서 살핀 바와 거의 일치한다고 볼 수 있다. 다만, 한의학에서는 학문의 성격상 일반 중국철학에 대하여 특수의 관계에 있는 만큼 인체의 생리, 병리, 진단 치법, 약리 등을 설명하는 데에 있어서 매우 다양한 종류의 기가 설정되고 그에 따라 자연히 특수한 기 개념이 부가되어 있다는 점에서 고유한 특징을 가지고 있다.

1) 기는 인체를 구성하는 가장 기본 물질이다

① 《소문 · 보명전형론》 : "하늘은 덮어주고 땅은 실어주어 만물이 모두 갖추어져 있으나 사람보다 더 귀한 것은 없다. 사람은 천지의 기에 의해 태어났으며, 사시변화의 법칙으로 이루어졌다. ……대저 사람은 땅에서 태어나고 목숨은 하늘에 달려 있으니 천지의 기가 합하여 이루어진 것을 이름하여 사람이라고 한다."[13]

② 《소문 · 육절장상론》 : "기가 모여서 형체를 이룬다."[14]

③ 《의문법률》 : "기가 모이면 형체가 존재하고 기가 흩어지면 형체가 없어진다."[15]

④ 《장자 · 지북유》 : "사람이 태어난 것은 기가 모인 것이다. 모이면 태어나게 되고 흩어지면 죽게 된다."[16]

⑤ 《논형 · 논사》 : "기가 사람을 낳는 것은 마치 물이 얼음이 되는 것과 같다. 물이 엉기면 얼음이 되고 기가 엉기면 사람이 된다."[17]

⑥ 《소문 · 음양응상대론》 : "오미는 형체로 돌아가고 형체는 기로 돌아가며, 기는 정(精)으로 돌아가고 정은 화생으로 돌아가니, 정은 기를 먹고 형체는 오미를 먹으며, 화생은 정을 생하고 기는 형체를 생하며, … 정은 화생하여 기가 된다."[18]

※ 이는 형기(形氣)의 상호 전화(轉化)를 말한 것이다.

2) 기는 인체의 생명활동을 유지하는 데 필요한 가장 기본적인 물질 에너지이다

인체의 기는 부모로부터 물려받은 선천지기(先天之氣)와 대기 중으로부터 흡입한 천공지기(天空之氣)와 음식으로부터 섭취한 수곡지기(水穀之氣)에 의해서 생성된다.

---

13) 天覆地載, 萬物悉備, 人以天地之氣生, 四時之法成. …夫人生於地, 懸命於天, 天地合氣, 命之曰人.
14) 氣合而成形.
15) 氣聚則形存, 氣散則形亡.
16) 人之生, 氣之聚也. 聚則爲生, 散則爲死.
17) 氣之生人, 猶水之爲冰也. 水凝爲冰, 氣凝爲人.
18) 味歸形, 形歸氣, 氣歸精, 精歸化, 精食氣, 形食味, 化生精, 氣生形. 味傷形, 氣傷精, 精化爲氣.

① 《소문・육절장상론》: "하늘은 사람에게 오기(五氣: 오행의 기)를 공급하고 땅은 사람에게 오미(五味)를 공급한다. 오기는 코로 들어가 심폐에 저장되고, 위로는 얼굴빛이 맑고 깨끗하게 하며, 음성이 낭랑하게 한다. 오미는 입으로 들어가 장위(腸胃)에 저장되는데 오미에 들어있는 영양소는 오기를 자양한다. 오기가 조화함에 생기가 돌고 진액이 서로 형성되어 생명력〔神〕이 이에 저절로 왕성해진다."[19]

3) 기화(氣化)는 인체의 모든 생명활동의 본질이다.

인체의 정・신・기・혈・진액(精・神・氣・血・津液)의 생성과 운행, 각 장부조직의 생성과 생리활동 등이 모두 기의 추동(抽動)에 의한 기화작용에 의해서 이루어지는 것이므로 기화작용이 없다면 인체의 모든 생명활동도 바로 정지된다. 따라서 기화는 인체의 모든 생명활동의 본질이다. 그러므로 기 개념으로 인체의 생리기능을 표현하기도 한다. 그러나 일체의 기능은 구조물을 떠나서 따로 있을 수는 없으므로 생리기능을 표현하는 기의 이면에는 그 구조물에 대한 내용이 생략되어 있다고 보아야 할 것이다.

4) 기의 운동변화의 기본형식은 승강출입(升降出入)이다.

① 《소문・육미지대론》: "올라가기를 다하면 내려가니 내려가는 것을 천기(天氣)라 이르고, 내려가기를 다하면 올라가니 올라가는 것을 지기(地氣)라고 말한다. 천기는 하강하니 기가 땅으로 흐르고, 지기는 상승하니 기가 하늘로 올라간다. 그러므로 고하(高下)가 서로 부르고 승강(升降)이 서로 원인하여 변화가 일어난다."[20]

② 《소문・육미지대론》: "성패와 기울고 엎어짐이 움직임에서 생기니, 움직이기를 그치지 않으면 변화가 생긴다. ……출입을 멈추면 신기(神機)의 생화(生化)가 없어지고 승강을 쉬면 기립(氣立)이 홀로 위태롭게 된다. 그러므로 출입이 없으면 나고 자라고 장성하고 늙고 죽을 수가 없으며, 승강이 없으면 생장화수장(生長化收藏)을 할 수가 없다. 이러한 까닭으로 승강출입이 없는 그릇은 없다. 그러므로 그릇은 생화하는 집이니 그릇이 흩어져서 나뉘게 되면 생화가 쉽다. 그러므로 출입하지 않음이 없고 오르내리지 않음이 없다. 생화에는 크고 작음이 있고 기한에는 멀고 가까움이 있다. 이 네 가지가 있음에 항상함을 지키는 것을 귀하게 여기

---

19) 天食人以五氣, 地食人以五味, 五氣入鼻, 藏于心肺, 上使五色修明, 音聲能彰. 五味入口, 藏于腸胃, 味有所藏, 以養五氣, 氣和而生, 津液相成, 神乃自生.

20) 升已而降, 降者謂天, 降已而升, 升者謂地. 天氣下降, 氣流于地, 地氣上升, 氣騰于天, 故高下相召, 升降相因, 而變作矣.

니 항상함을 위반하면 재해가 이르게 된다. 그러므로 '형체가 없으면 우환도 없다' 고 하는 말이 이것을 이른 것이다."[21]

5) 기는 물질 에너지적 정보는 물론 정신적 정보까지도 함축하고 전달한다

기는 인체의 생리체계, 면역체계와 신호전달체계에 일관하여 작용하는 물질이다. 따라서 우리의 감정작용과 의념(意念)까지도 함축하고 전달한다. 이는 형신일체의 당연한 귀결이다.

① 호랑이도 제 말하면 온다.(談虎虎至, 談人人至.)

② 분기탱천(忿氣撑天), 노기충천(怒氣衝天).

③ 분위기가 살기등등(殺氣騰騰)하다, 화기애애(和氣靄靄)하다.

④ 기공수련에서의 의념(意念)과 발기(發氣).

⑤ 역사극에서 원수를 저주하며 화상을 그려놓고 활을 쏘는 행위 등.

6) 기의 분류

기는 그 성질, 작용, 분포하는 부위 등 기준에 따라 매우 다양하게 나눌 수 있다. 대표적인 예를 들면 다음과 같다.

① 음양청탁 오행지기 : 음기, 양기, 청기, 탁기, 금기, 목기, 화기, 토기, 수기 등.

② 천지・사시・기후지기(天地・四時・氣候之氣), 인신지기(人身之氣) : 천기, 지기, 춘기, 하기, 풍기, 조기, 한기, 서기(暑氣), 육기 등.

③ 사정지기(邪正之氣) : 정기(正氣, 精氣), 사기, 역기(逆氣), 음기(淫氣), 학기(瘧氣) 등.

④ 장부지기(臟腑之氣) : 심기, 간기, 비기, 폐기, 신기, 위기 등

⑤ 경락수혈지기(經絡兪穴之氣) : 경기(經氣), 기혈(氣穴).

⑥ 형체부위지기(形體部位之氣) : 맥기(脈氣), 흉중지기(胸中之氣), 중기(中氣), 골기 등.

---

21) 成敗倚伏, 生乎動, 動而不已, 則變作矣. 帝曰, 有期乎. 岐伯曰, 不生不化, 靜之期也. 帝曰, 不生化乎. 岐伯曰, 出入廢, 則神機化滅, 升降息, 則氣立孤危. 故非出入, 則無以生長壯老已, 非升降, 則無以生長化收藏. 是以升降出入, 無器不有, 故器者, 生化之宇, 器散則分之, 生化息矣. 故無不出入, 無不升降. 化有小大, 期有近遠. 四者之有, 而貴常守, 反常, 則災害至矣. 故曰, 無形無患, 此之謂也. 여기서 "신기(神機)"는 정신작용이 있는 유기생명체, 즉 고등동물을 가리키고, "기립(氣立)"은 정신작용이 없이 천지의 기운으로만 살아가는 식물을 가리킨다.

⑦ 취산분포지기(聚散分布之氣) : 종기(宗氣), 영기(營氣), 위기(衛氣), 진기(眞氣), 원기(原氣) 등.

⑧ 약식성미지기(藥食性味之氣) : 약물이나 음식물의 한열온량, 향기, 취기(臭氣), 성기(腥氣) 등.

7) 기의 내원(來源)에 따른 분류

한의학에서는 우리 인체의 생명활동에 필요한 기의 원천을 크게 선천적으로 유전적으로 부모에게 물려받는 기와, 후천적으로 음식물을 통해 공급받는 기와 대기 중에서 호흡을 통해 공급받는 기의 3가지로 나눈다.

① 생식(生殖) 선천지기(先天之氣) : 수정(受精) 당시에 부모로부터 물려받아 인체의 생장발육 및 생식을 주관하는 근본 생명력이 되는 기를 말한다. 이것이 없다면 배태(胚胎)를 형성하여 이 세상에 태어날 수도 없을 뿐만 아니라 태어난 뒤에 호흡한다거나 음식을 섭취, 소화할 수도 없다.

② 천공(天空) 호흡지기(呼吸之氣) : 부모로부터 근본 생명력을 물려받아 이 세상에 태어났다고 하더라도 태어난 뒤에 스스로 호흡을 통해 계속해서 산소공기를 들이마시지 못하면 곧 죽게 된다.

③ 수곡(水穀) 후천지기(後天之氣) : 마찬가지로 부모로부터 근본 생명력을 물려받아 이 세상에 태어나서 산소를 호흡한다고 하더라도 후천적으로 음식물〔水穀〕을 통해 생명활동에 필요한 영양공급을 계속해서 받지 않으면 얼마 못가서 결국 죽게 된다.

8) 기의 생리기능

인체 내에서의 기의 생리기능은 크게 추동(推動)·기화(氣化)·온후(溫煦)·고섭(固攝)·방어(防禦) 기능으로 나누어 볼 수 있는데, 여기에 영기(營氣)의 영양(營養) 기능을 포함시키기도 있다.

① 추동작용 : 에너지를 공급하여 인체의 생장발육, 각 장부·조직·기관의 생리활동, 정(精)·혈·진액의 생성과 수송, 배설 등을 추진하고 촉진하는 작용을 말한다.

② 기화작용 : 다른 종류의 기로 전화(轉化)시키거나, 무형의 기에서 유형의 물질을 만들어 내거나 유형의 물질에서 무형의 기로 전화시키는 일체의 작용을 말한다.

③ 온후작용 : 인체의 각 부분을 따뜻하게 해주는 작용으로 체온을 일정하게 유지하

는 것을 기본으로 하여 각 장부・조직기관이 정상적인 생리활동을 영위할 수 있게 하고, 혈액과 진액이 응고되지 않고 온몸을 순환할 수 있게 해준다.

④ 고섭작용 : 정(精)・혈・진액 등 액체 상태의 물질이 유실되는 것을 방지하는 작용을 말한다. 구체적으로 혈액을 고섭하여 혈관 내에 흐르게 하여 밖으로 나가는 것을 방지하고, 땀・소변・정액・위액・장액 등을 고섭하여 분비량・배출량・배출시간 등을 통제함으로써 함부로 유실되는 것을 막는다.

⑤ 방어작용 : 사기의 침범을 방어하거나 발생을 예방하고 정기(正氣)를 보호하기 위하여 사기와 투쟁하는 일체의 작용을 말한다.

⑥ 영양작용 : 인체의 각 장부 조직 기관에 영양을 공급하는 작용을 말한다.

二. 기(氣) 개념의 응용

한의학에서는 기 개념을 가지고 인체의 생명활동, 생리기능과 병리변화, 질병의 진단과 치료, 음식물이나 약물의 성질 효능, 기후변화 등 다양한 분야에 활용되고 있다.

1) 기의 개념은 인체의 정체성과 연계성(連繫性)을 설명할 수 있는 근거가 된다

인체의 각 부분이 모두 기로 이루어져 있으며, 우주만물 또한 모두 기로 이루어져 있으므로 인체와 우주만물이 동일한 바탕 위에 서 있다고 할 수 있다. 더구나 기화작용을 통해서는 상호간에 기를 주고받으며 영향을 미치는 관계에 있기 때문에 서로간의 연계성과 정체성을 설명할 수 있게 된다. 특히 인체에 있어서는 모든 세포・조직・기관이 음식물로부터 섭취한 수곡지기(水穀之氣)와 호흡을 통해 흡입한 천공지기(天空之氣)를 함께 하며 상호간의 끊임없는 기화작용을 통해 생명활동을 영위하기 때문에 더욱 그러하다. 따라서 한의학의 기본 특징 중의 하나인 정체관을 설명할 수 있는 이론적 근거가 바로 이 기의 개념을 중심으로 하는 기화론이라고 할 수 있다.

2) 모든 생명활동의 물질성과 운동성을 설명한다

만물과 인체가 모두 기로 구성되어 있고 물질성과 운동성이 기의 속성이기 때문에 우리 인체의 모든 생명활동도 기의 속성을 가지고 설명할 수 있는 것이다.

3) 인체의 생리기능과 병리변화를 설명한다

만물과 인체가 모두 기로 구성되어 있고 기는 그런 물질성과 운동성을 같이 가지고 있는 것이기 때문에 우리 몸을 설명하는데 있어서도 기라는 것을 응용하여 생리기능이나 병리변화를 설명한다. 예를 들어 우리가 먹고 마시고 듣고 보고 하는 생리활동이 모두 기의 에너지에 의한 작용이라고 할 수 있다. 또한 기의 대표적인 생리기능 중의 하나가 혈액을 생산하는 것인데 이를 가리켜 기능생혈(氣能生血)이라고 한다.

그리고 기의 병리변화 중에 기허하함(氣虛下陷)이라는 말이 있는데, 이것은 기의 부족으로 어떤 조직 기관을 위로 떠받쳐주는 힘이 약해져서 아래로 빠졌다는 뜻이다. 예를 들면 항문이 빠졌다든지 위장이 아래로 처졌다든지 여성분들의 자궁이 빠져나왔다든지 또는 탈장이 되었다든지 하는 것들이 다 이 기허하함증(氣虛下陷證)에 의한 것으로 설명할 수 있는 것들이다. 또 우리 몸의 기기(氣機)를 통창하게 할 수 있는 봄의 목(木)의 기운과 같은 것을 간기(肝氣)라고 하는데, 이 간기가 울결되어서 기기의 순환이 제대로 안 될 때 이를 가리켜 간기울체(肝氣鬱滯)라고 말한다. 여성분들이 시부모 관계라든지 남편과의 관계라든지 하는 이런 관계 속에서 감정이 잘 소통이 되지 않고 억눌리게 되면 간기울체(肝氣鬱滯)가 되어서 여러 가지의 병증이 생기게 되는데, 예를 들자면 생리통이 생길 수도 있고 월경이 제대로 안 나올 수도 있고 유방이 아플 수도 있고 소화가 잘 안 될 수도 있으며, 또 간기울체(肝氣鬱滯)의 상태가 오래 되면 자궁암이라든지 유방암 같은 것이 생길 수도 있다. 이와 같이 병리변화를 설명하는데도 역시 기의 개념이 사용된다.

4) 질병의 진단에 활용한다

예를 들면 몸은 살찌고 허우대는 멀쩡하게 잘 생겼는데 기운이 없어서 주체를 못한다. 이러면 형성기허(形盛氣虛)하다는 표현을 쓴다. 또 신기부족(腎氣不足)이라고 하면 신장의 생리기능이 저하된 것을 가리키는데, 허리가 아프다든지 귀에서 소리가 난다든지 정력이 감퇴된다든지 골다공증이 생긴다든지 하는 여러 가지의 증상이 생길 수 있다. 이밖에도 기허증(氣虛證)이니 폐기부족(肺氣不足)이니 비위기허(脾胃氣虛)니 간기울결(肝氣鬱結)이니 해서 진단을 하는 데도 기의 개념이 많이 활용된다.

5) 질병의 치료에 활용한다

중초(中焦) 비위의 중기(中氣)가 부족할 때는 보중익기(補中益氣)해야 하므로 보중익기탕(補中益氣湯)이라는 처방을 사용한다. 또 위에서 말한 간기울결증에는 행기해울(行氣解鬱)시키는 약물을 써야 하는데 이러한 경우 소요산(逍遙散)이나 가미소요산(加味逍遙散)과 같은 약물을 쓸 수가 있다. 또 양기가 부족하여 기가 아래로 처진 경우에는 승양익기탕(升陽益氣湯)을 사용할 수가 있는데 이와 같이 질병의 치료에도 기 개념을 많이 활용하고 있다.

6) 약물이나 음식의 기능을 설명한다

한의학에서는 약물이나 음식물의 효능을 설명할 때에 사기오미(四氣五味)를 매우 중시하는데 바로 약물의 한열온량(寒熱溫凉)의 성질과 오미를 가리킨다. 또한 약물의 승강부침이나 약리작용을 설명할 때에도 승기(升氣), 익기(益氣), 하기(下氣), 고기(固氣), 행기(行氣) 등의 용어를 써서 많이 활용하고 있다.

제2절 음양론(陰陽論)

一. 한의학의 발전과 의역(醫易)[22]

한의학은 전국시대(戰國時代) 초에서 후한시대(後漢時代)의 사이에 저술된 것으로 추측[23]이 되는 《황제내경》에서 이미 그 이론적 기초가 확립되었으며, 동한(東漢) 장기(張機:150 ?~219년 ?, 字 仲景)의 《상한론》에서 그 임상적 기초가 정립되었다고 할 수 있다. 그 이후로 금원사대가(金元四大家)를 비롯하여 명대(明代)의 장개빈(張介賓:1563~1640년, 號 景岳, 字 會卿)을 중심으로 한 온보학파(溫補學派) 의학자, 청대(淸代)의 葉桂(1667~1746년, 字 天士, 號 香岩)를 중심으로 한 온병학파(溫病學派) 의학자 등 역대 수

22) 《주역》의 사상 또는 원리를 의학에 활용한 것을 의역(醫易)이라고 한다. 의역은 주로 상수역(象數易) 계통에 속한다. 《주역》은 ① 시공(時空)의 변화 — 우주만유(宇宙萬有) 삼라만상(森羅萬象)의 변화 — 와 인사의 취사(取捨)에 따라 미래가 어떻게 전개될 것인가를 예측함으로써 흉을 피하여 길로 나아가는(避凶就吉) 방법을 모색함과 동시에, ② 그 변화의 원리를 탐색, 활용함으로써 천지의 도덕을 천하에 구현하고자 하는 뜻을 담고 있는 책이다. ①에 치중한 것이 상수역(象數易)이고, ②에 치중한 것이 의리역(義理易)이다. 상수역(象數易)은 괘효상(卦爻象)을 천문·지리·율력(律曆)·오행·시구(蓍龜)·잡점(雜占)·형법 등의 술수(術數)와 배합하여 한대에 발전한 역학(易學)의 한 학파를 말하며, 의리역(義理易)이란 도덕윤리나 철학의 입장에서 《주역》의 경문(經文)을 해석한 학파를 말한다.

23) 表天根·洪元植, 〔黃帝內經에 대한 書誌學的 硏究〕, 慶熙大學敎 韓醫科大學, 慶熙韓醫大論文集, 1983. 105쪽.

많은 의학자들을 통해 그 학술이론과 임상경험의 두 방면에 걸쳐서 많은 발전을 이룩해왔다. 그러나 다른 한편으로는 제가(諸家)가 간혹 의리(醫理)를 바로 알지 못하고 자신의 국한된 경험에 입각하여 편벽되거나 그릇된 이론을 제출함으로써, 후세에 오히려 의리(醫理)를 더욱 알기 어렵게 한 폐해도 없지 않았다.

이와 같이 그릇된 이론을 제출하게 된 데에는 여러 가지의 원인이 있었겠지만, 역리(易理)를 바로 알지 못한 데에서 기인한 경우도 적지 않다고 생각한다. 그러므로 당대(唐代)의 저명한 의학자였던 손사막(孫思邈:孫眞人, 581?~682년)이 "《周易》을 알지 못한다면 훌륭한 의사라고 말하기에는 부족하다(不知易, 不足以言太醫)."고 말했던 것이다. 그러나 《周易》은 본래 의서가 아닌 만큼 이 말에 대한 의심이 또한 없을 수 없다. 그리하여 후세에 온보학파의 종사(宗師)로까지 일컬어지는 장개빈(張介賓)도 일찍이 《의역의(醫易義)[24]》에서 "매양 속으로 이를 의심하여 이르기를 '《주역》이란 책의 가치는 개물성무(開物成務)[25]하고 지래장왕(知來藏往)[26]함에 있으며, 의학의 도는 조원찬화(調元贊化)[27]하여 기사회생하게 하는 것이니, 그 뜻이 다른 듯하며 그 쓰임도 다른 듯하고, 또 의학에는 《내경》이 있는데, 어찌 《주역》에 의지하여 가까운 것을 버리고 먼 데서 구하며, 어찌 반드시 그것이 그러할까?'라고 했는데, 이제 나이가 사십을 넘어 꽉 막혔던 것이 조금씩 열리고 배움이 부끄러워할 줄 아는 데에 이르러서야 비로소 점차 이를 깨달을 수 있게 되었다."[28]고 말했던 것이

---

24) 의역의(醫易義) : 명대 장개빈(張介賓)의 《유경도익(類經圖翼)》에 부속된 《유경부익(類經附翼)·의역(醫易)》 속에서 의역의 의의를 전문적으로 논술한 논문의 제목으로, "의역"이란 말과 "의역동원(醫易同源)", "의역상통(醫易相通)"이란 말이 여기에서 처음 나왔는데, 역대 의역에 관한 논술 중의 백미로 친다. 이 이전에는 의역에 관한 논술이 대부분 산발적이거나 단편적인 것이었는데, 이후로 전문적이고 체계적인 논술이 많이 나오게 되었다.

25) 개물성무(開物成務) : 《주역·계사(상)·11장》에 "夫易開物成務, 冒天下之道, 如斯而已者也."에서 나옴. 주자(朱子)의 주에 의하면, 개물성무란 점서(占筮)를 통해 길흉을 알아서 사업을 성취하는 것이라고 함(《주역본의(周易本義)》:"開物成務, 謂使人卜筮, 以知吉凶而成事業."). 김경방(金景芳)의 주에 의하면, 개물성무란 창조·개척하고 사무를 완성함을 말함(《주역강좌(周易講座)》:"開物是創造, 過去沒有, 今天創造出來; 成務, 事務完成, 有總結的意思.").

26) 지래장왕(知來藏往) : 시초(蓍草)의 신묘한 작용에 의해 미래의 일의 길흉을 알아내는 것을 말함. 《주역·계사(상)》 11장에 "神以知來, 知以藏往."이라고 하였고, 《주역정의·공영달소(孔穎達疏)》에서 "以蓍望卦, 則是知卦象將來之事, 故言'神以知來'; 以卦望蓍, 則是聚于蓍象往去之事, 故言'知以藏往'."이라고 하였음.

27) 조원찬화(調元贊化) : 생기(生氣)를 조양(調養)하여 인체 생리활동이 원활하게 이루어지도록 도와줌.

28) 장개빈, 《유경도익·의역의(醫易義)》:"賓嘗聞之孫眞人曰:'不知《易》, 不足以言太醫.' 每竊疑焉. 以謂《易》之爲書, 在開物成務, 知來藏往; 而醫之爲道, 則調元贊化, 起死回生. 其義似殊, 其用似異. 且以醫有《內經》, 何藉於《易》, 舍近求遠? 奚必其然?, 而今也年逾不惑, 茅塞稍開, 學到知羞, 方克漸悟."

다.

그렇다면 의사가 과연《주역》을 알아야만 하는 이유란 무엇인가? 이에 대하여 장개빈은 "이에 천지의 도는 음양이란 두 가지 기로써 만물을 조화하고, 인생의 이치는 음양이기로써 백해(百骸)를 장양(長養)한다는 것을 알았다. … 비록 음양은 이미《내경》에 갖추어져 있으나 변화는《주역》보다 큰 것이 없으니, 그러므로 하늘과 사람이 한 이치라고 하는 것은 이 음양의 이치를 한가지로 함이요, 의학과 《주역》이 같은 근원이라 함은 이 변화를 한가지로 함이라.[29] 의학과《주역》이 상통하며 이치에 두 가지가 없음이니, 가히 의사이면서《주역》을 알지 않을 수 있겠는가?"[30]라고 말했고, 장남(章楠)은 "저 중화(中和)를 이루어 만물을 기르는 것(致中和, 育萬物)은 유학자의 도(道)이면서 곧 의학자의 도가 되는데, 화육(和育)은 반드시 음양조화의 이치에 근본을 두어야 하니, 이것이 의학과 역학(易學)의 같은 바이다. 그러므로 유학의 이치를 알지 못하면 가히《주역》을 말하지 못하니,《주역》의 뜻을 이해하지 못하고서 어찌 가히 가볍게 음양의 이치를 논하겠는가?"[31]라고 말하였다. 이를 좀 더 부연하여 필자의 소견을 간략하게 말한다면 다음과 같다.

첫째,《주역》은 근본적으로 말해서 음양변화의 도(道)를 밝힌 것이라고 할 수 있는데,[32] 한의학의 가장 기본사상이 바로 '음양'이며, 한의학의 또 하나의 기본사상인 오행사상 역시 상수역(象數易)과 깊은 관련이 있다.[33]

---

29) 장남(章楠)은 "의리(醫理)는《역경》과 더불어 한가지로 음양·태극의 근원에서 나왔으므로 體는 같으나 쓰임이 다르다."고 말했다.(《의문봉갈(상)·논역리(論易理)》, 227쪽.)

30) 장개빈, 앞의 책 :"乃知天地之道, 以陰陽二氣而造化萬物, 人生之理, 以陰陽二氣而長養百骸. ……雖陰陽已備於《內經》, 而變化莫大乎《周易》. 故日天人一理者, 一此陰陽也; 醫《易》同原者, 同此變化也. 豈非醫《易》相通, 理無二致? 可以醫而不知《易》乎?"

31)《의문봉갈(上)》, 〔논경악서(論景岳書)〕, 204쪽:"夫致中和, 育萬物, 爲儒者之道, 卽醫者之道也, 而和之育之, 必本乎陰陽造化之理. 此醫《易》之所同也. 故不知儒理, 不可以談《易》. 不解《易》義, 豈可輕論陰陽之理乎?"

32) 이에 대해서는 많은 이의와 논란이 있을 수 있다. 특히《주역》은 본래 점서(占筮)를 말한 것이며, 〔역전(易傳)〕을 얻은 뒤에야 비로소 철학서가 될 수 있었다고 보는 관점에서 본다면 더욱 그러하다. 그러나 점서의 근본이라 할 수 있는 64괘의 양효(陽爻)와 음효(陰爻)가 없었다면 역전(易傳)에 있는 음양개념은 결코 이해할 수가 없으며, 점서 자체 또한 음효와 양효의 변화에 의한 괘효(卦爻)의 상(象)을 통해서 이루어지는 것이다. 그러므로 〔계사전〕에서 끊임없이 낳고 낳아 변화하는 것을 역(易)이라고 하며(生生之謂易), 역에는 태극이 있어서 음양을 낳는데(易有太極, 是生兩儀), 이 음양이 번갈아 가며 상생, 순환하기를 쉬지 않는 것을 도라고(一陰一陽之謂道) 한 것이며, 일찍이 장자도《장자·천하(天下)》에서 "《역》은 음양을 말한다(《易》以道陰陽)."고 했던 것이다.

33) 李浚川·蕭漢明 主篇,《醫易會通精義》(北京, 人民衛生出版社, 1991.)의 47-50, 89-91, 96-101쪽 참조.

둘째, 역의 생생변화(生生變化)하는 도(道)가 《주역》에서 대립통일(對立統一)의 정체관과 중화관(中和觀) 및 항동관(恒動觀) 등으로 표현되어 있는데, 한의학의 기본 이론인 장상론(藏象論), 정신기혈론(精神氣血論), 천인상응론(天人相應論), 오운육기론(五運六氣論) 등이 모두 이러한 정체관과 중화관 및 항동관에 바탕을 두고 있다.[34]

셋째, 《주역》이 기본적으로 괘효(卦爻)[35]의 상(象)을 토대로 해서 이루어져 있기 때문에 이를 운용하기 위해서는 반드시 취상(取象)하는 법을 알지 않으면 안 되는데, 한의학의 기본방법의 하나가 또한 취상비류(取象比類)[36]하는 것이다.

넷째, 《주역》의 점서(占筮)의 목적은 결국 사물이 변화하는 기미(幾微)를 보고 시위(時位)[37]에 가장 알맞는 취사(取捨)를 하고자 하는 것이라고 할 수 있는데,[38] 한의학이 서양의학과 달리 변병을 중시하지 않고 변증을 중시하며, 또 기존 처방이나 방법을 고집하지 않고 인인(因人)·인시(因時)·인지제의(因地制宜)[39]하며 수증가감(隨證加減)하여 시치(施治)하려는 정신은[40] 바로 《주역》의 이러한 시중사상(時中思想)과 일치한다고 볼 수 있다.

---

34) 李浚川·蕭漢明 主篇, 《醫易會通精義》, 41-50, 107-119쪽 참조.

35) 괘효(卦爻) : 효(爻)는 《역(易)》의 가장 기본적인 부호로서 괘를 구성하는 최소 단위를 말하는데, 陽을 나타내는 효를 강효(剛爻) 또는 양효(陽爻)라고 하고 (—)과 같이 표시하며, 음을 나타내는 효를 유효(柔爻) 또는 음효(陰爻)라고 하며 (--)와 같이 표시한다. 효란 만물의 변화하는 모습을 본떴다(效)는 의미이다.〔《주역·계사(하)》, 3장:"爻也者, 效天下之動者也." 계사상(繫辭上), 3장:"爻者, 言乎變者也." 孔穎達疏:"言爻者, 效此物之變動也."〕 이 효(爻) 세개를 중첩시킨 것을 소성괘(小成卦) 또는 경괘(經卦)라고 하니 팔괘가 이것이며, 이 효 여섯개를 중첩시킨 것을 대성괘(大成卦) 또는 별괘(別卦)라고 하니 육십사괘(六十四卦)가 이것이다. 괘는 우주만유와 삼라만상을 상징하는 부호체계라고 할 수 있으며, 또한 천지만물의 성질과 변화를 표시하는 것이라고 할 수 있다.

36) 취상비류(取象比類) : 간단히 말하면 어떤 사물의 두드러진 형상적 특징을 잡아내어 그것이 서로 비슷한 것끼리 분류하여 귀납시키는 것을 말한다.

37) 시위(時位) : 간단히 말해서 어떠한 사물이 처한 때와 입장·처지·지위 등을 포괄하는 공간적 위치를 말하는 바, 사물과 時位는 서로 불가분의 일체인 관계에 있으므로, 동일한 사물일지라도 時位가 달라지면 그 길흉과 이해가 전혀 달라진다. 그러므로 《易》의 占筮는 근본적으로 이 時位를 떠나서는 아무런 의미가 없게 되며, 또한 어떤 사물의 존재 의의와 가치도 이 時位를 떠나서는 論할 수가 없는 것이다. 이 時와 位에 대한 자세한 설명은 高懷民 著, 鄭炳碩 譯, 《주역철학의 이해》 ((서울, 문예출판사, 1995.))의 300-341쪽을 참조.

38) 程頤《易傳·序》: "易, 變易也, 隋時變易, 以從道也."

39) 인인(因人)·인시(因時)·인지제의(因地制宜) : 질병을 치료할 때는 반드시 당시의 계절 기후와 환자의 거처가 있는 지리환경, 환자의 연령·성별·체질·생활습관 등 상이한 실제상황을 고려하여 그에 가장 알맞는 치료방법을 정해야 한다는 것을 말한다.

40) 예컨대 《상한론》의 육경변증은 질병의 본질을 따지기 보다는 병사가 인체에 침범하여 흐르는 시간 속에서 환자의 몸을 통하여 발현하며 변화하는 병의 제반 현상들을 종합하여 증을 변별하고 그에 가장 알맞는 치료 방법을 강구하는 것이다. 장남(章楠)이 "중경의 치료방법은 모두 증을 살펴 처방을 세움에

다섯째, 한의학의 가장 기본적인 경전이라고 할 수 있는 《내경》의 많은 부분이 상수역(象數易)과 깊은 관련이 있으며,[41] 《상한론》 또한 역리(易理)가 깊게 체현(體現)되어 있다고 할 수 있다.[42]

끝으로 의학사를 고찰해 보면 《내경》과 《상한론》 이래로 한의학의 이론체계를 새롭게 정립하거나 발전시킨 명의치고 의역(醫易)[43]을 깊이 탐구하지 않은 이가 드물었는데, 그 대표적인 예로 손사막(孫思邈)·왕빙(王冰)·전을(錢乙)·유완소(劉完素)·장종정(張從正)·이고(李杲)·주진형(朱震亨)·손일규(孫一奎)·조헌가(趙獻可)·장개빈(張介賓)·이시진(李時珍)·오당(吳塘)·당종해(唐宗海) 등[44]을 들 수 있는 바, 송·명대 이학(理學)의 영향을 받아 금·원대 이후 한의학이 고도로 이론화하면서 이러한 현상이 더욱 두드러졌다. 따라서 의역은 현대에 와서도 여전히 의리(醫理)를 깊이 탐구하는 데 있어서 여전히 유익한 분야라고 할 수 있다.

二. 음양의 개념

음양이란 말은 원래는 일광의 향배(向背)를 가리키는 말이었다. 그 기원은 중국의 하(夏)·상(商=殷) 내지 동주(東周) 시대이나 음양론이 체계적으로 정립된 것은 춘추전국시대에 이르러서라고 볼 수 있다.

음과 양의 내용이 초기에는 매우 간단하여 "태양을 향하는 것을 양이라 하고 태양을 등지

있으니, 그 사기가 이미 변하였으면 처방 또한 변하였다. 이러한 까닭으로 일정한 이치는 있어도 일정한 치료방법은 없고, 일정한 처방은 있어도 일정한 병은 없으며, 일정한 병이 없으므로 처방이 적합한가의 여부는 반드시 마땅히 때를 따라 증을 살펴서 시치(施治)해야 하니, 마땅함을 얻으면 거의 그릇됨이 없을 것이다."(《의문봉갈(상)》, 〔평자항집(評慈航集)〕, 145쪽)라고 한 것이 바로 이것이다. 그러나 서양의학은 병사가 환자의 몸을 통하여 발현하는 현상의 변화 보다는 그러한 제반 현상의 근본 원인이 되는 질병의 본질이 무엇인가를 우선적으로 따지게 된다. 따라서 한의학은 개체의 특성을 중시하여 환자의 몸을 다스림으로써 질병을 다스리려는 경향이 강하고, 서양의학은 환자의 몸은 일반적으로 크게 고려하지 않고 질병 자체를 다스리려는 경향이 강하다고 할 수 있다.

41) 특히 《내경》의 오운육기론은 상수역(象數易)의 하나인 한대의 봉기역학(卦氣易學)과 매우 깊은 관련이 있다고 볼 수 있다.

42) 李浚川 蕭漢明 主篇, 《醫易會通精義》, 120-126쪽 참조.

43) 의역(醫易)이란 말은 명대 장개빈(張介賓)의 《유경도익》에 실린 〔의역의(醫易義)〕에 처음 보이는데, 간단히 말하면 역리(易理)로 의리(醫理)를 탐구하고 천명하는 것을 말한다.

44) 이들의 의역사상(醫易思想)에 대한 구체적인 내용은 앞의 책 《醫易會通精義》를 참조.

는 것을 음이다."라고 하여 단지 태양에 대한 향배로 구분하였다. 예컨대 《시경(詩經)·대아·공유》의 "旣景乃岡, 相其陰陽(그림자를 재고 언덕에 올라 음지와 양지를 살폈네)", 《춘추곡량전》의 "山北爲陰, 山南爲陽(산의 북쪽은 음이고, 산의 남쪽은 양이다)" 등은 모두 일광의 향배로써 음양을 구분한 것이다. 일광의 향배는 광선의 명암을 나타내므로 《설문해자(說文解字)》에서 음양의 뜻을 해석할 때 "암(暗)"으로써 "음"을 해석하고 "명(明)"으로써 "양"을 해석하였다. 산의 남쪽은 태양을 향하고 산의 북쪽은 태양을 등지고 있으며, 태양을 향하면 따뜻하고 태양을 등지면 차가우므로 남북·한열로써 음양을 나누기도 하였다. 이후에는 점차적으로 그 범위가 확대되어 하늘과 땅, 해와 달, 낮과 밤, 추위와 더위, 물과 불, 암컷과 수컷 등 상반되는 자연현상, 상하·좌우·내외·남북·동서 등 상반되는 방위, 동정·진퇴·승강·출입 등 상반되는 운동상태, 강함과 부드러움 등 상반되는 성질은 모두 음양으로써 그 속성을 확정하였다. 따라서 음과 양은 다만 상대적인 사물과 현상의 속성을 확정하는 것이지, 결코 하나의 구체적인 사물을 음양으로 확정하는 것은 아니다. 그러므로 《영추·음양계일월》에서 "음양은 명칭은 있으나 형태가 없다."고 하였고, 《국방발휘(局方發揮)》에서는 "음양은 상대적인 것이지, 일정한 것을 가리키는 것은 아니다."[45]라고 하였다.

음과 양의 개념이 확립되면서 고대 사상가들은 음양의 개념으로 자연을 인식하고 자연현상을 해석하였으며 자연규율을 탐구하였다. 오랜 기간에 걸쳐 자연현상을 관찰하고 연구하는 동안 음과 양의 상반된 상호작용이 우주를 형성하고 만물을 생성하는 근원이 되었다는 관점이 형성되었다. 《회남자·천문훈(天文訓)》에는 "천지가 아직 형성되지 않았을 때에는 뒤섞여 텅 빈 상태였으므로 태시(太始)라고 한다. 태시에서 허곽(虛廓)이 생기고 허곽에서 우주가 생기고 우주에서 기가 생겼는데, 기에는 애은(埡垠)이 있어서 맑은 양기는 넓게 퍼져서 하늘이 되었고 무겁고 탁한 것은 응체(凝滯)하여 땅이 되었다. 청묘(淸妙)한 것은 모이기가 쉬운데 무겁고 탁한 것은 엉기기가 매우 힘들어 하늘이 먼저 이루어지고 나서 땅이 뒤에 이루어졌다. 양이 쌓여 뜨거워진 기에서 불이 생겼고 화기(火氣)의 정화(精華)가 해가 되었으며, 음이 쌓여 차가워진 기에서 물이 생겼고 수기(水氣)의 정화가 달이 되었다."[46]고 하였고, 《소문·음양응상대론》에서는 "양이 쌓여 하늘이 되고 음이 쌓여 땅이 되었다. …… 그러므로 맑은 양은 하늘이 되고 탁한 음은 땅이 되었다."[47]고 했다. 《관자·승마》에서는

45) 陰陽兩者, 固以對待而言, 所指無定在.

46) 天地未生, 馮馮翼翼, 洞洞灟灟, 故曰太始. 太始生虛廓, 虛廓生宇宙, 宇宙生氣, 氣有 埡垠, 淸陽者, 薄靡而爲天, 重濁者, 凝滯而爲地. 淸妙之合專易, 重濁之凝竭難, 故天先成而地後定. 積陽之熱氣生火, 火氣之精者爲日, 積陰之寒氣生水, 水氣之精者爲月. ※ 이는 氣化에 의해 천지·일월·수화(水火)가 생성되는 과정을 설명한 것이다.

밤낮과 계절이 바뀌는 근본원인에 대해 "춘하추동은 음양의 움직임이고, 시간의 길고 짧음은 음양의 쓰임이며, 밤낮의 바뀜은 음양의 변화이다."[48]라고 밝혔다. 이러한 기술은 매우 원시적이고 간단하지만 우주의 형성 등과 같은 근본적인 문제에 대한 음양적인 해답이다. 그러나 음양을 철학적 양대 범주로 사용하여 우주만물의 생성변화를 체계적으로 설명한 것은 《주역》이 처음이라고 보아야 할 것이다.

《주역・계사》에서는 "역(易)에는 태극이 있으니 태극으로부터 양의가 나오고, 양의로부터 사상이 나왔으며 사상으로부터 팔괘가 나왔다."[49]고 하였다. 여기서 말하는 "태극(太極)"은 "태일(太一)"이라고도 하며 음기와 양기가 분화되기 이전의 혼원일기(混元一氣)를 뜻하고, "양의(兩儀)"는 음양 즉 천지・건곤을 말하며, "사상(四象)"은 즉 사시(四時) 혹은 사방을 뜻하고, "팔괘(八卦)"는 음효(--)와 양효(—) 세 개를 하나의 괘로 하여 여덟 종류로 각각 다르게 배열한 것인데, 이는 하늘・땅・우레・바람・물・불・산・못의 여덟 가지 자연현상을 상징하며, 이것에는 건(乾)・곤(坤)・진(震)・손(巽)・감(坎)・리(離)・간(艮)・태(兌)라는 명칭이 있다.

자연계에는 여러 가지 현상들이 나타난다. 《주역・괘서》에서는 "천지가 생긴 후에 만물이 있게 되었고, 만물이 있은 후에 인간이 생겼다."[50]고 하였는데, 《내경》에서는 이와 같은 관점을 더욱 발전시켜 "음양・사시는 만물의 근본이다."[51], "하늘은 덮고 땅이 실어 만물을 갖추어졌으나 사람보다 귀한 것은 없다. 사람은 천지의 기로부터 생겨났으며, 사시의 법칙으로 생성되었기 때문이다."[52]라고 하였다.

음양의 소장변화(消長變化)는 선진(先秦) 시기부터 양한(兩漢) 시기에 이르기까지 여러 학자들의 문헌에 기술되었는데, 그 중에서도 《주역》은 음양이 소장변화하는 원리를 가장 상세하고도 깊게 설명하였다. 《주역》에서 우주에는 음과 양의 상반되는 두 가지 속성이 존재하고 있어서 상호 작용하는 것으로 보아 "음과 양이 서로 작용하여 변화가 발생한다."[53]고 하였으며, 음과 양의 소장변화는 무궁무진하다고 보았다. 그러므로 《주역・계사》에서 "역서(易書)는 옆에 두고 정독해야 할 책이다. 이것은 역이 말하는 도가 한 순간도 멎지 않고 끊

47) 故積陽爲天, 積陰爲地. …故淸陽爲天, 濁陰爲地.
48) 春秋冬夏, 陰陽之推移也; 時之長短, 陰陽之利用也; 日夜之易, 陰陽之化也.
49) 易有太極, 是生兩儀, 兩儀生四象, 四象生八卦.
50) 有天地然後有萬物, 有萬物然後男女.
51) 夫陰陽四時者, 萬物之根本也.
52) 天覆地載, 萬物悉備, 莫貴于人. 人以天地之氣生, 四時之法成.
53) 剛柔相推, 而生變化.

임없이 변동하기 때문이다. 육효(六爻)의 상하위치가 끊임없이 바뀌고 강(剛)과 유(柔)는 서로 바뀔 수 있는데, 이러한 변화는 불규칙한 듯하지만 역시 일정한 법칙이 있다."[54]고 하였다. 이는 곧 우주의 모든 사물이 끊임없이 발전변화하고 음양도 또한 끊임없이 소장변화하고 있음을 의미한다. 《주역》의 64괘 배열 순서를 보면 건곤(乾坤)을 첫머리로 하여 천지가 있은 후에 만물이 생겨났음을 설명하였고, 미제괘(未濟卦)를 마지막으로 하여 사물의 변화가 무궁무진함을 나타내었다. 그래서 이러한 변화하는 원리를 《주역・계사》에서는 "一陰一陽之謂道"라고 표현하였으며, 《소문・음양응상대론》에서는 이를 더욱 명확하게 하여 "음양은 천지의 도이고 만물의 벼리이며, 변화의 부모이고 생사의 근본이며 신명이 머무는 곳이다."[55]라고 하였다.

① 《주역・계사(상)》: "역(易)에는 태극(太極)이 있는데 이것이 양의(兩儀)를 낳고, 양의는 사상(四象)을 낳으며, 사상은 팔괘(八卦)를 낳는다."[56]

② 《유경・음양류(陰陽類)》: "태극이 나뉘어 음양 양의(兩儀)가 되는데 음기가 유행(流行)하게 되면 양이 되고 양기가 응취(凝聚)하게 되면 음이 되어 음양의 진퇴에 따라 천만가지로 변화하여 천지간의 무한한 일을 만들어낸다."[57]

③ 《동의보감・신형편(身形篇)》 형기지시(形氣之始) : 《건착도(乾鑿度)》에 이르기를 "천형(天形)은 건(乾)에서 나오는데 태역(太易)・태초(太初)・태시(太始)・태소(太素)가 있다. 태역은 아직 기가 나타나지 않은 것이고, 태초는 기가 나타난 시초이며, 태시는 형(形)이 나타난 시초이고, 태소는 형질(形質)로 나타난 시초이다. 형체와 기가 이미 갖추어진 뒤에는 아(痾)가 되는데, 아(痾)는 피로한(瘵) 것이고 피로한 것은 병이 되니 병이 여기에서 생기는 것이다. 사람(의 생명)은 태역(太易)으로부터 생기고 병은 태소(太素)로부터 생긴다."고 하였다.[58]

이상의 예문에서 태극은 음양의 두 기운으로 분화되기 이전의 혼원일기(混元一氣)를 가리키며 양의는 음양을 가리킨다[59]. 따라서 음양은 태극인 혼원일기의 동정(動靜) 굴신(屈

54) 易之爲書也, 不可遠, 爲道也屢遷, 變動不居, 周流六虛, 上下無常, 剛柔相易, 不可爲典要, 唯變所適.
55) 陰陽者, 天地之道也. 萬物之綱紀, 變化之父母, 生殺之本始, 神明之府也.
56) 有太極, 是生兩儀, 兩儀生四象, 四象生八卦.
57) 太極分開, 只是兩個陰陽, 陰氣流行則爲陽, 陽氣凝聚則爲陰, 陰陽進退千變萬化, 做出天地間無限事來.
58) 乾鑿度云:"天形出乎乾, 有太易, 太初, 太始, 太素. 夫太易者, 未見氣也; 太初者, 氣之始也; 太始者, 形之始也; 太素者, 質之始也. 形氣已具而痾, 痾者瘵, 瘵者病, 病由是萌生焉. 人生從乎太易, 病從乎太素."
59) 이 계사전의 문장에서 태극・양의・사상이 가리키는 바가 무엇인지에 대해서는 학자에 따라 여러 가지의 의견이 있다. 여기서는 한의학이 기(氣)를 중심으로 다루는 학문이므로 기철학적 관점을 주로 취

한다. 그리고, 태극 개념을 이해를 위하여 《주역·계사전》의 태극 개념이 주희 이전까지 어떻게 변화 발전 되었는지를 먼저 알아보고, 다음으로 〔태극도설(太極圖說)〕을 살펴보자. (아래에 인용한 ①은 《역학계몽》, 주희 지음, 김상섭 해설, 서울, 예문서원, 1994. 97-99쪽에서 인용한 것임.)

①『태극이 우주론적 의미를 지니게 된 것은 한대의 《역위건착도(易緯乾鑿圖)》로부터 비롯되었다. 《역위건착도》의 우주 형성 이론에 '태역(太易)'·'태초(太初)'·'태시(太始)'·'태소(太素)'라는 말이 나오는데, 태역이란 기가 생성되기 이전의 단계, 즉 〔계사전〕에서 "역에 태극이 있다."고 할 때의 '역'에 해당한다. 태초란 기의 시작이고, 태시란 형(形)의 시작이며, 태소란 질(質)의 시작이다. 이 세 가지, 기와 형과 질은 한데 뒤섞여 떨어지지 않으므로 '혼륜(渾淪'이라고 한다. 즉 태극이란 천지가 아직 형성되지 않았을 때 기(氣)가 한데 뒤섞여 있는 상태를 가리킨다. 이것이 한대(漢代) 유학자들이 말하는 원기설(元氣說)이다. 그러므로 〔계사전〕의 태극 개념은 한대에 이르러 우주 발생의 최고 혹은 최초의 실체라는 개념으로 변하게 되었다. 정현(鄭玄)은 태극을 해석하여 천지가 나누어지기 전의 혼돈하고 청허한 기운(淳和未分之氣)이라고 하였고, 우번은 태극을 태일(太一)이라고 하였다. 태일이 무엇을 의미하는가에 대해 우번은 말을 하지 않았지만, 우주론의 입장에서 말하면 '태(太)'란 가장 높다는 뜻이고, '일(一)'이란 유일하다는 뜻이므로, 태극이 우주 발생의 최고 근원임을 가리킨다. (중략) 공영달은 ……태극을 "원기가 혼합하여 하나인 것(元氣混而爲一)이라 하고, 이 원기는 곧 태초·태일이라 하였다. 태초는 《역위건착도》에서 얻은 것이고, 태일은 우번에게서 나온 것이다. 그가 태극을 천지가 나누어지기 전의 원기라 해석한 것은 태극을 시간상 천지에 앞서 있는, 천지의 근원이라고 보았기 때문이다. ……한유(漢儒)와 공영달, 유목 등은 '원기'로 태극을 해석하여 태극에 우주 발생의 최초 본원이라는 의미를 부여하였지만, 태극은 그들에게서 중요한 철학적 과제는 아니었다. 태극을 형이상학 혹은 우주론의 중심 개념으로 여긴 사람은 북송의 주돈이(周敦頤)였다. 그러므로 태극이 중국철학체계에서 핵심 개념으로 형성되고 이후 송명 이학(理學)에서 가장 중요한 형이상학적 개념이 된 것은 실로 주돈이로부터 비롯된 것이다.

주돈이는 〔태극도설(太極圖說)〕을 지어 송대 성리학의 문을 열었는데, 그 첫머리의 "太極而無極(태극이무극)"이란 말은 곧 태극을 우주 발생의 제일 원인, 즉 우주 만물의 근본 실체로 여긴 것이다. 그의 태극은 한유(漢儒)들이 말한 원기이다. 그러므로 태극은 만물을 생성하는 만물의 근원을 가리키는 개념이다. … 장재(張載)의 학은 기를 중심 내용으로 한다. 장재에 있어서 태극은 곧 기이다. 태극이라는 기는 허실(虛實)과 동정(動靜), 취산(聚散)과 청탁(淸濁)이라는 두 면을 가지고 있으나 궁극에는 하나이다. 그에게서 하나이면서 두 면(一物兩體)인 것은 곧 태극이며, 태극은 음양과 강유(剛柔)와 인의를 겸유한 우주의 최고 원리이다.

지금까지 주희 이전 태극 개념의 해석에 대해 알아보았다. 주희 이전의 태극이란 개념은 그렇게 중요한 철학 개념은 아니었다. 소옹이나 장재 역시 태극을 그들의 중요한 철학 명제로 여기지 않았으며, 정호와 정이는 태극에 대해 한 마디도 언급하지 않았다. 주희는 홀로 주돈이의 〔태극도설〕을 좋아하여 태극에 가장 중요한 철학적 의미를 부여하였다. 그리하여 마침내 송명 이학 중의 가장 중요한, 형이상학의 한 개념으로 성립시킨 것이다.(하략)』

② 주돈이(周敦頤)의 〔태극도설(太極圖說)〕: "무극이면서 태극이다. 태극이 움직이면 양이 생기고 움직임이 극에 달하면 고요해지며, 고요해지면 음이 생기고 고요함이 극에 달하면 다시 움직이니, 한번 움직이고 한번 고요함이 서로 그 뿌리가 된다. 음양이 나뉨에 양의(兩儀)가 세워진다. 양이 변하여 음과 합해지면 수화목금토의 오행이 생긴다. 오기(五氣)가 순조롭게 펴짐에 사시가 행해진다. 오행이 곧 음양이고 음양이 곧 태극이며, 태극은 본래 무극(無極)이다. 오행이 생기는 것은 각기 그 성질에 부합된다. 무극의 진리는 음양오행의 정기가 묘하게 합해져 엉기는 것이니, 건도(乾道)는 남자가 되고 곤도(坤道)는 여자가 된다. (이 건곤의) 두 기운이 교감하여 만물을 화생하니, 만물이 끊임없이 생성 변화하여

伸)에 의해서 생성된 두 기운(二氣)을 가리키며, 동시에 이 두 기운이 생성된 원리와 나타난 상(象), 그리고 그 가운데 함축되어 있는 음양의 성능(性能)을 아울러 가리키고 있다. 여기서 성능(性能)이란 어떤 사물의 속성·성질과 기능 및 작용을 모두 포괄하는 말이며, 상(象)이란 어떤 현상사물의 모양이나 이미지를 뜻한다.

기 철학의 입장에서 볼 때 만물은 모두 이 음양의 운동변화에 의해서 생성된 것이므로 그 상(象)이나 성능을 가지고 음양을 구분하여 해석할 수 있다. 이것이 음양이 현상사물을 인식하고 해석하는 철학적 범주 개념으로 이해되고 활용될 수 있는 이유이다. 그러나 음양은 앞에서 말한 바와 같이 원초적인 개념의 토대를 태극에서 생성된 무형의 두 기운에 두고 있는 것이므로 순수한 범주는 아니며, 구체적인 형체를 가진 물건을 가리키는 것은 아니지만 분명히 기의 속성인 물질적인 측면을 가지고 있는 것으로 보아야 한다. 그러므로 음양 개념은 그 용처(用處)를 따라 음양의 기를 가리키기도 하고 음양의 리(理)를 가리키기도 하며, 음양의 상(象)이나 성능(性能)을 가리키기도 하는 것이다.

음양은 위와 같은 네 가지 측면 중에서도 '상(象)'의 측면이 가장 중요하다. 왜냐하면 '이(理)'는 형이상(形而上)이고, '성능(性能)'은 '기'의 속성에 속하는데, '기'는 무형이라 오관(五官)을 통해 직접 인식하기가 어려우나, '상(象)'은 음양이기의 변화작용을 통해서 현상적으로 드러나는 것이므로, 이를 통해서 쉽게 우리가 음양을 인식할 수 있기 때문이다. 그러므로《주역》에서도 음양이란 말을 쓰지 않고 괘효(卦爻)의 상(象)을 가지고 이를 나타냈던 것이며,《내경》에서도 음양이란 상(象)을 가지고 하는 말이라고60) 하였던 것이다. 따라서

다함이 없는데 오직 사람만이 그 정수를 얻어 신령스럽다. 형체가 이미 생기게 되면 지각이 발생하니, 오성(五性)이 감동하여 선악을 분별하고 만사를 이루어낸다. 성인(聖人)은 이를 중정인의(中正仁義)로써 하고 고요함을 주로해서 인극(人極)을 세운다. 그러므로 성인은 천지와 더불어 그 덕을 합하고 일월과 더불어 그 밝음을 합하며, 사시와 더불어 그 순서를 합하고 귀신과 더불어 그 길흉을 합한다. 군자는 이를 닦으므로 길(吉)하고 소인은 이를 어기므로 흉하게 된다. 그러므로 말씀하시기를 하늘의 도를 세우는 것을 양과 음이라 하고, 땅의 도를 세우는 것을 유(柔)와 강(剛)이라고 하며, 사람의 도를 세우는 것을 인(仁)과 의(義)라고 한다. 또 말하기를 처음을 찾아 끝을 돌이키므로(原始反終) 생사를 안다는 말이 있다. 크도다 역(易)이여, 이에 그 지극함이여!(無極而太極, 太極動而生陽, 動極而靜, 靜而生陰, 靜極復動, 一動一靜, 互爲其根. 分陰分陽, 兩儀立焉. 陽變陰合而生水火木金土, 五氣順布, 四時行焉. 五行一陰陽也, 陰陽一太極也, 太極本無極也. 五行之生也, 各宜其性. 無極之眞, 二五之精, 妙合而凝, 乾道成男, 坤道成女. 二氣交感, 萬物化生, 萬物生生而變化無窮焉. 唯人也得其秀而爲靈. 形旣生矣, 神發智矣, 五性感動而善惡分, 萬事出矣, 聖人定之以中正仁義而主靜, 立人極焉. 故聖人與天地合其德, 日月合其明, 四時合其序, 鬼神合其吉凶. 君子修之吉, 小人悖之凶. 故曰立天之道曰陽與陰, 立地之道曰柔與剛, 立人之道曰仁與義. 又曰原始反終, 故知生死之說. 大哉易也, 斯其至矣!)(《朱子全書》券一)

60)《素問·五運行大論篇第六十七》: "夫陰陽者, 數之可十, 推之可百, 數之可千, 推之可萬. 天地陰陽者, 不以數推, 以象之謂也."

음양을 알기 위해서는 먼저 그 상(象)을 알아야 되는데, 이를 가장 쉽게 알 수 있는 방법이 바로 주야(晝夜)의 상(象)을 살피는 방법이라고 생각한다. (이에 대해서는 뒤에서 상술함.)

③ 《주역・계사》: "강(剛)과 유(柔)가 서로 미는 데 따라 변화가 생긴다."[61)]

※ 여기서 강(剛)은 양을 대표하는 양효(陽爻—)를 가리키고 유(柔)는 음을 대표하는 음효(陰爻--)를 가리킨다. 음양이라는 상대되는 두 세력이 서로 대립하여 밀치는 데 따라 소장(消長)이 일어나 우주 만유 삼라만상의 모든 변화가 생긴다는 것이다. 《주역》은 이 강유의 소장 변화를 64개의 괘(卦)와 그것을 구성하는 384개의 효(爻)를 가지고 자세히 표현 설명하고 있다. 효(爻)는 《역(易)》의 가장 기본적인 부호로서 괘를 구성하는 최소 단위를 말하는데, 양을 나타내는 효를 강효(剛爻) 또는 양효(陽爻)라고 하고 (—)과 같이 표시하며, 음을 나타내는 효를 유효(柔爻) 또는 음효(陰爻)라고 하며 (--)와 같이 표시한다. 효(爻)란 만물의 변화하는 모습을 본떴다(效)는 의미이다.[62)] 이 효 3개를 중첩시킨 것을 소성괘(小成卦) 또는 경괘(經卦)라고 하니 팔괘가 이것이며, 이 효 6개를 중첩시킨 것을 대성괘(大成卦) 또는 별괘(別卦)라고 하니 육십팔괘(六十四卦)[63)]가 이것이다. 이 대성괘에서 위쪽에 있는 상괘(上卦)를 외괘(外卦)라고 하며 아래쪽에 있는 하괘(下卦)를 내괘(內卦)라고 한다. 괘는 우주만유(宇宙萬有)와 삼라만상(森羅萬象)을 상징하는 부호체계(符號體系)라고 할 수 있으며, 또한 천지만물의 성질과 변화를 표시하는 것이라고 할 수 있다[64)].

④ 《주역・계사(상)》:"한 번 음이 되었다가 한 번 양이 되었다가 하는 변화의 원리를 도라고 한다."[65)] ※ 이는 대소를 막론하고 어떤 사물이든지 그 내부에는 음양이라는 상대되는 두 세력이 존재하면서 소장변화(消長變化)를 하는 것이 천지자연의 법칙이라는 것이다. 그 가장 대표적인 것이 바로 주야변화인데, 이 주야변화가 쌓여 사시변화가 일어나며, 주야・사시변화를 통해 우주만물의 변화가 일어난다는 것을 자연현상을 통해 그대로 직관하여 한 말이라고 볼 수 있다.

⑤ 《주역・단전(彖傳)》: "태(泰)는 천지가 사귀어 만물이 형통하는 것이다."[66)] ※ 태괘(泰卦:䷊)는 건하곤상(乾下坤上)이니 하늘이 아래에 있고 땅이 위에 있는 형상인데, 이는 천기(天氣)는 아래에서 위로 올라가고 지기(地氣)는 위에서 아래로

---

61) 剛柔相推, 而生變化.

62) 《周易・繫辭(下)》 3장 : "爻也者, 效天下之動者也." 繫辭(上), 3장 : "爻者, 言乎變者也." 孔穎達疏: "言爻者, 效此物之變動也."

63) 64괘의 괘명과 괘명을 도표로 표시하면 다음과 같다.

내려오는 형국이라 천지 음양의 두 기운이 상교(相交)하므로 만물이 자연히 형통

64괘의 괘상(卦象)·괘명도(卦名圖)								
	乾上 (天)	兌上 (山)	離上 (火)	震上 (雷)	巽上 (風)	坎上 (水)	艮上 (山)	坤上 (地)
坤下 (地)	☰ 金$^{+}$ ☷ 土$^{-}$ **천지 否**	☱ 金$^{-}$ ☷ 土$^{-}$ **택지 萃**	☲ 火$^{-}$ ☷ 土$^{-}$ **화지 晉**	☳ 木$^{+}$ ☷ 土$^{-}$ **뇌지 豫**	☴ 木$^{-}$ ☷ 土$^{-}$ **풍지 觀**	☵ 水$^{-}$ ☷ 土$^{-}$ **수지 比**	☶ 土$^{+}$ ☷ 土$^{-}$ **산지 剝**	☷ 土$^{-}$ ☷ 土$^{-}$ **重地 坤**
艮下 (山)	☰ 金$^{+}$ ☶ 土$^{+}$ **천산 遯**	☱ 金$^{-}$ ☶ 土$^{+}$ **택산 咸**	☲ 火$^{-}$ ☶ 土$^{+}$ **화산 旅**	☳ 木$^{+}$ ☶ 土$^{+}$ **뇌산小過**	☴ 木$^{-}$ ☶ 土$^{+}$ **풍산 漸**	☵ 水$^{-}$ ☶ 土$^{+}$ **수산 蹇**	☶ 土$^{+}$ ☶ 土$^{+}$ **重山 艮**	☷ 土$^{-}$ ☶ 土$^{+}$ **지산 謙**
坎下 (水)	☰ 金$^{+}$ ☵ 水$^{-}$ **천수 訟**	☱ 金$^{-}$ ☵ 水$^{-}$ **택수 困**	☲ 火$^{-}$ ☵ 水$^{-}$ **화수未濟**	☳ 木$^{+}$ ☵ 水$^{-}$ **뇌수 解**	☴ 木$^{-}$ ☵ 水$^{-}$ **풍수 渙**	☵ 水$^{-}$ ☵ 水$^{-}$ **重水 坎**	☶ 土$^{+}$ ☵ 水$^{-}$ **산수 蒙**	☷ 土$^{-}$ ☵ 水$^{-}$ **지수 師**
巽下 (風)	☰ 金$^{+}$ ☴ 木$^{-}$ **천풍 姤**	☱ 金$^{-}$ ☴ 木$^{-}$ **택풍大過**	☲ 火$^{-}$ ☴ 木$^{-}$ **화풍 鼎**	☳ 木$^{+}$ ☴ 木$^{-}$ **뇌풍 恒**	☴ 木$^{-}$ ☴ 木$^{-}$ **重風 巽**	☵ 水$^{-}$ ☴ 木$^{-}$ **수풍 井**	☶ 土$^{+}$ ☴ 木$^{-}$ **산풍 蠱**	☷ 土$^{-}$ ☴ 木$^{-}$ **지풍 升**
震下 (雷)	☰ 金$^{+}$ ☳ 木$^{+}$ **천뢰无妄**	☱ 金$^{-}$ ☳ 木$^{+}$ **택뢰 隨**	☲ 火$^{-}$ ☳ 木$^{+}$ **화뢰噬嗑**	☳ 木$^{+}$ ☳ 木$^{+}$ **重雷 震**	☴ 木$^{-}$ ☳ 木$^{+}$ **풍뢰 益**	☵ 水$^{-}$ ☳ 木$^{+}$ **수뢰 屯**	☶ 土$^{+}$ ☳ 木$^{+}$ **산뢰 頤**	☷ 土$^{-}$ ☳ 木$^{+}$ **지뢰 復**
離下 (火)	☰ 金$^{+}$ ☲ 火$^{-}$ **천화同人**	☱ 金$^{-}$ ☲ 火$^{-}$ **택화 革**	☲ 火$^{-}$ ☲ 火$^{-}$ **重火 離**	☳ 木$^{+}$ ☲ 火$^{-}$ **뇌화 豊**	☴ 木$^{-}$ ☲ 火$^{-}$ **풍화家人**	☵ 水$^{-}$ ☲ 火$^{-}$ **수화旣濟**	☶ 土$^{+}$ ☲ 火$^{-}$ **산화 賁**	☷ 土$^{-}$ ☲ 火$^{-}$ **지화明夷**
兌下 (山)	☰ 金$^{+}$ ☱ 金$^{-}$ **천택 履**	☱ 金$^{-}$ ☱ 金$^{-}$ **重澤 兌**	☲ 火$^{-}$ ☱ 金$^{-}$ **화택 睽**	☳ 木$^{+}$ ☱ 金$^{-}$ **뇌택歸妹**	☴ 木$^{-}$ ☱ 金$^{-}$ **풍택中孚**	☵ 水$^{-}$ ☱ 金$^{-}$ **수택 節**	☶ 土$^{+}$ ☱ 金$^{-}$ **산택 損**	☷ 土$^{-}$ ☱ 金$^{-}$ **지택 臨**
乾下 (天)	☰ 金$^{+}$ ☰ 金$^{+}$ **重天 乾**	☱ 金$^{-}$ ☰ 金$^{+}$ **택천 夬**	☲ 火$^{-}$ ☰ 金$^{+}$ **화천大有**	☳ 木$^{+}$ ☰ 金$^{+}$ **뇌천大將**	☴ 木$^{-}$ ☰ 金$^{+}$ **풍천小畜**	☵ 水$^{-}$ ☰ 金$^{+}$ **수천 需**	☶ 土$^{+}$ ☰ 金$^{+}$ **산천大畜**	☷ 土$^{-}$ ☰ 金$^{+}$ **지천 泰**

64) 참고로 팔괘의 이름과 괘상 그리고 그것의 취상 예를 들면 다음과 같다.

① 乾(건 ☰) : 하늘, 임금, 아버지, 말(馬), 머리, 굳셈, 주장 등
② 兌(태 ☱) : 연못, 소녀, 말함, 기뻐함, 양(羊), 입 등
③ 離(이 ☲) : 불, 중녀, 걸림, 빛남, 꿩, 눈〔目〕 등
④ 震(진 ☳) : 우뢰, 장남, 움직임, 용, 발(足), 파동 등
⑤ 巽(손 ☴) : 바람, 장녀, 들어감, 닭, 흩어짐, 다리 등
⑥ 坎(감 ☵) : 물, 중남, 구덩이, 빠짐, 젖음, 돼지, 귀, 수축 등
⑦ 艮(간 ☶) : 산, 소남, 그침, 멈춤, 평정(平靜), 손〔手〕 등
⑧ 坤(곤 ☷) : 땅, 어머니, 소, 배〔腹〕, 순함, 감춤 등

65) 一陰一陽之謂道.

66) 泰, 天地交而萬物通也.

번영하게 된다는 것이다.[67] 반대로 곤하건상(坤下乾上)인 비괘(否卦:䷋)는 하늘이 위에 있고 땅이 아래에 있는 형국이라 천기는 위에서 위로 올라가고 지기는 아래에서 아래로 내려와 서로 교통하지 못하므로 만물이 통하지 못하고 꽉 막히는 형국을 나타내는 것이다.[68] 이 밖에 리하감상(離下坎上)의 수화기제괘(水火旣濟卦:䷾)와 감하리상(坎下離上)의 화수미제괘(火水未濟卦:䷿)도 이와 같은 이치를 설명하고 있는데, 모두 음양이 서로 사귀어 통해야 한다는 것을 말한 것이다.

⑥ 《주역 · 풍(豊:䷶)》 : "해가 남중(南中)하면 기울게 되고 달이 차면 이지러지나니, 천지의 영허(盈虛)가 때와 더불어 소식(消息)한다."[69] ※ 이는 천지만물이 사시변화와 함께 영허소식(盈虛消息)하는 자연법칙이 있다는 것을 말해준다. 여기서 소(消)란 음의 세력이 커져서 점점 양의 세력이 줄어드는 것을 말하고, 식(息)이란 양의 세력이 점점 커져서 음의 세력이 줄어드는 것을 말한다. 이와 같이 음양의 소식을 나타내는 괘가 1년 12월에 상응하여 12개가 있는데 이를 특별히 십이소식괘[70]라고 한다. 여기서의 음양 소식(消息)은 음양 상호간의 소식을 말하는 것이지만 이후 의미가 확장되어 음과 양 각자의 소식까지도 포함하여 쓰이는데, 소식이란 말 보다 소장(消長)이란 말이 더 많이 쓰인다.

⑦ 《주역 · 서괘(序卦)》 : "태(泰)라는 것은 통(通)함인데 사물은 끝까지 통할 수가 없다. 그러므로 비괘(否卦)로써 받은 것이다."[71] "박(剝)이라는 것은 벗겨짐인데 사물은 끝까지 다할 수가 없다. 그러므로 복괘(復卦)로써 받은 것이다."[72] ※ 여기서는 어떠한 사물이든지 극에 달하면 변하는 이치, 궁(窮)하면 변하고 변하면 통하는 이치[73]를 설명한 것이다. 태괘(泰卦:䷊)가 극하면 비괘(否卦:䷋)로 돌아오

---

67) 공영달의 《주역정의》에 "'태평할 태자로 이름을 붙인 것은 천지의 기가 상교하여 만물을 생양(生養)하므로 만물이 크게 형통하기 때문에 泰라고 말한 것이다."라고 하였다.

68) 비괘(否卦)의 《주역 · 단전(彖傳)》에 "天地不交, 而萬物不通也(천지가 사귀지 못하니 만물이 통하지 못한다."라 했고, 정이의 《역전(易傳)》에는 "하늘을 나타내는 괘가 위에 있고 땅을 나타내는 괘가 아래에 있으니 이는 천지가 격절(隔絶)되어 서로 교통하지 못함이니 막히게 되는 것이다."라고 하였다.

69) 日中則仄, 月影則食(蝕).

70) 십이소식괘(十二消食卦) : 지뢰복(地雷復), 지택림(地澤臨), 지천태(地天泰), 뢰천대장(雷天大壯), 택천쾌(澤天夬), 중천건(重天乾), 천풍구(天風姤), 수뢰둔(水雷遯), 천지비(天地否), 풍지관(風地觀), 산지박(山地剝), 중지곤(重地坤)의 12개의 괘를 차례로 나열해보면 음양의 消息(消長變化)을 잘 나타내주고 있으므로 이를 십이소식괘라고 한다. 지뢰복괘를 동지에 배당하고 천풍구괘를 하지에 배당해서 음양 소식을 따라 차례로 매 두 달마다의 절기에 배당하면 1년간의 음양소장의 변화를 잘 알 수 있다.

71) 泰者通也, 物不可以終通, 故受之以否.

72) 剝者剝也, 物不可以終盡, 剝窮上反下, 故受之以復.

고 박괘(剝卦:䷖)가 극하면 복괘(復卦:䷗)로 돌아오듯이 사물의 발전이 극에 달하면 반드시 반전(反轉)한다. 어떤 사물이든지 처음엔 작고 어린 것에서 출발하여 장대(壯大)하게 발전지만 영원히 장대할 수는 없고 반드시 쇠퇴하여 반대로 돌아가게 되며, 또 어떤 사물이든지 쇠퇴함이 극에 달하면 반드시 점차 회복하게 되는 물극필반(物極必反)의 이치가 있기 때문이다.

이상에서 살펴본 바와 같이 음양론의 이론적 근거는 《주역》이라 할 수 있다. 이를 《내경》 시대에서부터 한의학의 이론체계에 흡수하고 역대의 제가들이 더욱 발전시켜서 《주역》에서의 음양론과는 또 다른 특징을 가지는 음양론이 성립하게 된 것이다.

1) 음양은 상호 관련된 어떤 사물이나 현상의 상대적 두 속성이나 국면(局面)을 개괄하는 대표적 표현이다. 따라서 일반적으로 음양은 사물의 속성을 표시하는 범주적 개념이지 구체적인 사물을 지칭하는 것은 아니다

그러므로 《영추・음양계일월편》에 "음양은 이름은 있으나 형체가 없으므로, 이를 헤아리면 열이 될 수도 있고, 이를 미루면 백이 될 수도 있으며, 이를 흩트리면 천이 될 수도 있고, 이를 미루면 만이 될 수도 있다."[74]고 하였다. 그런데 음양의 이러한 범주성(範疇性)은 어떠한 현상사물의 밖으로 드러난 상(象)을 기초로 하고 있다. 《소문・오운행대론편》에 "무릇 음양은 이를 헤아리면 열이 될 수도 있고, 이를 미루면 백이 될 수도 있으며, 이를 헤아리면 천이 될 수도 있고, 이를 미루면 만이 될 수도 있지만, 천지의 음양은 수(數)로써 추산(推算)하는 것이 아니고 상(象)을 가지고 말하는 것이다."[75]라고 한 것이 그것이다.

이는 음양의 두 기(氣)가 그 자연스러운 성능(性能)에 따라 유행변화(流行變化)하여 만물을 생성하고 만상(萬象)의 변화를 나타내는 것이므로, 만물은 그것을 구성하고 있는 음양 두 기의 시공간적 위치와 편차에 따라 그에 상응하는 상(象)을 드러내지 않을 수가 없기 때문이다.

따라서 우리가 어떤 현상사물을 보고 음양을 구분하는 것은 그 현상사물의 성능(性能)이

73) 《周易・繫辭》: "窮則變, 變則通."

74) 陰陽者, 有名而無形, 故數之可十, 推之可百, 散之可千, 推之可萬.

75) 夫陰陽者, 數之可十, 推之可百, 數之可千, 推之可萬. 天地陰陽者, 不以數推, 以象之謂也." cf. 《素問・陰陽離合論篇》: "黃帝問曰:余聞天爲陽, 地爲陰, 日爲陽, 月爲陰, 大小月三百六十日成一歲, 人亦應之. 今三陰三陽, 不應陰陽, 其故何也? 岐伯對曰:陰陽者, 數之可十, 推之可百, 數之可千, 推之可萬, 萬之大不可勝數, 然其要一也.

나 밖으로 드러나 있는 상(象)에 기초하여 이루어진다. 그러므로 음양은 단순한 허명(虛名)은 아니며 항상 대립된 상을 드러내고 있는 어떤 현상사물을 전제로 한다.

음양의 상대적 개념에 대해서는 이미 《황제내경》에서 상세하게 논술하고 있다. 《소문·음양응상대론》에서 "천지는 만물의 상하이며, 음양은 인체 기혈의 남녀이며, 좌우는 음양이 도로이고, 수화(水火)는 음양의 징조이며, 음양은 만물을 생성하는 시초이다."[76]라고 하였다. 이와 같이 음과 양의 상대적인 개념은 사물에 따라 다양하게 표현되고, 사물의 현상은 다방면에서 음양의 속성으로 나타남을 알 수 있다.

예를 들어 공간과 위치로 음양을 분석하면 위는 양이고 아래는 음이며, 왼쪽은 양이고 오른쪽은 음이며, 내부는 음이고 외부는 양이며, 동쪽과 남쪽은 양이고 서쪽과 북쪽은 음이다. 시간·계절을 음양으로 구분하면 낮은 양이고 밤은 음이며, 봄·여름은 양이고 가을·겨울은 음이다. 사물의 성질을 음양으로 구분하면 한랭한 것은 음이고 온열한 것은 양이며, 굳센 것은 양이고 부드러운 것은 음이며, 가볍고 맑은 것은 양이고 무겁고 탁한 것은 음이다. 사물의 운동형태를 음양으로 구분하면 동적인 것은 양이고 정적인 것은 음이며, 빠른 것은 양이고 느린 것은 음이며, 상승·나옴은 양이고 하강·들어감은 음이며, 나아감은 양이고 물러남은 음이다. 동일한 범주·동일한 단계에 있는 상대되는 사물을 음과 양으로 구분하면 "태양"은 양이고 "달"은 음이며, "물"은 음이고 "불"은 양이며, "수컷"은 양이고 "암컷"은 음이 되는 등이다.

《소문·음양응상대론》에서는 수와 화로써 음양의 특징을 비교적 깊이 있게 다루었다. 화(火)는 염열(炎熱)·건조·승발·증등(蒸騰)·동적인 특징이 있기 때문에 집중적으로 양의 속성을 반영하고, 수(水)는 한랭·습윤·침강·응집·정적인 특징이 있으므로 비교적 음의 속성을 잘 반영한다. 수와 화로써 음과 양을 표현하는 것은 음과 양의 속성을 구체적으로 강조함으로써 양자를 혼동하지 않도록 하기 위함이며, 한열·윤조·동정·승강 등 음과 양의 주된 속성을 구별하여 강조하기 위함이다.

2) 음양은 일분위이법(一分爲二法)에 의해 계속해서 무수히 나누어질 수 있다[77]

즉 태극이 음양으로 나뉘고 음양은 다시 나뉘어 사상(四象)이 되고 사상은 다시 나뉘어 팔괘가 되듯이 음양은 논리상으로는 일분위이(一分爲二)의 법칙을 따라 계속해서 나뉘어 갈

76) 天地者, 萬物之上下也; 陰陽者, 氣血之男女也; 左右者, 陰陽之道路也; 水火者, 陰陽之徵兆也; 陰陽者, 萬物之能始也.

77) 《類經·陰陽類》: "陰陽者, 一分爲二也."

수 있으므로 무수한 층차(層次)를 이룰 수가 있다.

시간을 예로 들어 말한다면, 사계의 차원에서는 봄·여름은 양이 되고 가을·겨울은 음이 되며, 주야의 차원에서는 낮이 양이고 밤이 음이며, 낮의 차원에서는 오전이 양이고 오후가 음이다. 이와 같이 차원을 내려감에 따라 양 중에도 다시 음양이 있고 음 중에도 다시 음양이 있게 되는 것이다. 또 사람을 예로 든다면 사람 → 남과 여 → 표(表)와 리(裏) → 육부와 오장 → 오장의 순서로 차원을 내려가면서 계속 일분위이법으로 나누어 갈 수 있다. 《소문·금궤진언론》에 "그러므로 음 중에 (또) 음이 있고 양 중에 (또) 양이 있다고 하나니, 아침 해뜰 무렵(平旦[78])에서 정오(日中)까지는 천(天)의 양인데 양 중의 양이고, 정오에서 해질 무렵(黃昏)까지는 천(天)의 양인데 양 중의 음이며, 합야(合夜[79])에서 계명(鷄鳴[80]=子時)까지는 천(天)의 음인데 음 중의 음이고, 자시(子時=鷄鳴)에서 평단(平旦)까지는 천(天)의 음인데 음 중의 양이다.[81] 그러므로 사람도 또한 이에 응하니, 대저 사람의

○ 태극 → 음양 → 사상(四象) → 팔괘(八卦)[1]								
五行 방위	陽金 서북	陰金 서	火 남	陽木 동	陰木 동남	水 북	陽土 동북	陰土 서남
卦序 取象 八卦	一乾天 乾三連	二兌澤 兌上絶	三離火 離虛中	四震雷 震下連	五巽風 巽下絶	六坎水 坎中連	七艮山 艮上連	八坤地 坤三絶
四象	↖ ↗ ⚌ 太陽 (陽中之陽)		↖ ↗ ⚍ 少陰 (陽中之陰)		↖ ↗ ⚎ 少陽 (陰中之陽)		↖ ↗ ⚏ 太陰 (陰中之陰)	
陰陽	↖ ↗ ⚊ 陽				↖ ↗ ⚋ 陰			
太極	↖ (陽先陰後의 원칙) ↗ 無極 ○ 而 ☯ 太極							

78) 平旦 : 아침 해뜰 무렵이니, 묘시(卯時)에 상당함.

79) 合夜 : 해가 저물어 밤에 합해질 무렵이니, 황혼의 유시(酉時)에 상당함. 丹波元簡注:"黃昏合夜爲一, 其以相去不遠, 均爲酉刻也." 李今庸曰:"合字乃臺字形近致誤, 臺讀爲始, 合夜卽始夜." 可參.

80) 鷄鳴 : 半夜 子時.

81) 張介賓注:"一日之氣, 自卯時日出地上爲晝, 天之陽也; 自酉時日入地中爲夜, 天之陰也. 然于陰陽之中, 復有陰陽, 如午前爲陽中之陽, 午後爲陽中之陰也; 子前爲陰中之陰, 子後爲陰中之陽也. 故以一日分爲四時, 則子午當二至之中, 卯酉當二分之令; 日出爲春, 日中爲夏, 日入爲秋, 夜半爲冬也." 又張志聰注云:"鷄鳴至平旦, 陽氣始生, 應春升之氣, 故爲陰中之陽; 平旦至日中, 陽氣正隆, 應長夏之氣, 故爲陽中之陽; 日中至

음양을 말한다면 밖은 양이 되고 안은 음이 되며, 사람 몸의 음양을 말한다면 등은 양이 되고 배는 음이 되며[82], 인체 장부 중의 음양을 말한다면, 장(臟)은 음이 되고 부(腑)는 양이 되니[83], 간·심·비·폐·신 오장은 모두 음이 되고, 담·위·대장·소장·방광·삼초 육부는 모두 양이 된다. ……그러므로 등은 양이 되는데 양 중의 양은 심(心)이고[84], 등은 양이 되는데 양 중의 음은 폐(肺)이며[85], 배는 음이 되는데 음 중의 음은 신(腎)이고[86], 배는 음이 되는데 음 중의 양은 간(肝)이며[87], 배는 음이 되는데 음 중의 지음(至陰)은 비(脾)이다[88]. 이는 모두 음양·표리·내외·자웅(雌雄)으로 서로가 수응(輸應)함이니[89], 그러므로 하늘의 음양에 상응한다[90]."[91]라고 한 것이 이러한 예이다. 그런데 현실적으로

黃昏, 陽氣始衰, 應秋收之氣, 故爲陽中之陰; 合夜至鷄鳴, 陽氣在內, 應冬藏之氣, 故爲陰中之陰." 두 설 중 하나는 주야음양(晝夜陰陽)에 근거해서 주를 달았고, 하나는 음양기(陰陽氣)의 소장(消長)에 근거하여 풀이하였다.

82) 張介賓注:"以前后言, 人身腹背陰陽, 議論不一. 有言前陽后陰者, 如老子所謂萬物負陰而抱陽是也. 有言前陰后陽者, 如此節所謂背爲陽, 腹爲陰是也, 似乎相左. 觀邵子曰:天之陽在南, 陰在北; 地之陰在南, 陽在北. 天陽在南, 故日處之; 地剛在北, 故山處之. 所以地高西北, 天高東南. 然則老子所言, 言天之象, 故人之耳目口鼻動于前, 所以應天陽而南也. 本經所言, 言地之象, 故人之脊膂肩背峙于后, 所以應地剛居北也. 矧以形体言之, 本爲地象, 故背爲陽, 腹爲陰, 而陽經行于背, 陰經行于腹也."

張志聰注:"夫人之始生也, 負陽而抱陰, 是以背爲陽, 腹爲陰. 督脈循于背, 總督一身之陽; 任脈循于腹, 統任一身之陰也."

83) 張介賓注:"五臟屬里, 藏精氣而不瀉, 故爲陰; 六府屬表, 傳化物而不藏, 故爲陽."

84) 王冰注:"心爲陽藏, 位處上焦, 以陽居陽, 故爲陽中之陽也." 又, 吳崑注:"心屬火, 位處上焦, 以陽居陽, 故爲陽中之陽."

85) 背爲陽, 陽中之陰, 肺也:王冰注:"肺爲陰藏, 位處上焦, 以陰居陽, 故謂陽中之陰." 吳崑注:"肺屬金, 位處上焦, 以陰居陽, 故謂陽中之陰."

馬蒔注云:"故背爲陽, 心肺屬膈上, 附于背爲陽, 然心爲牡藏, 爲陽中之陽, 肺爲牝藏, 爲陽中之陰."

86) 王冰注:"腎爲陰藏, 位處下焦, 以陰居陰, 故謂陰中之陰." 又, 吳崑注:"腎屬水, 位居下焦, 以陰居陰, 故爲陰中之陰也."

87) 王冰注:"肝爲陽藏, 位處中焦, 以陽居陰, 故謂陰中之陽也." 又, 吳崑注:"肝屬木, 位處下焦, 以陽居陰, 故爲陰中之陽."

88) 腹爲陰, ……陰中之至陰脾也:王冰注:"脾爲陰藏, 位處中焦, 以太陰居陰, 故爲陰中之至陰也." ※ 愚按 : 여기서 지극하다는 말은 음양을 초월하여 음양에 치우치지 않은 中土의 자리란 뜻이다. 즉 脾는 陰臟에 속하지만 中和의 자리이기 때문에 지음이라고 한 것이다.

89) 此皆陰陽表裏內外雌雄相輸應也 : 표리(表裏)·내외(內外)·자웅(雌雄)은 모두 속성이 상대적인 사물을 가리키므로, 음양으로 이를 개괄할 수 있다. 그러므로 이 구절은 이상에서 서술한 인체의 음양을 획분(劃分)한 정황(情況)의 결어(結語)이니, 음양이 서로 대립할 뿐만 아니라 또한 서로 연계되어 있음을 개괄적으로 지적해 낸 것이다. ※ 雌雄, 張介賓注:"卽牝牡之謂." 張志聰注:"雌雄, 藏府也."《靈樞·順氣一日分爲四時》云:"肝爲牡藏…; 心爲牡藏…; 脾爲牝藏…; 肺爲牝藏…; 腎爲牝藏…." 相輸應, 吳崑注:"轉輸傳送而相應也." 張志聰注:"交相授受也."

이것을 무한히 진행시키는 것은 우리 오감 인식의 한계상 불가능하다. 그러나 이론과 실제에 있어서 컴퓨터의 작동 원리를 생각해보면 원리상으로는 충분히 수긍할 수 있는 일이다.

3) 음양은 또 항상 일분위이(一分爲二)의 대립통일(對立統一)을 전제로 하므로 연관된 두 현상사물 사이에서만 음양을 말할 수 있다는 점과, 대립통일의 차원(또는 기준)에 따라 무수한 층차(層次)를 이룰 수 있어서 그 기준이 일정하게 고정되어 있는 것이 아니라는 점에서 음양은 상대적[92]이라고 할 수 있다. 그러나 일단 차원(또는 기준)이 정해지면 그 차원에서의 음양은 거의 확정적이 된다

사람을 예로 들어 말한다면, 생식의 차원에서 보면 남성은 양이고 여성은 음이지만 외형의 측면에서 보면 여성은 곡선형이므로 양이고 남성은 직선형이므로 음이며, 성정(性情)의

---

90) 張志聰注:"盖藏府之經脈, 互相連絡, 表里內外, 循環無端, 與天之晝夜四時, 出入相應, 故以應天之陰陽也." 張介賓云:"此總結上文以人應天之義."

91) 故日:陰中有陰, 陽中有陽. 平旦至日中, 天之陽, 陽中之陽也. 日中至黃昏, 天之陽, 陽中之陰也. 合夜至雞鳴, 天之陰, 陰中之陰也. 雞鳴至平旦, 天之陰, 陰中之陽也. 故人亦應之. 夫言人之陰陽, 則外爲陽, 內爲陰. 言人身之陰陽, 則背爲陽, 腹爲陰. 言人身之藏府中陰陽, 則藏者爲陰, 府者爲陽, 肝・心・脾・肺・腎, 五藏皆爲陰, 膽・胃・大腸・小腸・膀胱・三焦, 六府皆爲陽. ……故背爲陽, 陽中之陽, 心也. 背爲陽, 陽中之陰, 肺也. 腹爲陰, 陰中之陰, 腎也. 腹爲陰, 陰中之陽, 肝也. 腹爲陰, 陰中之至陰, 脾也. 此皆陰陽・表裏・內外・雌雄相輸應也, 故以應天之陰陽也.

92) 상대적이란 말은 크게 두 가지의 뜻이 있는데, '대대(對待)'의 뜻과 '절대적이 아니다'라는 뜻이 그것이다. 음양이 상대적이라고 할 때는 이 두 가지의 뜻을 모두 내포하는데, '대대(對待)'란 '(시간의 繼起 속에) 대립・상대한다'는 뜻이며, '절대적이 아니다'란 말은 음양을 판단하는 기준이 어느 한가지로 고정되어 있는 것이 아니고 다층적(多層的) 또는 다차원적(多次元的)이라는 말이지, 편의에 따라 음으로도 될 수 있고 양으로도 될 수 있다는 말이 결코 아니다. 따라서 일단 음양을 판단하는 차원이 정해지면 그것이 음양의 어느 쪽에 속하는지가 거의 절대적으로 定해진다고 할 수 있다. 단 그것이 음양의 경계선상에 있어서 어느 쪽에 속하는지가 애매한 경우는 예외가 된다고 할 수 있다. 예컨대 사람을 가지고 말할 때에 서로 대대(對待)의 관계가 있다고 할 수 있는 남녀, 좌우, 상하, 전후, 표리, 장부, 기혈, 한열 등 여러 가지 차원에서 음양을 말할 수 있지만(이를 두고 음양이 상대적이라고 말한다), 일단 어느 차원이 정해지면, 남이 여가 되기도 하고 여가 남이 되기도 한다거나, 좌가 우가 되기도 하고 우가 좌가 되기도 하는 것이 아니고, 어디까지나 남은 남이고 여는 여이며, 좌는 좌이고 우는 우이므로, 음양의 어느 쪽에 속하는 지가 거의 절대적으로 定해지게 되는 것이다(이를 필자는 음양의 확정성이라고 말한다). 그러므로 '보다 음'이라든가 '보다 양'이라는 말은 엄밀한 의미에서는 음양 개념에 어긋나는 말이라고 할 수 있다. 예컨대 변증에 있어서 환자에게 실열(實熱)이 있는 것이 확실하다면, 그 열이 매우 심하든 심하지 않든 모두 양증(陽證)에 속하는 것이지, 진찰하는 사람의 주관에 따라서 환자의 병증이 양증(陽證)이 되었다 음증(陰證)이 되었다 하는 것은 아닌 것이다. 이 경우 만약 의사의 주관에 따라 음증(陰證)으로 판단했다면 오진이 되어 올바른 치료를 할 수 없게 되는 것이다. 따라서 우리는 음양을 말할 때 주로 그 상대성을 강조하지만, 그에 못지않게 중요한 확정성(確定性)이 있음을 또한 잘 알아야 된다.

차원에서 보면 일반적으로는 남성이 양이고 여성이 음이지만 개중에는 여성적인 남자도 있고 남성적인 여자도 있으며, 좌우의 차원으로 보면 왼쪽이 양이고 오른쪽이 음이며, 손의 차원에서 보면 손등은 양이고 손바닥은 음이며, 인체의 전후의 차원으로 보면 등이 양이고 배가 음이며, 장부의 차원으로 보면 오장은 음이고 육부는 양이며, 오장의 차원에서 보면 간장 심장은 양이고 신장 폐장은 음이며, 경맥(經脈)의 차원에서 보면 족양명경이 복부에 있지만 양에 속하고, 상하의 차원에서 보면 머리는 양이고 몸은 음이며, 이목구비를 동정의 차원에서 볼 때는 눈과 입이 양이고 귀와 코가 음이며, 상하의 기능으로 볼 때는 귀와 눈이 양이고 코와 입이 음이다.

4) 앞의 1)에서 논술한 바와 같이 음양은 범주적 개념이긴 하지만 음기와 양기를 가리키는 의미로 쓰일 때는 형체는 없지만 분명히 물질적인 개념으로 보아야 한다

《소문·음양응상대론》에 "음이 편승(偏勝:치우치게 항성함)하면 양이 병들고, 양이 편승하면 음이 병든다. 양이 편승하면 열이 나고, 음이 편승하면 춥게 되며, 한(寒)이 극하면 열이 나고 열이 극하면 춥게 된다."[93]고 한 예가 그것이다. 여기서 편승하는 음과 양은 분명히 속성만을 말한 것이 아니고 그러한 속성을 가진 음양기(陰陽氣)의 물질을 가리키고 있는 것이다. 그러므로 음양을 실질성이 전혀 없는 단순히 현상사물을 구분하는 명목적(名目的) 도구적 개념으로만 이해하는 것은 옳지 않다고 본다.

5) 음양이기(陰陽二氣)의 동정변화(動靜變化)는 반드시 일정한 리(理:법칙, 규율)를 바탕으로 한다고 할 수 있으므로 음양이란 말이 직접 음양이 동정하여 변화하는 원리를 가리키기도 한다

① 《주역·계사전(繫辭傳)》: "한번 음이 되었다가 한번 양이 되었다가 하는 변화의 원리를 도라고 한다."[94]

② 《소문·음양응상대론》: "음양은 천지의 도이니[95], 만물의 벼리(綱紀)이며[96], 변화의 근원이며[97], 생멸의 근본 원인이며[98], 신명(神明)의 집이다[99]."[100] ※

---

93) 陰勝則陽病, 陽勝則陰病, 陽勝則熱, 陰勝則寒. 重寒則熱, 重熱則寒.

94) 一陰一陽之謂道.

95) 天地之道 : 자연계의 운동변화규률. '천지'는 자연계를 가리키고, '도(道)'는 '규률·도리'를 말한다.

96) 綱紀 : 사물을 귀납하는 강령(綱領)의 뜻. 여기에는 이치와 방법의 뜻이 아울러 함축되어 있다. 徐灝《說文解字注箋》云:"總持爲綱, 分系爲紀. 如網罟, 大繩其綱也, 網目其紀也." 張介賓注:"大曰綱, 小曰紀, 總之爲綱, 周之爲紀. 物無巨細, 莫不由之, 故爲萬物之綱紀."

97) 變化之父母 : 사물의 점변(漸變) 즉 양적인 변화를 '변(變)'이라 하고, 사물의 극변(極變) 즉 질적인

여기서 "천지의 도"란 천지자연의 생성변화하는 원리라는 뜻이다.

③《소문·사기조신대론》: "무릇 사시음양은 만물의 근본이다. ……그러므로 음양사시는 만물의 처음과 끝이며 사생(死生:생멸)의 근본이다."101)

④《소문·사기조신대론》: "음양을 따르면 살고 거슬리면 죽으며, (음양을) 따르면 다스려지고 거슬리면 어지러워집니다."102) ※ 여기에서 음양이란 음양변화의 원리를 가리킨다.

6) 이상으로 음양의 개념을 철학적으로 명확히 이해하고 설명하는 것은 쉬운 일이 아니지만 주야(晝夜)의 현상을 가지고 설명하면 비교적 쉽게 이해할 수 있다. 왜냐하면 주야의 변화는 누구든지 가장 쉽게 접하고 이해할 수 있는 음양변화이기 때문이다. 그러므로《주역》에서도 강유(剛柔)103)는 주야의 상(象)을 나타낸다."104)고 하였다

즉 만물의 생성과 변화는 사시의 변화를 통해서 가장 잘 느낄 수 있는데105), 사시의 변화는 바로 주야의 변화가 누적되어 일어나는 것이다. 그런데 이러한 주야의 변화는 매우 규칙적이어서 낮이 되면 밤이 되고 밤이 되면 다시 낮이 되어 교대로 순환하기를 쉬지 않는 바, 이것이 바로 "한 번 음이 되고 한 번 양이 되는 것을 일러 도라고 한다."106)는 것이다.

변화를 '화(化)'라고 한다. 여기서 '부모'는 만물의 변화가 생기는 근원을 비유한 말이다. 그러므로 문장의 뜻은 사물의 변화하는 도(道)가 모두 음양에 근본하고 있다는 뜻이다.《禮記·月令正義》:"先有舊形, 漸漸改者謂之變; 雖有舊形, 忽改者謂之化."《素問·天元紀大論》"物生爲之化, 物極爲之變." 張介賓引朱子云:"變者化之漸, 化者變之成."

98) 生殺之本始 : 사물의 생성과 소멸의 원인. 李中梓云:"陰陽交則物生, 陰陽隔則物死, 陽來則物生, 陰至則物死. 萬物之生殺, 莫不以陰陽爲本始也."

99) 神明之府 : 神明,《淮南子·泰族訓》:"其生物也, 莫見其所養而物長; 其殺物也, 莫見其所喪而物亡, 此之謂神明." 吳崑注:"陰陽不測之謂神, 神之昭昭謂之明." 李中梓注:"言變化流行皆從此出也." 盧谷注:"神爲形之主, 藉陰陽之氣以存, 形消氣盡則神去, 故陰陽爲神明之府, 府猶居宅也." 府, 藏聚之所. ※ 부(府)는 물건을 모아 저장하고 출납(出納)하는 곳인 부사(府舍)·부거(府庫)를 말하니, 여기서는 집을 가리킨다. 즉 신명(神明)의 작용이 음양 속에 내재하고 또 음양변화를 통해서 드러나게 되므로 음양이 신명의 집이라고 한 것이다.

100) 陰陽者, 天地之道也, 萬物之綱紀, 變化之父母, 生殺之本始, 神明之府也.

101) 夫四時陰陽者, 萬物之根本也, ……故陰陽四時者, 萬物之終始也, 死生之本也.

102) 從陰陽則生, 逆之則死, 從之則治, 逆之則亂.

103) 강유(剛柔)란 본래 음양의 성질을 나타낸 말로서, '강(剛)'은 양효(陽爻)인 (—)을 나타내고 '유(柔)'는 음효(陰爻)인 (--)을 나타낸다. 따라서 '강유'는 곧 '음양'의 상(象)을 나타낸 것이라고 말할 수 있다.

104)《周易·繫辭》: "剛柔者, 晝夜之象也."

105) 그러므로《素問·四氣調神大論》에 "夫四時陰陽者, 萬物之根本也, ……故陰陽四時者, 萬物之終始也, 死生之本也."라고 하였다.

달이 지며 해가 떠오르면 어둠이 물러가고 밝음이 오며, 해가 져서 밝음이 물러가면 어둠이 몰려오며 달이 떠오르니, 이것이 바로 "강유(剛柔)가 서로 밀어내어 변화를 낳으니, ……변화란 진퇴의 상(象)이다."107)라고 한 것이며, 이른바 음양이 소장(消長), 진퇴를 반복한다고 하는 것이다. 이와 같이 끊임없이 주야가 번갈아 바뀌는 가운데 만물이 생성, 변화하는 것이니, "낳고 낳는 것을 일러 역(易)이라고 한다."108)는 말은 바로 이를 두고 한 말이라고 할 수 있다. 그리하여, 낮에는 밝고〔明〕 밤에는 어두우며〔暗〕, 낮에는 따뜻하고〔溫·熱〕 밤에는 추우며〔凉·寒〕, 낮에는 만물이 움직이고〔動〕 밤에는 쉬며〔靜〕, 낮에는 발산(發散)하고 밤에는 수렴(收斂)하며, 낮에는 기온이 오르면서 아지랑이 같은 것이 자꾸 피어오르고〔升〕 밤에는 기온이 떨어지면서 응축(凝縮)·하강하여 이슬이 내리고 안개가 많이 생기는〔降〕 등 물상(物象)의 변화가 서로 뚜렷하게 대립되어 나타나지만, 낮이 있음으로써 밤이 있게 되고 밤이 있음으로써 낮이 있게 되듯이 대립된 양면이 상보(相補)·상성(相成)의 관계에 있어서 하루라는 말로 통일이 되며, 또한 서로가 상대를 바탕으로 하고 있으므로 호근호용(互根互用)하게 되는 것이다. 그리고 주야는 일월의 진퇴에 따라 나타나는 대립된 두 가지의 현상일 뿐 별개의 둘로써 존재하는 것이 아니며, 또한 생생변화(生生變化)하는 도(道)가 주야로 변화하는 그 가운데에 있는 것이지 주야를 떠나서 독립하여 따로 어디에 존재하는 것도 아니다109). 그러므로 주야를 다시 등분하여 하루를 넷으로 나누면 사시에 상응하게 되고110), 열둘로 나누면 열두 달에 상응하게 되는 것이다. 이상과 같이 음양은 주야의 상을 통해서 쉽게 이해할 수 있는 것이다.

7) 물과 불의 성질을 통해서도 짐작할 수 있다. 그러므로 《내경》에 "물과 불은 음양의 징조이다."111)라고 하였다

물은 한랭·습윤(濕潤)·침강·응집(凝集)·안정 등의 특징이 있어서 비교적 음의 특성을

106) 《周易·繫辭(上)》 5장 : "一陰一陽之謂道."

107) 《周易·繫辭(上)》 2장 : "剛柔相推, 而生變化…變化者, 進退之象也."

108) 《周易·繫辭(上)》 5장 : "生生之謂易."

109) 이는 태극(太極)이 음양, 사상(四象), 팔괘, ……만물로 유행변화하는 것일 뿐, 태극과 음양·사상·만물이 각각 별개로 존재하는 것이 아님을 말한 것이다. 예컨대 물은 온도가 내려가면 얼고 온도가 올라가 끓게 되면 수증기로 변하지만, 그 얼음과 수증기가 본래의 물을 떠나 따로 있는 것이 아니며, 또한 파도가 쳐서 수많은 물결이 일어나지만 그 파도와 물결이 물을 떠나 따로 존재하는 것이 아닌 것과 같은 것이다.

110) 《靈樞·順氣一日分爲四時》 : "春生, 夏長, 秋收, 冬藏, 是氣之常也, 人亦應之. 以一日分爲四時, 朝則爲春, 日中爲夏, 日入爲秋, 夜半爲冬."

111) 《素問·陰陽應象大論》 : "水火者, 陰陽之徵兆也."

잘 반영하고 있으며, 불은 염열(炎熱)·건조·승발(升發)·분열(分列)·조동(躁動) 등의 특징이 있어서 양의 특성을 비교적 잘 반영하고 있다. 우리가 어떤 변고(變故)를 징조를 통해서 알 수 있듯이 음양이 무엇인지를 물과 불을 통해서 알 수 있기 때문에 물과 불이 음양의 징조라고 말한 것이다.

8) 음양을 나누는 주요 기준

어떤 대립통일의 상관 사물의 음양을 판단하기 위해서는 반드시 어떤 기준이 주어지지 않으면 안 되는데, 흔히 사용하는 기준을 예로 든다면 다음과 같다. 이에 따라 주요 사물과 현상을 음양으로 나누어보면 〔표-1〕과 같다.

① 공간적으로 천지, 상하, 좌우, 내외, 표리(表裏), 동서, 남북,
② 시간적으로 주야, 춘하·추동, 오전·오후,
③ 시공간을 표시하는 간지(干支) 상으로 갑병무경임(甲丙戊庚壬)·을정기신계(乙丁己辛癸), 자인진오신술(子寅辰午申戌)·축묘사미유해(丑卯巳未酉亥).
④ 동정상으로 동정, 승강, 출입, 진퇴, 발산·수렴, 팽창·응축, 삭지(數遲)
⑤ 성질상으로 남녀, 웅자(雄雌), 강유(剛柔), 명암(明暗), 온열(溫熱)·량한(凉寒), 경중(輕重), 청탁(淸濁), 원방(圓方), 조윤(燥潤)
⑥ 인체상의 음양 : 위의 ①~⑤의 기준을 가지고 장부(臟腑), 경맥(經脈), 기관, 맥상, 병증 등을 음양으로 나눈다.
⑦《소문·음양별론》: "(맥상에서) 음양이라고 이른 것은, 가는 것은 음이 되고 오는 것은 양이 되며, 고요한 것은 음이 되고 움직이는 것은 양이 되며, 느린 것은 음이 되고 빠른 것은 양이 된다."112)

〔표-1〕 陰陽分類表

陽 ⚊	上	前	左	表	東·南	晝	春夏	生長	明	溫熱	淸	燥	輕	剛	男	天	日	火	動	升	發散	膨脹	速
陰 ⚋	下	後	右	裏	西·北	夜	秋冬	收藏	暗	凉寒	濁	潤	重	柔	女	地	月	水	靜	降	收斂	凝縮	遲

112) 所謂陰陽者, 去者爲陰, 至者爲陽, 靜者爲陰, 動者爲陽, 遲者爲陰, 數者爲陽.

9) 음양 구분의 실제

임상 현장에서 흔히 접하는 증상들을 음양으로 나누어보면 〔표-2〕와 같다.

〔표-2〕 임상 증상들에 대한 음양 구분의 실제

	陰 盛 (陽 虛)	陽 盛 (陰 虛)
①	체온이 낮으며 따뜻하거나 뜨거운 것을 좋아한다.	체온이 높으며 서늘하거나 시원하고 찬 것을 좋아한다.
②	추위를 많이 타므로 여름이 좋다.	더위를 많이 타므로 겨울이 좋다.
③	갈증이 없고 따뜻한 물을 좋아한다.	갈증이나 번열이 나고 찬 물을 좋아한다.
④	채소류나 향신성 음식을 좋아하고 기름진 음식을 먹으면 느끼하다.	육류나 기름진 음식을 좋아한다.
⑤	침착하고 얌전하며 차분하고 조용하다.	흥분을 잘하고 활달하며 몸을 가만히 두지 못하고 움직이기를 좋아한다.
⑥	식욕 부진, 또는 소화 불량	식욕이 왕성하고 소화가 잘 된다.
⑦	얼굴빛이 창백하거나 어둡다.	얼굴빛이 붉은 편이고 밝다.
⑧	소변의 색이 맑고 양이 많으며 자주 본다.	소변색이 붉은 편이고 양이 적으며 드물게 본다.
⑨	냄새가 별로 없는 설사를 잘한다.	변비가 되기 쉽고, 설사를 하더라도 냄새가 심하거나 붉은 빛을 띤다.
⑩	땀이 잘 안 나거나 찬 땀이 난다.	땀이 많이 나며, 열나는 땀이 많다.
⑪	손발이 냉하고 배가 차다. 몸에서 찬바람이 나거나 시리다..	배를 내 놓고 자도 괜찮다. 겨울에도 내복을 거의 입지 않는다.
⑫	들이쉬는 숨이 강하다.	내쉬는 숨이 강하다.
⑬	맥박이 약하고 느리거나 가라앉아 있다.	맥박이 강하고 빠르며 살짝만 대도 느껴진다.
⑭	웅크리고 자거나 몸을 자꾸 오그리며 위축되어 있다.	활개치고 눕거나 옷을 벗고 몸을 자꾸 드러내 놓으려 한다.
⑮	기분이 우울하거나 침울하고, 잘 울거나 서러워하며, 공포심이 많고 잘 놀라며, 원한을 잘 품는다. 소극적이고 정적이며 비탄에 빠지기 쉽고 사념적이다.	고함지르거나 기분 좋아 노래부르거나 말을 많이 하며, 용감하고 난폭하거나 공격적이다. 적극적이고 동적이며 분노하거나 흥분하기 쉽고 활동적이다.
⑯	해가 뜨면 몸이 가벼워지고 날이 궂거나 밤이 되면 더 힘들어지고 환한 불빛을 좋아하고 이른 새벽에 일어나기가 힘들다.	해가 지거나 구름이 낀다든지 비가 오면 몸이 더 편해지고 밝은 것을 싫어하며 오후 3시 무렵이 가장 힘들다.

三. 음양론의 기본 내용

음양론은 자연현상을 해석하며 자연규율을 탐구하는 방법론이다. 음양론은 음양의 상대적 속성과 그 운동변화의 규율, 즉 대립제약(對立制約)・호근호용(互根互用)・소장평형(消長平衡)・상호전화(相互轉化) 등의 내용을 포괄한다. 음양의 상대적인 개념 및 속성에 대해서는 이미 앞에서 설명하였으므로 여기서는 음양 사이의 운동과 변화에 대하여만 설명한다.

1. 감응상통(感應相通)

감응상통은 음양이기(陰陽二氣)가 운동 중에 서로 감응하여 사귀어 통(交通)하는 것을 말하며 감응상교(感應相交)라고도 말한다. 음양은 이 감응상통을 통해 만물을 화생한다.

① 《주역 · 단전(彖傳)》 : "함〔咸:艮下兌上(䷞)〕은 천지가 감응하여 만물이 화생한다."113)

② 《주역 · 계사(하)》 : "천지가 인온(絪縕)하면 만물이 순후정일(醇厚精一)해지고 남녀가 정기를 교합하면 만물이 화생한다."114) 여기서 인온이란 음양이기가 긴밀하게 교합함을 말한다.115)

③ 《소문 · 천원기대론》 : "대저 변화의 작용은 하늘에서는 현묘함이 되고 사람에게서는 도(道)가 되고 땅에서는 생화(生化)함이 되는데, 생화함이 오미(五味)를 낳고 도가 지혜를 낳고 현묘함이 신(神)을 낳다. 신(神)은 하늘에서는 바람〔風〕이 되고 땅에서는 나무〔木〕가 되며, 하늘에서는 열이 되고 땅에서는 불〔火〕이 되며, 하늘에서는 습(濕)이 되고 땅에서는 흙〔土〕이 되며, 하늘에서는 메마름〔燥〕이 되고 땅에서는 쇠〔金〕가 되며, 하늘에서는 차가움〔寒〕이 되고 땅에서는 물〔水〕이 된다. 그러므로 하늘에서는 기가 되고 땅에서는 형(形)을 이루며, 형과 기가 서로 감응하여 만물을 화생한다."116)

④ 《소문 · 육미지대론》 : "올라가기를 다하면 내려가니 내려가는 것을 천기(天氣)라 이르고, 내려가기를 다하면 올라가니 올라가는 것을 지기(地氣)라고 말한다. 천기는 하강하니 기가 땅으로 흐르고, 지기는 상승하니 기가 하늘로 올라간다. 그러므로 고하(高下)가 서로 부르고 승강(升降)이 서로 원인하여 변화가 일어난다."117)

⑤ 《장자 · 외편(外篇)》 : "지극한 음은 숙숙(肅肅)하고 지극한 양은 혁혁(赫赫)하다.

---

113) 咸, 天地感而萬物化生.

114) 天地絪縕(氤氳), 萬物化醇, 男女媾精, 萬物化生.

115) 여소강 주편, 《주역사전》, 장춘, 길림대학출판사, 19992. 309쪽.

116) 夫變化之爲用也, 在天爲玄, 在人爲道, 在地爲化, 化生五味, 道生智, 玄生神. 神在天爲風, 在地爲木, 在天爲熱, 在地爲火, 在天爲濕, 在地爲土, 在天爲燥, 在地爲金, 在天爲寒, 在地爲水, 故在天爲氣, 在地成形, 形氣相感, 而化生萬物矣.

117) 升已而降, 降者謂天, 降已而升, 升者謂地. 天氣下降, 氣流于地, 地氣上升, 氣騰于天, 故高下相召, 升降相因, 而變作矣.

숙숙함은 하늘에서 나오고 혁혁함은 땅에서 나오는데 둘이 사귀어 통해서 화합을 이루면 만물이 생긴다.118)

⑥《관자(管子)·내업(內業)》: "무릇 사람이 태어날 때에는 하늘이 그 정기를 내고 땅이 그 형체를 내면 이것을 합해서 사람을 만드는데, 화합하면 태어나지만 화합하지 못하면 태어나지 못한다."119)

2. 대립제약(對立制約)

음양은 서로 대대(對待)의 관계에 있으므로 상반 대립하면서 상대를 제약한다. 예컨대 한열(寒熱)의 관계를 보면 서로 대립하여 한은 열을 제약하여 식히려 하고 열은 한을 제약하여 데우려 하는 것이다.

①《소문·맥요정미론》: "이러한 까닭으로 동지(冬至)부터 45일간, 즉 입춘까지는 양기가 조금씩 올라가고 음기가 조금씩 내려가며, 하지(夏至)부터 45일간, 즉 입추까지는 음기가 조금씩 올라가고 양기가 조금씩 내려간다."120) ※ 이는 음기의 작용인 추위가 한창 성할 때에 양기가 조금씩 올라가서 음기를 제약함으로써 점차 따뜻한 봄 날씨가 되게 하고 양기의 작용으로 한창 더운 하지 때에는 음기가 조금씩 올라가서 양기를 제약함으로써 점차 서늘한 가을 날씨가 되게 한다는 것이니 음양이 서로 상대를 제약함으로써 소장(消長)하게 함을 말한 것이다.

②《소문·음양응상대론에》: "음이 편승(偏勝: 치우치게 항성함)하면 양이 병들고, 양이 편승하면 음이 병든다."121) ※ 마시(馬蒔)의 주에 "음이 편승하면 내 몸 가운데의 양이 음을 대적하지 못하니 양에 병이 드는 것이며, 양이 편승하면 내 몸 가운데의 음이 양을 대적하지 못하여 음에 병이 드는 것이다."라고 하였다.

③《소문·음양응상대론》: "음이 그 양을 이기지 못하면 맥의 흐름이 급박해지고 한 데 몰리면 미치게 되며, 양이 그 음을 이기지 못하면 오장의 기가 다투어 아홉 구멍〔九竅〕이 통하지 못하게 된다."122)

---

118) 至陰肅肅, 至陽赫赫, 肅肅出乎天, 赫赫出乎地, 兩者交通, 成和而物生焉.

119) 凡人之生也, 天出其精, 地出其形, 合此以爲人, 和乃生, 不和不生.

120) 是故冬至四十五日, 陽氣微上, 陰氣微下, 夏至四十五日, 陰氣微上, 陽氣微下.

121) 陰勝則陽病, 陽勝則陰病.

122) 陰不勝其陽, 則脈流薄疾, 幷乃狂. 陽不勝其陰, 則五藏氣爭, 九竅不通.

※ 이상의 ②와 ③은 음양이 서로 정상적으로 제약하지 못하여 병변이 발생하게 된 경우이다.

④《영추·맥도》: "음기가 너무 성(盛)하면 양기가 영화를 누릴 수 없으므로 관(關)이라 말하며, 양기가 너무 성하면 음기가 영화를 누릴 수 없으므로 격(格)이라고 말한다. 음양이 함께 (너무) 성하면 서로 영화롭지 못하므로 관격(關格)이라고 하는데, 관격인 사람은 기한을 다하지 못하고 죽다."[123] ※ 이는 음양의 상호제약이 태과하여 소장평형이 깨진 경우이다.

⑤《유경부익(類經附翼)·의역의(醫易義)》: "움직임이 극에 달한 것은 고요함으로써 누르고, 음이 항성한 것은 양으로써 이긴다."[124]

⑥《국방발휘(局方發揮)》: "기는 양이 되니 마땅히 내려가야 하고 혈은 음이 되니 마땅히 올라가야 한다. 하나는 올라가고 하나는 내려가서 편승함이 없는 것 이를 일러 건강한 사람〔平人〕이라고 한다."[125]

⑦《격치여론》: "사람이 살아있으면 심장은 불이 되니 위에 거처하고 신장은 물이 되니 아래에 거처하는데, 물이 능히 올라가고 불이 능히 내려와서 하나는 올라가고 하나는 내려오는 것이 다함이 없으므로 생의(生意)가 존재하게 되는 것이다."[126]

※ 이상의 ⑥과 ⑦은 기혈·수화(水火)의 승강이 피차간에 서로 제약함으로 말미암아 이루어진다는 것을 말한 것이다.

⑧《소문·태음양명론》: "그러므로 음기는 발에서 상행하여 머리에 이르고 하행하여 팔을 따라 손가락 끝에 이르며, 양기는 손에서 상행하여 머리에 이르고 하행하여 발에 이릅니다. 그러므로 양이 병든 것은 상행하여 극하면 내려오고, 음이 병든 것은 하행하여 극하면 올라간다."[127]

⑨《영추·역순비수》: "수삼음경(手三陰經)은 오장에서 손으로 주행하고 수삼양경(手三陽經)은 손에서 머리로 주행하며, 족삼양경(足三陽經)은 머리에서 발로 주행하고 족삼음경(足三陰經)은 발에서 배로 주행한다."[128]

---

123) 陰氣太盛, 則陽氣不能榮也, 故曰關. 陽氣太盛, 則陰氣弗能榮也, 故曰格. 陰陽俱盛, 不得相榮, 故曰關格. 關格者, 不得盡期而死也.

124) 動極者, 鎭之以靜, 陰亢者, 勝之以陽.

125) 氣爲陽宜降, 血爲陰宜升, 一升一降無有偏勝, 是謂平人.

126) 人之有生, 心爲火居上, 腎爲水居下, 水能升而火能降, 一升一降, 無有窮已, 故生意存焉.

127) 故陰氣從足上行至頭, 而下行循臂至指端, 陽氣從手上行至頭, 而下行至足. 故曰, 陽病者, 上行極而下, 陰病者, 下行極而上.

128) 手之三陰, 從藏走手, 手之三陽, 從手走頭, 足之三陽, 從頭走足, 足之三陰, 從足走腹.

※ 이상의 ⑧과 ⑨는 경맥 상의 음승양강(陰升陽降)과 양승음강(陽升陰降)을 설명하고 있는데 이 또한 음양의 대립제약에 의한 것이라 할 수 있다. 음양의 승강이 인체 중에서 가장 뚜렷한 것은 위 ⑦의 심장과 신장 간의 수화승강(水火升降)이다. 물과 불이 서로 대립하지만 서로 수화기제(水火旣濟)의 상태가 되면 심신(心腎)이 상교(相交)하여 심화(心火)가 아래로 내려와 신양(腎陽)을 돕고 신수(腎水)의 범람을 방지하며, 신수가 상승하여 심음(心陰)을 도와 심화가 지나치게 항진되는 것을 방지해준다.

음양의 대립제약[129]이라는 말은 음과 양의 속성이 상반되어 상대적으로 대립·제약·견제함을 말한다. 예를 들면 차가움과 뜨거움, 동적인 것과 정적인 것, 건조함과 습함 등이다. 하나의 유기체에서 음과 양이라는 상반되는 속성이 끊임없이 운동·변화하고 있음을 뜻한다. 음양의 속성은 서로 상반되기 때문에 상호제약·견제하는 변화의 규율이 있다. 차가움과 뜨거움을 예로 들면 차가움은 반드시 뜨거움을 제약하고, 반대로 뜨거움 역시 반드시 차가움을 제약한다. 음과 양 사이에는 상호 제약하는 작용이 있어야 그 계열의 운동변화가 발생할 수 있다. 이에 관하여《주역·계사》에서 "음과 양이 서로 작용하여 변화가 발생한다."[130]고 하였다. 따라서 음양의 상대적 제약은 사실상 "상반상성(相反相成:서로 반대가 되면서도 서로의 목적을 이루어지도록 하는 것)"하는 작용이다.

일반적으로 정상적인 상황에서 음양의 상대적인 제약은 음양의 상대적인 평형을 유지하는 데 중요한 요인이 된다. 상대적 평형이란 전체적인 평형에 대한 상대적 평형으로서, 어떤 시기에 양기가 비교적 강해지면 음기는 쇠약해지며, 어떤 때는 이와 상반되는 현상이 나타난다. 그러나 하나의 주기로 보면 이것은 상대적인 평형을 이루고 있다.

예를 들어 1년을 하나의 주기로 보면, 봄·여름·가을·겨울에는 온·열·양(凉)·한의 기후변화가 있다. 봄·여름에는 양기가 성하므로 기후가 온열하고, 가을·겨울은 음기가 성하므로 기후가 한랭하다. 봄·여름 혹은 가을·겨울을 부분적으로 보면 음양이 평형을 이루지 못하지만, 1년이라는 하나의 주기를 살펴보면 음양 역시 상대적인 평형을 이루고 있다. 봄·여름의 기후가 온열한 것은 양기가 상승하여 한랭한 기를 억제하기 때문이며, 가을·겨울의 기후가 한랭한 것은 음기가 상승하여 온열한 기를 억제하기 때문이다.《소문·맥요정

129) 이 말은 직접적으로《황제내경》에 나오지는 않지만, 이와 관련된 내용은 여러 곳에서 보인다. 예컨대《역경》에서 말한 "음양상박(陰陽相薄)"·"음양상축(陰陽相逐)" 등은 사실상 음양의 상대적 제약을 뜻한다.

130) 剛柔相推而生變化.

미론》에서는 이에 대하여 "동지 이후에는 양기가 점차 상승하고 음기는 하강하며, 하지 이후부터는 반대로 음기가 점점 상승하고 양기는 하강한다."[131]고 하였는데, 이는 동지가 가장 추운 시기로서 이때에는 양기가 다시 회복되기 시작함을 설명한다. 그러므로 "동지일양생(冬至一陽生)"이라 하였다. 동지부터 입춘까지는 양기가 점차 성하고 음기는 점차 쇠약해진다. 이때는 양기가 음기를 제약하므로 기후가 따뜻하게 바뀌고, 여름은 양기가 가장 성한 시기이므로 무덥다. 하지부터 입추까지는 음기가 점차 성하고 양기는 쇠약해진다. 이때는 반대로 음기가 양기를 제약하므로 추워지며, 겨울은 음기가 극에 달하므로 사계절 중에서 가장 춥다.

인체의 생리활동 역시 이와 같아 인체의 음양은 상호제약하며 상대적인 평형을 유지한다. 밤과 낮을 하나의 주기로 보면, 낮은 양기가 성하고 음기가 약한 때이다. 양은 동적인 것을 주관하고 음은 정적인 것을 주관하기 때문에 낮에는 동적인 것이 정적인 것을 제약하여 정신활동이 고조되고, 밤에는 음기가 성하고 양기가 약해져서 정적인 것이 동적인 것을 제약하므로 정신적으로 피로함을 느끼게 된다. 주야를 나누어 비교하면 음양이 불균형을 이루지만, 하루를 하나의 주기로 보면 역시 상대적인 평형을 이루고 있다.

이밖에도 음양의 상대적인 평형을 유지하는 요인은 여러 가지가 있다. 그 중에서 음양의 상호제약은 상대방의 역량이 지나치게 성해지는 것을 방지하여 상대적인 평형이 이루어지도록 하는 중요한 요소이다. 그러므로 인체의 음양실조는 항상 음양의 상호 제약하는 원리에서 치료방법을 결정해야 한다. 《소문·지진요대론》의 "한병(寒病) 환자는 따뜻하게 하고 열병(熱病) 환자는 차갑게 해야 한다."[132]고 하였고, 《유경부익·의역의》에서 말한 "움직임이 극에 달하면 고요함으로써 이를 진정시키고, 음이 지나치게 성하면 양으로써 억제한다."[133] 고 하였는데, 이는 모두 음양제약의 원리를 치료방법의 이론적 근거로 삼은 예이다.

3. 호근호용(互根互用)

음양은 서로 대립하면서도 상대방을 자기 존재의 근거로 삼음과 동시에 쓰임이 되어 상보상성(相補相成)하며 통일을 이루는데 이를 호근호용(互根互用)이라고 한다. 호근호용은 음양의 대립통일을 전제로 하는 것이므로 만약 음양이 대립으로만 치달아 통일되지 못하고

131) 冬至四十五日, 陽氣微上, 陰氣微下; 夏至四十五日, 陰氣微上, 陽氣微下.

132) 寒者熱之, 熱者寒之.

133) 動極者鎮之以靜 陰亢者勝之以陽.

분리되어버리면 호근호용이 되지 못하여 음양의 균형이 깨어져버린다.

① 《소문・음양응상대론》: "맑은 양은 하늘이 되고 탁한 음은 땅이 된다. 땅 기운은 올라가 구름이 되고 하늘 기운은 내려와 비가 되니, 비는 땅기운에서 나온 것이고 구름은 하늘 기운에서 나온 것이다."134) ※ 이는 천지음양의 호근호용을 잘 설명해 주고 있다. 즉 비는 하늘 기운이 내려와서 된 것이지만 그 근원은 땅 기운이 올라가서 만들어진 구름이 비가 된 것이므로 비는 땅 기운에서 나온 것이라 할 수 있으며, 구름은 땅 기운이 올라가서 된 것이지만 그 근원은 하늘 기운이 내려온 것인 비가 증발해서 구름이 된 것이니 구름은 하늘 기운에서 나왔다고 할 수 있다는 것이다. 결국 천지의 음양이기(陰陽二氣)가 서로 대립하고 있는 것 같지만 호근호용으로 끊임없이 서로 돌고 도는 관계임을 잘 말해주고 있는 것이다.

② 《소문・음양응상대론》: "음은 안에 있어서 양을 지켜주고, 양은 밖에 있어서 음의 부림(使役)이 된다."135) ※ 오곤(吳昆)의 주에서는 "음은 고요하므로 양을 지켜주고, 양은 움직이므로 음의 부림이 된다."136)고 하였다. 즉 음은 안에서 양을 지켜주는 대신 밖에서 양을 부려 쓰고, 양은 안에서 음의 보호를 받는 대신 밖에서 음의 심부름을 해준다는 것이니, 음양이 각각의 성능(性能)에 따라 안팎으로 대립하고 있는 것 같지만 서로 상대방에 의지하면서 또한 상대방을 활용하여 서로 하나가 됨을 잘 표현하고 있다.

③ 《소문・음양응상대론》: "침을 잘 쓰는 사람은 음을 좇아 양을 끌어오고 양을 좇아 음을 끌어오며, 오른쪽으로 왼쪽을 다스리고 왼쪽으로 오른쪽을 다스린다."137)

④ 《소문・음양응상대론》: "그 음양을 살펴서 체질의 강약(柔剛)을 변별하고, 양에 병이 들었으면 음을 다스리고, 음에 병이 들었으면 양을 다스린다."138) ※ 이는 좌우 음양이 서로 반대가 되고 있지만 호근호용의 관계에 있기 때문에 병든 곳의 반대편을 다스려서 질병을 치료한다는 것을 말해주고 있다.

⑤ 《소문・생기통천론》: "무릇 음양의 요체는 양이 고밀(固密)하여야 견고하다. 兩者가 不和하면 마치 봄만 있고 가을이 없는 것 같으며 겨울만 있고 여름이 없는 것 같다. 때문에 이를 조화하게 하는 것을 성인의 법도라고 한다. 그러므로 陽이

134) 淸陽爲天, 濁陰爲地, 地氣上爲雲, 天氣下爲雨, 雨出地氣, 雲出天氣.

135) 陰在內, 陽之守也, 陽在外, 陰之使也.

136) 吳昆注:"陰靜, 故陽之鎭守; 陽動, 故陰之役使.

137) 善用鍼者, 從陰引陽, 從陽引陰, 以右治左, 以左治右,

138) 審其陰陽, 以別柔剛, 陽病治陰, 陰病治陽.

강(强)하여 고밀(固密)하지 못하면 陰氣가 이에 끊어지고, 陰이 화평하고 陽이 고밀하면 정신(精神)이 이에 다스려지며, 陰陽이 조화를 이루지 못하고 갈라지면 정기(精氣)가 이에 끊어집니다."[139] ※ 이는 음양이 서로 대립하고 있지만 또한 서로 의존하고 서로 쓰임이 되는 관계에 있어서 서로 조화를 이루면 생명이 유지되지만 어느 한 쪽만 강성하여 음양이 서로 분리되게 되면 결국 정기가 끊어져 죽게 된다는 것을 말해주고 있다.

⑥《소문・음양별론》: "맥에 음양이 있으니, 양을 아는 이는 음을 알고 음을 아는 이는 양을 안다. ……음이라고 말한 것은 진장맥(眞藏脈)인데, 나타나면 패(敗)하고 패하면 반드시 죽는다. 양이라고 말한 것은 위완(胃脘)의 양이다. 양을 변별하는 이는 병이 난 곳을 알고 음을 변별하는 이는 죽고 사는 기한을 안다."[140] ※ 이는 맥진상의 음양인데 어느 한쪽을 확실하게 알면 다른 한쪽도 또한 알 수 있다는 것이니 음양이 호근하고 있기 때문이다.

⑦《의관・음양호근론》: "음양은 또한 각기 서로의 뿌리가 되니, 양은 음에 뿌리를 두고 음은 양에 뿌리를 두어 양이 없으면 음이 생할 수가 없고 음이 없으면 양이 화할 수 없다. 양은 스스로 서지 못하고 반드시 음을 얻은 뒤에야 선다. 그러므로 양은 음을 기초로 삼고 음은 양의 어미가 된다. 음은 스스로 드러나지 못하고 반드시 양을 얻은 뒤에야 드러난다. 그러므로 음은 양을 통수(統帥)로 삼고 양은 음의 아비가 된다. 양에 뿌리하고 음에 뿌리를 두는 것은 하늘과 사람이 한 이치이다."[141]

⑧《유경부익・진음론》: "음은 양이 없어서는 안 되니 기가 아니면 형(形)을 생할 수 없기 때문이고, 양은 음이 없어서는 안 되니 형이 아니면 기를 실을 수가 없기 때문이다. 그러므로 사물이 생기는 것은 양에서 생기고 사물이 이루어지는 것은 음에서 이루어진다."[142]

※ 이상의 ⑦과 ⑧은 각각 명대 온보학파의 대표인 오곤(吳昆)과 장개빈이 쓴 것인데 음양의 호근호용에 대해 잘 설명하고 있다.

---

139) 凡陰陽之要, 陽密乃固, 兩者不和, 若春無秋, 若冬無夏, 因而和之, 是謂聖度. 故陽强不能密, 陰氣乃絶, 陰平陽秘, 精神乃治, 陰陽離決, 精氣乃絶.

140) 脈有陰陽, 知陽者知陰, 知陰者知陽. 凡陽有五, 五五二十五陽. 所謂陰者, 眞藏也, 見則爲敗, 敗必死也, 所謂陽者, 胃脘之陽也. 別於陽者, 知病處也, 別於陰者, 知死生之期. 三陽在頭, 三陰在手, 所謂一也"

141) 陰陽又各互爲其根, 陽根于陰, 陰根于陽, 無陽則陰無以生, 無陰則陽無以化, 陽不能自立, 必得陰以後立, 故陽以陰爲基, 而陰爲陽之母, 陰不能自見, 必得陽以後見, 故陰以陽爲統, 而陽爲陰之父, 根陽根陰, 天人一理也.

142) 陰不可以無陽, 非氣無以生形也; 陽不可以無陰, 非形無以載氣也. 故物之生也生于陽, 物之成也成于陰.

음과 양은 속성이 상반된다고 해서 대립하기만 하는 것이 아니라, 서로 근원이 되고 의존하는 하나의 정체(整體)이다. 즉 음은 양에 의존하고 양은 음에 의존한다. 그러므로 비록 양자의 속성은 상반되지만 음과 양은 서로 상대방을 자기존재의 전제조건으로 삼고 있으며, 양자의 상반되는 기능 역시 서로 의존하고 돕는 작용을 한다. 예컨대 《소문·음양응상대론》에서 "음은 내부에 있어서 양의 보호를 받고, 양은 외부에 있어서 음의 부림을 받는다."[143]고 하여, 음과 양이 서로 근본이 되고 쓰임이 되는 관계라는 것과 인체 물질구조의 관계, 기능사이의 관계, 물질구조와 기능의 상호관계를 설명하였다.

《내경》 이후로 많은 의가들이 상이한 관점에서 음양은 서로 근본이 되고 쓰임이 된다는 원리를 발전시켰다. 예컨대 조헌가는 《의관(醫貫)》에서 "양은 음에 뿌리를 두고 있고 음은 양에 뿌리를 두고 있는 까닭에 양이 없으면 음의 발생이 없고, 음이 없으면 양의 변화도 없다."[144]고 하여 음과 양이 서로 근원이 됨을 설명했을 뿐만 아니라, "생(生)"과 "화(化)" 속에서 음양의 서로 쓰임이 되는 관계를 함께 설명하였다.

음과 양의 주차(主次) 관계에 대해서는 의학자들마다 견해의 차이가 있다. 장개빈(張介賓)은 "양은 음의 주인"이라고 하여 양기를 중시했고, 주단계(朱丹溪)는 "양기는 남아돌고 음기는 항상 부족하다."라고 하여 음기를 중시하였다.

"음양호근(陰陽互根)"이라는 말은 청대에 이르러 사용하기 시작했다. 청대의 황원어(黃元御)는 《소영미온(素靈微蘊)》에서 "음과 양은 서로 근원으로 삼아 의존하는 관계이다. 오장은 음에 속하며 양신(陽神)[145]을 저장하는데, 만약 오장이 양신을 저장하지 못하면 양신은 소실된다. 육부는 양에 속하고 음정(陰精)을 변화시키는데 만약 육부의 기가 없다면 음정이 소모되어 다 없어진다. 음은 양을 끌어당기므로 신이 빠져나가지 않으며, 양은 음을 따뜻하게 하므로 정이 새어 나가지 않는다. ……음은 내부에서 양을 지키고, 양은 외부에서 음을 보호한다. 음이 양을 지킬 수 있어야 양이 내부에 보존되고, 양이 음을 보호할 수 있어야 음이 외부에서 견고하게 된다."[146]고 하였다.

음과 양이 서로의 근본이 된다는 이론은 음양의 상대적 개념에서 비롯된 것으로서 상대

143) 陰在內, 陽之守也; 陽在外, 陰之使也.

144) 陽根于陰, 陰根于陽. 無陽則陰無以生, 無陰則陽無以化.

145) 양신(陽神) : 여기서 "신(神)"이란 양의 기능을 가리킨다.

146) 陰陽互根, 五臟陰也, 而陽神藏焉, 非五臟之藏, 則陽神飛矣; 六腑陽也, 而陰精化焉, 非六腑之氣, 則陰精竭矣. 蓋陰以吸陽, 故神不上脫, 陽以煦陰, 故精不下流……陰在內, 陽之守也; 陽在外, 陰之衛也. 陰能守則陽秘于內, 陽能衛則陰固于外.

적이기 때문에 불가분의 관계가 되는 것이다. 자연현상을 예로 들어 만약 하늘이 없다면 땅도 없고 땅이 없으면 하늘도 없으며, 낮이 없으면 밤도 없고 밤이 없다면 역시 낮의 개념도 없게 된다. 뜨거움이 없으면 차가움도 없고 차가움이 없으면 뜨거움도 없다. 방위를 예로 들어 위가 없으면 아래도 없고 아래가 없으면 위도 없으며, 왼쪽이 없으면 오른쪽도 없고 오른쪽이 없으면 왼쪽도 없다. 남쪽이 없으면 북쪽도 없고 북쪽이 없으면 남쪽도 없다. 인체에 있어서, 흥분과 억제란 바로 상대적 제약관계에 있는 생리활동이지만, 이들은 또한 서로 근본이 되고 쓰임이 되는 관계이다. 흥분이 없으면 억제도 없고, 반대로 억제가 없으면 흥분도 없다. 흥분은 억제의 전제가 되고 억제 또한 흥분의 전제가 된다. 충분한 흥분과정이 있어야 충분한 억제과정이 있을 수 있으며, 충분한 억제과정이 있어야만 비로소 충분한 흥분에 이를 수 있게 된다. 인체의 생리활동은 종류가 많고 다양하지만, 흥분과 억제와 같이 서로 근본이 되고 쓰임이 되는 기능과 모두 밀접한 관계를 이룬다.

《소문·음양응상대론》에서는 "음은 내부에 있는데 양이 이를 지키고, 양은 외부에 있는데 음이 이를 부린다."[147]고 하여, 인체의 정(精)을 저장하고 외부를 보호하는 생리기능으로써 인체의 음양이 서로 근본이 되고 쓰임이 되는 관계임을 설명하였다. 예컨대 인체를 구성하고 생명을 유지시키는 기·혈을 살펴보면 기는 양에 속하고 동적인 것을 주관하며, 혈은 음에 속하고 정적인 것을 주관한다. 혈이 전신을 두루 운행할 수 있는 것은 기의 흐름에 의존하기 때문이고, 기가 흩어져 없어지지 않는 것은 혈이 내부에서 지켜 주는 등, 상호 의존하면서 도움을 주고받는 관계이기 때문이다. 인체의 생명을 구성하는 승강출입(升降出入)을 살펴보면 승·출은 양에 속하고 강·입은 음에 속한다. 또한 승과 강, 출과 입은 서로 의존하면서 도움을 주고받는다. 인체의 물질조직과 기능을 음양으로 구분하면 물질조직은 음에 속하고 기능은 양에 속한다. 인체의 기능은 체내의 물질운동에 의존하고, 체내 물질의 신진대사는 인체의 기능에 의존하므로 이들은 음과 양이 서로 근본이 되고 쓰임이 되는 관계이다. 장개빈은 이에 관해《유경·음양류》에서 "음은 정적인 성질이 있으므로 양의 보호를 받고, 양은 동적인 성질이 있으므로 음의 부림을 받는다. 지키는 것은 내부에 있고, 부리는 것은 외부에서 운행된다. ……기혈을 보면 영기는 내부에서 지키고, 위기는 외부에서 운행된다."[148]고 하였다.

음양론에서는 음과 양이 반드시 서로 근원이 되어 하나의 공동체 안에서 상호 제약·의

147) 陰在內, 陽之守也; 陽在外, 陰之使也.

148) 陰性靜, 故爲陽之守; 陽性動, 故爲陰之使. 守者守于中, 使者運于外……以氣血言, 則營守于中, 衛運于外.

존하여야 끊임없이 생화하는 운동변화가 지속된다고 보았다. 음이나 양의 어느 한 쪽이 쇠퇴하여 없어지면 운동이 정지하여 소멸하게 된다. 그러므로《소문・음양응상대론》에서 "양이 생(生)하면 음이 자라고 양이 쇠퇴하면 음도 잠장된다."[149]고 하였는데, 전자는 음과 양이 서로 의존하며 돕는 것을 설명한 것이고, 후자는 음과 양이 서로 분리되어 사물이 소멸됨을 설명한 것이다. 또한 장개빈은《유경・음양류》에서 "양생음장(陽生陰長)이란 양 중의 음양을 말하고, 양살음장(陽殺陰藏)이란 음 중의 음양을 말한다. 만물이 태양에 의존하여 발생하고 비나 이슬에 의하여 생장하듯이 양은 홀로 존재할 수 없으며 반드시 음을 얻은 후에 생성되므로 양생음장(陽生陰長)이라 하며, 추위로 기운이 약해지고 바람과 서리로 인해 소멸하듯 음 역시 홀로 존재할 수 없고 반드시 양이 있어야 자라므로 양살음장(陽殺陰藏)이라 한다. 이렇듯 음과 양이 상대적으로 대응하는 과정에서 반복하여 상호 영향을 미치므로 양은 홀로 발생할 수 없고 음은 홀로 자랄 수 없다."[150]고 하였다.

《소문・생기통천론》에서 "양기가 강하나 고밀(固密)하지 못하면 음기도 끊어진다. 음기가 평온하고 양기가 고밀하면 정신 역시 다스려지나, 음과 양이 분리되면 정기(精氣) 역시 끊어진다."[151]고 하여 서로 근본이 되고 쓰임이 되는 음양 관계가 생명의 근본이 됨을 설명하였다. 정상적인 상황에서 양기는 쉽게 외부로 퍼져 유출되는데 이것은 음기에 의하여 지켜지고, 음기는 내부에서 쉽게 뭉쳐 정체되지만 양기에 의해 고르게 퍼지므로 정상적인 생명을 유지할 수 있다. 만약 어느 한쪽이 정상상태를 벗어나거나 심하게 부족하면 다른 한쪽도 역시 이와 함께 쇠퇴하여 없어진다. 이는 음과 양이 평형을 이루지 못하여 분리되면 생명 역시 정지하게 됨을 설명한다.

4. 소장평형(消長平衡)

음양의 "소장평형(消長平衡)"이란 음과 양이 끊임없이 소장변화하여 이루는 상대적 평형을 말한다.

처음에는 소장(消長)을 "소식(消息)"이라고 하였다.《주역・풍(風)》에서 "해가 중천에 뜨

149) 陽生陰長, 陽殺陰藏.

150) 陽生陰長, 言陽中之陰陽也; 陽殺陰藏, 言陰中之陰陽也; 蓋陽不能獨立, 必得陰而後成, 如發生賴于陽和, 而長養由乎雨露, 是陽生陰長也. 陰不自專, 必因陽而後行, 如閉藏因于寒冽, 而肅殺出乎風霜, 是陽殺陰藏也. 此于對待之中, 而復有互藏之道, 所謂獨陽不生, 獨陰不成也.

151) 故陽强不能密, 陰氣乃絶. 陰平陽秘, 精神乃治, 陰陽離決, 精氣乃絶.

면 기울기 마련이고 달도 차면 기우니, 천지의 차고 빔은 시간에 따라 소식(消息)한다."[152] 고 한 것과 서한(西漢) 시기 매승(枚乘)의 《칠발(七發)》에서 "소식음양(消息陰陽)"이라 한 것이 그 증거이다. 여기서 "소(消)"는 사그라지거나 감퇴됨을 뜻하고, "식(息)"은 번식·생장하여 불어남을 뜻한다. 그러므로 음양소장이란 음양의 성쇠변화를 뜻한다. 음양소장에는 음양 자체의 소장과 음양 간의 소장이 포함된다. 음양은 음이나 양 자체 또는 음양 사이의 성쇠변화로써 상대적 평형을 유지한다.

음양의 소장운동은 음양의 상호작용으로 나타나는 결과이다. 소장운동의 기본형식은 대체로 다음 네 가지로 구분할 수 있다

첫째, 음이나 양 중 어느 한쪽의 소장(消長)이다. 예컨대 《소문·생기통천론》에서 "인체의 양기는 낮에는 외부를 주관하는데, 하루 중 새벽에는 양기가 막 생겨나고, 낮이 되면 양기가 왕성해지며, 해가 서쪽으로 기울 무렵에는 점차 쇠약해지며 땀구멍도 이를 따라 닫히게 된다."[153]고 하였는데, 이는 즉 양기 자체의 소장을 가리킨다.

둘째, 음양 상호간의 소장(消長)이다. 즉 양이 생장하면 음은 소멸하기 시작하고, 음이 발생하여 자라면 양은 소멸하게 된다. 이렇듯 한쪽이 소멸하면 다른 한쪽이 생겨나고 한쪽이 생겨나면 다른 한쪽이 소멸하는 것은 음양의 상호제약의 작용이다.

셋째, 음양의 소장(消長) 중 "호장(互長)" 위주의 운동 상태를 가리킨다. 양은 만물의 발생을 주관하는 에너지이고, 음은 만물의 성장과 결실을 주관하는 물질이므로 "양생음장(陽生陰長)"[154]이라 한다(《소문·음양응상대론》). 인체의 생(生)·장(長)·장(壯)·로(老)·사(死) 중에서 출생에서 장성까지의 단계, 즉 "양생음장"을 위주로 한 음양소장 상태를 가리킨다.

넷째, 음양의 소장(消長) 중에서 "호소(互消)" 위주의 운동상태를 가리킨다. 즉 《소문·음양응상대론》에서 "양살음장(陽殺陰藏)"[155]이라 한 것이다. 인체에 있어서는 장성에서 노쇠하여 죽음에 이르는 단계, 즉 "양살음장"을 위주로 한 음양소장 상태를 가리킨다.

음양은 이처럼 끊임없이 소장함으로써 상대적인 평형상태를 유지하며, 정상적으로 발전

152) 日中則昃, 月盈則食, 天地盈虛, 與時消息.

153) 故陽氣者, 一日而主外, 平旦人氣生, 日中而陽氣隆, 日西而陽氣已虛, 氣門乃閉.

154) 양생음장(陽生陰長) : 사물의 생장발전 과정에서 양기의 생화가 정상이면 음기가 끊임없이 자란다는 뜻이다. 즉 양은 만물의 발생을 주관하는 에너지이고, 음은 만물의 성장과 결실을 주관하는 물질이다.

155) 양살음장(陽殺陰藏) : 사물의 수렴저장(收斂貯藏)으로 '살(殺)'은 소멸을 뜻함. 양기가 소멸되면 음기도 없어진다.

변화한다. 사계절의 기후변화를 예로 들면 봄이 가면 여름이 오고 가을이 가면 겨울이 옴으로써 추위와 더위가 바뀌는데, 이것이 바로 음양소장의 과정이다. 겨울에서 봄과 여름에 이르기까지 한기는 점차 감소하는 반면 열기는 계속 증가하므로 이를 따라 기후가 변하여 봄에는 따뜻하고 여름에는 더워지는데 이것이 바로 음소양장(陰消陽長)의 과정이다. 또한 여름부터 가을과 겨울에 이르기까지는 열기가 점차 사그라지고 한기는 증가하므로 가을에는 서늘하고 겨울에는 추워지는데, 이것이 바로 음장양소(陰長陽消)의 과정이다. 이러한 정상적인 음양의 소장은 사계절의 기후변화로서 나타나고 이로부터 생물이 생(生)·장(長)·화(化)·수(收)·장(藏)하게 되는 주기적 변화가 발생한다.

음양은 서로 대립하여 상대를 제약하므로 서로 소장(消長)하여 평형을 이루게 되고, 소장하게 되므로 변화를 발생하게 된다. 따라서 음양의 소장평형이 없으면 생화(生化)도 없게 된다. 음양이 소장하는 과정 중에 있을 때 일시적으로 보면 음양의 평형을 이루지 않는 것처럼 보일 수 있으나 일정한 단위 기간을 놓고 전체적으로 보면 서로 평형을 유지함을 알 수 있다.

예컨대 봄·여름에는 음소양장(陰消陽長)하고 가을·겨울에는 음장양소(陰長陽消)하여 어느 한 시기에 국한해서 보면 음양 간에 서로 평형이 깨진 것 같아 보이지만 1년을 놓고 전체적으로 보면 서로 평형을 이루는 것이다.

또 하루 동안의 인체의 음양소장을 놓고 보더라도 낮에는 양장음소(陽長陰消)하고 밤에는 양소음장(陽消陰長)하여 어느 한 때에 국한해서 보면 음양이 편승 편쇠(偏勝偏衰:서로 균형을 이루지 못하고 어느 한쪽으로만 치우치게 성하거나 쇠하는 것을 말함)하여 평형이 깨진 것 같지만 하루 전체로 보면 여전히 평형을 이루는 것이다.

그런데 음양의 동태적 평형은 정상적인 경우와 비정상적인 경우가 있다. 정상적인 경우란 자연계로 보면 사시 음양의 변화가 순조로워 만물의 생화가 원만하게 이루어지는 경우이고, 인체 내에서 보면 모든 생리 변화가 원만하게 이루어지는 경우를 말하며, 비정상적인 경우란 자연계에서는 음양의 편승이 심하여 혹한(酷寒)·혹서(酷暑)·한발(旱魃)·홍수 등 기후 변화가 극렬하고 전염병이 치성한다든지 하는 경우이고, 인체 내에서는 음양의 편승·편쇠가 심하여 병리적인 상태가 조성되는 경우를 말한다.

따라서 일반적으로는 음양의 소장은 어느 한쪽 또는 양쪽이 모두 계속해서 소(消)하거나 계속해서 장(長)할 수가 없다. 왜냐하면 소장이 일정한 한계에 이르면 서로 전화(轉化)하게 됨으로써 상대적인 평형을 유지하게 되기 때문이다. 만약 그렇지 않고 계속해서 소(消)하거나 장(長)한다면 음양의 조화가 완전히 깨져 대립통일 상태를 이룰 수 없기 때문에, 천지는 생화를 하지 못하고 사람은 죽을 수밖에 없게 된다. 양쪽이 함께 소(消)하거나 함께 장(長)한다하더라도 서로 절대적인 균형 상태를 이루기 불가능할 뿐만 아니라 소장의 정도 또한 양쪽이 똑같을 수 없으므로 소(消) 또는 장(長)이 계속될 경우에는 결국 서로간의 상대적 평형이 깨져 파탄에 이를 수밖에는 없는 것이다.

①《주역·풍》: "해가 남중(南中)하면 기울게 되고 달이 차면 이지러지나니, 천지의 영허(盈虛)가 때와 더불어 소식(消息)한다."[156]

※ 이는 천지만물이 사시변화와 함께 영허소식(盈虛消息)하는 자연법칙이 있다는 것을 말해준다. 여기서 소(消)란 음의 세력이 커져서 점점 양의 세력이 줄어들게 하는 것이고, 식(息)이란 양의 세력이 점점 커져서 음의 세력이 줄어드는 것을 말한다.

②《소문·지진요대론》: "양의 움직임은 따뜻할 때 시작해서 더울 때 성해지고, 음의 움직임은 서늘할 때 시작해서 추울 때 성해진다."[157]

③《소문·생기통천론편》: "인체의 양기는 낮 동안에 밖을 주관하는데, 새벽에는 양기가 생기고 한낮에는 양기가 융성해지며, 해가 서쪽으로 기울 때에는 양기가 이미 쇠해져서 기문(氣門: 숨구멍, 땀구멍)도 따라서 닫히게 된다."[158] ※ 이는 천지의 양기가 소장(消長)함에 따라 이에 상응하여 인체의 양기가 소장함을 말하고 있다.

④《소문·음양응상대론》: "양이 생하면 음이 자라고 양이 감쇄하면 음은 갈무리한다."[159] ※ 이는 양의 消長에 따라 음도 소장하게 됨을 말한 것이다.

---

156) 日中則仄, 月影則食(蝕).

157) 陽之動, 始於溫, 盛於暑, 陰之動, 始於淸, 盛於寒.

158) 故陽氣者, 一日而主外, 平旦人氣生, 日中而陽氣隆, 日西而陽氣已虛, 氣門乃閉.

159) 陽生陰長, 陽殺陰藏.

필자는 "양생(陽生)"과 "양살(陽殺)"을 양의 소장을 가리키는 것으로 보아 "살(殺)"자를 감쇄(減殺)의 뜻으로 풀었으나, 력대 의학자들이 여러 방면에서 발휘성(發揮性) 해석을 했는데 모두 일정한 참고가치가 있다. 주요한 것으로는 아래 몇 가지 방면을 들 수 있다.

① 천지 음양의 생살(生殺)이 다르다고 입론한 것. 예컨대 왕빙(王冰)이 이르기를 "앞서 천지가 죽이고 살리는 것으로 쓰임이 다름을 밝혔다. 신농(神農)께서 '하늘은 양으로써 낳고 음으로써 자라게 하며, 땅은 양으로써 죽이고 음으로써 간직하게 한다(明前天地殺生之殊用也. 神農曰:'天以陽生陰長, 地以陽殺陰藏).'고 이르셨다."고 하였고, 오곤(吳崑) 역시 이 설과 의견이 일치한다.

② 계절〔歲時〕의 음양으로 입론한 것. 예컨대 신교정(新校正)에 이르기를 "곤(坤)은 음인데, (방위로는) 서남방에 위치하며, 때는 유월과 칠월이 교차하는 때에 해당하니, 만물이 성장하는 바이다. 어찌 음에 자라게 하는 이치가 없다고 이르겠는가? 건(乾)은 양인데, (방위로는) 술해(戌亥) 부분에 위치하며, 때는 구월과 십월이 교차하는 때에 해당하니, 만물이 끝나는 바이다. 누가 양에 죽이는 이치가 없다고 이르겠는가?(坤者, 陰也, 位西南隅, 時在六月七月之交, 萬物之所盛長也, 安謂陰無長之理? 乾者,

⑤《영추·순기일일분위사시편》: "환자들이 대부분 아침에는 상쾌하며 낮에는 안정되다가 저녁에는 병세가 더해져서 밤에 심해지는 것은 어째서입니까? … 아침이 되면 양기가 생겨나 병기(病氣:邪氣)가 흩어지므로 아침에는 상쾌하며, 한 낮에는 양기가 왕성해져서 병사(病邪)를 이기게 되므로 편안해지며, 저녁에는 점차 양기가 쇠퇴하고 사기가 성해지므로 병세가 더해지며, 밤중에는 양기가 내장으로 들어가 사기만 홀로 있게 되므로 병세가 더욱 심해지게 되는 것이다."[160] ※ 이는 하

陽也, 位戌亥之分, 時在九月十月之交, 萬物之所收殺也, 孰謂陽無殺之理?)"라고 하였고, 장지총(張志聰)은 "춘하는 하늘의 음양이므로 양이 화생하여 음이 자생함을 주관하고, 추동은 땅의 음양이므로 양이 소멸하고 음이 갈무리됨을 주관한다(春夏者, 天之陰陽也, 故主陽生陰長; 秋冬者, 地之陰陽也, 故主陽殺陰藏)."라고 하였다.

③ 음양 중에 다시 음양이 있는 것으로 입론한 것. 예컨대 마시(馬蒔)가 이르길 "하늘은 비록 양을 주관하지만 양중에 음이 있으므로, 만물의 생장에 있어 양기가 화생하고 음기가 자생하며, 땅은 비록 음을 주관하지만 음중에 양이 있으므로 그것이 만물을 죽이고 갈무리함에 있어서 양은 죽이고 음은 갈무리한다(天雖主陽, 陽中有陰, 故其於萬物之生長也, 陽生之而陰長之; 地雖主陰, 陰中有陽, 故其於萬物之殺藏也, 陽殺之而陰藏之)."라고 하였으며, 장개빈(張介賓)은 "양생음장(陽生陰長)은 양중의 음양을 말한 것이고, 양살음장(陽殺陰藏)은 음중의 음양을 말한 것이다(陽生陰長, 言陽中之陰陽也, 陽殺陰藏, 言陰中之陰陽也)."라고 하였다.

④ 음양의 치란(治亂:다스려짐과 어지러움)으로 입론한 것. 예컨대 이념아(李念莪)가 이르길 "양이 화평한 경우는 발육을 이루고 음이 화평한 경우는 열매를 이루므로 양생음장(陽生陰長)이라고 하니, 이는 음양이 다스려짐이며; 양이 항성한 경우는 메마르게 되고 음이 응고한 경우는 봉폐(封閉)되므로 양살음장(陽殺陰藏)이라고 하니, 이는 음양이 어지러워짐이다(陽之和者爲發育, 陰之和者爲成實, 故曰陽生陰長, 此陰陽之治也; 陽之亢者爲焦枯, 陰之凝者爲封閉, 故曰陽殺陰藏, 此陰陽之亂也)."라고 하였다.

⑤ 음양의 승강(升降)으로 입론한 것. 이념아(李念莪)가 또 이르길 "《소문·천원기대론》에서 '하늘은 양으로 낳고 음으로 기르며, 땅은 양으로 죽이고 음으로 갈무리한다.'고 하였다. 대저 하늘은 양이 되고 양은 상승[升]을 주관하는데, 상승하면 생(生)하게 되므로 '天以陽生陰長'이라 한 것이니, 양중에 음이 있음이며; 땅은 음이 되고 음은 하강[降]을 주관하는데, 하강하면 죽음에 이르므로 '地以陽殺陰藏'이라 한 것이니, 음중에 양이 있음이다.(天元紀大論曰:'天以陽生陰長, 地以陽殺陰藏.' 夫天爲陽, 陽主乎升, 升則向生, 故曰'天以陽生陰長', 陽中有陰也. 地爲陰, 陰主於降, 降則向死, 故曰'地以陽殺陰藏', 陰中有陽也)."라고 하였으며, 황원어(黃元御) 역시 이 견해와 일치한다.

⑥ 음양이 생살(生殺)의 시초가 된다는 것으로 입론한 것. 예컨대 고사종(高士宗)은 이르길 "음양은 생살(生殺)의 시초이므로, 양이 낳고 음이 기르며 양이 죽이고 음이 갈무리한다(陰陽者, 生殺之本始, 故陽生而陰長, 陽殺而陰藏)."고 하였다.

이상의 각 설은 모두 일정한 도리가 있으니 함께 참조함이 좋다. 종합해보면 본문에서 "陽生陰長, 陽殺陰藏"이라고 이른바는 음양의 생살(生殺) 규율을 개괄한 것이니, 어느 한 가지 사물이나 사물의 한 측면에 국한시킬 수 없다.

160) 黃帝曰:……夫百病者, 多以旦慧晝安 夕加夜甚, 何也? 岐伯曰:四時之氣使然. 黃帝曰:願聞四時之氣. 岐伯曰:春生, 夏長, 秋收, 冬藏, 是氣之常也, 人亦應之. 以一日分爲四時, 朝則爲春, 日中爲夏, 日入爲秋, 夜半爲冬. 朝則人氣始生, 病氣衰, 故旦慧. 日中人氣長, 長則勝邪, 故安. 夕則人氣始衰, 邪氣始生, 故加. 夜半人氣入藏, 邪氣獨居於身, 故甚也.

루 동안의 양기의 소장(消長)에 따라 병세도 달라짐을 말하고 있다.

⑥《소문·음양응상대론》: "음이 편승(偏勝)하면 양이 병들고, 양이 편승하면 음이 병듭니다."161) ※ 이는 병리적인 측면에서 음양의 상호 대립·제약과 함께 소장을 말한 것이다.

⑦《영추·맥도》: "음기가 너무 성하면 양기가 영화를 누릴 수 없으므로 관(關)이라 말하며, 양기가 너무 성하면 음기가 영화를 누릴 수 없으므로 격(格)이라고 말한다. 음양이 함께 (너무) 성하면 서로 영화롭지 못하므로 관격(關格)이라고 하는데, 관격인 사람은 기한을 다하지 못하고 죽는다."162)

⑧《소문·생기통천론》: "양이 강성하여 고밀(固密)하지 못하면 음기가 이에 끊어지고, ……음양이 조화를 이루지 못하고 갈라지면 정기(精氣)가 이에 끊어진다."163)

※ 이상의 ⑦과 ⑧은 음양의 상호제약이 태과하여 소장(消長) 평형이 깨진 경우이다.

5. 상호전화(相互轉化)

음양의 상호전화(相互轉化)란 음이나 양의 소장변화가 극에 달하면 상대방으로 전화(轉化)하게 되는 것을 말한다. 이는 물극필반(物極必反:사물의 변화가 극에 달하면 반드시 처음으로 돌아감)의 이치로서 음양의 대립제약과 호근호용으로 말미암는 것이다. 음양이 서로 대립제약하되 호근하고 있어서 통일을 이루고 있기 때문에 소장변화가 일정한 극점에 이르면 변하여 전화함으로써 평형을 유지해가는 것이다. 음양의 소장변화가 양의 변화〔量變〕라고 한다면 상호전화는 양의 변화에 바탕을 둔 일종의 질의 변화〔質變〕라고 볼 수 있다.164)

161) 陰勝則陽病, 陽勝則陰病.

162) 陰氣太盛, 則陽氣不能榮也, 故曰關. 陽氣太盛, 則陰氣弗能榮也, 故曰格. 陰陽俱盛, 不得相榮, 故曰關格. 關格者, 不得盡期而死也.

163) 陽强不能密, 陰氣乃絶, ……陰陽離決, 精氣乃絶.

164) 이를《소문·육미지대론》에서는 "物生謂之化, 物極謂之變"이라고 했는데, "物生謂之化"는 사물이 작은 것에서부터 큰 것에 이르는 발전단계에 있음을 말하고, "物極謂之變"은 사물의 발전이 극에 달하여 성함으로부터 쇠약해지는 단계로 전화함을 설명한다. 여기서 음양의 상호전화란 어떠한 사물일지라도 모두 "물극필반(物極必反)"의 법칙이 존재함을 알 수 있다. "重陰必陽, 重陽必陰(음이 지나치게 성하면 반드시 양이 되고, 양이 지나치게 성하면 반드시 음이 된다)"에서의 "중(重)"과 "寒極生熱, 熱極生寒(차가움이 극에 달하면 열이 생기고, 열이 극에 달하면 차가움이 생긴다)"에서의 "극(極)"은 곧 사물의 전화 조건이 되는 극점를 말하는 것이다.

음양의 상호전화는 자연계에서 하루 동안이나 일 년 동안의 음양 한서(寒暑) 변화를 보면 쉽게 알 수 있다.165)

질병이 발전하는 과정에 있어서 음양변화는 항상 일정한 조건이 되면 표증(表證)과 이증(裏證), 한증과 열증, 허증과 실증, 양증과 음증의 상호전화로 나타난다. 예컨대 열사(熱邪)가 폐에 울결된 환자는 처음에는 열이 높고 얼굴이 붉어지며, 기침이 나고 숨이 거칠며 번열(煩熱)로 갈증이 나고 맥이 힘차게 뛰는 등 실열에 속하는 양증이 나타나다가 열이 극에 다다르면 인체의 정기가 크게 소모 손상되어 갑자기 얼굴이 창백해지고 수족이 냉해지며 기운이 없어지고 맥이 미약하여 끊어질 듯 하는 등 허한(虛寒)에 속하는 음증이 나타나는데 이는 양증이 음증으로 전화되었기 때문이다.

또 감기 초기에는 보통 오한이 나고 코가 막히며 기침을 하고 맑은 콧물이 흐르는 등 풍한(風寒)으로 인한 표한증이 나타나지만, 질병이 더 진행되면 열이 심하여 번열과 갈증이 나고 기침 하며 누런 가래를 뱉는 등 열증이 나타나는데 이는 음증이 양증으로 전화되었기 때문이다.

① 《주역 · 서괘》 "태(泰)라는 것은 통(通)함인데 사물은 끝까지 통할 수가 없다. 그러므로 비괘(否卦)로써 받은 것이다."166) "박(剝)이라는 것은 벗겨짐인데 사물은 끝까지 다할 수가 없다. 그러므로 복괘(復卦)로써 받은 것이다."167) ※ 이는 어떠한 사물이든지 극에 달하면 변하는 이치, "궁(窮)하면 변하고 변하면 통한다."는 이치168)를 설명한 것이다. 태괘(泰卦:䷊)가 극하면 비괘(否卦:䷋)로 돌아오고 박괘(剝卦:䷖)가 극하면 복괘(復卦:䷗)로 돌아오듯이 사물의 발전이 극에 달하면 반드시 반전(反轉)한다. 어떤 사물이든지 처음엔 작고 어린 것에서 출발하여 장대(壯大)하게 발전지만 영원히 장대할 수는 없고 반드시 쇠퇴하여 반대로 돌아가게 되며, 또 어떤 사물이든지 쇠퇴함이 극에 달하면 반드시 점차 회복하게 되는 물극필반(物極必反)의 이치가 있는 것이다.

③ 《소문 · 음양응상대론》 : "추위가 극에 달하면 열을 생하고 열이 극에 달하면 추위가 생긴다."169)

④ 《소문 · 음양응상대론》 : "양이 편승하면 열이 나고, 음이 편승하면 춥게 되며, 추

165) 이에 대한 자세한 설명은 〔부록⑥〕 장남의 육기변화에 관한 논술을 참조.

166) 泰者通也, 物不可以終通, 故受之以否.

167) 剝者剝也, 物不可以終盡, 剝窮上反下, 故受之以復

168) 《周易 · 繫辭》 : "窮則變, 變則通."

169) 寒極生熱, 熱極生寒.

위〔寒〕가 극하면 열이 나고 열이 극하면 춥게 된다."170)

⑤《영추 · 논질진척》: "사시(四時)의 변화와 한서(寒暑)의 편승(偏勝)은 음이 극하면 반드시 양이 되고 양이 극하면 반드시 음이 된다. 그러므로 음은 한(寒)을 주관하고 양은 열(熱)을 주관하므로 한이 심하면 열이 되고 열이 심하면 한이 된다. 그러므로 한은 열을 생하고 열은 한을 생한다고 말하는데, 이것이 음양의 변화이다."171)

※ 이상은 모두 한열 · 음양의 극변전화(極變轉化)를 말한 것이다.

⑥《유경 · 음양류》: "태극이 나뉘어 음양 양의가 되는데 음기가 유행(流行)하게 되면 양이 되고 양기가 응취(凝聚)하게 되면 음이 되어 음양의 진퇴에 따라 천만가지로 변화하여 천지간의 무한한 일을 만들어낸다."172) ※ 이는 음양의 극변으로 표현하지는 않았으나 음기가 유행하면 양기가 되고 양기가 응취(凝聚)하면 음기가 되어 음양이 그 진퇴에 따라 서로 전화하는 것임을 밝히고 있다.

6. 결론

이상을 종합해서 보면 음양의 대립제약(對立制約), 호근호용(互根互用), 소장평형(消長平衡) 및 상호전화(相互轉化)는 음양 간에 서로 운동하는 상태를 여러 가지 측면에서 설명한 것으로, 음과 양은 서로 독립적으로 운동 변화하는 것이 아니라 상호 연관되어 영향을 미치는 유기적 통일체임을 알 수 있다. 따라서 음양의 대립제약과 호근호용은 음과 양으로 속성이 서로 반대인 현상 사물이 상대를 제약함과 동시에 하나의 통일체 안에 공존하면서 서로 쓰임이 되고 있음을 말한 것이고, 음양이 때와 더불어 소장(消長)하며 극에 이르면 전화한다는 것은 음양이 끊임없이 운동 변화하는 과정 중에 있으면서 항상 상대적인 동태평형(動態平衡)의 상태를 유지한다는 것을 말한 것이다.

---

170) 陽勝則熱, 陰勝則寒. 重寒則熱, 重熱則寒.

171) 四時之變, 寒暑之勝, 重陰必陽, 重陽必陰, 故陰主寒, 陽主熱. 故寒甚則熱, 熱甚則寒. 故曰, 寒生熱, 熱生寒, 此陰陽之變也. ※ 여기서 "중(重)"은 본래 "거듭되어 무거워진다"는 뜻인데 전의되어 점점 발전하여 극점에 도달함을 가리킨다. "重陰必陽, 重陽必陰"은 《소문 · 음양응상대론》에도 똑같이 나오는데 "음을 거듭(하여 극에 달)하면 반드시 양이 되고, 양을 거듭(하여 극에 달)하면 반드시 음이 된다."의 뜻이다.

172) 太極分開, 只是兩個陰陽, 陰氣流行則爲陽, 陽氣凝聚則爲陰, 陰陽進退千變萬化, 做出天地間無限事來.

四. 음양론의 한의학에서의 응용

음양론은 한의학 이론의 모든 부분에서 응용된다. 인체의 조직구조와 생리기능, 병리변화와 질병의 진단 및 예방치료, 약물의 한열속성 등을 설명하고 나아가 천지자연의 변화를 설명하는 데에 이르기까지 활용되지 않는 곳이 없다.

1. 인체 조직구조의 설명에 응용된다

인체는 음양변화의 원리에 따라 음양이기(陰陽二氣)로 이루어진 것이므로 그 조직구조 또한 음양 속성으로 나눌 수 있는데, 그 구분은 대체로 그 해부학적인 공간 위치와 생리적인 성능에 의한다.

① 《소문・보명전형론》: "사람이 태어나 형체를 갖게 되면 음양을 떠날 수 없다."[173)]

② 《소문・금궤진언론》: "대저 사람의 음양을 말한다면 밖은 양이 되고 안은 음이 되며, 사람 몸의 음양을 말한다면 등은 양이 되고 배는 음이 되며[174)], 인체 장부(臟腑) 중의 음양을 말한다면 장(臟)은 음이 되고 부(腑)는 양이 되니[175)], 간・심・비・폐・신 오장은 모두 음이 되고, 담・위・대장・소장・방광・삼초 육부는 모두 양이 된다. ……그러므로 등은 양이 되는데 양 중의 양은 심이고[176)], 등은 양이 되는데 양 중의 음은 폐이며[177)], 배는 음이 되는데 음 중의 음은 신(腎)이

---

173) 人生有形, 不離陰陽.

174) 張介賓注:"以前后言, 人身腹背陰陽, 議論不一. 有言前陽后陰者, 如老子所謂萬物負陰而抱陽是也. 有言前陰后陽者, 如此節所謂背爲陽, 腹爲陰是也, 似乎相左. 觀邵子曰:天之陽在南, 陰在北; 地之陰在南, 陽在北. 天陽在南, 故日處之; 地剛在北, 故山處之. 所以地高西北, 天高東南. 然則老子所言, 言天之象, 故人之耳目口鼻動于前, 所以應天陽而南也. 本經所言, 言地之象, 故人之脊膂肩背峙于后, 所以應地剛居北也. 矧以形体言之, 本爲地象, 故背爲陽, 腹爲陰, 而陽經行于背, 陰經行于腹也."

張志聰注:"夫人之始生也, 負陽而抱陰, 是以背爲陽, 腹爲陰. 督脈循于背, 總督一身之陽; 任脈循于腹, 統任一身之陰也."

175) 張介賓注:"五臟屬里, 藏精氣而不瀉, 故爲陰; 六府屬表, 傳化物而不藏, 故爲陽."

176) 王冰注:"心爲陽藏, 位處上焦, 以陽居陽, 故爲陽中之陽也." 又, 吳崑注:"心屬火, 位處上焦, 以陽居陽, 故爲陽中之陽."

177) 背爲陽, 陽中之陰, 肺也:王冰注:"肺爲陰藏, 位處上焦, 以陰居陽, 故謂陽中之陰." 吳崑注:"肺屬金, 位處上焦, 以陰居陽, 故謂陽中之陰."

馬蒔注云:"故背爲陽, 心肺屬膈上, 附于背爲陽, 然心爲牡藏, 爲陽中之陽, 肺爲牝藏, 爲陽中之陰."

고[178], 배는 음이 되는데 음 중의 양은 간이며[179], 배는 음이 되는데 음 중의 지음(至陰)은 비이다[180].”[181]

③ 머리는 위에 있고 둥그니 양이고, 몸은 아래에 있고 모가 나 있으니 음이다.

④ 체표는 드러나 있으니 양이고 체내는 감추어져 있으니 음이다.

⑤ 태아의 자세 또는 평소 방어할 때의 자세를 보거나 강유(剛柔)로 볼 때에 등〔背〕은 양이고 배〔腹〕는 음이다.

⑥ 사지는 움직임이 많으니 양이고 몸은 움직임이 적으니 음이다.

⑦ 사지의 내측은 가려져있으니 음이고 외측은 드러나니 양이다. 또 사지의 내측으로 삼음경맥(三陰經脈)이 지나고 외측으로 삼양경맥(三陽經脈)이 지난다.

⑧ 해가 왼쪽에서 떠서 오른쪽으로 지니 왼쪽은 양이고 오른쪽은 음이다. 그러므로 왼쪽은 양이 왕성한 쪽이라 혈병(血病)이 많고(陽盛則陰病), 오른쪽은 음이 왕성한 쪽이라 기병(氣病)이 많다.

⑨ 눈과 입은 많이 움직이니 양에 속하고 귀와 코는 덜 움직이니 음에 속한다. 이를 다시 음양으로 나누면 눈은 입보다 위에 있으니 양중지양(陽中之陽)에 속하고 입은 양중지음에 속하며, 귀는 코보다 위에 있으니 음중지양에 속하고 코는 음중지음에 속한다.

⑩ 오장은 정혈(精血)을 저장하니 음이고 육부는 수곡(水穀)을 출납하니 양이다. 육부 중의 담은 수곡을 출납하지 않고 담즙을 저장하고 있기 때문에 자궁과 함께 특별히 다른 부(腑)라는 뜻으로 기항지부(奇恒之腑)라고 한다. 또 그 오행 속성이나 성질에 따라 오장끼리 음양을 구분하면 심・간은 양이고 폐・신(腎)은 음이며 비는 지음〔至陰:비는 중성(中性)인 토(土)에 속함〕이다.

---

178) 王冰注:“腎爲陰藏, 位處下焦, 以陰居陰, 故謂陰中之陰.” 又, 吳崑注:“腎屬水, 位居下焦, 以陰居陰, 故爲陰中之陰也.”

179) 王冰注:“肝爲陽藏, 位處中焦, 以陽居陰, 故謂陰中之陽也.” 又, 吳崑注:“肝屬木, 位處下焦, 以陽居陰, 故爲陰中之陽.”

180) 腹爲陰, ……陰中之至陰脾也. 王冰注:“脾爲陰藏, 位處中焦, 以太陰居陰, 故爲陰中之至陰也.” 馬蒔注:“腹爲陰, 脾・肝・腎皆居膈下, 脾居大腹之中, 肝腎居小腹之中, 皆屬于腹, 故皆爲陰. 然腎爲牝藏, 爲陰中之陰, 肝爲牡藏, 爲陰中之陽, 脾爲牝藏, 爲陰中之至陰也.”

181) 夫言人之陰陽, 則外爲陽, 內爲陰. 言人身之陰陽, 則背爲陽, 腹爲陰. 言人身之藏府中陰陽, 則藏者爲陰, 府者爲陽, 肝・心・脾・肺・腎, 五藏皆爲陰, 膽・胃・大腸・小腸・膀胱・三焦, 六府皆爲陽. ……故背爲陽, 陽中之陽, 心也. 背爲陽, 陽中之陰, 肺也. 腹爲陰, 陰中之陰, 腎也. 腹爲陰, 陰中之陽, 肝也. 腹爲陰, 陰中之至陰, 脾也.

⑪ 인체 십이경맥을 수족(手足) 삼음경(三陰經)과 삼양경(三陽經)으로 구분한 것도 대부분 그 경맥이 순행하는 부위의 음양 속성을 위주로 하여 정한 것이다.

⑫ 《영추 · 통천편》이나 《동의수세보원》에서 나오는 사상인(四象人) 역시 음양의 다소로 구분하여 태양인(太陽人), 소양인(少陽人), 태음인(太陰人), 소음인(少陰人)과 음양화평지인(陰陽和平之人)으로 구분하였다.

2. 인체 생리기능의 설명에 응용된다

인체의 생리기능 역시 음양으로 개괄할 수 있다. 우선 인체의 정상적인 활동이란 음과 양이 서로 소장평형 관계를 유지하는 것이라고 볼 수 있다. 예컨대 인체의 기능과 조직구조 등의 물질적 기초를 상대적으로 말하면 전자는 양에 속하고 후자는 음에 속한다. 따라서 이들 사이의 관계는 음과 양의 관계가 구체적으로 표현된 것이다.

인체의 생리활동은 물질을 기초로 하므로 만약 장부 · 기혈 · 경락 등의 물질기초가 없다면 인체의 생리활동은 이루어질 수 없다. 또한 생리활동의 결과 일정한 물질기초가 소모될 뿐만 아니라 새로운 물질기초가 끊임없이 화생하고 채워지게 된다. 그러므로 인체의 기능과 물질에도 음과 양이 상대적으로 제약하고 서로 근본이 되면서 쓰임이 되며 소장평형하고 상호 전화하는 관계가 있다. 이것이 바로 "陰平陽秘, 精神內治"에 관계된 설명이고 인체의 정상적인 생리활동에 관한 이론의 기초가 된다. 《소문 · 조경론》에서는 이를 더욱 명확히 하여 "음양의 상대적 평형이 유지되어 형체가 충실해지고 삼부구후(三部九候)의 맥상 역시 조화를 이루면 이를 정상인이라 한다."[182]고 하였다.

① 《소문 · 생기통천론》: "생명의 근본은 음양에 뿌리를 두고 있다."[183]

② 《소문 · 음양응상대론》: "음은 고요하고 양은 躁動[184]하며, 양이 생하면 음이 자라고(또는 양이 생기를 주면 음이 자라게 하고), 양이 감쇄하면 음은 갈무리하며[185], 양은 기를 생화하고 음은 형(形)을 이룬다[186]."

---

182) 陰陽勻平, 以充其, 九候若一, 命曰平人.

183) 生之本, 本於陰陽.

184) 陰靜陽躁 : 馬蒔注:"地之陰主靜而有常, 天之陽主躁而不息." ((*躁, 動也.)) 張介賓注:"陰性柔, 陽性剛也." 정(靜)은 음에 속하는데, 그 성질이 유(柔)하고, 양은 동적임을 주관하는데, 그 성질이 강(剛)하다. 정조(靜躁)는 음양의 동태를 말한 것이고, 유강(柔剛)은 음양의 성질을 말한 것이니, 두 설명이 모두 상통한다.

185) 陽生陰長, 陽殺陰藏 : 이 문장은 앞 문장인 "生殺之本始"를 더 자세히 설명한 것으로서, 음양은 생

③《소문·음양응상대론》: “음은 안에 있어서 양을 지켜주고, 양은 밖에 있어서 음의 부림〔使役〕이 된다.”[187] ※ 오곤(吳昆)의 주에서 “음은 고요하므로 양을 지켜주고, 양은 움직이므로 음의 부림이 된다.”[188]고 하였다.

④《소문·생기통천론》: “음이 화평하고 양이 고밀(固密)하면 정신(精神)이 이에 다스려진다.”[189]

⑤《소문·음양응상대론》: “청양)淸陽)은 위의 구멍〔上竅〕으로 나가고 탁음(濁陰)은 아래의 구멍〔下竅〕으로 나가며[190], 청양은 주리로 퍼지고 탁음은 오장으로 달리며[191], 청양[192]은 사지를 충실하게 하고 탁음은 육부로 돌아간다.”[193]

⑥《소문·음양응상대론》: “동쪽은 양으로서 양은 그 정기(精氣)가 위에 몰리는데, 위에 몰리면 위는 밝아지고 아래는 허(虛)하게 되므로 눈·귀는 (왼쪽이 더) 밝으나 수족은 (왼쪽이 더) 불편한 것이다. 서쪽은 음으로서 음은 그 정기(精氣)가 아래에 몰리는데, 아래에 몰리면 아래는 성해지고 위는 허해지므로 그 눈·귀는 밝지 못하나 수족은 편한 것이다.”[194]

살(生殺)의 근본이 될 뿐만 아니라, 또한 양장(養藏)의 근본이 됨을 말한 것이다. 陽旣能生萬物, 亦能殺萬物. 陰旣能長萬物, 亦能藏萬物. 또는 ‘살(殺)’자를 ‘감살(減殺)’의 뜻으로 볼 수도 있다.

186) 陽化氣, 陰成形 : 《類經》二卷第一注:“陽動而散, 故化氣; 陰靜而凝, 故成形.” 馬蒔注:“故陽化萬物之氣, 而吾人之氣由陽化之; 陰成萬物之形, 而吾人之形由陰成之.” 正因爲氣屬陽, 所以人體之氣稱作陽氣. 形屬陰, 人體精·血·津液有形可見, 稱謂陰靜.

187) 陰在內, 陽之守也, 陽在外, 陰之使也.

188) 吳昆注:“陰靜, 故陽之鎭守; 陽動, 故陰之役使.”

189) 陰平陽秘, 精神乃治.

190) 淸陽出上竅, 濁陰出下竅 : ㉠ 淸陽, 此指發聲·視覺·嗅覺·味覺·聽覺等功能賴以發揮作用的精微物質. 上竅, 指耳目口鼻. 濁陰, 這裏指食物的糟粕和廢濁的水液. 下竅, 指前後二陰. ㉡ 馬蒔注:“凡人身之物有屬淸陽者焉, 如涕唾氣液之類. ……有屬濁陰者焉, 如汚穢溺之類.” 張志聰注云:“言人之陰陽, 猶雲之升, 雨之降, 通乎天地之氣也.”

191) 淸陽發腠理, 濁陰走五臟 : 여기서의 청양은 체표에 퍼져 피부·기육(肌肉)을 따뜻하게 해 주는 양기를 가리키고, 탁음은 오장에 간직된 음정(陰精: 精血津液.)을 가리킨다. 張志聰注:“腠者, 三焦通會元眞之處. 理者, 皮膚藏府之文理. 言淸陽之氣, 通會於腠理, 而濁陰之精血, 走於五藏, 五藏主藏精者也.”

192) 淸陽實四支, 濁陰歸六府 : 여기서의 청양은 음식물에서 소화·흡수된 수곡의 정기를 말하고, 탁음은 소화·흡수되고 남은 찌꺼기〔粗粕〕을 가리킨다. 支同肢. 張志聰注:“四肢爲諸陽之本. 六府者, 傳化物而不藏, 此言飮食所生之淸陽充實於四肢, 而渾濁者歸於六府也.”

193) 淸陽出上竅, 濁陰出下竅, 淸陽發腠理, 濁陰走五藏, 淸陽實四支, 濁陰歸六府.

194) 天不足西北, 故西北方陰也, 而人右耳目不如左明也. 地不滿東南, 故東南方陽也, 而人左手足不如右强也. 帝曰, 何以然. 岐伯曰, 東方陽也, 陽者其精幷於上, 幷於上則上明而下虛, 故使耳目聰明, 而手足不便也. 西方陰也, 陰者其精幷於下, 幷於下, 則下盛而上虛, 故其耳目不聰明而手足便也.

⑦ 《소문・맥요정미론》: "진찰하는 방법은 항상 아침에 하는데 음기가 아직 움직이지 아니하고 양기가 아직 흩어지지 않은 데다 음식을 아직 들이지 않아 경맥이 성해지지 아니하여 낙맥(絡脈)이 고르고 기혈이 아직 요란해지지 않은 때이므로 이에 진찰을 하면 병맥(病脈)을 알아낼 수 있다."[195]

3. 인체 병리변화의 설명에 응용된다

인체의 내외・표리・상하의 각 부분 및 물질과 기능 사이에는 서로 음양의 평형조화가 이루어져야만 정상적인 생리활동이 이루어질 수가 있다. 그런데 음양의 소장운동이 실조(失調)되면 음양의 편승편쇠(偏勝偏衰)가 야기되어 질병발생의 원인이나 조건이 된다.

질병의 발생, 발전에는 반드시 인체의 정기(正氣)와 사기(邪氣)가 서로 연계되어 있다. 정기는 인체의 질병에 대한 대항 능력과 내외 환경에 대한 적응력 및 자체적인 조절 회복력 등을 모두 포괄하며, 사기는 각종의 질병을 일으키는 인체 내외의 모든 요인을 다 포괄한다. 정기와 사기 및 양자 의 상호작용은 모두 음양으로 개괄하여 설명할 수 있다. 정기는 일반적으로 음정(陰精)과 양기로 나뉘고, 사기는 음사(陰邪)와 양사(陽邪)로 나뉜다. 예컨대 육음(六淫)의 사기 중에 한습(寒濕)은 음사가 되고 풍열(風熱)은 양사가 된다. 질병의 과정도 대체로 정기와 사기의 투쟁과정이며, 그 결과로써 인체 음양의 편승편쇠가 유발된다. 따라서 질병의 발생・발전변화가 아무리 복잡하다고 해도 음양의 편승편쇠로써 개괄할 수 있다. 이것이 바로 팔강변증(八綱辨證)의 음양허실(陰陽虛實)로 이어진다.

음양의 편승(偏勝) 또는 편성(偏盛)은 음양의 어느 한 쪽이 치우치게 왕성해져 정상적인 수준보다 높아지는 병리상태를 말한다. 양이 편승하면 실열증(實熱證)이 되고 음이 편승하면 실한증(實寒證)이 되는데, 음양의 동태(動態) 평형의 원리상 어느 한쪽이 항성해지면 다른 한쪽의 편쇠(偏衰)를 유발하게 된다. 예컨대 온열(溫熱)의 양사(陽邪)가 인체에 침범하면 고열(高熱)이 나면서 땀이 나고 얼굴이 붉어지며 가슴이 번열로 답답해지고 갈증이 나며 맥이 빨라지는 등의 열증이 나타나는데, 이와 같이 양열(陽熱)이 항성하게 되면 반드시 음액(陰液)의 모손(耗損)을 가져오게 되므로 음이 병들게 된다. 이것이 《소문・음양응상대론》에서 "陽勝則陰病, 陽勝則熱"이라고 말한 것으로서, 양성상음(陽盛傷陰)의 병기이다. 또 음사(陰邪)인 한사(寒邪)가 태음(太陰) 부위에 곧바로 침입하면 얼굴이 창백하고 몸이 추우

195) 診法常以平旦, 陰氣未動, 陽氣未散, 飮食未進, 經脈未盛, 絡脈調勻, 氣血未亂, 故乃可診有過之脈.

며 배가 차고 아프며 묽은 설사를 하고 설질(舌質)이 담백하면서 백태(白苔)가 끼고 가라앉은 맥이 뛰는 등의 한증(寒證)이 나타나는데 이와 같이 음한(陰寒)의 사기가 항성하게 되면 반드시 인체의 양기를 소모시켜 쇠약해지게 하므로 양이 병들게 된다. 이것이《소문·음양응상대론》에서 "陰勝則陽病, ……陰勝則寒."이라고 말한 것으로서 음성상양(陰盛傷陽)의 병기이다.

음양의 편쇠(偏衰)는 음양의 어느 한 쪽이 치우치게 쇠약해져서 정상적인 수준보다 낮아지는 병리상태를 말한다. 양이 편쇠하면 허한증(虛寒證)이 되고 음이 편쇠하면 허열증(虛熱證)이 되는데 음양의 동태(動態) 평형의 원리상 어느 한쪽이 쇠약해지면 반드시 다른 한쪽의 편성을 유발하게 된다. 따라서 인체의 양기가 허약하여 음을 제약하지 못하면 한상(寒象)이 나타나고, 음이 편쇠하면 양을 제약하지 못하므로 상대적으로 양이 편성하게 되어 열상(熱象)이 나타난다.《소문·조경론》에 "陽虛則外寒, 陰虛則內熱."이라고 한 것이 이것이다.

예컨대 양기가 부족하면 얼굴색이 창백해지고 추위를 타며 손발이 싸늘하고 몸을 웅크리거나 눕기를 좋아하고 맥이 침미(沈微)한 등의 허한증(虛寒證)이 나타난다. 또 음액이 부족하면 광대뼈 부위에 벌게지고 미열이 올랐다 내렸다하며, 잘 때 도한(盜汗)이 나고 손발바닥과 가슴에 미열이 나고 입술과 혀가 자꾸 마르고 가늘고 약한 맥이 뛰는 등의 허열증(虛熱證)이 나타난다. 양이 편쇠한 것을 양허증(陽虛證), 음이 편쇠한 것을 음허증(陰虛證)이라고도 한다.

또한 음양은 서로 호근(互根)하고 있으므로 음의 손상이 양에 미치고 양의 손상이 음에 미칠 수도 있다. 예컨대 양기가 없으면 음액도 화생되지 못하므로 양허를 기초로 음허의 현상이 함께 나타날 수도 있는데 이러한 병기를 양손급음(陽損及陰)이라고 한다. 그리고 진액을 대량으로 망실하여 음허가 되면 진액과 함께 양기도 손상되어 양허증이 아울러 나타날 수도 있는데 이러한 병기를 음손급양(陰損及陽)이라고 한다. 그러므로 이 양손급음과 음손급양은 모두 음양양허(陰陽兩虛)에 이르는 과정이라 할 수 있다.

또 음양은 서로 대립·제약하므로 어느 한쪽의 편성이 극에 다다르면 다른 한쪽은 편쇠가 극에 다다라 "음성격양(陰盛格陽)"이나 "양성격음(陽盛格陰)"처럼 음양리결(陰陽離決)의 병리 상태가 되는데 진한가열(眞寒假熱)이나 진열가한(眞熱假寒)의 병증이 바로 이것이다.

또 음양은 서로 전화할 수 있으므로 일정한 조건이 되면 음증이 양증이 될 수도 있고, 양증이 음증이 될 수도 있다. 그러므로《소문·음양응상대론》에 "重寒則熱, 重熱則寒. ……重陰必陽, 重陽必陰."이라고 한 것이다.

이상으로 음양의 주요 병기(病機) 이외에도 학질의 한열왕래와 같이 음양으로 병리변화를 설명한 예는 매우 많다.

① 《소문・음양응상대론》: "추위가 극에 달하면 열을 생하고 열이 극에 달하면 추위가 생깁니다. ……음이 편승(偏勝)하면 양이 병들고 양이 편승하면 음이 병듭니다. 양이 편승하면 열이 나고 음이 편승하면 춥게 되며, 추위(寒)가 극하면 열이 나고 열이 극하면 춥게 된다. ……음이 극하면 양이 되고 양이 극하면 음이 된다."[196]

② 《소문・조경론》: "양이 허하면 밖으로 춥게 느껴지고 음이 허하면 안으로 열이 느껴지며, 양이 성하면 밖으로 열이 나고 음이 성하면 속이 차게 된다."[197]

③ 《영추・논질진척》: "사시의 변화와 한서(寒暑)의 편승(偏勝)은 음이 극하면 반드시 양이 되고 양이 극하면 반드시 음이 된다. 그러므로 음은 한(寒)을 주관하고 양은 열을 주관하므로 한이 심하면 열이 되고 열이 심하면 한이 된다. 그러므로 한(寒)은 열을 생하고 열은 한을 생한다고 말하는데, 이것이 음양의 변화이다."[198]

④ 《소문・생기통천론》: "음양이 조화를 이루지 못하고 갈라지면 정기(精氣)가 이에 끊어진다."[199]

⑤ 《소문・학론》: "(학질에 걸리면 오한이 나다 열이 나다 하는 이유는) 음양이 상하에서 번갈아 싸움에 허실이 번갈아 생기고 음양이 서로 옮기게 되기 때문이다. 양이 음에 몰리면 음이 실해지고 양이 허해지는데, 양명(陽明)이 허해지면 추워서 벌벌 떨며 턱을 맞부딪히게 된다. 태양이 허해지면 허리와 등・뒷목・머리가 아프고, 삼양(三陽)이 모두 허해지면 음기가 편승하게 되고, 음기가 편승하면 뼛속이 시리며 아프고 한(寒)이 안에서 생기므로 안과 밖이 모두 춥게 된다. 양이 성하면 밖으로 열이 나고 음이 허하면 안에서 열이 나는데, 안팎으로 모두 열이 나면 숨이 거칠어지고 목이 마르게 되므로 찬물을 들이키려 한다. ……무릇 학기(瘧氣)는 양에 몰리면 양이 편승하고, 음에 몰리면 음이 편승하는데, 음이 편승하면 춥고 양이 편승하면 더워진다."[200]

---

196) 寒極生熱, 熱極生寒. ……陰勝則陽病, 陽勝則陰病. 陽勝則熱, 陰勝則寒. 重寒則熱, 重熱則寒. ……重陰必陽, 重陽必陰.

197) 陽虛則外寒, 陰虛則內熱, 陽盛則外熱, 陰盛則內寒.

198) 四時之變, 寒暑之勝, 重陰必陽, 重陽必陰, 故陰主寒, 陽主熱. 故寒甚則熱, 熱甚則寒. 故曰, 寒生熱, 熱生寒, 此陰陽之變也.

199) 陰陽離決, 精氣乃絶.

200) 陰陽上下交爭, 虛實更作, 陰陽相移也. 陽幷於陰, 則陰實而陽虛, 陽明虛, 則寒慄鼓頷也, 巨陽虛, 則腰背頭項痛, 三陽俱虛, 則陰氣勝, 陰氣勝, 則骨寒而痛, 寒生於內, 故中外皆寒, 陽盛則外熱, 陰虛則內熱, 外內皆熱, 則喘而渴, 故欲冷飮也. ……夫瘧氣者, 幷於陽則陽勝, 幷於陰則陰勝, 陰勝則寒, 陽勝則熱.

⑥《소문・선명오기》: "다섯 가지 사기에 어지러워진다는 것은 사기가 양에 들어가면 미치고, 사기가 음에 들어가면 저리고, 양을 치면〔搏〕 지랄병이 되고[201], 음을 치면 말소리가 안 나오게〔瘖〕 되고, 양이 음으로 들어가면 고요해지고, 음이 양으로 나오면 성을 내는데 이를 오란(五亂)이라고 한다."[202]

⑦《소문・태음양명론》: "음기는 발에서부터 위로 올라가 머리에 이르고 아래로 내려가 팔뚝을 따라서 손가락 끝에 이르며, 양기는 손에서부터 위로 올라가 머리에 이르고 아래로 내려가 발에 이릅니다. 그러므로 양병은 위로 올라가다가 다하면 내려오고, 음병은 아래로 내려가다가 다하면 올라간다."[203]

⑧《소문・역조론》: "음기가 적어서 양기가 편승하므로 뜨겁고 (가슴에) 번열이 나서 답답한 것이다. ……양기가 적고 음기가 많으므로 몸이 물속에서 나온 것처럼 추운 것이다."[204]

4. 질병의 변증 진단에 응용된다

질병이 발생, 발전, 변화하는 근본은 인체의 음양실조(陰陽失調)에 기인한다고 볼 수 있으므로 어떤 질병의 증상이 아무리 복잡하고 변화가 심하더라도 모두 음양으로 개괄하여 분석할 수 있다. 그러므로《소문・음양응상대론》에 "잘 진찰하는 사람은 색과 맥을 살펴서 먼저 음양을 변별한다."고 하였고,《소문・맥요정미론》에서는 "미묘함이 맥에 있으니 살피지 않으면 안 된다, 살피는 데에 벼리가 있으니 음양을 좇아 시작해야 한다."고 하였으며,《소문・음양별론》에서는 "맥에 음양이 있으니, ……가는 것은 음이 되고 오는 것은 양이 되며, 고요한 것은 음이 되고 움직이는 것은 양이 되며, 느린 것은 음이 되고 빠른 것은 양이 된다."[205]하였다. 즉《내경》에서는 망문문절(望聞問切)의 사진(四診) 소견을 모두 음양으로

201) 搏陽則爲巓疾 : 張介賓注:"搏, 擊也. 巓, 癲也. 邪搏於陽, 則陽氣受傷, 故爲癲疾. 上文言邪入於陽則狂者, 邪助其陽, 陽之實也, 此言搏陽則爲巓疾者, 邪伐其陽, 陽之虛也, 故有爲狂爲癲之異." 妄言妄走者爲狂, 僵仆不醒者爲癲.

202) 五邪所亂, 邪入於陽則狂, 邪入於陰則痺, 搏陽則爲巓疾, 搏陰則爲瘖, 陽入之陰則靜, 陰出之陽則怒, 是謂五亂.

203) 陰氣從足上行至頭, 而下行循臂至指端, 陽氣從手上行至頭, 而下行至足. 故曰, 陽病者, 上行極而下, 陰病者, 下行極而上.

204) 陰氣少而陽氣勝, 故熱而煩滿也. ……陽氣少, 陰氣多, 故身寒如從水中出.

205) 脈有陰陽, …… 所謂陰陽者, 去者爲陰, 至者爲陽, 靜者爲陰, 動者爲陽, 遲者爲陰, 數者爲陽.

먼저 변별해야 한다는 것을 강조하고 있는데, 이는 후세에 장중경의 상한(傷寒) 육경변증(六經辨證)을 거쳐 한열(寒熱)·허실(虛實)·표리(表裏)·음양의 팔강변증(八綱辨證)으로 완전히 정립이 되었다. 사진 소견을 간략히 음양으로 구분하여 도표로 표시하면 〔표-3〕과 같다.

① 《경악전서·전충록(상)·음양편》: "무릇 병을 진단하고 치료를 하려면 반드시 먼저 음양을 살피는 것이 의도(醫道)의 강령이 된다. 음양에 오류가 없다면 치료에 어찌 오차가 있겠는가? 의도가 비록 번거하나 가히 한 말로 폐(廢)할 수 있는 것은 음양일 뿐이다."206)

② 《경악전서·전충록(상)·음양편》: "말이 많은 것은 양이고 소리가 없는 것은 음이며, 밝은 것을 좋아하면 양이고 어두운 것을 좋아하면 음이며, 양이 미약한 자는 내쉬질 못하고 음이 미약한 자는 들이쉬질 못하며, 양이 병든 자는 구부리질 못하고 음이 병든 자는 우러르지 못하며, 맥으로 말한다면 부(浮)·대(大)·활(滑)·삭(數)의 류는 모두 양이고, 침(沈)·미(微)·세(細)·삽(澁)의 류는 모두 음이다."207)

〔표-3〕 사진(四診) 도표

	색깔	윤택	음성	언어	호흡	한열	갈증	동정(動靜)	맥상
陽	黃赤	윤택하고 선명하다	목소리가 높고 강하며 또렷하다	말이 많다	호흡에 힘이 있고 거칠다	덥다	혀가 건조하고 목이 마르다	자꾸 움직이며 가만히 있질 못한다.	맥이 빠르고 힘이 있다
陰	青白黑	칙칙하고 어둡다	목소리가 낮고 약하며 조용하다	말이 적다	호흡이 미약하다	춥다	입안이 촉촉하고 목이 마르지 않다	웅크리고 있거나 누워서 조용히 지낸다	맥이 느리고 沈微하다

③ 《의학심오》: "병을 총괄하는 요점이 있으니 한열·허실·표리·음양의 여덟 글자일 따름이다. 병의 음양이란 앞의 여섯 글자를 통괄해서 말하는 것이니 포함하는 바가 넓다. 열(熱)과 실(實)과 표(表)에 있는 것은 양이 되며, 한(寒)과 허

206) 凡診病施治, 必須先審陰陽, 乃爲醫道之綱領, 陰陽無謬, 治焉有差? 醫道雖繁, 而可以一言蔽之者, 曰陰陽而已.

207) 多言者爲陽, 無聲者爲陰, 喜明者爲陽, 欲暗者爲陰, 陽微者不能乎, 陰微者不能吸, 陽病者不能俯, 陰病者不能仰, 以脈言則, 浮大滑數之類皆陽也, 沈微細澁之類皆陰也.

(虛)와 리(裏)에 있는 것은 음이 된다."[208]

전체적인 병정(病情)으로부터 자잘한 구체적인 사진(四診) 소견에 이르기까지 모두 음양을 변별해서 분명히 해야만 정확한 진단을 하는 데에 집간어번(執簡馭繁)의 작용을 하게 되어 임상에 유리한 것이다.

5. 임상 치료의 지침이 된다

질병은 음양의 어느 한쪽이 편승하거나 편쇠하여 상호 평형의 조화가 깨진 것이니 음양의 평형을 회복시켜 조화를 이루게 하는 것이 주된 치료 원칙의 하나가 된다. 만일 음양이 편승해서 병이 온 것이면 실증이니 편승한 것을 덜어내야〔瀉〕 하고, 음양이 편쇠해서 병이 온 것이면 허증이니 편쇠한 것을 보(補)해야 하며, 음양이 모두 허한 것(陰陽俱虛證)은 양쪽을 함께 보해야 한다(陰陽雙補).

편승한 것을 덜어낼 경우에는 예컨대 실열증이면 고한(苦寒)한 약물을 써서 청열하고, 실한증(實寒證)이면 온열(溫熱)한 약물을 써서 한사를 몰아내는 것이니, 이른바 "熱者寒之(열증 환자는 차게 해야 한다)", "寒者熱之(한증 환자는 뜨겁게 해야 한다)"라고 한 것이 이것이다. 이는 사실(寫實)·거사(祛邪)의 원칙에 속한다. 그러나 양성손음(陽盛損陰)이나 음성손양(陰盛損陽)의 경우에는 남아도는 것은 덜어내고 손상되어 부족한 것은 보해야 하니 부정거사(扶正祛邪)의 치법을 써야 한다. 예컨대 양열(陽熱)이 항성하여 음액이 손상되어 부족해졌다면 청열시키는 약으로 양열의 사기를 몰아냄과 동시에 겸하여 자음(滋陰)하는 약으로 음액(陰液)을 보충해 주는 것이다.

편쇠한 것을 보하는 경우에 음이 허하여 허열이 발생한 경우면 보음(補陰)·자음(滋陰)하여 양을 제약해야 하니, 《소문·지진요대론》에서 "수(水)를 주장하는 신음(腎陰)의 기능을 튼튼하게 하여 양의 항성을 제약한다(壯水之主, 以制陽光)."라고 한 것이 이것이며, 양이 허하여 허한이 발생된 경우면 보양(補陽)하여 음을 제약해야 하니, 《소문·지진요대론》에서 "화(火)를 주장하는 신양(腎陽)의 기능을 보익하여 음의 항성을 약화시킨다(益火之源, 以消陰翳()."라고 한 것이 이것이다. 이 경우 잘못하여 허열에 청열을 시키는 방법을 쓰면 오히

208) 《醫學心悟》: "病有總要, 寒熱虛實表裏陰陽八字而已, 至于病之陰陽, 統上六者而言, 所包者廣, 熱者爲陽, 實者爲陽, 在表者爲陽; 寒者爲陰, 虛者爲陰, 在裏者爲陰."

려 허열이 더 치성해질 수 있으므로, 《소문・지진요대론》에서 "(고한한 약물로) 차게 했는데도 여전히 열이 나는 경우에는 〔자보성(滋補性)의 감온(甘溫)한 약물로〕 음(을 보하는 데)에서 취하고, 〔신온(辛溫)한 약물로〕 따뜻하게 해주었는데도 여전히 추운 사람은 〔신열(辛熱)한 약물로〕 양(을 보하는 데)에서 취해야 한다."[209]고 한 것이다.

또 양손급음이나 음손급양의 경우에는 "양중구음(陽中求陰)"이나 "음중구양(陰中求陽)"의 치법을 써야 한다. "양중구음"이란 보음약을 위주로 하되 보양약을 약간 가미하는 것이고, "음중구양"이란 보양약을 위주로 하되 보음약을 약간 가미하는 방법이다. 《경악전서・신방팔략(新方八略)》 중에 "양을 잘 보하는 사람은 반드시 음중에서 양을 구하니 양이 음의 도움을 받아 끊임없이 생화되고, 음을 잘 보하는 사람은 반드시 양중에 음을 구하니 음이 양의 올려줌을 얻어 샘의 근원이 마르지 않는다."[210]라고 한 것이 이것이다.

① 《소문・음양응상대론》: "그 음양을 살펴서 체질의 강약(柔剛)을 변별하고, 양에 병이 들었으면 음을 다스리고, 음에 병이 들었으면 양을 다스린다."[211]

② 《소문・지진요대론》: "삼가 음양의 소재를 살펴 조절해서 평형이 되도록 해야 한다."[212]

③ 《소문・맥요정미론》: "그 음양을 조절해서 부족하면 보하고 남아돌면 사한다."[213]

④ 《소문・음양응상대론》: "침을 잘 쓰는 사람은 음을 좇아 양을 끌어오고 양을 좇아 음을 끌어오며, 오른쪽으로 왼쪽을 다스리고 왼쪽으로 오른쪽을 다스린다."[214]

⑤ 《영추・수요강유》: "음중에 음이 있고 양중에 양에 있으니 음양을 살펴 알아야 시침(施鍼)에 처방이 있게 되고, 병이 시작된 곳(원인)을 알아야 시침에 이치가 있게 되니, 삼가 병의 단서를 살펴서 때와 더불어 상응하게 하여 안으로는 오장육부에 부합되고 밖으로는 근골・피부에 부합되게 해야 한다."[215]

⑦ 《소문・지진요대론》: "모든 차게 해도 열이 나는 사람은 음을 보해야 하고, 뜨겁게 해도 찬 사람은 양을 보해야 한다."[216]

---

209) 諸寒之而熱者, 取之陰; 熱之而寒者, 取之陽.

210) 善補陽者, 必於陰中求陽, 則陽得陰助而生化無窮, 善補陰者, 必於陽中求陰, 則陰得陽升而泉源不渴.

211) 審其陰陽, 以別柔剛, 陽病治陰, 陰病治陽.

212) 謹察陰陽所在而調之, 以平爲期.

213) 調其陰陽, 不足則補, 有餘則瀉.

214) 善用鍼者, 從陰引陽, 從陽引陰, 以右治左, 以左治右.

215) 陰中有陰, 陽中有陽, 審知陰陽, 刺之有方, 得病所始, 刺之有理, 謹度病端, 與時相應, 內合於五藏六府, 外合於筋骨皮膚, 是故內有陰陽, 外亦有陰陽. 在內者, 五藏爲陰, 六府爲陽. 在外者, 筋骨爲陰, 皮膚爲陽.

216) 諸寒之而熱者, 取之陰, 熱之而寒者, 取之陽.

⑧《소문・지진요대론》: "수(水)를 주장하는 신음(腎陰)의 기능을 튼튼하게 하여 양의 항성(亢盛)을 제약하며, 화(火)를 주장하는 신양(腎陽)의 기능을 보익하여 음의 항성을 약화시킨다."[217)]

⑨ 청대 서대춘(徐大椿)의《잡병원(雜病原)・음양(陰陽)》: "양병(陽病:음이 성하여 야기된 병)이면 아침에 조용하고 음병(陰病)이면 밤에 편안하며, 양이 허하면 저녁 때 요란해지고 음이 허하면 아침에 심해지는데, 대체로 양이 허하면 양의 도움을 좋아하니 아침에 가볍고 저녁에 심해지며, 음이 허하면 음의 도움을 좋아하니 아침에 심해지고 저녁때 가벼워진다. 이것은 음양이 허한 경우이다. 만약 실사(實邪)인 경우에는 이와 상반되니, 양이 성하면 아침에 심하고 저녁때 가벼워지며, 음이 성하면 아침에 가볍고 저녁때 심해진다. 이는 양이 양을 만나 (더욱) 왕성해지고 음이 음을 만나 (더욱) 강성해지기 때문이다."[218)]

⑩《영추・통천》: "삼가 그 음양을 진찰하여 그 사기와 정기(正氣)를 살피고, 태도와 거동을 편안히 하여 남아돎과 부족함을 살펴서 성하면 사하고 허하면 보하며, 성하지도 허하지도 않을 경우에는 경맥으로 취한다. 이것이 이른바 음양을 조절하고 다섯 가지 형태의 사람들을 구별하는 까닭이다."[219)]

6. 약물의 성능(性能)을 분석 개괄하는 지침이 된다

음양은 이상에서 본 바와 같이 질병을 치료하는 지침을 확정해 줄 뿐만 아니라 약물의 성미 효능을 개괄하는 데에도 운용되어 임상 용약(用藥)의 지침이 된다. 질병을 치료할 때에는 정확한 진단과 치법 못지않게 운용할 약물의 성능을 명확히 알지 않으면 안 된다. 그래야만 확정된 치료원칙에 근거하여 적당한 약물을 선용할 수 있기 때문이다.

약물의 성능은 일반적으로 약물의 성미(性味:氣味)와 승강부침(升降浮沈)에 근거하여 결정되는데 이 또한 음양을 사용하여 개괄할 수 있는 것이다.

약성(藥性)은 한열(寒熱)・온량(溫凉)의 네 가지로 나눌 수 있는데 이를 사기(四氣)라고

---

217) 壯水之主, 以制陽光, 益火之源, 以消陰翳.

218) 陽病則旦靜, 陰病則夜寧, 陽虛則暮亂, 陰虛則朝爭, 蓋陽虛喜陽助, 則朝輕暮重, 陰虛喜陰助, 則朝重暮輕, 此言陰陽之虛也. 若系實邪, 如此相反, 陽盛則朝重暮輕, 陰盛則 朝輕暮重, 此陽逢陽旺, 陰得陰强也.

219) 謹診其陰陽, 視其邪正, 安容儀, 審有餘不足, 盛則瀉之, 虛則補之, 不盛不虛, 以經取之 此所以調陰陽, 別五態之人者也.

한다. 그 중 온열은 양에 속하고 한량은 음에 속하며, 그 중간에 속하는 것을 평(平)이라고 한다. 보통 한량한 약성을 가진 약물은 열상(熱象)을 해소(解消)하거나 경감시킬 수 있으며, 온열한 약성을 가진 약물은 인체의 한상(寒象)을 해소하거나 경감시킬 수 있다.

오미(五味)는 맵고 달고 시고 쓰고 짠 맛〔辛·甘·酸·苦·鹹味〕의 다섯 가지를 말하며, 여기에 담담한 맛〔淡味〕을 더하기도 한다. 삽미(澁味: 떫은 맛)는 신맛〔酸味〕에 귀속시킨다. 이 중 맵고 달고 담담한 맛은 양에 속하고 시고 쓰고 짠 맛은 음에 속한다. 매운맛〔辛味〕은 발산과 온열 작용을 위주로 하고, 단맛〔甘味〕은 보익·중화작용을, 신맛〔酸味〕은 수렴작용을, 쓴맛〔苦味〕은 청열해독·사하(瀉下)·진정 등의 작용을, 짠맛〔鹹味〕은 굳은 것을 유연하게 하고 신경(腎經)을 보호하는 작용을 위주로 갖는다.

승강부침(升降浮沈)은 약물의 작용방향을 가리키는 것이다. 승(升)은 상승, 부(浮)는 떠오름, 강(降)은 하강(下降), 침(沈)은 가라앉는 것이니, 승부(升浮)하는 약물은 주로 상승·발산하는 작용을 하므로 양에 속하고, 침강(沈降)하는 약물은 주로 내수(內收)·설하(泄下)·중진(重鎭)하는 작용을 하므로 음에 속한다.

결론적으로 질병의 치료 과정을 개괄적으로 말한다면 병증의 음양 편승편쇠의 정황을 근거로 치료 원칙을 확정하고 약물의 음양 성능과 결합시켜 상응하는 약물을 적당히 선택하여 음양실조(陰陽失調) 현상을 조절함으로써 치료의 목적을 달성하는 것이다.

① 《소문·음양응상대론》: "양은 기이고 음은 맛〔味〕이다. ……맛이 진한 것은 음이 되고 싱거운 것은 음 중의 양이 된다. 기가 넉넉한 것은 양이 되고 빈약한 것은 양 중의 음이 된다. 맛이 진하면 설하(泄下)시키고 싱거우면 소통시키며, 기가 빈약하면 발설(發泄)하고 넉넉하면 발열한다."[220]

② 《소문·지진요대론》: "매운맛·단맛은 발산(發散)하니 양이 되고, 신맛·쓴맛은 용토(涌吐)·사하(瀉下)하니 음이 되며, 짠맛은 용토(涌吐)·사하(瀉下)하니 음이 되고, 담담한 맛은 삼설(滲泄)하니 양이 된다."[221]

7. 양생으로 질병을 예방하는 지침이 된다

《내경》은 음양론의 지도 아래 양생방병(養生方病)의 원칙과 방법을 확립하였다. 양생방

220) 陽爲氣, 陰爲味. ……味厚者爲陰, 薄爲陰之陽. 氣厚者爲陽, 薄爲陽之陰. 味厚則泄, 薄則通; 氣薄則發泄, 厚則發熱.

221) 辛甘發散爲陽, 酸苦涌泄爲陰, 鹹味涌泄爲陰, 淡味滲泄爲陽.

법으로 한편으로는 정신의 조섭(調攝)과 음식·기거(起居)·성생활 등의 규율을 통해 인체 음양의 협조평형을 이루어 천수를 누리는 것을 강조하면서, 다른 한편으로는 인체 음양의 협조평형을 유지하기 위해 반드시 천지의 음양변화를 따라야 함을 강조하였다. 특히 《소문·사기조신대론》에서는 천지 음양변화의 법칙에 따라 양생하는 방법을 상술하고 "春夏養陽, 秋冬養陰(봄·여름에는 양을 기르고, 가을·겨울에는 음을 기른다)"의 원칙을 제시하였다. 이에 대한 구체적인 해석은 주석가(注釋家)마다 약간씩 다른데 이를 대략 정리하면 다음과 같다.

① 마시(馬蒔)와 고세식(高世栻)은 춘하에 그 생(生)·장(長)의 기운을 따르는 것이 양양(養陽)이고, 추동에 그 수(收)·장(藏)의 기운을 따르는 것이 양음(養陰)이라고 보았다.

② 왕빙(王冰)은 "양(養)"을 "제(制)"의 뜻으로 해석하여, 춘하에는 양이 성하므로 한랭한 것을 먹어 그 양을 제약하는 것이 양양(養陽)이고, 추동에는 음이 성하므로 온열한 것을 먹어 음을 제약하는 것이 양음(養陰)이라고 보았다.

③ 장개빈(張介賓)은 양은 음의 뿌리가 되므로 춘하에 양을 기르는 것은 추동의 음을 기르기 위한 것이고, 음은 양의 기초가 되므로 추동에 음을 기르는 것은 춘하의 양을 기르기 위함이라고 보았다.

④ 장지총(張志聰)은 춘하에는 양이 밖에서는 성한데 안에서는 허하므로 마땅히 안에서 허한 양을 길러야 하고, 추동에는 음이 밖에서는 성하나 안에서는 허하므로 마땅히 안에서 허한 음을 길러야 된다고 보았다.

"春夏養陽, 秋冬養陰"은 천인상응의 정체관에 근거하여 사시음양의 소장변화에 순응해서 인체 내의 음양도 서로 협조통일을 이루게 할 것을 강조한 것이다. 그런데 천지의 음양은 춘하에는 양이 성하고 음이 쇠하며 추동에는 음이 성하고 양이 쇠하므로 인체 내부의 음양도 이에 상응하여 변화하게 될 것이므로 그에 순응하여 춘하에는 생(生)·장(長)하는 기운을 따르는 것이 양양(養陽)이고 추동에는 수(收)·장(藏)하는 기운을 따르는 것이 양음(養陰)이 된다고 한 마시와 고세식의 설이 옳다고 보아야 할 것이다. 그러나 다른 주석가들의 주장도 각각 다른 각도에서 《내경》의 양생방법을 설명한 것이므로 "春夏養陽, 秋冬養陰"의 원칙을 구체적으로 운용하는 데에 있어서 참고할 만하다.

《영추·본신》에서는 "지혜로운 사람의 양생은 반드시 사시에 순응해서 한서(寒暑)를 조절하며 희노(喜怒)의 감정을 조화롭게 하여 거처를 편안히 하고 음양을 절도 있게 해서 강유(剛柔)를 조절한다. 이와 같이 하면 치우친 사기가 이르지 아니하여 오래 살 수가 있다."[222]라고 하였다.

8. 운기변화를 해석하는 데에 응용된다

운기론(運氣論)은《내경》이론을 구성하는 중요한 부분이다. 그 내용은 주로《소문》의 육절장상론(六節臟象論)·천원기대론(天元紀大論)·오운행대론(五運行大論)·육미지대론(六微旨大論)·기교변대론(氣交變大論)·오상정대론(五常政大論)·육원정기대론(六元正紀大論)·지진요대론(至眞要大論) 등 7편의 대론(大論) 중에 나와 있다.

오운육기론은 음양오행론을 이론 기초로 오운·육기의 절률(節律)과 그 상호간의 화합(化合)으로 천체운동이 기후변화에 미치는 영향과 천체 및 기후변화가 인체 및 생물계에 미치는 영향을 해석해 놓은 것이다. 운기론에는 자연계의 음양소장으로 인한 운기변화가 인체의 생리·병리·치료·양생 등에 미치는 영향에 관한 의학지식 이외에 한의학이 천문·역법·기상·생물학 등과 밀접한 관계가 있다는 것을 설명한 천인상응의 독특한 이론체계이다. 이에 대한 자세한 내용은 뒤의 운기론에서 설명한다.

9. 결론

《내경》과 후세의 의가들은 음양론으로 인체의 조직구조를 설명하고 인체의 생명활동을 해석하였으며, 아울러 질병의 발생·발전과 운기변화를 설명하였고, 더 나아가 임상 진단과 치료 및 양생을 지도하였다. 이로써 음양론이 한의학에 갖는 이론적 의의와 임상에 갖는 지침서 역할을 알 수 있다. 그러나 음양론은 한의학 이론의 한 도구로써 그 자체의 국한성 또한 피할 수 없다.

음양의 정의를 "자연계에 서로 연관되어 있는 어떤 사물과 현상에 대해 대립된 쌍방을 개괄하는 것이다"라고 할 때에 음양의 응용범위와 필수 구비조건, 즉 첫째 서로 연계되어 있고, 둘째 음양의 속성을 갖추고 있고, 셋째 서로 대립된 쌍방이어야 한다는 것을 명확히 알 수 있다.

222) 故智者之養生也, 必順四時而適寒暑, 和喜怒而安居處, 節陰陽而調剛柔. 如是則僻邪不至, 長生久視.

한의학 이론에 음양론과 함께 오행론이 있다는 사실 자체가 음양론의 국한성을 잘 말해 주고 있으며, 오행론은 이러한 음양론의 부족한 점을 보충해 주고 있다. 음양론과 오행론은 서로 쓰임이 되는 불가분의 관계를 가지고 있지만, 음양론과 오행론만으로 복잡한 인체의 생명현상을 다 설명할 수는 없다. 그러므로 음양론이 한의학의 발전에 적극적인 작용을 했다는 점을 부정할 수는 없으나, 너무 음양론에만 구애되어서는 안 되며 합리적인 이론내용은 흡수하여 한의학 이론을 더욱 심화·발전시켜야만 할 것이다.

제3절 오행론(五行論)

一. 오행(五行)의 개념

오행(五行)이란 우주만물을 구성하는 목(木)·화(火)·토(土)·금(金)·수(水)의 다섯 가지 물질을 말한다. 오행의 "행(行)"은 "유행(流行)한다"는 기본적인 뜻과 "행용(行用)"의 뜻을 아울러 가지고 있다.223) 즉 우주만물은 이 오행이 유행·변화하여 생성된 것이며, 구체적으로 존재하는 나무·불·흙·쇠·물 다섯 가지는 각각 목·화·토·금·수 오행의 특성을 가장 잘 드러내고 있는 구체적인 물질로써 일상생활에 널리 행하여 쓰인다는 의미를 가진다.

오행론은 목·화·토·금·수 오행의 특성 및 그 상생·상극의 원리로써 자연을 인식하고 자연현상을 해석하며 자연법칙을 탐구하는 일종의 우주관이자 방법론이라고 할 수 있는 우리 조상들의 철학사상이다. 오행론의 기본 관점은 우주만물이 오행에 의해 구성된 것으로 인식함으로써 목·화·토·금·수의 다섯 가지 물질이 서로 섞이고 화합하여 화생된다고 보는 것이다. 따라서 우주의 모든 사물은 이 오행의 특성으로 추리·연역·귀납할 수 있으며, 오행 사이의 상생상극의 규율은 우주의 각종 사물에 보편적으로 적용할 수 있는 기본법칙이라고 본다.

---

223) 《상서정의(尙書正義)·소증(疏證)》: "五行, 言五者, 各有材幹也, 謂之行者, 若在天則爲五氣流行, 在地則世所行用也("오행에 '다섯'이라고 말한 것은 각기 재간(기능)이 있기 때문이며, '行'이라고 말한 것은 하늘에서는 다섯 가지 기운이 되어 유행하고 땅에서는 세상에 行하여 쓰이는 바가 되기 때문이다.")

오행이란 개념의 기원으로는 오방설(五方說)·오재설(五材說)·육부삼사설(六府三事說) 등이 있다. 은상(殷商)시대의 갑골문에 이미 "동방에 풍년이 들게 하옵고, ……왕께서 곧으시니 중앙의 상에도 풍년이 들게 하옵소서!(東土受年, 西土受年, 北土受年, 南土受年, 王貞受中商年)"라는 글귀와 "계묘일인 오늘 비가 오는데 서쪽에서 올까? 동쪽에서 올까? 북쪽에서 올까? 남쪽에서 올까?(癸卯今日雨, 其自西來雨, 其自東來雨, 其自北來雨, 其自南來雨)"라는 글귀가 있는 것으로 보아 이미 오방개념이 확립되어 있음을 알 수 있다. 서주(西周) 말년 및 춘추시대에는 오방설에 이어 오재설과 육부삼사설이 나왔다. 예컨대《국어(國語)·정어(鄭語)》에 "선왕께서 흙과 쇠·나무·물·불을 섞어서 온갖 물건을 만드셨다(先王以土與金木水火雜, 以成百物)."고 하였고,《좌전(左傳)》양공(襄公) 27년에 "하늘이 다섯 가지 재료를 내시어 백성들이 함께 사용하니 하나라도 없애서는 안 된다(天生五材, 民幷用之, 廢一不可)."라고 하였다.《상서(尙書)·대우모(大禹謨)》에서는 "물·불·쇠·나무·흙·곡식을 잘 다스리고, 덕을 바로하며, 쓰임을 이롭게 하고 생활을 넉넉하게 하여 오직 화하게 하라(水火金木土穀, 惟修. 正德, 利用, 厚生, 惟和)."라고 하였는데, 이 "수·화·금·목·토·곡(穀)"을 육부(六府)라고 하며, "정덕(正德)·이용(利用)·후생(厚生)"을 삼사(三事)라고 한다[224]. 여기서 오재(五材)란 물·불·쇠·나무·흙을 가리키며, 육부는 이 오재에 곡식이 하나 더해진 것이다. "雜以成百物(섞어서 온갖 물건을 만든다)"과 "廢一不可(하나라도 없애서는 안 된다)"라는 말에서 이미 이 오재(五材)가 고정불변의 것이 아니라 운동변화 하는 것이며, 서로 독립된 것이 아니라 연계되어 있는 것이라는 철학적 관념의 싹을 볼 수 있다.

오행이란 말은《상서》의 감서편(甘誓篇)과 홍범편(洪范篇)에서 비롯되었다. 감서편에 "유호씨는 오행을 업신여겼다(有扈氏威侮五行)."라고 한 것과 홍범편에 "곤이 홍수를 막아 오행을 어지럽혔다(鯤陻洪水, 汩陳其五行)."라고 한 기록은 아직 오행의 의미보다는 오재(五材)의 의미가 강하다. 그러므로《상서정의(尙書正意)》의 소증(疏證)에서 "물과 불은 백성들이 음식을 만드는 것이며, 쇠와 나무는 백성들이 흥작(興作)하게 하는 것이며, 흙은 만물이 자생(資生)하는 것이니, 이에 사람에게 쓰임이 된다. 오행은 곧 오재이다."[225]라고 하였다.

그러나 일반적으로 철학적 오행론은《상서·홍범구주(洪范九疇)》에서 오행을 좀 더 구체적으로 추상화한 기록, 즉 "오행이란 첫째는 수요, 둘째는 화요, 셋째는 목이요, 넷째는 금이요, 다섯째는 토이다. 수는 적시며 흘러내리고, 화는 타오르며, 목은 굽었다가 곧았다가 하며, 금은 변혁시키며, 토는 심고 가꾼다. 흘러내리면 짠맛을 만들고, 타오르면 쓴맛을 만

224) 六府三事, 謂之九功. 水火金木土穀, 謂之六府; 正德·利用·厚生, 謂之三事.

225) 水火者, 百姓之所飮食也; 金木者, 百姓之所興作也; 土者, 萬物之所資生也. 是爲人用, 五行則五材也.

들며, 굽었다가 곧았다가 하면 신맛을 만들고, 변혁시키면 매운맛을 만들며, 심고 가꾸면 단맛을 만든다.[226]"고 한 것을 그 기원으로 삼는다.

이 기록은 오행의 의미가 이미 이전 오재설의 범위를 넘어 오행론의 오행개념으로 전이해 가고 있음을 알 수 있다. 그런데 더욱 중요한 것은 홍범구주가 낙서(洛書)를 본떠서 만든 것으로 인식이 되고 이 오행의 순서가 바로 오행의 생수(生數)[227]에 근거한 것으로 인식이 되면서 오행의 수와《역경·계사전》의 천지자연의 수[228] 및 하도(河圖)·낙서(洛書)[229]가 결합됨으로써 철학적인 오행론의 체계를 확립하게 된 점이다. 즉 오행과 주역의 상수(象數)가 결합됨으로써 오행론의 원리적 근거가 확보되고, 여기에 취류비상(取類比象)과 추리연역(推理演繹)의 방법이 원용되면서 오행론은 그 내용을 매우 풍부히 함과 동시에 한의학의 가장 기본 이론인 장상학(藏象學)의 토대를 확립하게 되었다.

취상비류(取象比類)란 취류비상(取類比象) 또는 취상유비(取象類比)라고도 하는데 어떤 사물의 (본질을 반영할 만한) 두드러진 형상적 특징을 잡아내어 그것을 오행속성상 서로 비

226) 五行:一曰水, 二曰火, 三曰木, 四曰金, 五曰土. 水曰潤下, 火曰炎上, 木曰曲直, 金曰從革, 土爰稼穡. 潤下作鹹, 炎上作苦, 曲直作酸, 從革作辛, 稼穡作甘.

227) 〔하도(河圖)·낙서(洛書)의 오행수(五行數)〕

五行	水	火	木	金	土
生數	1	2	3	4	5
成數	6 (老陰數)	7 (少陽數)	8 (少陰數)	9 (老陽數)	10 (完全數)

228) 天一地二天三地四天五地六天七地八天九地十, 天數五地數五, 五位相得而各有合, 天數二十有五, 地數三十, 凡天地之數五十有五, 此所以成變化而行鬼神也.

229) 〔하도(河圖)〕와 〔낙서(洛書)〕: 신성수 저《주역통해》에서 인용

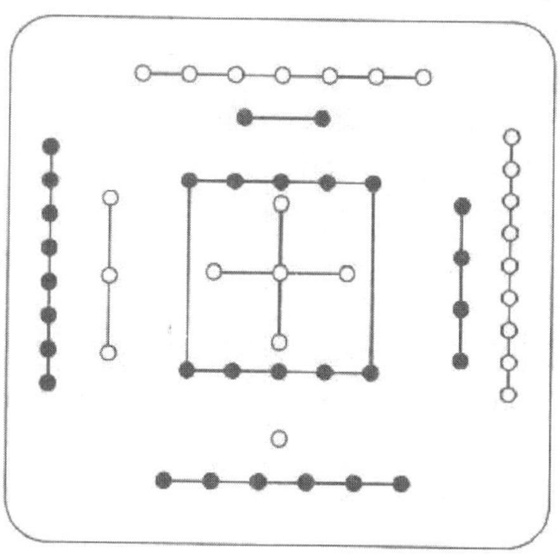

〔하도(河圖)〕

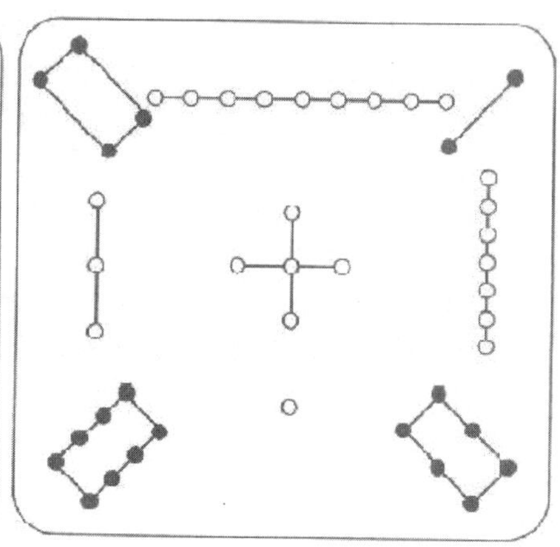

〔낙서(洛書)〕

슷한 것끼리 분류하여 귀납(歸納)시키는 것을 말한다. 즉 유비추리(類比推理)230)의 일종이라고 할 수 있다. 예컨대 바람이 불면 나무들이 자꾸 흔들리는 것을 볼 수 있고 바람은 잘 움직이며 변화가 많다는 것을 알 수 있는데, 인체가 경련 발작을 한다든지, 손이나 머리채 또는 근육이 자꾸 떨린다든지 하면 병인(病因)을 풍사(風邪)로 보는 것이다.

추리연역(推理演繹)이란 이미 일반적으로 알고 있는 사실을 미루어서 새로운 사실을 알아내는 방법이며, 연역추리(演繹推理)231)라고도 한다. 예컨대 간(肝)은 오행속성상 목에 속하는데, 담(膽)과 배합하고 근(筋)을 주관하며 눈[目]으로 연결되어 있으므로 담(膽)·근(筋)·눈[目]의 오행도 모두 목에 속한다고 추리하는 방법이다.

오행론은 취상비류와 연역추리의 방법으로 우주만물을 오행의 기능속성에 따라 오대(五大) 계통으로 분류하여 사물간의 상호관계를 분석하고 오행의 생극제화(生克制化)관계로써 사물 간에 존재하는 복잡한 연계성이나 일부 사회현상과 생명현상을 해석해내는 방법이다. 오행의 생극관계에 대한 언급은 좌전(左傳)에서 "불은 쇠를 이기므로 이길 수 없다(火勝金, 故不克).", "물은 불을 이기니 강족(姜族)을 치는 것이 옳다(水勝火, 伐姜則可)."라고 한 말에서 처음 찾아 볼 수 있으나, 전술한 바와 같이 《주역》에 뿌리를 두면서 이후 천문·역법·지리·병법·의학 등 각 방면으로 확장 발전되어 내용을 매우 풍부하게 하였다.

한의학에서는 《내경》 시대부터 이미 오행론으로 각 장부조직간의 생리 병리적 특성과 상호관계를 해석할 뿐만 아니라 임상에서 질병을 진찰하고 증후를 변별·분석하여 예후를 판단하고 질병을 예방치료 하는 데에 활용되어 오고 있다. 따라서 오행론이 한의학에 미친 영향은 음양론과 함께 실로 지대하다고 아니할 수 없다.

二. 오행론의 기본 내용

230) 유비추리(類比推理 analogical inference) : 이미 알고 있는 것에서 다른 유사한 점을 찾아내는 추리를 말한다. 그렇기 때문에 유추는 기준이 되는 사물이나 현상이 있어야 한다. 유비 추리는 이미 알고 있는 사례로부터 아직 알지 못하는 것을 추리해 봄으로써 가설을 세우기에 편리한 장점이 있다. 이때 유의할 점은 이미 알고 있는 사례와 이제 알고자 하는 사례가 매우 유사하다는 확신과 증거가 있어야 한다는 것이다. 그렇지 않은 상태에서 유비 추리에 의해 결론을 이끌어 내면, 그것은 개연성이 거의 없는 잘못된 결론이 될 수도 있기 때문이다. 쉬운 예로 제약 회사에서 신약을 개발할 때 제일 먼저 실험 대상으로 삼는 것은 흰쥐인데, 이는 흰쥐에 대한 반응이 사람에 대한 반응과 유사하다는 사실에서 비롯된 것이다.

231) 연역추리(演繹推理 deductive inference) : 먼저 제시되는 대전제와 다음에 제시되는 소전제에서 새로운 결론을 이끌어 내는 추리이다. 예) 모든 A는 P이다-(대전제). B는 A이다-(소전제). 그러므로 B는 P이다-(결론).

오행론에는 각 오행의 성질과 귀류(歸類), 오행 상호간의 상생·상극과 제화(制化), 상승(相乘)·상모(相侮)와 승복(勝復) 등이 모두 포괄된다.

1. 오행의 성질

오행의 성질은《상서·홍범》에 실린 내용을 기본으로 하여 사시의 변화와 구체적인 사물로 존재하는 나무·불·흙·쇠·물의 특성에 대한 관찰 등을 통해 계속 확장되었는데, 특히《내경》에서는 운기론(運氣論)을 통해 이를 다각도로 설명하고 있다. 특히 구체적인 사물로 존재하는 나무·불·흙·쇠·물의 오재(五材)는 오행의 기(氣)와 질(質)을 함께 구비하고 있어서 오행의 성상(性象)을 가장 잘 나타내는 것이라 할 수 있으므로, 그 성질속성이 곧 오행의 속성과 상통한다고 할 수 있다. 오행의 주요 성질을 요약 정리하면 대략 다음과 같다.

목(木)은 곡직(曲直)·생장(生長)·발생(發生)·생영(生榮)·승발(升發)·조달(條達)·서창(舒暢)·온화(溫和) 등의 특성을 갖는다.

화(火)는 염상(炎上)·번무(繁茂)·화열(火熱)·소작(燒灼)·분열(分裂)·급변(急變)·외명내암(外明內暗) 등의 특성을 갖는다.

토(土)는 가색(稼穡)·승재(承載)·생화(生化)·수납(受納)·풍만(豐滿)·중화(中和)·통합(統合)·욕증(溽蒸) 등의 특성을 갖는다.

금(金)은 종혁(從革)[232]·변혁(變革)·숙살(肅殺)·침강(沈降)·수렴(收斂)·건조(乾燥)·견강(堅剛)·청절(淸切)·청결(淸潔)·엄정(嚴正) 등의 특성을 갖는다.

수(水)는 윤하(潤下)[233]·자윤(滋潤)·한랭(寒冷)·폐장(閉藏)·침정(沈靜)·응견(凝

---

232)《상서·홍범(洪範)》에서는 금의 속성을 "금왈종혁(金曰從革)"이라고 하였다. "종(從)"은 순종한다는 뜻이고, "혁(革)"은 변경·개혁을 뜻한다. 금의 "종혁(從革)" 속성은 금속물질이 사람의 뜻에 따라 녹고 달구어져서 그릇으로 주조된다는 뜻이다. 그러므로《상서정의》"금왈종혁(金曰從革)"의 소증(疏證)에서 "쇠붙이는 바뀔 수 있는 것으로서 녹여서 그릇으로 만들 수 있다(金可改更者, 可銷鑄以爲器也).", "금속은 사람의 뜻에 따라 바뀔 수 있다. '바뀔수 있다'는 것은 사람에게 쓰임이 될 수 있다는 뜻이다(金可以從人改更, 更言其可爲人用之意也)."라고 하였다. 이밖에도 일부의 사람들은 금속이란 광물이 제련을 거쳐 완성된 것으로서, 그 자체는 사람의 뜻에 따라 광물이 변혁되어 나온 것이므로 "종혁(從革)"이라 한다고 본다. 후에 금속의 추상적인 속성으로부터 변혁·차가움·조절·정결·수렴 등으로 확대 해석하게 되었다.

233)《상서·홍범》에서는 수의 속성은 "수왈윤하(水曰潤下)"라고 하였다. "윤하(潤下)"란 물이 아래로 흘러가 만물을 적시며 윤택하게 하는 것이다.《주역참동계(周易參同契)》에서 "물은 위로 흐르지 않고, 불

堅)·외암내명(外暗內明) 등의 특성을 갖는다.

(1) 木의 특성

목(木)은 일체의 초목을 가리킨다. 나무는 대체로 곧게 자라지만 가지가 잘 구부러진다. 대부분의 초목은 새싹이 봄에 날씨가 따뜻해지고 적당한 수분이 있으면,[234] 씨앗의 껍질을 뚫고, 땅의 껍질을 뚫고, 나무의 껍질을 뚫고 나와서 위로 자란다〔上升, 升發〕. 이때의 새싹은 지극히 여리고 여려서 땅의 껍질을 도저히 뚫고나올까 싶지 않지만 자신의 떡잎보다 훨씬 큰 흙덩어리를 거뜬하게 들어 올리면서 나온다.[235] 이것이 바로 소양생기(少陽[236]生氣)이며 목기(木氣)이고[237] 또한 목극토(木克土)의 증거이다.[238] 그러므로 이러한 대자연의 생기를 가장 잘 느낄 수 있는 때는 바로 생명의 계절인 봄인 것이며, 이를 가장 쉽게 알 수 있는 것 또한 봄철에 피어나는 산천초목을 통해서이다. 봄은 날씨가 대체로 온화하여 전체적으로 만물이 발생(發生)·생장(生長)·생영(生榮)하는 기운을 가장 잘 느끼게 하며 초목이 잘 자라면서〔生長〕 가지를 쭉쭉 뻗으며〔條達〕 서창(舒暢)하는 특성을 또한 잘 알 수 있다. 또한 봄이 되면 아지랑이가 피어오르고〔上升〕 포유류에서부터 미물곤충(微物昆蟲)에 이르기까지 일체의 동물들이 부지런히 움직이게 되며, 사람의 마음도 따라서 자연히 들뜨게 되고 옷차림과 발걸음이 가벼워지며, 주위를 새롭게 단장하거나 인생의 새로운 출발을 하는 경우가 많아지는 것이다. 바람은 봄의 계절적인 특징의 하나이며, 변덕스럽고 변화가 무쌍(無雙)한데, 그 존재를 나뭇가지의 흔들림을 보고 가장 잘 알 수 있다. 그러므로 풍(風)은 목에 속하고 '잘 돌아다니고 자주 변한다(善行而數變)'고 말하는 것이며, 구급(拘急)·경련하거나 손발이나 머리 등을 흔들어 대는 증상 등은 모두 풍에 속한다고 말하는 것이다. 그

은 아래로 타지 않는다(水流不炎上, 火動不潤下)."고 하였고, 《후한서·오행》에서 정현(鄭玄)은 "북궁의 땅은 수에 해당하는데, 수의 성질은 아래로 흘러서 촉촉하게 적셔 주는 관개에 쓰인다(北宮于地爲水, 水性浸潤下流, 所用灌漑者也)."고 주석하였다. 후에는 수의 속성이 자윤(滋潤)·하향(下向)·폐장(閉藏)·한량(寒凉)·침정(沈靜) 등으로 확대 해석하게 되었다.

234) 이것이 수생목(水生木)이며, 목기(木氣)가 따뜻하다는 것이다.

235) 이것이 목극토(木克土)라고 하는 것이다. 초목의 여린 뿌리가 단단한 땅 속을 뚫고 뻗어가는 것 또한 목극토이다.

236) 음(陰)인 껍질을 뚫고 나오니 소양(少陽)이다.

237) 그러므로 장남(章楠)이 인체의 소양생기(少陽生氣)가 명체(命蒂)에서 발원하여 간·담(木)을 좇아 나온다고 한 것이다.

238) 초목의 여리디 여린 뿌리가 단단한 땅 속을 파고드는 것 또한 목극토(木克土)의 증거이다.

리고 봄바람은 흔히 살 속까지 파고든다고들 말한다. 이는 초목의 뿌리가 땅 속을 파고드는 것과도 같다. 그러므로 풍은 소설(疏泄)한다고 보는 것이며, 간목(肝木)이 소설을 주관한다고 하는 것이다. 나무는 일반적으로 따뜻하고 통풍이 잘 되면 가지를 쭉쭉 뻗어 나가며〔이를 조달(條達)이라 한다〕 무엇인가에 억눌리어 저애되는 것을 싫어한다〔惡鬱〕. 그러므로 우리 인체의 肝木도 억울됨을 싫어하고 조달(條達)·서창(敍暢)함을 좋아한다. 나무가 우거지면 마찰로 불이 일어나며, 나무는 또한 가장 좋은 땔감이 된다. 그러므로 목생화(木生火)라고 말한다. 동방은 해가 떠오르며 하루의 시작을 알린다. 그리하여 아침에 해가 뜨면 만물이 활동을 시작한다. 이는 곧 일 년에 있어서의 봄에 해당한다. 그러므로 동방은 목에 속하는 것이며, 일출일 때는 인묘(寅卯) 목시(木時)에 해당하는 것이다. 또 만물이 모두 오행으로 이루어져 있다면, 목(木) 가운데에 있는 화·토·금·수의 성상(性象)은 어떻게 알 수 있는가? 나무속의 수액은 수의 성상에 속하며, 나무껍질이 메마르며 단단해지는 것은 금의 성상에 속하고, 마찰하거나 태우면 불이 일어나는 것은 화의 성상에 속하며, 썩으면 다시 흙으로 돌아가는 것은 토의 성상에 속한다. 또 줄기와 뿌리가 뻗어나가는 것은 목기의 작용이고, 나무 체간부(體幹部)가 단단해지고 열매를 맺으며 한없이 자라지 않도록 절제하는 것은 금기의 작용이며, 나무가 자꾸 가지 쳐서 무성해지고 꽃이 피는 것은 화기의 작용이며, 나무뿌리에 양분을 저장하는 것은 수기의 작용이며, 이러한 모든 작용들이 조화롭게 이루어질 수 있도록 조절하는 것은 바로 토기의 작용이라고 할 수 있다.

(2) 火의 특성

화(火)는 뜨겁게 타오르며 만물을 태우는 기운이다. 또 작은 불씨 하나가 순식간에 온 산을 다 불태우듯이 화는 분열하고, 번성하며 급변하는 기운이다. 불은 외부로는 어둠을 환하게 밝혀주지만 자신은 불투명하므로 외명내암(外明內暗)하다고 말한다.

여름은 날씨가 몹시 뜨겁고 그 중에서도 남쪽이 가장 뜨거우며, 번식이 가장 활발하여 만물이 번성하므로 여름과 남쪽은 화에 속한다. 심장은 색이 붉고 혈관을 통해 혈액을 전신에 공급하여 몸을 따뜻하게 해주고 더우면 땀을 많이 흘리게 되므로 심장과 혈맥과 땀이 모두 화에 속한다. 열이 나면 가슴에 번열이 생기고 갈증이 나며 얼굴이 붉어지거나 그슬린 것처럼 되는 것은 모두 화가 타오르기〔炎上〕 때문이다. 쇠붙이도 불 속에 들어가면 녹으니 화극금(火克金)이며, 무엇이든 태우면 맛이 써지고 긴장·초조·불안 등으로 화가 동하면 입맛이 써지는데, 이러할 때 쓴 것을 먹으면 다소 진정이 되므로 쓴맛은 화에 속하는 것이며,

무엇이든 태우면 재가 되어 흙이 되므로 화생토(火生土)이다.

(3) 土의 특성

땅(흙)은 축축하여〔濕〕 농사의 터전이 되며〔家穡〕 만물을 생성 변화시키고〔生化〕 무엇이든 받아들여 실어준다〔受納, 承載, 統合, 融化〕. 장마철의 찌는 듯한 더위〔溽蒸〕를 지나 가을로 가므로 장하(長夏)는 토에 속한다. 만물이 결국에는 흙으로 다시 돌아가는 것처럼 인체에서는 모든 음식이 입을 통해 위장으로 들어가고 비위를 통해 소화 흡수되어 전신의 모든 조직 기관에 영양을 공급할 수 있게 되니 비위(脾胃)와 입은 토에 속하며, 잘 먹으면 살이 찌고 살〔肌肉〕은 대지위의 흙처럼 몸의 모든 부분을 감싸고 보호하니 역시 토에 속한다. 흙은 큰물이라도 제방으로 막아주니 토극수(土克水)요, 어떠한 금속이라도 땅속에 매장되어 있다가 나오니 토생금(土生金)이다. 8월의 여름은 비가 많이 오며 습도가 높아 무덥고 바야흐로 모든 식물들이 성장을 멈추고 가을의 결실을 준비하는 때이니 토에 속한다. 방위상으로는 중앙이 만물의 중심이 되어 물류가 모이고 나가니 중앙이 토에 속한다.

(4) 金의 특성

가을은 싸늘한 날씨에 낙엽이 지고 쭉정이는 도태되는 숙살(肅殺)과 우수(憂愁)의 계절이다. 가을 날씨는 기온이 하강하여 싸늘하고 바람이 세차며 공기가 깨끗해지고 건조하여 만물이 메마르게 되며, 수액(樹液)이 뿌리로 내려가 만물이 시들어 단풍이 지고 낙엽이 지는데 무엇이든 메마르면 단단해지므로 오행으로 금에 속하는 것이다. 그러므로 가을의 싸늘하고 엄정한 숙살(肅殺), 변혁의 기운, 수렴하강(收斂下降), 청결함, 건조해져서 단단해짐, 우수와 서글픔이 모두 금에 속한다. 폐가 나빠지면 자꾸 우수에 젖어들고 폐를 통해 공기를 정화하며 폐의 숙강(肅降)작용으로 기기(氣機)가 하강하고 물길이 아래로 터지게 하며, 호흡은 코를 통해 하게 되고 폐에 이상이 있으면 기침이 나며 감기에 걸리면 피부가 오그라들면서 오슬오슬 춥고 기침·가래·콧물 등이 나오니 모든 호흡기계통과 피부 등이 모두 금에 속한다. 가을에는 모든 초목이 시들거나 낙엽이 지고 나무는 쇠붙이에 의해 잘리고 쪼개지니 금극목(金克木)이 되고 단단한 것도 녹으면 물이 되고 바위틈에 맑은 물이 솟아나니 금생수(金生水)이다.

(5) 水의 특성

물은 만물을 적시면서〔滋潤〕 흘러내리고〔潤下〕 뜨거운 열기를 식히며〔寒冷〕 불을 끄고〔水克火〕 건드리지 않고 가만 놓아두면 탁한 것이 가라앉으며, 저절로 고요해져〔沈靜〕 밖으로는 어둡지만 안으로는 투명하여 밝아지므로 외암내명(外暗內明)하다고 말한다. 겨울이 되면 날씨가 몹시 추워져서〔寒冷〕 흐르던 물이 꽁꽁 얼어붙고〔凝堅〕 만물이 폐장(閉藏)되어 고요하니 수(水)에 속한다. 인체의 콩팥과 방광은 물이 아래로 흘러가 가장 낮은 데에 처하듯이 장부 중에 가장 낮은 데에 위치하여 인체의 수액을 주관하며 소변을 걸러내고 저장했다가 내보내는 역할을 함과 동시에, 만물이 물에서 생겨나듯 생식을 신에서 주관하니 신(腎)·방광은 수에 속한다.

이와 같이 계속해서 취상비류(取象比類)하고 미루어 넓혀 나간다면, 오행이 무엇이라고 단정하여 말하기는 어렵다 하더라도 대강 짐작은 할 수 있을 것이다. 요컨대 오행을 알기 위해서는 무엇보다도 오행의 성상(性象)을 알아야 하는데, 오행의 성상을 알기 위해서는 오재인 나무·불·흙·쇠·물과 오계(五季)인 춘·하·추·동·장하의 성상을 연구하는 것이 가장 쉽다고 할 수 있을 것이다.

2. 오행의 귀류(歸類)

이는 전술한 취상비류(取象比類)의 방법을 활용하여 만물과 인체의 각 장부·조직기관을 그 특성에 따라 오행으로 분류한 것을 말한다[239]. 오행 귀류는 《소문》의 각 편에 따라서

---

239) 오행의 속성으로 사물을 추리 연역한 것은 《상서·홍범》에서 "潤下作鹹, 炎上作苦, 曲直作酸, 從革作辛, 稼穡作甘"이라고 한데서 처음 볼 수 있다. 이렇게 오행의 속성으로 "오미(五味)"를 추리 연역한 유래에 대해 후대 사람들은 여러 가지로 해석하였다.
근대 중국의 곽말약(郭沫若)은 《중국고대사회연구·시서(詩書) 시대의 사회변혁과 그 사상의 반영》이라는 논문에서 "潤下作鹹은 바닷물로부터 얻어진 관념이고, 炎上作苦는 물질이 타면 쓴맛으로 변하기 때문이며, 曲直作酸은 나무의 열매로부터 나왔고, 稼穡作甘은 감주(甘酒)로부터 나왔다. 그러나 從革作辛은 어디에 근거를 두었는지 알 수 없다. 본래 매운맛은 독립된 미각이 아니라 통감(痛感)과 온감(溫感)이 합성된 것이다. 부득이 유래를 말한다면 통감에 중점을 두고 금속은 사람에게 매운맛을 느끼게 할 수 있기 때문이다."라고 하였다. 《상서·홍범》에서 "오미(五味)"를 추리 연역한 후에 점차적으로 "오색(五色)"·"오성(五聲)" 등으로 발전하였다. 예를 들면 《좌전·소공원년》에서 "하늘에는 육기가 있는데 이것이 하강하여 오미를 생성하고 펴져서 오색이 되며, 모여 오성이 되고, 어지럽게 섞여 육질(六疾)이

다소간 내용에 차이가 있으나, 이를 종합하여 대표적인 것을 위주로 도표로 나타내면 다음과 같다.240)

〔五行歸類表〕

	五行	木	火	土	金	水
1	五方	東	南	中央	西	北
2	五臟	肝	心	脾	肺	腎
3	五腑	膽	小腸	胃	大腸	膀胱
4	五體	筋	脈	肉	皮	骨
5	五官	目	舌	口	鼻	耳
6	五液	淚	汗	涎	涕	唾
7	五華	爪	面	脣	毛	髮
8	五神志	魂	神	意	魄	志
9	七情	怒	喜	思慮	憂悲	驚恐
10	五聲	呼	笑	歌	哭	呻
11	五化	生	長	化	收	藏
12	六氣	風	熱·暑 君火·相火	濕	燥	寒
13	五氣 (藥性)	溫	熱	平	凉(량)	寒
14	五星	歲星	熒惑星	鎭星	太白星	辰星
15	生數	三	二	五	四	一
16	成數	八	七	十	九	六
17	天干	甲乙	丙丁	戊己	庚辛	壬癸
18	地支	寅卯	巳午	辰戌丑未	申酉	亥子
19	五音	角	徵	宮	商	羽
20	五味	酸	苦	甘	辛	鹹
21	五色	靑(蒼)	赤	黃	白	黑
22	五臭	臊[누린내]	焦[탄내]	香[향내]	腥[비린내]	腐[썩은내]
23	五果	李	杏	棗	桃	栗

생긴다(天有六氣, 降生五味, 發爲五色, 徵爲五聲, 淫生六疾)."고 하였다. 《내경》시대에 와서는 오행의 속성으로 기후·소리·색깔을 추리·연역하였을 뿐만 아니라, "사시음양(四時陰陽)"과 인체의 내장·기관 등의 조직이 서로 호응한다는 관점으로부터 출발하여 오행 속성의 추리 연역 범위를 한층 더 확대시켰다. 《내경》에서 오행의 속성으로 사물을 연역한 것을 분석하면 오행을 우주의 보편적인 규율로 삼았음이 분명하다. 예컨대 《영추·음양이십오인》에서 "하늘과 땅 사이 육합 내의 모든 사물은 오행과 떨어질 수 없으니 사람 역시 이에 상응한다(天地之間, 六合之內, 不離於五, 人亦應之)."고 하였다.

240) 《소문》의 예문은 음양응상대론편에 실린 것을 대표로 들었으며 각주에 오운행대론편의 원문도 함께 실어 비교할 수 있게 하였다.

24	五菜	韭[부추]	薤[염교]	葵[아욱]	蔥[파]	藿[콩잎]
25	五畜	鷄(犬)	羊(馬)	牛	馬(鷄)	豕彘猪[돼지]
26	五穀	麻(麥)	麥(黍)	稷	稻	豆
27	五蟲	毛	羽	倮	介	鱗
28	(五類)	(走類)	(飛類)		(甲類)	(魚類)
29	其令	風	熱	濕	燥	寒
30	其候	溫和	炎暑	溽蒸	淸切	凝肅
31	其化	生榮	繁茂	豊滿	堅斂	凝堅
32	其行	宣發	鬱蒸	雨露	霧露	氷雪
33	其政	發散	明曜	安靜	勁肅	流演
34	其性	隨	速	順	剛	下
35	其性	暄	暑	靜	凉	寒
36	其用	曲直	燔灼	高下	散落	沃衍
37	其變	摧拉	炎爍	動注	肅殺	凝冽
38	病變	握	嚘	噦	咳	慄
39	平氣	敷和	升明	備化	審平	靜順
40	太過	發生	爀曦	敦阜	堅成	流衍
41	不及	委和	伏明	卑監	從革	涸流

참고로 위의 오행귀류 중 일부에 대해 약간의 설명을 부가해보자.

해가 동쪽에서 떠서 양기가 올라가는 것이 목(木)이 승발(升發)하는 특성과 유사하고 풍(風)이 동쪽에서 성(盛)하므로 동방과 풍은 목에 속하고, 남쪽은 뜨거운 것이 화(火)가 타오르는 특성과 유사하고 열(熱)이 남방에서 성하므로 남방과 열은 화(火)에 속하며, 중앙은 땅이 평평하고 습윤하여 만물의 생장이 많은 것이 토(土)의 생화하는 특성과 유사하므로 중앙과 습은 토에 속하고, 해가 서쪽으로 지는 것이 금(金)이 숙강(肅降)하는 특성과 유사하고 조(燥)가 서방에서 성하므로 서방과 조는 금에 속하며, 북방은 차고 추운〔凜冽〕 것이 물의 한랭한 성질과 유사하고 한(寒)은 북방에서 성하므로 한은 수에 귀속된다. 간(肝)은 승발을 주관하니 목에 속하고, 심(心)은 온후(溫煦)를 주관하니 화에 속하고, 비(脾)는 운화(運化)를 주관하니 토에 속하고, 폐(肺)는 숙강(肅降)을 주관하니 금에 속하고, 신(腎)은 장정(藏精)을 주관하니 수에 속한다.

이와 같이 추리·연역·귀류(歸類)하는 방법이 《내경》에서 폭넓게 쓰였다. 《소문》의 금괘진언론·음양응상대론·장기법시론·선명오기·오운행대론·오상정대론 등의 편과 《영추》의 오미·오음오미 등의 편에 근거하여 작성한 것이 바로 위에서 본 오행귀류표(五行歸類表)이다. 다음에 음양응상대론과 금궤진언론의 대표적인 문장 일부를 예로 들어보자.

① 《소문·음양응상대론》 : "동쪽은 풍을 생하고 풍은 목을 생하며, 목은 신맛을 생

하고 신맛은 간을 생하며, 간은 근(筋)을 생하고 근은 심(心)을 생하며, 간은 눈〔目〕을 주관한다. 그것이 하늘에 있어서는 현(玄:오묘하고 심원한 변화의 원동력)이 되고 사람에 있어서는 도(道:삶의 이치)가 되며, 땅에 있어서는 화(化:만물의 생화)가 되는데, 화(化)는 오미를 생하고 도(道)는 지혜를 생하며 현(玄)은 신(神:예측할 수 없는 음양변화)을 생한다. 그것이 하늘에 있어서는 풍(風)이 되고 땅에 있어서는 목(木)이 되며, 인체에 있어서는 근(筋)이 되고 장(臟)에 있어서는 간이 되며, 색에 있어서는 청색이 되고 음(音)에 있어서는 각(角)이 되며, 소리에 있어서는 고함〔呼〕이 되고 병변에 있어서는 악(握:근육이 땅기는 구급 증상)이 되며, 규(竅)에 있어서는 눈〔目〕이 되고 맛에 있어서는 신맛이 되며, 정지(情志)에 있어서는 노여움〔怒〕이 된다. 노여움은 간을 손상하나 슬픔이 노여움을 억누르고 풍(風)은 근(筋)을 손상시키나 조(燥)가 풍을 억누르며, 신맛은 근(筋)을 손상하나 매운맛이 신맛을 억누른다.241)

② 《소문 · 음양응상대론》:"남쪽은 열을 생하고 열은 화(火)를 생하며, 화는 쓴맛을 생하고 쓴맛은 심(心)을 생하며, 심은 혈(血)을 생하고 혈은 비(脾)를 생하며, 심(心)은 혀〔舌〕를 주관한다. 그것이 하늘에 있어서는 열이 되고 땅에 있어서는 화(火)가 되며, 인체에 있어서는 혈맥이 되고 장(臟)에 있어서는 심이 되며, 색에 있어서는 적색이 되고 음(音)에 있어서는 치(徵)가 되며, 소리에 있어서는 웃음〔笑〕이 되고 병변에 있어서는 근심〔憂〕이 되며, 규(竅)에 있어서는 혀〔舌〕가 되고 맛에 있어서는 쓴맛이 되며, 정지(情志)에 있어서는 기쁨〔喜〕이 된다. 기쁨은 심을 손상하나 두려움〔恐〕이 기쁨을 억누르고 열은 기를 손상하나 한(寒)이 열을 억누르며, 쓴맛은 기를 손상하나 짠맛이 쓴맛을 억누른다."242)

---

241) 東方生風, 風生木, 木生酸, 酸生肝, 肝生筋, 筋生心, 肝主目. 其在天爲玄, 在人爲道, 在地爲化. 化生五味, 道生智, 玄生神, 神在天爲風, 在地爲木, 在體爲筋, 在藏爲肝, 在色爲蒼, 在音爲角, 在聲爲呼, 在變動爲握, 在竅爲目, 在味爲酸, 在志爲怒. 怒傷肝, 悲勝怒, 風傷筋, 燥勝風, 酸傷筋, 辛勝酸.

cf. 《素問 · 五運行大論》: "東方生風, 風生木, 木生酸, 酸生肝, 肝生筋, 筋生心. 其在天爲玄, 在人爲道, 在地爲化, 化生五味, 道生智, 玄生神, 化生氣. 神在天爲風, 在地爲木, 在體爲筋, 在氣爲柔, 在藏爲肝, 在性爲暄, 其德爲和, 其用爲動, 其色爲蒼, 其化爲榮, 其蟲毛, 其政爲散, 其令宣發, 其變摧拉, 其眚爲隕, 其味爲酸, 其志爲怒. 怒傷肝, 悲勝怒, 風傷肝, 燥勝風, 酸傷筋, 辛勝酸."

242) 南方生熱, 熱生火, 火生苦, 苦生心, 心生血, 血生脾, 心主舌. 其在天爲熱, 在地爲火, 在體爲脈, 在藏爲心, 在色爲赤, 在音爲徵, 在聲爲笑, 在變動爲憂, 在竅爲舌, 在味爲苦, 在志爲喜. 喜傷心, 恐勝喜, 熱傷氣, 寒勝熱, 苦傷氣, 鹹勝苦.

cf. 《素問 · 五運行大論》: "南方生熱, 熱生火, 火生苦, 苦生心, 心生血, 血生脾. 其在天爲熱, 在地爲火, 在體爲脈, 在氣爲息, 在藏爲心. 其性爲暑, 其德爲顯, 其用爲躁, 其色爲赤, 其化爲茂, 其蟲羽, 其政爲明, 其

③《소문·음양응상대론》: “중앙은 습(濕)을 생하고 습은 토(土)를 생하며, 토는 단맛을 생하고 단맛은 비(脾)를 생하며, 비는 육(肉)을 생하고 육(肉)은 폐를 생하며, 비는 입〔口〕을 주관한다. 그것이 하늘에 있어서는 습(濕)이 되고 땅에 있어서는 토(土)가 되며, 인체에 있어서는 육(肉)이 되고 장(臟)에 있어서는 비(脾)가 되며, 색에 있어서는 황색이 되고 음(音)에 있어서는 궁(宮)이 되며, 소리에 있어서는 노래〔歌〕가 되고 병변에 있어서는 딸꾹질〔噦〕이 되며, 규(竅)에 있어서는 입〔口〕이 되고 맛에 있어서는 단맛이 되며, 정지(情志)에 있어서는 생각〔思〕이 된다. 생각은 비(脾)를 손상하나 노여움〔怒〕이 생각을 억누르고, 습(濕)은 육(肉)을 손상하나 풍(風)이 습을 억누르며, 단맛은 육(肉)을 손상하나 신맛이 단맛을 억누른다.”[243)]

④《소문·음양응상대론》: “서쪽은 조(燥)를 생하고 조는 금(金)을 생하며, 금은 매운맛을 생하고 매운맛은 폐를 생하며, 폐는 피모(皮毛)를 생하고 피모는 신(腎)을 생하며, 폐는 코〔鼻〕를 주관한다. 그것이 하늘에 있어서는 조(燥)가 되고 땅에 있어서는 금(金)이 되며, 인체에 있어서는 피모(皮毛)가 되고 장(臟)에 있어서는 폐가 되며, 색에 있어서는 백색이 되고 음(音)에 있어서는 상(商)이 되며, 소리에 있어서는 울음〔哭〕이 되고 병변에 있어서는 기침〔咳〕이 되며, 규(竅)에 있어서는 코〔鼻〕가 되고 맛에 있어서는 매운맛이 되며, 정지(情志)에 있어서는 근심〔憂〕이 된다. 근심은 폐를 손상하나 기쁨〔喜〕이 근심을 억누르고, 열(熱: 《太素》作'燥')은 피모(皮毛)를 손상하나 한(寒)이 열을 억누르며, 매운맛은 피모를 손상하나 쓴맛이 매운맛을 억누른다.”[244)]

令鬱蒸, 其變炎爍, 其眚燔焫, 其味爲苦, 其志爲喜. 喜傷心, 恐勝喜, 熱傷氣, 寒勝熱, 苦傷氣, 鹹勝苦.”

243) 中央生濕, 濕生土, 土生甘, 甘生脾, 脾生肉, 肉生肺, 脾主口. 其在天爲濕, 在地爲土, 在體爲肉, 在藏爲脾, 在色爲黃, 在音爲宮, 在聲爲歌, 在變動爲噦, 在竅爲口, 在味爲甘, 在志爲思. 思傷脾, 怒勝思, 濕傷肉, 風勝濕, 甘傷肉, 酸勝甘.

cf.《素問·五運行大論》: “中央生濕, 濕生土, 土生甘, 甘生脾, 脾生肉, 肉生肺. 其在天爲濕, 在地爲土, 在體爲肉, 在氣爲充, 在藏爲脾. 其性靜兼, 其德爲濡, 其用爲化, 其色爲黃, 其化爲盈, 其蟲倮, 其政爲謐, 其令雲雨, 其變動注, 其眚淫潰, 其味爲甘, 其志爲思. 思傷脾, 怒勝思, 濕傷肉, 風勝濕, 甘傷脾, 酸勝甘.”

244) 西方生燥, 燥生金, 金生辛, 辛生肺, 肺生皮毛, 皮毛生腎, 肺主鼻. 其在天爲燥, 在地爲金, 在體爲皮毛, 在藏爲肺, 在色爲白, 在音爲商, 在聲爲哭, 在變動爲欬, 在竅爲鼻, 在味爲辛, 在志爲憂. 憂傷肺, 喜勝憂, 熱傷皮毛, 寒勝熱, 辛傷皮毛, 苦勝辛.

cf.《素問·五運行大論》: “西方生燥, 燥生金, 金生辛, 辛生肺, 肺生皮毛, 皮毛生腎. 其在天爲燥, 在地爲金, 在體爲皮毛, 在氣爲成, 在藏爲肺. 其性爲凉, 其德爲淸, 其用爲固, 其色爲白, 其化爲斂, 其蟲介, 其政爲勁, 其令霧露, 其變肅殺, 其眚蒼落, 其味爲辛, 其志爲憂. 憂傷肺, 喜勝憂, 熱傷皮毛, 寒勝熱, 辛傷皮

⑤《소문・음양응상대론》: "북쪽은 한(寒)을 생하고 한은 수(水)를 생하며, 수는 짠맛을 생성하고 짠맛은 신(腎)을 생하며, 신은 골수를 생하고 골수는 간을 생하며, 신(腎)은 귀를 주관한다. 그 변화는 하늘에 있어서는 한(寒)이 되고 땅에 있어서는 수(水)가 되며, 인체에 있어서는 골(骨)이 되고 장(臟)에 있어서는 신(腎)이 되며, 색에 있어서는 흑색이 되고 음(音)에 있어서는 우(羽)가 되며, 소리에 있어서는 신음〔呻〕이 되고 병변에 있어서는 전율이 되며, 규(竅)에 있어서는 귀가 되고 맛에 있어서는 짠맛이 되며, 정지(情志)에 있어서는 두려움이 된다. 두려움은 신을 손상하나 생각〔思〕이 두려움을 억누를 수 있고, 한(寒)은 혈(血:《太素》作'骨')을 손상하나 조(燥:《太素》作'濕')가 한(寒)을 억누르며, 짠맛은 혈(血)을 손상하나 단맛이 짠맛을 억누른다."245)

⑥《소문・금궤진언론》: "황제께서 이르길 '오장이 사시에 상응함에 각기 귀속되는 바가 있는가?'라고 하자, 기백이 말하기를 '있습니다. 동쪽은 청색에 해당하는데 간으로 통하고, ……남쪽은 적색에 해당하는데 심으로 통하고 귀로 개규(開竅)하며, 그 정기(精氣)를 심에 저장하므로 병은 오장에 있습니다. 오미 중에서 쓴맛이고 오행 중에서 화이며, 오축(五畜) 중에서 양(羊)이고 오곡(五穀) 중에서 기장〔黍〕이며, 사시 중에서 (여름과) 상응하고, 하늘에서는 형혹성(熒惑星:화성)이니, 이러한 까닭으로 병이 혈맥에 있음을 알 수 있습니다. 오음(五音) 중에서 미음(徵音)이고, 그 수는 칠(七)이며, 오취(五臭) 중에서는 탄내〔焦氣〕입니다.'라고 하였다."246)

⑦《소문・선명오기》: "오미(五味)가 들어가는 바란, 신맛은 간으로 들어가고 매운맛은 폐로 들어가며, 쓴맛은 심으로 들어가고 짠맛은 신으로 들어가며, 단맛은 비로 들어가는데, 이를 "오입(五入)"이라 한다."247)

毛, 苦勝辛."

245) 北方生寒, 寒生水, 水生鹹, 鹹生腎, 腎生骨髓, 髓生肝, 腎主耳. 其在天爲寒, 在地爲水, 在體爲骨, 在藏爲腎, 在色爲黑, 在音爲羽, 在聲爲呻, 在變動爲慄, 在竅爲耳, 在味爲鹹, 在志爲恐. 恐傷腎, 思勝恐, 寒傷血, 燥勝寒, 鹹傷血, 甘勝鹹.

cf.《素問・五運行大論》: "北方生寒, 寒生水, 水生鹹, 鹹生腎, 腎生骨髓, 髓生肝. 其在天爲寒, 在地爲水, 在體爲骨, 在氣爲堅, 在藏爲腎. 其性爲凜, 其德爲寒, 其用爲藏, 其色爲黑, 其化爲肅, 其蟲鱗, 其政爲靜, 其令氷雪, 其變凝冽, 其眚冰雹, 其味爲鹹, 其志爲恐. 恐傷腎, 思勝恐, 寒傷血, 燥勝寒, 鹹傷血, 甘勝鹹."

246) "帝曰:'五藏應四時, 各有收受乎?' 岐伯曰:'有. 東方青色, 入通於肝, ……南方赤色, 入通於心, 開竅於耳, 藏精於心, 故病在五藏. 其味苦, 其類火, 其畜羊, 其穀黍, 其應四時, 上爲熒或星, 是以知病之在脈也, 其音徵, 其數七, 其臭焦.'"

247) 五味所入, 酸入肝, 辛入肺, 苦入心, 鹹入腎, 甘入脾, 是謂五入.

⑧《소문·선명오기》: "오장이 저장하는 바란, 심은 신(神)을 저장하고 폐는 백(魄)을 저장하며, 간은 혼(魂)을 저장하고 비는 의(意)를 저장하며, 신은 지(志)를 저장하는데, 이를 "오장소장(五臟所藏)"이라고 한다."248)

⑨《소문·선명오기》: "오장이 주관하는 바란, 심은 혈맥을 주관하고 폐는 피모를 주관하며, 간은 근(筋)을 주관하고 비는 육(肉)을 주관하며, 신은 골(骨)을 주관하는데, 이를 '오장소주(五臟所主)'라고 한다."249)

⑩《영추·음양이십오인》: "목형의 사람은 ……푸른색을 띠고 머리가 작으면서 얼굴이 길며 어깨와 등이 넓고 크며, 몸이 곧고 손발이 작으며 재주가 있고 노심(勞心)하기 좋아하며, 체력이 약하고 매사에 걱정이 많다. 춘하는 잘 견디나 추동은 잘 견디지 못한다. ……화형의 사람은 ……적색을 띠고 등살이 넓으며, 얼굴이 뾰족하고 머리가 작으며, 어깨·등·넓적다리·배가 좋고 손발이 작으며, 걸음걸이가 안정되고 빠르며 어깨를 흔들고, 견배(肩背)의 살집이 풍만하며, 재물을 가벼이 여기는 기질이 있고 믿음이 적으며, 걱정이 많고 사리에 밝으며, 안색이 좋고 마음이 급하여 장수하지 못하고 갑자기 죽는다. 춘하는 잘 견디나 추동은 잘 견디지 못한다."250)

3. 오행(五行)의 생극제화(生克制化)

오행의 생극제화(生克制化)이란 오행이 상생(相生)과 상극(相克)으로 서로 조화·협조·통일을 이루어 생화(生化)가 쉬지 않고 끊임없이 이어지게 되는 오행 상호간의 관계 및 변화의 규율(規律)을 말한다.251)

248) 五藏所藏, 心藏神, 肺藏魄, 肝藏魂, 脾藏意, 腎藏志, 是謂五藏所藏.

249) 五藏所主, 心主脈, 肺主皮, 肝主筋, 脾主肉, 腎主骨, 是謂五主.

250) 木形之人, ……蒼色, 小頭, 長面, 大肩背, 直身, 小手足, 好有才, 勞心, 少力, 多憂, 勞於事. 能春夏, 不能秋冬. ……火形之人, ……赤色, 廣朋, 脫面, 小頭, 好肩背髀腹, 小手足, 行安地, 疾行, 行搖, 肩背肉滿, 有氣, 輕財, 少信, 多慮, 見事明, 好顔, 急心, 不壽暴死. 能春夏, 不能秋於.

251) 오행의 "상생"·"상극"과 "제화(制化)"는 목·화·토·금·수가 서로 독립되어 정지 불변하는 것이 아니라, 순서에 따라 "상생"과 "상극"으로 끊임없이 전화(轉化)하는 것이며, "상생"과 "상극"의 관계에서 반드시 제약이 있어야 생화가 멈추지 않고 평형을 유지한다. 오행론은 이러한 인식에 바탕을 두고, 오행의 "생극제화(生克制化)"로써 자연계의 모든 사물 간에 이루어지는 협조평형의 통일성을 연구하고 설명하였다. 오행을 한의학 이론에 흡수하여 안으로는 오장에 배합시키고 밖으로는 자연과 결합시켰으며, 안으로는 오장을 중심으로 인체의 각 조직기관 및 그 생리현상을 연역하여 체내의 장부·기관조직 및

(1) 오행의 상생(相生)과 상극(相克)

오행의 상생이란 오행이 목생화(木生火)·화생토(火生土)·토생금(土生金)·금생수(金生水)·수생목(水生木)의 순서로 서로 자생(滋生, 資生)·조장(助長)·촉진(促進) 관계 내지 모자(母子) 관계에 있는 것을 말한다. 오행의 상극이란 목극토(木克土)·토극수(土克水)·수극화(水克火)·화극금(火克金)·금극목(金克木)·목극토(木克土)의 순서로 억제(抑制)·극제(克制)·제약(制約)하는 관계에 있는 것을 말한다.

우리는 흔히 상생은 살려주는 것이고 상극은 죽이는 것이라고 착각하기 쉬운데 사실은 상극(相克) 역시 큰 틀에서 보면 살리기 위해 극제하는 것이라고 볼 수 있다. 왜냐하면 오행이 서로 상생만 있고 상극함이 없다면 항성하여 편승(偏勝)하게 되기 때문이다. 예컨대 우리 몸에서 금극목(金克木) 작용이 없이 수생목(水生木) 작용만 계속된다면 키만 한량없이 크게 되어 살 수가 없을 것이다. 그래서 목기운의 작용으로 키가 적당히 크면 다시 금기운이 작용하여 지나치게 크는 것을 방지하는 것이다. 또 화기만 지나치게 왕성하면 우리 몸이 불덩어리가 되어 결국 목숨을 유지하기 어렵게 될 것이다. 그러므로 화기가 왕성해져 편성하려고 할 때 수극화(水克火) 즉 물기운의 작용으로 불기운을 억제하게 되는 것이다. 또 물기운만 너무 항성하면 온몸이 얼음덩어리와 같이 차져서 모든 장기의 생리기능이 정상적으로 발휘되지 않으므로, 토극수(土克水)함으로써 물기운이 항성하는 것을 방지함과 동시에 불기운으로 덥혀주는 것이다.

그런데 오행의 생극제화는 단순히 두 오행 사이의 관계로만 이루어지는 것은 아니다. 예컨대 상생의 경우 목생화(木生火)가 태과하여 화가 편성〔偏盛:偏勝)〕할 경우 금극목(金克木)으로 목을 극제하여 원천적으로 화를 억제할 수도 있고, 또는 수극화(水克火)로 직접 화를 극제할 수도 있으며, 또는 화의 자(子)인 토를 사(瀉)하여 화생토(火生土) 작용으로 화기가 빠져나가게 함으로써 간접적으로 화를 억제할 수도 있다. 상극의 경우 금극목(金克木)이 태과하여 목이 편쇠(偏衰)할 경우 화극금(火克金)으로 금을 억제하여 원천적으로 목을 보호할 수도 있고〔이 경우 화가 목의 자(子)이니 자식이 부모의 원수를 갚는 셈임〕, 또는 수생목(水生木)으로 목을 직접 도와줄 수도 있으며, 또는 금의 자(子)인 수를 사(瀉)하여 금생수(金生水) 작용으로 금기가 빠져나가게 함으로써 간접적으로 금을 억제할 수도 있다.

그 생리현상 간에 "생극제화"가 이루어지는 관계를 설명하였고, 밖으로는 자연계의 각종 사물의 오행 속성을 인식함으로써 인체의 내외환경 간에 "생극제화"로 이루어지는 관계를 설명하였다.

이와 같이 오행은 상생(相生)·상극(相克) 작용을 통해 서로 협조·견제하는 가운데 조화를 얻어 전체적인 평형상태를 유지하는 것이다.

따라서 오행의 상생이 아니면 사물이 발생·성장할 수 없고, 오행의 상극이 아니면 정상적인 협조관계를 유지할 수 없다. 상생과 상극이 있어야만 만물이 화생·소멸하여 자연계의 생태평형을 유지할 수 있고, 인체 내의 장부기능이 서로 협조·조화를 이루어 생명활동을 계속적으로 영위해 갈 수 있다. 그러므로《소문·육미지대론》에서 "항성하면 해치게 되는데 (이를 상극하는 것이) 이으면(承) 이에 극제(克制)가 되고, 극제가 되면 생화가 이루어진다."[252]고 하였으며, 장개빈은《유경도익(類經圖翼)》에서 "조화(造化)의 기틀은 자생(滋生)이 없을 수 없고 또한 극제(克制)도 없을 수 없다. 자생이 없으면 발육이 이루어지지 않고 극제가 없으면 항성하여 해(害)가 되니, 반드시 자생하는 가운데 극제함이 있고 극제하는 가운데에 자생함이 있어야 비로소 운행(運行)이 쉬지 않고 상반(相反)하여 서로 이루는 것이다."[253]라고 하였다.

따라서 오행의 상생상극은 사물 간에 서로 조화·평형을 이루게 하는 원리로서, 상생과 상극이 궁극적으로는 천지 혹은 인체에 있어서 똑같이 전체 생명의 유지·발전을 대전제로 삼고 있는 원리임을 알 수 있다. 다른 사행(四行)의 경우도 이와 같이 유추해 볼 수 있다. 만약 이러한 생극제화의 균형이 깨지게 되면 오행의 편승편쇠(偏勝偏衰)가 야기되어 갖가지 재해와 질병이 발생하게 된다.

이러한 오행의 상생상극 원리는 하도(河圖)와 낙서(洛書)에 근원을 두고 있어서 동양문화 전반에 깊은 영향을 미쳤는데, 특히 한의학에서는 장부 간의 생리·병리를 해석하고 질병을 치료·예방하는 데에 주요한 지침이 되었다. 이하《내경》의 주요 원문을 살펴보자.

① 《소문·음양응상대론》: "간은 근(筋)을 생하고 근은 심을 생하며, ……심은 혈을 생하고 혈은 비(脾)를 생하며, ……비는 육(肉)을 생하고 육은 폐를 생하며, ……폐는 피모(皮毛)를 생하고 피모는 신(腎)을 생하며, ……신은 골수를 생하고 수(髓)는 간을 생한다."[254] ※ 이는 조직 장부 간의 오행의 상생관계를 말한 것이다.

② 《소문·보명전형론》: "목이 금을 얻으면 잘리어지고〔伐〕 화가 수를 얻으면 소멸하며, 토가 목을 얻으면 소통되고〔達〕 금이 화를 얻으면 이지러지며〔缺〕, 수가 토

252) 亢則害, 承乃制, 制則生化 ※ 張介賓注:"夫盛極有制, 則無亢害, 無亢害, 則生化出乎自然.

253) 造化之機, 不可無生, 也不可無制, 無生卽發育無由, 無制則亢而爲害, 必須生中有制, 制中有生, 纔能運行不息, 相反相成.

254) 肝生筋, 筋生心, ……心生血, 血生脾, ……脾生肉, 肉生肺, ……肺生皮毛, 皮毛生腎, ……腎生骨髓, 髓生肝.

를 만나면 끊어지니, 만물이 다 그러하여 이루다 말할 수가 없다."[255] ※ 이는 오행의 상극을 말한 것이다.

③《소문・육절장상론》에서는 "봄은 장하를 이기고 장하는 겨울을 이기며, 겨울은 여름을 이기고 여름은 가을을 이기며, 가을은 봄을 이긴다."[256] ※ 이는 계절 간 오행의 상극을 말한 것이다.

④《소문・옥기진장론》: "간은 심으로부터 사기를 받아 비(脾)로 전하는데, 사기가 신에 머물다가 폐에 이르면 죽는다. 심은 비(脾)로부터 사기를 받아 폐로 전하는데, 사기가 간에 머물다가 신에 이르면 죽는다. 비는 폐로부터 사기를 받아 신으로 전하는데, 사기가 심에 머물다가 간에 이르면 죽는다. 폐는 신(腎)으로부터 사기를 받아 간으로 전하는데, 사기가 비에 머물다가 심에 이르면 죽는다. 신은 간에서부터 사기를 받아 심으로 전하는데, 사기가 폐에서 머물다가 비에 이르면 죽는다. 이는 모두 (사기가) 역행하여 죽은 것이다."[257] ※ 이는 오행의 상생・상극 관계를 통한 병사(病邪)의 오장 간 전변(轉變)을 말한 것이다.

⑤《소문・장기법시론》: "병이 간에 있으면 여름에 낫고 여름에 낫지 않으면 가을에 더욱 가중되며, 가을에 죽지 않으면 겨울에 지속되다가 봄에 (병석에서) 일어나는데, 바람을 맞는 것을 금해야 한다. 간병 환자는 병정일(丙丁日)에 낫는데, 병정일에 낫지 않으면 경신일(庚辛日)에 (병세가) 가중되고 경신일에 죽지 않으면 임계일(壬癸日)까지 지속되다가 갑을일(甲乙日)에 (병상에서) 일어난다. 간병 환자는 아침에 정신이 맑아지고, 해질 무렵〔申時〕에 심해지며, 밤이면 안정된다. 간기를 발산시키려면 급히 매운맛을 섭취하여 발산시키며, 매운맛으로써 간을 보하고 신맛으로써 사(瀉)한다."[258] "사기가 몸에 침입하면 (사기가 정기를) 이김으로써 (병세가) 더해지는데, 그것이 생하는 날에 이르면 낫고 그것이 이기지 못하는 날에 이르면 심해지며, (그것을) 생하는 날에 이르면 지속되다가 스스로 그 (왕성해지는) 자리를 얻으면 (병상에서) 일어난다. 반드시 먼저 오장의 맥을 확정해야

---

255) 木得金而伐, 火得水而滅, 土得木而達, 金得火而缺, 水得土而絶, 萬物盡然, 不可勝竭.

256) 春勝長夏, 長夏勝冬, 冬勝夏, 夏勝秋, 秋勝春, 所謂得五行時之勝.

257) 肝受氣於心, 傳之於脾, 氣舍於腎, 至肺而死. 心受氣於脾, 傳之於肺, 氣舍於肝, 至腎而死. 脾受氣於肺, 傳之於腎, 氣舍於心, 至肝而死. 肺受氣於腎, 傳之於肝, 氣舍於脾, 至心而死. 腎受氣於肝, 傳之於心, 氣舍於肺, 至脾而死. 此皆逆死也.

258) 病在肝, 愈於夏, 夏不愈, 甚於秋, 秋不死, 持於冬, 起於春, 禁當風. 肝病者, 愈在丙丁, 丙丁不愈, 加於庚辛, 庚辛不死, 持於壬癸, 起於甲乙. 肝病者, 平旦慧, 下晡甚, 夜半靜. 肝欲散, 急食辛以散之, 用辛補之, 酸寫之.

만 비로소 경감되고 심해지는 시기와 사생의 기한을 말할 수 있다."[259] ※ 이는 오장의 병이 오행의 상생·상극에 따라 더 심해지고 나아지고 하는 예를 설명한 것이다.

위의 원문 중 ⑤를 자세히 설명하면 다음과 같다.

먼저 맨 앞부분의 원문을 싣고 그 내용을 오행의 생극관계로 나타내면 다음의 표와 같다.

病在肝(木),	愈於夏, 夏不愈,	甚於秋, 秋不死,	持於冬,	起於春,	禁當風.
五行 生克	火(木生火)	金(金克木)	水(水生木)	木(同氣)	風木

여기서 간은 오행으로 목에 속하는데, 여름은 오행으로 화에 속하고 가을은 오행으로 금에 속하며, 겨울은 오행으로 수에 속하고 봄은 목에 속하며, 풍은 오행으로 목에 속한다. 그러므로 목의 장기(臟器)인 간에 병이 들었을 경우는 목생화(木生火)하여 자식을 생하는 때인 여름에 자식의 힘을 얻어 병이 낫게 되는데, 만약 이때 자식의 힘을 충분히 얻지 못하여 낫지 않으면 가을에 금극목(金克木)하여 나를 치는 때가 되므로 병세가 더 심해진다는 것이다. 그러나 겨울이 되면 수생목(水生木)하여 나를 생하는 부모의 계절이 되기 때문에 죽지 않고 버틸 수 있는 것이다. 병세가 가을이 되면 심해지고 잘못하면 죽을 수도 있는데 그 때 죽지 않고 버티면 겨울이 되면서 부모의 기운이 되므로 병세를 그런대로 버티다가, 봄이 되면 간에 속하는 오행인 목이 왕성해지므로 병상에서 일어난다는 뜻이다. 그리고 풍사(風邪)는 목에 해당하는 사기이기 때문에 금해야 된다. 왜냐하면 간에 병이 있으므로 간에 해당되는 사기〔風邪〕인 바람을 쐬면 간병이 더 악화 될 수가 있기 때문이다.

다음으로 이어진 원문을 싣고 그 내용을 오행의 생극관계로 나타내면 다음의 표와 같다.

肝病者,	愈在丙丁, 丙丁不愈,	加於庚辛, 庚辛不死,	持於壬癸,	起於甲乙.
五行 生克	火(木生火)	金(金克木)	水(水生木)	木(同氣)

여기서 갑을병정무기경신임계(甲乙丙丁戊己庚辛壬癸) 열 개의 천간을 십천간(十天干)이라고 하는데, 이를 음양오행으로 나누면 갑·병·무·경·임은 양(陽)이 되고 을·정·기·신·계는 음(陰)이 된다. 이 중 갑·을은 목에 해당되는데 갑은 양목(陽木), 을은 음목(陰木)

259) 夫邪氣之客於身也, 以勝相加, 至其所生而愈, 至其所不勝而甚, 至於所生而持, 自得其位而起. 必先定五藏之脈, 乃可言間甚之時, 死生之期也.

에 해당되고, 병·정은 화에 해당되는데 병은 양화(陽火), 정은 음화(陰火)에 해당되며, 경·신은 금에 해당되는데 경은 양금(陽金), 신은 음금(陰金)에 해당되고, 임·계는 수에 해당되는데 임은 양수(陽水), 계는 음수(陰水)에 해당된다. 여기서 간(肝)은 목에 해당되는 장기이기 때문에 병이 들었을 때 일진(日辰)이 병(丙)이나 정(丁)에 해당되는 날을 만나면 목생화(木生火)하여 자식이 왕성한 날이 되기 때문에 병이 낫는다는 것이다. 그런데 만약 이때 낫지 않는 경우 경일(庚日)·신일(辛日)은 금에 해당되기 때문에 금극목(金克木)하여 나를 이기므로, 일진을 경일(庚日)이나 신일(辛日)을 만나게 되면 병세가 더 심해진다는 것이다. 또한 금극목하여 간을 치게 되므로 병세가 악화되어 잘못하면 죽을 수가 있는데, 다행히 이때 안 죽고 버티면 임계일(壬癸日)에 수생목(水生木)하여 부모에 해당하는 때가 되므로 병세가 더 악화되지 않고 지속되다가, 갑을일(甲乙日)이 되면 목이 스스로 왕성해지는 날이 도래하여 병상에서 일어날 수가 있다는 것이다.

그 다음에 이어진 원문의 내용을 오행의 생극관계로 나타내면 다음의 표와 같다.

肝病者,	平旦慧,	下晡甚,	夜半靜.
肝欲散,	酸寫之.	急食辛以散之, 用辛補之,	
五行 生克	木(同氣)	金(金克木)	水(水生木)

예문에 "간병 환자는 아침〔平旦〕에 정신이 맑아진다."고 했는데, 여기서 아침〔平旦〕은 바로 묘시(卯時)이다. 그래서 간병 환자는 목(木)이 왕성해지는 묘시 즉 동쪽에서 해 뜰 무렵인 이때가 되면 병세에 차도가 생겨 정신이 맑아진다. 그러나 신시(申時)가 되면 금(金)이 왕성한 때가 되기 때문에 금극목(金克木)하게 되어 병세가 더욱 심해진다는 것이고, 밤〔夜半〕 즉 자시(子時)는 수(水)에 해당되어 수생목(水生木)으로 나를 생해주기 때문에 밤에는 조용하게 된다는 말이다.

이와 같이 오장육부의 오행과 천시자연의 변화는 상관관계를 이루기 때문에 같은 오행에 속하는 관계를 가지고 나를 이기는 오행에 속하는 때가 되면 병세가 더 악화되고, 나를 생하거나 내가 생하는 때가 되면 병세가 호전되며, 내가 왕성한 때가 되면 병석에서 일어난다는 것이다.

⑥《소문·오장생성》: "심은 맥과 상합하여 그 영화로움이 색에 나타나는데 그것을 제약하는 것은 신(腎)이고, 폐는 피(皮)와 상합하여 그 영화로움이 모(毛)로 나타나는데 그것을 제약하는 것은 심이며, 간은 근(筋)과 상합하여 그 영화로움이 조(爪)에 나타나는데 그것을 제약하는 것은 폐이고, 비는 육(肉)과 상합하여 그 영화

로움이 입술〔脣〕에 나타나는데 그것을 제약하는 것은 간이며, 신은 뼈〔骨〕와 상합하여 그 영화로움이 모발〔髮〕에 나타나는데 그것을 제약하는 것은 비이다."260) ※ 이는 오장의 상합관계에 있는 오체(五體)와 오장 간의 상극관계를 말한 것이다.

⑦《소문·기교변대론》: "목운(木運)이 태과하면 풍기(風氣)가 유행하여 비토(脾土)가 사기를 받아 백성들이 설사를 하고 식욕이 줄며, 몸이 무거워지고 가슴이 답답해지며 배에서 소리가 나고 복부가 창만하며, 위로 세성(歲星)에 응하며 심하면 갑자기 잘 노하고 어지럽고 머리가 아프며, 화기(化氣)가 다스리지 못하고 생기(生氣)만 홀로 다스려 구름 같은 게 날아다니고 초목이 편안하지 아니하여 심하면 흔들리고 떨어지는데, 도리어 옆구리가 아프고 구토가 심해져 충양맥(衝陽脈)이 끊어진 사람은 고치지 못하고 죽으며 위로 태백성(太白星)에 응한다. 화운(火運)이 태과하면 타는 듯한 더위가 유행하여 폐금(肺金)이 사기를 받아 백성들이 학질에 걸리고 기운이 부족하여 기침하고 숨이 차며(少氣咳喘), 토혈·뉵혈(衄血)·하혈과 설사를 하고 목구멍이 건조하며 귀가 어두워지며 속이 뜨겁고 어깨와 등에 열이 나며 위로 형혹성(熒惑星)에 응하는데, 심하면 가슴속이 아프고 옆구리가 그득하면서 아프며 가슴·어깨와 견갑골 사이가 아프고 양 팔뚝의 안쪽이 아프며, 몸에 열이 나면서 뼈가 아프고 침음(浸淫)하게 되며, 수기(收氣)가 행해지지 못하여 장기(長氣)만 홀로 밝게 된다."261) ※ 이는 운기상(運氣上) 생극제화의 균형이 깨져서 오행이 편승한 경우의 재해와 질병의 예를 말한 것이다.

(2) 오행의 상승(相乘)과 상모(相侮)

오행의 상승(相乘)·상모(相侮)는 오행 사이의 생극제화를 통한 정상적인 협조·평형이 파괴됨으로써 발생하는 비정상적인 상극을 말한다. 상승은 상극이 지나친 경우를 말하고, 상모는 상극이 반대로 일어나는 경우를 말하는데 반모(反侮) 또는 반극(反克)이라고도 부른다.

---

260) 心之合脈也, 其榮色也, 其主腎也. 肺之合皮也, 其榮毛也, 其主心也. 肝之合筋也, 其榮爪也, 其主肺也. 脾之合肉也, 其榮脣也, 其主肝也. 腎之合骨也, 其榮髮也, 其主脾也.

261) 歲木太過, 風氣流行, 脾土受邪. 民病飱泄, 食減體重, 煩寃, 腸鳴, 腹支滿, 上應歲星. 甚則忽忽善怒, 眩冒巓疾, 化氣不政, 生氣獨治, 雲物飛動, 草木不寧, 甚而搖落, 反脇痛而吐甚, 衝陽絶者, 死不治, 上應太白星. 歲火太過, 炎暑流行, 金肺受邪. 民病瘧, 少氣, 欬喘, 血溢, 血泄, 注下, 嗌燥, 耳聾, 中熱, 肩背熱, 上應熒惑星. 甚則胸中痛, 脇支滿, 脇痛, 膺背肩胛間痛, 兩臂內痛, 身熱骨痛, 而爲浸淫, 收氣不行, 長氣獨明.

'승(乘)'은 '올라타서 뭉개다'의 뜻이고, '모(侮)'는 '업신여기다 · 깔보다 · 얏보다'의 뜻이다.

예컨대 목승토(木乘土)라고 하면 목의 토에 대한 극제가 지나쳐서 토가 몹시 쇠약해지는 것을 말한다. 이것은 목이 태과(太過)한 경우에 발생하지만 토가 불급(不及)한 경우에도 발생할 수 있다. 왜냐하면 토가 불급하면 목이 비록 항성하지 않더라도 목의 극제를 감당하기 어렵게 되기 때문이다. 또 목모금(木侮金)이란 목이 태과하여 토를 승(乘)할 뿐만 아니라 본래 자기를 이기는 금도 업신여기고 반극(反克)하게 되는 것을 말한다. 이것 또한 목이 태과하지 않더라도 금이 불급하여 목을 극제하지 못하는 경우에도 일어날 수 있다. 그러므로 어느 한 행이 태과하면 그것이 본래 이기는 행에 대해서는 승(乘)하고 그것이 본래 이기지 못하는 행에 대해서는 모(侮)하게 되는 것이며, 또는 어느 한 행이 불급하게 되면 그것이 본래 이기는 행에게는 모(侮)를 당하고 그것이 본래 이기지 못하는 행에게는 승(乘)을 당하게 되는 것이다. 즉 금이 태과하면 목을 승(乘)하고 화를 모(侮)하게 되며, 금이 불급하면 화가 금을 승(乘)하고 목이 금을 모(侮)하게 되는 것이다. 이를 오재(五材)로써 이해하면 좀 더 쉽게 알 수 있다. 예컨대 쇠로 만든 도끼나 낫으로 나무를 자르지만 나무가 너무 단단하여 강할 때에는 도끼나 낫의 날이 이지러지는 것을 볼 수 있는데 이것이 모목금(木侮金)이다. 또 흙이 물을 이기므로 제방을 쌓아서 물을 가둘 수 있지만 홍수가 지면 흙도 다 떠내려가는 것을 볼 수 있는데 이것이 수모토(水侮土)이다.

따라서 상승과 상모는 극해(極害)하는 방향은 서로 반대가 되지만 내용은 모두 오행 사이의 정상적인 생극제화가 이루어지지 못하여 발생하는 비정상적인 "상극(相克)" 현상이라고 할 수 있다. 이러한 오행의 상승(相乘)과 상모(相侮)는 반드시 어느 한 행의 태과와 불급이 원인이 되어 발생되는 것이기 때문에, 주로 운기변화에서 대운(大運)의 태과와 불급으로 인해 야기되는 경우가 많다. 그러므로 일반적인 경우에는 상승이나 상모란 말을 잘 쓰지 않고 보통 극(克)이라는 말을 써서 목승토(木乘土)는 그대로 목극토(木克土)라고 하고 토모목(土侮木)은 토극목(土克木)이라고 말한다.

① 《소문 · 육절장상론》: "때가 아직 아닌데도 때가 이르렀으면 이를 태과(太過)라고 하니 그 이기지 못하는 바를 핍박하고 이기는 바를 깔아뭉개며, ……때가 되었는데도 아직 오지 않았으면 이를 불급(不及)이라고 하니 이기는 바(所勝)가 망령되게 행하여 所生이 病을 받고 이기지 못하는 바(所不勝)가 핍박한다."262)

262) 未至而至, 此謂太過, 則薄所不勝, 而乘所勝也, 命曰氣淫. 不分邪僻內生, 工不能禁. 至而不至, 此謂不及, 則所勝妄行, 而所生受病, 所不勝薄之也, 命曰氣迫.

(3) 오행의 승복(勝復)

오행의 승복(勝復)이란 오운육기에서 존재하는 승기(勝氣)와 복기(復氣) 사이의 인과관계를 말한다. 승기(勝氣)란 오운육기에서 풍(風)・화(火)・습(濕)・조(燥)・한(寒) 중 어느 한 기가 지나치게 항성(亢盛:偏勝)한 것을 말하고, 복기(復氣)란 그 승기를 극제하는 기를 말한다. 예컨대 목운(木運)이 태과하고 아울러 궐음풍목지기(厥陰風木之氣)가 하림(下臨)하여 상반년에 목에 속하는 풍기가 지나치게 유행하면 하반년에는 반드시 목을 이기는 금에 속하는 조기(燥氣)가 유행하여 이를 보복하게 된다는 것이다. 즉 승기(勝氣)가 풍목(風木)이면 복기(復氣)는 조금(燥金)이고 승기가 습토(濕土)이면 복기는 풍목(風木)이며, 승기가 조금(燥金)이면 복기는 염화(炎火)이고 승기가 한수(寒水)이면 복기는 습토(濕土)이다. 승기란 풍・한・서・습・조・화 중 어느 한 기가 태과하면 그 기가 승기가 되고, 어느 한 기가 불급하면 그 기를 이기는 기가 승기가 된다. 《소문・기교변대론》에 "목운(木運)이 태과한 해에는 풍기가 유행하고(歲木太過, 風氣流行)", "화운(火運)이 태과한 해에는 타는 듯한 더위가 유행하며(歲火太過, 炎暑流行)", "목운(木運)이 불급한 해에는 조기가 크게 유행하고(歲木不及, 燥氣大行)", "토운(土運)이 불급한 해에는 풍기가 크게 유행한다(歲土不及, 風氣大行)."라고 한 것이 이를 말한 것이다. 이는 오행 사이의 자복모구(子復母仇:자식이 어미의 원수를 보복한다)의 원리와 비슷하다. 예컨대 목이 토를 극하면 토의 자(子)인 금이 와서 목을 극하여 자식이 어미의 원수를 갚는다는 것이다.

오행의 승복(勝復)은 오행 중 어느 한 행이 편승하거나 편쇠하여 균형이 깨지면 승기가 발생하고, 이어 이를 극제하는 복기가 와서 생극제화의 협조・평형상태를 회복하게 된다는 것을 말한다.

① 《유경도익・운기상(運氣上)》: "그 승복으로 말한다면 무릇 이기는 바가 있으면 반드시 패하는 바가 있고, 패한 바가 있으면 반드시 보복하는 바가 있으니 어미가 패함에 아들이 반드시 이를 구제한다. 예컨대 수가 태과하면 화가 손상을 받을 것이니 화의 아들인 토가 나와서 이를 제약하고, 화가 태과하면 금이 손상을 받을 것이니 금의 아들인 수가 나와서 이를 제약하며, 금이 태과하면 목이 손상을 받을 것이니 목의 아들인 화가 나와서 이를 제약하고, 목이 태과하면 토가 손상을 받을 것이니 토의 아들인 금이 나와서 이를 제약하며, 토가 태과하면 수가 손상을 받을 것이니 수의 아들인 목이 나와서 이를 제약한다.[263]

263) 自其勝復者言, 則凡有所勝, 必有所敗; 有所敗, 必有所復; 母之敗也, 子必救之. 如水之太過, 火受傷

② 《소문·기교변대론》: "무릇 오운의 다스림은 마치 권형(權衡)[264]과 같아 높은 것은 억누르고 낮은 것은 들어 올리며 화생하면 상응하고 변화하면 회복시키는데, 이것이 생(生)·장(長)·화(化)·성(成)·수(收)·장(藏)의 이치이자 육기변화의 법칙이니, 법칙을 잃으면 천지의 사방이 막히게 된다. 그러므로 '천지의 동정은 신명이 그 규율이 되고, 음양의 왕복은 한서로 그 조짐이 드러난다.'고 한 것이 이를 말한 것이다. ……무릇 덕(德)·화(化)·정(政)·령(令)·재(災)·변(變)은 서로 더해질 수 없고[265] 승기(勝氣)와 복기(復氣)의 성쇠가 서로 많을 수 없으며[266], 왕래의 크기가 서로 지나칠 수 없고[267] 작용의 상승·하강이 서로 없을 수 없으니[268], 각기 그 움직임을 따라 회복될 따름이다."[269] ※ 이는 천지의 오운육기 변화는 항상 전체적인 평형을 유지한다는 것을 말한다.

三. 오행론의 한의학에서의 응용

오행론은 한의학 이론의 거의 모든 부분에서 응용된다. 오장 중심의 인체 조직구조와 생리기능 및 병리변화, 인체의 기질유형, 질병의 발생과 전변규율 등을 설명하고, 인체와 외부환경을 유기적으로 연계시켜 설명하며, 질병의 진단과 약물·약선·침자 등을 이용한 치료의 지침이 되고, 나아가 운기변화를 예측·분석하고 설명하는 주요 수단이 된다.

矣, 火之子土, 出而制焉; 火之太過, 金受傷矣, 金之子水, 出而制焉; 金之太過, 木受傷矣, 木之子火, 出而制焉; 木之太過, 土受傷矣, 土之子金, 出而制焉; 土之太過, 水受傷矣, 水之子木, 出而制焉.

264) "권(權)"은 저울추를 말하고 "형(衡)"은 저울대를 말한다.

265) 德化政令災變, 不能相加也. 王冰注:"天地動靜, 陰陽往復, 以德報德, 以化報化, 政令災眚及動復亦然, 故曰不能相加也."

266) 승기가 성하면 복기도 성하고 승기가 쇠하면 복기도 쇠하여 서로 많을 수가 없다는 것이다.

267) 승기와 복기의 왕래와 기세(氣勢)의 크기가 서로 똑같아 어느 한 쪽이 더 초과할 수 없다는 것이다.

268) 用之升降, 不能相無也: 張志聰注:"用謂陰陽氣之爲用也. 天地陰陽之氣, 升已而降, 降已而升, 寒往則暑來, 暑往則寒來. 故曰不能相無也."

269) 夫五運之政, 猶權衡也, 高者抑之, 下者擧之, 化者應之, 變者復之, 此生長化成收藏之理, 氣之常也, 失常則天地四塞矣. 故曰:天地之動靜, 神明爲之紀, 陰陽之往復, 寒暑彰其兆, 此之謂也. ……夫德化政令災變, 不能相加也. 勝復盛衰, 不能相多也. 往來小大, 不能相過也. 用之升降, 不能相無也. 各從其動而復之耳.

1. 전신의 조직구조와 기능을 오장을 중심으로 오행에 배속하여 설명한다

오행으로 인체의 생리기능을 설명할 때는 먼저 오장의 속성과 생리기능을 비교·추단(推斷)·연역하여 오행에 배속시키는데, 예를 들면 다음과 같다.

목(木)의 속성은 "곡직(曲直)"으로서 나뭇가지가 사방으로 퍼져 통하는 것이다. 이는 간이 소설기능(疏泄機能)을 통해 기혈을 소통시키고 위로 승발하며 억눌리는 것을 싫어하는 특징과 유사하므로 간을 목에 배속시킨다.

화(火)는 뜨겁게 타오르는 성질이 있는데, 이는 심양(心陽)이 혈의 흐름을 주관하여 전신을 온양(溫養)하는 기능과 유사하므로 심(心)을 화에 배속시킨다.

토(土)는 만물을 무성하게 하는 성질이 있는데, 이는 비(脾)가 음식물의 정미를 운화하여 전신에 영양을 공급하고 기혈 생화의 근원이 되는 것과 유사하므로 비를 토에 배속시킨다.

금(金)의 속성은 "청숙(淸肅: 맑고 고요함)"·"수렴(收斂: 수축시킴)"이다. 이는 폐가 선발·숙강 기능을 통해 기를 하강시키는 것과 유사하므로 폐를 금에 배속시킨다.

수(水)의 속성은 "윤하(潤下)"이다. 이는 신(腎)이 정(精)을 저장하고 수액을 주관하는 생리기능과 유사하므로 신을 수에 배속시킨다.

장상학(臟象學)에서는 장부의 표리관계, 오장과 여러 규(竅)의 관계, 오장의 외후(外候), 오장과 정신정지(精神情志) 활동의 관계를 근거로 인체의 각종 조직구조와 생리기능을 모두 오행에 귀속시키는데, 예를 들면 다음과 같다.

간은 담과 표리를 이루고 근(筋)을 주관하며 눈과 연결되고 그 정화가 손발톱에 나타나며, 정지(情志)에 있어서 분노〔怒〕를 주관하는데 모두 오행의 목에 귀속된다.

심은 소장과 표리를 이루고 맥(脈)을 주관하며 혀와 연결되고 정화가 얼굴에 나타나며, 정지에 있어서 기쁨〔喜〕을 주관하는데 모두 오행의 화에 귀속된다.

비는 위(胃)와 표리를 이루고 육(肉)을 주관하며 입과 연결되고 그 정화는 입술 주위에 나타나며, 정지에 있어서 사려〔思〕를 주관하는데 모두 오행의 토에 귀속된다.

폐는 대장과 표리를 이루고 피모(皮毛)를 주관하며 코와 연결되고 그 정화는 솜털에 나타나며, 정지(情志)에 있어서 근심〔憂〕을 주관하는데 모두 오행의 금에 귀속된다.

신은 방광과 표리를 이루고 골(骨)을 주관하며 귀와 연결되고 그 정화는 모발에 나타나며, 정지에 있어서 두려움〔恐〕을 주관하는데 모두 수에 귀속된다.

2. 오장과 그 계통간의 생극(生克)관계를 설명한다

오장과 그 계통 간에는 상생상극(相生相克) 관계가 존재한다는 것을 설명한다. 예컨대 《소문·음양응상대론편》에 "간은 근(筋)을 생하고 근은 심을 생하며, ……심은 혈을 생하고 혈은 비(脾)를 생하며, ……비는 육(肉)을 생하고 육은 폐를 생하며, ……폐는 피모(皮毛)를 생하고 피모는 신(腎)을 생하며, ……신은 골수를 생하고 수(髓)는 간을 생한다."[270] 라고 한 것은 오장이 서로 번갈아 자생하는 관계에 있음을 설명한다. 오장 간 상생의 예를 몇 가지 들면 간이 근(筋)을 주관하고 혈을 저장하여 심화를 돕는 것은 간목이 심화를 생함이고, 심양(心陽)이 비토(脾土)를 온양(溫養)하여 운화를 돕는 것은 심화가 비토를 생함이며, 비토가 수곡정미(水穀精微)를 취하여 위로 폐에 공급해 주는 것은 비토가 폐금을 생함이다.

또한 《소문·오장생성편》에서 "심은 맥과 상합하여 그 영화로움이 색에 나타나는데 그것을 제약하는 것은 신(腎)이고, 폐는 피(皮)와 상합하여 그 영화로움이 모(毛)로 나타나는데 그것을 제약하는 것은 심이며, 간은 근(筋)과 상합하여 그 영화로움이 조(爪)에 나타나는데 그것을 제약하는 것은 폐이고, 비는 육(肉)과 상합하여 그 영화로움이 입술〔脣〕에 나타나는데 그것을 제약하는 것은 간이며, 신은 뼈〔骨〕와 상합하여 그 영화로움이 모발〔髮〕에 나타나는데 그것을 제약하는 것은 비이다."[271]라고 한 것은 오장과 오체(五體)의 상합관계 및 오장 사이의 상극관계를 설명한 것이다.

오장 상극에 의한 제화(制化)의 예를 들자면, 신수(腎水)의 자윤(滋潤) 작용에 의해 심화가 항진되는 것을 방지하고, 심화의 양열(陽熱)은 폐금의 숙강(肅降) 작용이 태과되는 것을 방지하며, 폐금의 청숙하강(淸肅下降) 작용은 간양(肝陽)이 치솟는 것을 방지하고, 간목(肝木)의 조달(條達)·소설(疎泄) 작용은 비토(脾土)의 소화를 도와 막히는 것을 방지하며, 비토의 운화작용은 신수(腎水)의 범람을 방지한다.

이에 대해 《소문·육미지대론》에서는 "육기가 지나치게 항성하면 해가 되는데 (상극하는 기가) 이으면 이에 제약이 되고 제약이 되면 정상적인 생화가 이루어진다(亢則害, 承乃制,

---

270) 肝生筋, 筋生心, ……心生血, 血生脾, ……脾生肉, 肉生肺, ……肺生皮毛, 皮毛生腎, ……腎生骨髓, 髓生肝.

271) 心之合脈也, 其榮色也, 其主腎也. 肺之合皮也, 其榮毛也, 其主心也. 肝之合筋也, 其榮爪也, 其主肺也. 脾之合肉也, 其榮脣也, 其主肝也. 腎之合骨也, 其榮髮也, 其主脾也. ※ 여기서 "其主"라고 한 것은 그것의 주인 또는 임금이 되어 제약(制約)·통제한다는 뜻이다.

制則生化)."고 하여, 오행 사이의 "상극"이 실제로는 상반상성(相反相成)하는 "생화" 작용이 됨을 설명하였고, 장개빈은 "극중유용(克中有用)"으로써 상반상성(相反相成)의 "반용지도(反用之道)"를 설명하였다. 그는 《유경도익・오행통론》에서 "극중유용(克中有用)이란 화의 타오르는 기운은 수의 억제를 받아 재난을 구제하는 공덕을 이루고, 금의 무딤은 화의 억제를 받아 단련되어 도구로 만들어지며, 목의 굽고 곧음은 금의 억제를 받아 베여지고 깎여져 재목이 되고, 토의 황량함은 목의 억제를 받아 발생의 변화를 보이며, 수의 넘침은 토의 억제를 받아 막힌다. 이러한 상극이 실제로는 서로 이루는 바가 된다."272)고 하였다.

그런데 오행 사이의 생극제화로써 오장 사이의 상호관계와 인체 내외 환경 사이의 협조평형을 설명하는 것은 한의학 정체관의 이론적인 기초이지만, 각 장부의 구체적인 생리기능 사이의 상호관계에 실제로 적용해보면 모두 다 그런 것은 아니므로 주의하여야 한다. 예를 들면 혈을 저장하는 간의 기능과 혈을 통섭(統攝)하는 비의 기능 사이에는 결코 "상극" 관계가 존재하지 않으며, 또한 기를 주관하는 폐 기능의 억제를 받지도 않는다. 따라서 장부 생리기능 사이의 내재관계 및 그 조절원리를 연구할 때는 오직 오행 사이의 생극관계에만 얽매여 이를 기계적으로 적용시켜서는 안 된다.

3. 인체와 외부 환경을 유기적으로 연계하여 설명한다

《내경》은 자연계를 각기 동방은 목(木), 남방은 화(火), 서방은 금(金), 북방은 수(水), 중앙은 토(土) 계통으로 나누고, 인체를 간목(肝木)・심화(心火)・폐금(肺金)・신수(腎水)・비토(脾土) 계통으로 나누어 음양오행 계통 간에 상통・상응하면서 유기적으로 긴밀하게 연계되어 있음을 설명하고 있다.

이는 이른바 동기상응(同氣相應) 또는 동기감응(同氣感應) 이론에 의한 것으로서, 오행속성이 같으면서 상이한 사물 간에 존재하는 동기상응(同氣相應)을 근거로 외부환경이 인체 내부환경에 영향을 미친다는 것을 설명한 것이다. 예컨대 풍기(風氣)・인시(寅時: 새벽3시~5시)・봄・동쪽・청색・신맛, 온화한 기후 등은 그 오행 속성이 모두 목(木)이며 인체의 간과 안팎으로 상응하는 관계에 있으므로, 이와 관련된 외부환경의 변화는 간의 생리기능에 영향을 미친다. 기타 장부 역시 모두 이와 같이 유추할 수 있다.

---

272) 所謂克中有用者, 如火之炎熾, 則水克而成皆濟之功; 金之頑鈍, 得火克而成煅煉之器; 木之曲直, 得金克而成芟削之材; 土之曠墁, 得木克而見發生之化; 水之泛濫, 得土克而成堤障之用. 此其所以相克者, 實又所以相成也.

이러한 예는 아래의 예문 ①,②에서 보는 바와 같이《소문》의 금궤진언론·음양응상대론 및 운기 칠편 등에서 자세히 언급하고 있다. 또《소문·이법방의론편》에서는 예문 ④에서 보는 바와 같이 각 지역별 자연환경의 차이 때문에 사람의 형체와 질병의 양상도 달라진다는 것을 자세히 언급하고 있다.

①《소문·금궤진언론》: "황제께서 이르길 '오장이 사시에 상응함에 각기 귀속되는 바가 있는가?'라고 하자, 기백이 말하기를 '있습니다. 동쪽은 청색에 해당하는데 간으로 통하고, ……남쪽은 적색에 해당하는데 심으로 통하고 귀로 개규(開竅)하며, 그 정기(精氣)를 심에 저장하므로 병은 오장에 있습니다. 오미 중에서 쓴맛이고 오행 중에서 화이며, 오축(五畜) 중에서 양(羊)이고 오곡(五穀) 중에서 기장〔黍〕이며, 사시 중에서 (여름과) 상응하고, 하늘에서는 형혹성(熒惑星:화성)이니, 이러한 까닭으로 병이 혈맥에 있음을 알 수 있습니다. 오음(五音) 중에서 미음(徵音)이고, 그 수는 칠(七)이며, 오취(五臭) 중에서는 탄내〔焦氣〕입니다.'라고 하였다."[273]

②《소문·음양응상대론》: "남쪽은 열을 생하고 열은 화(火)를 생하며, 화는 쓴맛을 생하고 쓴맛은 심(心)을 생하며, 심은 혈(血)을 생하고 혈은 비(脾)를 생하며, 심(心)은 혀〔舌〕을 주관한다. 그것이 하늘에 있어서는 열이 되고 땅에 있어서는 화(火)가 되며, 인체에 있어서는 혈맥이 되고 장(臟)에 있어서는 심이 되며, 색에 있어서는 적색이 되고 음(音)에 있어서는 치(徵)가 되며, 소리에 있어서는 웃음〔笑〕이 되고 병변에 있어서는 근심〔憂〕이 되며, 규(竅)에 있어서는 혀〔舌〕가 되고 맛에 있어서는 쓴맛이 되며, 정지(情志)에 있어서는 기쁨〔喜〕이 된다. 기쁨은 심을 손상하나 두려움〔恐〕이 기쁨을 억누르고 열은 기를 손상하나 한(寒)이 열을 억누르며, 쓴맛은 기를 손상하나 짠맛이 쓴맛을 억누른다."[274]

③《소문·음양응상대론》: "하늘에는 사시와 오행이 있어서 생장·수장(收藏)함으로써 한·서·조·습·풍을 생하고, 사람에게는 오장이 있어서 오기(五氣)를 화생

273) "帝曰:'五藏應四時, 各有收受乎?' 岐伯曰:'有. 東方青色, 入通於肝, ……南方赤色, 入通於心, 開竅於耳, 藏精於心, 故病在五藏. 其味苦, 其類火, 其畜羊, 其穀黍, 其應四時, 上爲熒或星, 是以知病之在脈也, 其音徵, 其數七, 其臭焦.'"

274) 南方生熱, 熱生火, 火生苦, 苦生心, 心生血, 血生脾, 心主舌. 其在天爲熱, 在地爲火, 在體爲脈, 在藏爲心, 在色爲赤, 在音爲徵, 在聲爲笑, 在變動爲憂, 在竅爲舌, 在味爲苦, 在志爲喜. 喜傷心, 恐勝喜, 熱傷氣, 寒勝熱, 苦傷氣, 鹹勝苦.

cf. 《素問·五運行大論》: "南方生熱, 熱生火, 火生苦, 苦生心, 心生血, 血生脾. 其在天爲熱, 在地爲火, 在體爲脈, 在氣爲息, 在藏爲心. 其性爲暑, 其德爲顯, 其用爲躁, 其色爲赤, 其化爲茂, 其蟲羽, 其政爲明, 其令鬱蒸, 其變炎爍, 其眚燔焫, 其味爲苦, 其志爲喜. 喜傷心, 恐勝喜, 熱傷氣, 寒勝熱, 苦傷氣, 鹹勝苦."

함으로써 기쁨·노여움·슬픔·근심·두려움을 생한다."[275]

④《소문·이법방의론》: "황제가 '의사가 병을 치료하는데 동일한 병을 각기 다르게 치료하는데도 모두 치유되는 것은 어째서인가?'라고 묻자, 기백은 '지리형세가 그렇게 만든 것입니다. 그러므로 동쪽 지역은 천지의 기가 처음 생겨난 곳으로서, 생선과 소금이 생산되는 지역이며 바다를 끼고 있다. 그곳 사람들은 생선을 먹고 짠 것을 좋아하며 모두 그 거처를 편안히 여기고 그 음식을 달게 여기는데, 생선은 (많이 먹으면) 사람의 중초에 열사를 쌓이게 하고 소금은 혈(血)을 손상시킨다. 그러므로 그곳 사람들은 모두 피부가 검고 살결이 성글며 (그들에게 발생하는) 병은 대부분 옹양(癰瘍)이 발생하니, 그 치료법은 폄석이 마땅합니다. 그러므로 폄석의 경우는 역시 동방으로부터 온 것입니다. 서쪽 지역은 광물이 나는 지역으로서 모래와 돌이 많은 곳이며, 천지의 기가 수렴되는 곳이다. 그곳 사람들은 구릉에 거주하는데 바람이 많고 물과 토양이 억세서 그 그곳 사람들은 옷을 입지 않고 모포나 가죽을 두르며, 그곳 사람들은 유제품과 육류를 즐겨 먹어 살찌고 기름지기 때문에 외사가 그들의 형체를 손상시키지 못하며 병은 내부에서 발생하니, 그 치료법은 독약(毒藥)이 마땅합니다. 그러므로 독약의 경우는 역시 서방으로부터 온 것입니다."[276]

4. 인체의 기질유형(氣質類型)을 설명한다

《영추·음양이십오인편》에 보면 인체의 기질을 품부 차이를 토대로 오음(五音)·오색(五色) 및 음양론과 결합하여 총 25종 유형으로 개괄하고, 각 유형별 피부색·형체·성격 및 계절에 대한 적응 차이 등을 설명하였다.

①《영추·음양이십오인》: "토형(土形)의 사람은 ……그 사람됨이 황색이고 둥근 얼굴이며 머리가 크고 어깨와 등이 풍만하며, 복부가 크고 넓적다리와 정강이가 아름다우며 손발이 작고 살이 많으며, 위아래가 서로 균형을 이루고 걸음이 안정

275) 天有四時五行, 以生長收藏, 以生寒暑燥濕風, 人有五臟化五氣, 以生喜怒悲憂恐.

276) 黃帝問曰, 醫之治病也, 一病而治各不同, 皆愈何也. 岐伯對曰, 地勢使然也. 故東方之域, 天地之所始生也, 魚鹽之地, 海濱傍水, 其民食魚而嗜鹹, 皆安其處, 美其食. 魚者使人熱中, 鹽者勝血, 故其民皆黑色踈理, 其病皆爲癰瘍, 其治宜砭石. 故砭石者, 亦從東方來. 西方者, 金玉之域, 沙石之處, 天地之所收引也, 其民陵居而多風, 水土剛强, 其民不衣而褐薦, 其民華食而脂肥, 故邪不能傷其形體, 其病生於內, 其治宜毒藥. 故毒藥者, 亦從西方來.

되며 가볍고 마음이 안정되어 있으며, 남을 이롭게 하기 좋아하고 권세를 싫어하며 남에게 의지하기를 좋아한다."[277)]

②《영추·음양이십오인》: "금형(金形)의 사람은 ……그 사람됨이 네모진 얼굴에 백색을 띠고 머리·어깨·등·복부·손발이 작으며, 발꿈치 뼈가 밖으로 나온 듯하고 골격이 가벼우며, 몸이 청렴하고 조급하며 마음이 깨끗하고 욕심이 없어 관리 직분에 알맞다. 가을·겨울은 잘 견디나 봄·여름은 잘 견디지 못한다."[278)]

③《영추·음양이십오인》: "수형(水形)의 사람은 ……그 사람됨이 흑색을 띠고 얼굴이 평평하지 못하며 머리가 크고 턱이 넓으며, 어깨가 작고 복부가 크며 손발을 움직이기 좋아하고 걸을 때 몸을 흔들며, 고골(尻骨)과 등이 길며 사람을 대하는 태도가 불손하고 남을 잘 속여 죽임을 당한다."[279)]

5. 오장 병기의 발병 및 전변 규율을 설명한다

《소문·해론》에서는 "오장은 각각 해당하는 시기에 발병하는데, 해당하는 시기에 발병하지 않으면 다른 장기에서 전변되어 온다. 사람은 천지와 서로 상응하므로 오장은 각각 해당하는 시기에 한사를 감수하면 발병하는데, 미약하면 기침을 하고 심하면 설사하며 아프다. (사기가) 가을에 침입하면 폐가 먼저 사기를 받고 봄에 침입하면 간이 먼저 사기를 받으며, 여름에 침입하면 심이 먼저 사기를 받고 지음에 침입하면 비가 먼저 사기를 받으며, 겨울에 침입하면 신이 먼저 사기를 받는다."[280)]라고 하여, 오장이 봄·여름·장마철〔長夏〕·가을·겨울 오시(五時)에 상응하므로 질병 또한 각 장이 왕성한 계절에 발병하기 쉽다는 것을 설명한다. 예컨대 봄에는 간병이 주로 발생하고 여름에는 심병이 주로 발생하며, 장마철에는 비병이 주로 발생하고 가을에는 폐병이 주로 발생하며, 겨울에는 신병이 주로 발생한다. 봄철에 사기가 폐에 침범하여도 간으로 전변되는 것처럼 그 계절에 해당하지 않는 장에 사기

---

277) 土形之人, ……其爲人, 黃色, 圓面, 大頭, 美肩背, 大腹, 美股脛, 小手足, 多肉, 上下相稱, 行安地, 擧足浮, 安心, 好利人, 不喜權勢, 善附人也. 能秋冬, 不能春夏."

278) 金形之人, ……其爲人, 方面, 白色, 小頭, 小肩背, 小腹, 小手足, 如骨發踵外, 骨輕. 身淸廉, 急心靜悍, 善爲吏, 能秋冬, 不能春夏.

279) 水形之人, ……其爲人, 黑色面不平, 大頭廉頤, 小肩, 大腹, 動手足, 發行搖身, 下尻長背, 延延然, 不敬畏, 善欺紿人戮死.

280) 五藏各以其時受病, 非其時, 各傳以與之. 人與天地相參, 故五藏各以治時感於寒, 則受病, 微則爲欬, 甚則爲泄爲痛. 乘秋則肺先受邪, 乘春則肝先受之, 乘夏則心先受之, 乘至陰則脾先受之, 乘冬則腎先受之.

가 침입하면 대개 해당하는 장으로 전변하여 발병한다.

또한 운기 칠편에서는 오운의 태과·불급과 육기의 사천(司天)·재천(在泉) 상황에 따라 질병의 발생 및 유행상황이 어떻게 다른지를 매우 자세히 언급하고 있다.

그리고 오장은 서로 상생·상극의 관계로 매우 긴밀하게 연계된 정체(整體)를 이루고 있기 때문에, 오장 중 어느 한 장(臟)에 질병이 발생하면 상생 또는 상극 관계에 따라 전변하게 된다.

(1) 상생 관계의 전변

상생관계의 전변이란 어느 장에 병이 있을 때 그 증상이 발전하여 오행의 상생 순서에 따라 전변하는 것을 말한다. 예컨대 간에 병이 있으면 간에서 심으로 전변되고 다시 심에서 순서에 따라 비·폐·신으로 전변된다. 자주 볼 수 있는 것은 주로 상생 관계, 즉 모자 관계에 있는 두 장의 상호영향과 전변이다. 이러한 전변은 일반적으로 "모병급자(母病及子)"와 "자병범모(子病犯母)"로 구분할 수 있다.

"모병급자(母病及子)"란 어느 장에 병이 있으면 자신을 생하는 장에 영향을 미치는 것이다. 예컨대 간에 병이 있으면 심에 영향을 미치고 심에 병이 있으면 비에 영향을 미치는데, 간목(肝木)은 심화(心火)를 생하고 심화는 비토(脾土)를 생하므로 이러한 전변을 "모병급자(母病及子)"라고 한다. "모장(母臟)"의 부족과 허약은 "자장(子臟)"의 부족을 초래하여 모자 관계의 두 장이 모두 허해진다. 예컨대 신이 허하면 신정(腎精)과 간혈(肝血) 사이의 상호 생화에 영향을 미쳐 간·신의 정혈이 모두 부족해지고, 또한 간음(肝陰)을 자양할 수 없기 때문에 간신음(肝腎陰)이 허해져 간양이 항진하는 "수불함목(水不涵木)"을 초래한다. 또한 "모장(母臟)"의 사기가 실하면 "자장(子臟)"에 영향을 미쳐 모자 두 장이 모두 실한 증상이 나타난다. 예컨대 간화(肝火)는 심화(心火)를 일으키므로 "심간화왕(心肝火旺)"을 초래한다.

"자병범모(子病犯母)"란 어느 장에 병이 있으면 자신을 생하는 모장(母臟)에 영향을 미치는 것을 말한다. 예컨대 간에 병이 있으면 신(腎)에 영향을 미치고 신에 병이 있으면 폐에 영향을 미치며, 폐에 병이 있으면 비(脾)에 영향을 미친다. 자병범모(子病犯母)"는 대체로 "모허(母虛)"를 초래하므로 "자도모기(子盜母氣)"라고도 하는데 "자장(子臟)" 자체의 정기가 허하거나 사기가 실한 두 경우 모두 영향을 받는다. 예컨대 신음(腎陰)이 부족하면 폐음허(肺陰虛)를 초래하여 폐신음허(肺腎陰虛)를 형성하고, 간화(肝火)가 과도하게 항진하면 신음허(腎陰虛)를 초래하는데, 간화가 왕성함으로 인해 허와 실이 뒤섞이는 증후가 나타난다. “자병범모(子病犯母)”로 “모장(母臟)”의 실증이 초래되는 경우는 심화(心火)가 간화(肝火)를 일으켜 심간화왕(心肝火旺)을 야기하는 것을 제외하고는 거의 보기 힘들다.

역대 의학자들은 “모자(母子)” 사이의 상호 전변에 관해 “모병급자(母病及子)”는 흐름을 따르기 때문에 병변이 비교적 가볍고 예후도 양호하지만, “자병범모(子病犯母)”는 흐름에 역행하는 것이므로 병변도 위중하고 예후도 나쁘다고 하였다. 그러나 실제 임상을 분석해보면 “모병급자”와 “자병범모” 양자는 병태의 경중과 허실이 있으므로, 단순히 오행 사이의 단계적인 순서에 순응하는지 거스르는지에 근거하여 병태의 경중을 구분하고 예후의 양호 여부를 추측하는 것은 옳지 않다.

(2) 상극 관계의 전변

상극관계의 전변은 어느 장에 병이 발생했을 때 병증이 발전하여 오행 사이의 상극 순서에 따라 전변하는 것을 말한다. 즉 간에 병이 있으면 간에서 비(脾)로 전변되고 다시 비에서 신·심·폐로 전변된다. 이러한 전변은 오행 사이의 극제 순서에 따라 “상극”이 태과하여 나타나는 “상승(相乘)” 전변과 오행 사이의 극제 순서를 거슬러 “반극(反克)”이 나타나는 “상모(相侮)” 전변으로 구분할 수 있다.

“상승(相乘)” 전변은 어느 장에 병이 있으면 자신을 극제하는 장에 영향을 미치는데, 그 “상극”이 과도하게 되는 변화가 나타난다.

예컨대 간목(肝木)과 비토(脾土) 사이의 “상극” 관계는 “목왕승토(木旺乘土: 肝乘脾)”와 “토허목승(土虛木乘: 脾虛肝乘)”의 구별이 있다. 일반적으로 간기가 울결되어 비위의 운화기능에 영향을 미치면 흉협부와 완복부가 창만하고 동통이 발생하며, 입이 쓰고 신물을 토하며 트림을 하고 구역질이 나며 설사를 하는 등의 증상이 나타나는데, 이 경우는 “목기가 과도하여 토기를 억누른 것(木旺乘土)”이다. 반대로 비위가 허약하여 간의 “상극”을 견디지 못하면 머리가 어지럽고 기력이 없으며 음식물을 소화하지 못하고 트림이 나며 흉협부와 복부가 창만하고 통증이 발생하며 장명(腸鳴)과 설사 등의 증상이 나타나는데, 이 경우는 “토기가 허하여 목기에게 억눌림을 당한 것(土虛木乘)”이다. 이 두 가지 경우에는 “부토(扶土)”와 “억목(抑木)” 치료법 중 어디에 중점을 둘 것인가를 확정하는 것이 중요하다.

(3) 상모(相侮) 관계의 전변

"상모(相侮)" 전변은 어느 장에 병이 있을 때 자신을 억제하는 장에 영향을 미쳐 "반극(反克)" 변화가 나타나는 것이다. 그러므로 "상모"를 "반모(反侮)" 혹은 "반극(反克)"이라고도 한다. 예컨대 폐금(肺金)은 본래 간목(肝木)을 "상극"하는데, 간화(肝火)가 왕성하면 폐금이 무력해져 상극할 수 없을 뿐만 아니라 오히려 간목이 폐금을 "상모(相侮)"하는 상황이 나타난다. 또한 임상에서는 크게 화를 내면 간화가 왕성해져 성격이 급해지고 화를 잘 내며 얼굴이 붉어지고 눈이 충혈되며 가슴과 옆구리가 창만해지고, 심하면 폐금을 "반모(反侮)"하여 해수・천식이 나타나고 가래에 피가 섞여 나오며 피를 토하는 등의 증상, 즉 "목화형금(木火刑金)[281]"이 나타나기도 한다. 이 밖에 어느 장이 허하여 자신이 억제하는 장에 영향을 미침으로 인해 해당 장이 반대로 "상극"하게 되는 경우 역시 "상모(相侮)"라고 한다. 예컨대 비토(脾土)가 쇠약하여 신수(腎水)를 제약하지 못해 전신에 심한 수종이 발생하는 것은 "토허수모(土虛水侮:토기가 허하여 수기의 억제를 받는 경우)"이다.

오장 질병의 전변에 관해《소문・옥기진장론》에서 "오장은 서로 통한다. 오장의 병이 전변하는 데에는 일정한 순서가 있다. 오장 중 어느 한 장에 질병이 발생하면 우선 그 장이 생하는 장으로 전변된다. 만약 치료시기를 놓치면 길게는 3개월에서 6개월, 짧게는 3일에서 6일이면 오장에 모두 전변되어 죽는다. 이것이 순전(順傳:순리적인 전변)의 규율이다."[282]라고 하였다. 이는 오장 중 어느 한 장에 병이 있으면 그 자신이 이기는 장으로 순서대로 전변되는 것, 즉 단계적인 "상승(相乘)" 전변을 말하는 것이다. 그러나 만약 역으로 "상승(相乘)"하여 오장에 이르게 되면 곧 죽는다. 이에 대해《소문・옥기진장론》에서는 "오장은 소생장(所生臟:子臟)에서부터 사기가 전변되어 와서 다시 소승장(所勝臟)[283]으로 전변되고 사기는 다시 자신을 생하는 모장(母臟)에 머무르며 소불승(所不勝)의 장(臟)[284]에 이르면 죽는다. 질병이 위중하여 사망에 임박했을 때는 반드시 먼저 소불승의 장에 전변된 후에야 죽는다. 이는 바로 사기의 역전(逆傳)이므로 사망하는 것이다. 예컨대 간은 심으로부터 사기를 받아 비로 옮겨지며 (사기가) 신에 머무른 후 마지막으로 폐에 이르면 죽는다."[285]고 하였다. 오장 중 어느 장에 병이 있어 그 "소불승(所不勝)"의 장에 이르는 것을

---

281) 목화형금(木火刑金) : "목화(木火)"는 간화(肝火)를, "금(金)"은 폐를 뜻함. 간화가 지나치게 왕성하면 폐금을 손상하여 폐병이 가중되고, 건해(乾咳)・흉협동통(胸脇疼痛)・심번(心煩)・구고(口苦)・목적(目赤)이 발생하며 심하면 각혈(咯血)이 발생한다.

282) 五臟相通, 移皆有次. 五臟有病, 則各傳其所勝. 不治, 法三月若六月, 若三日若六日, 傳五臟而當死, 是順傳所勝之次.

283) 소승장(所勝臟) : 자기가 克할 수 있는 장을 가리킨다. 즉 간은 비를 克하므로 간병은 비로 전변된다.

284) 소불승(所不勝)의 臟 : 나를 克하는 장, 즉 간병은 폐에 이르면 죽는다(金克木).

역전(逆傳)이라 하는데, 이는 사실상 반대방향으로 "상극(相克)"하는 "상모(相侮)" 전변을 말하며, 만약 "상모" 전변이 발생하면 죽는다. 그러나 후세의 의학자들은 "상승(相乘)" 전변의 사기는 "적사(賊邪)"이므로 병태가 비교적 심각하고, "상모(相侮)" 전변의 사기는 "미사(微邪)"[286]이므로 병태가 비교적 약하다고 보았다. 서령태(徐靈胎)는《난경경석(難經經釋)》에서 "소불승(所不勝)은 나를 억제하는 것이다. 장기(臟氣)가 본래 서로 제약하기 때문에 사기가 그 성질을 끼고 들어와 심하게 손상시키므로 적사(賊邪)이다. ……소승(所勝)은 내가 억제하는 것이다. 장기가 본래 나에게 제약을 받으니 사기 또한 깊이 들어갈 수 없으므로 미사(微邪)이다."[287]라고 하였다. "상승(相乘)"과 "상모(相侮)" 전변이 임상의 지침이 된다고 본다면 "상승(相乘)"은 "순전(順傳)"이고 "상모(相侮)"는 "역전(逆傳)"이다.《소문》의 예문을 몇 개 들면 다음과 같다.

① 《소문·옥기진장론》: "간은 심으로부터 사기를 받아 비(脾)로 전하는데, 사기가 신에 머물다가 폐에 이르면 죽는다. 심은 비(脾)로부터 사기를 받아 폐로 전하는데, 사기가 간에 머물다가 신에 이르면 죽는다. 비는 폐로부터 사기를 받아 신으로 전하는데, 사기가 심에 머물다가 간에 이르면 죽는다. 폐는 신(腎)으로부터 사기를 받아 간으로 전하는데, 사기가 비에 머물다가 심에 이르면 죽는다. 신은 간에서부터 사기를 받아 심으로 전하는데, 사기가 폐에서 머물다가 비에 이르면 죽는다. 이는 모두 (사기가) 역행하여 죽은 것이다."[288]

② 《소문·옥기진장론》: "오장은 서로 통한다. 오장의 병이 전변하는 데에는 일정한 순서가 있다. 오장 중 어느 한 장에 질병이 발생하면 우선 그 장이 생하는 장으로 전변된다. 만약 치료시기를 놓치면 길게는 3개월에서 6개월, 짧게는 3일에서 6일이면 오장에 모두 전변되어 죽는다. 이것이 순전(順傳)의 규율이다. ……만약 풍한사 인체에 침입하면 사람의 터럭이 모두 곤두서고 피부가 막혀 열이 나게 하는데, 이러한 때에는 땀을 내어 발산시켜야 한다. 간혹 비증(痹症)으로 저려 만지면 남의 살 같거나 붓고 아픈데, 이러한 때에는 탕위(湯熨) 및 뜸·침으로 (풍사를) 제거해

285) 五臟受氣于其所生, 傳之于其所勝, 氣舍于其所生, 死于其所不勝. 病之且死, 必先傳行至其所不勝, 病乃死. 此言氣之逆行也, 故死. 肝受氣于心, 傳之于脾, 氣舍于腎, 至肺而死.

286) 미사(微邪) : 사기가 경미하여 발병도 약한 것을 말한다.

287) 所不勝, 克我者也. 臟氣本已相制, 而邪氣挾其力而來, 殘削必甚, 故爲賊邪.……所勝, 我所克也. 臟氣旣受制于我, 則邪氣亦不能深入, 故爲微邪.

288) 肝受氣於心, 傳之於脾, 氣舍於腎, 至肺而死. 心受氣於脾, 傳之於肺, 氣舍於肝, 至腎而死. 脾受氣於肺, 傳之於腎, 氣舍於心, 至肝而死. 肺受氣於腎, 傳之於肝, 氣舍於脾, 至心而死. 腎受氣於肝, 傳之於心, 氣舍於肺, 至脾而死. 此皆逆死也.

야 한다. 치료하지 않으면 병사가 폐로 들어가 머무는데 이를 폐비(肺痺)라고 하며, 해수·상기(上氣)가 발생한다. 치료하지 않으면 폐병이 곧 전변되어 간으로 들어가는데 병명으로 간비(肝痺)라고 하고 일명 궐(厥)이라고도 부르며, 옆구리가 아프고 음식물을 토하니 이러한 때에는 안마하거나 침을 놓을 따름이다. 치료하지 않으면 간병이 비로 전변되는데 병명으로 비풍(脾風)이라고 하며, 단(癉:황달)·복중열(腹中熱)·심번(心煩)·소변황색 증상이 발생하니 이러한 때에는 안마할 수도 있고 약을 쓸 수도 있고 목욕을 할 수도 있다. ……신(腎)에서 (사기를) 심으로 전한 까닭에 심이 다시 폐로 보내어 오한·발열이 나타나면 반드시 3일(《讀素問抄》云: "當作'三日'") 만에 죽는데, 이것이 질병 전변의 순서이다."289)

6. 질병을 진단하고 병정(病情) 예후를 판단하는 지침이 된다

한의학에서는 인체 내부의 정황은 반드시 밖으로 색(色)·맥(脈)·형(形)·증(證)을 통해 드러나게 된다고 본다. 그러므로 《영추·본장》 편에서 "그 외부에 상응하는 것을 관찰함으로써 그 내장을 알면 병든 바를 알 수 있다."290) 라고 하였다. 따라서 한의학에서는 망문문절(望聞問切)의 사진(四診)을 통해 입수한 모든 정보를 종합하여 변증하는데, 변증진단의 과정 중에 오행이 유용하게 활용된다.

예컨대 오색(五色)이 어느 부위에 어떻게 나타나는가 그리고 그 색들이 서로 상생의 색이 나타나는가 아니면 상극의 색이 나타나는가? 등에 따라 병소(病所)와 예후를 판단할 수 있는 것이다. 가령 푸른빛은 간병이요, 누른빛은 비병이요, 검은빛은 신병인데 푸른빛과 검은빛이 함께 나타나는 경우(상생의 색)와 푸른빛과 누른빛이 함께 나타나는 경우(상극의 색)의 예후는 상당히 다른 것이다.291)

289) 五臟相通, 移皆有次. 五臟有病, 則各傳其所勝. 不治, 法三月若六月, 若三日若六日, 傳五臟而當死, 是順傳所勝之次. ……今風寒客於人, 使人毫毛畢直, 皮膚閉而爲熱, 當是之時, 可汗而發也, 或痺不仁腫痛, 當是之時, 可湯熨及火灸刺而去之. 弗治, 病入舍於肺, 名曰肺痺, 發欬上氣. 弗治, 肺卽傳而行之肝, 病名曰肝痺, 一名曰厥, 脇痛出食, 當是之時, 可按若刺耳. 弗治, 肝傳之脾, 病名曰脾風, 發癉, 腹中熱, 煩心, 出黃, 當此之時, 可按可藥可浴. ……腎因傳之心, 心卽復反傳而行之肺, 發寒熱, 法當三歲死, 此病之次也.

290) 視其外應, 以知其內藏, 則知所病矣.

291) 오색 사이의 상생상극을 근거로 하여 병증의 순역을 추측할 수 있다. 《의종금감(醫宗金鑑)·사진심법요결(四診心法要訣)》에서는 "오장은 서로 화합하여 변화하는데 그 수를 이루 헤아릴 수 없으나, 그 대강을 보면 상생의 순색(順色)은 다섯이며 상극의 역색(逆色) 또한 다섯이다. ……木火同化·火土同化·土金同化·金水同化·水木同化·金木兼化·水火兼化·火金兼化는 오행에서 화생된 변색이다. 예컨대

또 입맛[口味]의 변화 역시 오장의 생리·병리상황을 반영한다. 질병이 발전하면서 일반적으로 맛의 변화가 나타나는데, 대개 오행의 속성으로써 소속되는 장부를 판단한다. 예컨대 신맛은 간에 속하고 쓴맛은 심에 속하며, 단맛은 비에 속하고 매운맛은 폐에 속하며, 짠맛은 신에 속하므로 입안이 시큼하면 간목이 항성해진 것이고 입안이 쓰면 심화가 지나치게 성해진 것이며, 입안이 달면 비단(脾癉)에 속하고 입안이 매우면 폐금에 속하며, 입안이 짜면 신수가 위로 넘쳤기 때문이다.

또 색과 맥을 함께 참작하여 그것이 속하는 오행에 따라 어느 장부가 병처(病處)인지를 알 수 있을 뿐만 아니라, 색의 오행과 맥의 오행이 서로 상생 관계인지 상극 관계인지에 따라 예후의 순역(順逆)을 달리 판단하는 것이다. 물론 맥색(脈色)만으로 모든 질병을 다 알 수 있다는 것은 아니고, 맥색을 통해 질병을 진단하고 예후를 판단하는 데에 상당한 도움을 받을 수 있다는 것이다.[292)]

청색과 적색이 결합하여 변화하고 홍색에 청색을 겸한 것은 ……모두 상생의 변화이자 질병의 순(順)이다. ……예컨대 청색과 황색이 결합하여 변화하고 청색에 황색을 겸한 것은 ……모두 상극의 변화이자 질병의 역(逆)이다.(五臟相兼合化, 不可勝數, 而其大要, 則相生之順色有五, 相克之逆色亦有五. ……木火同化, 火土同化, 土金同化, 金水同化, 水木同化, 金木兼化, 水火兼化, 火金兼化, 此五行所化之變色也. 如青赤合化, 紅而兼青之色 ……皆相生變也, 爲病之順也. ……如青黃兼化, 青而兼黃之色 ……皆相克變也, 爲病之逆也.)"라고 하였다.

또한 망진에서는 "주색(主色)"과 "객색(客色)"에 근거하여 병태의 순역(順逆)을 추측할 수 있다. "주색(主色)"이란 오장의 본색인 "장색(臟色)"이고 "객색(客色)"이란 그 시기에 해당하는 색인 "시색(時色)"이므로 "주색(主色)"이 "객색(客色)"을 이기면 그 병은 역(逆)이고, 반대로 "객색(客色)"이 "주색(主色)"을 이기면 그 병은 순(順)이다. 이에 대해 《의종금감·사진심법요결》에서는 "간은 청색이고 심은 적색이며, 비는 황색이고 폐는 백색이며 신은 흑색이니, 이는 오장의 상도(常道)이다. 장색(臟色)이 주(主)이고 시색(時色)이 객(客)이다. 봄은 청색이고 여름은 적색이며, 가을은 백색이고 겨울은 흑색이며 장하는 황색이다. 일반적으로 객색이 주색을 이기면 좋고 주색이 객색을 이기면 나쁘다.(肝青心赤, 脾臟色黃, 肺白腎黑, 五臟之常. 臟色爲主, 時色爲客. 春青夏赤, 秋白冬黑, 長夏四季色黃. 常則客勝主善, 主勝客惡.)"고 하였다.

292) 색(色)과 맥(脈) 사이의 생극 관계로써 질병의 순역(順逆)을 판단하는 것이다. 예컨대 《영추·사기장부병형》에서 "만약 나타나는 색이 맥상과 부합하지 않고 오히려 상극의 맥상과 일치하면 죽고, 상생의 맥과 일치하면 병이 낫는다.(見其色而不得其脈, 反得其相勝之脈, 則死矣; 得其相生之脈, 則病已矣.)"고 하였다. 이는 색과 맥 중에서 색을 위주로 하고 있음을 뜻한다. 일반적인 상황에서 색깔이 푸른 것은 간에 속하는데 현맥(弦脈)이 나타나면 색과 맥이 일치한 것이고, 부맥(浮脈) 즉 자기를 이기는 맥이 나타나면 폐금이 간목을 억제하여 병이 악화됨을 반영하며, 침맥(沈脈) 즉 자기를 생하는 맥이 나타나면 신수가 간목을 생하여 병이 호전됨을 반영한다. 기타 네 장도 모두 이와 같이 유추할 수 있다.

《내경》에서는 색과 맥의 결합 및 분석을 강조하였는데, 《소문·오장생성편》에서는 "맥과 색을 결합하면 만전을 기할 수 있다."고 하였다. 색과 맥을 결합하는 근거와 방법은 오행을 토대로 하는데, 《소문·이정변기론》에서 "상고시대에는 추대계(僦貸季)로 하여금 색과 맥의 이치를 연구하여 이에 통달하도록 하였고, 여기에 오행 및 사시·팔풍(八風)·육합(六合)을 결합하여 그 상도를 벗어나지 않도록 하였으

또 아래 예문 ②에서 보는 바와 같이 오장의 오행 속성과 時의 오행 속성에 따라 질병 예후를 판단하는데 이 역시 천인상응의 정체관과 오행의 상생상극 원리에 따른 것이다. 즉 폐의 병은 폐금(肺金)이 생조(生助)하는 수시(水時)인 임계일(壬癸日)이나 겨울철에 병세가 호전되고, 폐금을 극제(克制)하는 화시(火時)인 병정일(丙丁日)이나 여름철에 병세가 악화된다고 보는 것이다. 예문 ③에서도 각 오장의 오행을 상극하는 일시(日時)에 병세가 더 악화되는 것을 말하고 있다.

① 《영추·사기장부병형》: "기백이 답하기를 '안색이 청색을 띠는 경우는 그 맥이 활시위를 당긴 듯이 팽팽하고, 홍색을 띠는 경우는 그 맥이 낚시 바늘처럼 구부러지며, 황색을 띠는 경우는 그 맥이 가끔 한 번씩 박동을 쉬고, 백색을 띠는 경우는 그 맥이 부맥으로 나타나며, 흑색을 띠는 경우는 그 맥이 무겁게 가라앉은 듯합니다. 그 색을 보고서 그 맥을 얻지 못하고 도리어 그 상승(相勝)의 맥을 얻으면 죽습니다.'고 하였다. 황제께서 기백에게 묻기를 '오장에서 발생하는 변화의 병형(病形)은 어떠한가?'라고 하자, 기백이 답하기를 '먼저 그 오색·오맥이 응하는 바를 확정하면 그 병은 이에 가히 구별할 수 있습니다.'라고 하였다."293)

② 《소문·장기법시론》: "병이 폐에 있으면 겨울에 낫고 겨울에 낫지 않으면 여름에 심해지며, 여름에 죽지 않으면 장마철까지 지속되다가 가을에 (병석에서) 일어나는데, 찬 음식과 얇은 옷을 금해야 한다. 폐병 환자는 임규일(壬癸日)에 낫고 임계일에 낫지 않으면 병정일(丙丁日)에 (병세가) 심해지며, 병정일에 죽지 않으면 무기일(戊己日)까지 지속되다가 경신일(庚辛日)에 (병상에서) 일어난다. 폐병 환자는 해질 무렵(下晡)에 정신이 맑아지고 정오에 심해지며, 밤에는 안정된다. 폐기를 수렴하려면 급히 신맛을 먹어 수렴해야 하니, 신맛을 써서 보하고 매운맛으로써 사한다."294)

며, 이들이 변화하면서 옮겨가는 것으로부터 그 묘함을 관찰하고 그 요령을 파악하였다. 그 요령을 알고자 하면 색맥을 연구해야 한다.(上古使僦貨季, 理色脈而通神明, 合之金木水火土·四時·八風·六合, 不離其常, 變化相移, 以觀其妙, 以知其要, 欲知其要, 則色脈是矣.)"고 하였다. 그러나 임상에서는 "사진(四診)의 결합"이 더욱 중요하므로 단순히 색과 맥의 결합에만 의존해서는 안 되며, 색맥(色脈) 사이의 "상생" 혹은 "상극"에만 구애되어 병태의 순역을 판단해서도 안 된다.

293) "岐伯答曰 '色青者, 其脈弦也. 赤者, 其脈鉤也. 黃者, 其脈代也. 白者, 其脈毛. 黑者, 其脈石. 見其色而不得其脈, 反得其相勝之脈, 則死矣. 得其相生之脈, 其病已矣.' 黃帝問於岐伯曰 '五藏之所生變化之病形, 何如?' 岐伯答曰 '先定其五色五脈之應, 其病乃可別也.'"

294) 病在肺, 愈在冬, 冬不愈, 甚於夏, 夏不死, 持於長夏, 起於秋, 禁寒飮食寒衣. 肺病者, 愈在壬癸, 壬癸不愈, 加於丙丁, 丙丁不死, 持於戊己, 起於庚辛. 肺病者, 下晡慧, 日中甚, 夜半靜. 肺欲收, 急食酸以收之, 用酸補之, 辛瀉之.

③《소문 · 자열》: "간에 열이 있는 병은 ……경신일에 심해지며, ……심에 열이 있는 병은 ……임계일에 심해지며, ……비에 열이 있는 병은 ……갑을일에 심해지며, ……폐에 열이 있는 병은 ……병정일에 심해지며, ……신에 열이 있는 병은 ……무기일에 심해진다."[295]

7. 질병을 치료하는 지침이 된다

오장의 질병을 예방 · 치료할 경우에도 오행의 상생상극 원리에 따라 전변될 것을 예측하여 예방조치를 취하거나, 치료에 도움이 되는 자침(刺鍼) 방법이나 약물 · 약선 등을 선정할 때에도 오행의 상생상극 원리에 따라 치료방법을 확정한다.

(1) 질병 전변의 예방

질병의 전변은 전술한 바와 같이 상생 순서로 이루어지기도 하고 상극 순서로 이루어지기도 한다. 일반적으로 상극 순서로 이루어지는 것을 역증(逆證)이라고 하는데 이 경우 예를 들면 다음과 같다. 즉 간목(肝木)의 태과로 인해 야기되는 질병의 경우 반드시 목승토(木乘土)가 되어 비토(脾土)에 전변될 것이 예상되므로 미리 비토를 보하여 이를 예방하는 것이다. 이에 대한 내용은《난경 · 77난》에 자세히 나와 있다.

①《난경 · 77난》: "뛰어난 의사는 사기가 전변되기 전에 치료하고, 평범한 의사는 사기가 이미 전변된 후에 치료한다는데 이것은 무슨 까닭인가? 이른바 '사기가 전변되기 전에 치료한다'는 것은 가령 간병이 발생하면 간의 사기가 반드시 비로 전이되므로, 먼저 비기를 충실히 하여 비가 간의 사기를 감수하지 않도록 해야 하므로 사기가 전변되기 전에 치료한다고 한 것이다. '평범한 의사는 사기가 전변된 후에 치료한다'고 함은 간병이 발생하면 상호 전변된다는 이치를 깨닫지 못하고 오로지 간만을 치료하므로, 사기가 전변된 후에 치료한다고 한 것이다"[296]

295) 肝熱病者, ……庚辛甚, ……心熱病者, ……壬癸甚, ……脾熱病者, ……甲乙甚, ……肺熱病者, ……丙丁甚, ……腎熱病者, ……戊己甚.

296) 上工治未病, 中工治已病者, 何謂也? 然. 所謂治未病者, 見肝之病, 則肝當傳之與脾, 故先實其脾氣, 無令得肝之邪, 故曰治未病焉. 中工者, 見肝之病, 不曉相傳, 但一心治肝, 故曰治已病也.

(2) 치료방법의 확정

오행론을 운용하여 치료하는 방법은 여러 가지가 있지만 모두 오행 사이의 상생·상극 원리를 벗어나지 않는다. 그러나 오행의 상생·상극 원리를 운용한 치료방법은 각각 일정한 적용 범위가 있기 때문에, 오장의 병변을 치료할 때는 반드시 구체적인 병증에 근거해야 한다. 이를 구분하여 설명하면 다음과 같다.

① 허하면 그 모(母)를 보하고, 실하면 그 자(子)를 사하라〔虛則補其母(瀉其官), 實則瀉其子(補其官)〕 : 어느 장(臟)이 태과하면 그 장을 극하는 장을 보하고(補其官) 그 장이 생하는 장을 사(瀉)하여(瀉其子) 이를 제약하며, 어느 장이 허하면 그 장을 생하는 장을 보하고(補其母) 그 장을 극하는 장을 사하는(瀉其官) 것을 말한다. 예컨대 간목이 너무 성하여 비토가 쇠약해져 발병한 경우에는 마땅히 폐금을 보익하여(補其官) 금극목(金克木)으로 간목을 제약함과 동시에 심화를 사하여(瀉其子) 목생화(木生火)가 되게 함으로써 간기를 누설(漏泄)시키는 것이다. 또 비토가 너무 허약해서 발병한 경우에는 비토를 생하는 심화를 보익하여(補其母) 화생토(火生土)가 되게 함과 동시에 직접적으로 간목을 사하거나(瀉其官) 간접적으로 폐금을 보익하여(補其官) 금극목(金克木)으로 간기를 억제하게 하는 것이다. 이를《난경·69난》에서는 "허하면 그 어미를 보하고 실하면 그 아들을 사한다(虛則補其母, 實則瀉其子)."라고 하였다. 이 원칙은 오행의 상생상극의 원리를 이용하면 상당히 다양하게 변형시켜서 응용할 수 있는데, 현재 임상가에서 많이 쓰이고 있는 오행침법 또는 사암침법이 바로 이러한 원리를 복합적으로 응용한 것이다.

② 상생원리의 운용 : 자수함목법〔滋水涵木法 → 사육탕(四六湯), 즉 사물합육미지황탕(四物合六味地黃湯)〕, 익화생토법〔益火生土法 → 부자이중탕(附子理中湯)〕, 배토생금법〔培土生金法 → 보중익기탕합생맥산(補中益氣湯合生脈散)〕, 금수상생법〔金水相生法 → 맥미지황탕(麥味地黃湯 맥미지황탕)〕.[297]

297) 오행의 상생 원리를 이용한 치료방법

① 자수함목법(滋水涵木法) : 자수함목은 신수(腎水)가 허하여 간음(肝陰)을 자양하지 못해 야기되는 간양상항(肝陽上亢) 증후를 겨냥하여 만든 치료법으로서, 신수(腎水:腎陰)를 자양함으로써 간음(肝陰:肝血)을 자양하는 것에 중점을 둔 치료방법이다. 간음이 자양을 얻으면 항진하던 간양이 자연적으로 안정된다.

② 익화생토법(益火生土法) : 익화생토는 심화(心火) 또는 명문화(命門火:腎陽)가 비토(脾土)를 온후(溫煦)하지 못해 비위의 운화기능이 오랫동안 회복되지 않는(즉 火不生土) 증후를 겨냥하여 만든 치료법으로서, 보화장양(補火壯陽)에 중점을 두고 비토를 온후하여 운화기능을 회복시키는 치료법이다.

③ 상극원리의 운용 : 억목부토법(抑木扶土法 = 疏肝瀉肝 + 健脾補中), 배토제수법(培土制水法 → 實脾飮), 좌금평목법(佐金平木法 = 木火刑金→ 淸肝瀉火 + 淸肅肺氣), 사남보북법(瀉南補北法 = 滋陰降火湯, 知柏地黃湯).[298)]

(3) 치병용약(治病用藥)과 식료용선(食療用饍)을 지도

오행의 생극원리에 따라 약식기미(藥食氣味)의 질병에 대한 의기(宜忌)를 제시하여 치료약물과 음식을 선정하는 데 지침이 된다. 《소문・오장생성편》에서 "心欲苦, 肺欲辛, 肝欲酸, 脾欲甘, 腎欲鹹, 此五味之所合也."라 하고, 《영추・오미편》에서 "五味各走其所喜:穀味酸, 先走肝; 穀味苦, 先走心; 穀味甘, 先走脾; 穀味辛, 先走肺; 穀味鹹, 先走腎."이라 하여 오장과 오미의 관계를 밝혔고, 《소문・음양응상대론》에서는 "酸生肝, ……酸傷筋, 辛勝酸. ……苦生

---

③ 배토생금법(培土生金法) : 배토생금은 폐허(肺虛)가 회복되지 않아 폐병이 비(脾)에 이르게 되는 것(子病及母)을 겨냥하여 만든 치료법으로서 비위를 보하여 폐를 치료한다. 이 밖에 비토(脾土)의 허약으로 인한 폐기부족(肺氣不足)에도 이 방법을 사용한다.

④ 금수상생법(金水相生法) : 금수상생은 폐를 치료함으로써 신기(腎氣)를 북돋는 것이다. 그러나 실제로는 신음허(腎陰虛)로 인해 위로 폐를 자양하지 못하여 야기되는 폐신음허증(肺腎陰虛證)을 겨냥하여 만든 치료법이다. 그러므로 이 방법은 사실상 폐와 신을 함께 치료하는 방법이다.

298) 오행의 상극 원리를 이용한 치료방법

① 억목부토법(抑木扶土法) : 억목부토는 소간(疏肝:울결된 간기를 풀어 주는 방법)과 건비(健脾:허약해진 비기를 튼튼하게 하는 방법) 두 가지 방법을 결합한 것으로서, 간왕비허(肝旺脾虛)를 치료하는 방법이다. 간기(肝氣)가 횡역(橫逆)하여 비위의 운화기능에 영향을 미치고 간기(肝氣)가 脾를 침범하여 위기(胃氣)의 하강에 영향을 미치거나, 혹은 간기(肝氣)가 비를 침범하여 비기(脾氣)의 승청(升淸) 기능에 영향을 미칠 경우는 대개 억목(抑木)을 위주로 하고 부토(扶土)를 부차적인 것으로 삼는다. 예컨대 비위가 본래 허하여 간기가 이를 제약하기 때문에 비위의 운화기능에 장애가 발생할 경우에는 대개 부토(扶土)를 위주로 삼고 억목(抑木)을 부차적인 것으로 삼는다.

② 배토제수법(培土制水法) :비기(脾氣)를 보하여 수습(水濕)을 운화하는 기능을 촉진시킴으로써 정체된 수습(水濕)을 제거하는 방법을 배토제수법(培土制水法)라고 한다. 이 방법은 온양건비(溫陽健脾)에 중점을 두는데, 비가 튼튼하면 수습이 저절로 제거된다. 또한 이 방법은 신수의 범람으로 인한 수종창만증(水腫脹滿證)에도 적용한다.

③ 좌금평목법(佐金平木法) :좌금평목은 청숙폐기(淸肅肺氣)와 청간사화(淸肝瀉火) 두 치법을 결합한 것으로 간화(肝火)가 왕성함으로 인해 폐기(肺氣)가 하강하지 못하여 형성되는 "목화형금(木火刑金)" 증후를 치료하기 위한 방법이다.

④ 사남보북법(瀉南補北法) :사남보북은 심화(心火)를 사(瀉)하고 신양(腎陽)을 보하는 두 가지 방법을 결합한 치료법이다. 이런 까닭에 사화보수법(瀉火補水法)・자음강화법(滋陰降火法)이라고도 하며 심화편왕(心火偏旺)・신수부족(腎水不足)의 심신불교증(心腎不交證)에 적용한다. 만약 심화(心火)가 위에서 홀로 성하여 아래로 신과 협조・제약하지 못하면 심화(心火)를 사(瀉)하는 것을 위주로 하고, 신수(腎水)가 부족하여 위로 심(心)을 받들지 못하면 신수(腎水)를 보하는 것을 위주로 해야 한다.

心, ……苦傷氣, 鹹勝苦. ……甘生脾, ……甘傷肉, 酸勝甘. ……辛生肺, ……辛傷皮毛, 苦勝辛. ……鹹生腎, ……鹹傷血, 甘勝鹹."라고 하여 오장과 오미, 오미와 오체 간의 생극관계 및 오미 간의 상극관계를 밝혔으며, 《영추·오미편》에서는 "五禁, 肝病禁辛, 心病禁鹹, 脾病禁酸, 腎病禁甘, 肺病禁苦. 肝色青, 宜食甘, ……心色赤, 宜食酸, ……脾色黄, 宜食鹹, ……肺色白, 宜食苦, ……腎色黑, 宜食辛."이라고 하여 오장병의 오미의기(五味宜忌)를 설명하였다. 뿐만 아니라 《소문·음양응상대론》에서는 "怒傷肝, 悲勝怒. ……喜傷心, 恐勝喜. ……思傷脾, 怒勝思. ……憂傷肺, 喜勝憂. ……恐傷腎, 思勝恐."이라고 하여 오행의 상극원리에 근거하여 칠정의 상극관계를 설명함으로써 정신요법의 지침을 제시하고 있다.

① 《영추·오미》: "오미가 각각 그 기뻐하는 바로 들어가는데, 곡미(穀味)가 시큼하면 먼저 간으로 들어가고 곡미가 쓰면 먼저 심으로 들어가며, 곡미가 달면 먼저 비로 들어가고 곡미가 매우면 먼저 폐로 들어가며, 곡미가 짜면 먼저 신으로 들어간다."299)

② 《영추·오미》: "비병에는 멥쌀과 소고기·대추·아욱을 먹어야 하고, 심병에는 보리·양고기·살구·염교를 먹어야 하며, 신병에는 대두·돼지고기·밤·콩잎을 먹어야 하고, 간병에는 마·개고기·오얏·부추를 먹어야 하며, 폐병에는 기장·닭고기·복숭아·파를 먹어야 한다. 오금이란 간병에는 매운맛을 금하고 심병에는 짠맛을 금하며, 비병에는 신맛을 금하고 신병에는 단맛을 금하며, 폐병에는 쓴맛을 금한다는 것이다. 간은 청색이므로 단맛을 먹어야 하는데, 멥쌀·소고기·대추·아욱이 모두 단맛이다. 심은 적색이므로 신맛을 먹어야 하는데, 개고기·마·오얏·부추가 모두 신맛이다. 비는 황색이므로 짠맛을 먹어야 하는데, 대두·돼지고기·밤·콩잎이 모두 짠맛이다. 폐는 백색이므로 쓴맛을 먹어야 하는데, 보리·양고기·살구·염교가 모두 쓴맛이다. 신은 흑색이므로 매운맛을 먹어야 하는데, 기장·닭·닭고기·복숭아·파는 모두 매운맛이다."

③ 《소문·장기법시론》: "간은 봄이 주관하고 족궐음경·족소양경을 치료하며, 그 일(日)은 갑·을이다. 간은 급한 것을 싫어하므로 급히 단맛을 먹어 이를 완화해야 한다. 심은 여름이 주관하고 수소음경·수태양경을 치료하며, 그 일은 병·정이다. 심이 완만한 것을 싫어하므로 급히 신맛을 먹어 이를 수렴해야 한다. 비는 장마철〔長夏〕이 주관하고 족태음경·족양명경을 치료하며, 그 일(日)은 무·기이

299) 五味各走其所喜, 穀味酸, 先走肝, 穀味苦, 先走心, 穀味甘, 先走脾, 穀味辛, 先走肺, 穀味鹹, 先走腎.

다. 비는 축축한 것을 싫어하므로 급히 쓴맛을 먹어 이를 말려야 한다. 폐는 가을이 주관하고 수태음경·수양명경을 치료하며, 그 일은 경·신이다. 폐는 기가 치솟는 것을 싫어하므로 급히 쓴맛을 먹어 이를 하강시켜야 한다. 신은 겨울이 주관하고 족소음경·족태양경을 치료하며, 그 일은 임·계이다. 신은 건조한 것을 싫어하므로 급히 매운맛을 먹어 이를 적셔줘야 한다. 살결을 열어주고 진액을 이르게 하며 기를 통하게 한다."300)

④《소문·장기법시론》: "간이 발산하고자 하면 급히 매운맛을 먹어 이를 발산하게 하고, 매운맛을 써서 이를 보하며 신맛으로 이를 사한다. ……심이 부드러워지고자 하면 급히 짠맛을 먹어 이를 부드럽게 하고, 짠맛을 써서 이를 보하며 단맛으로 이를 사한다. ……비가 느슨해지고자 하면 급히 단맛을 먹어 이를 느슨하게 하고, 쓴맛을 써서 이를 사하며 단맛으로 이를 보한다. ……폐가 수렴하고자 하면 급히 신맛을 먹어 이를 수렴하게 하고, 신맛을 써서 이를 보하며 매운맛으로 이를 사한다. ……신이 단단해지고자 하면 급히 쓴맛을 먹어 이를 단단하게 하고, 쓴맛을 써서 이를 보하며 짠맛으로 이를 사한다."

⑤《소문·장기법시론》: "간의 색은 청색이므로 단맛을 먹어야 하는데, 멥쌀·소고기·대추·아욱이 모두 단맛이다. 심의 색은 적색이므로 신맛을 먹어야 하는데, 소두(小豆)·개고기·오얏·부추가 모두 신맛이다. 폐의 색은 백색이므로 쓴맛을 먹어야 하는데, 보리·양고기·살구·염교가 모두 쓴맛이다. 비의 색은 황색이므로 짠맛을 먹어야 하는데, 대두·돼지고기·밤·콩잎이 모두 짠맛이다. 신의 색은 흑색이므로 매운맛을 먹어야 하는데, 기장·닭고기·복숭아·파가 모두 매운맛이다. 매운맛은 발산하고 신맛은 수렴하며, 단맛은 느슨하게 하고 쓴맛은 단단하게 하며, 짠맛은 부드럽게 한다. 독한 약은 사기를 공격하고 오곡은 보양이 되며, 오과(五果)는 도움이 되고 오축(五畜)은 이익이 되며. 오채(五菜)는 보충이 되는데, 기미(氣味)를 합하여 이를 먹음으로써 정을 보하고 기를 더해주어야 한다. 이 다섯 가지는 매운맛·신맛·단맛·쓴맛·짠맛이 있고 각각 이롭게 하는 바가 있어서, 혹은 발산하고 혹은 수렴하며 혹은 느슨하게 하고 혹은 급하게 하며 혹은 단단하게 하고 혹은 부드럽게 하니, 사시(四時)와 오장의 병에 근거하여 오미를 적

---

300) 肝主春, 足厥陰少陽主治, 其日甲乙, 肝苦急, 急食甘以緩之. 心主夏, 手少陰太陽主治, 其日丙丁, 心苦緩, 急食酸以收之. 脾主長夏, 足太陰陽明主治, 其日戊己, 脾苦濕, 急食苦以燥之. 肺主秋, 手太陰陽明主治, 其日庚辛, 肺苦氣上逆, 急食苦以泄之. 腎主冬, 足少陰太陽主治, 其日壬癸, 腎苦燥, 急食辛以潤之, 開腠理, 致津液, 通氣也.

합하게 사용해야 한다."[301]

8. 운기변화를 해석하는 데에 응용된다

자연계의 천시기후 변화와 그것이 만물과 우리 인체에 미치는 영향을 분석하는 주요 방법이 된다. 이는 오운육기론에서 상술하므로 여기서는 생략한다.

四. 음양론과 오행론의 관계

음양론과 오행론의 두 이론은 각각 그 본래의 특징이 있다.

음양론은 주로 "하나가 둘로 나뉜다(一分爲二)"는 관점으로써 한 사물의 두 가지 측면, 혹은 상대되는 두 사물 간에 존재하고 있는 상대적 대립제약·소장평형과 상호전화 및 서로 근본이 되고 쓰임이 되는 관계를 설명한다. 우주를 해석함에 있어서 하늘은 양이고 땅은 음이지만 우주는 하나이다. 봄·여름·가을·겨울은 음양의 변화로서 《소문·사기조신대론》에서 "사시 음양은 만물의 근본이다."라고 하였으며, 계절은 다르지만 한 해에 걸쳐 일어나는 하나의 현상이다. 《소문·천원기대론》에서 "한·서·조·습·풍·화는 하늘의 음양으로서 삼음삼양과 상응하며, 목·화·토·금·수는 땅의 음양으로서 생(生)·장(長)·화(化)·수(收)·장(藏)의 변화규율과 상응한다."[302]고 하였듯이, 육기의 조화 역시 음양이 뒤섞인 결과임을 알 수 있다. 결국 우주만물의 발생·발전과 변화는 모두 음양의 상대적 작용에 의해서 일어나는 것이다.

오행론은 주로 "다섯 가지〔五〕"를 기본으로 사물간의 생극·제화 규율을 설명한다. 인체의 생명은 장기(臟器)의 독립된 활동이 아니며 외부환경과 관계가 깊다. 체내의 각 장기는 그 자체가 상생상극 관계이고 외부환경과도 상생상극 관계로서, 인체 내부와 외부 환경이 통일된 것이다. 《독의수필(讀醫隨筆)》에서는 "천하 만물 중 어느 것도 오행을 갖추지 않은

---

301) 肝色青, 宜食甘, 粳米牛肉棗葵皆甘. 心色赤, 宜食酸, 小豆犬肉李韭皆酸. 肺色白, 宜食苦, 麥羊肉杏薤皆苦. 脾色黃, 宜食鹹, 大豆豕肉栗藿皆鹹. 腎色黑, 宜食辛, 黃黍鷄肉桃葱皆辛. 辛散, 酸收, 甘緩, 苦堅, 鹹耎. 毒藥攻邪, 五穀爲養, 五果爲助, 五畜爲益. 五菜爲充, 氣味合而服之, 以補精益氣. 此五者, 有辛酸甘苦鹹, 各有所利, 或散或收, 或緩或急, 或堅或耎, 四時五藏病, 隨五味所宜也.

302) 寒暑燥濕風火, 天之陰陽也, 三陰三陽上奉之. 木火土金水火, 地之陰陽也, 生長化收藏下應之.

것이 없고, 사시 중 한 시라도 오행의 기가 없는 때가 없다."[303]고 하여 오행으로 우주를 설명하였다. 오행으로 생명을 설명하면 오장을 중심으로 경락계통에서 오장육부·오체(五體)·오관구규(五官九竅) 등 전신의 조직기관을 다섯 개의 기능체계로 구성하며, 오행의 생극·제화를 통해 각 체계 사이의 평형을 유지하여 음평양비(陰平陽秘)로써 전신의 건강을 유지한다고 할 수 있다. 또 자연계의 오운육기는 모두 안으로 장부와 상응하고, 인체의 생리활동과 자연계는 오행의 생극·제화를 통해 인체와 외부환경 사이의 상대적인 평형을 유지한다.

음양론과 오행론은 역사문헌적으로 보면 서로 기원을 달리한다고 볼 수 있지만[304] 이것이 이론으로 완전히 정립될 수 있었던 토대는《주역》이라 할 수 있으므로 음양론과 오행론은 그 성립 근원이 같다고 할 수 있다.《주역》으로 보면 음양은 태극이 생한 양의(兩儀)이고 오행은 음양이 생한 사상(四象)에 태극이라 할 수 있는 중토(中土)를 더한 것이다. 그리하여 음양은 기(氣)이고 오행은 기(氣)와 질(質)을 함께 가지고 있는 것으로서, 음양과 오행은 서로 떨어져 있는 것이 아니라 오행 가운데에 이미 음양이 있으므로 단지 관점의 차이에서 말을 달리하는 것일 따름이다. 그러므로《유경도익》에서 "오행은 음양의 바탕이며 음양은 오행의 기이다. 기는 바탕 없이 이루어질 수 없고 바탕은 기가 없이는 운행되지 못한다. 행(行)이라고 한 것은 음양의 기를 행하게 하는 것이기 때문이다."[305]라고 하였다. 이렇게 본질로써 음양과 오행 사이에 내재하는 관계를 설명할 수 있다. 음양오행을 실제로 운용하는 과정에서 음양은 오행과 연관되며 오행 역시 음양을 배제하고는 논할 수 없다. 그러므로 이 양자가 서로 운용되어야만 한의학의 많은 문제를 더욱 깊고 세밀하게 분석할 수 있다.

음양론은 대립통일을 핵심 내용으로 하여 우주만유 삼라만상의 변화를 설명하는 데에 강점이 있고, 오행론은 우주만유 삼라만상을 그 특성에 따라 오대계통(五大系統)으로 나누어 계통 상호간의 생극제화(生克制化)를 설명하는 데에 강점이 있다. 따라서 음양은 전체적인 변화를 설명하는 데 유용하고, 오행은 각 사물의 특성과 사물 상호간의 관계를 설명하는 데

303) 天下無一物不備五行, 四時無一刻不備五行之氣, 但有多寡之數, 盛衰之宜 一或運行有差, 則勝者亢而不勝則害矣.

304) 문헌상으로 보면 역사적으로 음양론과 오행론의 이론 토대가 전혀 별개의 것으로 발전되어 오다가 나중에 서로 결합된 것으로 볼 수 있다. 그러나 필자는 나중에 음양론과 오행론이 동양학 전반에 걸친 기본 이론으로 적용될 수 있었던 것은 모두《주역》을 근본 토대로 해서 이론이 정립되었기 때문이라고 생각한다.

305) 五行卽陰陽之質, 陰陽卽五行之氣, 氣非質不立, 質非氣不行. 行也者, 所以行陰陽之氣也.

에 유용하다. 그러므로 음양론과 오행론은 서로 불가분의 상보관계에 있으며 기화론에 바탕을 두고 현상사물을 해석하는 두 개의 큰 기둥이라고 할 수 있다.

제4절 운기론(運氣論)

一. 운기론(運氣論)의 의의

운기(運氣)란 오운육기(五運六氣)의 약칭이다. 오운(五運)은 금(金)·목(木)·수(水)·화(火)·토(土) 오행에 10천간(十天干)을 배합하여 세운(歲運)을 추측하는 것이며, 육기(六氣)란 풍(風)·한(寒)·서(暑)·습(濕)·조(燥)·화(火) 여섯 가지 천기(天氣)를 지칭하는데 여기에 12지지(十二地支)를 배합하여 세기(歲氣)를 추측하는 것이다. 이 운기에 관한 학설을 운기학설이라고 하고 그 이론을 운기론이라고 하는데, 이는 《소문》의 이른바 운기 7편의 내용을 중심으로 성립되었다.

운기론이란 한의학에서 천시(天時)의 변화규율과 천인상응의 정체관념(整體觀念)을 토대로 음양론과 오행의 생극제화(生克制化) 이론을 운용하여 자연계의 기후변화를 예측하고, 그것이 생태계 특히 인체의 건강에 미치는 영향과 운기와 질병과의 관계에 대해 체계적으로 분석·연구·설명한 이론으로서, 일종의 간지역학(干支易學)이라 할 수 있다.

운기론의 내용은 주로 《소문》의 이른바 운기칠편(運氣七篇)이라 불리는 천원기대론(天元紀大論)·오상정대론(五常政大論)·오운행대론(五運行大論)·육미지대론(六微旨大論)·지진요대론(至眞要大論)·육원정기대론(六元正紀大論)·기교변대론(氣交變大論) 등에 실려 있는데, 이른바 소문유편(素問遺編)이라 불리는 본병론(本病論)과 자법론(刺法論) 역시 운기론이라 할 수 있으며, 기타 육절장상론(六節藏象論)을 비롯한 여러 편에 운기에 관한 내용이 부분적으로 산재되어 있다.

이와 같이 운기론이 《소문》 전체 내용의 3분의 1 이상을 차지하고 있는 점을 감안하면 한의학에서 운기론이 차지했던 비중을 가히 짐작해 볼 수 있다. 그러나 이것이 너무 도식적인 면이 있고 또 매우 복잡해서 완전히 이해하여 활용하기가 쉽지 않기 때문에, 임상에서는 현재 그 핵심적인 사상만 부분적으로 활용하고 있는 실정이나 일부 극소수는 이 운기론을 토대로 진료하기도 한다. 본래 운기론의 내용 중에는 운기변화를 기초로 천문·지리·역법·의학 등 각 방면의 내용을 모두 포괄하고 있으나 여기서는 주로 의학에 관한 것만 간략히 다룬다.

二. 간지(干支)의 운용(運用)

운기론을 이해하기 위해서는 맨 먼저 간지(干支)를 이해해야 한다. 간지란 갑(甲)·을(乙)·병(丙)·정(丁)·무(戊)·기(己)·경(庚)·신(辛)·임(壬)·계(癸)의 10천간(十天干)과 자(子)·축(丑)·인(寅)·묘(卯)·진(辰)·사(巳)·오(午)·미(未)·신(申)·유(酉)·술(戌)·해(亥)의 12지지(十二地支)를 말한다. 간지는 옛사람들이 연월일시(年月日時)나 방위를 표기할 때 주로 썼던 일종의 부호(符號)이다. 여기서 '간(干)'은 줄기(幹)를 뜻하므로 천도의 운행이 모든 것을 주장함을 가리키고, 지(支)는 줄기에서 나뉜 가지(枝)를 뜻하니 땅이 천도를 이어 지탱함을 말한다.

1. 간지(干支)의 의의

간지(干支)의 차례는 결코 임의로 배열한 것이 아니다. 간지는 1·2·3·4 ……와 같이 단순한 하나의 숫자부호가 아니라, 만물이 발생·성장·번성·노쇠·소멸하고 다시 시작하는 함축적 의미를 내포하고 있다.

《사기(史記)·율서(律書)》 및 《한서(漢書)·율력지(律曆志)》 해석에 따르면 십간을 상징하는 글자의 의미는 아래와 같다.

"甲"은 "出甲于甲"로서 "협(莢)"자와 같고 새싹이 흙을 뚫고 나오는 초생 현상을 뜻한다.

"乙"은 "奮軋于乙"로서 어린 싹이 점차 꿈틀거리며 생장하는 것을 의미한다.

"丙"은 "明炳于丙"으로서 양기가 충만하여 생장이 뚜렷한 것을 의미한다.

"丁"은 "萬物于壯"·"大盛于丁"으로서, 어린 싹이 끊임없이 장대하게 성장하는 것을 의미한다.

"戊"는 "豊楙于盛"으로서 어린 싹이 날로 무성해지는 것을 의미한다.

"己"는 "理紀于己"로서 어린 싹의 성숙이 이미 극에 달한 것을 의미한다.

"庚"은 "斂更于庚"으로서 만물이 수렴되기 시작하는 것을 의미한다.

"辛"은 "悉新于辛"으로서 만물의 생기가 온양되는 것을 의미한다.

"壬"은 "懷妊于壬"으로서 새로운 생명이 이미 잉태되기 시작함을 의미한다.
"癸"는 "陳揆于癸"로서 새로운 생명이 또 다시 시작되려는 것을 의미한다.

십이지지를 상징하는 글자의 의미는 아래와 같다.
"寅"은 "萬物始生螾然也"로서 만물이 처음 생겨 움튼다는 뜻이다.
"卯"는 "言茂也"로서 양기가 성하여 만물이 생장한다는 의미이다.
"辰"은 "萬物之蜄也"로서 만물의 생장이 뚜렷한 것을 의미한다.
"巳"는 "陽氣之巳盡"으로서 양기가 극에 달하여 쇠퇴하는 것을 의미한다.
"午"는 "陰陽交日午"로서 양이 음으로 교체되는 것을 가리킨다.
"未"는 "萬物皆成有滋味也"로서 만물이 완성되어 맛(味)이 충만함을 의미한다.
"申"은 "陰用事, 申賊萬物"로서 음을 부려서 만물을 수렴하는 것을 의미한다.
"酉"는 "萬物之老也"로서 만물이 노쇠해지는 것을 의미한다.
"戌"는 "萬物盡滅"로서 만물이 소멸되는 것을 의미한다.
"亥"는 "陽氣藏于下"로서 양기가 땅속으로 잠장되는 것을 의미한다.
"子"는 "陽氣始萌, 孳生于下"로서 양기가 자라기 시작하여 땅속에서 자생(孳生)하는 것을 의미한다.
"丑"은 "紐牙于丑"으로서 음기가 극에 달해 쇠퇴하고 양기가 생발함을 의미한다.

春			夏			秋			冬		
正月	二月	三月	四月	五月	六月	七月	八月	九月	十月	十一月	十二月
寅	卯	辰	巳	午	未	申	酉	戌	亥	子	丑

이로써 천간과 지지는 그 차례가 단순히 숫자의 배열에 그치는 것이 아니라, 생(生)·장(長)·화(化)·수(收)·장(藏)·재생장의 의미를 담고 있음을 알 수 있다.

옛 사람들은 이 干支를 계절·방위·장부기능·치료방법 등에 연계시켰다. 예를 들면《소문·장기법시론》에서 "간은 봄이 주관하고 족궐음경·족소양경을 치료하며, 그 일(日)은 갑·을이다. 간은 급한 것을 싫어하므로 급히 단맛을 먹어 이를 완화해야 한다. 심은 여름이 주관하고 수소음경·수태양경을 치료하며, 그 일은 병·정이다. 심이 완만한 것을 싫어하므로 급히 신맛을 먹어 이를 수렴해야 한다. 비는 장마철〔長夏〕이 주관하고 족태음경·족양명경을 치료하며, 그 일(日)은 무·기이다. 비는 축축한 것을 싫어하므로 급히 쓴맛을 먹어 이를 말려야 한다. 폐는 가을이 주관하고 수태음경·수양명경을 치료하며, 그 일은 경·

신이다. 폐는 기가 치솟는 것을 싫어하므로 급히 쓴맛을 먹어 이를 하강시켜야 한다. 신은 겨울이 주관하고 족소음경·족태양경을 치료하며, 그 일은 임·계이다. 신은 건조한 것을 싫어하므로 급히 매운맛을 먹어 이를 적셔줘야 한다. 살결을 열어주고 진액을 이르게 하며 기를 통하게 한다."306)고 하였다.

2. 간지(干支)의 음양오행 배속과 운용

干支의 음양오행 배속은 〔표-1〕에서 보는 바와 같다. 방법은 십천간(十天干)은 갑(甲)·을(乙)·병(丙)·정(丁)·무(戊)·기(己)·경(庚)·신(辛)·임(壬)·계(癸)의 순서로 진행하고, 십이지지(十二地支)는 자(子)·축(丑)·인(寅)·묘(卯)·진(辰)·사(巳)·오(午)·미(未)·신(申)·유(酉)·술(戌)·해(亥)의 순서로 진행되는데 이 배열순서 중 홀수 번째는 양에 배속하고 짝수 번째는 음에 배속한다.

그리고 천간과 지지를 서로 배합하여 연월일시(年月日時)를 표시하게 되는데 그 방법은 십천간(十天干)과 십이지지(十二地支)를 배열 순서대로 서로 짝을 맞추어 가면 된다. 그런데 천간은 10개이고 지지는 12개이므로 천간과 지지의 짝을 모두 한 번씩 맞추면 총 60개(〔표-2〕를 참조)가 되니 60년을 1주기로 해서 계속 돌아가게 된다. 그래서 갑자년에서 만 60년이 지나면 다시 갑자년이 돌아오므로 이를 환갑(還甲)이라고 하는 것이다.

〔표-1〕 干支의 (형제) 음양오행 배속표

天干	甲	乙	丙	丁	戊	己	庚	辛	壬	癸
地支	寅	卯	午	巳	辰 戌	丑 未	申	酉	子	亥
陰陽	陽	陰	陽	陰	陽	陰	陽	陰	陽	陰
五行	木		火		土		金		水	
方位	東方		南方		中央		西方		北方	

306) 肝主春, 足厥陰少陽主治, 其日甲乙, 肝苦急, 急食甘以緩之; 心主夏, 手少陰太陽主治, 其日丙丁, 心苦緩, 急食酸以收之; 脾主長夏, 足太陰陽明主治, 其日戊己; 脾苦濕, 急食苦以燥之; 肺主秋, 手太陰陽明主治, 其日庚辛, 肺苦氣上逆, 急食苦以泄之; 腎主冬, 足少陰太陽主治, 其日壬癸, 腎苦燥, 急食辛以潤之, 開腠理, 致津液, 通氣也.

〔표-2〕 六十甲子表

甲子	乙丑	丙寅	丁卯	戊辰	己巳	庚午	辛未	壬申	癸酉
甲戌	乙亥	丙子	丁丑	戊寅	己卯	庚辰	辛巳	壬午	癸未
甲申	乙酉	丙戌	丁亥	戊子	己丑	庚寅	辛卯	壬辰	癸巳
甲午	乙未	丙申	丁酉	戊戌	己亥	庚子	辛丑	壬寅	癸卯
甲辰	乙巳	丙午	丁未	戊申	己酉	庚戌	辛亥	壬子	癸丑
甲寅	乙卯	丙辰	丁巳	戊午	己未	庚申	辛酉	壬戌	癸亥

三. 오운(五運)

오운(五運)이란 토운(土運)·금운(金運)·수운(水運)·목운(木運)·화운(火運)의 총칭이다. 운(運)이란 바퀴처럼 돌고 돌며 왕래하기를 그치지 않는다는 뜻이다. 오운은 오행을 태세(太歲)의 천간(天干), 즉 년간(年干)에 배합 운용하여 세운(歲運:그 해의 五運)과 각 계절 기후변화의 상변(常變)을 분석·설명하는 것으로서, 대운(大運:中運)·주운(主運)·객운(客運)이 있다.

1. 중운(中運) = 대운(大運)

중운(中運)은 대운(大運) 또는 세운(歲運)이라고도 칭하는데, 그 해의 전반적인 기후변화와 인체변화의 총괄적인 정황을 설명하며, 동시에 객운(客運)을 추측하는 기초가 된다.

중운은 태세(太歲) 천간의 부부오행을 기준으로 하여 추산한다. 천간의 부부오행이란 십천간(十天干)을 원형으로 배열했을 때 서로 반대편에 있는 천간과 음양으로 만나 새로운 오행으로 변화한 화기(化氣) 오행을 말한다. 즉 甲己化土, 乙庚化金, 丙辛化水, 丁壬化木, 戊癸化火를 말한다.[307] ([표-3]을 참조.)

307) 십천간의 화기오행(化氣五行)은 바로《소문·오운행대론(五運行大論)》의 이른바 오기경천(五氣經天) 즉 "단천(丹天)의 화기(火氣)가 牛·女·奎·壁의 사수(四宿)가 있는 곳을 지나 戊癸의 방위에 하림(下臨)하므로 戊癸가 火運을 주관하며, 黅天의 土氣가 心·尾·角·軫의 사수(四宿)가 있는 곳을 지나 甲己의 방위에 하림하므로 甲己가 土運을 주관하며, 창천(蒼天)의 木氣가 危·室·柳·鬼의 사수가 있는 곳을 지나 丁壬의 방위에 하림하므로 丁壬이 木運을 주관하며, 소천(素天)의 金氣가 亢·氐·昴·

〔표-3〕 天干의 夫婦五行(＝化氣五行)

天干	甲	己	乙	庚	丙	辛	丁	壬	戊	癸
化氣五行	土		金		水		木		火	

〔표-4〕 中運의 太過·不及과 五音健運 추산표

中運＝大運	土運		金運		水運		木運		火運	
年干	甲	己	乙	庚	丙	辛	丁	壬	戊	癸
太過 不及	太過	不及	不及	太過	太過	不及	不及	太過	太過	不及
五音健運	太宮	少宮	少商	太商	太羽	少羽	少角	太角	太徵	少徵

중운의 태과(太過)·불급(不及)은 천간의 음양을 따라 양간(陽干)이면 태과의 해로 음간(陰干)이면 불급의 해로 판단하되(〔표-4〕를 참조) 다음의 세 가지 조건 중의 하나 이상에 해당될 경우에는 과불급이 없는 평기(平氣)의 해로 판단한다.

첫째는 太過而被抑(태과이피억)이니 운이 태과하더라도 사천지기에 의해 피극(被克)된 경우[308]이며, 둘째는 不及而得助(불급이득조)이니 운이 불급하더라도 사천지기 또는 연지의

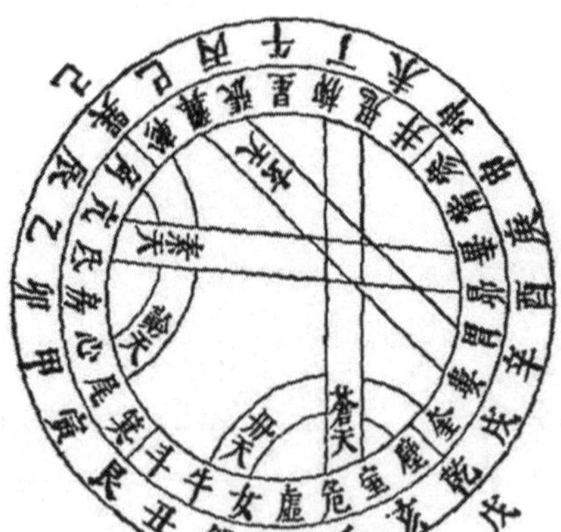

五氣經天化五運圖

畢의 사수가 있는 곳을 지나 乙庚의 방위에 하림하므로 乙庚이 金運을 주관하며, 현천(玄天)의 水氣가 張·翼·婁·胃의 사수가 있는 곳을 지나 丙辛의 방위에 하림하므로 丙辛이 水運을 주관한다." 고 한 내용에 근거하고 있다.

이밖에도 월건법(月建法)과 십이소설(十二肖說)이 있는데, 또한 십간주운(十干主運)의 근거가 된다. 여기에 참고로 《유경도익》의 글을 싣는다. 《유경도익》 제2권의 又五運圖解에 이르기를 "月建者單擧正月爲法, 如甲己之歲, 正月首建丙寅, 丙者, 火之陽, 火生土, 故甲己爲土運; 乙庚之歲, 正月首建戊寅, 戊者, 土之陽, 土生金, 故乙庚爲金運; 丙辛之歲, 正月首建庚寅, 庚者, 金之陽, 金生水, 故丙辛爲水運; 丁壬之歲, 正月首建壬寅, 壬者, 水之陽, 水生木, 故丁壬爲木運; 戊癸之歲, 正月首建甲寅, 甲者, 木之陽, 木生火, 故戊癸爲火運. 此五運生於正月之建者也. 十二肖者, 謂十二宮中, 惟龍善變而屬辰位, 凡十干起甲, 但至辰宮, 卽隨其所遇之干而與之俱變矣. 如甲己干頭, 起於甲子, 至辰屬戊, 戊爲土, 此甲己之所以化土也; 如乙庚干頭, 起於丙子, 至辰屬庚, 庚爲金, 此乙庚之所以化金也; 丙辛干頭, 起於戊子, 至辰屬壬, 壬爲水, 此丙辛之所以化水也; 丁壬干頭, 起於庚子, 至辰屬甲, 甲爲木, 此丁壬之所以化木也; 戊癸干頭, 起於壬子, 至辰屬丙, 丙爲火, 此戊癸之所以化火也. 此又五運之遇龍而變者也."라고 하였다.

오행속성이 대운과 같아서 도움을 받는 경우[309]이며, 셋째는 간덕부(干德符)이니 대운이 교사(交司)하는 일시(日時)인 대한일(大寒日)의 일간(日干) 또는 교사(交司) 시간과 대운의 천간이 부부오행(夫婦五行)으로 만나 상합되는 경우[310]이다.

예컨대 경오년의 대운은 "乙庚之歲, 金運統之"[311]라고 했으므로 금운(金運)이 된다. 그리고 경오년은 본래는 경(庚)이 양간(陽干)이므로 태과년(太過年)에 해당하나 오(午)에 의해 소음군화(少陰君火)가 사천(司天)하여 금운(金運)을 승극(勝克)하므로 '태과이피억(太過而被抑)'의 경우에 해당하여 평기의 해〔平氣之年〕가 된다.

2. 주운(主運)

주운(主運)은 일년 5계(五季) 중의 기후 변화의 상규(常規)를 설명하는 것이며, 각 운계(運季)의 시간은 매년 고정되어 변하지 않고, 각 운계(運季) 중에 있어서의 기후 변화는 기본적으로 매년 같으므로 주운(主運)이라고 한다.

주운(主運)의 추산(推算)은 대한일(大寒日)에서 기산(起算)하여[312] 오행의 상생 순서로

---

308) 太過而被抑으로 平氣가 되는 해 : 戊辰, 戊戌, 庚子, 庚午, 庚寅, 庚申.

309) 不及而得助로 平氣가 되는 해 : 乙卯, 乙酉, 丁巳, 丁亥, 己丑, 己未, 丁卯, 癸巳, 辛亥.

310) 干德符(간덕부) : 앞에서 언급하였듯이 매년 초운(初運)의 교체 시간은 대한일(大寒日)이다. 운이 교체되는 첫째 날에 年干과 日干이 서로 상합하거나, 또는 年干과 時干이 서로 상합하면 평기(平氣)를 이룬다. 예컨대 1932년 임신년(壬申年)의 초운이 교체되는 대한일의 제1일 간지는 정묘(丁卯)인데, 임신년의 年干인 壬과 대한일인 제1일의 日干인 丁이 상합하여 化氣五行으로 木에 속하게 되므로 임신년은 평기인 해로 추산할 수 있다.

311) 《素問·天元紀大論》: "甲己之歲, 土運統之, 乙庚之歲, 金運統之. 丙辛之歲, 水運統之. 丁壬之歲, 木運統之. 戊癸之歲, 火運統之."

312) 오운의 交司日 : 初運은 大寒日, 二運은 春分 후 13일, 三運은 芒種 후 10일, 四運은 處暑 후 7일, 五運은 立冬 후 4일에 각각 交司하는데, 교사하는 시간은 年支에 따라서 다음과 같이 약간의 차이가 있다.

① 申·子·辰年

초운(木) : 大寒日 寅時 初初刻에 시작된다.

이운(火) : 春分 후 13일 寅時 正一刻에 시작된다.

삼운(土) : 芒種 후 10일 卯時 初二刻 시작된다.

사운(金) : 處暑 후 7일 卯時 正三刻 시작된다.

오운(水) : 立冬 후 4일 辰時 初四刻 시작된다.

② 巳·酉·丑年

초운(木) : 대한일 巳時 初初刻 起.

이운(火) : 춘분 후 13일 巳時 正一刻에 시작된다.

5보를 진행하는데 매 보〔運〕마다 73일 5각을 차지하게 된다. 즉 초운(初運)은 목운(木運), 2운은 화운(火運), 3운은 토운(土運), 4운은 금운(金運), 종운(終運)은 수운(水運)으로 진행된다.

따라서 주운(主運) 상의 기후 변화는 항상 오행 속성에 의하므로 목운(木運:봄)에는 따뜻하고 바람이 많으며, 화운(火運:여름)에는 뜨겁고 더위가 많으며, 토운(土運:장마철)에는 습이 많고 무더우며, 금운(金運:가을)에는 서늘하고 메마르며, 수운(水運:겨울)에는 추위가 심한 기후 변화가 있게 된다.

3. 객운(客運)

객운(客運)은 일년 오운계(五運季) 중의 이상(異常) 기후 변화를 설명하는 것으로 매년 변경되어 객(客)의 왕래함과 같으므로 객운(客運)이라 한다.

객운(客運)의 추산은 중운(中運=大運)을 초운(初運)으로 하여 역시 오행의 상생 순서로 5步를 진행하는데 기산(起算)하는 교사시간(交司時間)은 主運과 같으며, 매 步(運)마다 73일 5각을 차지하게 된다.(〔표-5〕를 참조)

삼운(土) : 망종 후 10일 午時 初二刻에 시작된다.
사운(金) : 처서 후 7일 午時 正三刻에 시작된다.
오운(水) : 입동 후 4일 未時 初四刻에 시작된다.

③ 寅·午·戌年
초운(木) : 대한일 申時 初初刻에 시작된다.
이운(火) : 춘분 후 13일 申時 正一刻에 시작된다.
삼운(土) : 망종 후 10일 酉時 初二刻에 시작된다.
사운(金) : 처서 후 7일 酉時 正三刻에 시작된다.
오운(水) :입동 후 4일 戌時 初四刻에 시작된다.

④ 亥·卯·未年
초운(木) :대한일 亥時 初初刻에 시작된다.
이운(火) :춘분 후 13일 亥時 正一刻에 시작된다.
삼운(土) :망종 후 10일 子時 初二刻에 시작된다.
사운(金) :처서 후 7일 子時 正三刻에 시작된다.
오운(水) :입동 후 4일 丑時 初四刻에 시작된다.

※ 상술한 12시(子·丑·寅·卯·辰·巳·午·未·申·酉·戌·亥時)는 고대의 시간단위로서 각 시는 현재의 시간단위로 계산하면 2시간에 해당한다. 즉 밤 11시부터 새벽 1시까지를 子時라고 하고 이어서 2시간 단위로 12지지의 순서대로 丑時, 寅時, 卯時 …… 와 같이 진행한다. 그리고 만 1일은 100刻에 해당된다.

〔표-5〕 객운(客運) 추산표

年干 \ 運序	初運	二運	三運	四運	終運
甲 己	土	金	水	木	火
乙 庚	金	水	木	火	土
丙 辛	水	木	火	土	金
丁 壬	木	火	土	金	水
戊 癸	火	土	金	水	木

예컨대 경오년의 객운(客運)은 '을경화금(乙庚化金)'에 의해 중운(中運)이 금운(金運) 태과이므로, 초운을 金運으로 시작해서 차례로 수운(水運), 목운(木運), 화운(火運), 토운(土運)의 순서로 진행되며 각각 73일 5각(刻)의 기간 동안 그 오행 속성에 따른 기후 변화를 나타내게 된다.

4. 오음건운(五音健運)과 태소상생(太少相生)

주운(主運)과 객운(客運)도 중운(中運)과 마찬가지로 태과(太過)·불급(不及)이 있게 되는데, 이는 오행을 오음(五音:宮·商·角·徵·羽)에 배속시켜(〔표-4〕를 참조) "태과한 것이 가면 불급한 것이 따르고 불급한 것이 가면 태과한 것이 따른다(有餘而往, 不及隨之, 不足而往, 有餘隨之)."는 원칙에 따라 태과를 나타내는 태(太)가 불급을 나타내는 소(少)를 생(生)하고, 少는 다시 太를 생하여 이를 계속해 가는데 객운의 초운은 중운의 태과·불급에 따라 결정되고, 주운(主運)의 초운은 오운 중 중운과 같은 운(運)에서부터 태소상생(太少相生) 원칙에 따라 역산(逆算)하여 정한다. 즉 경오년의 경우 중운이 금태과(金太過)이므로, 객운은 태상(太商 → 金太過), 소우(少羽 → 水不及), 태각(太角 → 木太過), 소치(少徵 → 火不及), 태궁(太宮 → 土太過)의 순서로 진행되며, 주운은 태상(太商)에서 역산(逆算)하면 태상의 앞이 소궁(少宮)이 되고 소궁의 앞은 태치(太徵)가 되고 태치의 앞은 소각(少角)이 되므로 오행의 상생순인 소각(少角), 태치(太徵), 소궁(少宮), 태상(太商), 소우(少羽)의 순서로 진행된다.

그러나 경오년은 실제에 있어서 태과운인데 억제되어(運太過而被抑) 평기지년(平氣之年)이 되므로 오음건운(五音健運)이 적용되지 않는다고 보아야 할 것이다.

5. 中運·主運·客運 간의 관계

중운(中運)은 1년 전체의 기후 및 인체의 총괄적인 정황을 설명하며, 주운(主運)은 1년 각 계절의 기후 및 인체의 상규(常規)변화를 설명하며, 객운(客運)은 1년 중 각 계절의 기후 및 인체 변화의 특수적 정황을 설명한다. 삼자 간의 관계는 중운이 가장 중요하고 그 다음이 객운이며 주운은 매년 같다.

四. 육기(六氣)

육기(六氣)는 풍(風)·화(火)·열(熱→暑)·습(濕)·조(燥)·한(寒) 등 여섯 가지 부동(不同)한 기운의 총칭이다. 이는 천지음양의 소장변화에 의해 생기는 것으로 다시 주기(主氣)와 객기(客氣)로 나뉜다. 육기의 추산은 대한일(大寒日) 교사시(交司時)부터 기산하며, 1년을 육보(六步)로 나누어 매 기(氣)마다 네 절기 동안(1步:60일 87각 반의 기간)을 주장하므로, 초지기(初之氣)는 대한일(大寒日)부터 춘분일(春分日)까지, 이지기(二之氣)는 춘분일부터 소만일(小滿日)까지, 삼지기(三之氣)는 소만일부터 대서일(大暑日)까지, 사지기(四之氣)는 대서일부터 추분일(秋分日)까지, 오지기(五之氣)는 추분일부터 소설일(小雪日)까지, 육지기(六之氣)는 소설일부터 다음해 입춘일(立春日)까지 각각 주장한다.

이십사절기는 1년의 기후변화를 살펴 양력에 근거하여 매 절기마다 15일씩 24개의 마디로 나눈 것을 말하며, 대한(大寒)·입춘(立春)·우수(雨水)·경칩(驚蟄)·춘분(春分)·청명(淸明)·곡우(穀雨)·입하(立夏)·소만(小滿)·망종(芒種)·하지(夏至)·소서(小暑)·대서(大暑)·입추(立秋)·처서(處暑)·백로(白露)·추분(秋分)·한로(寒露)·상강(霜降)·입동(立冬)·소설(小雪)·대설(大雪)·동지(冬至)·소한(小寒)의 순서로 진행된다.([표-6]과 육기절령도 참조. 육기절령도는 시계 방향으로 돌아간다.)

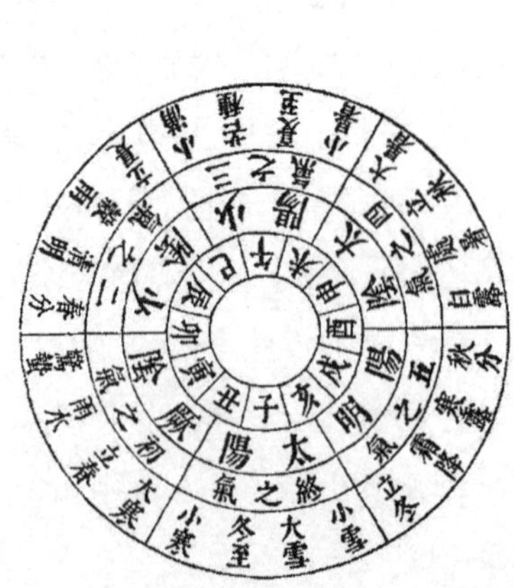

육기절령도(六氣節令圖)

〔표-6〕 六氣 六步와 24節氣 배합표

月分	12월	1월		2월		3월		4월		5월		6월		7월		8월		9월		10월		11월		12월
六步	初之氣				二之氣				三之氣				四之氣				五之氣				終之氣			
24節氣	大寒	立春	雨水	驚蟄	春分	淸明	穀雨	立夏	小滿	芒種	夏至	小暑	大暑	立秋	處暑	白露	秋分	寒露	霜降	立冬	小雪	大雪	冬至	小寒
主氣	厥陰風木				少陰君火				少陽相火				太陰濕土				陽明燥金				太陽寒水			

1. 주기(主氣)

주기(主氣)는 '주시지기(主時之氣)'로서 주운(主運)과 같이 매년 각 계절기후의 상규변화(常規變化)를 설명하고 고정불변하므로 주기라 칭한다. 주기는 1년을 6보로 나누어 5행의 순서로 — 즉 풍(風:木)→열(熱:君火)→화(火:相火)→습(濕:濕土)→조(燥:燥金)→한(寒:寒 水)의 순서로 배열하여 진행되는데, 각 주기마다 1보씩 60일 87각 반의 기간을 주장하여 각 주기의 오행 속성에 따른 기후 변화를 나타낸다.

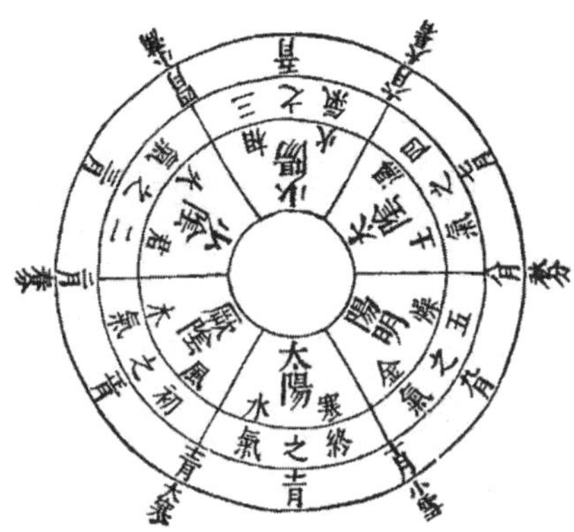

매년 주기도(主氣圖)

2. 객기(客氣)

객기(客氣)는 연중 각 계절기후의 이상변화 내지 특수정황을 설명하는 것으로 매년 변화하여 객(客)의 왕래함과 같이 무상(無常)하므로 객기라 한다. 객기는 육기의 삼음삼양 순서로 배열하여 주기(主氣)처럼 각 객기마다 1보 60일 87각 반의 기간을 주장하여 각 객기의 오행 속성에 따른 기후 변화를 나타낸다.

삼음삼양(三陰三陽)은 음양의 편차를 나타낸 것으로 일음(一陰)은 궐음(厥陰), 이음(二

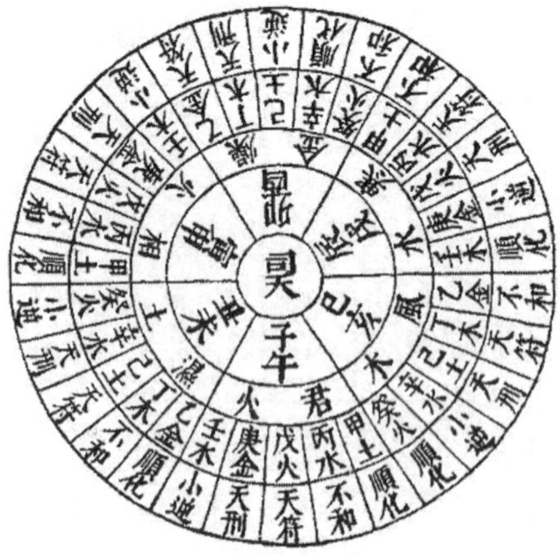

60년 기운상림역순도(氣運相臨逆順圖)

陰)은 소음(少陰), 삼음(三陰)은 태음(太陰), 일양(一陽)은 소양(少陽), 이양(二陽)은 양명(陽明), 삼양(三陽)은 태양(太陽)이 되므로 객기는 궐음풍목(厥陰風木)·소음군화(少陰君火)·태음습토(太陰濕土)·소양상화(少陽相火)·양명조금(陽明燥金)·태양한수(太陽寒水)의 순서로 진행하는데, 태세(太歲)의 연지(年支)에 근거하여 먼저 사천지기(司天之氣)를 알아낸 다음 삼음삼양 순서에 근거하여 나머지 객기인 초지기·이지기와 사지기·오지기·종지기(終之氣)를 추산한다. 여기서 사천지기는 항상 그 해의 삼지기가 되고 재천지기(在泉之氣)는 항상 그 해의 종지기가 된다.

사천지기와 재천지기는 그 해〔太歲〕의 연지(年支)와 삼음삼양 및 육기·오행을 배합하여 추산하는데, 사해년(巳亥年)은 궐음풍목(厥陰風木), 자오년(子午年)은 소음군화(少陰君火), 축미년(丑未年)은 태음습토(太陰濕土), 인신년(寅申年)은 소양상화(少陽相火), 묘유년(卯酉年)은 양명조금(陽明燥金), 진술년(辰戌年)은 태양한수(太陽寒水)가 각각 사천(司天)한다.(〔표-7〕 참조)

〔표-7〕 年支와 三陰三陽 및 六氣·五行의 배속

地支	巳亥	子午	丑未	寅申	卯酉	辰戌
三陰三陽	一陰:厥陰	二陰:少陰	三陰:太陰	一陽:少陽	二陽:陽明	三陽:太陽
六氣 五行	風木	君火	濕土	相火	燥金	寒水

재천지기의 좌간(佐間)이 사천지기의 초지기가 되고 사천지기의 우간(右間)이 재천지기의 초지기가 되는데 사천지기는 전반년(前半年)의 기후변화를 주장하고, 재천지기는 사천지기와 음양이 반대되는 것으로 종지기가 되어 하반년(下半年)의 기후변화를 주장한다.(〔표-8〕 참조)[313]

예컨대 경오년은 자오(子午) 소음군화(少陰君火)가 사천(司天)하고 양명조금(陽明燥金)이

313) 이와는 별도로 지지의 육합(六合) 오행으로 子丑合土·寅亥合木·卯戌合火·辰酉合金·巳申合水·午未合火가 있으며, 지지의 삼합(방위) 오행으로 亥卯未 東方木局, 寅午戌 南方火局, 巳酉丑 西方金局, 申子辰 北方水局이 있다.

재천(在泉)하므로, 초지기는 태양한수(太陽寒水)가 되고 2지기는 궐음풍목(厥陰風木)이 되며, 3지기는 소음군화(少陰君火)가 되고 4지기는 태음습토(太陰濕土)가 되며 5지기는 소양상화(少陽相火)가 되고 종지기는 양명조금(陽明燥金)이 된다.

〔표-8〕 年支와 客氣의 司天·在泉 배속

年支	巳亥	子午	丑未	寅申	卯酉	辰戌
司天	厥陰 風木	少陰 君火	太陰 濕土	少陽 相火	陽明 燥金	太陽 寒水
在泉	少陽 相火	陽明 燥金	太陽 寒水	厥陰 風木	少陰 君火	太陰 濕土

3. 객주가림(客主加臨)

객주가림(客主加臨)이란 매년 바퀴처럼 돌아가는〔輪轉〕 객기가 주기의 상(上)에 가림(加臨)하여 기화(氣化) 변화를 발생시키는 것을 말한다.

객주가림의 정황은 상득(相得)과 불상득(不相得) 및 순(順)·역(逆)의 경우로 나누어 볼 수 있는데, 상득(相得)은 주기와 객기가 상동(相同)하거나 상생하거나 객기가 주기를 극제하는 경우[314]이며, 불상득(不相得)은 주기가 객기를 극제하는 경우[315]이다. 객기가 주기를 극제하거나 모(母)가 자(子)의 위치에 임하거나 군화(君火)가 상화(相火)의 위치에 임하면 모두 순(順)이 되고[316], 주기가 객기를 극제하거나 자가 모의 위치에 임하거나 상화가 군화의 위치에 임하면 역(逆)이[317] 된다. 연지에 따른 객주가림 정황과 경오년(庚午年)의

314) 相得의 예
① 主客相同 : 丑未年의 初·二·三·五·終之氣, 寅申年의 三之氣.
② 客氣生主氣 : 子午年의 初·二·終之氣, 辰戌年의 初之氣.
③ 主氣生客氣 : 寅申年의 初·五·終之氣, 辰戌年의 初之氣, 寅申年의 初·二·四·五·終之氣.
④ 客氣克主氣 : 巳亥年의 初·二之氣, 辰戌年의 三·四·五之氣.

315) 不相得(主氣克客氣)의 예 : 辰戌年의 二之氣와 卯酉年의 初·三·四·五·終之氣.

316) 順의 예
① 客氣克主氣 : 巳亥年의 初·二之氣와 辰戌年의 三·四·五之氣.
② 母臨子位(客氣生主氣):子午年의 初·二·終之氣와 辰戌年의 初之氣.
③ 君火臨相火位 : 子午年의 三之氣.

317) 逆의 예
① 主氣克客氣 : 辰戌年의 二之氣와 卯酉年의 初·三·四·五·終之氣.
② 子臨母位(主氣生客氣) : 辰戌年의 初之氣와 寅申年의 初·二·四·五·終之氣, 丑未年의 三之氣.
③ 相火臨君火位 : 卯酉年의 二之氣.

객주가림 정황을 도표로 보이면 〔표-9〕와 같다.

〔표-9〕 年支別 객주가림 추산표

六 步		初之氣	二之氣	三之氣	四之氣	五之氣	終之氣
客氣	子午年	太陽寒水	厥陰風木	少陰君火	太陰濕土	少陽相火	陽明燥金
	丑未年	厥陰風木	少陰君火	太陰濕土	少陽相火	陽明燥金	太陽寒水
	寅申年	少陰君火	太陰濕土	少陽相火	陽明燥金	太陽寒水	厥陰風木
	卯酉年	太陰濕土	少陽相火	陽明燥金	太陽寒水	厥陰風木	少陰君火
	辰戌年	少陽相火	陽明燥金	太陽寒水	厥陰風木	少陰君火	太陰濕土
	巳亥年	陽明燥金	太陽寒水	厥陰風木	少陰君火	太陰濕土	少陽相火
主 氣		厥陰風木	少陰君火	少陽相火	太陰濕土	陽明燥金	太陽寒水

〔표-10〕 庚午年의 객주가림표

六步	客氣	五行 속성	主氣	五行 속성	相得否	順逆
初之氣	太陽寒水之氣	水	厥陰風木之氣	木	相得	順
二之氣	厥陰風木之氣	木	少陰君火之氣	君火	相得	順
三之氣	少陰君火之氣	君火	少陽相火之氣	相火	相得	同氣
四之氣	太陰濕土之氣	土	太陰濕土之氣	土	相得	同氣
五之氣	少陽相火之氣	相火	陽明燥金之氣	金	相得	順
終之氣	陽明燥金之氣	金	太陽寒水之氣	水	相得	順

위 표에서 보는 바와 같이 경오년(庚午年)의 객주가림 정황은 모두 상득(相得)이 되고 순(順) 또는 동기(同氣)가 되므로 극렬한 기후변화는 예상되지 않으며, 질병 역시 미약할 것으로 예측할 수 있다. 다만 삼기(三氣)와 사기(四氣)가 각각 화기(火氣)와 토기(土氣)가 중첩되어 있어서 승복(勝復)의 변화가 있을 가능성이 많다고 볼 수 있다.

五. 운기상합(運氣相合)

운(運)과 기(氣)의 양자는 상호 고립된 관계에 있는 것이 아니고 이들은 항상 상호작용하여 서로 영향을 끼치므로, 그 해의 기후변화의 상변(常變)을 분석·예측하기 위해서는 반드시 운과 기를 결합시켜서 고려해 보아야만 한다.

1. 운(運)과 기(氣)의 성쇠

운과 기의 성쇠는 대운(大運)과 사천지기의 오행속성상 생극관계로 판단한다. 운생기(運生氣)[318] 또는 운극기(運克氣)[319]의 경우를 운성기쇠(運盛氣衰)라 하고 기생운(氣生運)[320] 또는 기극운(氣克運)[321]의 경우를 기성운쇠(氣盛運衰)라고 하는데, 운기변화는 성(盛)한 것을 위주로 하고 쇠(衰)한 것을 보조적으로 고려하여 추측한다. 운생기 즉 오행속성상 대운(大運=中運)이 사천지기를 생하는 경우를 소역(小逆)이라 하고, 운극기 즉 대운이 사천지기를 극하는 경우를 불화(不和)라 하며, 기생운 즉 오행속성상 사천지기가 대운을 생하는 경우를 순화(順化)라 하고, 기극운(氣克運) 즉 사천지기가 대운을 극하는 경우를 천형(天刑)이라 한다. 순화(順化)의 해는 변화가 비교적 평화(平和)하고, 소역(小逆)·불화(不和)의 해는 변화가 비교적 크며 천형(天刑))의 해는 변화가 비교적 극렬하다.

경오년은 금운(金運)에 군화사천(君火司天)하므로 '기극운(氣克運)'이 되어 천형에 해당된다. 따라서 운기상합의 관점에서 본다면 경오년은 기후변화가 비교적 클 것으로 예측할 수 있다.

2. 운기동화(運氣同化)

운기변화는 결국 그 해의 태세(太歲)의 천간 즉 연간에서 오운의 변화를 추측하고 지지 즉 연지에서 육기의 변화를 추측하는 것이므로, 오운과 육기의 변화를 함께 놓고 분석해야만 정확한 판단을 할 수 있다. 특히 대운과 사천지기와 연지의 오행속성이 서로 같을 경우 동화되어 운기변화에 더 큰 영향을 줄 수 있는데 이러한 정황을 '운기동화(運氣同化)'라고

---

318) 운생기(運生氣:小逆) : 예컨대 신해년(辛亥年)의 연간은 辛이니 대운이 수운불급(水運不及)이고 연지는 亥이니 궐음풍목(厥陰風木) 司天이므로, 대운인 水가 사천지기인 木을 生하는 관계이다.

319) 運克氣(不和) : 예컨대 甲辰年의 甲己火土의 陽干年이므로 대운이 土運太過이고, 辰戌 太陽寒水 司天이므로, 대운인 土가 司天之氣인 水를 克하는 관계이다.

320) 氣生運(順化) : 예컨대 甲子年은 대운이 土運太過이고 子午 少陰君火 司天이므로, 사천지기인 火가 대운인 土를 生하는 관계이다.

321) 氣克運(天刑) : 예컨대 己亥年은 대운이 土運不及이고 巳亥 厥陰風木 司天이므로, 사천지기인 木이 대운인 土를 克하는 관계이다.

한다.

운기동화의 종류로는 중운(中運=大運)과 사천지기의 오행속성이 동일한 것을 천부(天符), 중운의 오행속성과 연지(年支=歲支)의 방위 오행속성이 동일한 것 중 간방(間方)을 뺀 것을 세회(歲會)[322], 천부이면서 세회인 것을 태을천부(太乙天符)라 하고, 태과년(太過年)의 中運과 재천(在泉)의 객기가 오행속성상 동일한 것을 동천부(同天符), 불급년(不及年)의 중운과 재천의 객기가 오행 속성상 상동한 것을 동세회(同歲會)라고 한다. 이를 연표로 표시하면 〔표-11〕과 같다.

기후변화가 세회(歲會)·동세회(同歲會)인 해는 비교적 평순(平順)하며, 천부(天符)·동천부(同天符)인 해는 비교적 심하고, 태을천부(太乙天符年)인 해는 매우 극렬하다. 따라서 경오년은 金 大運에 군화(少陰君火)가 사천(司天)하고, 양명조금(陽明燥金)이 재천(在泉)하므로 운기동화(運氣同化) 중 동천부(同天符)에 해당하며 기후변화가 퍽 심할 것으로 예상된다.

〔표-11〕 운기동화(運氣同化)의 연표(年表)

天符	己丑, 己未, 戊寅, 戊申, 戊子, 戊午, 乙卯, 乙酉, 丁巳, 丁亥, 丙辰, 丙戌 등 12년
歲會	丙子, 戊午, 丁卯, 乙酉, 甲辰, 甲戌, 己丑, 己未 등 8년
太乙天符	戊午, 乙酉, 己丑, 己未 등 4년
同天符	甲辰, 甲戌, 庚子, 庚午, 壬寅, 壬申 등 6년
同歲會	癸巳, 癸亥, 癸卯, 癸酉, 辛丑, 辛未 등 6년

六. 운기론의 한의학에서의 응용

《황제내경》 운기론의 전체내용 중에는 한의학의 생리·병리·진단·치법·용약(用藥) 등 이론 전반에 걸쳐서 매우 중요한 근거들을 풍부하게 제공해 주고 있다.

1. 매년의 기후변화와 질병유행을 추측한다

322) 중운과 연지(年支=歲支)의 오행 속성이 상동한 것 중 四正方인 子午卯酉와 중앙인 辰戌丑未인 해만 해당되며, 寅申巳亥는 間方이라 방위에서 한쪽으로 치우쳐있으므로 세회(歲會)에서 제외됨. 《황제내경소문·육미지대론》에 "木運臨卯, 火運臨午, 土運臨四季, 金運臨酉, 水運臨子, 所謂歲會."

(1) 일반적인 상황의 추측

매년 자연기후 및 질병의 일반적인 상황은 모두 운기에서 말하는 주운(主運)과 주기(主氣)의 변화규칙으로써 추측할 수 있다.

오운은 목이 초운(初運)인데, 초운 기간은 매년 대한에서 시작하여 춘분 전까지로서, 매년 봄철에 해당한다. 목은 하늘에서는 풍이며 인체에 있어서는 간이다. 따라서 매년 봄철의 기후변화는 풍기(風氣)의 변화가 비교적 크며, 인체에 있어서는 간기(肝氣)의 변화가 비교적 커서 간병(肝病)이 보다 많이 발생하는 특징이 있다.

이운(二運)은 화(火)인데, 이운 기간은 매년 청명에서 시작하여 망종 전까지로서, 매년 여름철에 해당한다. 화는 하늘에서는 열이고 인체에 있어서는 심장이다. 따라서 매년 여름철 기후변화는 점차 열기가 왕성해지고 인체에 있어서는 심기(心氣)가 점차 왕성해지며 심병(心病)이 보다 많이 발생하는 특징이 있다.

삼운(三運)은 토(土)인데, 삼운 기간은 매년 하지에서 시작하여 처서 전까지로서, 매년 여름철과 가을철 중간에 해당한다. 토는 하늘에서는 습이며 인체에 있어서는 비장(脾臟)이다. 따라서 여름과 가을 사이의 기후변화는 비가 많고 습기가 비교적 많으며, 인체에 있어서는 비기(脾氣)가 보다 왕성하고 장위(腸胃)의 질병이 많이 발생하는 특징이 있다.

사운(四運)은 금(金)인데, 사운 기간은 매년 백로에서 시작하여 입동 전까지로서, 매년 가을철에 해당한다. 금은 하늘에서는 조(燥)이며 인체에 있어서는 폐이다. 따라서 매년 가을철의 기후변화는 보다 건조하고 인체에 있어서는 폐기(肺氣)가 왕성하며, 호흡기 질병이 많이 발생하는 특징이 있다.

오운(五運)은 수(水)인데, 오운 기간은 매년 입동에서 시작하여 대한 전까지로서, 매년 겨울철에 해당한다. 수는 하늘에서는 한(寒)이고 인체에 있어서는 신이다. 따라서 매년 겨울철의 기후변화는 비교적 춥고, 인체에 있어서는 신기(腎氣)가 보다 왕성하여 골절 부위의 질병이 많으며, 감기에 걸리기 쉬운 특징이 있다.

육기(六氣)를 살펴보면 기본적으로는 오운(五運)과 비슷하다. 주기(主氣)의 초지기(初之氣)는 궐음풍목으로서, 이 기간은 대한에서 경칩까지의 네 절기를 포함하고 있으며, 매년 초봄에 해당한다. 이 기간의 기후변화 또한 바람이 잦고 간병(肝病)이 다발하는 특징이 있다.

이지기(二之氣)는 소음군화로서, 이 기간은 춘분에서 입하까지의 네 절기를 포함하고 있으며, 매년 늦봄과 초여름에 해당한다. 이 기간의 일반적인 기후변화 또한 점차 열이 왕성해지고 심병(心病)이 다발하는 특징이 있다.

삼지기(三之氣)는 소양상화로서, 이 기간은 소만에서 소서까지의 네 절기를 포함하고 있으며, 매년 여름철에 해당한다. 이 기간의 일반적인 기후변화 및 질병유행 또한 날씨가 매우 무덥고 심병(心病)과 서병(暑病)이 다발하는 특징이 있다.

사지기(四之氣)는 태음습토로서, 이 기간은 대서에서 백로까지의 네 절기를 포함하고 있으며, 매년 늦여름과 초가을에 해당한다. 이 기간의 일반적인 기후변화에는 습기가 보다 많고 비위병(脾胃病)이 비교적 다발하는 특징이 있다.

오지기(五之氣)는 양명조금으로서, 이 기간은 추분에서 입동까지의 네 절기를 포함하고 있으며, 매년 가을철과 겨울철의 중간에 해당한다. 이 기간의 일반적인 기후변화에는 몹시 건조하고 폐병(肺病)이 다발하는 특징이 있다.

종지기(終之氣)는 태양한수로서, 이 기간은 소설에서 소한까지의 네 절기를 포함하고 있으며, 매년 겨울철에 해당한다. 이 기간의 일반적인 기후변화는 매우 한랭하고 인체에 있어서는 관절 부위의 질병이 많이 발생하여 감기에 걸리기 쉬운 특징이 있다.

이상으로 매년 기후의 일반적인 변화를 살펴보면 봄철은 바람이 많고 여름철은 무더우며, 장마철은 습하고 가을철은 건조하며, 겨울철은 춥다는 것을 알 수 있다. 또한 매년의 일반적인 발병 상황은 봄철에는 간병(肝病)이, 여름철에는 심병(心病)이, 장마철에는 비병(脾病)이, 가을철에는 폐병(肺病)이, 겨울철에는 신병(腎病)이 많이 발생하는 것을 알 수 있다. 오계(五季)의 변화는 끊임없이 반복되는 것으로 매년 상황은 대체로 비슷하다.

(2) 특수상황의 추측

매년 기후변화와 질병의 유행은 (1)에서처럼 항상 일반적인 상황대로만 따라가는 것이 아니며 간혹 특수한 변화가 나타나기도 한다. 예를 들면 여름에 덥고 겨울에 추운 것은 일반적인 상황이다. 그렇다고 해서 매년 똑같이 덥고 똑같이 추운 것은 아니며 다소간 차이가 있기 마련이다. 그 중에서도 특히 어떤 해의 여름은 유난히 더 덥거나 오히려 덜 더울 수도 있으며, 어느 해의 겨울은 유난히 더 춥거나 따뜻해서 그 차이가 상대적으로 크게 나타날 수가 있다. 또한 봄에는 언제나 바람이 많지만 어떤 해의 바람은 다른 해의 바람 세기와 차이가 있으며, 장마철은 언제나 습기가 많지만 어떤 해의 습도는 다른 해의 습도와 비교할 때 많고 적은 차이가 있다. 가을은 본래 건조하지만 어떤 해의 가을은 오히려 습하기도 하고, 봄에는 본래 바람이 많지만 때로는 건조하기도 하다.

질병의 유행 또한 이와 마찬가지로 봄에는 본래 간병(肝病)이 많이 발생하지만 때로는 토사병(吐瀉病)이 매우 많이 발생하기도 한다. 가을에는 본래 폐병(肺病)이 많이 발생하지만 때로는 오히려 심병(心病)이 많이 발생하기도 한다.

나머지 변화 또한 이렇게 유추할 수 있는데, 만일 일반적인 상황과 상대적으로 크게 차이가 나타나면 모두 비정상적인 것이므로 자연기후 및 질병유행의 특수한 상황에 속하는 것이다. 옛사람들은 이러한 특수상황에 대해서도 미리 추측할 수 있다고 생각했는데, 바로 각 년의 대운(大運)과 객기(客氣)의 변화규율로써 추측하는 것이다. 이를 나누어 설명하면 다음과 같다.

1) 대운(大運)으로써 그 해의 기후변화와 발병상의 특수상황을 추측한다

매년 자연기후와 질병유행의 특수한 변화상황을 각 년의 대운(大運)으로써 추측할 수 있는데, 구체적인 추산 방법으로는 다음과 같은 두 가지 방법이 있다.

첫째, 대운의 오행속성에 따라 추산한다.

대운이 토(土)일 경우, 이 해의 기후변화는 습한 것이 특징이며, 질병에 있어서는 비병(痹病)이 비교적 많이 발생한다. 봄·여름·가을·겨울 사계에 모두 그 일반적인 변화의 기초 위에 습의 변화가 나타나거나 또는 비병(脾病)이 발생한다. 대운이 금(金)일 경우, 이 해의 기후변화는 건조한 것이 특징이며, 질병에 있어서는 폐병(肺病)이 많이 발생한다. 봄·여름·가을·겨울 사계에 모두 일반적인 변화 위에 조(燥)의 변화가 나타나거나 또는 폐병이 많이 발생한다. 나머지 각 운 또한 이와 같이 유추할 수 있다.

둘째, 대운의 태과·불급과 평기(平氣)로써 추산한다.

세운(歲運)이 태과한 해에는 기후변화 및 질병의 유행에 있어 세운 자체의 영향을 고려하고 아울러 오행의 생극관계에 따라 그 이기지 못하는 바를 고려해야 한다. 경자년(庚子年)과 신축년(辛丑年)을 예로 들면 다음과 같다.

경자년은 대운에 있어 금운(金運)이 태과한 해에 속한다. 따라서 경자년의 기후변화는 건조함을 특징으로 하며, 질병에 있어서도 폐병(肺病)이 특징이다. 세운이 태과한 해는 또한 세운이 승(勝)하는 것을 고려해야 하는데〔즉 금극목(金克木)의 오행 생극관계를 말함〕, 금은 목을 억제하므로 경자년의 기후가 건조한 특징이 있다는 것을 고려하고 아울러 풍의 특수한 변화에도 주의해야 하며, 질병에 있어서는 폐병(肺病)이 많이 발생하는 특징 외에도 간병이 많이 발생하는 것을 고려해야 한다.

신축년은 대운에 있어 수운(水運)이 불급한 해에 속한다. 따라서 신축년의 기후변화는 한(寒)이 특징이며, 질병에 있어서는 신병(腎病)이 많이 발생하는 특징이 있다. 세운(歲運)이 불급한 해는 또한 세운이 이기지 못하는 바를 고려해야 하는데, 수는 토를 이기지 못하므로(土克水) 신축년의 기후는 추운 특징 외에도 습의 특수한 변화가 있음에 유의해야 하며, 질병에 있어서는 신병이 다발하는 것 외에도 비위병 또한 다발하는 것을 고려해야 한다.

이밖에도 세운이 태과하거나 불급한 상황 하에서는 자연계와 인체에 이에 상응하는 일종의 복기(復氣)가 발생함으로써 지나치게 승(勝)한 것을 억제한다. 세운이 태과한 해에는 태과한 세운이 승(勝)하는 기운에 영향을 미친다. 그러나 그 영향이 일정한 정도에 이르면 그에 따르는 복기(復氣)가 발생하여 지나친 세운을 억제하게 된다. 예를 들면 경자년은 금운(金運)이 태과한 해로서 금은 목을 억제한다. 오행의 상극 원리에 따르면 화는 금을 억제하므로 목기(木氣)가 과도하게 억제 당하는 상황아래 화기(火氣)가 복기가 되어 비정상적인 상황이 발생한다. 따라서 경자년에는 기후에 있어 조(燥)의 특징과 풍의 특징 및 화의 변화에 유의해야 한다. 질병에 있어서는 폐병・간병 외에도 심병에 유의해야 한다.

또한 신축년은 수운(水運)이 부족한 해로서 수는 토를 이기지 못한다. 그러나 오행의 상극원리에 따르면 목기(木氣)가 복기가 되어 비정상적인 상황이 발생한다. 따라서 신축년의 기후는 한의 특징과 습의 특징을 고려해야 하고 아울러 풍의 특징에도 유의해야 하며, 질병에 있어 신병・비병 외에도 간병에 유의해야 한다.

이상과 같이 세운이 태과하거나 불급한 해를 막론하고 모두 본기(本氣)・승기(勝氣)・복기(復氣) 등 세 가지 측면에 유의해야 한다. 세운이 태과한 해에는 본기(本氣) 이외에도 자신이 이기는 기와 이기지 못하는 기에 유의해야 하며, 불급한 해에는 본기 이외에도 자신이 이기지 못하는 기와 자신을 이기는 기에 유의해야 한다. 이러한 관계는 앞에서 언급한 오행의 제화(制化) 관계를 운기에 구체적으로 운용한 것이다.

이 밖에 다음과 같은 두 가지 점을 명심해야 한다. 첫째, 세운이 태과한 해에는 세기(歲氣)가 비교적 일찍 도래하며, 세운이 불급한 해에는 세기의 도래가 비교적 늦다는 것이다. 둘째, 평기(平氣)인 해에는 어떠한 상황을 막론하고 모두 그 변화가 상대적으로 감소한다는 것이다. 이 두 가지 점 또한 매우 중요하다.

2) 사천(司天)・재천지기로써 그 해의 기후변화와 발병상의 특수 상황을 추측한다

매년의 기후와 발병할 때의 특수변화를 추측하기 위해서는 반드시 해당 년의 사천・재천의 객기(客氣)를 운용하여 분석해야 한다. 이는 매년 기후 및 질병변화가 해당 년의 사천・

재천지기와 밀접한 상관관계가 있기 때문이다. 일반적으로 사천지기는 상반년을 주관하고, 재천지기는 하반년을 주관한다. 경자년(庚子年)을 예로 들면 경자년의 연지는 자이고 지지의 자·오는 소음군화에 해당한다. 따라서 경자년은 소음군화사천이며, 소음(少陰)은 이음(二陰)으로 이음사천(二陰司天)에는 반드시 이양재천(二陽在泉)이 따르므로 경자년은 양명조금재천이다. 경자년은 군화사천·조금재천이므로 상반년에는 화기(火氣)가 변화를 주관하고 하반년에는 조기(燥氣)가 변화를 주관하며, 기후에 있어 상반년에는 평상시에 비해 얼마간 더 덥고 하반년에는 평년에 비해 얼마간 더 건조하며, 질병에 있어서 상반년에는 열병(熱病)·심병(心病)이 보다 많이 발생하고 하반년에는 조병(燥病)·폐병(肺病)이 보다 많이 발생한다.

그러나 반드시 주의해야 할 것은 사천·재천지기는 비록 각각 반년씩을 주관하지만 전반적으로 사천지기가 재천지기 및 좌우 네 간기(間氣)에 일 년 내내 영향을 미친다는 점이다. 경자년(庚子年)을 예로 들면 이 해의 변화는 반드시 전반년의 기후가 비교적 덥고, 하반년에는 비교적 건조하며, 전년의 기후에는 전술한 조(燥)·열(熱)의 특징 외에도 풍기(風氣)의 이상변화가 나타난다. 발병에 있어서 상반년에는 심병·열병이 보다 많이 발생하고 하반년에는 폐병·조병(燥病)이 많이 발생하는데, 전반년의 질병에 조(燥)·열(熱)의 특징 외에도 풍병(風病)·간병(肝病)을 동반하기 쉽다.

2. 인체의 생리 병리를 설명한다

운기론은 인체의 생리·병리와 진단·치법 등에 매우 풍부한 이론적 근거를 마련해 주고 있다. 육기와 장부·경맥의 상응관계를 통해 생리를 알 수 있고, 육음(六淫)의 발병과 임상병증을 통해 병리를 자세히 알 수 있다. 특히 《소문》의 기교변대론(氣交變大論)과 지진요대론(至眞要大論) 등에 풍부한 내용이 수록되어 있는데, 그 중에 대표적인 예가 《소문·지진요대론》의 십구병기(十九病機)이다.[323]

323) 《素問·至眞要大論》: "帝曰, 願聞病機何如. 岐伯曰, 諸風掉眩, 皆屬於肝, 諸寒收引, 皆屬於腎, 諸氣膹鬱, 皆屬於肺, 諸濕腫滿, 皆屬於脾, 諸熱瞀瘛, 皆屬於火, 諸痛痒瘡, 皆屬於心, 諸厥固泄, 皆屬於下, 諸痿喘嘔, 皆屬於上, 諸禁鼓慄, 如喪神守, 皆屬於火, 諸痙項强, 皆屬於濕, 諸逆衝上, 皆屬於火, 諸脹腹大, 皆屬於熱, 諸躁狂越, 皆屬於火, 諸暴强直, 皆屬於風, 諸病有聲, 鼓之如鼓, 皆屬於熱, 諸病胕腫, 疼酸驚駭, 皆屬於火, 諸轉反戾, 水液渾濁, 皆屬於熱, 諸病水液, 澄澈淸冷, 皆屬於寒, 諸嘔吐酸, 暴注下迫, 皆屬於熱. 故大要曰, 謹守病機, 各司其屬, 有者求之, 無者求之, 盛者責之, 虛者責之, 必先五勝, 疎其血氣, 令其調達, 而致和平, 此之謂也."

우주 태양계 중에서 천체운동은 크게는 공전운동을 하고 작게는 자전운동을 한다. 공전은 우선(右旋) 운동으로 인체에서는 정신영역과 상응하고 자전운동은 좌선(左旋) 운동으로 인체에서는 육체영역과 상응한다[324]. 이 중 우리가 살고 있는 지구에서는 지구의 자전을 통해서 주야 음양변화가 일어나고, 공전을 통해서 사시 육기변화가 일어나며 이 가운데에 만물의 생성변화가 일어난다.

외부의 육기가 인체에 감촉될 때 삼음삼양으로 반응하여 체내에도 육기가 생기는데 이를 내생육기(內生六氣)라고 한다. 이들의 상호관계를 설명하고 있는 것이 바로 표본중기(標本中氣)이다. 즉 삼음삼양은 표(標)가 되고 그에 해당하는 육기가 본기(本氣)가 되며 본기와 표리 관계에 있는 짝이 중기(中氣)가 된다. 예를 들면 태음(太陰)은 표가 되고 습(濕)은 본기가 되며 조(燥)는 중기가 된다. 또는 표가 태음이면 본기는 습이 되고 중기는 조가 된다.

육기의 종화규율(從化規律)을 보면 태음은 종본(從本)하고 양명은 종중(從中)하며, 소음과 태양은 종본(從本)하기도 하고 종표(從標)하기도 하며, 궐음은 종중(從中)하고 소양은 종본(從本)한다. 또 육기의 기화규율(氣化規律)을 보면 태음은 화습(化濕)하고 양명은 화조(化燥)하며, 소음은 화열(化熱)하고 태양은 화한(化寒)하며, 궐음은 화풍(化風)하고 소양은 화화(化火)한다. 따라서 인체는 육기의 종화규율과 기화규율에 따라 외부 육기에 반응하며 내생육기에 변화가 나타나 각 장부・경맥에 영향을 미친다.

일반적으로 생명체의 생존조건은 첫째 수분이 있어서 습도가 맞아야 하고, 둘째 온기가 있어서 온도가 맞아야 하며, 셋째 환경에 적응하며 생명활동을 영위하는 주체적인 동작행위가 있어야 한다. 이것이 바로 외부의 육기가 우리 몸에 감촉함에 따라 12경맥과 육장육부로 상응하며 내생육기가 생성되는 메커니즘이다. 우리 몸에 안으로 장부와 속락(屬絡)하며 밖으로 전신을 에워싸고 있는 12경맥의 이름에 수태음폐경・족양명위경과 같이 삼음삼양의 이름이 들어가 있는 이유이다. 이를 간단히 도표로 표시하면 〔표-12〕와 같다.

---

324) 이하 〔표-12〕의 내용까지는 격팔상생역침을 발명하신 유상(幽爽) 박병원선생님의 말씀을 정리한 것이다.

〔표-12〕 육기(六氣)와 장부(臟腑) 경맥(經脈)의 상응

① 습도(燥濕): 太陰濕土, 陽明燥金,		
手太陰 肺燥金		手陽明 大腸燥
	水氣	
足太陰 脾濕土		足陽明 胃濕土
② 온도(寒熱): 少陰君火(熱), 太陽寒水		
手少陰 心君火		手太陽 小腸君火
	溫氣	
足少陰 腎寒水		足太陽 膀胱寒水
③ 作爲(風火) : 厥陰風木, 少陽相火		
手厥陰 心包相火		手少陽 三焦相火
	行爲	
足厥陰 肝風木		足少陽 膽風木

3. 질병의 예방 및 진단·치료 등에 참고가 된다

사람은 천지간 기교(氣交) 중에 살고 있으므로 외재(外在) 기후변화는 어떠한 방면으로든지 반드시 인체건강에 영향을 미치게 되어 있다. 그러므로 오운의 태과·불급, 육기의 성쇠 및 운기상합(運氣相合) 후의 상조(相助)·피억(被抑)·승복(勝復) 등이 모두 인체의 정상적인 활동기능이나 어떤 질병발생 또는 그 치병(治病) 과정 등에 모두 영향을 미치게 되는데, 대체로 운기에 상응하는 장부와 그와 상극관계에 있는 장부·경락에 영향을 미친다.

그러므로 매년 연초에 그 해의 운기변화를 추산하면 한 해 동안의 기후변화와 질병유행의 일반적인 정황 및 특수한 정황을 어느 정도 미리 파악할 수 있다[325]. 그러므로 질병의

325) 예컨대 경오년의 경우에 금운(金運) 태과의 입장에서 보면 조기(燥氣)가 유행(流行)하여 본장(本藏)인 폐금(肺金)에 사기의 침입을 받으면 상해(常咳)·역기(逆氣)·견배통(肩背痛)을 앓기 쉽고, 고(尻)·음(陰)·고(股)·슬(膝)·비(臂)·천(腨)·행(胻)이 모두 아프기 쉬우며〔金病不能生水〕, '금극목(金克木)'으로 간장(肝臟)이 사기의 침입을 받으면 '兩脇滿痛, 引少腹, 目赤痛(양 협부가 그득하면서 아프고 아랫배가 땅기며 눈이 충혈되고 아픔)'·자양(眥瘍)·이무소문(耳無所聞:귀에 소리가 들리지 않음)·체중번원(體重煩冤:몸이 무거우며 가슴이 답답함)·흉통인배(胸痛引背:흉부에 통증이 있어 등이 땅김)·거협통불가반측(胠脇痛不可反側:겨드랑이와 옆구리가 아파서 옆으로 돌아눕지 못함) 등의 증상이 나타나기 쉬우며, 여름철에 목(木)의 자(子)인 화기(火氣)가 성해서 내복(來復)하면 '화극금(火克金)'으로 '기침에 의해 기가 치솟고 심하면 토혈·뉵혈 등의 병을 앓는' 등의 폐병이 발생한다.

그리고, 소음군화(少陰君火)의 사천(司天)으로 열음(熱淫)이 승(勝)하면 흉중번열(胸中煩熱)·혈설(血泄)·구뉵(鼽衄)·창양부종(瘡瘍胕腫)·심통(心痛)·복대만(腹大滿) 등의 증상이 나타나기 쉬운데, 이 경우 치법은 平以鹹寒하고 佐以甘苦하며 以酸收之한다. 양명재천(陽明在泉)하면 '燥淫所勝(조음소승)'으

예방과 임상 진단·치료에 있어서도 운기는 당연히 중요한 참고가 된다.

질병예방에 있어서 봄·여름에는 양기를 기름으로써 겨울에 추위로 인한 발병을 예방하고, 가을·겨울에는 음기를 기름으로써 여름에 더위로 인한 발병을 예방하는 것이 원칙이다. 또한 치료에 있어서도 "반드시 먼저 해당 년의 기후정황을 파악하여 천인상응의 규율을 위반해서는 안 된다."고 하였다.

예를 들면 경자년(庚子年)은 운기규율에 비추어 보면 반드시 날씨가 예년에 비해 건조하고 무더워 열증(熱證)이 많고 추풍(抽風) 증상이 발생하기 쉬우며, 주로 심·폐·간에 속하는 질병이 많을 것으로 추측할 수 있다. 따라서 경자년에는 이에 상응하는 예방조치를 취하여 인체의 건강에 미치는 나쁜 영향을 제거 또는 감소시킬 수 있다.

질병을 치료할 때도 이와 마찬가지로 해당 년의 기후변화와 질병의 유행상황에 따라 환자에 대해 전반적으로 분석해야 한다. 예를 들면 경자년에는 금운태과에 소음군화사천이므로 질병이 소재한 장부가 심·폐·간인지의 여부에 더욱 유의해야 하며, 증후의 성질이 열(熱)·조(燥)인지 더욱 유의해야 한다. 또한 신축년(辛丑年)에는 수운불급에 태음습토사천이므로 질병이 소재한 장부가 신·비·간인지의 여부에 더욱 유의하고, 증후의 성질이 한·습인지의 여부에 주의해야 한다. 나머지 각 년 또한 이와 같이 유추할 수 있다.

《소문·지진요대론》에서는 사천·재천지기의 태과에 대한 치료원칙, 즉 "풍기가 태과하여 체내에 침입한 경우는 신량(辛凉)한 약물로 치료하고, ……열기가 태과하여 체내에 침입한 경우는 함한(鹹寒)한 약물로 치료하며, ……한기가 태과하여 체내에 침입한 경우는 감열(甘熱)한 약물로 치료한다."[326]는 원칙을 명확하게 제시하였다. 역대 의학자들 중에도 운기론에 근거하여 치료한 실례가 매우 많다.

예를 들면 청대의 육구지(陸久芝)는《세보재의서(世補齋醫書)》에서 "동치 13년(서기 1875년)은 양명조금과 소양상화가 주관하는 해이고 동치 2년에 상해(上海)의 일부 지역에서 곽란이 유행하였는데, 모두 열증이었다. 당시 의사들은 환자의 손발이 차가운 것을 보고 정향·부자·생강·계지를 사용하였는데, 이 약을 투여하자마자 죽었다. 나는 갑자년(동치 3년)에 홀로 석고·황련·청풍 등을 사용하여 이 병을 치료하였다. 따라서 풍조(風燥)·조화(燥火)한 해에는 한량(寒凉)한 약을 사용하고, 한습(寒濕)·습한(濕寒)의 운에는 반드시 온(溫)한 약을 사용해야 한다."고 하였다. 또한《설생백의안(薛生白醫案)》에서 "정사년은 궐

로 희구(喜嘔)·'善太息, 心脇通, 不能反側(한숨을 잘 쉬고 심협통으로 잘 돌아 눕지 못함)'·익건면진(嗌乾面塵:목구멍이 건조하고 얼굴이 먼지가 낀 듯함)·신무고택(身無膏澤:전신에 윤기가 없음)·족외열(足外熱) 등의 증상이 나타나기 쉬운데, 이 경우 治以苦溫하고 佐以甘辛하며 以苦下之해야 한다.

326) 風淫于內, 治以辛凉, ……熱淫于內, 治以鹹寒, ……寒淫于內, 平以甘熱.

음풍목사천으로서 춘목(春木)의 기가 성하여 위토(胃土)를 억제하므로 트림을 하고 먹은 것을 토하는데, 우선 〔小半夏湯〕으로 위를 조화롭게 하고 오수유를 보좌약으로 써서 탁기를 몰아내야 한다."[327] 고 하였다.

4. 운기(運氣)와 질병의 관계를 설명한다

운기학은 자연계의 기후변화 규율에 관한 학설로서, 자연계의 모든 변화는 인체에 끊임없이 영향을 미친다. 운기(運氣)는 주로 기후변화가 인체의 질병에 미치는 영향을 예측함으로써 질병을 예방·진단·치료하는 데 참고자료로 사용한다. 이를 추산하는 요점은 태과와 불급, 생화와 억제의 실마리를 파악하는 데 있다. 그 요점을 간략하게 설명하면 다음과 같다.

(1) 대운(大運)의 태과·불급과 발병의 관계

대운(大運)이 태과하면 본기(本氣)가 유행하여 질병을 일으키고, 대운이 불급하여도 본기(本氣)를 억제하는 기가 크게 유행하여 질병을 야기한다. 평기(平氣)인 해에는 기후가 정상적으로 변화하는데, 설령 기후가 비정상적으로 변화한다 할지라도 변화의 폭이 비교적 작고 완만하다.

대운의 태과·불급으로 인한 기후변화와 발병 정황을 기술하면 다음과 같다.

1) 목운(木運)에 속하는 해는 임년(壬年)과 정년(丁年)인데, 임년은 태과하고 정년은 불급하다

① 太過 : 임년(壬申·壬午·壬辰·壬寅·壬子·壬戌年)은 양년(陽年)으로서, 목운(木運)이 태과하여 풍기(風氣)가 유행하고 비토(脾土)가 손상되므로 설사·창만·식욕감퇴·번민·권태 등의 증상이 나타나며, 목운이 태과하면 간양(肝陽)이 지나치게 성하므로 현훈·두통 및 화를 잘 내는 등의 증상이 나타난다.

② 不及 : 정년(丁卯·丁丑·丁亥·丁酉·丁未·丁巳年)은 음년(陰年)으로서, 목운(木運)이 불급하여 조기(燥氣:金氣)가 크게 유행하므로 초목이 우거지지 않고 숙살지기(肅殺之氣)[328]가 유행한다. 목기(木氣)가 쇠약하면 금기(金氣)가 더욱더 목기를 핍박하므로 형체

327) 丁巳風木司天, 春木氣震, 胃土受侮, 噯氣嘔食, 姑以小半夏湯和胃, 佐吳茱萸驅濁.

가 부족하고 중기(中氣)가 차가워져 장명·설사 등의 증상이 나타난다. 만약 조기(燥氣)가 왕성한데다 양명조금사천을 만나면 두 조기가 합쳐져 목기(木氣)가 정령(政令)을 행하지 못하고 토(土)를 억제하지 못하므로 조·토기가 모두 성해진다. 아울러 목기가 억제당하면 자기(子氣)인 화기(火氣: 木生火)가 내복(來復)하여 무더위가 유행하므로 한열(寒熱)·창양(瘡瘍)·옹좌(癰痤) 등의 서열병(暑熱病)이 발생한다.

2) 화운(火運)에 속하는 해는 무년(戊年)과 계년(癸年)인데, 무년은 태과하고 계년은 불급하다

① 太過 : 무년(戊辰·戊寅·戊子·戊戌·戊申·戊午年)은 양년(陽年)으로서 화운(火運)이 태과하여 서기(暑氣)가 유행하고 화사(火邪)가 폐금(肺金)을 손상하므로 해수·천식이 발생하며, 서사(暑邪)가 내부에 잠복하므로 학질이 발생한다. 폐와 대장은 표리 관계에 있으므로 화사가 양락(陽絡)을 손상하면 토혈(吐血)·뉵혈(衄血)이 발생하고, 화사(火邪)가 음락(陰絡)을 손상하면 대소변에 피가 섞여 나오거나 물을 쏟는 듯한 설사를 한다. 또한 화기(火氣)는 위로 치솟는 성질이 있으므로 인후건조·이롱(耳聾)·견배발열(肩背發熱) 등이 발생한다. 심화(心火)의 항진이 극에 달하면 심 자체가 손상되어 흉중·양협부·가슴·등·견갑부(肩胛部) 사이에 동통이 온다. 만약 화운(火運)이 태과한데다 소음군화·소양상화사천을 만나면 화기가 극에 달하여 수원(水源)이 메마르므로 헛소리·광란·해수천식·박혈망행(迫血妄行) 등의 증상이 나타난다.

② 不及 : 계년(癸酉·癸未·癸巳·癸卯·癸丑·癸亥年)은 음년(陰年)으로서 화운(火運)이 불급하므로 한수(寒水)의 기가 크게 유행하고 자신을 억제하는 토기(土氣)를 오히려 능멸하며, 화기(火氣)가 그 정령(政令)을 행하지 못하여 생기(생명력)가 왕성하지 못하고, 음한(陰寒)이 쌓여 양기가 화생하지 못하므로 생기가 더욱 시든다. 한기(寒氣)가 지나치게 성하므로 흉중에 통증이 오고 흉협부에 무엇이 끼인 듯하며 양늑골과 흉부·등·견갑(肩胛) 사이에 통증이 온다. 한기가 상부에 울결하면 안화(眼花)·현훈(眩暈)·심통(心痛)·실음(失音)·사지가 오그라들어 펴지 못하는 등의 증상이 나타나는데, 이는 모두 한수(寒水)의 기가 지나치게 성하여 양기가 인체를 따뜻하게 하지 못한 까닭이다. 화가 수의 억제를 받아 토를 생(火生土)하지 못하면 비장이 따뜻하게 자양받지 못하여 당설(溏泄)·창만(脹滿)·음식불하(飮食不下)·중한(中寒)·장설하주(腸泄下注)·복통(腹痛) 및 하지에 경련이 오거나 연약하고 저려서 걷지 못하는 등의 증상이 나타나는데, 이 가운데에는 토기(土氣)의 내복

328) 숙살지기(肅殺之氣) :가을의 찬 기운이 초목을 시들게 하는 것을 형용한 것이다.

(來復)으로 인해 습이 지나치게 성하여 야기된 것도 있다.

3) 토운(土運)에 속하는 해는 갑년(甲年)과 기년(己年)인데, 갑년은 태과하고 기년은 불급하다

① 太過 : 갑년(甲子·甲戌·甲申·甲午·甲辰·甲寅年)은 양년(陽年)으로서 토운(土運)이 태과하므로 비가 잦고 습기가 유행한다. 토기가 지나치게 성하면 신수(腎水)가 손상되고(土克水) 양기가 상승하지 못하므로 손발이 차고 복통이 발생하며, 습이 성하면 몸이 무겁다. 수기(水氣)가 억제 당하여 화기(火氣)를 억제하므로 열이 중초(中焦)에서 성하여 번민 등의 증상이 발생한다. 만약 토기가 지나치게 성하면 습기가 가득 차서 비가 손상되므로 사지를 추스르지 못하고 다리가 연약해져 걷지 못하며 오한으로 몸을 떨고 습이 쌓여 창만하며, 식욕이 떨어지는 등의 증상이 발생한다.

② 不及 : 기년(己巳·己卯·己丑·己亥·己酉·己未年)은 음년(陰年)으로서 토운(土運)이 불급하여 목기(木氣)를 억제하지 못하므로 풍기(風氣)가 유행한다. 목이 토의 허를 틈타 지나치게 성하므로 비기(脾氣)가 더욱 쇠약해지고, 비의 운화기능이 실조되어 승강이 뒤바뀌므로 곽란(霍亂)·변당(便溏)·신중(身重)·복통 및 기육이 떨리고 아픈 등의 증상이 발생한다. 풍기가 지나치게 성하면 근골에 동통이 오고 화를 잘 낸다. 토가 목의 억제를 받으면 토가 생한 금이 내복(來復)하므로 흉협폭통(胸脇暴痛)·단기(短氣)·태식(太息) 등의 증상이 발생한다. 이러한 해에 궐음풍목사천·소양상화재천을 만나면 불급한 토운이 소양상화재천의 도움을 받아(火生土) 태과해지고, 목기(木氣)가 태과한 토운(土運)을 억제하지 못하면 금기(金氣)도 내복(來復)하지 않으므로 상술한 질병이 발생하지 않는다.

4) 금운(金運)에 속하는 해는 경년(庚年)과 을년(乙年)인데, 경년은 태과하고 을년은 불급하다

① 太過 : 경년(庚午·庚辰·庚寅·庚子·庚戌·庚申年)은 양년(陽年)으로서 금운(金運)이 태과하여 조기(燥氣)가 유행하므로 간목(肝木)이 손상되어 협하(脇下) 및 소복동통(少腹疼痛)·목적통(目赤痛)·안각궤양(眼角潰瘍)·이롱(耳聾) 등의 증상이 발생한다. 금기(金氣)가 태과하면 간목(肝木)이 지나치게 손상되어 몸이 무겁고 가슴이 답답하며 흉부가 아프고 통증이 어깨와 등까지 파급되며 양쪽협부가 붓고 아프며 하복부까지 파급되는 등의 증상이 발생한다. 금기(金氣:燥氣)가 지나치게 성하면 목의 자기(子氣)인 화기(火氣)가 내복(來復)하여 금을 억제하므로 해천기역(咳喘氣逆)·호흡곤란·견배통(肩背痛) 등의 증상이 발생

한다. 금이 쇠약해져 수를 생하지 못하면(金生水) 엉치부위・음부・슬관절・대퇴부・관골(髖骨)・비장근(腓腸筋)・소퇴부(小腿部)・족부(足部) 등에 통증이 발생한다. 금기가 태과하여 간기(肝氣)를 억제하면 혈을 저장하는 간의 기능이 실조되어 토혈(吐血)・뉵혈(衄血)이 발생하고, 간의 조달기능(條達機能)이 실조되면 흉협부가 창만하고 아픈 증상이 발생한다.

② 不及 : 을년(乙丑・乙亥・乙酉・乙未・乙巳・乙卯年)은 음년(陰年)으로서 금운(金運)이 불급하므로 화기(火氣)가 유행한다. 금이 쇠약하여 목을 제약하지 못하면 목이 왕성해져 화를 생하므로 견배민중(肩背悶重:어깨와 등 부위가 무겁고 답답한 것)・코막힘・콧물・재채기・대변하혈 및 설사가 심한 등의 증상이 발생한다. 만약 금기(金氣)가 지나치게 쇠약하면 금의 자기(子氣)인 수기(水氣)가 내복(來復)하여 한기가 지나치게 성하므로 만물이 얼어붙고 눈이 내리는 등 혹한이 닥치며, 인체의 경우는 음기가 지나치게 성하여 양기를 외부에서 막는 음성격양(陰盛格陽)이 발생한다.

5) 수운(水運)에 속하는 해는 병년(丙年)과 신년(辛年)인데, 병년(丙年)은 태과하고 신년(辛年)은 불급하다

① 太過 : 병년(丙寅・丙子・丙戌・丙申・丙午・丙辰年)은 양년(陽年)으로서 수운(水運)이 태과하여 한기가 유행하므로 수기(水氣)가 심으로 치밀어 올라 심계・번열・사지궐랭(四肢厥冷) 및 헛소리를 하고 흥분하는 등의 증상이 발생한다. 수사(水邪)가 지나치게 성하면 토기(土氣)가 이를 억제하지 못하므로 복부가 붓고 기천해수(氣喘咳嗽) 등의 증상이 발생한다. 이러한 해에 태양한수사천을 만나면 비기(脾氣)가 상승하지 못해 진액을 산포하지 못하므로 복부창만・장명・설사・소화불량・구갈 등의 증상이 발생한다.

② 不及 :신년(辛未・辛巳・辛卯・辛丑・辛亥・辛酉年)은 음년(陰年)으로서 수운(水運)이 불급하므로 습토(濕土)의 기가 크게 유행하고 화기(火氣) 역시 지나치게 성한다. 습이 지나치게 성하면 인체의 경우는 복부창만・신중(身重)・당설(溏泄)・창양(瘡瘍)・요복동통(腰腹疼痛)・관절불리・족위궐랭(足痿厥冷:足部가 연약하고 냉한 것)・번민억울(煩悶抑鬱)・족부부종(足跗浮腫) 등의 증상이 발생한다. 이러한 해에 만약 태음습토사천・태양한수재천을 만나면 재천지기인 한수(寒水)의 영향으로 양기가 잠장되므로 복부가 창만하고 다리가 차가우면서 붓는 등의 증상이 발생한다. 만약 수기(水氣)가 태과한 토기(土氣)의 억제를 받으면 수의 자기(子氣)인 목기(木氣)가 내복(來復)하여 풍기가 지나치게 성해지므로 얼굴에 윤기가 없고 근골이 땅기며 잘 움직이지 못하고 근육경련이 일어나며 눈이 흐릿하여 사물이

잘 보이지 않고 풍진이 다발한다.

상술한 바를 종합하면 오운의 태과와 불급에는 모두 승기(勝氣)와 복기(復氣)가 있어 이들이 속한 장부의 발병에 영향을 미침을 알 수 있다. 그 정황은 모두 오행의 상생상극 관계로 설명할 수 있으나, 임상에서는 환자의 체질과 장부의 성쇠도 참고해야 한다.

(2) 육기(六氣)의 사천·재천과 발병의 관계

사천·재천의 육기(六氣)가 지나치게 성해져 야기된 기후변화는 인체의 발병에 뚜렷한 영향을 미친다. 사천(司天)은 상반년을 주관하고 재천(在泉)은 하반년을 주관하는데, 이를 구분하여 기술하면 아래와 같다.

자(子)·오년(午年)은 소음군화사천으로서 열기(熱氣)가 지나치게 성하므로 기후가 몹시 덥고 화기(火氣)가 유행한다. 인체의 경우는 심화(心火)가 지나치게 성하여 열사(熱邪)가 폐금(肺金)을 손상하므로 흉중번열(胸中煩熱)·인후건조·심통(心痛)·해수천식·해혈(唾血)·뉵혈(衄血)·한열·재채기·창양(瘡瘍)·어깨와 팔 및 결분에 통증이 발생한다. 만약 하반년에 양명조금이 지나치게 성하면 조기(燥氣)가 지나치게 성하므로 심협통(心脇痛)·구고(口苦)·구건(口乾)·피부와 얼굴에 윤기가 없고 한숨을 잘 쉬는 등의 증상이 발생한다.

축(丑)·미년(未年)은 태음습토사천으로서 습기가 지나치게 성하므로 장맛비가 많이 내린다. 인체의 경우는 피부부종(皮膚浮腫)·골절산통(骨節痠痛)·음비(陰痹)·요척두항동통(腰脊頭項疼痛)·현훈(眩暈)·대변곤란 등이 발생한다. 만약 습기(濕氣)가 열로 변하여 위열(胃熱)이 발생하면 소화가 잘되어 음식을 먹어도 배가 고프고, 열사가 폐락(肺絡)을 손상하면 기침을 할 때 피가 섞여 나오며, 습사가 성하여 신(腎)을 손상하면 신이 심을 자윤(滋潤)하지 못하여 명치 아래에 무엇이 달린 것 같으면서 아픈 증상이 발생한다. 하반년은 태양한수재천이 주관하므로 한기(寒氣)가 지나치게 성하여 살을 에듯 매섭게 춥고, 한기가 체내에 침입하므로 요척통(腰脊痛)·심통(心痛)·익통함종(嗌痛頷腫)·소복통으로 고환까지 땅기는 등의 증상이 발생하는데, 모두 한사(寒邪)가 족태양방광경을 손상한 까닭이다.

인(寅)·신년(申年)은 소양상화사천으로서 화기(火氣)가 지나치게 성하는데, 화는 위로 치솟는 성질이 있고 금을 억제하여(火克金) 폐금(肺金)의 청숙기능(淸肅機能)이 실조되므로 두통·발열·오한·해수·심번·흉중열(胸中熱)·비뉵(鼻衄) 등의 증상이 발생한다. 만약 폐의 치절기능(治節機能)[329]이 실조되면 전신부종·하리(下利) 등의 증상이 발생한다. 하반년은 궐음풍목재천이 주관하므로 풍기(風氣)가 지나치게 성하여 인체의 경우는 오한으로 으슬으슬 떨고 가슴이 답답하면서 열이 나며 하품이 잦고 양협부(兩脇部)가 편안하지 않으며 먹은 것이 소화되지 않고 구토·트림·방귀 및 몸이 무거운 등의 증상이 발생하는데, 이는 목이 왕성하여 토를 억제한 까닭이다.

묘(卯)·유년(酉年)은 양명조금사천으로서 조기(燥氣)가 지나치게 성하는데, 간기(肝氣)가 조금(燥金)의 억제를 받으면 소복통·퇴산(㿉疝)·안목혼매(眼目昏昧)·안각통(眼角痛)·인후건조 등의 증상이 발생한다. 금기(金氣)가 지나치게 성하여 목기(木氣)를 억제함으로 인해 목이 토를 다스리지 못하면 설사·장명(腸鳴) 등의 증상이 발생한다. 하반년은 소음군화재천으로서 열기가 지나치게 성하고, 열사가 내부를 핍박하므로 기상충흉(氣上衝胸:기가 흉부로 치솟는 것)·한열동통(寒熱疼痛)·목혼(目昏)·치통·안종(眼腫)·복부창만·창옹(瘡癰) 및 학질과 같은 발열 등의 증상이 발생한다.

진(辰)·술년(戌年)은 태양한수사천으로서 한기(寒氣)가 지나치게 성하는데, 한사(寒邪)가 성하면 血이 응체되어 옹양(癰瘍)·궐역(厥逆)·심통(心痛)·음사정류(飮邪停留) 등의 증상이 발생한다. 하반년은 태음습토재천으로서 습기가 지나치게 성하며, 장하(長夏)는 지음(至陰)에 속하는 계절이므로 인체에 습이 성하고, 양이 쇠약해지면 한습(寒濕)이 정체되고 심통이 발생하며 이롱(耳聾)으로 인해 잘 듣지 못한다. 만약 습과 열이 뒤섞여 훈증하면 인종(咽腫)·후비(喉痹)·변혈(便血)·요혈(尿血)이나 소변을 보지 못하는 등의 증상이 발생하며, 요항동통(腰項疼痛)·전측불리(轉側不利)·슬퇴동통(膝腿疼痛) 등의 증상이 나타나기도 한다.

사(巳)·해년(亥年)은 궐음풍목사천으로서 풍기(風氣)가 지나치게 성하므로 인체의 경우는 심위부(心胃部)에 동통이 발생하고 양협부(兩脇部)에까지 파급되며, 흉격(胸膈)과 인후가 막혀 음식물이 내려가지 않고 설근(舌根)이 뻣뻣해지며, 먹으면 토하고 소화되지 않은 음식물을 설사하며, 복부가 그득해지고 기가 맺혀 징가(癥瘕)가 형성되며, 소변이 잘 나오지 않는 등의 증상이 발생하는데, 이는 모두 풍목(風木)이 비토(脾土)를 억제하기 때문이다. 하반년은 소양상화재천으로서 화기(火氣)가 지나치게 성하는데, 화가 극에 달하면 한이 생하여 한과 열이 함께 오므로 적백하리(赤白下利)·요적(尿赤)·변혈(便血)·소복통(少腹痛) 등이 발생하며, 나머지는 소음군화재천과 같은 증후로 나타난다.

결론적으로 사천·재천의 기가 다르고, 육기의 변화가 각기 다르므로 인체의 질병도 다르게 나타난다. 단 이는 모두 오행의 상생상극 이론으로써 설명할 수 있다. 예컨대 소음군화

329) 치절기능(治節機能) : 심(心)을 도와 전신의 기혈운행을 조절하는 기능.

사천에는 화가 왕성하여 금을 억제하므로 심병·폐병·열성병이 흔히 나타나고, 양명조금재천에는 조기(燥氣)가 태과하고 금이 목을 억제하므로 폐병·간병·조병(燥病)이 흔히 나타난다. 나머지도 이와 같이 유추할 수 있다.

七. 운기학(運氣學)의 현대적 연구와 인식

임응추는 《운기학설·개설》에서 "운기학은 고대의 의학 기상학이다."라고 인정하였다. 최근 많은 학자들은 사료의 연구·검증을 통해 임응추와 같은 견해를 가졌을 뿐만 아니라 더욱 깊은 인식을 갖게 되었다.

조가준(趙嘉俊)[330]은 천진(天津) 지역의 기후를 종합하여 오운육기의 태과와 불급이 실제로 예측할 만한 가치가 있는 것인가에 대하여 관찰하였는데, 그 결과가 신뢰할 만하다. 예를 들면 무진년(戊辰年)의 운기는 "화운태과(火運太過)"인데, 기상자료에 따르면 해당 년 여름의 기후가 몹시 더워 최고기온이 41℃(7월 20일 기준)에 달하였고, 병오년(丙午年)의 운기는 "한기유행(寒氣流行)"으로서 해당 년 겨울의 기후는 매우 추워서 최저기온이 -22.9℃(2월 22일 기준)에 달하였는데, 이는 60년 만에 드물게 나타난 현상이다. 그는 또한 천진 지역의 기후자료를 검토한 후 운기학의 태과·불급을 응용하여 풍·우·조·습기 및 기후 관계를 관찰하였다. 예컨대 을해년(乙亥年)의 운기는 "풍기가 크게 유행하는 경우"로서 해당 년의 대풍(大風) 일수가 60일(예년의 대풍 일수는 41일이다)이었는데, 이는 21년만의 최고치이다. 갑진년(甲辰年)의 운기는 "비가 많고 습한 경우"로서 해당 년의 강우량은 862.1㎜(예년의 평균 강우량은 552.5㎜이다)이고, 평균 절대습도는 12.7mb(예년의 평균치는 11.6mb이다)여서 21년 만에 최고를 기록하였다. 정유년(丁酉年)의 운기는 "조기(燥氣)가 유행한 경우"로서, 해당 년의 평균 절대습도가 10.7mb를 기록하여 21년 만에 최저였으며, 전년의 대풍 일수가 41일에 달하고 강우량은 457.3㎜에 달하여 기후가 건조하였다. 이로써 운기학은 상당한 과학적 가치가 있음을 알 수 있다.

진우지(陳友芝)[331]는 항주(杭州) 지역의 기후변화에 근거하여 운기학설의 과학성을 다음과 같이 분석하였다. 병진년(丙辰年)의 운기는 "한기(寒氣)가 태과한 경우"였는데, 실제 기후를 살펴보면 해당 년의 겨울에 혹한이 엄습하여 최저기온이 -10.5℃를 기록하고 서호

330) 運氣의 太過·不及과 天津 氣候의 검증. 《浙江中醫雜志》(3):107, 1981.
331) 運氣學說과 杭州의 氣候. 《浙江中醫雜志》(5):201, 1980.

(西湖)가 두껍게 얼었는데, 이는 몇 십 년 만에 나타나는 현상이며, 60년 전에도 -10.5℃를 기록한 적이 있었다. 무오년(戊午年)의 운기는 "화열(火熱)이 태과한 경우"인데, 해당 년의 여름에 혹서가 유행하여 최고기온이 42.1℃에 달하였고, 무더위로 발병한 경우가 매우 많았다. 진씨는 또한 1951~1970년까지의 기상자료를 조사하였는데, 1957년 정유년(丁酉年)과 1967년 정미년(丁未年)은 모두 조기(燥氣)가 유행하는 해로서 기후가 마땅히 건조해야 했다. 기상자료에 따르면 1957년은 평균습도가 16.7mb로 20년 만에 가장 낮았고, 1967년은 강우량이 945.6㎜로서 20년 만에 가장 적은 해였다. 1962년 임인년(壬寅年)은 운기가 "풍기(風氣)가 크게 유행하는 경우"인데, 해당 년의 대풍 일수가 67일에 달하여 20년 만에 가장 많았다. 1961년 신축년(辛丑年)과 1964년 갑진년(甲辰年)의 운기는 모두 "비가 많고 습한 경우"인데, 기상자료에 따르면 1961년은 평균습도가 18.1mb이고, 1964년은 강우량이 2356.1㎜로서 20년 만에 최고를 기록하였다. 진씨는 이를 바탕으로 "운기의 추산과 실제가 부합하는 것은 오운육기 학설이 장기간의 관찰을 통해 얻어진 규율임을 증명한다."고 하였다.

염락화(閻樂和)[332]는 북경 지역의 기상자료를 분석하여 운기와 기상관측자료를 대조하였는데, 그 결과가 기본적으로 부합하였으므로 "운기학은 실용적인 가치가 있다. 단 미비한 점은 개별적인 추산이 항상 실제와 부합하지 않는다는 것이다. 이는 기가 이르는 데에는 늦고 빠름이 있기 때문에 반드시 실제 기상변화로써 그 치우침을 바로 잡아야 한다. ……현대과학지식으로 이를 충실히 해야만 진주가 바다로 흘러 들어가는 것과 같은 어리석음을 범하지 않을 것이다."라고 하였다.

전유림(田維霖)[333]은 운기추산과 실제 기상자료를 통해 기상을 검증·분석하였는데, 부합률이 70% 이상이었다. 전씨는 또한 운기학설과 임상 증상의 분석을 통해 마진(痲疹)의 유행과 운기의 관계는 매우 밀접하여 1년 간격으로 비교적 크게 유행하고 또한 짝수 년에 항상 나타나는데, 비교적 크게 유행하는 경우는 모두 자·오·인·신·진·술년이었으며, 유행주기와 대운년(大運年)의 주기는 부합하지 않았고, 운기와 상합 관계는 크게 유행하는 경우가 모두 세운(歲運)이 태과한 해여서 세운의 태과와 유관함을 설명하였다. 전씨의 자료에 근거하면 동남의 연해지역에서 발생하는 질병은 운기 변화의 영향을 뚜렷하게 받음을 알 수 있다. 예를 들면 화운(火運)이 태과한 해에는 호흡계통·간병·신경계통 질병이 상대적으로 증가하는데, 이는 《내경》에서 "화운이 태과하면 무더위가 유행하므로 폐금(肺金)이 화사(火邪)를 감수하여

332) 현대 氣象學을 응용하여 五運六氣 학설의 가치를 검증함. 《北京中醫學院學報》(5):12, 1984.
333) 35년간의 運氣學說 연구개황. 『浙江中醫雜志』(8):357, 1986.

숨이 차고 기침이 나며 혈이 하부에서 넘친다."고 한 것과 내재적인 연관이 있다.

흥미로운 것은 왕덕운(汪德雲)[334]의 독창적인 관찰이다. 그는 해당 년의 운기가 그 해의 질병에 영향을 미친다는 기록은 많으나, 출생 연월(배태가 성숙되는 시기)의 운기 정황이 질병의 발생에 영향을 미친다는 것은 관찰하지 않았다는 점에 착안하였다. 그는 무년(戊年)이 "화운(火運)의 해"로서, 《소문·지진요대론》의 "화운이 태과하면 무더위가 유행하므로 폐금이 화사를 감수한다."는 기록에 근거하여 38례의 천식 환자를 조사했는데 대부분 무년(戊年) 하반년에 출생하였고, 그 가운데 무신년(1908년)이 3례, 무오년(1918년)이 2례, 무진년(1928년)이 1례, 무인년(1938년)이 1례, 무자년(1948년)이 3례, 무술년(1958년)이 1례, 무신년(1968년)이 10례, 무오년(1978년)이 17례였다. 또한 계년(癸年)은 화운(火運)이 불급하고 한기(寒氣)가 크게 유행하므로 흉중통·흉부지만(脇部支滿:脇部에 무엇이 끼인 듯 답답한 증상)·양협통, 가슴·등·견갑 사이 및 양쪽 팔 안쪽이 아프며, 울모혼매(鬱冒昏昧)[335]·심통폭음(心痛暴喑:心痛이 발생하고 갑자기 말을 못하는 증상) 등이 발생한다고 여겼는데, 관찰 결과 계해년(1923년)에 출생한 3례와 계유년(1933년)에 출생한 3례는 모두 관상동맥경화증을 앓고 있어 상술한 바와 부합하였다. 이밖에도 신묘년(1951년)에 출생한 10여 례를 조사하였는데 모두 요퇴통(腰腿痛)이나 신장병을 앓고 있으며, 어떤 이는 신장 절제수술을 받은 바 있어 신년(辛年)은 "수운(水運)이 불급하고 습이 크게 유행하면 신기(腎氣)가 평형을 잃는다."는 논술과 부합하였다. 임진년(1952년)에 출생한 7례는 위장병·위궤양 등의 증상이 발생하여 "목운(木運)이 태과하고 풍기가 유행하면 비토(脾土)가 사기를 받는다."는 논술과 부합하였다. 정미년(1967년)에 출생한 16명의 소년과 정묘년(1977년)에 출생한 40명의 소아 대다수가 만성설사를 앓고 있어, 정년(丁年)은 "목운(木運)이 불급하고 조기(燥氣)가 크게 유행하며, 장명복사(腸鳴腹瀉)가 잘 발생한다."는 논술과 부합하였다.

상술한 바를 종합하면 비록 출신지·연령·성별·직업·생활환경은 다를지라도 배태발육(胚胎發育)이 동일한 운기에 속하면 임상에서 반영되는 질병이 일치하며, 그 속에는 내재적인 연관이 있음을 알 수 있다.

오백평(吳伯平)[336]은 상술한 운기학을 더욱더 확대 운용하여 다음과 같은 새로운 의견을 제기하였다. 즉 인류의 유전자와 유전정보에 대한 연구가 발전함에 따라 선조들의 체질이 후손들에게 상당한 정도로 영향을 미치는 메커니즘을 이해하게 되었다. 예컨대 임상에서

334) 出生年月의 運氣와 질병과의 관계. 『浙江中醫雜志』(3):106, 1981.

335) 울모혼매(鬱冒昏昧) : 마음이 답답하고 우울하며 현기증이 나고 심하면 일시적으로 의식을 잃는데, 잠시 후에 저절로 회복되는 것을 말한다.

336) 운기학설 소개. 《新疆中醫藥》(2):50, 1981.

부모가 고혈압을 앓으면 그 자녀도 고혈압을 앓기 쉽고, 부모의 장위가 허약하면 자녀들의 장위도 비교적 약함을 볼 수 있다. 이러한 유전인자에 배태기의 운기 요인이 주는 영향을 이용할 수 없는가? 예컨대 화열(火熱) 체질일 경우는 태양한수가 시령(時令)을 주관하는 대운년(大運年)에 잉태하면 그 다음 대는 한열과 음양이 균형을 이룬다. 즉 유전인자를 강화하려면 운기를 이용해야 한다는 것이다. 이는 미래의 과학과 우생학적 연구에 속하는 것으로서, 만약 운기학을 응용하여 이러한 문제의 규율을 찾아 낼 수 있다면 인류의 건강과 우생에 큰 공헌을 할 것이다. 그는 운기 요인을 고려하여 몇몇 질병의 발병을 관찰할 것을 제안하였다. 예컨대 광증(狂證)은 대부분 양(陽)·열(熱)·실증(實證)으로 인한 것이므로 화운(火運)이 주관하는 시기에 잘 발생하고, 관상동맥경화증은 일종의 혈어증(血瘀證)으로서 태양한수가 주관하는 시기에 잘 발생하며, 천식은 수운(水運)과 유관하고, 경궐(痙厥)은 궐음풍목과 유관하다. 이처럼 운기학을 통하여 각종 질병을 예보·관찰·통계할 수 있는데, 그 규율성을 밝혀낸다면 예방의학의 내용을 풍부히 할 수 있다.

장년순(張年順)[337]은 최근 운기학설과 각지의 실제기후를 비교 연구하였는데 비록 부합률이 50~100%로 고르지 않았으며, 시한이 비교적 짧아서(9~30년) 운기학에서 주장하는 60년 주기에는 미치지 못하였다. 따라서 그는 운기이론에 근거하여 매년 연간의 대운지기(大運之氣)와 연지의 사천·재천지기를 확정한 후에 그들의 상생상극·제약관계에 비추어 매 년의 기후변화(즉 燥·濕·平·風·寒·熱)를 판단하였는데, 그 결과는 다음과 같다.

부합 : 실제기후와 운기로써 예측한 기후가 일치함을 가리킨다. 즉 예측기후가 "조(燥)"하면 실제기후도 가뭄으로 나타나고, 예측기후가 "습(濕)"이면 실제기후도 장마로 나타나며, 예측기후가 "평(平:정상)"이면 실제기후도 정상적인 경우이다. 나머지 풍·한·열(온도와 기단만을 예측하므로 습도는 명확하지 않다)도 모두 이와 같다.

상반 : 실제기후와 운기로써 예측한 기후가 상반되는 것으로서 예측기후는 가뭄이나 실제기후는 장마로 나타나고, 예측기후는 장마이나 실제기후는 가뭄으로 나타나는 경우이다.

불부합 : 예측기후는 "평·풍·한·열"이나 실제기후는 가뭄으로 나타나고, 예측기후는 "습"이나 "조"인데 실제기후는 정상인 경우를 가리킨다.

결과 : 부합률이 최고인 곳은 50.6%이고, 최저인 곳은 21.5%이며, 평균 부합률은 37.0%였다. 상반율이 최고인 곳은 13.2%이고, 최저인 곳은 3.8%이며, 평균 상반율은 8.4%였다. 불부합률이 최고인 곳은 65.3%이고, 최저인 곳은 44.2%이며, 평균 불부합률은 54.6%였다. 이로써 정상적인 기후를 나타내는 해가 많으면 많을수록 부합률도 높아짐

---

337) 中國近五百年旱澇氣候對運氣學説驗證.《北京中醫學院學報》(1):7, 1986.

을 알 수 있다.

고대의 풍부한 역법・천문지식은 운기학의 형성에 과학적인 토대를 마련하였다. 《내경》의 "운기칠편(運氣七篇)"에서 운기이론을 인용하여 질병을 설명했는데, 이는 《내경》 시기에 이미 고대 의학 기상학(운기학의 완전한 체계)이 형성되었음을 설명한다. 운기학은 북송(北宋) 이후에 성행했으나, 그 신뢰성에 대해서는 견해가 일치하지 않아 운기학 중의 몇몇 견해, 예컨대 천간・지지・갑자・오행을 통해 점을 치는 등의 미신적 행위에 이용함으로써 적지 않은 오해와 편견을 불러 일으켰고, 이로 인해 거의 사라졌다. 그러나 역대의 저명한 과학자이자 의가인 심괄(沈括), 의가인 유완소(劉完素)・장원소(張元素)・장경악(張景岳)・이시진(李時珍) 등은 운기학을 긍정하였고, 섭천사(葉天士)・설생백(薛生白)・진수원(陳修園) 등도 구체적으로 운기학을 운용하였는데, 이는 운기학에 과학적인 내용이 들어 있음을 설명한다. 최근에 운기학에 대한 연구가 주목을 받고 있으나 초보적인 단계에 불과하며, 대부분 자의적인 해석과 소규모의 검증에 국한된 실정이다. 이를 체계적으로 연구하면 운기학을 정확하게 운용하고 연구영역을 확대할 수 있을 것이다.

八. 결론

이상으로 운기론에 대해 간략히 살펴보았는데 운기론은 결코 우연히 만들어진 것이 아니며, 뛰어난 직관력과 혜안을 갖춘 옛사람들이 자연계의 사시기후의 변화와 그것이 우리 인체의 생리 병리에 미치는 영향을 오랜 기간 동안 관찰, 경험하고 연역추리함으로써 총결된 내용이라고 볼 수 있다.

그러나 그것이 결코 쉬운 일은 아니었기 때문에 《소문・육미지대론》에 보면 황제께서도 "오오 심원하도다, 하늘의 도여! 마치 뜬 구름을 맞이함과도 같고 깊은 연못을 들여다보는 것과도 같구나! 마치 깊은 연못을 들여다보는 것과 같음은 오히려 헤아려 볼 수 있거니와 뜬 구름을 맞이함 같음은 그 끝을 알지 못하겠노라!"[338]라고 탄식하는 말이 나온다.

하지만 《소문・오운행대론》에 기백이 "대저 변화의 작용은 하늘에서는 상(象)을 드리우고 땅에서는 형체를 만들어내며, 칠요(七曜:목성・화성・토성・금성・수성과 해와 달)는 허공에 운행하고 오행은 땅에 부착되어 있다. 땅은 생성된 형체의 무리를 싣고 있고, 허공은 하늘에 상응하는 정기(精氣) 즉 칠요(七曜)를 벌여놓고 있다. 형체와 정기의 움직임은 마치

338) 嗚呼遠哉, 天之道也, 如迎浮雲, 若視深淵, 視深淵, 尙可測, 迎浮雲, 莫知其極.

뿌리와 지엽(枝葉)의 관계와 같아서 우러러 그 상을 관찰하면 비록 멀더라도 가히 알 수 있다."[339]라고 말하여 지혜롭고 밝은 사람은 또한 가히 알 수 있다고 밝히고 있다.

예컨대《소문·오운행대론》에 "조기는 대지를 말리고, 서기는 대지를 증발시키며, 풍기는 대지를 움직이고, 습기는 대지를 적셔 주며, 한기는 대지를 단단하게 하고, 화기는 대지를 따뜻하게 한다. 그러므로 풍기와 한기는 아래에 있고 조기와 열기는 위에 있으며 습기는 가운데에 있고 화기는 그들 사이로 돌아다닌다[340]. 한서육기(寒暑六氣)가 그러므로 아무것도 없는 허공에서 (만물을) 화생하게 한다[341]. 그러므로 조기가 지나치게 성하면 대지가 건조해지고, 서기가 지나치게 성하면 대지가 뜨거워지며, 풍기가 지나치게 성하면 대지의 만물이 흔들리고, 습기가 지나치게 성하면 대지가 질퍽거리며, 한기가 지나치게 성하면 대지가 (얼어서) 갈라지고, 화기가 지나치게 성하면 대지가 굳어진다."[342]고 하였는데, 이는 자연의 기후변화에 따른 변화를 깊이 관찰하여 알게 된 것이다.

한걸음 더 나아가《소문·천원기대론》에서는 "저 음양변화의 작용은 하늘에서는 현(玄: 오묘한 변화의 원동력)이고, 사람에게는 도(道: 삶의 이치)이며 땅에서는 화(化: 생화)이다. 화(化)는 오미(五味)를 생하고, 도(道)는 지(智)를 생하며, 현(玄)은 신(神)을 생한다. 신은 하늘에서는 바람이 되고 땅에서는 나무가 되며, 하늘에서는 열이 되고 땅에서는 불이 되며,

339) 夫變化之用, 天垂象, 地成形, 七曜緯虛, 五行麗地. 地者, 所以載生成之形類也. 虛者, 所以列應天之精氣也. 形精之動, 猶根本之與枝葉也, 仰觀其象, 雖遠可知也.

340) 故風寒在下, 燥熱在上, 濕氣在中, 火遊行其間: 馬蒔注:"風寒在下, 而風居東, 寒居北. 燥熱在上, 而燥居西, 熱居南. 濕氣居中央. 火於未入之前在濕上, 已入之後在濕下, 而游行上下之間也, 自'地之爲下'至此, 原地氣一皆本於天也." '火游行氣間', 注家說法不一. 馬蒔從'入前' 與'入後'作解, 《類經》二十三卷第四注, 則從君·相二火作解曰:"惟火有二, 君火居濕之上, 相火居濕之下, 故曰火游行氣間也."《素問經注節解》云:"相火者, 龍雷之火也, 昇降不常, 倏忽善變, 其靜也, 托根丹田, 其動也, 五藏六腑無處不到, 蓋常游行其間矣." 此乃根据人身相火之變化情況立論. 上說皆難論定. 按: 本文之火, 當指六氣之火, 六氣之火, 乃相火也. 在歲氣中, 相火一氣的時位, 主氣客氣不一, 主氣少陽相火, 在太陰濕土之前; 客氣少陽相火, 在太陰濕土之後, 故所謂 '火游行氣間', 亦或指此. 張介賓注:"寒居北, 風居東, 自北而東, 故曰風寒在下, 下者左行也. 熱居南, 燥居西, 自南而西, 故曰燥熱在上, 上者右行也. 地者土也, 土之化濕, 故曰濕氣在中也. 惟火有二, 君火居濕之上, 相火居濕之下, 故曰火遊行其間也."

341) 寒暑六入, 故令虛而生化也: 張介賓《類經》二十三卷第四注:"凡寒暑再更而氣入者六, 非虛無以寓氣, 非氣無以化生, 故曰令虛而化生也." '寒暑', 在此指一年. '六入', 指六氣下臨於地. 寒暑, 指一年; 六入, 指燥暑風濕寒火六氣. 蓋言六氣下臨大地如自外而入. 故稱六入. 張志聰注:"而六者之氣, 皆入於地中, 故令有形之地, 受無形之虛氣, 而生化萬物也." 蓋不虛則無以受氣, 因虛而六氣才能入, 入則影響大地而生化萬物, 故張介賓注:"非虛無以寓氣, 非氣無以化生, 故曰令虛而生化也."

342) 燥以乾之, 暑以蒸之, 風以動之, 濕以潤之, 寒以堅之, 火以溫之. 故風寒在下, 燥熱在上, 濕氣在中, 火遊行其間, 寒暑六入, 故令虛而化生也. 故燥勝則地乾, 暑勝則地熱, 風勝則地動, 濕勝則地泥, 寒勝則地裂, 火勝則地固矣.

하늘에서는 습이 되고 땅에서는 흙이 되며, 하늘에서는 건조함이 되고, 땅에서는 쇠가 되며, 하늘에서는 차가움이 되고, 땅에서는 물이 되는 까닭에, 하늘에서는 기(육기)가 되고 땅에서는 형체를 이루니, 형체와 기가 서로 감응하여 만물을 화생한다. 그러니 천지는 만물의 상하이고 좌우는 음양의 통로이며, 수화는 음양의 징조이고 금목은 생성의 끝과 시작인데, 기에는 많고 적음이 있고 형에는 성쇠가 있으니, 상하가 서로 부름에 손익(損益: 태과와 불급)이 드러난다."[343]라고 하여 천지만물이 서로 깊은 연관관계를 가지고 변화한다는 것을 밝혔다.

운기론은 그 내용의 방대함・치밀함・체계성 등으로 볼 때 일반지식인의 단순한 경험 관찰의 집적에 의한 것이 아닌 고도의 직관력을 가지고 천문지리와 인사에 통달한 대선지식(大善知識)에 의해 창안되었을 것이라는 점을 미루어 짐작할 수 있다. 그러나 운기변화의 규율에 너무 얽매인 나머지 이를 기계적으로 운용하려 든다면 오히려 각주구검(刻舟求劍)이 될 수도 있으므로 이 점을 깊이 유의해야 한다.

343) 夫變化之爲用也, 在天爲玄, 在人爲道, 在地爲化, 化生五味, 道生智, 玄生神. 神在天爲風, 在地爲木, 在天爲熱, 在地爲火, 在天爲濕, 在地爲土, 在天爲燥, 在地爲金, 在天爲寒, 在地爲水, 故在天爲氣, 在地成形, 形氣相感, 而化生萬物矣. 然天地者, 萬物之上下也, 左右者, 陰陽之道路也. 水火者, 陰陽之徵兆也. 金木者, 生成之終始也. 氣有多少, 形有盛衰, 上下相召, 而損益彰矣.

〔부록 1〕 庚午年(1990년)의 운기변화

김규열

경오년의 대운(大運)은 본래 금운(金運) 태과이나 소음군화(少陰君火)가 사천(司天)하여 '운태과이피억(運太過而被抑)' 원칙에 의해 금운(金運) 평기지년(平氣之年)이 되지만 기성운쇠(氣盛運衰)한 천형(天刑)의 해가 되며〔上半年〕, 양명조금(陽明燥金)이 재천(在泉)하여 동천부(同天符)가 되므로〔下半年〕 전반적으로 기후변화가 비교적 심하다. 전반년(前半年)에는 삼지기(三之氣)에서 주기(主氣) 소양상화(少陽相火)의 위에 객기(客氣) 소음군화(少陰君火)가 가림(加臨)하므로 염서(炎暑)가 유행하여 서열병(暑熱病)과 심폐질환이 다발할 것으로 예상되며, 후반년(後半年)에는 사지기(四之氣)에서 주기 태음습토(太陰濕土)의 위에 객기 태음습토가 가림하여 우습(雨濕)이 심한 장마가 예상되고, 종지기(終之氣)에서 주기 태양한수(太陽寒水)의 위에 객기 양명조금(陽明燥金)이 가림하여 겨울엔 한랭건조한 기후가 계속되어 호흡기계통 질환이 크게 유행할 것으로 예상된다. 초봄에는 객기 태양한수(太陽寒水)가 가림하여 비교적 추운 날씨가 되고 가을 날씨는 소양상화지기(少陽相火之氣)가 가림하므로 비교적 따뜻한 날씨가 예상되나 삼·사지기가 항승(亢勝)하면 풍한의 복기(復氣)가 있을 수 있다.

경오년(庚午年) 운기변화의 정황을 도표로 나타내면 다음과 같다. 이 표에 근거하여 분석해보면 3월까지는 비교적 춥고 이후 5월 중순까지는 평년의 기후이며, 6월부터 7월 중순까지는 매우 무더운 날씨가 계속되고 7월 하순부터 9월 초순까지는 우습(雨濕)이 매우 심한 장마가 되며, 9월 하순부터 11월 중순까지는 예년에 비해 비교적 따뜻하고 11월 하순 이후 겨울철은 한랭 건조한 날씨가 될 것이다.

그러나 실제의 기후변화는 천시와 지리, 인사(人事)의 상호 작용 내지 상합작용(相合作用)에 의한다고 볼 수 있는 바, 이상의 고찰 내용은 오직 천시의 변화 규율에 대한 이론적 단순화 모델에 근거하여 기후변화를 예측하는 방법의 일단을 보인 것에 불과하므로, 이상의 예측이 실제 기후 변화의 정황과 정확히 부합되지 않는다고 해서 성급하게 운기론이 전혀 맞지 않는다고 부정하여 치지도외(置之道外)해서는 안 된다. 운기론이 그와 같이 전혀 또는 거의 쓸모없는 것이었다면 의사학적(醫史學的)으로 그렇게 커다란 영향을 미치지는 못했을 것이며, 현재까지도 임상가에서 운기에 의한 치법이 운위(云謂)되지는 않을 것이다. 더구나 운기론의 근간이 음양오행론으로 되어 있는 만큼 우리 의학사에 미친 영향만큼이나 시사해 주는 바가 매우 크며, 분명히 앞으로 더욱 연구 발전시켜야 할, 한의학의 빠뜨릴 수 없는 분야 중의 하나임을 깊이 인식하여야 한다.

〔표-13〕 庚午年(1990년)의 운기변화표

(節氣) 立春日	淸明後13日	夏至後10日	白露後5日	小雪後2日	立春日
(2/4,5)	(5/5,6)	(8/7,8)	(11/7,8)	(11/23,24)	(2/4,5)
(交司日)1/20	4/3	6/5	9/2	11/12	1/20
(大寒日)	(淸明前2일)	(亡種後10일)	(立秋後5일)	(立冬後4일)	(大寒日)

客運	太 商 (金)	少 羽 (木)	太 角 (火)	少 徵 (火)	太 宮 (土)
主運	少 角 (木)	太 徵 (火)	少 宮 (土)	太 商 (金)	少 羽 (水)
	初 運	二 運	三 運	四 運	五 運

	初之氣	二之氣	三之氣	四之氣	五之氣	六之氣
客氣	太陽寒水	厥陰風木	少陰君火	太陰濕土	少陽相火	陽明燥金
主氣	厥陰風木	少陰君火	少陽相火	太陰濕土	陽明燥金	太陽寒水

1/20 3/25 5/21 7/23 9/23 11/23
1/20
(交司日)(大寒) (春分) (小滿) (大暑) (秋分) (小雪) (大寒)
(節氣)立春日 淸明日 芒種日 立秋日 寒露日 大雪日 立春日

〔부록 2〕 辛酉年(1981년)의 운기변화[344]

임응추

1981년은 신유년(辛酉年)으로서 오운의 관점에서 보면 年干인 辛은 음수(陰水), 즉 대운은 수운불급(水運不及)이다. 주운과 객운의 관계로 보면 1980년 대한일 사시(巳時) 초초각(初初刻)부터 1981년 주운의 초운(初運)이 바뀌어 수에서 목이 생하므로 음운(陰運)이 상생을 얻으며, 수는 부족하나 목은 오히려 자양 받는다. 춘분 후 13일 사시(巳時) 정일각(正一刻)부터 이운(二運)으로 바뀌어 목에서 화가 생하므로 객운이 주운을 생한다. 망종 후 10일 오시(午時) 초이각(初二刻)부터 삼운(三運)으로 바뀌어 火에서 土가 생하므로 객운도 주운을 생한다. 처서 후 10일 오시(午時) 정삼각(正三刻)부터 사운(四運)으로 바뀌어 토에서 금이 생하므로 객운도 주운을 생한다. 입동 후 4일 미시(未時) 초사각(初四刻)부터 종운(終運)으로 바뀌어 금에서 수가 생한다. 전년의 오보운(五步運)이 모두 상생이므로 1981년은 춘하추동 사계가 비교적 정상적이다.

육기의 관점에서 보면 년지인 유(酉)는 양명조금사천·소음군화재천이다. 대운 역시 음수(陰水)가 부족하므로 1981년의 기후는 지나치게 건조하고 무더움을 알 수 있다. 따라서 겨울에 눈이 내리는 곳이 드물다. 오운과 육기의 관계로 보면 상반년은 수가 금을 생하므로 조금(燥金)의 기가 성하고, 하반년은 수운(水運)이 군화재천의 기를 억제하므로 건조하고 무더운 기후가 약간 완만해진다. 1981년의 전체적인 기후변화는 수운이 불급하고 양명조금사천·소음군화재천이다. 음수(陰水)가 부족하여 음정(陰精)이 부족해지고 진액이 소모되거나 음허양항증(陰虛陽亢證)이 흔히 나타나므로, 심·폐·간·신 할 것 없이 모두 생진윤조(生津潤燥)[345]·양음사화(養陰瀉火)[346]해야 한다.

객주가림(客主加臨)의 관점으로 보면 지난해 대한일(12월 15일) 사시(巳時) 초초각(初初刻)부터 본년 춘분일(2월 16일) 묘시(卯時) 초각(初刻)까지는 초기(初氣)로서, 객기는 태음습토이고 주기는 궐음풍목이다. 주기인 궐음풍목이 객기인 태음습토를 억제하므로 초기는 풍·조(燥) 두 기가 성한 특징을 가지며, 비허간왕(脾虛肝旺)한 질병이 다발하므로 유윤식풍(柔潤熄風:음을 자양하여 풍을 진정시키는 것), 윤조사목(潤燥瀉木:건조한 것을 적셔 주고 肝木

344) 어떻게 하면 운기를 운용하여 1년의 발병 정황을 분석하고 적합한 치료법을 채용할 수 있을까? 임응추(任應秋)의 《운기학설(運氣學說)》에서 1981년의 운기에 대하여 분석한 내용을 요약한 것임.

345) 생진윤조(生津潤燥) :진액을 생성하여 메마른 것을 적셔 주는 것을 말한다.

346) 양음사화(養陰瀉火) :음을 자양하고 火를 사(瀉)하는 것을 말한다.

을 瀉하는 것), 감담배토(甘淡培土:감담한 약물로써 비토를 북돋우는 것) 등의 방법을 주의해서 응용해야 한다.

〔표-14〕 1981년(辛酉年) 運氣交司表

<table>
<tr><th rowspan="2">四季</th><th rowspan="2">月建</th><th rowspan="2">24
절기</th><th colspan="4">五 運</th><th colspan="4">六 氣</th></tr>
<tr><th>中運</th><th>客運</th><th>主運</th><th>交司時刻</th><th>客氣</th><th>主氣</th><th>客主加臨</th><th>交司時刻</th></tr>
<tr><td rowspan="2">孟春</td><td rowspan="2">정월
(庚寅)</td><td>立春</td><td rowspan="24">水運不及</td><td rowspan="5">少羽</td><td rowspan="5">少角</td><td rowspan="5">庚申年
大寒日巳
初初刻起</td><td rowspan="2">司天</td><td colspan="3" rowspan="2">初 氣</td></tr>
<tr><td>雨水</td></tr>
<tr><td rowspan="2">仲春</td><td rowspan="2">2월
(辛卯)</td><td>驚蟄</td><td rowspan="3">陽明
燥金</td><td rowspan="3">厥陰
風木</td><td rowspan="3">主氣:厥陰風木
客氣:太陰濕土</td><td rowspan="3">庚申年大寒日
巳時初부터 본년
春分日 卯時초까지</td></tr>
<tr><td>春分</td></tr>
<tr><td rowspan="2">季春</td><td rowspan="2">3월
(壬辰)</td><td>清明</td></tr>
<tr><td>穀雨</td><td rowspan="5">太角</td><td rowspan="5">太徵</td><td rowspan="5">春分 후
30일
巳正一刻起</td><td>左間</td><td colspan="3">二 氣</td></tr>
<tr><td rowspan="2">孟夏</td><td rowspan="2">4월
(癸巳)</td><td>立夏</td><td rowspan="4">太陽
寒水</td><td rowspan="4">少陰
君火</td><td rowspan="4">主氣:少陰君火
客氣:少陰相火</td><td rowspan="4">春分日卯時
정각부터 小滿일
丑時 정각까지</td></tr>
<tr><td>小滿</td></tr>
<tr><td rowspan="2">仲夏</td><td rowspan="2">5월
(甲午)</td><td>芒種</td></tr>
<tr><td>夏至</td></tr>
<tr><td rowspan="2">季夏</td><td rowspan="2">6월
(乙未)</td><td>小暑</td><td rowspan="4">少徵</td><td rowspan="4">少宮</td><td rowspan="4">芒種 후
10일
午初二刻起</td><td>右間</td><td colspan="3">三 氣</td></tr>
<tr><td>大暑</td><td rowspan="3">少陽
相火</td><td rowspan="3">少陽
相火</td><td rowspan="3">主氣:少陽相火
客氣:陽明燥金</td><td rowspan="3">小滿日寅時初부터
大暑日子時初까지</td></tr>
<tr><td rowspan="2">孟秋</td><td rowspan="2">7월
(丙申)</td><td>立秋</td></tr>
<tr><td>處暑</td></tr>
<tr><td rowspan="2">仲秋</td><td rowspan="2">8월
(丁酉)</td><td>白露</td><td rowspan="5">太宮</td><td rowspan="5">太商</td><td rowspan="5">處暑 후
7일
午正三刻起</td><td>在泉</td><td colspan="3">四 氣</td></tr>
<tr><td>秋分</td><td rowspan="3">少陰
君火</td><td rowspan="3">太陰
濕土</td><td rowspan="3">主氣:太陰濕土
客氣:太陽寒水</td><td rowspan="3">大暑日 子正부터 秋分日 戌時正刻까지</td></tr>
<tr><td rowspan="2">季秋</td><td rowspan="2">9월
(戊戌)</td><td>寒露</td></tr>
<tr><td>霜降</td></tr>
<tr><td rowspan="2">孟冬</td><td rowspan="2">10월
(己亥)</td><td>立冬</td><td>左間</td><td colspan="3">五 氣</td></tr>
<tr><td>小雪</td><td rowspan="5">少商</td><td rowspan="5">少羽</td><td rowspan="5">立冬 후
4일
未初四刻
起</td><td rowspan="2">太陰
濕土</td><td rowspan="2">陽明
燥金</td><td rowspan="2">主氣:陽明燥金
客氣:厥陰風木</td><td rowspan="2">秋分日亥時初부터
小雪日酉時初까지</td></tr>
<tr><td rowspan="2">仲冬</td><td rowspan="2">11월
(庚子)</td><td>大雪</td></tr>
<tr><td>冬至</td><td>右間</td><td colspan="3">六 氣</td></tr>
<tr><td rowspan="2">季冬</td><td rowspan="2">12월
(辛丑)</td><td>小寒</td><td rowspan="2">厥陰
風木</td><td rowspan="2">太陽
寒水</td><td rowspan="2">主氣:太陽寒水
客氣:少陰君火</td><td rowspan="2">小雪日酉時正刻부터
大寒日未時正刻까지</td></tr>
<tr><td>大寒</td></tr>
</table>

춘분일 묘시(卯時) 정각부터 소만일(4월 18일) 축시(丑時) 정각까지는 이지기(二之氣)로서 객기는 소양상화이고 주기는 소음군화이다. 두 화는 동기(同氣)로서 비가 허하고 습이 왕성한 경우는 무해하나, 음이 허하고 화가 왕성한 경우는 그 치솟는 기세를 도우므로 신중을 기해 각종 신온법(辛溫法)을 사용해야 한다.

소만일 인시(寅時) 초각(初刻)부터 대서일(6월 22일) 자시(子時) 초각까지는 삼지기(三之氣)로서 객기는 양명조금(즉 사천지기)이고 주기는 소양상화이다. 상화(相火)는 금을 억제하나, 한여름에는 화열(火熱)의 기가 홀로 왕성하여 쉽게 양열병(陽熱病)이 발생하므로 주의하여 양음사화법(養陰瀉火法:음을 자양하고 화를 제거하는 방법)을 응용해야 한다. 대서일(大暑日) 자시(子時) 정각(正刻)부터 추분일(8월 26일) 무시(戊時) 정각까지는 사지기(四之氣)로서, 객기는 태양한수이고 주기는 태음습토이다. 해당 년의 대운은 수기(水氣)가 부족하고 주기인 토기(土氣)가 객기인 수기를 억제하므로, 수기가 더욱 약해지고 하반년의 재천지기도 군화(君火)이므로 음허양항(陰虛陽亢) 증후가 다발한다.

추분일 해시(亥時) 초각(初刻)부터 소설일(10월 26일) 유시(酉時) 초각까지는 오지기(五之氣)로서 객기는 궐음풍목이고 주기는 양명조금이다. 금은 목을 억제하므로 주기가 객기를 이기고, 금의 억제가 지나치면 목의 자기(子氣)인 화기(火氣)가 내복(來復)하여〔木生火〕 가을에 조열(燥熱)의 기가 유행하고 폐병·조성병(燥性病)이 다발하므로 약물을 사용할 때는 청화윤조(清火潤燥:화기를 제거하고 건조한 것을 촉촉하게 하는 것)에 주의해야 한다.

소설일 유시(酉時) 정각(正刻)부터 대한일(12월 15일) 미시(未時)까지는 종지기(終之氣)로서 객기는 소음군화(즉 재천지기)이고 주기는 태양한수이다. 수는 화를 억제하므로 주기가 객기를 이기고, 해당 년의 화열지기(火熱之氣)가 이로 인해 쇠약해지며, 이듬해의 임술(壬戌) 목운(木運)은 태양한수사천·태음습토재천이다.

1981년 신유년의 기후를 총괄하면 조열(燥熱)에 치우치는데, 특히 상반년에 반영된다. 나머지 해도 이와 같이 유추할 수 있다. 이는 운기(運氣)의 의미가 성쇠·생극의 소재를 파악하는 데 있으며, 질병을 치료할 때는 지나치게 성한 것은 억누르고 쇠약한 것은 북돋우며, 생하는 것은 돕고 억제하는 것은 평형을 유지시키는 데 있음을 말한다.

제4장
장상(藏象)

一. 장상(藏象)의 개념

1. 장상의 함의(含義)

"장상(藏象)" 이란 말은《황제내경》의《소문·육절장상론(六節藏象論)》에서 황제가 기백(岐伯)에게 "(장의 상은 어떠합니까)藏象何如?"라고 물은 데에서 처음 나타난다. 이에 대해 기백이 대답하기를 "심(心)은 생명의 근본으로 신(神)이 머무는 곳이며, 그 정화(精華)가 얼굴에 나타나고 그 충실함이 혈맥에 나타나며, 양 중의 태양이라 여름철의 기와 통합니다. 폐(肺)는 氣의 근본으로 백(魄)이 머무는 곳이며, 그 정화가 솜털에 나타나고 그 충실함이 피부에 나타나며, 양 중의 태음이라 가을철의 기와 통합니다. 신(腎)은 칩거(蟄居)를 주관하는 봉장(封藏)의 근본으로 정(精)이 머무는 곳이며, 그 정화가 머리카락에 나타나고 그 충실함이 뼈에 나타나며, 음 중의 소음이라 겨울철의 기와 통합니다. 간(肝)은 피로를 견디게 하는 근본으로 혼(魂)이 머무는 곳이며, 그 정화가 손발톱에 나타나고 그 충실함이 근맥에 나타나며, 그 맛은 시고〔酸〕 그 색은 청색이며, 양 중의 소양이라 봄철의 기와 통합니다. 비·위·대장·소장·삼초·방광은 창름(倉廩)의 근본으로 영기(營氣)가 머무는 곳이라 그릇(器)이라고 하며, 음식물을 소화하고 운반하며 받아들이고 내보내는 것들이다. 그 정화는 입술주위〔脣四白〕에 나타나고 그 충실함은 기육(肌肉)에 나타나며, 그 맛은 달〔甘〕고 그 색은 황색이니 이는 지음(至陰)의 무리〔類〕라 토기와 통합니다."[1]고 하였다. 또 오장에 대

1) 帝曰:"藏象何如?" 岐白曰:"心者, 生之本, 神之處也. 其華在面, 其充在血脈, 爲陽中之太陽, 通于夏氣. 肺者, 氣之本, 魄之處也, 其華在毛, 其充在皮, 爲陽中之太陰, 通于秋氣. 腎者, 主蟄, 封藏之本, 精之處也, 其華在髮, 其充在骨, 爲陰中之少陰, 通于冬氣. 肝者, 罷極之本, 魂之居也, 其華在爪, 其充在筋, 以生血氣,

해서는 《소문·오장별론(五藏別論)》에서 "五藏이라고 이른 것은 정기(精氣)를 저장하여 쏟아내지 않기 때문이다."[2]라고 했으며, 《영추·본장(本藏)》에서는 "五藏은 정(精)·신(神)·혈(血)·기(氣)·혼(魂)·백(魄)을 저장하는 것들이다."[3]라고 하였다.

"장상"에 대해 당대(唐代) 왕빙(王冰)은 주(注)에서 "상(象)은 외부에 드러나서 볼 수 있는 것을 말한다."[4]라고 하였고, 명대(明代) 장개빈은 《유경·권3》의 주에서 "상(象)은 형상(形象)이다. 장(藏:臟)은 내부에 있으나 형(形)은 외부에 드러나므로〔또는 내부에 감추어져 있으면서 형(形)이 외부에 드러나므로〕 '장상'이라고 한다."[5]고 하였으며, 오곤(吳昆)은 《소문오주(素問吳注)》에서 "상(象)은 마치 하늘의 상(象)처럼 볼 수 있는 것이다."[6]라고 하였고, 청대(淸代) 장지총(張志聰)은 《황제내경소문집주(黃帝內經素問集注)》에서 "상(象)은 상(像)이니 장부의 형상(形像)이 천지의 음양과 상응함을 논한 것이다."[7]라고 하였다.

이상에서 "장(藏)"이란 말에는 첫째 "저장하다〔貯藏〕·갈무리하다〔收存〕·간직하다.", 둘째 "숨다〔隱藏〕·숨기다〔隱匿〕·감추다.", 셋째 "오장(五臟)·내장(內臟)"의 의미가 모두 함축되어 있음을 알 수 있으며, 이는 옥편(玉篇)[8] 상에서도 마찬가지임이 확인된다. 즉 "장상(藏象)"에서의 "장(藏)"은 우리 몸의 내부에 "감추어져 있으면서" 정기(精氣) 내지 정(精)·신(神)·혈(血)·기(氣)·혼(魂)·백(魄)을 "저장하고 있는" "오장(五藏:五臟)"을 가리키는 것이다. 여기서 오장의 "장"이 원래는 정기를 저장한다는 의미에서 "장"으로 표기되었는데 나중에 몸의 일부를 나타내는 "고기육(肉)" 변인 "月"을 붙여서 "장(臟)"으로 표기했음을 또한 알 수 있다.[9] 따라서 "장상(藏象)"을 "장상(臟象)"으로 표현하는 것도 엄밀한 의미에서는 원래의 의미를 정확히 표현한 것이라고 할 수 없다.

"상(象)"은 옥편에는 "① 모양(形象), 모습, 생김새, ② 천상(天象:즉 해·달·별 등의 천

其味酸, 其色蒼, 此爲陽中之少陽, 通于春氣. 脾·胃·大腸·小腸·三焦·膀胱者, 倉廩之本, 營之居也, 名曰器, 能化糟粕, 轉味而入出者也. 其華在脣四白, 其充在肌, 其味甘, 其色黃, 此至陰之類, 通于土氣."

2) 所謂五藏者, 藏精氣而不寫也, 故滿而不能實. 六府者, 傳化物而不藏, 故實而不能滿也.

3) 五藏者, 所以藏精神血氣魂魄者也. 六府者, 所以化水穀而行津液者也.

4) 象謂所見于外可閱者也.

5) 象, 形象也. 藏居于內, 形見于外, 故曰藏象.

6) 象, 猶天之象, 可見者也.

7) 象者, 像也, 論臟腑之形象, 以應天地之陰陽也.

8) 옥편 《敎學 大漢韓辭典》(교학사, 1998. 23524번)과 《동아 새漢韓辭典》(동아출판사, 1992. 1681쪽) 참조.

9) 즉 "藏"과 "臟"은 자원상(字源) 상으로 고금자(古今字)의 관계에 있는 것이다. 마찬가지로 "六腑"의 "腑" 자도 원래 "府庫"의 뜻을 가지고 있는 "府" 자와 고금자의 관계에 있다.

체), ③ 조짐, 징조, 징후, ④ 상징, ⑤ 본뜨다, 본받다." 등의 의미가 있고, "상(像)" 자와 통용되는데 "상(像)"은 형상(물건의 형상)을 의미한다고 하였다.[10] 그리고 형상이란 사전적으로 "사물의 생긴 모양이나 상태(≒形像, 形狀)"와 "마음과 감각에 의하여 떠오르는 대상의 모습을 떠올리거나 표현한 형태"를 함께 가리키는데, 이는 "개념적 설명이 아닌, 감각적·직관적으로 주어지는 구체적인 상(象) 또는 이미지(Image)"를 가리키며, 상징을 포괄한다고 하였다.[11] 따라서 제가(諸家)의 주석(註釋)과 사전적 의미를 종합해 보면 "장상(藏象)"에서의 "상(象)"은 오장의 생리적·병리적 정황이 가시적으로 몸에 표출되어 나타나는 제반 징상(徵象)[12]을 가리킨다는 것을 알 수 있다. 즉 오장은 우리 몸 안에 있으므로 직접 볼 수는 없지만 그 생리적·병리적 상태는 안색·혈맥·피부·손발톱·근골·머리카락·기육(肌肉) 등의 상태라든지 한열(寒熱)이나 땀·갈증의 유무, 대소변이나 설태(舌苔)의 상태, 맥상(脈象)이나 동작 등 가시적인 "상(象)"을 통해서 밖으로 표출되기 때문에 모두 알 수 있다는 것이다. 이는 《유경·장상류》에서 이른바 "내부에 있는 것은 반드시 밖으로 나타난다."[13]고 말한 것이다.

예컨대 《영추·본신》에 보면 오장의 대소(大小)·고하(高下)·견취(堅脆)에 따른 발병의 특성을 말하고, 그 대소·고하·견취를 알 수 있는 형상적 특징을 기술한 뒤 "그 밖으로 상응하여 나타나는 것을 보아 그 내장의 상태(大小·高下·堅脆)를 알면 어느 병에 잘 걸리는

---

10) 《教學 大漢韓辭典》(교학사, 1998. 6870과 00879번), 《동아 새漢韓辭典》(동아출판사, 1992. 1846쪽) 참조.

11) 형상(形象): image. 감각적·직관적으로 주어지는 구체적인 상(象). 반드시 오관(五官)에 의하여 직접적으로 지각되지 않더라도 뇌리에 생생하게 그려낼 수 있는 것이면 된다. 개념적 사고에 의하여 파악되는 것이 아니라 어디까지나 감각적·직관적인 존재이어야 한다. 예컨대 삼각형의 형상은 그려져 있는 삼각형의 그림 그 자체이어야 하며, '평행하지 않는 세 개의 직선에 의하여 둘러싸인 도형' 등의 개념적 설명이 아니다. 일반적으로 형상은 예술을 성립시키는 데 기초가 되는 것이며, 의도적으로 미적 형상을 만들어내는 것이 예술이라고 할 수 있다. 이 형상이라는 말은 특히 수사학적 용어로서 좁은 의미로 사용되는 경우가 있는데, 그것은 내용이 표현에 의하여 생생하게 감각화된 것을 가리킨다. 상징(象徵)은 단순한 수사보다 더 깊은 의의를 가지고 있는 예술적 표현방식이며, 어떤 감각적 대상으로 그 본래의 의미 뒤에 암시되어 있는 더 깊고 큰 내용을 구상화하는 점에서는 역시 일종의 형상이라고 말할 수 있다.(네이버의 국어사전과 《두산백과사전》)

12) 징상(徵象): "徵"은 판단 분별의 증거가 되는 것을 말하고, "象"은 조짐·징조(徵兆)·증후(症候)·형상(形象) 등 감지할 수 있는 현상을 말한다. 예컨대 우리 몸 안에 열이나 화가 많이 있다면 대개 눈이 충혈되고 얼굴이 붉어지며 땀이 나고 맥이 빨리 뛰며 갈증이 나게 되는데 이러한 제반 증상 즉 현상들은 내부에 열이나 화가 있다고 판단할 수 있는 증거가 되는 것이다.

13) 有諸內, 必形于外. 이를 전제로 해서 밖으로 나타난 징상을 보고 몸 안의 장부의 상태를 진단할 수 있는 것이다.

지를 알 수 있을 것이다."[14]라는 말로 최종 결론을 맺고 있다. 가령 "간이 작으면 장기(臟氣)가 안정되어 협하통(脇下痛)이 발생하지 않고, 간이 크면 위와 목구멍을 압박하는데, 목구멍을 압박하면 흉격부가 막혀 답답하고 협하통이 발생한다. 간이 높이 있으면 위로 분문(賁門)을 떠받쳐서 협하가 더부룩하여 답답하고 식분병(息賁病)이 발생하고, 간이 아래에 있으면 위를 압박하고 협하가 공허해지는데 협하가 공허해지면 쉽게 사기를 감수한다. 간이 견실하면 장(臟)이 안정되어 잘 손상되지 않고 간이 연약하면 소단병(消癉病)에 잘 걸리고 쉽게 손상된다. 간의 위치가 바르면 간기가 조화로우므로 쉽게 손상되지 않고 간의 위치가 바르지 않으면 협하통이 발생한다."[15]고 말하고 "색이 푸르고 살결이 작은 사람은 간이 작고 살결이 거친 사람은 간이 크며, 가슴이 넓고 교골(骹骨)이 뒤집혀진 사람은 간이 높이 있고 갈비와 합해져서 토교(兎骹)인 사람은 간이 아래에 있으며, 흉협이 좋은 사람은 간이 견실하고 협골이 약한 사람은 간이 연약하며, 가슴〔膺〕과 배〔腹〕가 좋아서 서로 균형이 맞는 사람은 간의 위치가 바르고, 협골이 한쪽으로 들린 사람은 간의 위치가 바르지 않다."[16], "피부가 두터운 자는 대장도 두텁고 피부가 얇은 사람은 대장도 얇으며, 피부가 이완되어 있고 뱃속이 큰 사람은 대장도 크고 길며, 피부가 긴장되어 있는 사람은 대장도 긴장되어 있고 짧으며, 피부가 매끄러운 사람은 대장이 곧으며, 피부와 살이 서로 (밀착되어) 떨어지지 않는 사람은 대장이 맺혀 있다."[17]라고 말하고 있다.

따라서 "장상(藏象)"에서의 "장(藏)"은 체내에 있는 오장(五臟:광의적으로는 모든 장기)을 가리키고, "상(象)"은 오장의 제반 정황이 외부에 표출되어 나타나는 모든 징상(徵象)을 가리킨다는 것을 알 수 있다. 즉 "장상(藏象)"이란 내재(內在) 장부의 생리활동과 병리변화가 인체의 외부에 반영되어 나타나는 징상(徵象)이며, 이러한 징상은 객관적으로 내재 장부의 기능변화를 반영하고 있으므로 장부의 기능변화를 추론 또는 단정하여 진단할 수 있는 근거를 삼을 수 있는 것이다. 따라서 "장상(藏象)" 두 글자는 내부 장부와 외부 현상이나 형상 사이의 관계를 비교적 명확하게 제시하였고, 인체 생리활동과 병리변화에 대한 인식방법을 비교적 정확하게 반영하고 있다.

---

14) 視其外應, 以知其內藏, 則知所病矣.

15) 肝小則藏安, 無脇下之病. 肝大則逼胃迫咽, 迫咽則苦膈中, 且脇下痛. 肝高則上支賁, 切脇悗, 爲息賁. 肝下則逼胃, 脇下空, 脇下空則易受邪. 肝堅則藏安難傷. 肝脆則善病消癉易傷. 肝端正則和利難傷. 肝偏傾則脇下痛也.

16) 靑色小理者, 肝小. 麤理者, 肝大. 廣胸反骹者, 肝高. 合脇兎骹者, 肝下. 胸脇好者, 肝堅. 脇骨弱者, 肝脆. 膺腹好相得者, 肝端正. 脇骨偏擧者, 肝偏傾也.

17) 肺應皮, 皮厚者, 大腸厚, 皮薄者, 大腸薄, 皮緩腹裏大者, 大腸大而長, 皮急者, 大腸急而短, 皮滑者, 大腸直, 皮肉不相離者, 大腸結.

2. 장상(藏象)과 장부(臟腑)의 개념적 차이

장상과 장부는 그 함의(含義) 상 같은 점과 다른 점이 있는데, 같은 점은 모두 인체의 오장〔五臟:심포(心包)를 포함하면 육장(六臟)〕·육부(六腑)와 기항지부(奇恒之腑)를 가리킨다는 점이고, 다른 점은 다음과 같다.

즉 "장부"는 인체의 내재 장부로서 해부해서 볼 수 있고 만져볼 수 있는 해부조직학적인 유형의 실체장기(實體臟器)를 가리키는 말이며, 장상은 구조 중심의 장부 개념뿐만 아니라 그 기능계통을 함께 포괄하는 기능중심의 구조-기능적 개념으로서 살아있는 인체에 대해서만 말할 수 있는 일종의 동태적(動態的)인 생리·병리적 개념이다. 예컨대 장부 또는 장기 개념 상의 간은 횡격막 아래에 위치하는 "Liver"라는 해부조직학적인 구조물로서 죽은 사람이나 살아있는 사람이나 모두 가지고 있는 실체 장기이지만 장상학 상에서의 간은 이 "Liver" 뿐만 아니라 그 기능을 중심으로 천지자연의 목기(木氣)와 상응·상통하는 모든 조직기관 및 기능계통(예:간·담·눈·손톱·인대 등과 이러한 구조물들의 기능)을 다 포괄하는 개념이다. 다시 말해서 오행 상으로 목기와 상응·상통하는 인체의 모든 장부·조직·기관과 그 기능계통을 망라하여 "간"이라는 말로 대표한 것이니, 극단적으로 말하면 간장뿐만 아니라 심장·비장·폐장·신장 중에도 간이 일부 있을 수 있는 것이다. 그러므로 "장상(藏象)"을 "장부(臟腑)"나 "장기(臟器)"라는 말로 대체 사용하는 것은 매우 곤란하며, 서양의학적인 오장과 한의학적인 오장의 명칭이 같다고 해서 똑같은 개념으로 혼동해서는 안 된다. 그런데 한의학 중에서도 사상의학에서의 오장 개념은 이와 또 다르다. 즉 폐는 두항(頭項) 부위인 상초(上焦)를 주로 가리키고 비(脾) 가슴 부위인 중상초(中上焦)를 주로 가리키며, 간은 허리부위인 중하초(中下焦)를 주로 가리키고 신(腎)은 둔부(臀部) 아래 부위인 하초(下焦)를 주로 가리키므로, 역시 용어는 같지만 그 의미내용은 전혀 다르다는 것을 잘 알아야 한다.

3. 장(臟)과 부(腑)의 상이한 특성

장부(臟腑)는 장상(藏象)의 기초로서 인체 내부에 있는 장기(臟器)의 총칭이다. 《내경》에서는 장부의 서로 다른 생리기능적 특징에 따라 장(臟)과 부(腑) 및 기항지부(奇恒之腑)로 분류하였다.

오장(五臟)의 "臟"은 원래 "藏"으로 표기하여 "저장(貯藏)·폐장(閉藏)"의 의미를 나타낸다. 장(臟)에는 심·폐·비·간·신 다섯 가지가 있으므로 합쳐서 오장이라고 부르며, 여기에 심포(心包)를 더하면 육장(六臟)이 된다. 오장의 공통된 생리기능상 특징은 인체의 정상적인 생명활동 중에 필요한 물질의 정화(精華)인 정기(精氣)를 화생하고 저장하는 것이지 수곡(水穀)을 전화(轉化)하지 않는다는 것이다. 그러므로 《소문·오장별론》에 "오장이라고 말한 것은 정기를 저장하고 쏟아내지 않기 때문이다. 그러므로 오장은 충만하기는 하나 채울 수는 없다(所謂五藏者, 藏精氣而不寫也, 故滿而不能實)."[18]고 말했다. 여기서 말하는 정기(精氣)는 광의적인 의미로서 정(精)·기(氣)·혈(血)·진액(津液) 등을 모두 포괄하는 말이다. 오장은 또 각각에 배속된 오신(五神) 즉 신(神)·혼(魂)·의(意)·백(魄)·지(志)를 저장하여 정신사유활동과 함께 칠정(七情) 즉 노(怒)·희(喜)·사(思)·우(憂)·비(悲)·경(驚)·공(恐)을 발현(發現)시키므로 오신장(五神藏)이라고도 부른다. 그러므로 《영추·본장(本藏)》에서 "오장은 정(精)·신(神)·혈(血)·기(氣)·혼(魂)·백(魄)을 저장한다."[19]라고 말했다.

육부(六腑)의 "腑"는 원래 "府"로 표기하여 "府庫(부고)·창고"의 의미를 나타낸다. 부(腑)에는 위·대장·소장·삼초·방광·담이 있으므로 합하여 육부라고 하는데, 담은 기항지부(奇恒之腑)로 들어가므로 다른 오부(五腑)의 생리기능과는 다르며, 삼초(三焦)는 심포(心包)와 마찬가지로 서양의학에서는 없는 말이다. 창고는 물건이 들어가서 오래 머무르지 못하고 곧 나가는 것처럼 육부〔단 담(膽)은 제외〕의 공통된 생리기능은 수곡(水穀)을 전화(傳化)하고 정기(精氣)를 저장하지 않는 것이다. 그러므로 《소문·오장별론》에서 "대저 위·대장·소장·삼초·방광 이 다섯 가지는 천기가 생한 것으로, 그 기가 하늘을 본 뜬 까닭에 쏟아내고 저장하지 않는다. 이것들은 오장의 탁기(濁氣)를 받아들이니 이름을 '전화(傳化)의

18) 여기서 "滿而不能實"이란 말은 오장은 실체장기라 정기(精氣)가 충만하기는 하지만 수곡(水穀)을 전화하는 공강(空腔) 장기가 아니기 때문에 음식물이나 그 찌꺼기로 채워 넣을 수는 없다는 말이다. 여기서의 "實"은 충실하다는 의미가 아니고 위·장(腸)이나 방광 등에 음식물이나 노폐물이 채워지는 것을 말한다. 이는 이 말 뒤에 "육부는 음식물을 전화(傳化)하고 저장하지 아니하므로 (음식물이나 노폐물로) 채우기는 하지만 (精氣가) 충만할 수는 없다. 그러한 까닭은 수곡이 입에 들어가면 위가 채워지고 장(腸)이 비워지며, 음식이 내려가면 장이 채워지고 위가 비워지기 때문이다. 그러므로 '육부는 (음식물이나 노폐물로) 채우기는 하나 (정기가) 충만하지는 못하고, (五藏은 정기가) 충만하기는 하나 (음식물이나 노폐물로) 채우지는 못한다'고 말한 것이다.(六府者, 傳化物而不藏, 故實而不能滿也. 所以然者, 水穀入口, 則胃實而腸虛, 食下, 則腸實而胃虛. 故曰, 實而不滿, 滿而不實也.)"라고 한 말에서 분명히 알 수 있다.

19) 五藏者, 所以藏精神血氣魂魄者也.

부(腑)'라고 하는데, 이것들은 (받아들인 것을) 오래 머무르도록 할 수 없어 (다른 곳으로) 전수(轉輸)하고 쏟아내는 것이다."[20]라고 말하고 이어 "육부는 음식물을 전화하고 저장하지 아니하므로 채우기는 하지만 충만할 수는 없다(六府者, 傳化物而不藏, 故實而不能滿也)."[21] 라고 말하여 육부의 생리기능을 개괄하였다. 여기서 "전화(傳化)"라고 한 것은 음식물의 수납(受納)·부숙(腐熟)[22]·소화(消化)·흡수(吸收) 및 배설(排泄)을 모두 포괄하는 말이다. 이를 《영추·위기(衛氣)》에서는 "육부는 수곡을 받아들여 소화된 것을 행하여지게 하는 것이다."[23]라고 말했고, 또 《영추·본장》에서는 "육부는 수곡을 전화하여 (영양물질인) 진액을 (전신으로) 행하여지게 하는 것이다."[24]라고 표현하였다. 따라서 육부는 반드시 통창(通暢)함을 유지해야 하므로 잘 통하는 것이 순조로운 것이며, 만약 전도실상(傳導失常)하여 수곡조박(水穀糟粕)이 체내에 정체되어 배설이 순조롭지 못하게 되면 대부분 대소변불통이나 복창(腹脹) 등의 실증(實證) 병변이 발생하게 된다.

장(臟)과 부(腑)를 형태상 또는 조직구조상으로 보면, 오장은 대체로 내부조직이 비교적 충실한 실체(實體) 장기라서 정기(精氣)가 충만하게 되며, 육부는 대체로 속이 비어있는 공강장기(空腔臟器)라서 수곡을 받아들여 소화하고 조박(糟粕)을 전도(傳導)·배설할 수 있게 되어있다. 그리고 음양속성상 오장은 음에 속하고 육부는 양에 속해 서로 짝을 이루어 표리관계를 형성한다.

기항지부(奇恒之腑)의 "기항(奇恒)"은 "이상(異常)"의 뜻으로 그 생리기능이나 조직구조가 다른 부(腑)와 다르다는 뜻이다. 기항지부에는 뇌(腦)·수(髓)·골(骨)·맥(脈)·담(膽)·여자포(女子胞) 여섯 가지가 있다. 이는 형태상으로는 속이 비어있어서 육부와 비슷하나 그 생리기능은 수곡을 전화하지 않으며, 음정(陰精)을 저장하고 정신활동에 관계되는 경우가 많아서 오히려 오장과 흡사하므로, 일반적인 장(臟)이나 부(腑)에 속하지 않는 까닭에 별도의 이름을 붙여 기항지부라고 일컫는다.[25] 기항지부의 생리기능은 대체로 오장에 예속되어

20) 夫胃大腸小腸三焦膀胱, 此五者, 天氣之所生也, 其氣象天, 故瀉而不藏, 此受五藏濁氣, 名曰傳化之府, 此不能久留輸瀉者也.

21) "實而不能滿"은 음식물이나 대소변이 장기를 채울 수는 있지만 정기가 충만할 수는 없다는 뜻이며, "瀉而不藏"은 소화되고 남은 찌꺼기인 대소변을 쏟아내기는 하지만 精氣를 저장하지는 못한다는 의미이다.

22) 腐熟 : 음식물이 위에 들어가서 위액과 섞이면서 으깨져서 소화, 흡수되기 좋게 변화시키는 과정 또는 작용.

23) 六府者, 所以受水穀而行化物者也.

24) 六府者, 所以化水穀而行津液者也.

25) 오곤(吳昆)은 주에서 "기항(奇恒)은 정상적인 것과는 다른 것이다."라고 하였고, 장경악은 "기(奇)는 기이한 것을, 항(恒)은 일정한 것을 말한다."라고 하였다. 이는 모두 기항지부(奇恒之腑)와 오장육부는

있으며 음양표리(陰陽表裏)의 배속관계가 없다. 그러므로 《소문·오장별론》에서 "뇌(腦)·수(髓)·골(骨)·맥(脈)·담(膽)·여자포(女子胞) 이 여섯 가지는 지기가 생한 것으로, 모두 음 부위에 감추어져 있으며, 땅을 본뜬 까닭에 저장하고 쏟아내지 아니하니 이름을 '기항(奇恒)의 부(腑)'라고 한다."[26]라고 하였다. 왕빙(王氷)은 이에 대해 "뇌(腦)·수(髓)·골(骨)·맥(脈)은 비록 명칭은 부(腑)이지만 신장(神藏)[27]과 표리가 되지 않는다. '담'은 간과 상합하지만 육부와 같이 전화하여 배설하지는 않는다. '포(女子胞 :즉 子宮)'는 출납기능이 있어서 정기(精氣)를 수납하고 형용(形容)을 출(出)한다. '형용을 출한다'고 함은 변화가 지극하여 (자식을) 낳는 것을 말한다. 출납(出納)의 쓰임이 육부와는 다르므로 저장하지만 배설하지는 않는다고 말하며, 기항지부라 이름하여 부른다."[28]고 해석하였다.

담(膽)은 육부 중 하나이면서 동시에 기항지부에 속하므로 유의해야 한다. 담은 간과 경맥으로 낙속(絡屬)되어 서로 표리관계를 이루며, 담이 분비하는 담즙은 직접 음식물의 소화를 도우므로 육부 중 하나에 속한다. 그러나 담 자체는 수곡을 받아들여 전화하는 생리기능이 없을 뿐만 아니라 담즙을 저장하는 것이 오히려 오장이 정기(精氣)를 저장하는 점과 비슷하여 다른 부(腑)와는 다르므로 기항지부에도 속하게 된 것이다.

이상에서 살펴본 바와 같이 오장과 육부는 생리적인 특징이 서로 다르지만 상호간에 매우 밀접한 관계를 이룬다. 한의학에서는 음양대립통일의 법칙으로 장과 부의 표리(表裏)·상합(相合) 관계를 설명한다. 오장의 정기(精氣)는 육부 생리활동의 기초가 되고 오장에 저장된 정기는 또한 육부에서 소화·흡수한 수곡정미(水穀精微)에 근원한다. 즉 음식물은 반드시 육부의 공동작용을 거쳐야 정미(精微)로 변화될 수 있고, 아울러 정화(精華) 부분을 오장으로 보내어 오장의 정기가 충만될 수 있으며, 또한 육부의 수곡을 전화하는 기능은 오장의 정상적인 생리활동에 의한 것이다. 오장은 체(體)가 되고 육부는 용(用)이 되어 오장의 기가 육부에 행해지고 육부의 정(精)이 장(臟)으로 돌아가 저장됨으로써 장부가 서로 협조하여 함께 공을 이루게 된다. 병리적 측면에서도 장부의 병변은 서로 전변(轉變)하고 영향을 끼치기 때문에, 치료할 때 장병(臟病)은 허증(虛證)이 많고 부병(腑病)은 실증(實證)이 많다는 것을 고려하여 장(臟)이 실하면 부(腑)를 사(瀉)하고 부가 허하면 장을 보할 수도 있다.

각각 생리기능에 있어서 각각의 특징이 있음을 설명한 것이다.

26) 腦髓骨脈膽女子胞, 此六者, 地氣之所生也, 皆藏於陰而象於地, 故藏而不瀉, 名曰奇恒之府.

27) 神藏 : 神을 저장하는 心·肝·脾·肺·腎을 말한다.

28) 腦·髓·骨·脈雖名爲腑, 不正與神藏爲表裏. 膽與肝合, 而不同六腑之傳瀉. 胞雖出納, 納則受納精氣, 出則化出形容, 形容之出, 謂化極而生. 然出納之用有殊于六腑, 故言藏而不瀉, 名曰奇恒之腑也.

4. 장상학의 개념 및 연구범위

장상학은 살아있는 유기적 정체(整體)인 인체를 대상으로 하여 인체 각 장부·조직·기관의 생리기능과 병리변화 및 상호관계를 연구하는 학설로서, 한의학 기초이론의 매우 중요한 부분을 차지한다. 이는 역대 의학자들의 장기적인 의료실천 및 인체해부에 대한 초보적인 인식을 토대로 하여 종합분석·비의(比擬)·추연(推演)·직관체험(直觀體驗) 등을 통해 고도로 개괄하고 추상하면서 점차 형성된 이론으로서, 인체 외부의 징상(徵象)을 통해 내장의 활동규율을 연구하여 질병의 예방·치료를 효과적으로 지도하려는 데에 그 취지와 의의가 있다. 따라서 장상학의 연구대상은 생명활동을 하고 있는 살아있는 유기체인 사람이다. 인체는 매우 복잡한 유기적 정체(整體)[29]로서, 인체의 전체적인 기능은 결코 인체를 구성하는 각 부분의 기능을 단순하게 총합한 것이 아니다.

인체는 정신과 육체의 통일체로서 각 구성부분은 형태구조상 분할하기가 어렵고 생리기능상 서로 협조하며, 물질대사상 서로 연계(聯繫)되고 병리변화상 서로 영향을 끼치면서 구조와 기능의 통일, 물질과 대사의 통일, 부분과 전체의 통일을 체현하고 있으며, 오장을 중심으로 경락의 낙속(絡屬) 관계를 통해 인체의 각 부분이 서로 분업하면서 협력하고 외계환경과 상통하는 유기적 정체(整體)를 이룬다. 이러한 정체적(整體的)·전일적(全一的) 관점에서 인체의 조직구조와 생명활동을 파악하는 것이 장상학의 기본적 특징이다.

장상학은 주로 오장·육부·기항지부와 그 형체관규(形體官竅)[30] 및 정(精)·신(神)·기(氣)·혈(血)·진액(津液)·경락(經絡)·체질 등을 포괄한다. 장상학설은 음양오행론을 토대로 삼아 오장을 중심으로 경락의 낙속(絡屬) 관계를 통해 인체의 각 부분을 서로 분업하면서 협력하고 외계환경과 상통하는 유기적 정체(整體)로써 파악한다. 각 장부 간의 평형협조 및 인체와 외계환경과의 협조통일은 기체(機體)가 정상적인 생명활동을 유지하는 기초이다. 따라서 질병의 발생·발전·형성·전귀(轉歸)는 주로 장부의 기능상태와 밀접한 관계가 있으며, 한의학의 생리·병리 면에서의 유기적인 관점을 구체적으로 나타내준다. 장상학은

---

29) 정체(整體)란 각 부분과 부분이 상호 독립적 개별적으로 존재, 연속되는 것이 아니라 상호 의존적, 협조적으로 존속되는 유기적인 관계로서 완정성(完整性)과 통일성을 갖추고 있는 전체 그대로 한 몸이란 뜻이다. 한의학에서는 인체의 모든 장부조직기관이 하나의

30) 형체관규(形體官竅) : 여기서의 형체는 오장과 각각 연계된 皮(肺)·肉(脾)·筋(肝)·骨(腎)·脈(心)을 가리키고 관규는 耳·目·口·鼻·舌과 咽喉·前陰·後陰 등을 가리킨다.

한의학의 해부・생리・병리・진단・치료・방제・약물・예방 등의 각 방면을 일관하여 한의학이론체계 중에서 매우 중요한 위치를 차지한다.31)

二. 장상학의 형성과 발전

장상학설은 고대의 해부지식을 기초로 하고 인체의 생리・병리 현상에 대한 장기적인 생활 관찰과 대량의 임상경험이 축적되는 가운데 기화론・음양오행론・상수역학 등의 고대 중국철학과 문화가 삼투되어 영향을 미치고, 특히 현인(賢人)이나 양생도인들의 직관체험과 뛰어난 명의들의 학술이론 및 경험 등이 결합되어 형성, 발전되어왔다고 할 수 있다.

장상학설은 이미 《황제내경》에서 비교적 완정(完整)한 이론체계를 형성하였는데, 그 이후로도 장부의 생리병리적인 특징이 좀 더 구체적인 경험을 통해서 역대의 유명한 명의들에 의해 자꾸 발견이 되고, 또 장부의 병리변화의 규율에 대한 인식들이 축적이 되고, 또 각 장부와 상응하는 용약(用藥) 규율(어떤 약물을 쓰니까 어떤 장부에 어떠한 영향을 주더라고 하는 그런 장부 용약 규율)에 대한 인식이 누적되고, 또 각 장부의 질병에 대한 치법이 부단히 축적됨으로써 오늘날에 이르러 상당히 체계적으로 발전된 그런 모습을 갖추게 되었다. 이를 좀 더 구체적으로 살펴보고자 한다.

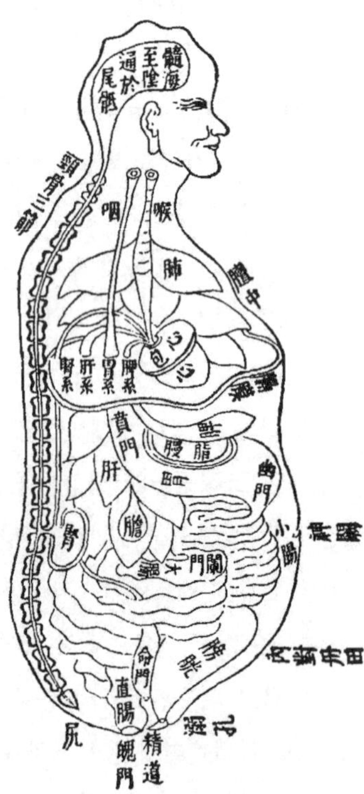

내경도(內景圖)

1) 고대의 해부학 지식

고대 의가들의 오장육부와 기항지부에 대한 형태학상의 인식은 대부분 인체에 관한 해부경험을 통해 얻어진 것이다. 은허(殷墟)에서 출토된 갑골문을 보면 일찍이 기원전 1400년경에 귀・눈・입・코・머리 등의 여러 인체기관 명칭이 있었다. 이는 당시에 이미 인체기관의 부위와 작용이 다르기 때문에 전용 명사를 확정

31) 《中醫藏象學》, 王琦 主編, 인민위생출판사, 1997. 5쪽.

하였음을 설명한다.

《사기(史記)》에는 유부(兪跗)가 복부를 절개하여 질병을 치료한 기록이 있다. 즉 편작창공열전(扁鵲倉公列傳)에 "상고시대의 유부(兪跗)라는 의원은 병을 치료함에 있어서 탕액례주(湯液醴酒)·참석(鑱石:鑱針)·교인(矯引:活法)·안올(案扤:按摩)·독위(毒熨:藥熨)로써 하지 않고, ……피부와 기육을 절개하였으며, ……장위를 씻어내고 오장을 세척한다."[32]라고 하였다. 이러한 기록은 고대에 이미 인체를 해부할 수 있는 의사가 있었음을 나타내고 있다.

《내경》에서는 인체를 해부하여 장부를 관찰한 것에 관해 더욱 상세히 기술하고 있다. 예를 들면 《영추·경수》에서 "가령 키가 여덟 자인 사람의 피육은 밖으로 더듬어 재보면 척도를 가늠할 수 있고, 죽으면 해부하여 그것을 관찰할 수 있다. 오장의 견실함과 허약함, 육부의 크고 작음, 수곡의 많고 적음, 맥의 길고 짧음, 혈의 청탁 등이 ……모두 일정한 규율이 있다."[33]고 하였고, 《영추·장위》에서는 "목구멍(咽門)에서 위까지 길이가 1척 6촌이며, 위는 구불구불한데 똑바로 펴면 길이가 2척 6촌이고 넓이는 1척 5촌이며, 직경은 5촌이고 용량은 3말 5되이다. ……장위가 음식물이 들어가는 곳에서 배출되는 곳까지의 길이는 총 6장 4촌 4푼이다."[34]라고 하였다.

최근의 연구에 따르면 《내경》에서 말하는 식도와 장도의 비율은 1:35.5이고, 현대의 인체해부학에서는 이 비율이 1:37이다. 이것으로 볼 때 《내경》의 소화도 길이에 관한 측정이 상당히 정확했음을 알 수 있다. 후에 《난경》에서는 또 "장위(腸胃)의 길이는 5장 8척 4촌이고 ……신(腎)은 두 개이다. ……담은 간의 단엽(短葉) 사이에 있고 무게는 3냥 3수이며, 담즙 3홉을 저장하고 있다."[35]고 기록하였다. 또 입에서부터 항문까지의 소화도와 칠충문(七衝門)에 관한 기록도 있다. 그 중 매우 많은 기록들이 현대 해부학과 거의 같다. 또한 침자(鍼刺) 시의 금기를 전문적으로 논술한 《소문·자금론(刺禁論)》에 보면 "장(臟)에는 급소가 있으니 살피지 않으면 안 된다. ……심장을 찌르면 1일 만에 죽고, ……간장을 찌르면 5일 만에 죽으며, ……폐를 찌르면 3일 만에 죽고, ……발등의 동맥을 침자하여 출혈이 그치지 않으면 죽으며, ……머리의 뇌호(腦戶)를 침자(鍼刺)하여 뇌(腦)에 들어가면 그 자리

32) 上古之時, 醫有兪跗, 治病不以湯液醴酒·鑱石·矯引·案扤·毒熨, 一拔見病之應, 因五臟之輸, 乃割皮解肌, 決脈結筋, 搦髓腦, 揲荒爪幕, 湔浣腸胃, 漱滌五臟, 練精易形.

33) 若夫八尺之士, 皮肉在此, 外可度量切循而得之, 其死, 可解剖而視之. 其臟之堅脆, 腑之大小, 穀之多少, 脈之長短, 血之淸濁,……皆有大數.

34) 咽門,……至胃長一尺六寸, 胃紆曲屈, 伸之長二尺六寸, 大一尺五寸, 徑五寸, 大容三斗五升,……腸胃所入至所出, 長六丈四寸四分.

35) 腸胃凡長五丈八尺四寸,……腎有兩枚,……膽在肝之短葉間, 重三兩三銖, 盛精汁三合.

에서 죽고, ……척추사이에 침자하여 척수를 찌르면 곱사등이가 되고., ……가슴에 침자하여 폐를 찌르면 숨을 헐떡이며 앙식(仰息)한다."[36]라고 하여 해부학적 지식을 분명하게 나타내고 있다.

또 동한 시대의 명의인 화타(華佗)는 해부지식을 운용하여 수술을 통해 질병을 치료하였다. 송대(宋代)《구희범오장도(歐希范五臟圖)》, 양개(楊介)의《존진도(存眞圖)》및 청대 왕청임(王淸任)의《의림개착(醫林改錯)》에 기록된 장부도형(臟腑圖形) 등은 모두 시체해부를 통해 제작되었다. 이러한 관찰은 비록 여러 가지 조건의 제한으로 인해 해부학적 지식이 부족했지만 "심은 혈맥을 주관하고 폐는 호흡을 주관하며, 위는 음식물이 모이는 곳이고 소장은 액(液)을 주관하며, 대장은 찌꺼기의 전화(傳化)를 주관한다."는 장부의 주요 생리기능을 이해함에 있어 해부지식을 그 주된 기초로 삼았음을 알 수 있다.

2) 인체의 생리 · 병리현상에 대한 관찰

고대 의가들은 해부학 지식을 기초로 내부의 생리 · 병리변화는 반드시 외부에 드러난다는 "취상비류법(取象比類法)"[37]과 추리연역법(推理演繹法)[38]을 응용하여, 인체 생리 · 병리현상에 대한 장기적인 관찰을 통해 그것이 장부의 생리 · 병리와 어떠한 관계가 있는가를 탐색하였다. 예컨대 "심은 혈맥을 주관하고 그 정화는 얼굴에 나타난다."고 하였는데, 이는 곧 심과 맥이 연결되어 하나의 밀폐된 혈액운행 계통을 이룬다는 지식을 기초로 사람의 안색이 바뀌는 것은 혈액의 운행과 밀접한 관계가 있음을 발견한 것이다. 이로부터 "心은 그 정화가 얼굴에 나타난다(其華在面)"는 이론이 성립되었다. "폐는 피모를 주관하고 호흡을 관장하며 그 소리는 기침이다(肺主皮毛, 司呼吸, 其聲咳)."라고 하였는데, 이는 곧 폐가 호흡을 주

---

36) 藏有要害, 不可不察. ……刺中心, 一日死, ……刺中肝, 五日死, ……刺中肺, 三日死, ……刺跗上, 中大脈, 血出不止, ……刺頭中腦戶, 入腦立死. ……刺脊間中髓, 爲傴., ……刺陰股中大脈, 血出不止, 死. …… 刺膺中陷中肺, 爲喘逆仰息.

37) 취상비류(取象比類)란 취류비상(取類比象), 또는 취상유비(取象類比)라고도 하는데 어떤 事物의 (본질을 반영할 만한) 두드러진 형상적(形象的) 특징을 잡아내어 그것이 오행 속성상 서로 비슷한 것끼리 분류(分類)하여 귀납(歸納)시키는 것을 말한다. 즉 유비추리(類比推理)의 일종이라고 할 수 있다. 예컨대 바람이 불면 나무들이 자꾸 흔들리는 것을 볼 수 있고 바람은 잘 움직이며 변화가 많다는 것을 알 수 있는데, 인체가 경련 발작을 한다든지, 손이나 머리채 또는 근육이 자꾸 떨린다든지 하면 병인(病因)을 풍사(風邪)로 보는 것이다.

38) 추리연역(推理演繹)이란 이미 일반적으로 알고 있는 사실을 미루어서 새로운 사실을 알아내는 방법이며, 연역추리(演繹推理)라고도 한다. 예컨대 肝은 오행속성상 木에 속하는데, 담(膽)과 배합하고 근(筋)을 주관하며 목(目)으로 연결되어 있으므로 膽 · 筋 · 目의 오행도 모두 木에 속한다고 추리하는 방법이다.

관한다는 지식을 기초로, 체표에 한사(寒邪)가 침입하면 코막힘·재채기·기침 등 호흡기 증상이 나타남을 발견하였다. 이로부터 "폐는 외부의 피모와 상합한다(外合皮毛)"는 이론이 성립되었다. 또한 "비는 기육사지(肌肉四肢)를 주관한다."고 하였는데, 이는 곧 비위가 음식물의 정미를 운화하는 기관이라는 지식을 기초로, 사지 기육의 튼튼함 여부는 음식물의 영양과 밀접한 관계가 있음을 알게 되었다. 이로부터 "비는 외부의 육과 상합한다(外合于肉)"는 이론이 성립되었다. "간은 근을 주관한다."고 하였는데, 이는 곧 간은 혈을 저장한다는 지식을 기초로, 혈허 환자는 항상 지체가 마비되고 굴신이 원활하지 못한 증상이 나타남을 발견하였다. 이로부터 "간은 외부의 근과 상합한다(外合于筋)"는 이론이 성립되었다. "신은 골(骨)을 주관한다."고 하였는데, 이는 곧 신이 정(精)을 저장한다는 지식을 기초로 하여, 인체의 생장과 발육은 골격의 상태가 뚜렷한 상징이 됨을 발견하였다. 이로부터 "신이 골을 주관한다(腎主骨)"는 이론이 성립되었다.

3) 한의학 이론의 발달 및 임상경험의 축적

장상학의 형성과정을 분석해보면 해부학적 기초지식을 갖추고서 인체의 생리·병리현상에 대해 취상비류(取象比類)나 추리연역하는 방법으로 장부와의 관계를 분석하고 관찰하였음을 알 수 있다. 뿐만 아니라 실제의료경험을 축적하면서 끊임없이 종합함으로써 장상학의 내용을 구체적이고도 풍부하게 하여 임상을 이끄는 기초이론으로 발전시킬 수 있었다.

고대 봉건사회에서는 해부학이 발전하기가 매우 어려웠기 때문에 화타(華佗) 이후부터는 외과수술이 점점 사라지게 되었다. 이런 까닭에 의료효과만을 통해 인체의 생리와 병리를 탐색하고 반증할 수밖에 없었다.

예를 들면 "사람은 위기(胃氣)를 근본으로 한다."는 이론에 근거하여, 비위의 운화기능을 촉진시켜서 인체를 튼튼하게 하고 기혈을 왕성하게 할 수 있었으므로 비위가 "후천의 근본(後天之本)이고, 기혈을 생화하는 근원"임을 증명하였다.

"신(腎)은 정(精)을 저장하고 생장·발육·생식을 주관한다."는 이론에 따라 보신(補腎)을 통해 정을 보충하는 방법을 써서 인체의 생장·발육과 생식기능을 촉진시킬 수 있었으므로 신이 "선천의 근본(先天之本)"임을 증명하였다.

"폐는 수도(水道)의 소통과 조절을 주관한다."는 이론에 근거하여, 폐기(肺氣)를 선발(宣發)시키고 숙강(肅降)하게 하는 방법을 써서 풍수증(風水證)을 치료할 수 있었으므로 폐가 "수(水)의 상원(上源)"임을 증명하였다.

"혈기는 인체의 신(神)"이라는 이론에 근거하여, 혈을 자양함으로써 신(神)을 안정시켜 심계・불면 등 심신(心神)이 안정되지 못한 증상을 치료할 수 있기 때문에 "심이 신지(神志)를 주관한다."는 것을 증명하였다.

결국 고대 의가들은 해부지식을 기초로 하고 장기간에 걸친 생리・병리현상의 관찰과 실제 의료경험을 총괄하여 이를 검증하였다. 그들은 음양오행을 토대로 하거나 혹은 표로써 이를 아는 방법〔以表知裏〕, 혹은 생리로부터 병리를 유도하거나, 혹은 병리로부터 생리를 유도하거나, 혹은 임상 의료효과로부터 그 병기를 검증하였다. 이와 같이 반복적이고 실제적인 검증은 "장(臟)"과 "상(象)"간의 상응관계를 연구하여 확정하였고, 장부(臟腑) 활동의 규율을 연구하여 점차적으로 심・폐・간・비・신 오장을 중심으로 장상의 이론체계를 세웠다.

《내경》 이후에 역대 의가들은 《내경》・《난경》의 이론과 실제임상을 토대로 장상(臟象)을 끊임없이 발전시키고 충실하게 하였다. 이를 간단히 기술하면 다음과 같다.

《한서(漢書)・왕망전(王莽傳)》에는 태의 상방(尙方)이 왕손경(王孫慶)의 시체를 이용하여 "오장을 측정하고 대죽으로 맥을 짚어가서 그 시작과 끝을 알아내고는 병을 치료할 수 있겠다."[39]고 한 기록이 있는데, 이는 당시의 의가들이 임상 의료경험의 축적을 중시했을 뿐만 아니라 해부학 지식의 축적도 비교적 중시하여 질병의 병리변화를 탐색하였음을 반영한다. 그러므로 동한 시기에 출현한 화타의 외과수술과 장중경의 《상한잡병론》 등은 결코 우연한 것이 아니다. 예컨대 《후한서・화타전》에서는 "만약 질병이 내부에 맺혀 있으면 침이나 약으로는 미치지 못하니, 먼저 마비산(痲沸散)을 술과 함께 복용하게 하여 환자가 술에 취해 느끼지 못할 때 복부를 갈라서 적취를 제거한다. 만약 장위 사이에 있으면 절개하여 깨끗이 씻어서 더러움을 제거하고 봉합한 후에 고(膏)를 붙이는데, 4~5일이면 상처가 치유되며 한 달 정도면 회복된다."[40]고 하였다. 만약 당시에 해부학 지식이 없었다면 화타가 행한 외과수술은 불가능했을 것이다.

장중경의 《상한잡병론》은 《내경》을 기초로 당시의 의학을 집대성하여, 육경변증(六經辨證)으로써 외감열병의 각종 증후와 그 전변・발전과정 및 치료방법을 설명하고, 장부(臟腑)를 중심으로 내과잡병의 각종 증후와 그 전변을 설명하였다. 예를 들면 "간병전비(肝病傳脾)"・"비병급신(脾病及腎)"・"심화상폐(心火傷肺)"・"폐약간성(肺弱肝盛)" 및 "치간보비(治肝補脾)" 등을 논술하여 병리상황과 치료에 있어서 오장 상호간에 미치는 영향을 나타내었다.

39) 度量五臟, 以竹筳導其脈, 知其始終, 云可以治病.

40) 若疾病發結于內, 針藥所不能及者, 乃令先以酒服痲沸散, 旣醉無所覺, 因刳破腹背, 抽割積聚; 若在腸胃間, 以斷截湔洗, 除去疾穢, 旣而縫合, 敷而神膏, 四・五日創愈, 一月間平復.

더욱이 그 부족함을 보하고 그 남음을 줄여서 내장 관계를 조정하는 치료원칙을 제기하였다. 장중경의 《상한잡병론》에 설정된 변증론치의 기초는 실제 의료행위에 있어서 장상・경락학설이 발전하였음을 알 수 있다.

한대 이후에 장상학은 대체로 아래의 세 방면에서 발전하였다.

첫째, 시체의 해부 및 생체의 절개 등을 통해 각종 "내경도(內景圖)"를 생생하게 그려내었다. 예를 들면 송대 송자(宋慈)의 《세원록(洗冤錄)》, 범진(范縝)의 《동재기사(東齋記事)》에 있는 양개(楊介)의 《존진도(存眞圖)》, 왕유(王惟)가 제작한 침구동인(針灸銅人) 모형 및 명청시대 여러 의가들의 각종 "내경도(內景圖)"와 왕청임의 《의림개착》에 있는 《친견개정장부도(親見改正臟腑圖)》 등은 해부학이 장상학의 기초가 되었음을 설명한다.

둘째, 임상 변증론치의 경험이 축적되어 장상학의 구체적인 내용이 충실해졌다. 당대의 손사막은 《천금방》에서 장부를 총강으로 삼아 생리・병리와 임상표현 및 그 치료방법을 체계적으로 논술하였는데, 후에 각 의가들의 논저는 대부분 이 방법을 계승・발전시켰다. 예컨대 송대의 전을(錢乙)은 《소아약증직결(小兒藥證直訣)》에서 오장의 허실에 근거하여 보사 방제를 확정하였다. 또한 장결고(張潔古)의 《오장보사법(五臟補瀉法)》・《장기법시보사법(臟氣法時補瀉法)》, 그리고 금・원 시기에 이동원이 《비위론》에서 "인체는 비위의 원기를 근본으로 삼는다. ……온갖 병은 모두 비위의 쇠약으로 말미암아 발생한다."[41]고 한 것과 주단계(朱丹溪)가 《격치여론(格致餘論)》에서 "폐장(閉藏)을 주관하는 것은 신이고, 소설(疏泄)을 주관하는 것은 간이다. 이 두 장은 모두 상화(相火)가 있으녀, 그 끈이 위로 이어져 심에 연결된다."[42]고 한 것 등은 모두 장상학의 구체적인 내용을 발전시키고 충실하게 하였다.

셋째, 실제 임상을 기초로 많은 새로운 이론이 제기되었다. 그 중 가장 두드러진 것이 명문학설(命門學說)이다.(명문학설에 대해서는 뒤에서 신장의 생리기능을 설명할 때에 상술하므로 여기서는 생략한다.)

이상을 종합하면 장상학은 실제임상을 행하는 중에 끊임없이 발전되었고 지금까지도 여전히 실제 임상을 이끄는 중요한 기초이론임을 알 수 있다.

4) 고대 중국 철학 및 문화의 삼투와 영향

이상에서 살펴본 바와 같이 장상학설이 고대의 해부지식을 기초로 하고 인체의 생리・병리 현상에 대한 장기적인 생활 관찰과 대량의 임상경험의 축적을 통해 발전해왔다고 할 수

41) 人以脾胃元氣爲本. ……百病皆由脾胃衰而生.

42) 主閉藏者腎也, 司疏泄者肝也, 二臟皆有相火, 而其系上屬于心.

있으나 그 체계적인 이론이 형성, 발전하는 데에는 고대의 중국철학의 영향이 가장 컸다고 볼 수 있다. 그 중에서도 특히 기화론(氣化論)과 음양오행론의 토대가 된 상수역학(象數易學)의 영향은 지대하다고 할 수 있다. 여기에 賢人이나 양생도인들의 직관체험과 뛰어난 명의들의 학술이론 및 경험 등이 결합되어 형성, 발전되어왔다고 할 수 있다.

중국의 고대철학자들은 기를 우주만물을 구성하는 가장 기본적인 물질로 생각하였다. 그러므로 만물은 기의 취산변화(聚散變化)에 따른 일시적인 모양에 불과하며, 모든 현상변화는 기의 운동변화의 다양한 모습에 불과할 따름이다. 그리고 이러한 기화작용에 의해서 음양오행과 육기(六氣)의 변화가 이루어진다고 보았다. 이러한 기화론적 관점이 한의학에서도 그대로 채용되었다. 그리고 음양오행의 극치를 이루고 있는 운기론이나 후대의 의역학은 상수역학의 영향을 매우 깊이 받았다. 한의학의 기본 특징인 천인상응관이나 변증시치 사상 역시 주역사상을 체현하고 있는 것들이다. 이러한 내용들이 장상학에도 그대로 반영됨으로써 그 이론적 체계를 확고히 해왔다고 생각한다. 그 자세한 내용은 제 2장에서 이미 상술하였으므로 여기서는 생략한다.

三. 장상학의 기본특징

장상학의 기본특징은 형신일체(形神一體)의 오장일체관(五臟一體觀)과 천인상응관(天人相應觀)의 정체관(整體觀)이라고 할 수 있다.

1. 오장일체관(五臟一體觀)

1) 오장육부는 서로 분공합작(分工合作)의 관계에 있다.

오장 육부는 서로 우리 인체의 생명이라고 하는 목적을 향해서 전체적인 어떤 기능을 분업하듯이 나누어가지고 상호간에 협조·협력하는 분공합작(分工合作)의 관계에 있다고 보는 것이다. 그래서 심장이 군주와 같은 역할을 하고 나머지 장부들은 다 신하가 되어서 서로 직분을 나누어서 군주의 일을 돕는 관계로 되어있다고 본다. 예컨대 《소문·영란비전론(靈蘭秘典論)》에 "심은 군주의 기관이니 신명(神明)이 여기에서 나오고, 간은 장군의 기관이니 치절((治節:治理, 調節))이 여기에서 나오고, 담은 중정(中正)의 기관이니 결단(決斷)이 여기에서 나오고, 단중(膻中)은 신사(臣使)의 기관이니 희락(喜樂)이 여기에서 나오고, 비위는 창름(倉廩)의 기관이니 오미(五味)가 여기에서 나오고, 대장은 전도(傳道)의 기관이니 변화가 여기에서 나오고, 소장은 수성(受盛)의 기관이니 화물(化物)이 여기에서 나오고, 신(腎)은 작강(作强)의 기관이니 기교(伎巧)가 여기에서 나오고, 삼초는 결독(決瀆)의 기관이니 수도(水道)가 여기에서 나오고, 방광은 주도(洲都)의 기관이니 진액이 여기에 저장되었다가 氣化하면 나온다. 무릇 이 12기관은 서로 없어서는 안 된다. 그러므로 군주가 밝으면 아래가 편안해지고, ……군주가 밝지 못하면 12기관이 위태로워진다."[43]고 하였다.

그런데 여기서는 심장이 군주의 기관이므로 오장육부 중에서 가장 중요하다고 볼 수 있지만 한의학의 전체 이론을 통해서 볼 때는 이야기하는 차원에 따라 약간 다른 경우가 있다. 가령 신장 내지는 명문을 매우 중요시 하는 경우가 있는데, 이 경우는 우리 생명의 근원이 선천 부모로부터 물려받은 것이기 때문에 생명의 가장 근원적인 부분에 대해서 따지게 될 때, 또 음양의 뿌리라고 하는 측면에서 따지게 될 때는 신(腎)·명문을 가장 근본이 되는 부분으로 이해를 하고 신장의 기능을 아주 중시한다. 이러한 관점은 장경악(張景岳)을 중심으로 한 온보학파(溫補學派)의 명문학설이나 주단계(朱丹溪)를 중심으로 하는 자음파(滋陰派) 등의 관점에서 볼 수가 있다. 그러나 또 다른 측면에서 보면 후천적으로 음식물을 통해서 영양공급이 이루어지지 않으면 우리 오장육부가 생명을 영위할 수 없기 때문에 영양공급의 측면에서 볼 때는 비위가 중앙에 위치하면서 가장 중요한 역할을 한다 해서 이 비위를 매우 중요시 여기는 경우가 있다. 이것은 《황제내경》에서도 태음양명론편(太陰陽明論篇)이 있어서 비위의 중요성을 논급한 부분이 있고 의학사적으로도 보면 보토파(補土派)라고 해서 이동원(李東垣)을 중심으로 해서 비위기능을 가장 중시한 그런 학술유파가 있다. 그러나 이상은 어디까지나 심장을 제외하고 말한 것이라 할 수 있다. 생명활동이 심장의 끊임없는 혈액공급에 의해서 이루어지고 생명의 종지(終止) 여부가 최종적으로 심장사(心臟死)에 의해서 결정되기 때문에 가장 중요한 장부는 역시 심장이라고 할 수 있다. 그러므로 《영추·사객(邪客)》에도 "심은 오장육부의 대주(大主)요 정신이 머무는 곳이라 그 臟이 견고(堅固)하여 사기를 받아들일 수 없다. 사기를 받아들이면 심장이 손상되고 심장이 손상되면 신(神)이 떠나며 신(神)이 떠나면 죽는다."[44]고 말했다. 그러나 여기서 중요한 것은 오장이

43) 心者, 君主之官也, 神明出焉. 肺者, 相傅之官, 治節出焉. 肝者, 將軍之官, 謀慮出焉. 膽者, 中正之官, 決斷出焉. 膻中者, 臣使之官, 喜樂出焉. 脾胃者, 倉廩之官, 五味出焉. 大腸者, 傳道之官, 變化出焉. 小腸者, 受盛之官, 化物出焉. 腎者, 作强之官, 伎巧出焉. 三焦者, 決瀆之官, 水道出焉. 膀胱者, 州都之官, 津液藏焉, 氣化則能出矣. 凡此十二官者, 不得相失也. 故主明則下安, ……主不明則十二官危.

44) 心者, 五藏六府之大主也, 精神之所舍也, 其藏堅固, 邪弗能容也. 容之則心傷, 心傷則神去, 神去則死矣.

상호 생조(生助) 또는 억제를 하면서 서로 분업하면서 협력관계를 이루는 정체(整體)라는 점이다. 인체를 구성하고 있는 각 장부・조직・기관이 구조상 서로 불가분의 관계에 있으며, 생리기능상 서로 협조하며, 물질대사상 서로 연계(聯系)되고, 병리변화상 서로 영향하여 구조와 기능, 물질과 대사, 부분과 전체가 통일적인 정체를 이룬다고 보는 것이다. 이것이 장상학의 기본적 관점이다.

2) 오장과 육부는 서로 표리・배합관계로 되어 있다.

《소문・혈기형지》에서는 오장과 육부가 경맥으로 서로 표리관계가 됨을 밝히고 있으며, 《영추・경맥》에서는 서로 속(屬)하고 락(絡)[45]하는 방식으로 장부가 표리 음양의 관계로 서로 연결되어 있음을 밝히고 있다. 또 《영추・본수》와 《영추・본장》에서는 오장과 육부가 생리기능상으로 서로 배합되는 관계를 밝히고 있다. 그래서 장부와 12경맥이 서로 속하고 락(絡)하면서 끊임없이 돌고 돌며 상보상성(相補相成)하는 배합관계로서 일체를 이루고 있다는 것이다. 이를 좀 더 상술하면 다음과 같다.

臟과 腑는 주로 경락의 속락(屬絡)을 통해 서로 표리관계를 이루고 있다. 《소문・혈기형지》에서 "족태양방광경은 족소음신경과 표리가 되고, 족소양담경은 족궐음간경과 표리가 되며, 족양명위경은 족태음비경과 표리가 되니, 이는 족삼음경과 족삼양경의 표리 관계이다. 수태양소장경은 수소음심경과 표리가 되고, 수소양삼초경은 수궐음심포경과 표리가 되며, 수양명대장경은 수태음폐경과 표리가 되니, 이것은 수삼음경과 수삼양경의 표리 관계이다."[46]라고 하였다. 또 《영추・본수》에서는 "폐는 대장과 배합〔相合〕하는데 대장은 전도(傳道)의 腑이고, 심은 소장과 배합하는데 소장은 수성(受盛)의 腑이고, 간은 담(膽)과 배합하는데 담은 중정(中精)의 腑이고, 비는 위와 배합하는데 위는 오곡(五穀)의 腑이고, 신(腎)은 방광과 배합하는데 방광은 진액(津液)의 腑이며, 소양(少陽)은 신에 속하고 위로 폐에 이어지므로 (肺와 腎) 두 臟을 거느리며, 삼초는 중독(中瀆)의 腑이니 수도가 이에서 나오며 방광을 하속(下屬:아래로 딸려있는 권속)으로 삼는데 이는 (배합할 짝이 없는) 외로운 腑이다. 이것이 육부가 더불어 배합하는 것이다."[47]라고 하여 臟과 腑가 서로 배합하는 관

45) 속락(屬絡) :소속되고 연락되어 서로 연결되어 있다는 뜻. 즉 해당 경맥이 어떤 臟이나 腑에 이어져 직접적인 지배를 받는 것을 "속(屬)"이라 하고, 그 經과 표리 관계를 이루는 臟이나 腑에 연락되어 있는 것을 "락(絡)"이라 한다.

46) 足太陽與少陰爲表裏, 少陽與厥陰爲表裏, 陽明與太陰爲表裏, 是爲足陰陽也. 手太陽與少陰爲表裏 手少陽與心主爲表裏, 陽明與太陰爲表裏, 是爲手之陰陽也.

47) 肺合大腸, 大腸者, 傳道之府. 心合小腸, 小腸者, 受盛之府. 肝合膽, 膽者, 中精之府. 脾合胃, 胃者, 五

계를 밝히고 있다. 다만 여기서는 신장이 삼초·방광 두 부(腑)와 상합한다고 하여《소문·혈기형지》에서 삼초경이 심포경과 표리가 된다고 한 내용과는 좀 다르다. 이것은《영추·본수》에서는 장부의 생리기능상에서의 상합관계를 말한 것이고《소문·혈기형지》에서는 장부의 경맥상에서의 표리관계를 말한 것이기 때문이다. 즉《소문·혈기형지》에서는 수소양삼초경맥과 수궐음심포경맥이 서로 속(屬)하고 (絡)하며 표리를 이루고 있다는 것을 밝힌 것이고,《영추·본수》에서는 삼초에서는 수도(水道)가 出하고 방광에서는 오줌을 저장했다가 배출하며 신장에서는 전체적인 수액대사를 주관하면서 소변을 걸러내는 역할을 하기 때문에 신(腎)과 삼초·방광이 상합한다고 말한 것이다.《영추·본장》에서도 "폐는 대장과 배합하는데 대장은 피부에 상응하며, 심장은 소장과 배합하는데 소장은 맥(脈)에 상응하며, 간은 담과 배합하는데 담은 근(筋)에 상응하며, 비는 위와 배합하는데 위는 살[肉]에 상응하며, 신(腎)은 삼초·방광과 배합하는데 삼초·방광은 주리(腠理)·호모(豪毛)가 상응한다."[48] 라고 하여 말하는 각도는 좀 다르지만《영추·본수》와 내용을 같이하고 있다. 이밖에 장과 부가 서로 표리를 이루는 주요 근거는 다음과 같다.

① 臟과 腑의 경맥은 상호 속(屬)하고 락(絡)한다.[49]

예컨대 수태음폐경은 폐에 속(屬)하고 대장에 락(絡)하며, 수양명대장경은 대장에 속하고 폐에 락하며, 족양명위경은 위에 속하고 비에 락하며, 족태음비경은 비에 속하고 위에 락하며, 수소음심경은 심에 속하고 소장에 락하며, 수태양소장경은 소장에 속하고 심에 락하며, 족태양방광경은 방광에 속하고 신에 락하며, 족소음신경은 신에 속하고 방광에 락하며, 수궐음심포경은 심포에 속하고 삼초에 락하며, 수소양삼초경은 삼초에 속하고 심포에 락하며, 족소양담경은 담에 속하고 간에 락하며, 족궐음간경은 간에 속하고 담에 락한다.

② 십이경맥(十二經脈)이 사지를 순행할 때 음양 부위가 서로 대응된다.

예를 들면 수태음폐경은 상지의 안쪽 전연(前緣)을 순행하는데 수양명대장경이 상지의 바깥쪽 전연(前緣)을 순행하는 것과 대응되고, 수궐음심포경은 상지의 내측 중선(中線)을 순행하는데 수소양삼초경이 상지의 바깥쪽 중선(中線)을 순행하는 것과 대응되며, 수소음심

穀之府, 腎合膀胱, 膀胱者, 津液之府也. 少陽屬腎, 腎上連肺, 故將兩藏. 三焦者, 中瀆之府也, 水道出焉, 屬膀胱, 是孤之府也. 是六府之所與合者.

48) 肺合大腸, 大腸者, 皮其應. 心合小腸, 小腸者, 脈其應. 肝合膽, 膽者, 筋其應. 脾合胃, 胃者, 肉其應. 腎合三焦膀胱, 三焦膀胱者, 腠理毫毛其應.

49) 장부 경맥의 속(屬)·락(絡)에 대해서는《영추·경맥》에서 자세히 밝히고 있다.

경은 상지의 안쪽 후연(後緣)을 순행하는데 수태양소장경이 상지의 바깥쪽 후연(後緣)을 순행하는 것과 대응되고, 족태음비경은 하지의 안쪽 전연(前緣)[50]을 순행하는데 족양명위경이 하지의 바깥쪽 전연(前緣)을 순행하는 것과 대응되며, 족궐음간경은 하지의 안쪽 중선(中線)을 순행하는데 족소양담경이 하지의 바깥쪽 중선(中線)을 순행하는 것과 대응되고, 족소음신경은 하지의 안쪽 후연(後緣)을 순행하는데 족태양방광경이 하지의 바깥쪽 후연(後緣)을 순행하는 것과 대응된다.

③ 오장과 육부가 생리기능상으로 밀접하게 배합된다.

예를 들면 폐의 선발(宣發)·숙강(肅降) 기능은 대장이 음식물의 찌꺼기를 전화배설(傳化排泄)하는 기능과 배합되고, 비의 운화(運化)·승청(升淸) 기능은 위(胃)의 수납(受納)·강탁(降濁) 기능과 배합되며, 간의 소설(疏泄) 기능은 담이 담즙을 저장하고 배설하는 기능과 배합되고, 신이 수액을 주관하는 기능은 방광이 요액(尿液)을 저장하고 배설하는 기능과 밀접하게 배합되는 등이다. 이밖에 비와 위, 간과 담, 신과 방광[51]은 조직구조상으로 직접 연결된다.

3) 오장과 각 기관 형체는 하나의 유기적 정체의 관계를 이루고 있다

오장과 형체의 각종 규(竅)의 관계 역시 하나의 유기적 정체의 관계에 있다는 것이다. 예컨대 《소문·오장생성편》에서 "심의 合은 맥이고 그 영화로움은 색이며, 그것을 통제하는 것은 신(腎)이다[52]. 폐의 合은 皮이고 그 영화로움은 毛이며 그것을 통제하는 것은 心이다. 간의 合은 筋이고 그 영화로움은 爪이며, 그것을 억제하는 것은 폐이다. 비(脾)의 合은 肉이고 그 영화로움은 脣이며, 그것을 억제하는 것은 간이다. 신(腎)의 合은 骨이고 그 영화로움은 髮이며 그것을 억제하는 것은 비(脾)이다."[53]라고 하였다. 즉 맥(脈)·피(皮)·근(筋)·육(肉)·골(骨) 오체(五體)는 각각 심·폐·간·비·신 오장과 연결된다. 또한《영추·맥도》에서는 "오장의 정기(精氣)는 항상 외부의 칠규(七竅)로 통한다. 폐기는 코로 통

50) 小腿 하반부와 足背部에서는 脾經은 中線에 있고 肝經은 前緣에 있다. 상행하여 足內踝의 8촌 부위를 지난 후에는 脾經은 前緣에 있고 肝經은 中線에 있다.

51) 기타의 臟腑 사이에는 적용되지 않는다.

52) 心의 合은 脈이고 그 영화로움은 色이며, 그것을 통제하는 것은 腎이다 : 이것은 심장의 기능이 상응하여 나타나는 것은 맥이고 그 영화로움은 빛깔에 나타나며, 오행상으로 腎水가 心火를 통제한다는 것이다. 이하 다른 臟의 경우에도 이를 유추하면 된다.

53) 心之合脈也, 其榮色也, 其主腎也. 肺之合皮也, 其榮毛也, 其主心也. 肝之合筋也, 其榮爪也, 其主肺也. 脾之合肉也, 其榮脣也, 其主肝也. 腎之合骨也, 其榮髮也, 其主脾也.

하므로 폐가 정상이면 코로 냄새를 맡을 수 있고, 심기는 혀로 통하므로 심이 정상이면 혀로 오미를 분별할 수 있으며, 간기는 눈으로 통하므로 간이 정상이면 눈은 오색을 분별할 수 있고, 비기는 입으로 통하므로 비가 정상이면 입으로 오곡의 맛을 알 수 있으며, 신기는 귀로 통하니 신이 정상이면 귀는 오음을 들을 수 있다."[54]고 하였다. 그러나 《소문·금궤진언론》에서는 "심(心)은 귀로 규가 통하고 신(腎)은 이음(二陰)으로 규가 통한다."고 하여 《영추》와 다르게 보았다. 오늘날에는 일반적으로 오장과 여러 규와의 관계에서 심은 혀[舌]로 규가 통하고, 폐는 코[鼻]로 규가 통하며, 비는 입[口]으로 규가 통하고, 간은 눈[目]으로 규가 통하며, 신은 귀[耳]와 이음(二陰)으로 규가 통한다고 본다.

4) 오장의 생리와 정신의 관계--형신일체관(形神一體觀)

형신일체관이란 신형상의(神形相依), 즉 정신과 육체가 서로 뗄래야 뗄 수 없는 상호 의존하는 관계로써 긴밀하게 연계되어 있다고 보는 관점이다. 그래서 장상학에서는 우리의 정신작용이 서양의학에서처럼 뇌에 전속되어 있다고 보지 않고 심장을 중심으로 오장에 분속되어 있다고 본다.

오장의 생리활동과 정신정지(精神情志)의 관계에 대해 《영추·본장》에서 "오장은 정신·기혈·혼백을 저장하는 곳이다."[55]라고 하였고, 《소문·음양응상대론》에서는 "사람의 오장은 오기(五氣)를 화생하며 이로부터 기쁨·분노·슬픔·근심·두려움이 생긴다."[56]고 하였다. 현대의학에서는 사람의 정신·의식·사유활동은 본래 뇌의 생리기능으로 본다. 그러나 한의학의 장상학설에서는 오장의 생리기능을 중심으로 인체의 모든 생리기능을 설명하기 때문에 사람의 정신·의식·사유활동은 오장의 생리기능의 정상여부와 밀접한 관계가 있다고 본다. 오장의 생리기능이 정상이면 사람의 정신·정지활동도 정상이고, 오장의 생리기능이 비정상이면 사람의 정신·정지활동에도 이상이 발생할 수 있다. 반대로 사람의 정신·의식·사유활동도 오장의 생리활동에 작용하여 이에 상응하는 변화를 일으키기도 한다.

예컨대 사람의 기쁨[喜]·분노[怒]·근심[憂]·사려[思]·두려움[恐] 등의 정서는 심·간·폐·비·신 오장과 관계된다. 즉 《소문·음양응상대론》에서 간의 정지(情志)는 분노이므로 지나치게 화를 내면 간이 손상되고, 심의 정지는 기쁨이므로 지나치게 기뻐하면 심이

---

54) 五臟常內閱于上七竅也. 故肺氣通于鼻, 肺和則鼻能知臭香矣; 心氣通于舌, 心和則舌能知五味矣; 肝氣通于目, 肝和則目能辨五色矣; 脾氣通于口, 脾和則口能知五穀矣; 腎氣通于耳, 腎和則耳能聞五音矣. 《소문·선명오기편》에서 말한 "五臟所主"도 이와 같다.

55) 五臟者, 所以藏精神血氣魂魄者也.

56) 人有五臟生五氣, 以生喜怒悲憂恐.

손상되며, 비의 정지는 사려이므로 지나치게 생각하면 비가 손상되고, 폐의 정지는 근심이므로 지나치게 근심하면 폐가 손상되며, 신(腎)의 정지는 두려움이므로 두려워하면 신이 손상된다고 한 바와 같다.

신(神)·혼(魂)·백(魄)·의(意)·지(志)의 소속에 관하여 《소문·영란비전론》에서는 "심은 신(神)을 저장하고 폐는 백(魄)을 저장하며, 간은 혼(魂)을 저장하고 비는 의(意)를 저장하며, 신은 지(志)를 저장한다."[57]고 하였다. 《소문·영란비전론》에서는 "심은 군주와 같은 기관이니 신명이 이곳에서 나온다."고 하였고, 《영추·사객》에서는 "심은 오장육부의 대주(大主)이니 정신이 머무는 곳이다."[58]라고 하여 사람의 정신활동은 심이 주재(主宰)한다고 보았다. 주로 본능적 감각과 동작을 주관하는 백(魄)은 폐에 귀속되고, 주로 지각작용과 꿈을 주관하며 정신활동의 변화를 표현하는 혼(魂)은 간에 귀속되며, 주로 생각을 내거나 기억하는 것을 주관하는 의(意)는 脾에 귀속되고, 주로 생각을 간직하여 관철해나가는 지(志)는 腎에 귀속된다.

이상을 종합하면 장상에서는 오장을 중심으로 인체의 내장, 형체의 모든 규(竅)와 정신·의식·사유활동 등을 오장에 귀속시키고, 오장 생리기능간의 상호촉진·상호제약을 통해 인체 내외환경이 협조하고 평형을 이룬다는 것을 설명한다.

또한 장상학에서는 오장의 생리활동이 자연계의 기후가 바뀜에 따라 스스로 조절함으로써 오장 생리기능 간의 협조평형을 유지한다고 본다. 《영추·세로》에 "사람은 천지와 서로 간여(干與)하며 일월(日月)과 상응한다."[59]고 하였다. 오장은 형체의 여러 규(竅)와 상합하고 정신·의식·사유활동과 관계되어, 인체 내외환경간의 연계경로를 소통하고 인체 내외환경 간의 협조평형을 유지한다.

장상학에서 오장을 중심으로 하는 관점은 비록 고대 해부학적 지식과 장기간에 걸친 생리·병리현상의 관찰을 토대로 하지만, 음양의 취상류비법(取象類比法)을 통해 장부의 생리·병리현상을 관찰하고 연구하며, 음과 양 사이의 제약 및 상호 근본이 되는 관계와 오행의 생극제화(生克制化)를 채용하여 생리·병리현상의 내재적 원리를 탐색하는 데 그 의의가 있다. 따라서 장상학에서 설명하는 장부의 생리기능은 일반 인체 해부학에서의 장부기능의 범위를 초월하는 독특한 이론체계를 형성하였다. 즉 장상학에서의 심·폐·비·간·신·

57) 心藏神, 肺藏魄, 肝藏魂, 脾藏意, 腎藏志.
58) 心者, 五藏六府之大主也, 精神之所舍也.
59) 人與天地相參也, 與日月相應也.

담·위·소장·대장·방광 등의 장부 명칭은 비록 현대 인체해부학에서의 장부 명칭과 같지만, 기실 내용면에서 보면 장상학은 오장 중심의 정체관에 근거하고 있기 때문에 그 생리·병리적 이론 설명과 함의 및 범위가 서양의학적 관점과는 많이 다르다. 예컨대 심(心)의 장신(藏神), 간의 소설(疎泄), 비의 운화(運化), 폐의 통조수도(通調水道), 신의 장정(藏精) 등은 모두 현대 인체해부학의 명칭이 같은 내장의 생리기능으로는 설명하기가 어렵다. 따라서 장상학에서 설명하는 오장의 생리기능은 결코 인체 해부학 중의 어느 한 장기(臟器)에 국한되지 않고, "취상류비법(取象類比法)"으로 개괄한 생리·병리적 개념임을 잘 알아야 한다.

2. 천인상응관(天人相應觀), 천인일체관(天人一體觀)

이에 대한 내용은 앞에서 이미 자세히 논술하였으므로 여기서는 간략히 언급한다. 천인일체관(天人一體觀)이란 우리 몸과 천지 만물이 커다란 전체로서 하나인 그런 생명체를 이루고 있다고 보는 관점이다. 일원론적(一元論的) 관점에서 살펴보면 천지와 내가 뿌리가 같으며 한 몸을 이루고 있다는 것이다. 이것은 추리 이론적으로 뿐만 아니라 실제로도 고도의 어떤 수행을 통해서 깨달음의 세계, 직관의 세계에 들어가서 보면 이것을 분명하게 느낄 수 있다고 한다. 그리고 천인상응관(天人相應觀)이란 간단히 말해서 천지자연의 구조 및 변화원리가 인체의 그것과 서로 대응한다고 보는 관점으로 기실 천인일체관의 내용이라고 볼 수 있다. 한의학에서는 사람이 천지자연 속에서 태어나 천지자연이 부여하는 조건과 물질에 의뢰하여 살기 때문에, 천지자연과 인체는 매우 밀접한 상관관계가 있는 하나의 유기적인 정체(整體)를 이루고 있다고 본다. 그러므로 천지자연과 인체의 변화 규율이 같으며(天人合一), 따라서 천지 자연의 변화에 상응하여 인체의 생리·병리변화가 일어나므로, 양생(養生)이나 질병의 치료도 천지자연의 변화에 상응해야 된다는 것이다. 이러한 천인상응 내지 천인합일, 천인일체 사상은《내경》전체를 통해서 일관되어 있으며, 인체의 생리·병리·변증·치료·양생 등의 각 방면을 꿰뚫고 있는 장상학의 주된 특징이라고 할 수 있다.

제1절 오장(五臟)

오장이란 바로 심・폐・비・간・신의 총칭이다. 경락에서는 심포락(心包絡)도 장으로 간주하므로 육장(六臟)이라고도 한다. 오장 생리기능의 공통적 특징은 정기(精氣)를 화생하고 저장하는 것이므로 《소문・오장별론》에서는 "오장이라고 말한 것은 精氣를 저장하고 쏟아내지 않기 때문이다. 그러므로 (정기가) 충만하지만 (육부처럼 음식물이나 노폐물로 그 속을) 채울 수 있는 것은 아니다."60)라고 하였다. 오장의 기능은 비록 각각 전문적으로 담당하는 것이 있으나, 심장의 생리기능이 주재(主宰) 작용을 하므로 《내경》에 "심은 생명의 근본이고, 오장육부의 대주"라고 하였다. 오장 사이의 각종 생리기능은 상호의존・상호제약・상호협조 평형을 유지한다. 오장의 생리활동과 자연기후의 변화 및 정신적 요인은 밀접한 관계가 있다.

一. 심(心)

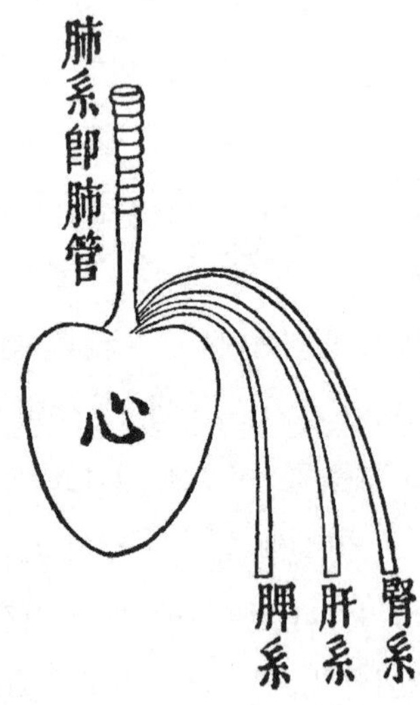

심(心)은 흉강에 위치하고 횡격막의 상부, 양 폐 사이에 있는데 왼쪽에 치우쳐 있다. 모양은 마치 아래로 늘어진 연꽃 봉오리 같고 바깥에는 심포(心包)가 보호하고 있다. 심장의 형태에 관해 《난경・사십이난》에서는 "심장은 무게가 12냥이고 7개의 구멍과 3개의 털이 있으며 (心의 활동이) 왕성하면 3홉의 정즙(精汁)을 만들어 낸다."61)고 하였다. 또한 명대의 왕기(王圻)는 《삼재도회(三才圖會)・심신(心神)》에서 "모양은 마치 연꽃이 아래로 드리워진 것 같다."고 그림을 곁들여 심장의 형태를 설명하였다.

심(心)의 주요 생리기능을 《소문・위론》에서는 "心은 인체의 혈맥을 주관한다."62)고 하였고, 《소문・영란비전론》에서는 "심은 군주와 같은 기관으로서 신명이 이곳에서 나온다."63)고 하였다. 심의 주요 생리기능은 크게 두 가지가 있는

60) 所謂五臟者, 藏精氣而不瀉也, 故滿而不能實.
61) 心重十二兩, 中有七孔三毛, 盛精汁三合.
62) 心主身之血脈.
63) 心者, 君主之官, 神明出焉.

데 바로 "심주혈맥(心主血脈)"과 "심주신지(心主神志:心主神明 · 心藏神이라고도 함)"이다.

심은 맥과 상합하고 혀[舌]로 규(竅)가 열려 있으며, 그 정화가 얼굴에 나타난다. 심의 情志는 기쁨[喜]이며, 액(液)에 있어서는 땀[汗]이다. 수소음심경과 수태양소장경은 심과 소장을 이어주며 표리 관계를 이룬다.

오장을 음양으로 구분하면 심의 속성은 "양"이다. 예컨대 《영추 · 순기일일분위사시》에서는 心을 "모장(牡藏)"이라 하였고, 《소문 · 육절장상론》과 《영추 · 구침십이원》에서는 모두 心을 "양 중의 태양"이라고 하였다. 심은 오행 중에서 속성이 "화(火)"에 속하므로 《소문 · 육절장상론》에서는 "심이 여름철의 기운과 통한다."고 하였다.

심(心)의 주요 생리기능

(1) 심은 혈맥을 주관한다(心主血脈)

"심주혈맥(心主血脈)"이란 심이 혈맥을 주관하는 생리기능을 말하는데, 이는 《소문 · 위론》에서 처음 보인다. 혈액은 위(胃)가 음식물을 받아들여 소화하고 비(脾)가 운화한 음식물의 정미(精微)에서 생성되고, 심장의 박동에 의하여 혈맥(혈관)을 통해 운행되어 전신에 영양을 공급하므로 《소문 · 오장생성론》에서 "모든 혈액은 심에 속한다."고 하였다. 혈맥은 심장과 연결되고 전신에 얽혀 있으며, 혈액이 운행되는 통로이므로 《소문 · 맥요정미론》에서는 "맥(脈)은 血이 모여 있는 곳이다."[64]라고 하였다.

혈액은 혈관을 통해 끊임없이 전신을 두루 흘러서 마치 끝이 없는 고리와 같이 순환하는데 주로 심장의 박동에 의존하므로 《소문 · 육절장상론》에서 心의 충실함은 혈맥에 나타난다고 하였다. 실제로 심장 박동력의 강약, 박동빈도의 완급과 박동리듬의 규칙성 여부 등 心의 생리기능상태는 혈액운행에 직접적으로 영향을 미치게 된다.

심기(心氣)와 심혈(心血) : 심기와 심혈은 전신 기혈의 가장 중요한 구성부분이며, 심장 생리활동의 기초가 되는 물질이다. 심기가 왕성하고 심혈이 충만하며 심장의 박동이 규칙적이어서 혈액이 정상적으로 운행되면 맥상이 조화롭고 힘이 있고 얼굴 전체가 홍조를 띠고 윤택하며, 혀가 붉으면서 윤기가 있고 정신이 맑아 사물에 대한 반응이 민첩하다. 그러나 만약 심기가 부족하고 혈액이 손상되어 혈맥이 공허해지거나, 혈의 흐름이 순조롭지 못하면

64) 脈者 血之府也

얼굴에 윤기가 없고 창백해지거나 혹은 얼굴이 잿빛을 띠거나 혹은 두 볼에만 홍조를 띠고, 혀가 광택이 없고 옅은 백색이거나 혹은 어두운 자색 혹은 진홍색을 띠며, 가슴이 두근거리며, 맥에 힘이 없고 혹은 느리거나 빠르거나 혹은 가늘거나 크거나 혹은 결대(結代)한 등의 맥상이 나타난다. 만약 심기부족으로 혈이 정체되고 맥도(脈道)가 가로막히면 세삽(細澁)·결대(結代) 등의 맥상 변화가 나타나고, 사지가 차갑고 안색과 혀가 모두 청자색(靑紫色)을 띠며, 이와 동시에 가슴이 답답하고 자주 한숨을 쉬며, 심하면 심전구(心前區)가 답답하고 찌르는 듯한 통증이 나타나기도 한다.

심장의 박동은 주로 심기의 추동(推動) 작용에 의존한다. 심기가 충만해야만 정상적인 심장의 박동력·박동리듬·박동수가 유지될 수 있고, 혈액이 맥을 따라 정상적으로 운행되어야 전신에 영양을 공급할 수 있다. 그러므로 심이 혈맥을 주관하는 생리기능에 있어서 심기(心氣)의 중요성을 강조하여 《영추·경맥》에서는 "수소음심경의 기가 끊어지면 맥이 통하지 않고 맥이 통하지 않으면 혈이 흐르지 못하며, 혈이 흐르지 못하면 죽는다."[65]고 하였다. 이상과 같이 심기와 심혈은 상호 의존하는 관계이다.

혈액의 정상운행은 심기의 추동(推動) 작용으로 발생하는 심장박동 및 혈액의 충만, 맥도의 원활한 소통 등의 전제조건이 반드시 갖추어져야만 한다. 만약 혈액이 부족하면 혈맥이 공허하게 되고 맥도가 원활하지 않으면 혈액의 흐름이 순조롭지 못해 혈어(血瘀)를 야기하며, 맥도 안에 있는 영기(營氣)가 혈액을 통섭(統攝)하지 못하면 혈액이 맥 바깥으로 넘쳐 출혈이 발생한다. 즉 심이 혈맥을 주관하는 생리기능은 실제로 심장·혈맥·혈액 세 가지의 공동 협조에 의해 이루어지는 생리활동으로서, 이 중에서 어느 한 부분의 이상은 모두 심이 혈맥을 주관하는 생리기능에 이상을 초래하여 혈액운행을 불리하게 할 수 있다.

심기(心氣)는 원기(元氣)의 성쇠와 밀접한 관계가 있다. 특히 흉중에 축적되어 있는 종기(宗氣)에 관해 《영추·사객》에서는 "종기가 심맥을 관통하므로 호흡이 이루어진다."고 하였다. 종기의 성쇠는 심기의 성쇠·심장의 박동·혈액의 운행에 직접 영향을 미치므로 《영추·자절진사》에서 "종기가 내려가지 않으면 맥 속에 혈액이 응집되어 머무르게 된다."[66]고 하였다. 동시에 혈액의 정상적인 운행 또한 호흡의 규칙적인 리듬과 유관하므로 《영추·오십영》에서는 "사람이 한번 내쉴 때 맥은 두 번 뛰고 기는 3촌을 흐르며, 한 번 들이쉴 때 맥은 역시 두 번 뛰고 기는 3촌을 흐르며, 한 번 호흡할 때 기는 6촌을 흐른다."[67]고 하였다.

65) 手少陰(心)氣絶則脈不通, 脈不通則血不流, 血不流則死.
66) 宗氣不下, 脈中之血, 凝而留止
67) 人一呼脈再動, 氣行三寸; 一吸脈亦再動, 氣行三寸; 呼吸定息, 氣行六寸.

심은 흉중에 위치하고 맥(脈)과 상합하며 그 정화(精華)는 얼굴에 나타나고 혀〔舌〕로 규(竅)가 열려 있기 때문에 맥상·안색·혀의 색 및 심흉부의 상황을 통해 혈맥을 주관하는 심(心)의 생리기능이 정상인지를 관찰하고 분석할 수 있다.

심에 병변이 발생하면 심번(心煩)·경계(驚悸)·소매(少寐) 혹은 불면·다몽(多夢) 등의 심신불녕(心神不寧)이 발생하고, 심하면 정신의식에 이상을 초래한다.

(2) 심은 신지를 주관한다(心主神志)

심주신지(心主神志)란 사람의 정신·의식·사유활동을 심이 주관하고 있음을 말하며, 이는 심의 주된 생리기능의 한 부분이다.

심주신지(心主神志)는 《소문·선명오기편》의 "심장신(心藏神)"과 《소문·영란비전론》의 "心은 군주와 같은 기관으로서 신명이 이곳에서 나온다."라는 말에서 비롯되었다. 그러므로 심주신지(心主神志)를 "심장신(心藏神)"·"심주신명(心主神明)"이라고도 한다.

신(神)의 의미는 넓은 의미와 좁은 의미로 나눈다.

넓은 의미의 신(神)은 전신에 내재된 생리활동이 겉으로 나타난 것이다. 인체의 형상·안색·눈빛·언어·반응·팔다리의 활동상태 등과 같은 외재적 표현은 모두 "신(神)"의 범주에 속한다. 《소문·이정변기론》에서 "신(神)을 얻으면 창성하고 신을 잃으면 죽는다."[68]고 한 것은 곧 넓은 의미의 신을 말하며, 이것이 일반적으로 말하는 "신기(神氣)"이다.

좁은 의미의 신(神)은 심이 주관하는 정신·의식·사유활동을 말한다. 사람의 정신·의식·사유활동은 대뇌의 생리기능이고, 외부사물에 대한 대뇌의 반응이다. 그러나 장상학에서는 《소문·맥요정미론(脈要精微論)》에서 "머리는 精明한 府이니 머리가 기울고 눈이 쑥 들어가면 정신이 장차 탈진한다."[69]라고 하여 뇌의 정신작용을 인정은 하지만 우리의 정신작용이 모두 뇌에 전속되어 있다고 보지는 않으며, 심장을 중심으로 오장에 분속되어 있다고 본다. 그러므로 《영추·본장》에서는 "오장은 정신·기혈·혼백을 저장한다."고 하였고, 또 《영추·구침》에 심·간·비·폐·신이 각각 신(神)·혼(魂)·의(意)·백(魄)·지(志)의 오신(五神)을 저장한다고 하였다.[70] 그런데 오장·육부를 심이 주재하므로 "심장은 군주의 기관이니 신명이 여기에서 나온다."고 말하고 《영추·본신》에서는 "사물을 받아들이는 것은

---

68) 得神者昌, 失神者亡.

69) 頭者精明之府, 頭傾視深, 精神將奪矣.

70) 五藏 : 心藏神, 肺藏魄, 肝藏魂, 脾藏意, 腎藏精志也.

心이다."[71]라고 하여 심이 외부의 정보를 받아들이는 기능을 담당하고 있음을 분명히 하고 있다.

또한 장경악은《유경》에서 "심은 장부의 大主이고 혼백을 통솔하며, 아울러 의지(意志)를 포함하고 있다. 근심이 심에서 동(動)하면 폐가 반응하며, 사려가 심에서 動하면 비가 반응하며, 분노가 심에서 動하면 간이 반응하며, 두려움이 심에서 동하면 신(腎)이 반응하므로 오지(五志)는 오로지 심이 관할하는 것이다."[72]라고 하였다.

장상학에서는 사람의 정신·의식·사유활동을 심장을 중심으로 오장에 분속시켰지만, 일정한 조건에서는 사람의 정신·의식·사유활동 또한 오장의 생리기능에 작용한다고 본다. 《영추·사객》에서 "심은 오장육부의 大主"라고 하였는데 실제로 심은 신명(神明)을 주관하기 때문에 사람의 정신·의식·사유활동은 오장육부의 생리기능에 대해 일정한 작용을 한다. 장경악은《유경》에서 "심은 일신의 군주로서 텅 비어 신령스러움을 품수하여 조화(造化)의 능력을 머금고 하나의 이치를 갖추어 온갖 일에 응하니, 장부(臟腑)·백해(百骸)가 오직 심의 명령을 받으며, 총명과 지혜가 이를 말미암지 않는 것이 없다. 그러므로 신명(神明)이 이곳에서 나온다고 말했다."[73]고 설명하였는데, 이 역시《소문·영란비전론》에서 말한 "군주가 현명하면 하부가 안정되고, ……군주가 현명하지 못하면 십이관(十二官)이 모두 위태롭다."[74]는 것과 일맥상통하는 의미이다.

이러한 장상학에서의 관점들은 현대의학적 관점에서는 선뜻 이해하기에 어려울 수도 있지만 우리가 실제에서 보면 감정은 주로 심장에서 느끼지 뇌에서 느끼는 것이 아니라는 것을 잘 알 수 있다. 예컨대 심장을 나타내는 하트로 사랑을 표시하는 것을 비롯해서 근심걱정이 많이 될 때에 "가슴이 졸아든다"고 말하고, 사랑하는 사람이 죽었다든지 해서 몹시 슬플 때는 "가슴이 찢어지는 것처럼 아프다"고 말하며, 몹시 기쁘면 "가슴이 벅차오른다"고 말하고 매우 분노하면 "가슴이〔피가〕 끓어오른다"고 말하며, 깜짝 놀랐을 때는 "가슴이 철렁했다"고 말하고 긴장·초조·불안 등이 심하면 "가슴이 탄다"고 말하며, 무서울 때는 가슴이 두근거리고 사랑하는 사람을 처음 만날 때 가슴이 설레거나 뛰는 것 등을 보면 이를 쉽게 알 수 있다. 또 모든 생명활동은 뇌사(腦死)가 아닌 심장사(心臟死)로 종지한다고 보는 현

71) 所以任物者謂之心.

72) 心爲臟腑之主, 而總統魂魄, 幷該意志. 故憂動于心則肺應, 思動于心則脾應, 怒動于心則肝應, 恐動于心則腎應, 此所以五志唯心所使也.

73) 心爲一身之君主, 稟虛靈而含造化, 具一理以應萬機, 臟腑百骸, 惟所是命, 聰明智慧, 莫不由之, 故曰神明出焉.

74) 主明則下安, ……主不明, 則十二官危.

대의학의 관점에서 보더라도 장상학에서 모든 생명활동을 주관하는 신(神)이 심장에 존재한다고 하는 것이 결코 불합리한 것이 아님을 알 수 있다. 뇌는 하나의 신호정보처리 기관일 뿐 생명활동 또는 정신사유활동을 주관하는 것은 아니다. 우리가 생각을 많이 할 경우 “머리가 쥐가 난다”고 말하거나 “골치가 아프다”고 말하는 것은 뇌에서 처리할 신호정보량이 너무 많아서 과부하가 걸리기 때문이다.

심장 박동의 정지는 생명의 종결을 의미하고, 의식의 상실은 즉 생명이 위험함을 의미한다. 심주신지(心主神志)와 심주혈맥(心主血脈) 간에는 밀접한 인과관계가 존재한다. 사람의 정신·의식·사유활동은 기혈의 정상운행에 의존하며 더욱이 수액이 제공하는 충분한 양분을 필요로 한다. 그러므로 《소문·팔정신명론》에서 “기혈은 인체의 신기(神氣)이다.”라고 하였고, 《영추·영위생회》에서도 “혈은 신기(神氣)이다.”라고 하였다. 다시 말해서 기혈은 신(神)을 만들어 내는 물질적 기초이고 기혈 운행의 정상여부는 사람의 정신·의식·사유활동에 영향을 미친다. 만약 어떠한 원인으로 인해 혈의 흐름이 빨라지고 기기(氣機)가 역란(逆亂)하면 심계(心悸)·번조(煩躁)가 나타나고, 심하면 정신이 혼미해지고 광란하는 등 정신이상 증상이 나타나기도 한다. 만약 기혈이 부족하여 혈의 흐름이 느려진 경우에는 정신이 피로하고 생기가 없으며 심하면 정신이 흐리고 반응이 느린 등의 증상이 나타난다. 사람의 정신·의식·사유활동의 이상은 기혈의 운행상태와 장부의 생리기능에도 영향을 미친다. 예컨대 이천은 《의학입문·심장》에서 “神은 기혈에서 화생하는 생명의 근본이다. 만물이 이를 말미암아 성장하는데 색과 모양으로 나타나지 않으므로 있는 것 같기도 하고 없는 것 같기도 하지만 만사만물을 주재(主宰)하는데 텅 비어 신령하고 어둡지 않은 것이 이것이다. 그러나 형체와 신은 또한 항상 서로 의지하고 있다. ……무릇 심의 병은 모두 근심과 사려로 말미암은 뒤에 사기가 침입할 수 있는 것이다.”75)라고 하였다.

(3) 심의 지는 기쁨이다(在志爲喜)

“지(志)”란 정지(情志)를 말한다. 정지와 오장의 생리활동은 매우 밀접한 관계가 있다. 한의학에서는 장상 이론에 근거하여 희(喜)·노(怒)·사(思)·비(悲:憂)·공(恐:驚)의 오지(五志)를 오장(심·간·비·폐·신)에 속하는 것으로 보고 있다. 예를 들면 《소문·천원기대론》에서 “사람에게는 오장이 있어서 오기(五氣)를 화생하며 이로써 기쁨·분노·사려·근

75) 神者, 血氣所化, 生之本也. 萬物由之成長, 不著色象, 謂有何有, 謂無復存, 主宰萬事萬物, 虛靈不昧者是也. 然形神亦恒相因, ……凡心之病, 皆由憂愁思慮而後邪得以入之.

심·두려움이 생기게 되었다."76)고 하였다.

심(心)의 지(志)는 기쁨〔喜〕이다. 기쁨〔喜〕은 유쾌함을 말한다. 정상 상태에서 기쁨〔喜〕은 마음이 편안하고 유쾌하며 기혈이 조화로운 것이므로 《소문·거통론》에서는 "기뻐하면 氣가 조화롭고 情志가 편안하며 영위(營衛)가 순조롭게 통한다."77)고 하였다. 따라서 일반적으로 말하는 희(喜)는 인체에 대한 좋은 자극이며 건강에 유익하다. 그러나 갑자기 지나치게 기뻐하거나 즐거움이 과도하면 심기(心氣)가 흩어지므로 심신(心神)이 손상된다. 예컨대 《영추·본신》에서는 "기쁨과 즐거움은 神氣를 흩어지게 하여 저장되지 않게 한다."78), "끝없이 기뻐하고 즐거워하면 백(魄)이 손상되고, 백(魄)이 손상되면 발광하여 (옆에 있는) 사람을 의식하지 않는다."79)고 하였다.

심신(心神)은 오지(五志)를 포괄하므로 오지의 이상은 모두 심신을 손상시킬 수 있다. 예컨대 《영추·사기장부병형》에서 "근심하거나 두려워하면 심을 손상시킨다."80)고 하였고, 《소문·본병론》에서 "사람이 근심하거나 사려하면 심을 손상시킨다."81)고 하였으며, 《영추·구문》에서 "그러므로 슬퍼하고 근심하면 심이 격동하고, 심이 격동하면 오장육부가 모두 요동한다."82)고 하였고, 《영추·본신》에서 "두려움과 사려는 신기(神氣)를 손상시킨다. ……두려움이 지나치면 신(神)이 동요하고 퍼져서 수렴되지 않는다."83)고 하였다. 또한 심은 신(神)을 저장하고 신은 기혈을 화생하기 때문에, 심장신(心藏神) 자체에도 "유여(有餘)"와 "부족(不足)"의 변화가 존재하는데, 예를 들면 《소문·조경론》에서 "신(神)이 남아돌면 웃음이 그치지 않고 부족하면 슬퍼하게 된다."84)고 하였다.

(4) 심의 액은 땀이다(在液爲汗)

땀은 체내의 진액이 기표(肌表)에 퍼져 땀구멍〔玄府〕을 통해 체외로 배출되는 것이다.

---

76) 人有五臟化五氣, 以生喜·怒·思·憂·恐.
77) 喜則氣和志達, 營衛通利.
78) 喜樂者, 神憚散而不藏.
79) 喜樂無極則傷魄, 魄傷則狂, 狂者意不存人.
80) 愁憂恐懼卽傷心.
81) 人憂愁思慮卽傷心.
82) 故悲哀愁憂則心動, 心動則五臟六腑皆搖.
83) 怵惕思慮者則傷神, ……恐懼者, 神蕩憚而不收.
84) 神有餘則笑不休, 不足則悲.

《소문・음양별론》에서 "양이 음에 가해진 것을 한이라 한다(陽加于陰, 謂之汗)"고 하였는데, 땀이 나는 주요 원리는 양기가 지나치게 성하여 음기를 증화(烝化)한 결과임을 설명한다. 구체적으로 말하면 땀의 근원은 陰液이다. 예컨대 《영추・결기》에서는 "땀이 줄줄 흐르는 것을 진(津)이라 한다."고 하였고, 《영추・영위생회》에서는 "혈액이 지나치게 손상되면 땀이 나지 않고 땀을 지나치게 흘리면 혈액이 없어지게 된다."고 하여 "땀과 혈액의 근원은 같다."고 하였다. 진액과 혈액은 모두 한(汗)의 근원이 되고, 한액(汗液)의 정상적인 배출은 영기와 위기의 정상운행 및 영기의 내수(內守), 위기의 개합주리(開闔腠理) 등과 같은 생리기능에 의존함을 알 수 있다.

예컨대 장경악은 《경악전서・잡증모(雜證謨)・한증(汗證)》에서 "汗은 혈액에서 화생하는데 그 근본은 陰이다. 《내경》에서 이르길 陽의 汗이란 천지의 雨로써 그것을 이름한 것이니 그 의미를 가히 알겠다고 하였다. 汗은 음에서 발생하여 양으로 빠져나가는데, 그 근본은 음 중의 영기에서 비롯되며, 그 개폐는 양 중의 위기에서 비롯된다."[85]고 하였다. 심은 혈을 주관하고 영기에 속하므로 汗은 심의 액이다. 일반적으로 정상상태에서는 땀이 배출되면 보통 땀이 흐르는 것을 느끼지 못하고 단지 피부의 촉촉함만 느낄 수 있다. 또한 정상적인 상태에서 주리의 개합과 땀의 배출여부는 체온을 조절하는 작용을 한다. 예컨대 《영추・오륭진액별》에서 "음식물은 진액을 화생하는데, 날씨가 추운데도 의복을 얇게 입으면 소변으로 화생하고, 날씨가 덥거나 의복을 두껍게 입으면 땀으로 화생한다."[86]고 하였다.

(5) 심은 맥과 상합하고 그 정화는 얼굴에 나타난다(在體合脈, 其華在面)

맥은 즉 혈맥이다. 혈맥은 안으로는 심과 연결되고, 밖으로는 전신에 두루 얽혀 있으므로 "心, 在體合脈"이라고 한다. "화(華)"는 정화・광채의 뜻이다. "心, 其華在面"이라 함은 심의 생리기능 상태가 얼굴의 색과 광채 변화로 나타남을 말한다.

심의 정화가 얼굴에 나타난다는 이론적 근거는 다음과 같다

첫째, 《영추・사기장부병형》에서 "십이경맥과 삼백육십오락맥의 혈기는 모두 얼굴에 이어지고 칠규(七竅)로 향한다."[87]고 하여 얼굴부위에 혈맥이 유난히 풍부함을 설명하였다.

---

85) 汗由血液, 本乎陰也. 經曰, 陽之汗, 以天地之雨名之, 其義可知. 然汗發于陰而出于陽, 此其根本, 則由陰中之營氣; 而其啓閉, 則由陽中之衛氣.

86) 天寒衣薄, 則爲溺與氣; 天熱衣厚, 則爲汗.

87) 十二經脈, 三百六十五絡, 其血氣皆上于面而走空竅.

둘째, 심은 혈을 주관하고, 그 충실함은 혈맥에 나타난다.

셋째, 얼굴의 색·광채 변화는 기혈의 운행상태를 반영한다.

따라서 얼굴의 색·광채를 관찰하여 심주혈맥(心主血脈)의 생리기능상태를 추측할 수 있다. 예컨대 "심주혈맥(心主血脈)"의 생리기능이 정상이면 안색이 홍조를 띠고 광택이 있지만, 심의 기혈이 부족하면 안색이 창백하고 광택이 없으며, 심혈·심기가 갑자기 빠져나가면 안색이 급속히 창백해지고 잿빛이 되어 광택이 없으니, 《영추·결기》에서 "혈을 잃으면 얼굴빛이 창백해지고 광택이 없어진다."[88]고 한 것과 같다. 만약 기혈이 정체되어 혈의 흐름이 순조롭지 못하면 안색이 어둡고 청자색을 띠는 것을 볼 수 있다. 그러므로 《소문·오장생성편》에서 "심은 맥과 상합하며 그 정화는 안색에 나타난다."고 하였다.

(6) 심의 규는 혀이고, 혀는 심의 싹이다(在竅爲舌, 舌爲心之苗)

심의 규(竅)는 혀〔舌〕이다 : 즉 심은 혀로 규(竅)가 통함을 말한다. 다시 말해서 혀의 관찰을 통해 "심주혈맥(心主血脈)"과 "심주신지(心主神志)"의 생리기능 상태를 이해할 수 있다. 혀의 주요한 생리기능은 미각을 주관하고 언어를 표현하는 것이므로 《영추·우에무언》에서 "혀는 소리를 내는 기관이다."[89]라고 하였고, 《영추·맥도》에서는 "심기는 혀로 통하므로 심이 조화로우면 혀가 오미를 알 수 있다."[90]고 하였다. 심기는 혀로 통하는데, 수소음심경의 맥락을 통해 이어져 있다. 예컨대 《영추·경맥》에서 "수소음의 낙맥은……경을 따라 상행하여 심에 들어가고 설본(舌本)으로 이어진다."[91]고 하였다.

혀〔舌〕는 심의 싹〔苗〕이다 :혀는 구강의 주요기관 중 하나이다. 혀는 많은 횡문근으로 구성된 하나의 근성기관(筋性器官)이기 때문에 풍부한 혈관·신경 및 선체(腺體)를 포함하고 있고, 그 외면에는 얇으면서도 투명한 점막이 펴져 있다. 혀는 표피를 덮은 것이 없으므로 얼굴 부위보다 더욱 빠르게 "심주혈맥(心主血脈)"의 생리기능상태를 반영하므로 "혀〔舌〕는 심의 싹〔苗〕"라고도 하였으니, 결국 "心開竅于舌"과 "舌爲心之苗"는 같은 뜻이다.

심의 기능이 정상이면 설체(舌體)는 붉은색을 띠고 촉촉하며 부드럽고 움직임이 민첩하여 말하기가 순조로우며 미각반응이 예민하다. 그러나 심에 병변이 발생하면 혀에 반영되어

88) 血奪者, 色白, 夭然不澤.

89) 舌者, 音聲之機也.

90) 心氣通于舌, 心和則舌能知五味矣.

91) 手少陰之別, ……循經入心中, 系舌本.

나타난다. 예컨대 심의 양기가 부족하면 설질(舌質)이 옅은 흰색을 띠고 부으면서 연약한 것을 볼 수 있고, 심음(心陰)이 부족하면 설질이 진홍색을 띠고 말라서 쭈글쭈글해짐을 볼 수 있으며, 심혈(心血)이 부족하면 설체가 마르고 얇으며 혀에 광택이 적음을 볼 수 있고, 심화(心火)가 치솟으면 설질이 홍적색을 띠고 심하면 창(瘡)이 생기는 것을 볼 수 있으며, 심혈이 엉겨서 막히면 설질이 어두운 자색을 띠거나 반상출혈을 볼 수 있다.

심주신지(心主神志)의 기능이 정상적이지 못하면 혀가 말리거나 뻣뻣해져 말을 더듬거나 못하는 등의 증상이 나타날 수 있다. 심과 혀〔舌〕는 생리・병리적으로 밀접하게 연관되어 있기 때문에 "心은 舌로 竅가 통한다.", "舌은 心의 外候이다.", "舌은 心의 苗이다."라고 한다. 또한 《소문・음양응상대론》에서는 "心은 舌을 주관하며 ……舌로 竅가 통한다."고 하였다.

혀〔舌〕는 심과 밀접하게 관계되며 비・신・간 등의 내장과도 관계가 있다. 예를 들면 족태음비경은 설본(舌本)에 이어져 설하(舌下)에 퍼져 있으며, 족소음신경은 설본(舌本)을 끼고 있고, 족궐음간경은 설본에 락(絡)한다. 특히 설태(舌苔)는 위기(胃氣)가 상부를 훈증하여 형성되므로 혀〔舌〕은 또한 비위(脾胃)의 상태를 반영한다.

〔부록〕 심포락(心包絡)

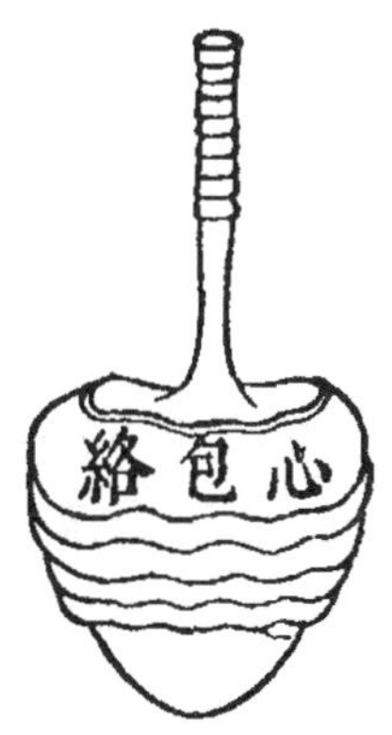

심포락(心包絡)은 心包 혹은 "단중(膻中)"이라고 하는데, 심장의 바깥을 에워싸고 있는 막으로서 심장을 보호하는 작용을 한다. 명대의 우단(虞摶)은 《의학정문・의학혹문(醫學或問)》에서 "심포락은 실제로 심을 에워싸고 있는 막인데, 심의 외부를 에워싸고 있으므로 심포락이라고 한다."[92]고 하였으며, 조헌가(趙獻可)는 《의관(醫貫)・내경십이관론(內經十二官論)》에서 "心의 아래에는 심포락이 있으니 단중(膻中)이다. 모양이 마치 위로 향한 술잔과 같으며 心이 그 속에 위치한다."[93]고 하였다.

《내경》에서는 심포락을 하나의 독립된 장기로서 삼초와 표리를 이룬다고 보았으며, 또한 심포락의 생리기능과 그 경맥의 순행을 논술하였다. 예컨대 《소문・영란비전론》에서 "膻中은 臣使의 官이고((君主之官인 心의 부림을 받는 기관)), 이

---

92) 其心包絡, 實乃裹心之膜, 包于心外, 故曰心包絡.

93) 心之下有心包絡, 卽膻中也, 象如仰盂, 心卽居于其中.

곳에서 기쁨과 즐거움이 나온다."[94]고 하였는데, 여기서 단중(膻中)은 심포락을 말한다. 게다가 심포락은 임금의 명령(君命)을 대행하므로 "신사지관(臣使之官)"이라 하며, 사람의 기쁨과 즐거움이 여기서부터 나온다고 하였다. 그러나 《난경·이십오난》에서 "心主(心包)는 삼초와 표리가 되는데, 모두 명칭은 있으나 형태가 없다."[95]고 한 다음부터 많은 논쟁이 일어났다. 예컨대 손일규(孫一奎) 역시 심포락은 하나의 독립된 장기가 될 수 없다고 보아 《의지서여(醫旨緖餘)·문심포락하이불득위장(問心包絡何以不得爲臟)》에서 "심포락은 바로 心을 에워싸고 있는 지막(脂膜)이며 실제로 심과 떼어놓을 수 없는 것이다. ……그 모양에 있어서는 특별한 형태가 없으므로 독립된 장이라고 할 수 없다."[96]고 하였다. 장경악은 심포락을 하나의 독립된 장기라고 보아 《유경부익·삼초포락명문변》에서 "포락(包絡)은 少陰君主를 호위한다. 그래서 《난경·이십오난》에서 '心主(心包絡)는 三焦와 표리를 이루며 명칭은 있으나 형태는 없다'고 하였으나, 표리로 말하면 그 말이 옳지만 무형으로 논하는 것은 옳지 않다. ……심포락은 군주의 外衛로서 마치 저 궁궐에 이중으로 쌓은 성과 같다."[97]고 하였다. 역대 의가들은 심포락이 하나의 독립된 장기인지 아닌지에 관해서는 논쟁하였으나, 그 생리기능에 대한 인식은 모두 일치하여 심포락이 심장을 보호하는 작용을 한다고 보았다. 여기서 《난경》에 심포와 삼초가 유명무형(有名無形)이라고 한 데서 역대의가들의 논쟁이 분분하였으나 이것은 순전이 무형이라는 말에 대한 오해에서 비롯된 것이다. 여기서 무형이란 말은 형질(形質) 자체가 없다는 말이 아니라 단지 간이나 콩팥과 같은 독립적이면서 구체적인 형상(形象)이 없다는 말이다. 따라서 수액대사를 하는 조직기관으로서의 삼초는 분명히 있는 것인데 체간부 전체에 분포되어있어서 쓸개나 위장처럼 구체적인 형상을 갖추고 있지 않다는 것 뿐이다. 심포도 심장을 에워싸고 있는 막인데 그것이 구체적으로 독립된 형상을 갖추고 있지 않기 때문에 무형이라고 말한 것이다. 즉 "무형(無形)"이란 말은 "무형상(無形象)"이란 말이지 "무형질(無形質)"이란 말이 아닌 것이다.

《영추·사객》에서는 또 "심은 오장육부의 大主이고 정신이 머무는 곳이다. 그 장(臟)이 견고하여 사기를 받아들일 수가 없다. 사기를 받아들이면 심을 손상시키고 심이 손상되면 신(神)이 떠나가며, 신(神)이 떠나가면 죽는다. 그러므로 사기가 심에 있다는 것은 (사실은) 모두 심의 포락(包絡)에 있는 것인데, 포락은 心主의 맥이다."[98]라고 하여 심은 인체의

94) 膻中者, 臣使之官, 喜樂出焉.

95) 心主與三焦爲表裏, 俱有名而無形.

96) 心包絡乃包心之脂膜, 實不離乎心也. ……以其質無特形, 是故不得爲特臟也.

97) 包絡者, 少陰君主之護衛. 而二十五難曰 : 心主與三焦爲表裏, 俱有名而無形, 若謂表裏則是, 若論無形則非. ……心包絡爲君主之外衛, 猶夫帝闕之重城.

군주로서 사기의 침입을 받지 않으며, 만약 사기가 심을 침범하면 그것은 심포락이 먼저 받는 것이라고 하였다. 이것은 당시 의가들의 군주주의 사상을 비유한 것으로 실제로는 심(心)도 다른 장부와 마찬가지로 사기의 침입을 받는다. 따라서 《내경》에서도 심에 사기가 들어올 수 있다고 하였다. 예컨대 《소문·비론(痹論)》에서 "맥비(脈痹)가 다 치유되지 않았는데 다시 사기를 감수하면 심에 머물게 된다."[99], "심비(心痹)란 혈맥이 통하지 않고 심번(心煩)하여 가슴이 두근거리며, 심하(心下)가 북처럼 부풀어 오르고 갑자기 기가 치솟아 숨이 차며 목구멍이 마르고 자주 탄식하며, 기가 궐역(厥逆)하면 공포를 느낀다."[100]고 하였다. 이로 볼 때 "심비(心痹)" 증상은 모두 심장 자체 및 그 경맥의 병변임을 알 수 있다. 그러므로 心에도 사기가 침범한다는 것을 알 수 있다.

명청 시기의 온병학파(溫病學派)들은 "심에는 사기가 침범하지 못한다."는 사상의 영향을 받았으므로 온병학설에서는 외감열병에서 열사가 심을 침범하여 나타나는 신혼(神昏)·섬어(譫語) 등의 증상을 "열입심포(熱入心包)" 혹은 "열사몽폐심포(熱邪蒙蔽心包)"라고 하였다.

二. 폐(肺)

폐는 흉강에 위치하는데 좌엽(左葉:左肺)는 2엽으로 나뉘고, 우엽(右葉:右肺)는 3엽으로 나뉘며, 각각의 엽은 또 몇 개의 단으로 나뉜다. 《난경·사십이난》에서는 폐의 형태에 관하여 "폐는 무게가 3근 3냥이며 6엽 양이(兩耳)이므로 모두 8엽이다."[101]라고 하였다.

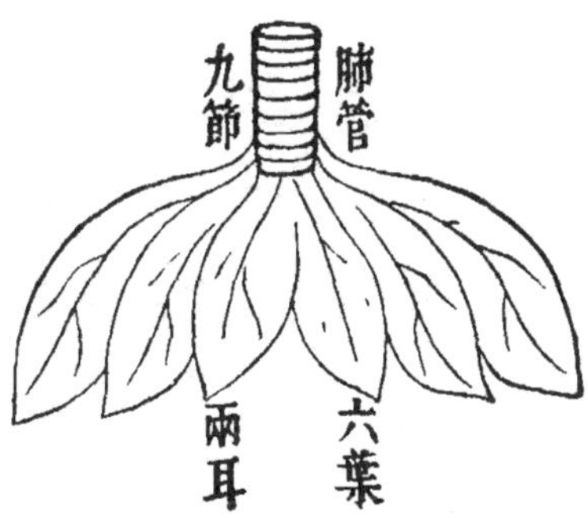

폐는 장부 중에서 가장 높은 곳에 위치하므로 《소문·위론》에서 "폐는 장의 우두머리이며 심의 덮개[蓋]이다."라고 하였고, 《영추·구침》에서 "폐는 오장육부의 덮개"라고 하였으므로 폐에는 "화개(華蓋)"라는 명칭이 붙었다. 폐는 피모(皮毛)와 상응하며 호흡을 통해 외계와 끊임

98) 心者, 五臟六腑之大主, 精神之所舍也. 其臟堅固, 邪弗能容也. 容之則心傷, 心傷則神去, 神去則死矣. 故諸邪之在于心者, 皆在于心之包絡, 包絡者, 心主之脈也.

99) 脈痹不已, 復感于邪, 內舍于心.

100) 心痹者, 脈不通, 煩則心下鼓, 暴上氣而喘, 嗌乾, 善噫, 厥氣上則恐.

101) 肺重三斤三兩, 六葉兩耳, 凡八葉.

없이 통하는데, 한열사기(寒熱邪氣)에 견디지 못하고 쉽게 침입을 받는 까닭에 여자와 같이 여리다는 뜻의 "교장(嬌臟)"이라는 명칭이 붙었다.

《소문·육절장상론》에서 폐는 인체의 "氣之本, 魄之處"라고 하였다. 폐는 기를 주관하고 호흡을 관장하며, 선발(宣發)·숙강(肅降)을 주관하고 수도(水道)를 소통·조절하며, 백맥(百脈)을 모아서 전신의 기능을 조절하는 중요한 생리기능이 있다. 특히 폐(肺)의 호흡기능에는 "심주혈맥(心主血脈)"을 보조하여 기혈이 전신에 분포되도록 촉진한다. 또한 폐의 호흡운동 자체도 인체의 생명에 중요한 지표가 되므로《소문·영란비전론》에서 "肺는 상부지관(相傅之官)[102]으로 治節((전신의 기기를 조절하는 기능))이 나오는 곳이다."[103]라고 하였다.

폐는 위로 후롱(喉嚨)과 연계되어 코[鼻]로 규(竅)가 통하며, 외부로는 피모(皮毛)와 상합한다. 폐는 정지(情志)에 있어서는 근심[憂]이며 액(液)에 있어서는 눈물[涕]이다. 수태음폐경은 폐에 속하고 대장에 락(絡)하며, 수양명대장경은 대장에 속하고 폐에 락(絡)함으로써, 폐와 대장이 연결되어 표리를 이룬다.

오장을 음양으로 구분하면 肺의 속성은 음이므로《영추·순기일일분위사시》에서 폐(肺)를 "빈장(牝臟:陰臟)"이라고 하였다. 또한《소문·금궤진언론》에서는 폐를 "양 중의 음"이라 하였고,《영추·구침십이원》과《영추·음양계일월》에서는 "양 중의 소음"이라 하였으며,《소문·육절장상론》에서는 "양 중의 태음"이라고 하였다.

폐의 주요 생리기능

(1) 폐는 기와 호흡을 주관한다(肺主氣·司呼吸)

《소문·육절장상론》에서 "폐는 기의 근본"이라 하였고,《소문·오장생성론》에서는 "모든 기는 폐에 속한다."고 하여 "폐가 기를 주관한다."는 생리기능에 대해 최초로 언급하였다. 기를 주관하는 폐의 기능은 실제로 肺의 호흡운동에서 파생되므로 양자를 분명하게 나눌 수는 없다. 그러나 그 기본적인 의미를 이해하는데 편하도록 일반적으로 폐주일신지기(肺主一身之氣)와 폐주호흡지기(肺主呼吸之氣)의 두 부분으로 나누어 설명한다.

---

102) 상부지관(相傅之官) :"相"과 "傅"는 모두 재상을 가리킨다. 이는 정승들이 군주를 보좌하는 것과 같다는 뜻이다. 肺는 心과 함께 膈 상부에 있는데, 오장의 君主인 心의 가장 가까운 곳에서 君主(心)를 보좌하는 것이 마치 한 나라의 재상과 같으므로 "相傅之官"이라고 한다.

103) 肺者, 相傅之官, 治節出焉.

① 폐는 전신의 기를 주관한다(肺主一身之氣)

“폐주일신지기(肺主一身之氣)”라 함은 “전신의 기는 모두 폐에서 주관한다.”는 의미이다. 예컨대 진수원(陳修園)은 《의학실재역(醫學實在易)》에서 “무릇 장부경락의 기는 모두 폐기로 통한다.”[104]고 하였다. “肺主一身之氣”의 내용은 두 가지가 있다.

첫째, 《소문·음양응상대론》에서 “폐기는 하늘로 통한다(氣通于天)”고 하였듯이 폐가 흡입한 청기(淸氣:산소)는 인체의 생명을 유지하는 데 반드시 필요할 뿐만 아니라, 기의 중요한 구성성분이 된다. 예컨대 《소문·육절장상론》에서는 “하늘은 사람에게 오기(五氣)를 공급하며……. 오기는 코를 통해 흡입되어 심폐에 저장되는데 (심폐기능이 정상이면) 상부의 오색(얼굴색)이 윤택하고 음성이 또렷하다.”[105]라고 하였다. 특히 “종기(宗氣)”의 생성은 폐(肺)가 흡입하는 청기(淸氣)와 음식물에서 화생한 정미 물질이 직접적으로 연관되어 있다. 만약 폐(肺)의 호흡기능이 실조되면 “종기(宗氣)”의 생성에 직접 영향을 미칠 수 있으며, 또한 전신의 기가 생성되는 데 영향을 미쳐 각종 기허(氣虛) 병변을 야기한다.

둘째, 폐의 호흡운동 자체는 기의 승강출입 운동이다. 폐의 규칙적인 호흡은 전신 기기의 정상적인 승강출입을 유지하고 조절하는 데 중요하다. 그러므로 폐의 호흡이 비정상적이면 반드시 전신 기기의 승강출입에 이상을 초래하고, 기타 장부의 기기가 실조되어도 역시 마찬가지로 폐(肺)의 호흡기능에 영향을 주어 폐기(肺氣)의 승강출입에 이상을 초래한다.

이상에서 보듯이 “폐가 기를 주관한다(肺主氣)”고 함은 폐의 호흡·선발숙강 기능 및 진기(眞氣) 생성 작용을 포괄한 것이다. 인체가 자연계의 대기(大氣:淸氣)를 흡입하고 탁기를 배출하는 것은 주로 폐에 의해 이루어진다. 만약 폐의 호흡·선발숙강 기능이 실조되면 병리변화를 일으켜 해수·기급천촉(氣急喘促)·흉협창만(胸脇脹滿) 등의 증상이 나타난다. 이런 까닭에 《소문·지진요대론》에서 “숨이 가쁘고 가슴이 답답한 병은 모두 폐에 속한다(諸氣膹鬱, 皆屬于肺)”고 하였다. 즉 선발(宣發) 기능이 실조되면 천급(喘急)이 발생하고, 숙강(肅降) 기능이 실조되면 비민(痞悶)이 발생한다.

② 폐는 호흡을 주관한다(肺主呼吸之氣)

“肺主呼吸之氣”라 함은 실제로 폐가 체내외의 기체가 교환되는 장소임을 말한다. 다시 말해서 폐가 자연계로부터 청기(淸氣:산소)를 흡입하고 체내에 있는 탁기(濁氣:이산화탄소)를 배출하는 것은 기체가 교환되는 신진대사기능이 구체적으로 실현된 것이다. 예컨대 《유경도

104) 凡臟腑經絡之氣, 皆肺氣之所宣.

105) 天食人以五氣, …….五氣入鼻, 藏于心肺, 上使五色修明, 音聲能彰.

익·경락》에서는 화타의 말을 인용하여 폐는 "비어 있어 마치 벌집과 같으며, 하부에는 뚫린 구멍이 없으므로 공기를 들이쉬면 가득 차게 되고 내쉬면 비게 된다. 한번 내쉬고 한번 들이쉼에 따라 저절로 커졌다 작아졌다 한다. 청탁의 운화(運化)를 관할하는 인체의 풀무이다."[106]라고 하였다.

호흡은 진기(眞氣)의 생성과 유관하다. 예컨대《영추·자절진사편》에서 "진기란 (호흡을 통해서) 하늘에서 받은 청기(淸氣)와 穀氣(비위가 흡수한 영양물질)가 어우러져 몸을 충실하게 하는 것이다."[107]라고 하였다.

이상과 같이 폐가 흡입한 공기는 진기(眞氣)를 생성하는 중요한 구성성분의 하나로서, 인체 안팎의 기체를 교환하는 것에 국한되지 않고 기혈의 생성 및 운행, 진액의 수포대사에 영향을 미쳐 정상적인 생리상태가 유지될 수 있도록 한다. 만약 肺의 호흡운동이 비정상이면 기의 생성과 기·혈·진액의 운행도 이에 따라 비정상적이 되고, 각종 병리변화를 초래하게 된다.

(2) 폐는 선발·숙강을 주관한다(肺主宣發·肅降)

선발(宣發)의 "선(宣)"은 즉 퍼뜨림을 의미한다. 예컨대《예기·월령》에서 "가을은 자연계〔天地〕로 하여금 저장하게 하므로 널리 퍼짐이 없다."[108]고 하였다. "발(發)"은 즉 선발(宣發)·발산(發散)·발월(發越)·개발(開發)을 말한다.

숙강(肅降)의 "숙(肅)"은 "청(淸)"이니 곧 "청기(淸氣)"를 가리키고, 강(降)은 즉 하강·하행을 의미하므로 "숙강"이란 청기를 하강시키는 것을 말한다.

"폐(肺)가 선발(宣發)과 숙강(肅降)을 주관한다."는 것은 실제로 폐기(肺氣)의 운동에는 상부와 외부로 산포하고 하부와 내부로 숙강(肅降)하는 쌍향(雙向)작용이 있음을 의미한다. 폐의 호흡운동은 폐기의 선발과 숙강작용이 협조평형을 이룬 결과이다. 따라서 폐의 호흡에 이상이 있는 것은 모두 선발·숙강기능의 이상으로 볼 수 있다.

① 폐주선발(肺主宣發)의 생리기능은 주로 세 가지로 나타난다.

첫째, 폐의 기화작용(氣化作用)을 통해 체내의 탁기(濁氣:이산화탄소)를 폐기의 선발을 따라 체외로 내보내고 청기(淸氣:산소)를 받아들인다.

106) 虛如蜂窠, 下無透竅, 吸之則滿, 呼之則虛. 一呼一吸, 消息自然. 司淸濁之運化, 爲人身之橐籥.

107) 眞氣者, 所受于天, 與穀氣幷而充身者也.

108) 秋季令天地之藏, 無有宣出.

둘째, 폐기는 상부와 외부로 향하여 확산운동하기 때문에, 비가 폐에 운송한 음식물의 정미(精微)를 전신에 산포하고 외부의 피모(皮毛)에 이르도록 한다. 이에 대해 《영추·결기》에서 "상초는 음식물의 정미(精微)를 전신에 퍼뜨려 피부를 따뜻하게 하고 형체를 충실하게 하며 모발을 윤택하게 하는 것이 마치 안개나 이슬이 (만물을) 관개(灌漑)하는 것과 같은데, 이를 기(氣)라고 한다."[109]고 하였고, 《영추·옹저》에서는 "상초에서 기가 나오는데 이로써 분육(分肉)을 따뜻하게 하고 골절을 기르며 주리(腠理)를 소통시킨다."[110]고 하였다. 여기서 말한 "상초"는 비록 심과 폐를 포괄하지만 일반적으로는 폐의 선발작용을 가리키는 것으로 본다.

셋째, 위기(衛氣)를 선발(宣發)함으로써 분육(分肉)을 따뜻하게 하며 피부를 충양하고 주리의 열고 닫힘[開闔]을 조절하여 진액의 대사산물을 땀으로 변화시켜 체외로 배출시킨다.

상술한 바를 종합하면 폐기선발(肺氣宣發)의 생리작용은 결코 호흡운동에 국한되는 것이 아니라 폐기의 선발을 따라 나타나는 모든 계열의 생리반응이다. 그 중에서 특히 위기(衛氣)를 선발(宣發)하여 피모(皮毛)에 정기(精氣)를 수포(輸布)하는 생리작용은 폐가 피모(皮毛)를 주관하고 수도(水道)를 소통·조절하는 이론적 기초가 된다. 만약 어떠한 요인으로 인하여 폐의 선발기능에 장애가 발생하면 한편으로는 코막힘·재채기·호흡곤란·해수천식·흉민 등의 증상이 나타나고, 다른 한편으로는 위기가 선발되지 못하므로 주리가 닫혀서 땀이 나지 않거나, 진액과 음식물의 정미(精微)를 산포하는 기능이 약화되기 때문에 진액(津液)이 폐계(肺系)에 정체되어 담(痰)이 형성되고, 심하면 기부(肌膚)로 넘쳐 수종을 야기하기도 한다.

② 폐주숙강(肺主肅降)의 생리기능은 세 가지로 나타난다.

첫째, 폐기(肺氣)의 하강작용으로 인해 폐는 자연계의 청기(淸氣)를 충분히 흡입할 수 있다.

둘째, 폐기의 하강을 통해 흡입된 청기(淸氣)와 비(脾)에서 운반된 진액·음식물의 정미(精微)는 전신에 산포되고, 대사산물과 여분의 수액은 신(腎)과 방광(膀胱)으로 옮겨져 체외로 배출된다.

셋째, 호흡통로의 청결을 유지한다.

폐주숙강(肺主肅降)이라 함은 청숙하강(淸肅下降)하는 폐의 기능적인 특성을 말한다. 일반적으로 장부(臟腑)의 기는 위에 있는 것은 하강하고, 아래에 있는 것은 상승함이 마땅하다. 폐(肺)는 흉부에 위치하여 오장육부의 덮개와 같으므로 그 기는 하강함이 마땅하다. 폐

109) 上焦開發, 宣五穀味, 熏膚充身澤毛, 若霧露之漑, 是謂氣.

110) 上焦出氣, 以溫分肉而養骨節, 通腠理.

의 형질은 벌집처럼 비어 있고 깨끗하여 이물질을 허용하지 않기 때문에, 임패금(林佩琴)은 《유증치재(類證治裁)》에서 "폐는 화개이며 청숙하강을 주관한다."고 하였다. 그러나 폐기의 숙강기능이 실조되면 폐기가 치솟아 호흡의 변이 및 천해담수(喘咳痰嗽)·해혈(咳血) 등의 병리현상이 나타난다.

폐의 선발작용과 숙강작용은 서로 상반되면서도 조화를 이루는 운동으로서, 폐의 생리활동에 반드시 필요하다. 이는 생리적으로 상부상조하며, 병리적으로도 서로 영향을 미친다. 즉 충분한 선발(宣發)이 없이는 정상적인 숙강(肅降)이 있을 수 없으며, 정상적인 숙강이 없이는 양호한 선발이 이루어질 수 없다. 선발과 숙강은 서로를 전제로 삼아서 규칙적으로 선발하고 숙강함으로써 호흡을 균일하고 평온하게 유지시키고 기기(氣機)를 통하게 하며 인체 내외의 기체를 정상적으로 교환하여, 전신 기·혈·진액의 정상적인 운행이 멈추지 않게 한다. 만약 이 두 가지 기능이 실조되면 "폐기실선(肺氣失宣)" 혹은 "폐실숙강(肺失肅降)"의 병리현상이 발생하여 흉민·별기(憋氣)·해수천식 등 폐기상역(肺氣上逆) 증상이 나타날 수 있다. 이런 까닭에 《소문·지진요대론》에서 "기가 울결되는 병증은 모두 폐에 원인이 있다."고 하였다.

(3) 폐는 수도의 소통을 조절한다(肺主通調水道)

인체의 수액대사는 비·폐·신 및 대장·소장·방광 등의 장부가 협조하여 이루어지는데, 그 중에서 폐가 담당하는 작용이 바로 "통조수도(通調水道)"이다.

"통(通)"은 소통을 의미하고 "조(調)"는 조절을 의미한다. 수도(水道)는 인체 내부의 수액이 운행되는 통로이다. "통조수도(通調水道)"란 말은 《소문·경맥별론》에 보이는데, 폐의 선발과 숙강 기능이 수액의 수포·운행·배설을 소통시키고 조절하는 것을 말한다.

폐의 선발(宣發)을 통해 진액과 음식물의 정미를 전신에 수포하여 피모(皮毛)에 영양을 공급하고 위기를 선발하며 주리의 개합을 관장하여 땀의 배설을 조절한다. 또한 폐의 숙강을 통해 진액과 음식물의 정미는 끊임없이 아래로 운송되는데, 신의 수액대사[腎主水]를 거쳐 정기는 다시 흡수되고 탁기는 소변으로 바뀌어져 방광에 고였다가 체외로 배출된다. 만약 수액조절 방면에서 폐의 선발기능이 실조되면 주리가 막혀 땀이 나지 않고, 숙강기능이 실조되면 수종·소변불리 등의 병증이 발생한다. 이로써 폐의 통조수도 기능은 폐의 선발과 숙강이라는 두 방면의 생리작용이 있어야만 전신의 수액이 운행되는 통로를 소통시킬 수 있음을 알 수 있다.

이와 같이 수액대사와 수포에 있어서 폐는 중요한 작용을 하므로 "폐주행수(肺主行水)"라는 말이 있다. 만약 단지 수액을 하행시키는 폐기의 숙강 기능만 있고 선발 기능이 없다면, 수액을 전신에 산포하고 정기(精氣)를 피모(皮毛)에 퍼지도록 하며 수도(水道)의 소통을 조절하는 생리기능을 실현되기 어렵게 된다. 이밖에도 "폐는 수(水)의 상원(上源)"이라는 견해가 있다. 이는 실제로 폐(肺)가 장부 중에서 가장 높은 곳에 위치하기 때문에 인체가 외부로부터 받아들이는 수음(水飮)은 모두 비위를 거쳐 그 진액은 폐로 운반된 후에 다시 폐의 선발·숙강 작용에 의해 전신으로 산포되고 아래로 수송되므로 "폐는 수의 상원"이라고 한다.

(4) 폐는 전신의 맥기(脈氣)가 모이는 곳이며 그 조절을 주관한다(肺朝百脈·主治節)

① **폐조백맥(肺朝百脈)** :"폐조백맥(肺朝百脈)"이라는 말은 《소문·경맥별론》에 보인다. 여기서 "조(朝)"는 조회(朝會)한다는 뜻이니, "폐조백맥(肺朝百脈)"이라는 말은 곧 전신의 맥이 모두 폐장으로 모인다는 의미이다. 즉 전신의 혈액은 모두 경맥을 통해서 폐로 모이고 폐의 호흡을 통해 기체가 교환되며, 그 후에 다시 전신에 수포된다.

비위(脾胃)의 작용을 통해 음식물의 정미(精微)로부터 화생한 영기·위기와 호흡을 통해 얻어진 대기(大氣)가 결합되어 흉중에 쌓인 것이 "종기(宗氣)"인데, 이것이 심맥(心脈)에 주입되어 기혈의 운행을 촉진한다. 이는 《소문·경맥별론》에서 "음식물이 위로 들어가면 탁기(음식물에서 화생한 정미)가 심에 유입되어 정〔精微之氣〕이 혈맥으로 들어가며, 맥기(脈氣)는 경(經)을 따라 흐르고 경기(經氣)는 다시 폐로 돌아가니, 폐는 백맥(百脈)이 모이는 곳으로서 (폐의 선발기능을 통해) 정기(精氣)를 피모(皮毛)로 산포한다."[111]고 한 바와 같다. 또한 장경악은 《유경·장상류》에서 윗 글에 대해 주석하길 "정기는 맥으로 들어가고 맥은 경(經)으로 흐른다. 경맥의 유통은 기를 말미암고 기는 폐에서 주관하므로 폐는 백맥(百脈)이 조회하는 곳이 된다."[112]고 하였다.

혈액을 운행시키는 원동력은 심장박동에 있다. 그러나 혈액의 운행은 또 기(氣)의 추동(推動)에 의존하여 기(氣)의 운동에 따라 전신을 운행한다. 폐는 호흡을 관장하고 전신의 기를 주관하므로 혈액의 운행은 반드시 폐기의 충분한 산포와 조절이 있어야 한다.

명대의 조헌가는 《의관·내경십이관》에서 "폐의 아래에는 심이 있고 심에는 연락끈(系絡)

111) 食氣入胃, 濁氣歸心, 淫精于脈, 脈氣流經, 經氣歸于肺, 肺朝百脈, 輸精于皮毛.

112) 精淫于脈, 脈流于經; 經脈流通, 必由于氣; 氣主于肺, 故爲百脈之朝會.

이 있어서 위로 폐에 연결되어 있다. 폐는 청기(淸氣)를 받아들여 하부를 관개한다."[113]고 하여, 폐가 흡입한 자연계의 청기(淸氣)는 심에 연결된 낙맥을 통해 심에 들어가서 혈액이 전신을 흐르도록 촉진시키고 있음을 설명하였다.

② 폐주치절(肺主治節) :"치절(治節)"은 즉 관리와 조절이다. "肺主治節"이라는 말은《소문·영란비전론》에 "肺者, 相傳之官, 治節出焉."이라고 한 데에 보인다. 이는 즉 폐가 심을 보좌하여 전신의 기혈 운행을 관리하고 조절함을 뜻한다. 그러므로 심주혈맥(心主血脈)의 기능은 폐주기(肺主氣)의 기능과 관계가 있다. 심은 혈액을 주관하고 폐는 기를 주관하는데 기와 혈은 상부상조하며, 기는 혈액을 운행하는 동력이 되므로 폐가 "치절작용(治節作用)"을 할 수 있는 것이다. 폐의 치절작용은 주로 다음과 같은 몇 가지 측면에서 드러난다.

㉠ 폐기는 혈액을 운행시키는 원동력으로서 전신의 혈액은 폐의 호흡운동과 밀접하게 연관되어 규칙적인 리듬운동으로 나타난다. 예컨대《소문·평인기상론》에서 "사람은 한 번 숨을 들이쉴 때 맥박이 두 번 뛰고 한 번 내쉴 때도 역시 두 번 뛰며, 간헐기에 한 번 뛰어 모두 다섯 번 뛰는 것이 정상이다."[114]라고 하였고,《난경·일난》에서는 "사람이 한 번 숨을 내쉴 때 맥은 3촌을 흐르고 들이쉴 때 3촌을 흐르니, 한 번 호흡하는 동안 맥은 6촌을 흐른다."[115]고 하였다. 한 번 호흡하는 동안 맥은 4~5차례 뛰고 혈맥은 5촌을 흐른다고 하였으니, 이는 호흡과 맥동이 밀접한 관계가 있음을 설명한 것이다.

《영추·동수》에서도 "청기는 상부의 폐로 주입되고, 폐기는 태음을 따라 운행된다. 그 운행은 호흡〔息〕의 왕래를 따르므로 한 번 내쉴 때 두 번 뛰고, 한 번 들이쉴 때도 두 번 뛰니, 호흡이 그치지 않으므로 박동도 그치지 않는다."[116]고 하여 사람의 혈기는 폐에서부터 수태음경을 따라 운행을 시작하고, 또한 호흡의 왕래를 따라 규칙적인 박동으로 나타남(한 번 내쉬고 한 번 들이쉬는데 각각 두 번씩 박동한다)을 제시하였다.

㉡ 폐기는 호흡을 주관하며 전신 기의 근본이 되므로 전신의 기기(기의 승강출입 운동)는 반드시 폐기의 지배와 조절을 받는다.

㉢ 폐는 선발·숙강을 주관하여 진액의 수포·운행·배설을 주관하고 조절한다.

이로써 "폐주치절(肺主治節)"이란 실제로 기·호흡·선발숙강을 주관하는 폐의 주요 생리기능을 개괄한 것임을 알 수 있다.

113) 肺之下爲心, 心有系絡上系于肺. 肺受淸氣, 下乃灌注.

114) 人一呼脈再動, 一吸脈亦再動, 呼吸定息脈五動, 閏以太息, 命曰平人.

115) 人一呼脈行三寸, 一吸脈行三寸, 呼吸定息, 脈行六寸.

116) 其淸氣上注于肺, 肺氣從太陰而行之. 其行也, 以息往來, 故人一呼脈再動, 一吸脈亦再動, 呼吸不已, 故動而不止.

(5) 폐의 정지(情志)는 근심이다(在志爲憂)

《소문·음양응상대론》에서 "폐의 志는 憂"라고 하여 근심〔憂〕이 폐의 정지임을 밝혔다. 우(憂)는 근심·걱정을 가리킨다. 《소문》「음양응상대론」과 「천원기대론」에 따르면 비우(悲憂)는 모두 폐의 정지(情志)에 속한다. 일반적으로 비(悲)는 외부에서 생기고, 우(憂)는 내부에서 생긴다. 양자는 약간의 차이는 있지만 인체의 생리활동에 대한 영향은 대체로 비슷하므로 비(悲)와 우(憂)는 모두 폐지(肺志)에 속한다. 비우(悲憂)는 심(心)에서 시작되고 폐에서 반응한다. 비우(悲憂)는 희락(喜樂)과 상반되며, 인체가 외부의 자극을 받아 발생하는 불쾌한 반응이므로 비우(悲憂)는 기를 소모시킨다. 예를 들면 《소문·거통론》에서 "슬퍼〔悲〕하면 기가 소모되고, ……슬퍼하면 심계(心系)가 급해지고 폐엽이 들려서 상초가 소통되지 않아 영기·위기가 산포되지 못하여 열기(熱氣)가 중초에 있게 되므로 기가 소모된다."[117]고 하였다. 폐(肺)는 전신의 기를 주관하기 때문에 비우(悲憂)는 쉽게 폐를 손상시킨다. 비우(悲憂)는 기를 소모시키고 기의 소모는 혈액의 흐름에 영향을 주어 혈어를 야기할 수 있다. 결국 슬퍼하거나 근심하면 기가 소모되고 혈액이 정체되며 영기와 위기가 실조되어 병이 발생한다. 이 밖에 심신(心神)이 허약해도 비우(悲憂)를 야기할 수 있으므로 《영추·본신》에서 "신기(神氣)가 남아돌면 웃음이 그치지 않고 부족하면 슬퍼하게 된다."[118]고 하였다.

(6) 폐의 액은 콧물이다(在液爲涕)

콧물〔涕〕은 코의 점막에서 분비되며 비규(鼻竅)를 윤택하게 하는 기능이 있다. 코〔鼻〕는 폐의 규(竅)이므로 콧물은 폐액(肺液)에 속한다. 《소문·선명오기편》에서 "오장은 액을 화생하는데 ……폐에 있어서는 콧물〔涕〕이다."라고 하였다. 폐기가 정상이면 콧물이 비규(鼻竅)를 윤택하게 하여 외부로 흘러내리지 않으나, 폐가 사기를 감수하면 콧물의 과잉분비 상태가 발생한다.

예컨대 풍한사를 감수하면 맑은 콧물이 흐르며, 풍열사를 감수하면 혼탁하고 누런 콧물이 흐르며, 조사(燥邪)를 감수하면 콧물의 분비가 감소하여 코가 건조해진다. 코는 비록 폐규

117) 悲則氣消,……悲則心系急, 肺布葉擧, 而上焦不通, 營衛不散, 熱氣在中, 故氣消矣.

118) 神有餘則笑不休, 不足則悲.

(肺竅)이지만 뇌와 통하므로 《소문·해정미론》에서는 "뇌수가 콧물이 된다(腦滲爲涕)"라고 하였다. 일반적으로 콧물이 흐르는 사람은 머리가 맑지 못함을 느끼게 된다. 《소문·기궐론》에서 "담열이 뇌로 전해지면 콧등이 시큰거리고 비연이 발생한다. 비연이란 혼탁한 콧물이 계속 흐르는 것이다."119)라고 하였다.

(7) 폐는 피모와 상합하며 그 정화가 피모에 나타난다(在體合皮, 其華在毛)

피모(皮毛)는 외사의 침입을 막는 인체의 첫 번째 부위로서 피부·땀샘·솜털 등의 조직 즉 전신의 체표를 포괄하며, 폐가 선발하는 위기와 진액에 의존하여 온양(溫養)되고 윤택해진다.

《소문·음양응상대론》에서 "肺主皮毛"라 하였고, 《소문·육절장상론》에서 "肺, ……其華在毛 其充在皮"라고 하였으며, 《소문·오장생성론》에서 "肺之合皮也, 其榮毛也", 《소문·위론》에서 "肺主身之皮毛"라고 하였다. 이러한 논술은 모두 폐가 피모(皮毛)와 밀접한 관계가 있음을 의미한다.

폐는 위기(衛氣)와 음식물의 정미(精微)를 선발(宣發)시켜 피모(皮毛)를 따뜻하게 하는 기능이 있으므로 "폐주피모(肺主皮毛)"라고 한다. 폐의 생리기능이 정상적이어서 피모(皮毛)를 온양(溫養)하면 피부가 튼튼하고 촘촘해지며 솜털에 윤기가 나고 외사에 저항하는 능력이 강하지만, 폐기가 허약하여 피모를 온양하지 못하면 피모가 메말라 거칠어지고 외사에 저항하는 능력이 저하되어 쉽게 외사의 침입을 받게 된다. 그러므로 《영추·경맥》에서 "수태음의 기〔肺氣〕가 고갈되면 피모가 거칠어지고 ……피모가 거칠어지는 것은 진액이 손상되었기 때문이다."120)라고 하였다.

또한 폐는 기를 주관하여 위기를 선발하고, 위기는 주리의 개합을 주관하므로 폐기가 허약하면 위기도 허약해져 주리의 개합을 주관하지 못하고 열려 항상 저절로 땀이 흐른다. 이 밖에도 폐기가 정체되어 위표(衛表)가 막히면 주리가 닫혀서 땀이 나지 않는다. 반대로 외사가 피모(皮毛)에 침입하면 위기가 울결·정체되는데, 위기가 울결·정체되면 폐기의 선발(宣發)에 영향을 미쳐 폐기불선(肺氣不宣)을 야기한다.

《내경》에서는 땀구멍을 "현부(玄府)" 또는 "기문(氣門)"이라고 하였다. 땀구멍은 땀을 배출할 뿐만 아니라, 폐기의 선발과 숙강에 따라 기체를 교환하므로 고대의 의가들은 "기문

119) 膽熱移于腦, 則辛頞鼻淵. 鼻淵者, 濁涕下不止也.

120) 手太陰氣絶, 則皮毛焦,……皮毛焦則津液去.

(氣門)"이라고 하였다. 청대의 당용천(唐容川)은 《의경정의(醫經精義)》에서 "피모에는 폐기를 선발하는 작용이 있다."고 하였다.

(8) 폐의 규는 코이다(在竅爲鼻)

폐는 코를 통해 자연계와 통한다. 그러므로 "코는 폐의 규이다(鼻爲肺之竅)"라고 한다. 코는 호흡의 통로인 동시에 문호이며, 또한 후각을 관장하는 기능이 있다. 코의 이러한 기능은 폐기의 선발(宣發)에 의존한다. 폐의 기능이 정상인 경우에는 호흡이 순조롭고 후각이 예민하다.

예컨대 《영추·맥도》에서 "폐기는 코로 통하므로 폐의 기능이 정상이면 코로 능히 냄새를 맡을 수 있다."[121]고 하였다.

폐가 외사(外邪)의 침입을 받아 선발·숙강 기능이 실조되면 후각기능에 장애가 발생한다. 풍한사가 폐를 침범하여 폐기가 선발되지 못하면 일반적으로 코가 막히고 콧물이 흐르며 후각기능에 장애가 발생한다. 또한 열사(熱邪)가 폐기를 막아 숙강 기능에 장애가 발생하면 해수천식·기역(氣逆)·비익선동(鼻翼煽動) 등의 증상이 나타나고, 폐위(肺胃)에 조열(燥熱)이 있으면 코가 건조해지고 심하면 피가 난다.

폐경(肺經)은 후롱(喉嚨)으로 통한다. 후(喉) 역시 폐의 문호로서, 호흡하는 기가 반드시 거쳐야 하는 통로이자 발음기관이다. 《영추·경별》에서 "수태음경별은 수소음경 전면에 있는 연액부에서 출입하는데 폐로 주행하고 대장에 분포하며, 상행하여 결분으로 나가서 후롱을 순행한다."[122]고 하였고, 《영추·우에무언》에서는 "후롱은 호흡하는 기가 상하로 출입하는 길이며, 회염은 소리를 내는 문호에 해당한다."[123]고 하였다. 실제로 후롱을 드나드는 기와 발음은 폐기의 직접적인 영향을 받는다.

《소문·육절장상론》에서 "오기는 코를 통해 들어가서 인체의 심폐에 저장되어 (심폐기능이 정상이면) 안색이 윤택하고 음성이 또렷하고 맑다."[124]고 하였고, 《난경·사난》에서는 "肺主聲"이라고 하였다. 사람은 정상적인 생리상태에서 폐기가 충족하면 후롱(喉嚨)이 순조롭게 통하여 목소리가 맑고 또렷하다. 만약 폐에 병변이 있으면 때때로 목소리가 쉬거나 후

---

121) 肺氣通于鼻, 肺和則鼻能知臭香矣.

122) 手太陰之正別入淵腋少陰之前, 入走肺, 散入大腸, 上出缺盆, 循喉嚨.

123) 喉嚨者, 氣之所以上下者也, 會厭者, 音聲之戶也.

124) 五氣入鼻, 藏于心肺, 上使五色修明, 音聲能彰.

부(喉部)의 질환이 발생한다. 예컨대 풍한·풍열사가 폐를 침범하면 폐기의 선발기능이 실조되어 목이 쉬거나 실음(失音)·후양(喉痒)·후통(喉痛) 등의 증상이 나타나고, 폐기(肺氣)가 허약하면 목소리가 낮고 미약하며, 폐음(肺陰)이 부족하면 목이 쉬거나 잠기고 후부(喉部)가 건조하고 깔깔하거나 아픈 등의 증상이 나타난다.

三. 비(脾)

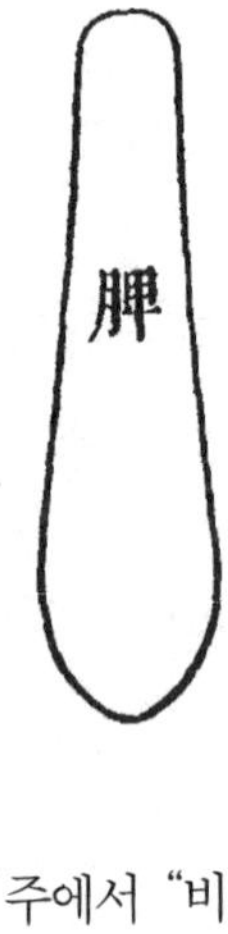

비는 중초에 위치하며 왼쪽 횡격막의 아래에 있다. 《소문·태음양명론》에서 "비와 위는 막으로써 연결되어 있다."[125]고 하였고, 《난경·사십이난》에서는 "비의 무게는 2근 3냥이고 평평하며, 너비는 3촌이고 길이는 5촌이며 산고(散膏)[126] 반 근이 포함되어 있다."[127]고 하였다. 족태음비경은 비에 속하고 위에 락(絡)하며, 족양명위경은 위에 속하고 비에 락하므로 비와 위는 서로 표리 관계를 이룬다.

비와 위는 모두 중초에 있으며 인체 소화계통의 주요한 장기이다. 예컨대 《소문·영란비전론》에서 "비위는 창고와 같은 기관이고 오미가 나오는 곳이다."[128]라고 하였고, 장경악은 《유경·십이관》의 주에서 "비는 운화를 주관하고 위는 수납을 관장하여 음식물을 소통시키므로 창고와 같은 기관이다."[129]라고 하였다.

인체는 비위의 생리기능에 의존해야만 음식물을 섭취·소화하고 그 정미 물질을 흡수하여 전신에 수포할 수 있다. 이와 같이 비는 기·혈·진액이 생성하는데 필요한 정미(精微) 물질을 제공하므로 비위를 "후천지본(後天之本)" 혹은 "기혈생화지원(氣血生化之源)"이라고 한다.

비의 주요 생리기능은 운화(運化)·승청(升淸:청기의 상승)·통혈(統血:혈액 통섭)을 주관하는 것이다. 비의 정지는 사려〔思〕이고, 액은 연(涎)이며, 체(體)는 기육(肌肉)이고, 사지를 주관하며, 규(竅)는 입〔口〕이고, 그 정화는 입술〔脣〕에 나타난다.

---

125) 脾與胃以膜相連.

126) 散膏 :현대 해부학상의 膵臟을 포함한다.

127) 脾重二斤三兩, 扁廣三寸, 長五寸, 有散膏半斤.

128) 脾胃者, 倉廩之官, 五味出焉.

129) 脾主運化, 胃司受納, 通主水穀, 故皆爲倉廩之官.

비의 주요 생리기능

(1) 비는 운화를 주관한다(脾主運化)

"운(運)"을 《설문해자》에서는 "이동하는 것이다(移徒也)"라고 하였으니 운반·수송을 말하고, "화(化)"는 변화를 말한다. 비주운화(脾主運化)란 비에는 음식물을 정미 물질로 만들고 또한 이것을 전신으로 운반하는 기능이 있음을 의미한다.

운화수곡(運化水穀)은 脾가 음식물을 소화·흡수함을 말한다. 음식물은 위(胃)의 부숙작용(腐熟作用) 즉 초보적인 소화를 거친 후 아래에 있는 소장으로 옮겨져 계속 소화된다. 소장의 "비별청탁(泌別淸濁)" 기능을 통해 소화된 액체〔淸穀〕는 비에 흡수되어 각종 영양물질로 변화하고 비의 전수(轉輸) 작용을 통해 상부의 폐로 운반되며, 폐는 산포(散布) 작용을 통해 전신에 관개함으로써 기타 장부와 전신의 각 부분을 자양한다.

운화(運化)를 주관하는 비의 기능은 비기(脾氣)에 의존한다. 비기가 정상적이어서 음식물을 운화하는 기능이 왕성해야만 정기(精氣)를 화생할 수 있다. 기·혈·진액이 충분한 양분과 영양물질을 제공해야만 전신의 각 장부조직기관이 정상적인 생리활동을 하게 된다. 반대로 비기가 허약하여 운화기능이 저하되는 것을 "비실건운(脾失健運)"이라 하는데, 음식물을 소화하고 흡수하는 기능에 장애가 발생하면 식욕부진·식후복창(食後腹脹)·변당(便溏) 등의 증상이 나타난다. 뿐만 아니라 기·혈·진액 등을 제대로 생성할 수 없고 인체의 각 부위에 충분한 영양물질을 수송하지 못해 기혈허쇠·진액부족 등의 전신성 영양장애가 발생하므로 기력이 없고 사지가 무기력하며 몸이 야위는 등의 증상이 나타난다.

운화수액(運化水液)은 "운화수습(運化水濕)"이라고도 하며, 비가 수액을 흡수·운반·배설함을 의미한다. 이는 인체 수액대사의 중요한 부분이며, 비가 운화를 주관하는 생리기능의 구성부분이다. 실제로 "비가 운화를 주관한다(脾主運化)"고 하는 것은 음식물과 수액 두 방면에서 동시에 진행된다. 음료 역시 위의 수납과 초보적인 소화작용을 거치는데, 한층 더 진일보한 소화·운반·산포 역시 비기의 운화작용에 의해 완성된다.

《소문·경맥별론》에서 "수액은 위로 들어가는데 정기(精氣)는 흘러서 비에 수송되고, 비기는 정기를 흩트려 폐로 보내며, 폐기(肺氣)의 통조수도(通調水道) 작용을 통해 아래의 방광으로 운반되는데, 이렇게 수정(水精)이 사방으로 산포되어 오장의 경맥(經脈)에 유입된다."[130]고 하였다. 이는 음료가 위(胃)로 들어간 후 그 정기(精氣:津液)는 비에 의해 폐로 운반되고 폐의 선발·숙강 작용에 의해 내부로는 오장육부를 자양하며 외부로는 기육(肌肉)·주리(腠理)·피모(皮毛)를 적셔주며, 탁한 것의 일부분은 땀으로 변하여 체외로 배출되고, 일부분은 하행하여 방광으로 보내지는데 이것이 곧 소변이다. 이상과 같이 비는 인체의 수액대사 과정에서 전수(轉輸)라는 중요한 작용을 한다.

비기(脾氣)가 왕성하면 수액이 체내에 비정상적으로 고이는 것을 방지하며, 또한 근본적으로 습(濕)·담(痰)·음(飮) 등의 병리산물이 생성되는 요건을 방지한다. 지나치게 습한 환경에서 거처하거나 장기간 물속에서 작업하거나, 혹은 습도가 갑자기 심하게 높아지더라도 비의 운화기능이 왕성하면 수습사(水濕邪)가 침입하는 것을 막을 수 있으므로 발병하지 않는다. 그러나 만약 수습(水濕)을 운화하는 기능이 감퇴하면 수액이 체내에 정체되기 때문에 습(濕)·담(痰)·음(飮) 등의 병리산물이 형성되고 심하면 수종이 발생한다. 이는 곧 비허생습(脾虛生濕)·비허수종(脾虛水腫)·비허생담(脾虛生痰)의 메커니즘인 것이다. 그러므로 《소문·지진요대론》에서 "습으로 인한 부종창만은 모두 비에 원인이 있다."[131]고 하였고, 《의방고(醫方考)·비위문(脾胃門)》에서는 "습사가 내부에 들어가면 비가 허약해져서 습을 제약할 수 없게 되므로 내부에 습이 생긴다."[132]고 하였다.

습사(濕邪)가 비에 침입하면 청기(淸氣)를 상승시키는 비의 기능에 장애가 발생하고, 이로 인해 비양(脾陽)이 손상되어 비의 운화기능이 더욱 저하된다. 이런 까닭에 "비는 건조한 것을 좋아하고 습한 것을 싫어한다."고 하는 것이다. 예컨대 《소문·선명오기론》에서 "비는 습을 싫어한다."고 하였고, 청대의 섭천사는 《임증지남의안·비위》에서 "비는 굳세고 건조한 것을 좋아한다."고 하였다.

비(脾)의 운화기능은 인체의 생명에 매우 중요하다. 인체는 전적으로 기혈에 의존하는데, 기혈의 생성은 음식물의 정미(精微)에서 발원한다. 음식물을 소화하고 그 정미를 흡수하는 것은 주로 비의 운화기능에 의존하는데, 이는 비위가 기혈을 화생하는 근원이고 후천지본(後天之本)임을 의미한다. 그러므로 이중재(李中梓)는 《의종필독(醫宗必讀)》에서 "비를 어째서 후천지본이라고 하는가? 영아가 하루 동안 음식을 먹지 못하면 곧 굶주리게 되고, 7일 동안 먹지 못하면 비위가 말라서 죽게 된다. 경전에서 '곡기를 적당히 섭취하면 건강해지지만 곡기를 끊으면 죽는다.'고 하였으니, 이는 군대에서 군량을 운반하는 길과 같다. 군량

130) 飮入于胃, 游溢精氣, 上輸于脾, 脾氣散精, 上歸于肺, 通調水道, 下輸膀胱, 水精四布, 五經幷行.

131) 諸濕腫滿, 皆屬于脾.

132) 濕淫于內者, 脾土虛弱不能制濕而濕內生也.

을 운반하는 길이 끊기면 무리들이 곧 흩어진다. 위기가 한번 손상되면 백약으로도 치료가 어렵다. 신체는 반드시 곡기를 필요로 한다. 음식물이 위로 들어가면 육부에 흩어져서 기가 생기고 오장에서 조화를 이루어 혈이 생긴다. 이로써 사람은 생명을 유지하므로 비를 후천지본이라고 한다."[133]고 하였다.

비위는 기혈을 생화하는 근원이며 "후천지본"이라는 이론은 질병을 예방·치료하고, 보양하여 노쇠를 막는다는 측면에서 중요한 의의를 지닌다. 일찍이 《내경》 시대부터 의가들은 음식물의 정미를 운화하는 비위의 작용을 매우 중시하였다. 예컨대 《소문·평인기상론》에서 "사람은 음식물을 근본으로 삼으므로 사람이 음식물을 끊으면 곧 죽는다."[134]고 하였고, 「옥기진장론」에서는 "비토(脾土)는 고장(孤臟)으로서 중앙에 있으면서 (정미물질을) 사방으로 관개한다."[135]고 하였다. 또한 장중경은 《금궤요략》에서 "사시사철 비가 왕성하면 사기가 침입하지 못한다."[136]는 이론을 제기하였고, 이동원은 《비위론·비위승쇠론(脾胃勝衰論)》에서 "모든 병은 비위의 쇠약으로부터 발생한다."는 논점을 제기하였다. 역대 의가들은 신체의 건강을 유지하고 병을 물리쳐 장수하려면 반드시 비위를 돌보아 "후천지본"을 튼튼하게 해야만 식욕이 왕성해지고 충분한 정미(精微) 물질이 화생되어 신체를 영양할 수 있다고 보았다. 일상생활에서 폭식·폭음하거나 과식하거나 굶지 말아야 하고, 음식이 지나치게 차거나 뜨겁지 않으면 비위가 손상되는 것을 피할 수 있다. 임상에서 약을 쓸 때도 항상 비위를 돌보아 정기가 상하지 않도록 해야 한다. 예컨대 《소문·비론》에서 "음식물의 섭취량이 증가하면 비위가 곧 손상된다."[137]고 하였고, 《영추·사전》에서 "음식은 지나치게 뜨겁거나 지나치게 차갑지 않아야 한다."[138]고 하였으며, 《소문·오상정대론》에서 "곡식·고기·과일·채소 등을 섭취하여 (정기를) 자양하되, 섭취가 지나쳐서 정기를 손상시키는 일이 없도록 해야 한다."[139]고 하였다. 음식조절에 주의하여 비위의 손상을 막고 비위의 원기를 보호한다는 《내경》의 이러한 이론은 병을 예방하고 치료하는 데 매우 큰 가치가 있다.

---

133) 脾何以爲後天之本? 盖嬰兒旣生, 一日不再食則饑, 七日不食則腸胃涸絶而死. 經云:'安穀則昌, 絶穀則亡', 猶兵家之餉道也. 餉道一絶, 滿衆立散; 胃氣一敗, 百藥難施. 一有此身, 必資穀氣. 穀入于胃, 灑陳于六腑而氣至, 和調于五臟而血生, 而人資之以爲生者也, 故曰後天之本在脾.

134) 人以水穀爲本, 故人絶水穀則死.

135) 脾爲孤臟, 中央土, 以灌四旁.

136) 四季脾旺不受邪.

137) 飮食自倍, 腸胃乃傷.

138) 食飮者, 熱無灼灼, 寒無滄滄.

139) 穀肉果菜, 食養盡之, 無使過之, 傷其正也.

(2) 비는 승청을 주관한다(脾主升淸)

"승청(升淸)"의 "승(升)"은 상승작용을, "청(淸)"은 청정 즉 맑고 정미로운 물질을 가리키는데, 이는 비기(脾氣)의 작용에 의해 이루어지며, 비의 직무인 운화기능의 특징이다. 비의 승청(升淸)은 위의 강탁(降濁)과 상대되는 말이다. 승청(升淸)은 음식물에 있는 정미(精微) 물질을 흡수·운반·산포하는 기능을 말하고, 강탁(降濁)은 음식물의 찌꺼기를 胃에서부터 소장·대장으로 내려보내 찌꺼기를 형성하여 체외로 배출하는 기능을 말한다.

"비주승청(脾主升淸)"이란 비의 운화기능 특징을 말한다. 비의 승청(升淸)은 실제로《소문·경맥별론》에서 말한 "비기산정(脾氣散精)"이다. 승청(升淸)은 즉 음식물의 정미(精微)가 비기의 상승에 의해 심·폐·두목(頭目)으로 운반되고 심폐의 작용으로 기혈을 화생하여 전신을 자양하는 것이다. 머리는 정명지부(精明之府)인데 음식물에서 화생한 정미 물질의 영양을 얻어야 精明(귀와 눈이 밝음)의 기능을 충분히 발휘할 수 있다.

비(脾)의 승거기능(升擧機能)은 또한 내장의 하수를 방지하는 작용을 한다. 정상적인 상황에서 비기가 승청(升淸)하면 기혈을 화생하므로 인체는 생동감이 있다. 그러나 만약 비기(脾氣)가 허약하여 승청(升淸)하지 못하면 기혈을 화생하지 못하므로 신피핍력(神疲乏力:정신이 피로하고 힘이 없음)·두훈목현(頭暈目眩:현기증)·복부창만·설사 등의 증상이 나타난다. 만약 비기가 하함(下陷)하면 구설(久泄)·탈항·위하수 혹은 기타 내장의 하수 및 자궁하수 등의 병증이 발생한다. 비기가 상승하지 않고 위의 탁기가 하강하지 않으면(이를 中焦脾胃升降失調라 한다) 병변을 야기한다. 이는《소문·음양응상대론》에서 "청기가 아래에 있으면 설사가 발생하고, 탁기가 위에 있으면 복부가 창만해진다."[140]라고 한 것과 같다.

(3) 비는 혈액의 운행을 통괄한다(脾主統血)

"통(統)"은 '통섭(統攝)·제약한다'는 의미이다. 비통혈(脾統血)이란 즉 비에는 혈액이 맥중(脈中)에서 정상적으로 운행하여 맥 밖으로 넘치지 않도록 통섭(統攝:제약)하는 기능이 있음을 말한다.《난경·사십이난》에서 "脾……主裹血, 溫五臟"이라 함은 바로 이러한 기능을 말한 것이다. "과(裹)"는 감싸서 흩어지지 않게 한다는 의미이다. 비과혈(脾裹血)이란 비에는 혈액을 통괄하여 혈액이 외부로 넘치지 못하도록 하는 기능이 있음을 말한다.

---

140) 淸氣在下, 則生飧泄, 濁氣在上, 則生䐜脹.

명대의 의가인 설립재(薛立齋)가 "비통혈(脾統血)"을 최초로 제기했다고 할 수 있는데, 그는 《설씨의안(薛氏醫案)》에서 "심은 혈의 운행을 주관하고 간은 혈을 저장하나, 혈을 통섭하는 기능은 역시 비에 있다."[141]고 하였다. 그 후에 무지망(武之望)이 《제음강목(濟陰綱目)》에서 "혈액은 비에서 생성되므로 비는 혈액을 통섭한다."[142]고 하였다.

비가 혈을 통섭하는 것은 전적으로 비기의 고섭(固攝) 작용에 의존한다. 청대의 심목남(沈目南)은 《금궤요략주(金匱要略注)》에서 "오장육부의 혈액은 모두 비기의 통섭에 의존한다."[143]고 하였고, 하몽요(何夢瑤)는 《의편(醫碥)·혈(血)》에서 "비통혈이란 혈액이 비기를 따라 흐르고 있다는 의미이다."[144]라고 하였으며, 당용천(唐容川)은 《혈증론(血證論)·장부병기론(臟腑病機論)》에서 "내경에서 말한 '비통혈'이란 즉 혈액이 상하로 운행하는 것은 전적으로 脾에 달려 있다는 뜻이다."라고 하였다.

비양(脾陽)이 허하면 혈액을 통섭할 수 없다. 비양은 실제로는 비기를 뜻한다. 혈을 생화하는 원천인 비기가 충만하면 혈액을 화생할 뿐만 아니라 혈액을 통섭할 수 있어서, 혈액이 혈맥 내를 순행토록 하며 맥 밖으로 넘치지 않게 한다. 만약 비기가 허약하면 혈액을 화생하는 원천이 없을 뿐만 아니라 혈액을 통섭하는 기능도 상실되어 혈액이 맥 밖으로 넘쳐서 뉵혈(衄血) 등의 각종 출혈증이 발생한다. 우재경(尤在涇)은 《금궤익(金匱翼)》에서 "비는 혈액을 통섭하는데 비가 허하면 혈액을 통섭할 수 없고, 비는 혈액을 운화하는데 비가 허하면 운화할 수 없다. 이는 모두 혈액을 다스리는 바가 없기 때문에 이탈하여 망행하는 것이다."[145]라고 한 바와 같다. 그러므로 이용수(李用粹)는 《증치회보(證治匯補)·血證》에서 "혈증은 비가 허하기 때문이므로 비를 북돋음으로써 혈액을 통섭함이 마땅하다."[146]고 하였다.

(4) 비의 지는 사려이다(在志爲思)

"사(思)"는 비의 정지이다. 《소문·음양응상대론》에서 비에 대해 "在志爲思"라고 하였는데, 이는 사(思)가 비의 정지임을 뜻한다. 사(思)는 사려·사고로서, 《옥편》에서는 "바라고 염

141) 心主血, 肝藏血, 亦能統攝于脾.
142) 血生于脾, 故曰脾統血.
143) 五臟六腑之血, 全賴脾氣統攝.
144) 脾統血, 則血隨脾氣流行之義也.
145) 脾統血, 脾虛則不能攝血, 脾化血, 脾虛則不能運化; 是皆血無所主, 因而脫陷妄行.
146) 故血證有脾虛者, 當補脾以統其血.

원하는 것이다. 깊이 염려하는 것을 사(思)라 한다."147)고 하였다.

思는 사물을 인식하는 일종의 사유활동기능이다. 《영추 · 본신》에서 "志에 근거하여 변화를 두는 것을 사(思)라고 한다"148)고 하였고, 장경악은 《유경 · 장상류》 주에서 "志에 근거하여 변화를 둔다는 것은 의지는 비록 정해졌더라도 다시 반복해서 계산하고 따져보는 것이다."149)고 하였다. 사람은 객관적인 사물을 인식하고 문제를 처리하려면 반드시 사고해야만 한다. 따라서 사고는 정상적인 정신사유활동으로서 일반적으로 인체의 정상적인 생리활동에 나쁜 영향을 주지 않는다. 그러나 만약 사(思)가 지나치거나 생각한 것이 이루어지지 않으면 인체의 정상생리활동에 영향을 주는데, 그 중에서도 기(氣)의 승강출입(升降出入)에 가장 큰 영향을 미쳐서 기기(氣機)의 울결을 야기한다. 예컨대 《소문 · 거통론》에서 "생각이 과도하면 (생각하는 일이) 심에 존재하고 정신이 (생각하는 일에) 쏠려서 정기가 머물러 흐르지 않게 되므로 기가 울결된다."150)고 하였다. 사(思)는 심(心)에서 동하고 비가 반응하므로 사(思)는 비지(脾志)이다. 그러므로 사려가 과도하면 비기(脾氣)가 울결되어 상승하지 못하므로 비의 운화에 영향을 미쳐 기혈을 화생하는 원천이 부족해진다. 처음에는 식욕이 없고 위완부(胃脘部)가 그득해져 한숨을 쉬며, 심하면 얼굴 색이 누렇고 핏기가 없으며 두훈(頭暈) · 목현 · 심계 · 기단(氣短) · 건망 등의 심비양허(心脾兩虛) 증상이 나타난다. 그러므로 《소문 · 음양응상대론》에서는 "사려가 과도하면 비가 손상된다."고 하였다.

(5) 비의 액은 연(涎)이다

"연(涎)"은 구강에서 분비되는 액체로서, 옛 사람들은 타액 중에서 비교적 맑은 부분을 연(涎)이라고 하였다. 연(涎)은 구강을 윤택하게 하고, 음식물을 부드럽게 하여 목구멍으로 넘기고 소화되기 쉽게 한다. 《소문 · 선명오기편》에서 "脾爲涎"이라 하였다. 옛 사람들은 연(涎)을 "구액(口液)"이라 하였으며, 연(涎)은 비(脾)에 있다가 위(胃)로 넘쳐 입으로 상행하지만 입 밖으로는 넘치지 않는다. 그러나 만약 비위가 조화롭지 못하면 구각(口角)으로 흘러나온다. 명대의 장황(章璜)은 《도서편(圖書編) · 비장설(脾臟說)》에서 "연은 비의 액으로서, 신사(腎邪)가 비로 침입하면 연이 많아진다."151)고 하였다. 임상에서는 비열(脾熱)로

147) 願也, 念也, 深謀遠慮曰思.
148) 因志而存變謂之思.
149) 因志而存變, 謂意志雖定, 而復有反復計度者, 曰思.
150) 思則心有所存, 神有所歸, 正氣留而不行, 故氣結矣.

인해 연이 넘치거나, 기가 허하여 고섭(固攝)할 수 없거나, 심병(心病)에 의한 구안와사로 연(涎)이 저절로 흐르거나, 신수(腎水)가 비위를 침범하여 연(涎)을 흘리는 등의 경우가 보이는데, 이때는 기타 겸증을 결합하여 변증치료해야 한다.

(6) 비는 기육(肌肉)과 상합하고, 사지를 주관한다

비(脾)가 기육(肌肉)·사지를 주관한다고 함은 인체 기육의 풍만함과 건장함, 그리고 사지의 정상활동이 모두 비의 운화기능과 밀접한 관계가 있음을 뜻한다. 이는 비가 운화를 주관하고 기혈을 화생하는 원천이 되기 때문이다. 비의 운화기능이 왕성하면 음식물에 있는 영양물질을 전신에 수송하여 사지기육(四肢肌肉)을 영양하므로 사지기육이 풍부하고 건장해지며 활동에 힘이 있다. 이에 대해 《소문·음양응상대론》에서 "비는 육(肉)을 생한다."고 하였고, 《소문·위론》에서 "비는 인체의 기육을 주관한다."고 하였다.

장지총(張志聰)은 《소문집주(素問集注)·오장생성론(五臟生成論)》 주에서 "비는 주로 음식물의 정미를 운화하여 기육을 자양하므로 비는 육(肉)을 주관한다고 하는 것이다."152)라고 하였다. 인체 기육(肌肉)의 견실 여부는 비위의 운화기능과 밀접한 관계가 있다. 예컨대 이동원(李東垣)은 《비위론·비위성쇠론》에서 "비위가 왕성하면 음식물을 먹을 수 있으므로 살이 찌고, 비위가 모두 허하면 음식물을 먹을 수 없으므로 야위어진다."153)고 하였다. 또한 청대의 황원어(黃元御)는 《사성심원(四聖心源)·형체결취(形體結聚)》에서 "비기가 왕성하면 기육이 풍만하고 충실해진다."154)고 하였다. 이로써 비위의 운화기능에 장애가 발생하면 기혈이 기육을 자양하지 못해 기육이 마르고 연약해지며 무력하고 심하면 사지를 쓰지 못하게 됨을 알 수 있다.

사지는 "사말(四末)"이라고도 한다. 인체의 사지 역시 비위가 운화하는 음식물의 정미(精微)에 의해 영양을 받아 발달하고 건장해지며 활동이 민첩하고 유력해진다. 사지의 영양 운반 또한 비기의 승청(升淸)에 의존하므로 《소문·음양응상대론》에서 "청양이 사지를 충실하게 한다(淸陽實四肢)"라고 하였고, 《소문·양명맥해편》에서 "사지는 모든 양기의 근본이다"155)라고 하였다. 비는 운화와 승청(升淸)을 주관하므로 사지와 비는 밀접한 관계가 있

151) 涎者脾之液, 腎邪入脾則多涎.

152) 脾主運化水穀之精, 以生養肌肉, 故主肉.

153) 脾胃俱旺, 則能食而肥; 脾胃俱虛, 則不能食而瘦.

154) 脾氣盛則肌肉豊滿而充實.

다. 만약 비의 운화기능이 실조되면 사지기육은 수곡정기의 자양을 받지 못해 연약 무력해지고, 심하면 사지를 쓰지 못한다. 이런 까닭에 《소문·태음양명론》에서 "비가 병들면 사지를 쓸 수 없는데 어찌 그러한가? ……사지는 위에서 나오는 수곡정기의 영양에 의존하는데, 그 것이 경맥에 도달하지 못하기 때문이다. 사지는 반드시 비기에 의존해야만 영양을 받을 수 있다. 비가 병들면 위의 진액(음식물의 정미)을 수포하지 못하므로 사지는 음식물의 정기를 받을 수 없게 되며, 기가 나날이 쇠약해져 맥도(脈道)가 순조롭지 않고 근골기육이 모두 영양을 상실하므로 사지를 쓰지 못하게 된다."[156]고 하여, 사지기능의 정상여부는 비의 운화기능과 밀접한 관계가 있음을 설명하였다.

만성비위병(慢性脾胃病)으로 인한 영양불량으로 몸이 야위고 사지가 피로하면서 무기력한 증상 및 중증 근무력증과 주기성마비 환자에 대해 임상에서는 "비는 기육을 주관하고 사지를 주관한다."는 이론을 지침으로 하여 건비익기조양(健脾益氣助陽)하는 방법으로 치료하고 있다.

(7) 비의 규(竅)는 입이고 그 정화는 입술에 나타난다

비(脾)는 입으로 규(竅)가 통하는데, 여기서 입은 사람의 식욕·입맛을 포괄하며, 비의 운화기능과 밀접한 관계가 있다. 소화관의 구조로 볼 때 구강은 소화관의 가장 상단에 있으며 음식물이 인체로 들어가는 시발점이다. 구강은 음식물을 받아들인 후 타액을 섞어 잘게 씹어서 胃로 보내어 소화하기 편하도록 한다.

경락 관계에 있어서 비경(脾經)은 설본(舌本)에 연결되고 설하(舌下)에 퍼져 있다. 혀〔舌〕는 미각을 주관하므로 "비는 입에 규를 열고 있다."고 함은 식욕과 입맛 두 방면을 포괄하는 것이다. 《영추·맥도》에서 "비기는 입으로 통하므로 비의 기능이 정상이면 음식물의 맛을 알 수 있다."[157]고 하였다. 일상적인 생활에서 비기가 정상적이면 식욕이 왕성하고 입맛이 정상이지만, 비기가 튼튼하지 않으면 식욕이 부진하고 음식을 먹어도 맛을 모른다. 비에 습열이 있으면 입안이 달고 기름기가 도는 것을 느낄 수 있는데, 《소문·기병론》에서는 이를 "비단(脾癉:脾疸)"이라고 하였다. 또한 《도서편(圖書編)·비장설(脾臟說)》에서 "입은 비의 기관으로서 비기가 통하면 오미를 알 수 있다. 비에 병이 있으면 입안이 건조하여

---

155) 四肢者，諸陽之本也

156) 脾病而四肢不用何也? ……四肢皆稟氣于胃，而不得至經，必因于脾乃得稟也. 今脾病不能爲胃行其津液，四肢不得稟水穀氣，氣日以衰，脈道不利，筋骨肌肉皆無氣以生，故不用焉.

157) 脾氣通于口，脾和則口能知五穀矣.

음식을 먹을 수 없고 오미를 알지 못하며, ……음식물이 소화되지 않는 것은 비가 운화하지 못하기 때문이다. ……식욕이 없는 것은 위중에 소화되지 않은 음식물이 있기 때문이다. ……단 것을 먹기 좋아하는 것은 비기가 부족하기 때문이다."158)라고 하였다. 만약 비에 열화(熱火)가 잠복하고 있으면 경락을 따라 순행하여 입을 훈증하므로 구창(口瘡)·구미증(口糜證)이 발생한다. 예컨대 경일진(景日珍)은 《숭애존생서(嵩涯尊生書)》에서 "구창·구미는 모두 비에 원인이 있는데, 이는 비에 화열이 있기 때문이다."159)라고 하였다.

입술을 《내경》에서는 "비문(飛門)"이라고 하였다. 입술의 색과 광택은 비의 기혈 성쇠를 반영한다. 예컨대 《소문·오장생성편》에서 "脾之合肉也, 其榮脣也"라고 하였고, 《소문·육절장상론》에서는 "脾胃……其華在脣四白"이라고 하였다. 여기서 "사백(四白)"이란 즉 인중을 중심으로 하여 상하의 입술이 각각 둘로 나뉘므로 "사백"이라고 한다. 비의 정기가 입술의 이 부위에 반영되므로, "비는 기육을 주관하고 기혈을 화생하는 근원이며 비기는 입으로 통한다."는 견해와 떼어놓을 수 없다. 비기가 왕성하면 기혈이 충족되어 입술이 불그스레하고 윤택하며, 비기의 운화기능이 실조되면 기혈이 부족해져 입술이 옅은 흰색을 띠고 윤택함이 없으며 심하면 연한 황색을 띠는데, 이는 《영추·오열오사》에서 "脾病者, 脣黃"이라고 한 것과 같다.

四. 간(肝)

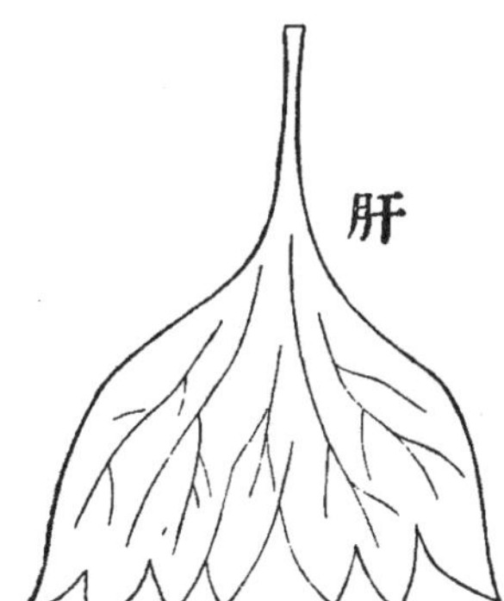

간(肝)은 횡격막 아래, 복강의 우측 상부, 우협(右脇)의 내부에 위치한다. 《난경·사십이난》에서는 "간의 무게는 2근 4냥으로 좌측은 세 엽이고 우측은 네 엽으로 모두 일곱 개의 엽으로 되어 있다."160)고 하였다. 간은 혈액을 저장하는 장(臟)이고 소설(疏泄)을 주관하며, 간 자체는 음이지만 그 작용은 양으로서 동적인 것과 상승을 주관한다. 그러므로 《소문·영란비전론》에서는 "간은 장군지관으로 지모가 나오는 곳이다."161)라고

158) 口爲脾之官, 脾氣通, 則口知五味. 脾病則口乾不能食, 不知五味,……食不消, 脾不轉也. ……人之不欲食者, 胃中有不化之食也,……人之好食甘味者, 脾不足也.

159) 口瘡口糜, 皆源于脾, 爲脾熱或脾火.

160) 肝重二斤四兩, 左三葉, 右四葉, 凡七葉.

하였다.

간의 주된 생리기능은 소설(疏泄)을 주관하고 혈을 저장하는 것이다. 간은 혼(魂)을 저장하고 정지에 있어서는 노(怒)이며, 액에 있어서는 눈물[淚]이고, 형체에 있어서는 근과 상합하며 그 정화는 손톱과 발톱에 나타난다. 예컨대 《소문·육절장상론》에서는 "간은 피로를 견디게 하는 근본이며 혼이 거처하는 곳이고, 그 정화는 손톱과 발톱에 나타나며, 그 충실함은 근에 나타나며, 혈기를 생성한다."[162]고 하였다.

담은 간에 붙어 있는데, 족궐음간경은 간에 속하고 담에 락(絡)하며 족소양담경은 담에 속하고 간에 락(絡)하므로 간과 담은 서로 표리관계를 이룬다. 간의 음양 속성을 《영추·순기일일분위사시》에서는 "모장(牡臟)"이라고 하였고, 《영추·음양계일월》과 《소문·금궤진언론》에서는 간을 "음 중의 소양"과 "음 중의 양"으로 보았으며, 《소문·육절장상론》에서는 "양 중의 소양"이라고 하였다. 그러나 간은 횡격막의 아래에 위치하고 장혈(藏血)하므로 음장(陰臟)에 속하나 그 작용면에서 볼 때는 오행의 목에 속하여 봄철의 기운과 통하고 승발(升發)·소설(疎泄)을 주하므로 음중의 소양에 속한다고 보는 것이 합당하다고 본다.

간의 주요 생리기능

(1) 간은 소설을 주관한다(肝主疏泄)

"소(疏)"를 《설문해자》에서 "소통"으로 해석하였다. 즉 소도·개통의 뜻이다. "설(泄)"은 발설·발산한다는 뜻이다. 예컨대 《여씨춘추·계춘기》에서 "생기가 성하니 양기가 발산된다."[163]고 하였다.

"소설(疏泄)"은 즉 疏通發泄·暢達·宣泄의 의미이다. "肝主疏泄"이란 肝이 전신의 氣·血·津液 등을 소통시키고 발산시켜 원활하게 흐르도록 하는 작용을 말한다.

"간주소설(肝主疏泄)"이란 말을 처음 주창한 의가는 주단계이다. 그는 《격치여론》에서 "폐장(閉藏)을 주관하는 것은 신이고, 소설(疏泄)을 주관하는 것은 간이다."[164]라고 하였다. 주씨가 논한 "간주소설(肝主疏泄)"은 "신주폐장(腎主閉藏)"과 상대되는 말로서 정액을 소설

161) 肝者, 將軍之官, 謀慮出焉.

162) 肝者, 罷極之本, 魂之居也. 其華在爪, 其充在筋, 以生血氣.

163) 生氣方盛, 陽氣發泄.

164) 主閉藏者, 腎也, 司疏泄者, 肝也.

(疏泄)하는 작용을 가리키는 것이며, 이는 후세의 발전에 비교적 큰 영향을 주었다.

간의 소설기능은 간주승(肝主升)·주동(主動)의 생리특징을 이론적 기초로 한다. 간의 주승(主升)·주동(主動)은 전신의 기기를 고루 펴지게 하고, 혈액과 진액이 전신에 두루 운행되도록 추동하는 중요한 기능이다. 간의 소설(疏泄) 기능은 주로 세 가지 방면으로 나타난다.

1) 기기(氣機)를 잘 통하게 조절한다

기기(氣機)란 즉 기(氣)의 승강출입 운동을 말한다. 인체 각 장부조직의 기능은 모두 기의 승강출입 운동에 의존한다. 기의 승강출입 운동 간에 이루어지는 협조·평형 또한 인체 각 장부조직의 정상적인 생리활동에 의존한다. 간의 생리특성은 동(動)과 승(升)을 주관하는 것으로서, 이는 기기의 소통과 승발(升發)에 매우 중요한 요인이 된다. 따라서 소설기능의 정상 여부는 기의 승강출입 운동 및 그들 사이의 평형협조에 중요한 의미가 있다. 간의 소설기능이 정상이면 기기가 고루 펴져서 기혈이 조화를 이루어 경락이 순조롭게 통하며, 장부기관의 활동 역시 정상적으로 조화를 이룬다.

간의 소설기능 실조는 일반적으로 두 가지로 나뉜다.

첫째, 간의 소설기능이 부족한 경우(肝失疏泄)이다. 이는 간의 주동(主動)·주승(主升)이 어떤 원인으로 인하여 장애를 받아 기기가 잘 소통되지 못하거나 울결되는 등의 병리변화가 발생하는 까닭에 간주소설(肝失疏泄)은 또한 "간기울결(肝氣鬱結)"이라고도 한다. 그 증상은 흉협부·유방 혹은 하복부가 창만하면서 아픈 등이다.

둘째, 간의 소설기능이 지나친 경우이다. 간의 주동(主動)·주승(主升)이 지나쳐서 기의 승발이 태과하고 하강이 불급하면 "간기상역(肝氣上逆)"·"간화상염(肝火上炎)" 등의 병리변화가 발생하는 까닭에 간의 소설이 지나친 것을 "간승태과(肝升太過)"라고도 한다. 그 증상은 머리가 터질 듯이 아프고 얼굴이 붉어지며, 눈이 충혈되고 흉협부가 창만하며, 번조(煩躁)하여 화를 잘 내는 등의 병리현상이 나타난다.

기화(氣火)의 상역(上逆)이 심하면 토혈·각혈 혹은 갑자기 혼절하여 사람을 알아보지 못하는데 이를 "기궐(氣厥)"이라 한다. 《소문·생기통천론》에서 "인체의 양기는 심하게 화를 내면 기가 흐트러져 끊어지려 하고 혈이 (氣를 따라 상승하여) 상부에 울결되므로 박궐(薄厥)을 초래한다."[165]고 하였다.

혈액의 운행과 진액의 산포 역시 기기(氣機)의 소통에 의존한다. 만약 기기가 울체되면

165) 陽氣者, 大怒則形氣絶, 而血菀于上, 使人薄厥.

혈액과 진액의 운행도 반드시 그 영향을 받게 된다. 예컨대 혈액이 정체되면 어혈이 형성되고, 진액이 정체되면 痰이 형성되고, 간혹 기와 혈이 서로 엉키고 담기(痰氣)가 서로 엉키면 징적(癥積)·종괴(腫塊)·담핵(痰核) 등이 형성된다. 만약 기의 상역(上逆)이 과도하면 혈액이 경맥을 따라 순행하지 못하므로 출혈 증상이 나타난다.

2) 비위(脾胃)의 운화기능을 촉진한다

비위가 음식물을 받아들여 소화·흡수하는 기능은 간의 소설기능과 밀접한 관계가 있다. 간의 소설기능은 기기를 고루 퍼지게 하여 비기(脾氣)는 상승시키고 위기(胃氣)는 하강시켜 비위(脾胃)의 운화기능을 양호한 상태로 유지한다. 만약 간의 소설기능에 이상이 있으면 청기를 상승시키는〔升淸〕 비의 기능에 영향을 미쳐 청기가 상승하지 못하므로 현훈이 발생하고, 청기가 하강하여 손설(飧泄)을 야기할 뿐만 아니라, 탁기를 하강시키는〔降濁〕 위(胃)의 기능에 영향을 미치므로 위기가 상역하여 트림이 나고 구역질을 하며, 탁기가 하강하지 못해 완복부(脘腹部)가 더부룩하고 아프며 변비가 생기는 등의 증상이 나타난다.

비의 승청(升淸)에 영향을 미치는 것은 곧 간기가 비(脾)를 침범한 것으로서 "간비불화(肝脾不和)"라고 하고, 비의 강탁(降濁)에 영향을 미치는 것은 곧 간기가 위(胃)를 침범한 것으로서 "간위불화(肝胃不和)"라고 한다. 이러한 간비(肝脾)·간위(肝胃) 사이의 병리변화를 오행에서는 "간목승토(肝木乘土)"라고 한다.

간은 담즙을 생성하여 음식물의 소화를 돕는데, 담즙은 또한 간의 소설기능(疏泄機能)에 직접 영향을 미친다. 다시 말해서 간의 소설기능이 정상이면 담즙의 분비와 배설이 정상을 유지하며, 간의 소설기능이 비정상적이면 담즙의 생성 뿐만 아니라 담즙의 분비와 배설에도 영향을 미쳐 비위의 운화기능에 장애를 일으키므로 식욕이 감퇴하고 입이 쓰며, 황달이 나타나고 기름진 것을 싫어하며, 복부가 더부룩하고 답답한 등의 병증이 발생한다. 따라서 간의 소설기능을 정상적으로 유지하는 것은 비위의 정상적인 운화기능을 유지하는데 매우 중요한 조건이 된다. 이런 까닭에 《소문·보명전형론》에서 "토〔脾〕는 목〔肝〕을 얻어야 널리 퍼진다."[166]고 하였고, 당종해(唐宗海)는 《혈증론(血證論)》에서 "목은 주로 소설하는 성질이 있는데, 위에 들어간 음식물은 간목의 기가 이를 소설함으로써 음식물의 정기(精氣)로 화생된다. 간의 청양지기가 상승하지 못하면 음식물을 소설할 수가 없어서 (음식물이) 중초로 흘러 들어가므로 중초가 창만해지는 병증을 피할 수가 없다."[167]고 하였다.

166) 土得木而達.

167) 木之性主于疏泄. 食氣入胃, 全賴肝木之氣以疏泄之, 而水穀乃化. 設肝之淸陽不升, 則不能疏泄水穀,

3) 정지를 조절하여 잘 통하게 한다.

정지는 "칠정(七情)"과 "오지(五志)"의 약칭으로 사람의 정신·의식·사유활동을 가리킨다. 이것은 심이 통괄하지만 간의 소설기능과도 밀접한 관련이 있다. 사람의 정상적인 생리활동은 주로 기혈의 정상적인 운행에 의존한다. 따라서 간의 소설기능이 기기를 고루 펴지게 하고 혈액의 운행을 촉진시키는 등의 생리작용은 인체 기혈의 정상적인 운행에 있어 매우 중요한 조건이 되는 까닭에 간의 소설기능은 정지를 고루 펴지게〔調暢〕 하는 작용이 있다고 할 수 있다.

정지의 변화가 인체의 생리상태에 미치는 영향을 보면 먼저 기의 승강출입 운동에 영향을 미친다. 예컨대 《소문·거통론》에서 "온갖 병이 모두 기에서 생긴다(百病皆生于氣也)"라고 하였는데, 이것은 곧 정서의 변화는 먼저 기기(氣機)의 소통에 영향을 미쳐 발병함을 말한다. 예컨대 간의 소설기능이 정상이면 기기가 고루 펴지므로 정서자극에 대한 내수성이 높아지고 기와 혈이 조화를 이루므로 심정이 편안해진다. 만약 간의 소설기능이 불급하면〔肝失疏泄〕 간기가 울결되므로 심정이 우울하여 즐겁지 않고 잘 슬퍼하며 근심한다. 그러나 만약 간의 소설기능이 태과하면〔肝升太過〕 간기·간화가 쉽게 상승하여 마음이 조급해지고 쉽게 화를 잘 내며 쉽게 격동한다. 반대로 정서활동의 이상 역시 간의 소설기능에 영향을 미쳐 간기울결 혹은 간기·간화의 승설(升泄)이 지나치게 되는 등의 병리변화를 초래한다. 이로써 간주소설(肝主疏泄)은 정지(情志)를 고루 펴지게 하는 작용을 할 뿐만 아니라, 기기가 고루 펴지는 것과도 밀접하게 연관됨을 알 수 있다.

이밖에도 여자의 배란과 월경 및 남자의 배정(排精) 역시 간의 소설기능과 밀접한 관계가 있다. 여자의 월경불순을 치료할 때는 간을 소설(疏泄)시키는 방법을 으뜸으로 삼으므로 "여자는 간을 선천(先天)으로 삼는다."는 설이 있다.

(2) 간은 혈액의 저장을 주관한다(肝主藏血)

"간장혈(肝藏血)"은 《소문·조경론》과 《영추·본신》에 처음으로 보인다. 간의 장혈(藏血) 기능은 혈액을 저장하고 혈액의 양을 조절한다는 두 가지 측면을 포괄한다. 따라서 간장혈의 본 뜻은 간이 혈액을 저장하고 출혈을 방지하는 기능이 있음을 가리킨다.

滲泄中滿之症, 在所不免.

간 자체는 음에 속하지만 양의 작용을 한다. 간은 반드시 일정한 양의 혈액을 저장해야만 간의 양기를 제약하여 상승·요동이 지나치지 않게 함으로써 정상적인 소설기능을 유지한다. 만약 간의 장혈(藏血) 기능이 감퇴하면 간이 저장하는 혈액의 양이 부족해져 간혈허를 초래하거나, 혹은 간의 양기가 상승·요동하는 것을 제약하지 못해 간양상항(肝陽上亢)·간화상염(肝火上炎)·간풍내동(肝風內動) 등의 병리변화가 발생하거나, 토혈·뉵혈(衄血)·붕루(崩漏) 등 출혈의 증상이 나타난다.

혈액을 조절하는 간의 생리기능은《소문·오장생성론》의 "사람이 누워 휴식할 때에는 혈액이 간(肝)으로 돌아간다."는 논점에서 비롯되었다. 이에 대해 왕빙(王氷)은 주에서 "간은 혈을 저장하고 심은 혈을 운행시킨다. 사람이 움직일 때는 혈액이 모든 경맥을 운행하고, 사람이 누워 휴식할 때는 혈액은 간장으로 돌아간다. 간이 혈해를 주관한다고 하는 것도 이 때문이다."168)라고 하였다.

혈류량을 조절하는 간의 생리기능은 실제로 장혈(藏血) 기능과 소설(疏泄) 기능이 공동으로 작용해야만 실현된다. 인체 각 부분을 흐르는 혈액의 양은 인체의 활동·정서의 변화와 외부의 환경요인 등에 따라 항상 자체 조절된다. 만약 극렬한 활동·정서적인 격동 혹은 기후가 따뜻할 때는 양기가 승발하므로 간의 소설기능을 통해 간에 저장되어 있던 혈액은 인체의 말초부위로 운반된다. 이때는 말초부위를 흐르는 혈액의 양이 증가하여 생리활동의 수요를 만족시킨다. 반면 휴식·정서적인 안정 혹은 기후가 한랭한 때에는 간의 장혈(藏血) 기능을 통해 혈액을 간에 저장한다.

혈액을 저장하고 혈류량을 조절하는 간의 생리기능은 전신성에 속하므로 인체 각 장부조직의 기능에 영향을 미친다. 만약 간이 저장하는 혈액량이 부족하여 어떤 생리적 수요를 충족시키지 못하면 눈〔目〕을 자양할 수 없으므로 눈이 침침하고 건조하면서 깔깔하며 심하면 야맹증이 나타나고, 또한 간이 저장하는 혈액량이 부족하여 근을 자양하지 못하면 근맥구급(筋脈拘急)·굴신불리(屈伸不利)·지체마비 등이 나타나며, 충임맥(衝任脈)을 충족시키지 못하므로 월경량이 적어지고 심하면 폐경(閉經) 등이 나타난다. 만약 간이 혈액을 저장하지 못하거나 승설(升泄)이 지나치면 각종 출혈병변, 예컨대 토혈·구혈(嘔血)·뉵혈(衄血) 및 월경과다 혹은 붕루(崩漏) 등이 나타난다.

간의 소설기능과 장혈기능 사이에는 밀접한 관계가 있는데, 이는 바로《혈증론·장부병기론》에서 "간은 목에 속하며, 목기가 부드럽고 온화하게 조달(條達)하여 울결되지 않으면 혈맥이 순조롭게 통한다."169)고 한 것과 같다.

---

168) 肝藏血, 心行之, 人動則血運于諸經, 人靜則血歸于肝臟. 何者, 肝主血海故也.

간의 소설기능과 장혈기능은 상부상조하고 서로 영향을 미친다. 간의 소설기능이 정상이고 기기(氣機)가 고루 펴지며 혈액운행이 순조로운 것은 혈액을 저장하고 혈량을 조절하는 간의 기능이 정상을 유지하는 전제조건이다. 또한 간의 장혈기능이 정상적이어야만 간혈을 충족시키고 간목을 자양하여 간의 소설기능이 정상적으로 발휘될 수 있다. 만약 간의 소설기능이 감퇴하면 기기가 울결·정체되어 간이 말초에 혈액을 공급하지 못할 뿐만 아니라, 기가 정체되어 혈어를 야기한다. 만약 소설이 과도하면 기기가 역란(逆亂)하고, 혈이 기를 따라 상역하여 간의 장혈기능에 영향을 미치므로 간이 혈을 저장하지 못해 각종 출혈 병변이 야기된다. 반대로 간혈이 부족하면 자양작용이 감퇴하여 간기의 승등(升騰)과 소설이 과도하게 된다. 결국 간의 소설과 장혈기능은 상호제약·상부상조하므로, "간은 음이면서 양의 작용을 한다(肝體陰而用陽)"는 설이 성립되는 것이다. 즉 간은 혈액의 저장을 주관하므로 그 자체는 음이고, 간은 소설을 주관하고 기기를 고루 펴지게 하여 조달(條達)하는 것을 좋아하니 이것이 곧 양의 작용이다.

이밖에도 《소문·선명오기론》에는 "간장혼(肝藏魂)"이라는 말이 있다. 혼(魂)과 신(神)은 모두 정신활동의 범주에 속한다. 혼이란 비자주적 사유활동이며, 신은 자주적인 정신·의식·사유활동을 말한다. 혼은 신에 속하므로 《영추·본신》에서 "신을 따라 왕래하는 것이 혼이다."[170]라고 하였다. 혼과 신의 물질기초는 모두 혈과 관계가 있으므로 《영추·본신》에서 "간은 혈액을 저장하고 혼은 간혈에 깃들어 있다."[171]고 하였다. 간의 장혈기능이 정상이고 간혈이 충족되면 혼이 머물게 되어 잠자리가 편안하다. 만약 간이 혈을 저장하지 못하면 혼이 제자리를 지키지 못하므로 꿈을 많이 꾸고 잘 놀라며 잠자리에 들어서도 편하지 않고 잠꼬대나 몽유 등의 증상이 나타난다.

(3) 간의 정지(情志)는 분노이다(在志爲怒)

분노〔怒〕는 간의 정지이다. 《소문·음양응상대론》에서 "肝, 在志爲怒"라고 하였다. 분노〔怒〕란 사람이 외부의 자극에 대해 정지면에서 반응하는 것이다. 옛 사람들은 화낼 만한 일에 화를 내는 것은 정상적인 반응이라고 보았으므로, "怒本情之正"이라고 하였다. 그러나 갑자기 심하게 화를 내거나 항상 화를 내는 것은 간을 손상시킬 수 있으므로 《소문·음양응상

169) 肝屬木, 木氣沖和調達, 不致鬱遏, 則血脈得暢.

170) 隨神往來者謂之魂.

171) 肝藏血, 血舍魂.

대론》에서 "지나치게 화를 내면 간이 손상된다(怒傷肝)"고 하였다. 분노가 인체에 미치는 주요 영향에 관해 《소문・거통론》에서 "화를 내면 기가 상역하는데 심하면 구혈과 손설을 초래한다."172)고 하였고, 《소문・생기통천론》에서 "몹시 화를 내면 형기가 끊어지고 혈이 상부에 울결되어 박궐이 발생한다."173)고 하였다. 이로써 분노가 인체에 미치는 주요한 영향은 "기역(氣逆)"임을 알 수 있다. 화를 내면 혈이 기를 따라 상승하여 피를 토하거나 갑자기 정신을 잃는다. 동시에 청기(淸氣)를 상승시키는 비(脾)에도 영향을 미쳐서 손설(飧泄)을 초래한다. 분노가 인체에 미치는 중요한 영향은 "기역(氣逆)"이다. 따라서 간기(肝氣)가 상역하거나 간화(肝火)가 치솟으면 마음이 조급해져 화를 잘 낸다. 예컨대 《소문・장기법시론》에서 "간이 병들면 양 옆구리 아래의 통증이 하복부에까지 미치며 화를 잘 낸다."174)고 하였다.

(4) 간의 액은 눈물이다(在液爲淚)

간은 눈[目]으로 규(竅)가 통하고 눈물은 눈에서 나오므로 눈물은 간의 액(液)이다. 《소문・선명오기편》에서 "肝爲淚"라고 하였다. 눈물은 눈을 적셔주고 보호하는 기능을 한다. 정상적인 상태에서 눈물이 분비되는 것은 안구를 부드럽게 적시고 청결하게 하는 작용이다. 따라서 이물질이 눈으로 들어가면 눈물이 대량으로 분비되어 이물질을 제거한다. 그러나 사람은 슬프거나 우울하고 근심스러울 때도 눈물이 흐른다. 예컨대 《영추・구문》에서 "눈은 오장육부의 모든 맥이 모이는 곳이요, 상액(上液)175)이 유출되는 통로이다. ……그러므로 비애・우수 등의 정지 변화는 심을 격동시키고, 심이 격동하면 오장육부가 모두 요동하며, 이러한 요동은 모든 경맥을 통해 느낄 수 있고 모든 경맥이 이러한 영향을 받으면 상액의 통로가 열리는데, 액도(液道)가 열리면 눈물 콧물이 흘러나온다."176)고 하였다.

슬픔으로 마음이 아프면 항상 눈물이 흘러나오므로 《내경》에서는 시력이 손상되고 심하면 실명을 야기할 수 있다고 보았다. 또한 《영추・구문》에서는 "액이란 즉 정을 공규(空竅)에 관개하여 자양하는 물질이다. 그러므로 두면부의 진액 통로가 열리면 눈물이 흐르는

172) 怒則氣逆, 甚則嘔血及飧泄.

173) 大怒則形氣絶, 而血菀(鬱)于上, 使人薄厥.

174) 肝病者, 兩脇下痛引小腹, 令人善怒.

175) 上液 : 대소변을 下液이라 하고, 눈・코・입에서 나오는 액을 上液이라 한다.

176) 目者, 宗脈之所聚也, 上液之道也. ……故悲哀憂愁則心動, 心動則五臟六腑皆搖, 搖則宗脈感, 宗脈感則液道開, 液道開, 故泣涕出焉.

데, 만약 눈물이 그치지 않으면 액이 고갈되고, 액이 고갈되면 정이 공급되지 못하며, 정이 공급되지 않으면 눈이 보이지 않게 된다."177)고 하였다.

만약 슬프지 않은 데도 항상 눈물이 흐르는 것은 병리상태이다. 바람을 쏘이면 눈물이 흐르는 증상은 임상에서 흔히 나타나는데, 이는 대개 간경풍열(肝經風熱)이나 간신부족(肝腎不足)으로 인한 것이다. 반대로 두 눈이 건조하면서 깔깔하여 눈물이 흐르지 않는 증상 역시 병리상태로서 대개 간혈부족(肝血不足) 혹은 간신음허(肝腎陰虛)로 인한 것이다.

(5) 간은 근과 상합하고, 그 정화는 손발톱에 나타난다(在體合筋, 其華在爪)

근(筋)은 근막으로 뼈에 부착되며 관절로 모인다. 이는 관절·기육을 잇고 인체의 운동을 주관하는 중요한 조직이다. 그러므로 《소문·오장생성편》에서 "모든 근은 골절에 이어져 있다."178)고 하였다. 근의 수축·이완으로 관절이 움직인다. 그러나 근의 활동 또한 간혈의 자양에 의존한다. 간혈이 충만하여 근이 자양해야만 민첩하게 수축하고 이완할 수 있다. 예컨대 《소문·경맥별론》에서 "위로 섭취된 음식물에서 얻어진 정미 물질은 간에 퍼지며 간은 이로써 근맥을 자양한다."179)고 하였고, 《영추·구침》에서 "肝主筋"이라 하였으며, 《소문·음양응상대론》에서 "肝生筋"이라 하였고, 또한 《소문·평인기상론》에서 "肝藏筋膜之氣"라 하였으며, 《소문·육절장상론》에서 "肝者, 罷極之本"180), "其充在筋"이라 하였다. 이는 모두 근의 활동이 간혈의 자양과 간기의 승발에 의존함을 설명한 것이다. 그러므로 간을 "파극지본(罷極之本)"이라고 한다. "肝者, 罷極之本"이라 함은 실제로 "근(筋)"이 피로를 견디는 근본임을 말한다. 예컨대 장경악은 《유경·장상류》에서 "인체의 운동은 근력에 의존한다. 움직여 과로하면 근은 반드시 피로가 극에 달한다."181)고 하였다. 간은 근을 주관하므로 간을 "파극지본(罷極之本)"으로 여기는 것이다. 이는 곧 간이 주관하는 소설(疏泄)과 장혈(藏血) 기능이 정상적이면 근력이 강하고 튼튼해져 피로에 견딜 수 있음을 말한다. 만약 간의 정혈이 부족하여 간기가 원활하게 소통되지 않으면 근막을 자양할 수 없으므로 근의 운동력이

---

177) 液者, 所以灌精濡空竅者也. 故上液之道開則泣, 泣不止則液竭, 液竭則精不灌, 精不灌則目無所見矣.

178) 諸筋者, 皆屬于節.

179) 食氣入胃, 散精于肝, 淫氣于筋.

180) 罷極之本(파극지본) : "罷"는 "疲"와 같은 뜻으로 간장의 기능을 말한다. 간은 筋의 활동을 주관하며 피로를 견딜 수 있게 하는 근본이라는 뜻이다. 즉 운동기능의 근본임을 가리킨다.

181) 人之運動, 由乎筋力, 運動過勞, 筋必罷極.

감퇴하고 심하면 굴신할 수 없게 된다. 노인이 동작이 느리고 민첩하지 못하며 움직이면 쉽게 피로를 느끼는 것은 바로 간의 기혈이 부족하여 혈이 근을 자양하지 못하기 때문이다.

《소문·상고천진론》에서 "남자는 56세가 되면 간기가 쇠약해져 근을 움직일 수 없다."[182]고 한 것이 한 예이다. 간혈(肝血)이 부족하면 혈이 근을 자양하지 못하므로 수족이 떨리고 지체가 마비되며 굴신이 자유롭지 못한 증상 등이 나타난다. 만약 열사가 영혈(營血)로 들어가 진액을 손상시키면 근이 자양받지 못하므로 사지에 경련이 일어나고, 심하면 아관긴폐(牙關緊閉)·각궁반장(角弓反張) 등의 병리변화가 발생하는데 이것을 "간풍내동(肝風內動)"이라 한다.

《소문·지진요대론》에서 "일반적으로 풍사는 두훈을 야기하는데, 이는 모두 간과 관련이 있다."[183]고 하였는데, 실제로는 간의 음혈이 부족하여 간의 양기가 상승·요동하는 것을 제약할 수 없는 까닭에 기육이나 지체가 떨리고 계종(瘈瘲) 등의 병리현상이 나타난다. 이러한 현상은 일반적으로 "간풍내동(肝風內動)"이라 통칭한다.

조(爪)는 즉 조갑(爪甲)으로서 손톱과 발톱을 가리킨다. 이들은 근에 이어져 있으므로 "손발톱은 근의 여분이다(爪爲筋之餘)"라고 하였다. 손발톱 역시 간혈의 영양에 의존한다. 간혈이 넉넉하면 손발톱이 견고하고 불그스레하며 광택이 흐른다. 만약 간혈이 부족하면 손발톱이 거칠고 얇아지며 건조하여 색깔이 없고 심하면 형태가 변하고 부러지며 갈라진다. 그러므로 손발톱의 상태를 관찰하여 간기능의 정상여부를 추측할 수 있다. 《소문·오장생성론》에서는 "간은 근과 배합되고 그 정화는 손톱과 발톱에 나타난다."[184]고 하였다. 임상에서는 손톱·발톱의 질과 형태변화를 통해 간의 생리·병리를 판단할 수 있다.

(6) 간의 규는 눈에 있다(在竅爲目)

"간은 눈으로 규(竅)가 통한다."는 말은 《소문·금궤진언론》에서 처음으로 보이는데, 예를 들면 "간은 눈으로 규가 통하고, 그 정기는 간에 저장된다(入通于肝, 開竅于目, 藏精于肝)"고 하였다. 눈은 시각기관으로 사물을 보는 기능이 있으므로 "정명(精明)"이라고도 한다. 예컨대 《소문·맥요정미론》에서 "대저 정명(눈에 나타나는 神氣)은 만물을 관찰하는 것으로서, 흑백을 구별하고 길고 짧음을 살핀다."[185]고 하였다. 눈을 통해 사물을 뚜렷하게 볼 수

182) 丈夫……七八, 肝氣衰, 筋不能動.
183) 諸風掉眩, 皆屬于肝.
184) 肝之合筋也, 其榮爪也.

있는 것은 간혈의 자양뿐만 아니라 오장육부 정기(精氣)의 자양에 의존하기 때문이다.

《내경》에서 오장육부의 정기(精氣)는 안광(眼眶)으로 올라가서 눈의 각 조직을 형성함으로써 비로소 사물을 볼 수 있는 기능이 갖추어진다고 보았다. 예컨대 《영추・대혹론》에서 "오장육부의 정기는 눈으로 올라가 사물을 볼 수 있게 한다. 이들 정기가 모여 안정을 형성하는데, 그 중 골의 정은 눈동자로 가고, 근의 정은 검은자위로 가며, 혈의 정은 눈의 혈락으로 흘러가고, 기의 정은 흰자위로 가며, 기육의 정은 눈꺼풀로 간다. 상하의 눈꺼풀에는 근・골・혈・기의 정이 맥락과 합쳐져 눈〔目〕으로 이어지는 조직(目系)을 이루는데, 위로는 뇌로 이어지고 뒤로는 항부의 중간으로 나온다."[186]고 하였다.

후세 안과의 오륜팔곽(五輪八廓) 이론은 바로 이를 기초로 발전한 것이다. 오장육부의 정기(精氣)는 모두 경락을 통해 눈으로 흘러가므로 《소문・오장생성론》에서는 "모든 경맥은 눈에 귀속된다."[187]고 하였다. 눈이 비록 오장육부와 모두 내재적인 관계가 있으나, 가장 중요한 장기는 간이다. 간은 혈액의 저장을 주관하기 때문에 그 경맥이 직접 눈으로 이어진다. 예컨대 《영추・경맥》에서는 "족궐음간경은 ……위로 횡격막을 지나 협륵에 분포되고 후롱을 순행한 다음, 목에서 이마로 올라가 눈〔目系〕[188]으로 이어진다."[189]고 하였고, 《소문・오장생성론》에서는 "간에 혈액이 넉넉하면 능히 사물을 볼 수 있다."[190]고 하였으며, 《영추・맥도》에서는 "간기는 눈으로 통하므로 간기가 조화로우면 눈은 오색을 판별할 수 있다."[191]고 하였다. 이상은 모두 눈이 시각기능을 발휘할 수 있는 것은 간혈의 자양에 의존하고 있음을 설명한 것이다.

간과 눈〔目〕은 밀접한 연관이 있으므로 간기능의 정상여부는 사물을 볼 수 있는 기능에 반영된다. 예컨대 간의 음혈이 부족하면 두 눈이 건조하면서 깔깔하고 사물이 뚜렷하게 보이지 않으며 심하면 야맹증이 나타나고, 간경에 풍열사가 침입하면 눈이 충혈되며 가려우면서 아프다. 간화(肝火)가 치솟으면 눈이 충혈되고 눈곱이 생기는 것을 볼 수 있으며, 간양이 항진하면 머리가 어지럽고 눈이 침침해진다.

---

185) 夫精明者, 所以視萬物, 別白黑, 審短長.

186) 五臟六腑之精氣, 皆上注于目而爲之精. 精之窠爲眼, 骨之精爲瞳子, 筋之精爲黑眼, 血之精爲絡, 其窠氣之精爲白眼, 肌肉之精爲約束, 裹擷筋骨血氣之精而與脈幷爲系, 上屬于腦, 後出于項中.

187) 諸脈者, 皆屬于目.

188) 目系 : 안구에서 腦로 이어지는 脈絡을 가리키며, 수소음심경이 여기에 이어져 있다.

189) 肝, 足厥陰之脈,……上貫膈, 布脇肋, 循喉嚨之後, 上入頏顙, 連目系.

190) 肝受血而能視.

191) 肝氣通于目, 肝和則目能辨五色矣.

五. 신(腎)

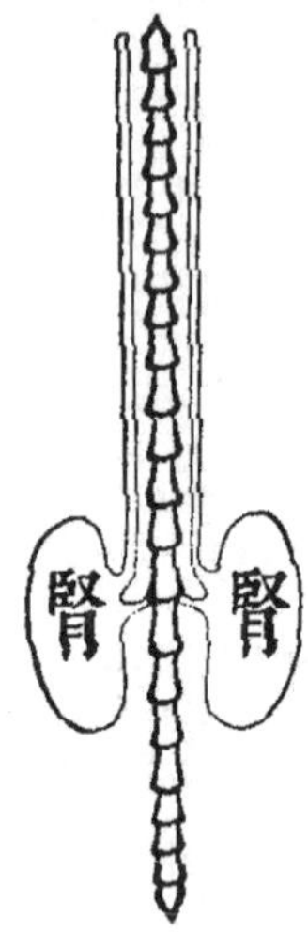

신(腎)은 요척(腰脊) 좌우에 각각 하나씩 붙어 있으므로 《소문·맥요정미론》에서는 "요(腰)는 신(腎)의 부(府)이다."[192]라고 하였다. 《난경·사십일난》에서 "신은 두 개가 있으며 무게는 2근 1냥이다."[193]라고 하였다. 명대의 조헌가는 《의관·내경십이관론》에서 "신은 두 개이며 정이 머무는 곳이다. 척골의 제14추 하부에서 양옆으로 각각 1촌 5푼 되는 부위에 있다. 형태는 마치 강낭콩와 비슷한데 서로 마주보고 구부러져 있으며 척추에 붙어 있다. 겉은 황색의 지질(脂質)로 쌓여 있고 내부는 백색, 외부는 흑색이며, 각각 두 가지(條)를 갖고 있다. 상부의 한 가지는 心包에 연결되고 하부의 한 가지는 병예혈(屛翳穴: 회음혈)을 지나 척골로 향한다."[194]고 하였고, 《난경·삼십육난》에서는 "두 신이 모두 신은 아니다. 좌측에 있는 것이 腎이고 우측에 있는 것은 명문이다."[195]라고 하였다.

신(腎)은 인체의 중요한 장기로서 장상학에서는 신은 "선천의 정"을 저장하는 장부음양의 근본이고 생명의 근원이므로 "선천의 본"이라 한다. 신은 정(精)을 저장하며 생장·발육·생식을 주관하고 전신의 수액대사를 주관하는 기능이 있다. 신은 인체에 있어서는 골(骨)과 상합하여 골을 주관하고 수(髓)를 생성하며, 귀[耳]와 이음(二陰)으로 규가 통하고, 그 정화는 모발에 나타나며, 정지에 있어서는 공(恐)과 경(驚)이고, 액에 있어서는 타(唾)이다. 족소음신경은 신에 속하고 방광에 락(絡)하며, 족태양방광경은 방광에 속하고 신에 락한다. 또한 신과 방광의 기화(氣化)는 서로 통하여 표리 관계를 이룬다.

이밖에도 《영추·본장》과 《영추·본수》에서는 신이 수액을 주관하는 것에 근거하여 신은 방광·삼초와 상합, 즉 표리 관계를 이룬다고 여겼다. 예컨대 《영추·본장》에서 "신은 삼

192) 腰者, 腎之府.

193) 腎有兩枚, 重二斤一兩.

194) 腎有二, 精所舍也. 生于脊膂十四椎下, 兩旁各一寸五分. 形如豇豆, 相幷而曲附于脊. 外有黃脂包裹, 裏白外黑, 各有帶兩條, 上條系于心包, 下條過屛翳穴後趨脊骨.

195) 兩腎者, 非皆腎也, 其左者爲腎, 右者爲命門.

초・방광과 상합한다. 삼초・방광은 주리・솜털과 상응한다."[196]고 하였고, 《영추・본수》에서 "신은 방광과 상합하는데 방광은 진액이 머무는 부(腑)이다. 소음은 신에 속하고 신은 위로 폐에 연결되므로 이 맥기는 두 장(신과 폐)과 통한다. 삼초는 작은 도랑〔瀆〕과 같아 수기가 운행되는 곳이므로 '중독(中瀆)의 부'라 하며, 수도를 소통시키고 방광에 속하며 다른 장과 상합하지 않으므로 고부(孤腑)라 한다."[197]고 하였다.

신의 음양 속성에 대해 《영추・순기일일분사시》에서는 腎을 "빈장(牝臟:陰臟)"이라 하였다. 《소문・금궤진언론》에서는 腎을 "음 중의 음"이라 하였고, 《영추・구침십이원》과 《영추・음양계일월》에서는 "음 중의 태음"이라 하였으며, 《소문・육절장상론》에서는 "음 중의 소음"이라고 하였다. 腎은 오행의 水에 속하며 겨울철의 기운과 통한다.

신(腎)의 주요 생리기능

(1) 신은 정(精)을 저장하고, 생장・발육・생식을 주관한다.

정을 저장하는〔藏精〕 신의 생리기능은 신이 폐장(閉藏:腎主閉藏)과 생장・발육・생식을 주관한다는 두 가지 측면을 포괄한다.

"신주폐장(腎主閉藏)"이란 정기를 섭납(攝納)하고 저장하는 신의 기능을 말한다. 그러므로 《소문・육절장상론》에서 "신은 칩거를 주관하는 봉장(封藏)의 근본이요, 정(精)의 처소이다."[198]라고 하였고, 《소문・상고천진론》에서 "신은 수액대사를 주관하며 오장육부의 정기를 받아들여 저장한다."[199]고 하였다. 신주폐장(腎主閉藏)의 주요 생리작용은 정기를 신에 저장하여 신에 정기가 항상 충만하도록 하고, 정기가 체내에서 까닭 없이 유실되는 것을 방지하며, 정기가 체내에서 그 기능을 충분히 발휘할 수 있도록 필요한 조건을 만들어 주는 것이다. 정상적인 생리상태에서는 신의 폐장작용에 의해 신중(腎中)의 정기가 끊임없이 보충되어 일정한 수준을 유지함으로써 인체의 건강을 유지한다. 만약 정기를 폐장하는 신의 작용이 감퇴하여 봉장기능(封藏機能)을 상실하면 정기(精氣)가 까닭 없이 유실되거나 신에

196) 腎合三焦・膀胱. 三焦膀胱者, 腠理毫毛其應.

197) 腎合膀胱, 膀胱者, 津液之府也. 少陽屬腎, 腎上連肺, 故將兩臟. 三焦者, 中瀆之府也, 水道出焉, 屬膀胱, 是孤之府也.

198) 腎者主蟄, 封藏之本, 精之處也.

199) 腎者主水, 受五臟六腑之精而藏之.

정기가 부족해져 병리변화를 초래한다. 그러므로 신주폐장은 신이 정(精)을 저장하는 중요한 부분이라 할 수 있다.

신은 생장・발육・생식을 주관하는데, 이는 실제로 신에 있는 정기가 인체의 생장・발육・생식을 촉진시키는 효능이 있음을 말한다.

한의학에서는 정(精)을 인체를 구성하고 생명을 유지시키는 기본물질로 인식하므로《소문・금궤진언론》에서 "무릇 정은 인체의 근본이다."[200]라고 하였다.

"정(精)"은 넓은 의미의 정과 좁은 의미의 정이 있다.

넓은 의미의 정은 어떠한 물질 중에서 비교적 정교하고 정미로우며 두드러진 것으로, 예를 들면 인체의 기・혈・진액 및 음식물로부터 흡수된 음식물의 정미물질 등이다. 이들은 모두 "정(精)"의 범주에 포함되며 이를 "정기(精氣)"라고도 한다.

좁은 의미의 정은 생식의 정을 말한다. 여기에는 부모에게서 받은 생식의 정이 포함되는데, 이는 신체와 함께 갖추어지지만 항상 신체보다 먼저 생성되므로 "선천지정(先天之精)"이라고 한다. 예컨대《영추・결기》에서 "두 신(神:남녀)이 결합하여 형성되는데 항상 신체보다 먼저 생성되는 것을 '정'이라고 한다."[201]고 한 것과《영추・본신》에서 "생명의 근원을 '정'이라고 한다."[202]고 한 것은 실제로 인체의 배태를 구성하는 근원물질을 말한 것이다. 이는 또한 인체가 발육・성숙한 뒤에 저절로 형성되는 생식의 정(精:즉 정자와 난자)을 포괄한다. 예를 들면《소문・상고천진론》에서 "16세가 되면 신기가 왕성해져서 천계가 이르고 정기가 체내에 충만하여 정액이 배출되므로 남녀가 교합하면 자녀를 가질 수 있다."[203]고 하였는데, 이는 즉 인체가 성장함에 따라 자연스럽게 생성되는 생식의 정을 말한 것이다.

신이 저장하는 정은 단지 부모에게서 받은 생식의 정만을 가리키는 것이 아니며, 또한 기・혈・진액 등의 정미 물질만을 말하는 것도 아니다. 정(精)은 특정한 개념이 있으므로 일반적으로 "신(腎) 중의 정기(精氣)"라고 한다.

신중(腎中)에 있는 정기(精氣)는 그 근원으로 말하자면 한편으로는 부모의 생식지정(生殖之精)에서 근원한 "선천의 정"이며, 다른 한편으로는 출생 이후에 음식물로부터 섭취한 영양성분과 장부의 생리활동과정에서 화생한 정미물질이다. 예를 들면《소문・상고천진론》에서 "신은 수액을 주관하고 오장육부의 정기를 받아들여 저장하므로 오장이 왕성하면 정을 배설할 수 있다."[204]고 한 것과 같다.

200) 夫精者, 身之本也.
201) 兩神相搏, 合而成形, 常先身生, 是謂精.
202) 生之來, 謂之精.
203) 二八, 腎氣盛, 天癸至, 精氣溢瀉, 陰陽和, 故能有子.

"선천의 정"과 "후천의 정"은 상호 의존한다. 선천의 정은 후천의 정의 끊임없는 배양과 충양에 의존해야만 그 생리작용을 충분히 발휘할 수 있고, 후천의 정 역시 선천의 정의 도움이 있어야만 끊임없이 흡수·화생될 수 있다. 그러므로 양자는 신에서 밀접하게 결합하여 신의 정기를 구성하며, 이로써 인체의 생명과 생식능력이 유지된다.

신(腎) 중 정기(精氣)의 주요 생리기능은 인체의 생장·발육을 촉진하고 점차적으로 생식능력이 갖추어지도록 촉진하는 것이다. 《소문·상고천진론》의 "무자(無子)"·"유자(有子)"에 관련하여 "남자는 64세가 넘지 않고 여자는 49세가 넘지 않는다(男不過盡八八, 女不過盡七七)"고 하였다. 이는 신이 저장하는 정기는 아직 충만하지 않은 상태로부터 점차 충만해지고 충만한 상태로부터 점차 쇠약해져 고갈되는 과정이며, 신이 저장하는 정기의 성쇠는 인체의 생(生)·장(長)·장(壯)·노(老)·사(死)를 좌우하고 있음을 말한다.

인체는 유년기부터 신이 저장하는 정기(精氣)가 점차적으로 충만해짐에 따라 치아가 새로 나고 모발이 자라는 등의 급속한 생장변화가 나타난다. 그 후에도 신이 저장하는 정기가 끊임없이 충만해짐에 따라 "천계(天癸)"[205)]라고 하는 생식의 정(精)이 생산된다. "천계(天癸)"의 작용에 의해 성선(性腺)의 발육이 촉진되고 청소년기에 들어서면 여자는 배란이 발생하여 월경이 주기적으로 오며, 남자는 정기가 충만하여 정액이 배설되는 현상이 나타난다. 이는 성기능이 점차적으로 성숙하여 생식능력을 갖게 됨을 의미한다. 중년기 이후에는 신이 저장하는 정기가 점차적으로 쇠약해짐에 따라 "천계(天癸)" 역시 쇠약해져 고갈되므로 성기능과 생식능력이 점차 쇠퇴하고 형체 역시 날로 노쇠하여 노년기에 들어서게 된다.

이에 관한 《소문·상고천진론》의 기록을 살펴보면 다음과 같다

"황제(黃帝) :사람이 늙어서 자녀를 가질 수 없는 것은 정력이 다했기 때문인가 아니면 천부적인 것에 한도가 있기 때문인가? 기백(岐伯) :여자는 7세가 되면 신기(腎氣)가 왕성해져 치아가 새로 나고 머리카락이 자랍니다. 14세가 되면 천계(天癸)가 이르러 임맥이 통하고 태충맥이 충만해져 주기적으로 월경이 오므로 자녀를 가질 수 있습니다. 21세가 되면 신기가

---

204) 腎者主水, 受五臟六腑之精而藏之. 故五臟盛,乃能瀉.

205) 천계(天癸)라는 말은 《소문·상고천진론》에 처음으로 보인다. 역대의 의가들이 이에 대해 깊이 연구하였으나, 인식과 견해가 일치하지 않고 있다. 근래에 한의학계에서는 천계에 관한 논쟁을 통하여 많은 발전을 보았으며, 천계와 신중정기(腎中精氣)의 관계 및 그 생리기능에 관하여 점차적으로 일치되는 추세에 있다. 현재 다수의 학자들은 "천계는 신중(腎中)의 정기가 충만할 때 생겨나는 산물이다. 따라서 신의 정기가 쇠퇴하면 이에 따라 감소하며, 심하면 완전히 고갈되어 생식능력이 없어지는 노년상태에 진입한다."고 보고 있다. 천계의 주요 기능은 성선(性腺)의 발육을 촉진시켜 생식능력을 갖게 하는 데 있다.

균일해지고 사랑니가 나며 성장이 극에 달합니다. 28세가 되면 뼈와 근육이 튼튼해지고 머리카락이 풍성하게 자라며 신체가 장대해집니다. 35세가 되면 양명경이 쇠약해지기 시작하여 얼굴이 거칠어지고 머리카락이 빠지기 시작합니다. 42세가 되면 삼양경이 쇠약해져 얼굴이 초췌해지고 흰머리가 자랍니다. 49세가 되면 임맥이 공허해지고 태충맥이 쇠약해지며 천계가 고갈되어 월경이 멎고 형체가 노쇠해져 자식을 가질 수 없게 됩니다.

남자는 8세가 되면 신기가 충실해져서 머리카락이 자라고 치아가 다시 납니다. 16세가 되면 신기가 충만해져서 天癸가 도래하고 정액이 배출되므로 남녀가 교합하면 자녀를 가질 수 있습니다. 24세가 되면 신기가 고르므로 근골(筋骨)이 단단해지고 사랑니가 나며 치아의 성장이 극에 달합니다. 32세가 되면 근육과 뼈가 융성하고 기육 역시 풍만해집니다. 40세가 되면 신기가 쇠약해져서 머리카락이 빠지고 치아가 건조해집니다. 48세가 되면 양기가 쇠약해져 고갈되므로 얼굴이 거칠고 머리카락이 희어지며, 56세가 되면 간기(肝氣)가 쇠약해져 근육이 마음대로 움직이지 않고 천계가 고갈되어 정기가 약해지며 신이 쇠약해져 형체가 노쇠해집니다. 64세가 되면 치아와 머리카락이 빠집니다. 신은 수액대사를 주관하고(腎主水), 오장육부의 정기를 받아 저장하므로 오장이 왕성하면 정기가 배출됩니다. 지금 오장이 모두 쇠약하므로 근골이 약하고 힘이 없으며 天癸 역시 고갈되었으므로 머리카락이 희고 몸이 무거우며 똑바로 걷지 못하고 자녀를 가질 수 없습니다. 황제 :이미 노쇠한데도 자식을 가질 수 있는 사람이 있는데 이는 무슨 까닭인가? 기백 :그 사람의 타고난 품부(稟賦)가 보통사람보다 뛰어나서 기혈경맥의 흐름이 언제나 순조롭고 신기가 남아돌기 때문입니다. 비록 자식을 가질 수 있다고는 하지만 일반적으로 남자는 64세를 넘기지 않고 여자는 49세를 넘기지 못하고 정기가 쇠잔해집니다."206).

이처럼 《소문·상고천진론》에서 "신기(腎氣)의 성쇠"는 인체의 생(生)·장(長)·장(壯)·노(老)·사(死)의 근본이며, 인체의 치아·뼈·모발의 생장상태는 "신기(腎氣)"의 성쇠를 관찰하는 외후(外候)이며, 인체의 생장·발육상태와 노쇠정도를 판단하는 객관적인 지표임을

---

206) 帝曰 :人年老而無子者, 材力盡耶? 將天數然也? 岐伯曰 :女子七歲, 腎氣盛, 齒更髮長. 二七而天癸至, 任脈通, 太衝脈盛, 月事以時下, 故有子. 三七, 腎氣平均, 故眞牙生而長極. 四七, 筋骨堅, 髮長極, 身體盛壯. 五七, 陽明脈衰, 面始焦, 髮始墮. 六七, 三陽脈衰于上, 面皆焦, 髮始白. 七七, 任脈虛, 太衝脈衰少, 天癸竭, 地道不通, 故形壞而無子也. 丈夫八歲, 腎氣實, 髮長齒更. 二八, 腎氣盛, 天癸至, 精氣溢泄, 陰陽和, 故能有子. 三八, 腎氣平均, 筋骨隆盛, 肌肉滿壯. 四八, 筋骨隆盛, 肌肉滿壯. 五八, 腎氣衰, 髮墮齒槁. 六八, 陽氣衰竭于上, 面焦, 髮鬢頒白; 七八, 肝氣衰, 筋不能動, 天癸竭, 精少, 腎藏衰, 形體皆極. 八八, 則齒髮去. 腎者主水, 受五臟六腑之精而藏之. 故五臟盛乃能瀉. 今五臟皆衰, 筋骨解墮, 天癸盡矣. 故髮鬢白, 身體重, 行步不正而無子耳. 帝曰 :有其年已老而有子者, 何也? 岐伯曰 :此其天壽過度, 氣脈常通, 而腎氣有餘也. 此雖有子, 男不過盡八八, 女不過盡七七, 而天地之精氣皆竭矣.

명확히 밝혔다. 《내경》의 이러한 논술은 지금까지도 과학적 의의와 실용가치가 있으며, 임상에서는 선천적인 질병, 생장발육의 이상, 성기능 장애 등에 이론적 근거를 제공하고 있다.

신이 저장하는 정기(精氣)는 인체 생리활동의 근본이다. 이에 관한 역대 의가들의 연구와 논술은 매우 많다. 더욱이 명문학설(命門學說)이 발전하는 가운데 점차적으로 신이 저장하는 정기의 음양설이 형성되어 이와 관련된 한의학 기초이론을 충실하게 하고 크게 발전시켰다. 신이 저장하는 정기의 음양에 대한 기본개념 및 상호간의 관계에 대해 여러 가지 설이 있는데, 그 중 중요한 학설은 다음과 같다.

① 어떤 학자들은 장경악의 《유경부익·구정록(求正錄)》에 있는 「대보론(大寶論)」·「진음론(眞陰論)」 등을 근거로 이론을 세웠다. 이들은 신정(腎精)과 신기(腎氣)는 신과 명문(命門)의 "형질"로서 신·명문의 조직과 기능의 물질적 기초이며 인체 생명의 근본이라 여겼는데, 장경악이 이를 "원정(元精)"·"원기(元氣)"와 "진정(眞精)"·"진기(眞氣)"라고 하였다. 신과 명문의 "형질" 작용은 "水"·"火"로 구분되고, 또 신정과 신기의 기능은 음양으로 나뉜다. 즉 인체의 각 장부조직기관을 자양하는 것은 신음(腎陰)이고, 인체의 각 장부조직기관을 온후(溫煦)하고 촉진하는 것은 신양(腎陽)이다. 신이 저장하는 정기는 인체 생명의 근본이므로 신음(腎陰)은 "원음(元陰)"·"진음(眞陰)"이라고도 하고 신양(腎陽)은 "원양(元陽)"·"진양(眞陽)"이라고도 한다.

② 어떤 학자들은 정기·물질·기능이 각각 음양으로 구분된다는 것으로부터 이론을 세웠다. 이들은 정기를 음양(陰陽)으로 나누면 신정(腎精)은 음, 신기(腎氣)는 양이 되고, 물질과 기능을 음양으로 나누면 물질은 음, 기능은 양에 속한다고 보았다. 따라서 신정은 음에 속하는 것으로 신의 조직과 기능의 물질적 기초가 되고, 신기는 양에 속하는 것으로 신의 기능이 된다고 보았다.

③ 어떤 학자들은 정(精)이 변화하여 기(氣)가 되고, 기는 정을 생성할 수 있다는 것으로부터 이론을 세웠다. 이들은 신정을 화생하는 기는 신기이고, 신기를 화생하는 정은 신정이라고 여겼다. 신정이 신기를 화생하는 것은 신양이 신음을 증화(蒸化)한 결과이다. 신음·신양은 모두 신정(腎精)을 물질적 기초로 한다.

상술한 바를 종합하면 어떤 이론은 뛰어나고 어떤 이론은 부족하여 전면적으로 신의 정기(精氣)와 음양에 대한 기본 개념 및 상호관계를 명확히 설명하지 못하였다. 그러나 오늘날에는 장경악의 "진음관(眞陰觀)"으로 신의 정기와 음양 개념 및 그 상호관계를 설명하는 추세이다. 신이 저장하는 정기는 신의 "형질"로서 신의 구조와 기능의 물질적 기초이며, 신음과 신양은 신이 저장하는 정기의 두 가지 생리반응과 병리현상으로 보는 것이 비교적 합리적인 것 같다.

또한 "신에 저장된 정기(精氣)는 음양으로 나뉜다."고 하는 것은 정과 기 모두가 인체의 조직구조와 기능의 기본물질임을 설명한 것으로서, 이는 물질간의 음양 속성을 가리킨 것이다. 따라서 여러 가지 기능들을 음양으로 구분하거나 물질과 기능을 음양으로 구분하는 것과 혼동해서는 안 된다. 신음과 신양은 신이 저장하는 정기의 기능을 말하고, 각 기능 사이의 음양 속성을 말하므로 이 역시 물질 사이의 음양을 구분하거나 물질과 기능을 음양으로 구분하는 것과 함께 논할 수는 없다.

신음과 신양은 인체 내부에서 상대하고 상호 제약하며 또한 상호 의존함으로써 상대적 평형, 즉 "음평양비(陰平陽秘)"상태를 유지한다. 만약 내외적 요인으로 음양의 상대 통일관계가 깨지고 상대적·동태적 평형이 상실되면 신음(腎陰)·신양(腎陽) 실조가 발생하여 신음허(腎陰虛)·신양허(腎陽虛) 혹은 신음과 신양이 모두 허해지는 병리변화가 나타난다. 만약 신음이 부족하면 조열·도한·두훈·이명·유정(남)·몽교(夢交:여) 등의 증상이 나타나고, 신양이 부족하면 정신이 피로하고 허리와 무릎이 쑤시면서 시리며, 몸통과 팔다리가 차갑고 소변이 잦거나 참지 못하며, 남자는 양위(임포텐스)·조루, 여자는 자궁이 냉하여 임신이 되지 않는 등의 증상이 나타난다.

임상에서 신이 허한데도 열상(熱象) 병증인지 한상(寒象) 병증인지가 명확하지 않은 경우가 있는데, 이를 일반적으로 "신정부족(腎精不足)" 혹은 "신기허(腎氣虛)"라고 한다.

신음과 신양은 모두 신이 저장하는 정기(精氣)에 바탕을 두므로 신음허(腎陰虛)와 신양허(腎陽虛)의 본질은 모두 신의 정기 부족에 있다. 따라서 신음허가 일정 정도에 이르면 신양을 손상시키고, 신양허 역시 신음에 영향을 미쳐 음의 손상이 양에까지 영향을 미치거나〔陰損及陽〕 혹은 양의 손상이 음에까지 영향을 미치는〔陽損及陰〕 병리변화가 나타난다.

신에 저장된 정기(精氣)는 인체 생명의 근본이므로 신음과 신양의 기능은 각 장 음양의 근본이 된다. 그러므로 《유경부익·구정록》에서 "오장의 음기는 이것이 없이는 자양되지 못하며, 오장의 양기는 이것이 없이는 발생하지 않는다."[207]고 하였다.

신의 음양이 실조되면 각 장의 음양실조를 초래한다. 만약 신음이 허하면 간음(肝陰)을 자양하지 못하므로 간신의 음이 허해져 간양(肝陽)이 항진하고 심하면 간풍(肝風)이 내부에서 요동한다. 신음(腎陰)이 허하면 심을 자양하지 못하므로 심신음허(心腎陰虛)·심화상염(心火上炎)이 발생한다. 이밖에도 신음이 허하면 폐음(肺陰)을 자양하지 못하므로 폐신음허(肺腎陰虛)를 초래하여 조열(燥熱)이 내부에서 발생한다. 반면 신양(腎陽)이 허하면 비양(脾陽)을 온

207) 五臟之陰氣, 非此不能滋, 五臟之陽氣, 非此不能發.

후(溫煦)하지 못하므로 비신양허(脾腎陽虛)를 초래하여 내부에 한습(寒濕)이 생기거나 수기(水氣)가 넘치게 된다. 또한 신양(腎陽)이 허하면 심양(心陽)을 온후(溫煦)하지 못하므로 심신양허(心腎陽虛)를 초래한다. 반대로 기타 장부의 음양실조가 오랫동안 지속되어도 역시 신에 영향을 미쳐 신중에 있는 정기(精氣)를 소모·손상시켜서 신의 음양실조를 초래하는데, 이것이 바로 "병이 오래되면 신에 영향을 미친다(久病及腎)"는 이론적 근거이다.

(2) 신은 수액대사를 주관한다(腎主水)

신주수(腎主水)란 신장에 인체의 수액대사를 유지하고 조절하는 기능이 있음을 말한다. 그러므로 신을 "수장(水臟)"이라고도 한다. 《소문·역조론》에서 "신은 수장으로서 진액을 주관한다."208)고 하였다. 신의 이러한 기능은 주로 신의 기화작용에 의해 실현된다.

인체의 수액대사는 두 가지 측면을 포괄한다.

첫째, 음식물에서 화생된 진액〔水精〕을 전신으로 수송함으로써 혈액량을 보충하고 인체의 각 장부·조직기관을 자양한다.

둘째, 장부조직의 대사를 마친 수액과 그 대사산물은 땀과 소변으로 변해 체외로 배출된다.

정상적인 상황에서의 수액대사는 비(脾)의 운화, 폐(肺)의 선발과 숙강, 삼초(三焦)의 결독(決瀆:通調水道), 신(腎)의 기화 작용을 통해 맑은 것은 여러 장으로 운송되고 탁한 것은 땀과 소변으로 바뀌어 체외로 배출되게 함으로써 체내 수액대사의 평형을 유지한다. 이로써 인체의 수액대사는 하나의 복잡한 생리과정으로 폐·비·위·장·신·방광·삼초 등 장부생리활동의 종합적인 작용을 거쳐 비로소 완성되는 것임을 알 수 있다. 단 신의 기화작용은 수액대사의 생리과정에 처음부터 끝까지 관계하고 있다. 예컨대 폐의 선발(宣發), 비가 청기를 상승시키고 정(精)을 산포하는 것은 모두 신에 저장되어 있는 정기의 증등기화(蒸騰氣化) 작용에 의해 촉진된다. 특히 소변의 생성과 배설은 신의 기화작용과 직접적인 관계가 있다. 신이 소변을 생성하는 기화기능은 전신의 수액대사를 주재함으로써 중요한 조절작용을 함을 알 수 있다. 그러므로 《내경》에서 신을 "수장(水臟)", "주진액(主津液)"이라고 하였다.

병리적인 상황에서 신 중의 정기가 부족하면 기화기능이 실조되어 폐·비·삼초 등 장부의 기화기능에 영향을 미칠 뿐만 아니라, 직접 신과 방광의 개합(開闔) 실조를 야기하여 요소(尿少)·요폐(尿閉) 증상이 나타나고, 간혹 소변이 맑고 그 양이 현저하게 증가하는 등 전신의 수액대사에 이상을 초래한다. 이것은 바로 《소문·수열혈론》에서 "신은 위의 관문이

208) 腎者水臟, 主津液.

다. 관문이 순조롭게 통하지 못하므로 수액이 적체되어 발병하는데, 수액이 전신의 상하 피부 사이에 가득 차서 부종을 형성한다. 부종이란 수액이 적체되어 발생하는 병이다."[209]라고 한 것과 같다.

서양의학에서는 신장은 인체에서 가장 중요한 배설기관으로 인체내부의 체액량과 성분을 조절하고 유지하는 중요한 작용을 한다고 본다. 신은 소변의 배출을 통해 체내에 있는 대부분의 대사를 끝마친 산물을 배설할 뿐만 아니라, 과다한 수분과 전해질 등을 배출하여 체액의 총량·삼투압·혈장성분 및 산과 염기의 평형 등을 조절함으로써 체내환경의 안정을 유지한다.

(3) 신은 납기를 주관한다(腎主納氣)

"납(納)"은 "수납하다"·"받아들이다"는 뜻이다. 신주납기(腎主納氣)란 신주폐장(腎主閉藏)의 구성부분으로 신에는 폐에서 흡입한 산소를 받아들여 호흡이 얕아지는 것을 방지하는 작용이 있음을 가리킨다. 즉 다시 말해서 신기의 수납은 폐기의 숙강을 돕는데, 폐흡기(肺吸氣)의 심도는 주로 신의 수납작용에 의존하고 호기(呼氣)는 주로 폐의 선발작용에 의존한다. 그러므로 《난경·사난》에서 "심과 폐에서 내쉬고 신과 간에서 흡입한다."[210]고 하였다. 임패금(林佩琴)은 《유증치재·천증》에서 "폐는 기를 주관하고 신은 기의 근원이다. 폐는 출기(出氣)를 주관하고 신은 납기(納氣)를 주관함으로써 음양이 교차되니 호흡이 조화롭다. 만약 출납승강(出納升降)이 실조되면 천식이 발생한다."[211]고 하였으니, 신과 떨어져서는 호흡운동이 이루어질 수 없음을 알 수 있다.

신의 납기기능은 실제로는 신의 봉장기능(封藏機能)이 호흡운동 과정에서 구체적으로 나타나는 것으로, 이는 신에 저장되어 있는 정기를 기초로 한다. 만약 신의 정기가 부족하면 섭납(攝納)이 무력해져서 폐가 받아들인 기가 하부에까지 미치지 못하고 위에 떠 있기 때문에 호흡이 얕아지거나 혹은 내쉬는 숨은 많고 들이쉬는 숨은 적으며 숨이 가쁜 등의 병리현상이 발생하는데 이를 임상에서는 "신불납기(腎不納氣)"라고 한다.

(4) 신의 정지(情志)는 두려움이다(在志爲恐)

209) 腎者, 胃之關也. 關門不利, 故聚水而從其類也, 上下溢于皮膚, 故爲胕腫. 胕腫者, 聚水而生病也.
210) 呼出心與肺, 吸入腎與肝.
211) 肺爲氣之主, 腎爲氣之根. 肺主出氣, 腎主納氣, 陰陽相交, 呼吸乃和. 若出納升降失常, 斯喘作矣.

"공(恐)"은 신의 정지이다. "공(恐)"은 공포·두려움이다. 공(恐)이란 사람이 어떤 사물에 대해 두려워하는 정신상태이다. 두려움〔恐〕과 놀람〔驚〕은 비슷하지만 놀람은 외부로부터 오는 것이고, 두려움은 내부로부터 생기는 것이다. 두려움은 상대적으로 고정적이고 장기적인 외부자극으로부터 기인된 조건반사로 일어나는 심리상태이지만, 놀람은 갑작스런 외부자극으로부터 기인된 정신활동의 표현이라고 할 수 있다. 경공(驚恐)은 외부자극에 대한 정상적인 반응이지만 인체에 좋지 않은 자극이다. 예컨대《소문·거통론》에서 "놀라면 기가 문란해지는데, ……놀라면 심이 의지할 곳이 없고 신(神)이 돌아갈 곳이 없으며 려(慮)가 안정되지 않으므로 기가 문란해진다."[212], "두려워하면 기가 가라앉는데 ……두려워하면 정기가 가라앉고 정기가 가라앉으면 상초가 막히고 상초가 막히면 기가 소통되지 않고 기가 소통되지 않으면 하초가 창만해진다. 그러므로 두려워하면 기가 가라앉는다."[213]고 하였다. "두려움"·"놀람"은 모두 신을 손상시키고, 신정이 부족한 경우에는 언제나 경공(驚恐)의 정지변화가 나타난다.

(5) 신의 액은 침이다(在液爲唾)

"타(唾)"는 구진(口津)으로서 구강에서 분비되어 구강을 윤택하게 하고, 음식물과 고루 섞여서 음식물을 뭉쳐지게 하여 목구멍으로 넘긴다.《내경》에서는 타(唾)를 신의 액으로 보았다. 예컨대《소문·선명오기편》에서 "모든 장은 액을 화생하는데 신은 타를 화생한다."[214]고 하였다. 고대의 의가들은 타(唾)는 구진(口津)이고 신정이 화생한 것으로 보았다. 아울러 신은 수장으로 오액(五液)을 주관하여 각기 오장으로 나가게 한다고 보았는데, 즉 간에 들어가면 눈물〔淚〕이 되고, 심에 들어가면 땀〔汗〕이 되며, 비에 들어가면 연(涎)이 되고, 폐에 들어가면 콧물〔涕〕이 되며, 신(腎)에게로 들어오면 타(唾)가 된다고 여겼다.

타(唾)와 연(涎)은 모두 타액으로서 속칭 "구수(口水)"라고 하는데, 한의학에서 연(涎)은 비액(脾液)이고 타(唾)는 신액(腎液)으로 본다. 연(涎)은 양쪽 뺨에서부터 나와 입으로 흘러 넘쳐서 구각으로 흐르지만, 타(唾)는 혀 아래에서 생겨 입으로 나온다. 임상에서는 구각으로 흐르는 연(涎)은 대개 비로부터 치료를 논하고, 타(唾)를 자주 뱉는 것은 신으로부터

---

212) 驚則氣亂, ……驚則心無所持, 神無所歸, 慮無所定, 故氣亂矣.

213) 恐則氣下, ……恐則精却, 却則上焦閉, 閉則氣還, 還則下焦脹, 故氣下行.

214) 五臟化液……腎爲唾.

치료를 논한다.

서양의학에서는 연(涎)과 타(唾)를 모두 타액으로 보는데, 한의학에서 말하는 "연(涎)"은 이하선에서 분비되는 것이고, "타(唾)"는 악하선(顎下腺)과 설하선(舌下腺)에서 분비되는 것이다. 타(唾)는 신정(腎精)에서 화생된 것이므로 고대 도가의 양생가들은 침〔唾液〕을 뱉지 않고 삼켜서 신정을 자양해야 한다고 주장하였다. 그 방법은 혀로 상구개를 마찰하여 타액이 입안에 가득 차면 천천히 목구멍으로 삼키는 것이다. 그러므로 다타(多唾) 혹은 구타(久唾)는 신정을 손상시킨다. 이밖에도 후세의 의가들은 타액이 비록 신의 액이지만 다타증(多唾症:걸쭉하고 냄새나는 침을 많이 흘리는 병증)은 일반적으로 신·위와 유관하다고 보았다. 예컨대 《잡병원류서촉(雜病源流犀燭)·체루연타(涕淚涎唾)》에서 "타액은 신의 액이고 신은 위의 관문이다. 그러므로 신 계통의 타병(唾病)은 반드시 위에서 나타난다. 만약 신이 한하면 타액이 많아지고 신이 허하여도 역시 타액이 많아진다."[215]고 하였다. 임상에서 신허신한(腎虛腎寒)한 경우에 일반적으로 다타(多唾)가 발생하는 외에 큰 병을 앓고 난 후 위양(胃陽)이 아직 회복되지 않은 환자들도 타액이 많으며, 복내에 충적(蟲積)이 있는 경우도 타액이 많다.

(6) 신은 골을 주관하고 골수를 생성하며, 그 정화는 두발에 나타난다(主骨生髓, 其華在髮)

신이 골(骨)을 주관하고 수(髓)를 만드는 기능은 신의 정기에 골격의 성장과 발육을 촉진하고 골수·뇌수와 척수의 생장을 돕는 작용이 있음을 가리킨다. 신은 정기를 저장하고 정기는 수(髓)를 생성하는데, 수는 골강 중에 머물러서 골격을 자양한다. 그러므로 《소문·음양응상대론》에서 "신생골수(腎生骨髓)"라 하였고, 《소문·육절장상론》에서는 "腎者, 其充在骨"이라 하였으며, 《소문·위론》에서는 "腎主身之骨髓"라 하였고, 《소문·해정미론》에서는 "髓者, 骨之充也"라고 하였다. 신정의 충만함은 골수를 화생하는 원천이 되고, 골격은 수(髓)의 자양을 얻어야 튼튼하고 힘이 있으며 쉽게 손상되지 않고 오래 서 있거나 심한 노동에도 견딜 수 있다. 만약 신정(腎精)이 부족하면 골수를 화생하는 원천이 부족해져서 골격을 양호하게 자양할 수 없으므로 골격이 연약해져 힘이 없으며 심하면 발육부전이 나타나기도 한다. 예를 들면 소아의 발육이 느리고 신문(囟門)[216]이 늦게 닫히며 뼈가 무르고 힘이

215) 唾爲腎液, 而腎爲胃關, 故腎家之唾爲病, 必見于胃也. 若乃腎寒則多唾, 腎虛亦多唾.

216) 신문(囟門) : "顖門"이라고도 하며, 숫구멍이다. 頭頂部의 앞쪽에 있으며 額骨과 좌우 頂骨의 연결

없어서 오래 동안 서 있거나 노동에 견디지 못하고, 혹은 뼈가 잘 부러지거나 항상 허리와 무릎이 시큰거리고 약하여 걸음이 불안정하고 힘이 없는 등의 병증이 나타난다.

임상에서는 일반적으로 보신전정(補腎塡精)하는 약물을 사용하여 이러한 병증을 치료하여 효과를 보고 있으니, 이 역시 신(腎)과 골(骨)의 관계를 설명하는 것이다.

수(髓)에는 골수·척수·뇌수의 구분이 있는데, 삼자는 모두 신정에 의해 화생된다. 척수(脊髓)는 뇌로 통하고 뇌는 수가 모여서 이루어지므로 《영추·해론》에서는 "뇌는 골수의 바다와 같다(腦爲髓之海)"고 하였고, 《소문·오장생성론》에서는 "모든 수는 뇌에 속한다."고 하였다. 뇌의 생리기능은 정신활동·의식사유를 주관하므로 이시진은 "뇌는 원신(元神)의 부(府)이다."라고 하였다. 또한 뇌는 머릿속에 있으므로 《내경》에서는 머리를 "정명지부(精明之府)"라고 하였다.

뇌수(腦髓)의 생성은 신(腎)에 있는 정기에서 발원하므로 뇌의 활동은 반드시 신에 저장되는 정기의 끊임없는 화생에 의존한다. 만약 신에 정기가 넉넉하여 뇌수가 충만하면 정력이 왕성하고 동작이 가벼워 의욕이 넘치며 귀와 눈이 밝고 생각이 현명해지지만, 신에 정기가 결핍되어 뇌수가 부족하면 정신이 피로하고 권태로우며 귀울림이 생기고 눈이 흐릿하며 생각이 둔해지고 허리와 무릎이 시큰거리고 연약·무력해진다. 그러므로 《영추·해론》에서 "수해(髓海)가 충만하면 동작이 가볍고 의욕이 넘쳐서 천수를 누린다. 수해가 부족하면 머리가 어지럽고 무릎이 쑤시며 눈이 흐릿하여 사물이 뚜렷하게 보이지 않고 몸을 움직이기를 싫어하여 항상 누우려고만 한다."[217]고 하였다.

상술한 바와 같이 腎은 인체의 생장발육과 정신의 사유활동에 중요한 작용을 함을 알 수 있다. 그러므로 《소문·영란비전론》에서 "신은 작강지관(作强之官)으로 기교가 이곳에서 나온다."[218]고 하였다. 신의 "작강(作强)" 작용은 주로 세 가지 측면으로 나타난다. 첫째 골격이 튼튼하면 체력이 오랫동안 유지되며, 둘째 수해(髓海)가 충만하면 생각이 빠르고, 셋째 동작이 민첩하다. 이로써 볼 때 사람의 기교는 모두 신정(腎精)에서 비롯됨을 알 수 있다.

신은 골(骨)을 주관하고 수(髓)를 생성하는데 "치아는 뼈의 여분"이므로 치아의 생성과 튼튼함도 역시 신에 있는 정기의 자양에 의존한다. 그러므로 《잡병원류서촉·구치순설병원류(口齒脣舌病源流)》에서 "치아는 수(髓)의 표이며 골의 본이다."[219]라고 하였다. 신의 정

부에 해당한다. 영아나 유아의 경우는 노골(顱骨)이 완전히 봉합되지 않아서 囟門이 닫히지 않으므로 여기서 손으로 혈관의 움직임을 느낄 수 있다.

217) 髓海有餘, 則脛勁多力, 自過其度; 髓海不足, 則腦轉耳鳴, 脛酸眩冒, 目無所見, 懈怠安臥.

218) 腎者, 作强之官, 技巧出焉.

219) 齒者, 髓之標, 骨之本也.

기가 충만하면 치아가 튼튼하여 쉽게 흔들리거나 빠지지 않고, 신의 정기가 부족하면 치아가 튼튼하지 않아 쉽게 흔들리고 심하면 빠지기도 한다. 이밖에도 수양명대장경과 족양명위경은 모두 입을 돌아 치아로 들어간다. 따라서 치아에 발생하는 몇몇 병변 역시 위(胃)와 장(腸) 특히 위의 생리기능 실조와 관계가 있는데, 위화(胃火)가 치통·잇몸출혈 등을 초래하는 것이 한 예이다.

신은 정(精)을 저장하고 정은 또 혈을 화생하며 혈은 모발을 자양한다. 정기가 충만하면 혈액이 왕성하고 혈액이 왕성하면 모발이 검고 윤택하다. 그러므로 《소문·육절장상론》에서 "腎者, 其華在髮"이라 하였고, 《소문·오장생성론》에서 "腎之合骨也, 其榮髮也"라고 하였다. 모발의 발생근원은 신이지만 그 영양은 혈액에서 비롯되므로 "모발은 혈의 여분"이라고 하였다. 모발의 발생근원이 신이므로 모발은 신의 외후(外候)이다. 모발의 생성과 탈락·윤택함과 건조함은 신의 정기와 관련이 있다. 청장년기에는 신정이 왕성하므로 모발에 윤기가 흐르지만, 노년기에는 신정이 부족해져서 모발이 희고 거칠며 윤기가 없고 빠진다. 그러므로 《소문·상고천진론》에서 "女子七歲, 腎氣盛, 齒更髮長, ……四七筋骨堅, 髮長極, ……六七三陽脈衰于上, 面始焦, 髮始白, ……丈夫八歲, 腎氣實, 髮長齒更, ……五八腎氣衰, 髮墮齒槁; 八六陽氣衰竭于上, 面焦, 髮鬢頒白, ……八八則齒髮去"(번역은 앞의 신의 생리기능 1.을 참조)라고 하였다.

(7) 신의 규는 귀와 이음이다(在竅爲耳及二陰)

"귀"는 청각기관이다. 귀의 청각기능 역시 신에 있는 정기의 자양에 의존한다. 신의 정기가 왕성하여 뇌수가 충만해야 청각이 예민해지므로 귀〔耳〕는 신의 규(竅)라고 한다. 《소문·음양응상대론》에서는 "신은 귀를 주관하며, ……그 규는 귀에 있다."[220]고 하였고, 《영추·맥도》에서는 "신기는 귀로 통하므로 신기가 조화로우면 귀로 오음을 들을 수 있다."[221]고 하였다. 만약 신의 정기가 부족하여 뇌수가 공허하면 귀가 자양을 받지 못하므로 이명이 발생하고, 청각이 감퇴하며 심하면 귀가 들리지 않는 등의 증상이 나타난다. 노인들은 신(腎)의 정기가 쇠약하기 때문에 일반적으로 청력이 감퇴한다. 《잡병원류서촉·이병원류(耳病源流)》에서 "귀는 족소음에 속하며 신의 규이다. 귀는 정기에 의존하므로 정기가 조화롭고 신기가 충만하면 청력이 밝아진다. 만약 기혈이 손상되고 풍사가 이를 틈타 침입하면 정

220) 腎主耳……在竅爲耳.

221) 腎氣通于耳, 腎和則耳能聞五音矣.

이 빠져나가고 신이 피로하여 이롱이 발생하니, 이롱의 원인은 신에 있다."[222]고 하였다. 왕청임은 《의림개착·뇌수설》에서 "두 귀는 뇌로 통하므로 소리가 뇌로 돌아간다. 뇌기가 허하면 뇌(뇌의 기능)가 축소되어 뇌의 기와 귀의 기가 연결되지 않으므로 귀가 들리지 않는다."[223]고 하였다. 임상에서는 일반적으로 청각의 변화에 근거하여 신에 저장된 정기의 성쇠를 판단한다.

"이음(二陰)"은 전음(前陰)과 후음(後陰)을 말한다. 전음은 소변을 배설하고 생식기능이 있으며, 후음은 대변을 배설하는 기능이 있다. 소변의 저장과 배설은 비록 방광에서 주관하지만, 신에 저장된 정기의 기화기능에 의존해야만 완성될 수 있다. 사람의 생식기능 역시 신이 주관한다. 따라서 신의 정기가 충만하면 신과 방광의 기화기능이 발휘되어 소변을 저장·배설하는 기능과 생식기능이 모두 정상을 유지한다.

만약 신의 정기가 허하여 봉장기능(封藏機能)이 견고하지 않으면 유정(遺精)·조설(早泄)·유뇨(遺尿)·요청장(尿淸長) 등의 증상이 나타나고, 신과 방광의 기화기능이 실조되어 정상적으로 개합(開闔) 작용을 하지 못하면 요빈(尿頻)·유뇨(遺尿) 혹은 요소(尿少)·요폐(尿閉) 등의 증상이 나타나는데, 이는 모두 신의 기화기능과 유관하다.

대변의 배설은 본래 대장이 음식물의 찌꺼기를 전화(傳化)하는 기능에 달려 있지만 역시 신의 기화기능과 유관하다. 예컨대 신음(腎陰)이 부족하면 대장을 자양하지 못하므로 변비가 발생하고, 신양(腎陽)이 부족하면 기화기능이 무력하여 양허변비(陽虛便秘:大便無力) 혹은 양허설사(陽虛泄瀉)가 발생하고, 만약 신양(腎陽)이 부족하여 비를 온후(溫煦)하지 못하면 운화기능이 실조되어 수습(水濕)을 운화하지 못하므로 대변당설(大便溏泄) 혹은 구설활탈(久泄滑脫)·탈항을 초래한다. 이로써 이음(二陰)의 배뇨·배변기능은 모두 신과 유관함을 알 수 있다. 그러므로 《경악전서·설사》에서 "대저 신은 위의 관문으로 이음으로 규를 연다. 그러므로 대소변의 개폐는 모두 신장이 주관한다."[224]고 하였다.

〔부록 1〕 명문(命門) 학설에 관한 연구 ①

"명문(命門)"이란 용어는 《영추》에서 최초로 보이는데, 안정(眼睛:睛明穴)을 가리키는 말

222) 耳屬足少陰, 腎之寄竅也. 耳所致者精, 精氣調和, 腎氣充足, 則耳聰. 若勞傷氣血, 風邪乘虛, 使精脫腎憊, 則耳聾, 是腎爲耳聾之原也.

223) 兩耳通腦, 所聽之聲歸于腦. 腦氣虛, 腦縮小, 腦氣與耳竅之氣不接, 故耳虛聾.

224) 蓋腎爲胃關, 開竅于二陰, 所以二便之開閉, 皆腎臟之所主.

이다. 예를 들면《영추 · 근결》에서 "족태양방광경은 지음혈에서 시작하여 명문에서 끝난다. 명문이란 (정명혈의 별칭으로) 눈을 말한다."[225]고 하였다.

명문을 내장이라고 주장한 것은《난경(難經)》에서 비롯된다. 예를 들면《난경 · 삼십육난》에서 "신은 둘인데 모두가 신은 아니다. 좌측에 있는 것이 신이고 우측에 있는 것은 명문이다."라고 하였다.《난경》이후 한(漢) · 진(晉) · 수 · 당나라 시기의 의서 중에는 전문적으로 언급한 것이 매우 적으며, 송 · 금 · 원대에는 여러 의가들이 이에 대해 언급은 하였으나 역시 깊이가 부족하였다. 명청 시대에 이르러 여러 의가들이 명문에 관해 깊게 연구하고 논쟁하여 각자의 견해를 제기하였다. 어떤 이는 좌신(左腎)을 명문이라 하였고, 어떤 이는 양신(兩腎)을 모두 명문이라 하였으며, 어떤 이는 양신(兩腎) 사이에 있는 것이 명문이라 하였고, 어떤 이는 명문이란 신 사이에서 움직이는 기라고 하였으며, 어떤 이는 명문은 원기의 근원이고 수화(水火)의 택(宅)이라 하였고, 어떤 이는 선천의 화 혹은 전신의 진양(眞陽)을 명문이라 하였으며, 어떤 이는 명문을 생명이 탄생하는 문호로서, 여자에게 있어서는 산문(産門)이고 남자에게 있어서는 정관(精關)이라고 하였다. 이 중에서 비교적 큰 영향을 미친 몇 가지 관점들을 열거하면 다음과 같다.

(1) 우신(右腎)을 명문으로 보는 설

신은 두 개가 있는데 좌신(左腎)이 신이고 우신(右腎)은 명문이라는 설로서,《난경》에서 비롯되었다. 예를 들면《난경 · 삼십구난》에서 "신은 두 개인데 모두가 신은 아니다. 좌측에 있는 것이 신이고 우측에 있는 것은 명문이다. 명문은 정신을 저장하는 곳이다. 남자의 정이 저장되어 있고 여자의 포(胞)가 매여 있으며 그 기는 신과 통한다."[226]고 하여, 명문의 개념과 생리기능에 대해 간단명료하게 논술하였다. 이는 다음과 같은 세 가지 의미를 포괄하고 있다.

① 인체에 있어서의 명문의 중요성을 설명하였다. 즉 정신이 소장되는 곳으로 인체생명의 근본이며 생명의 문호이므로 명문이라고 한다.

② 명문의 생리기능을 제시하였다. 명문은 남자의 정기(精氣)를 저장하고 여자의 포(胞)를 매어 두는 작용을 하는데, 인체의 생식기능이 명문에 있음을 설명하였다.

---

225) 太陽根于至陰, 結于命門. 命門者, 目也.

226) 腎兩者, 非皆腎也, 其左爲腎, 右爲命門. 命門者, 諸精神之所舍也. 男子以藏精, 女子以系胞, 其氣與腎通.

③ **명문과 신이 서로 통함을 밝혔다.** 비록 좌측은 신이고 우측은 명문이라는 구분이 있으나, 생리기능상으로 밀접하게 연관되어 있다. 즉 명문에는 신의 기능이 있고 신에도 역시 명문의 기능이 있다.

《난경》 이후에 진대의 왕숙화(王叔和), 원대의 활수(滑壽) 및 명대의 이천(李梴) 등은 모두 좌측은 신이고 우측은 명문이라고 보았다. 예컨대 《맥결종황(脈訣琮璜)·맥부(脈賦)》에서 "신은 두 개로서 양손의 척부에 각각 위치하는데, 좌측은 신이고 우측은 명문이다."[227]라고 하여 우신(右腎)을 명문으로 보았고, 신과 명문의 진맥 부위를 구체적으로 정하였다.

이천은 《의학입문·명문장부(命門臟賦)》에서 명문의 부위와 생리기능에 대해 더욱 상세하게 논술하였다. 그는 "명문은 아래로는 우신에 붙어 있고 실과 같은 줄이 굽어서 방광과 직장 사이를 통과한다."[228]고 하였고, 또한 "주석에서 ……양신에 이어져 미려골(尾閭骨) 부위로 내려가 직장 우측에 붙어서 전후음 사이를 통과하여 방광하구(尿道)와 병행하여 나갔으니 이곳은 정기를 배출하는 통로이다(즉 남자의 精關을, 여자의 陰道를 가리킨다). ……이로 보아 부정모혈(父精母血)의 근원이 어느 곳으로부터 있게 되는지를 알 수 있다."고 하였다. 또 "위로는 심포로 이어져 횡격막과 가로로 연결되고 지방(脂肪)이 바깥쪽에까지 퍼져 있다. 명문은 좌신과 짝이 되어 진정(眞精)을 저장하니, 남녀의 음양이 이로써 분별된다. 명문은 상화(相火)의 장(臟)으로서 원기가 머무니 질병의 생사가 여기에 달려 있다."[229]고 하였다.

그는 또 한 걸음 더 나아가 "명문은 우신인데 의탁한다고 말한 것은 이것이 정장(正臟)이 아니기 때문이다. ……명문은 짝을 이루는 기관인 좌신을 도와서 혈액을 받아들여 정(精)을 화생하고 운반하여 명문에 저장하니, 남자는 여기에 정이 저장되고 여자는 여기에 포(胞)가 매인다."[230]라고 주석하였다.

(2) 양신(兩腎)을 모두 명문으로 보는 설

이 설은 원대의 활수(滑壽, 즉 滑伯仁)가 처음으로 주장하였다. 그는 좌신이 신이고 우신

227) 腎有兩枚, 分居兩手尺部, 左爲腎, 右爲命門.

228) 命門下寄腎右, 而絲系曲透膀胱之間.

229) 上爲心包, 膈膜橫連脂漫之外, 配左腎以藏眞精, 男女陰陽攸分, 相君火以繫元氣, 疾病生死是賴.

230) 命門卽右腎, 言寄者, 以其非正臟. ……命門爲配成之官, 左腎收血, 化精運入, 藏諸命門, 男以此而藏精, 女以此而繫胞胎.

은 명문임을 인정하였으나, 한편으로는 "명문의 기는 신과 통하므로 두 개의 신이란 실제로는 단지 하나일 따름이다."231)라고 하였다. 명대에 이르러 우단은 《의학정전》에서 "두 신을 모두 명문이라 한다."고 명확히 밝혔다. 그는 《의학정전 · 의학혹문(醫學或問)》에서 "무릇 두 신은 모두 진원(眞元)의 근본으로 생명과 관계가 있다. 이는 비록 수장(水臟)이라 하나 실제로는 상화(相火)가 그 속에 머물므로 마치 수중의 용화(龍火)와 같아 그것이 동함으로 인해 발한다. 내 생각으로는 마땅히 두 신을 모두 명문이라 해야 한다. 명문혈은 마치 문 사이에 세운 말뚝과 같아서 개합을 관장하고 있다. 정(靜)하면서 닫혀 일음(一陰)의 진수(眞水)를 함양하고, 동(動)하면서 열려 용뇌(龍雷)의 상화(相火)를 북돋운다. 무릇 수(水)는 변하지 않고 화(火)는 변하는 것이다. 만약 우신(右腎)만을 상화(相火)로 보아서 삼초와 배합한다면 논리가 정밀하지 못하니 식자(識者)들이 뭐라고 여길지 모르겠다."232)라고 하였다.

우단의 이러한 논점은 좌신우명문설(左腎右命門說)을 부정하여 단지 우신만을 상화로 보아 삼초와 배합된다고 보는 것은 논리가 정밀하지 못한 견해라고 본 것이다. 그는 명문의 주요 작용은 원기의 근본으로 생명과 관계가 있음을 제기하였다.

명대의 장경악은 비록 명문에 대해 상이한 해석을 하였으나, 양신(兩腎)이 모두 명문에 속한다는 관점을 강조하였다. 그는 《유경부익 · 구정록 · 삼초포락명문변(三焦包絡命門辨)》에서 "신은 둘이고 감(坎)의 외부에 있으니 짝수이고, 명문은 하나이고 감(坎)의 내부에 있으니 홀수이다. 하나로써 둘을 통괄하니 둘은 하나에 포함된다. 명문이 두 신을 관할하므로 두 신은 모두 명문에 속한다. 그러므로 명문은 수화(水火)의 부(府)이고 음양의 택(宅)이며 정기(精氣)의 바다이고 생사의 통로이다."233)라고 하였다. 장경악은 "명문이 두 신을 관할하므로 두 신은 모두 명문에 속한다."고 명확히 제시하였으며, 또한 명문의 주요 작용은 심화(心火)의 부(府)이고 음양의 택(宅)이며 정기의 바다이고 생사의 통로임을 강조하였다. 후에 그는 또 《경악전서 · 전충록(傳忠錄) · 명문여의(命門餘義)》에서 더욱 진일보하여 "명문은 원기의 근본이며 수화의 집이다. 오장의 음기는 이것이 아니면 자양받지 못하고, 오장의 양기는 이것이 아니면 발생하지 않는다."234)고 하여 명문에는 음양 · 수화의 두 기가 있어

231) 命門, 其氣與腎通, 是腎之兩者, 其實則一耳.

232) 夫兩腎固爲眞元之根本, 性命之所關, 雖有水臟, 而實有相火寓乎其中, 象水中之龍火, 因其動而發也. 愚意當以兩腎總號爲命門, 其命門穴正象門中之棖闑, 司開闔之象也. 惟其靜而闔, 涵養乎一陰之眞水; 動而開, 鼓舞乎龍雷之相火. 夫水者常也, 火者變也, 若獨指乎右腎爲相火, 以爲三焦之配, 尙恐立言之未精也. 未知識者以爲何如?

233) 腎兩者, 坎外之偶也; 命門一者, 坎中之奇也, 以一統兩, 兩以包一. 是命門總乎兩腎, 而兩腎皆屬命門. 故命門者, 爲水火之府, 爲陰陽之宅, 爲精氣之海, 爲死生之竇.

234) 命門爲元氣之根, 爲水火之宅. 五臟之陰氣, 非此不能滋; 五臟之陽氣, 非此不能發.

음양·수화가 상호제약하고 상호 작용함을 강조하였다. 그는《유경부익·진음론》에서도 "명문의 화(火)를 원기라고 하고 명문의 수(水)를 원정이라고 한다."[235]고 하였다. 장경악의 이러한 논술은 명문이 단지 우신(右腎)에만 속하는 것이 아니라 두 신을 모두 관할하며, 내부에 수화(水火)·음양(陰陽) 즉 진음과 진양이 머무르고 있다고 본 것이다. 그의 이러한 논점은 신음·신양의 이론적 기초를 제공하였다.

(3) 양신(兩腎) 사이에 명문이 있다는 설

이 설은 명대의 조헌가(趙獻可)가 처음으로 주장하였다. 그는《소문·영란비전론》에서 "군주가 현명하지 못하면 십이관[236]이 모두 위태롭게 된다."[237]고 한 것에 관하여 십이관 외에도 인체의 근본이 있는데 이것이 바로 명문이라고 여겼다.

명문의 지위는 심(心)보다 위이므로 "입명지문(立命之門)"이라고 하며, 이것이 인체의 "진군진주(眞君眞主)"이다. 그는《의관(醫貫)·내경십이관론(內經十二官論)》에서 "명문은 양신의 각 1촌5푼 사이에 있으며 인체의 중앙에 해당한다.《주역》에서 '하나의 양이 두 음 사이에 있다'고 하였고,《내경》에서 '칠절(七節)의 양 측면 중앙에 소심(小心)이 있다'고 한 것이 이것이니 이름을 명문이라고 하는데 진군진주(眞君眞主)로서 인체의 태극이라 형태가 없으며 양신의 중간에 있다. ……이로써 명문이 십이경맥의 근본임을 알 수 있다. 신은 명문(命門:火)이 없으면 작강(作强)하지 못하여 기교가 나오지 않고, 삼초는 명문(火)이 없으면 삼초의 기를 화생하지 못하여 수도를 소통 조절하지 못하며, 비위는 명문(火)이 없으면 음식물을 소화하지 못하여 오미가 나오지 않고, 간담(肝膽)은 명문이 없으면 장군이 결단을 내리지 못하여 지혜가 나오지 않으며, 대장과 소장은 명문이 없으면 전화(傳化)하지 못하여 대소변이 막히고, 심은 명문이 없으면 신명이 혼란해져서 매사에 대응하지 못한다. 바로 군주가 현명하지 못하면 십이관(十二官)이 위태롭다고 하는 것이다."[238]라고 하였다. 이상의

---

235) 命門之火, 謂之元氣; 命門之水, 爲之元精.

236) 십이관(十二官) : 心·肝·脾·肺·腎·膻中(心包絡)·膽·胃·大腸·小腸·三焦·膀胱의 합칭.

237) 主不明, 則十二官危.

238) 命門卽在兩腎各一寸五分之間, 當一身之中,《易》所謂一陽陷于二陰中.《內經》曰 '七節之旁, 中有小心'是也, 名曰命門, 是謂眞君眞主, 乃一身之太極, 無形可見, 兩腎之中, 是其安宅也. ……可見命門爲十二經之主. 腎無此則無以作强, 而技巧不出矣. 三焦無此則三焦之氣不化, 而水道不行矣. 脾胃無此則不能蒸腐水穀, 而五味不出矣. 肝膽無此則將軍無決斷, 而謀慮不出矣. 大小腸無此則傳化不行, 而二便閉矣. 心無此則神明昏, 而萬事不能應矣, 正所謂主不明則十二官危也.

논술로부터 조헌가는 명문의 소재에 대해 "명문은 양신의 각 1.5촌 사이에 있다."고 하였고, 또한 명문의 작용이 인체에서 가장 중요함을 더욱 강조하여 "명문은 진군진주(眞君眞主)이다."·"십이경맥의 주인이다."라고 하였으며, 더 나아가 명문은 인체의 구체적 부위임을 제기하여 "명문은 인체의 중앙에 있으며 배꼽과 마주 보는 척골에 붙어 있다. 위에서부터 아래로 헤아리면 열네 번째 척추에 있고 아래에서부터 위로 헤아리면 일곱 번째 척추에 있다."[239]고 하였다. 양신 사이에 명문이 있는데 명문은 곧 진화(眞火)이며 인체의 양기를 주관한다고 보는 조헌가의 이러한 논점은 명청 시기에 커다란 영향을 미쳤다.

장경악 또한 조헌가의 견해와 비슷하다. 예컨대 그는《경악전서·전충록·명문여의(命門餘義)》에서 "명문에는 화후(火候)가 있어 원양이라 부르는데, 이는 만물을 생성하는 화이다."[240]라고 하였다. 청대의 의가인 진사탁(陳士鐸)·진수원(陳修園)·임패금(林佩琴)·장로옥(張路玉)·황궁수(黃宮琇) 등도 역시 명문은 진화(眞火)이고 명문의 위치는 양신의 사이에 있다고 보았다. 예를 들면 진사탁은《석실비록(石室秘錄)》에서 "명문은 선천의 화이다. 이 화는 형태가 없으며 水中에 머문다. 세상에는 유형의 화가 있어 수가 이를 억제하지만 무형의 화는 수가 이를 생한다. 화를 수중에서 억제하는 것은 유형의 수이고, 화를 수중에서 생하는 것은 무형의 수이다. 무형의 화는 무형의 수에 의지하여 생하므로 이 무형의 화는 화에 저장되지 않고 오히려 수에 저장되는 것이다. 명문의 화는 양화로서 하나의 양이 두 음의 사이에서 밝게 빛나는 것이다."[241]라고 하였다. 진수원은 명문이 선천의 화이며 명문〔一陽〕은 양신〔二陰〕의 사이에 있다고 보았으니, 그 기본적인 논점은 조헌가와 일치한다.

(4) 명문을 신과 신 사이의 동기(動氣)로 보는 설(腎間動氣說)

이 설은 명대의 손일규(孫一奎)가 처음으로 주장하였다. 그도 역시 양신(兩腎)의 중간에 명문(命門)이 있다고 여겼으나, 수(水)도 아니고 화(火)도 아닌 단지 일종의 원기발동(元氣發動)의 기(氣)가 존재하고 있는 것으로서, 명문은 형질을 갖추고 있는 장기가 아니며,《난경·팔난》에서 말한 "신간동기(腎間動氣)"가 명문이라고 보았다. 손일규는《의지서여(醫旨緖餘)·명문도설(命門圖說)》에서 "《영추》·《소문》을 세밀히 고찰하였으나 양신을 분리하

239) 命門在人身之中, 對臍附脊骨. 自上數下, 則爲十四椎, 自下數上, 則爲七椎.

240) 命門有火候, 卽元陽之謂也, 卽生物之火也.

241) 命門者, 先天之火也. 此火無形, 而居于水之中. 天下有形之火, 水之所克; 無形之火, 水之所生. 火克于水中, 有形之水也; 火生于水者, 無形之水也. 然後無形之火, 偏能生無形之水, 故火不藏于火, 而轉藏于水也. 命門之火, 陽火也, 一陽而昭于二陰之間者也.

여 말한 예가 없으니, 양신을 구별한 것은 진월인(秦越人:편작의 본명)에서부터 비롯되었다. 월인(越人)은 명문에 정신이 머물고 원기가 매여 있으며, 남자는 정(精)이 저장되고 여자는 포(胞)가 매여 있는 곳이라고 두 번씩이나 밝혔으니 어찌 허황된 소리라고 할 수 있는가? 이는 신을 지극히 중요하게 여긴 말로서, 신(腎) 사이의 원기는 사람의 생명이므로 중시하지 않을 수 없는 것이다. ……월인은 또한 신 사이의 동기는 생명이고, 오장육부의 근본이며, 십이경맥의 뿌리이고, 호흡의 문이며 삼초의 근원이라고 하였다. 명문의 의미는 바로 여기에서 기원한다. ……명문은 바로 양신 중간에 있는 동기로서 수도 아니고 화도 아니다. 조화의 중추이며 음양의 근본으로서, 바로 선천의 태극이다. 오행이 이로부터 발생하며 장부는 이를 이어서 생성된다. 만약 수에 속하거나 화에 속하고 장에 속하거나 부에 속한다고 말한다면 이는 바로 유형의 물질이 된다. (명문이 유형의 물질이라면) 외부에 경락동맥이 있어서 진찰하면 형체를 알 수 있을 것이므로《영추》·《소문》의 경락편에서 이를 논술하였을 것이다."[242]라고 하였다.

손일규가 논술한 바를 보면 그는 세 가지 측면에서 명문을 인식하였다.

첫째, 명문은 결코 형질을 갖춘 장기가 아니므로 경락이 순행하지 않고 동맥(動脈) 역시 진찰할 수 없다.

둘째, 명문의 부위는 비록 양신(兩腎) 사이에 있으나, 그것은 신 사이에 있는 동기(動氣)의 소재에 불과하고 끊임없이 생동하는 조화의 중추일 따름이다.

셋째, 신 사이의 동기는 비록 장부의 근본이고 생명의 근원이지만 화(火)라고 볼 수 없으므로 "수도 아니고 화도 아니며, 조화의 중심이자 음양의 뿌리"라고 하였다.

(5) 명문을 산문(産門)·정관(精關)으로 보는 설

이 설은 장경악이 처음으로 주장하였다. 그는 命門의 정의를 "생명이 탄생하는 문호"라고 함이 마땅하다고 여겼다. 그는《유경부익·구정록·삼초포락명문변》에서 "자궁 아래에 문이 하나 있어 여자는 손으로 더듬어야 알 수 있는데 세간에서는 이를 산문이라 하고, 남자는

242) 細考《靈》·《素》, 兩腎未嘗有分言者, 然則分立者, 自秦越人始也. 追越人兩呼命門爲精神之舍, 原氣之繫, 男子藏精, 女子繫胞者, 豈漫語哉! 是極歸重于腎爲言, 謂腎間元氣, 人之生命, 故不可不重也. ……越人亦曰 :腎間動氣者, 人之生命, 五臟六腑之本, 十二經脈之根, 呼吸之門, 三焦之原. 命門之義, 蓋本于此. ……命門乃兩腎中間之動氣, 非水非火, 乃造化之樞紐, 陰陽之根蒂, 卽先天之太極. 五行由此而生, 臟腑以繼而成. 若謂屬水屬火, 屬臟屬腑, 乃是有形質之物, 則外當有經絡動脈, 而形于診,《靈》·《素》亦必著之于經也.

정액이 배출될 때에 관문이 있음을 느낄 수 있는데, 이곳은 어디입니까? 객이 이르길 '이것이 바로 명문이 아니겠습니까?'라고 하니, '그렇습니다. 이를 더욱 자세히 설명해 드리겠습니다. 무릇 형체가 아직 생성되기 이전에 남녀가 교합할 때, 남자는 이 문을 통하여 정이 배출되며, 여자는 이 문을 통하여 정을 받아들이고 태아가 다 자라면 또한 여기를 통하여 나오게 됩니다. 정을 배출하고 받아들이는 것이 모두 이 문을 통해서 이니 선천적인 생명의 문호가 아니겠습니까? 신체가 형성되면 삼초의 정기는 모두 여기에 저장됩니다. 그러므로 《금단대요(金丹大要)》에서 '기가 모이면 정이 차고 정이 차면 기가 왕성해진다'고 하였습니다. 양구자(梁丘子)는 '사람의 생명은 정에 달려 있다'고 하였고, 《주옥집(珠玉集)》에서는 '水는 三才의 시초이고 정은 원기의 근원이다'라고 하였습니다. 즉 정이 사라지면 기가 없어지고 기가 없어지면 생명이 끊어지는데, 그 튼튼함과 사라짐이 모두 이 문에서 비롯되니 또한 후천적인 생명의 문호가 아니겠습니까? 다시 《사십사난》에 있는 칠충문을 살펴보면 모두 출입하는 곳을 지칭하는 말입니다. 그러므로 출입하는 곳을 모두 문이라고 말합니다. 이 문은 가장 크게 모이는 곳인데 어찌 이름이 없겠습니까? 이곳이 명문이 아니라면 어디가 명문에 속하겠습니까? 이곳이 바로 명문이니 남자는 정을 저장하고 여자는 태반이 메이는 곳이라 모두 이곳으로 귀착됨이 있으니 천고의 의문이 단번에 풀릴 것입니다."[243]라고 하였다. 그는 《질의록(質疑錄)》에서 한 걸음 더 나아가 "명문은 양신의 중간에 있어 우측에 치우치지는 않으니, 곧 여자 자궁의 문호이다. 자궁은 신장이 정을 저장하는 곳이다. 관원혈과 기해혈 사이에 있으며 남자의 정과 여자의 혈이 모두 여기로 모인다. 이는 선천의 진일원기(眞一元氣)로서 이른바 감(坎:陰) 중의 진양(眞陽)[244]이요, 일신의 생화 근원이다."[245]라고 하였다.

이상의 논술은 장경악이 명문에 대해서 인식한 것 중의 하나이다. 청대 진수원(陳修園)의

---

243) 子宮之下有一門, 其在女者, 可以手探而得, 俗人名爲産門; 其在男者, 于精泄之時, 自有關闌知覺. 請問此爲何處? 客曰 :得非此卽命門耶? 曰 :然也. 請爲再悉其解. 夫身形未生之初, 父母交會之際, 男之施由此門而出, 女之攝由此門而入, 及胎元旣足復由此出, 其出其入, 皆由此門, 謂非先天立命之門戶乎? 及乎旣生, 則三焦精氣, 皆藏乎此. 故『金丹大要』曰:'氣聚則精盈, 精盈則氣盛.' 梁丘子曰 :'人生繫命于精.' 『珠玉集』曰 :'水是三才之祖, 精爲元氣之根.' 然則精去則氣去, 氣去則命去, 其固其去, 皆由此門, 謂非後天立命之門戶乎? 再閱『四十四難』有七衝門者, 皆指出入之處而言. 故凡出入之所, 皆謂之門. 而此一門者, 最爲巨會, 焉得無名? 此非命門 更屬何所? 旣知此處爲命門, 則男子藏精, 女子繫胞, 皆有歸着, 而千古之疑, 可頓釋矣.

244) 坎中의 眞陽 : "坎"은 《周易》 八卦의 하나로서, 《國語・晋語》에서 "坎은 水이다. 坎象은 水이다"라고 하였다. 따라서 坎中의 眞陽이란 水中의 眞陽이란 뜻이다.

245) 命門居兩腎之中, 而不偏于右, 卽婦女子宮之門戶也. 子宮者, 腎臟藏精之府也. 當關元・氣海之間, 男精女血皆聚于此, 爲先天眞一元氣, 所謂坎中之眞陽, 爲一身生化之原.

《의학실재역(醫學實在易)》·《의학삼자경(醫學三字經)》에도 모두 이와 같은 견해가 있으나, 여기서는 언급하지 않는다.

상술한 바를 종합하면 명문에 대한 인식에는 다음과 같은 각기 다른 견해가 있음을 알 수 있다.

① 형태적인 면에서 보면 유형과 무형의 논점이 존재한다. 《난경》에서는 우신(右腎)을 명문으로 여겨 형태가 있다고 하였고, 장경악은 명문을 자궁·정실(精室)로 보아 역시 형태가 있는 것으로 여겼다.

② 부위로 말하자면 우신(右腎)과 양신 및 양신 사이에 존재한다는 설로 구분된다.

③ 기능적인 면에서는 "화를 주관한다(조헌가·장개빈)", "수화를 공동으로 주관한다(장개빈)", "수도 아니고 화도 아니다."·"신(腎) 사이에 있는 동기이다(손일규)"라는 설이 있다. 그러나 그들은 명문의 주요한 생리기능에 대해서는 원칙적으로 엇갈림이 없고, 명문의 생리기능과 腎은 끊임없이 통한다는 인식에도 큰 차이가 없다. 역대 의가들의 명문의 생리기능에 관한 논술을 보면 명문과 신의 생리기능은 일치한다. 신과 명문은 모두 오장의 근본으로 진음(眞陰)과 진양(眞陽)에 속하며, 인체 오장육부의 음은 모두 신음(腎陰)의 자양을 받고 오장육부의 양은 모두 신양(腎陽)에 의해 온후(溫煦)된다. 따라서 신양은 명문의 화이고, 신음은 또한 장경악이 말한 "명문의 수(水)"이며, 신음·신양은 곧 진음·진양 혹은 원음(元陰)·원양(元陽)이다. 고대 의가들이 "명문"이라고 한 것은 단지 신에 있는 음양의 중요성을 강조한 것일 따름이다. 이는 바로 손일규가 《의지서여·명문도설》에서 "진월인은 명문에 정신이 머물고 원기가 매여 있으며, 남자는 정이 저장되고 여자는 포가 매여 있는 곳이라고 두 번씩이나 밝혔으니 어찌 허황된 소리라고 할 수 있는가?"라고 한 것과 같다.

진수원은 《의학실재역(醫學實在易)》에서 "옛 사람들은 이것을 눈〔命門〕이라고 하였는데, 이는 양생가들이 이를 존중하고자 함이었다. 의원들은 원기허탈(元氣虛脫) 증상이 발생하면 관원혈·기해혈에 신속히 뜸을 뜨거나 육계·부자를 복용시켜 이를 기사회생하는 방법으로 삼았으니, 이는 명문을 장부의 반열에 올려놓은 것이 아니겠는가?"[246]라고 하였다.

이처럼 다양한 견해들을 참고로 하여 더욱 깊이 연구해 볼 필요가 있다.

〔부록 2〕 명문(命門) 학설에 대한 연구 ②

246) 故人標此名目, 欲養生家所尊重. 醫者若遇元氣虛脫之證, 或速灸關元·氣海, 或速投肉桂·附子, 以爲起死回生之計, 非以命門乎列臟腑之中也.

(1) 명문학설(命門學說)의 기원

"명문(命門)"이란 용어는 《소문·음양리합론》과 《영추·근결》에서 처음 보인다. 그러나 《내경》에서는 "命門者, 目也"라고 하였으므로 명문학설에서 말하는 "명문"과는 특별한 관계를 찾아볼 수 없다.

《난경》에서 명문학설이 형성되지 않은 이유는 무엇인가? 현대 한의학계에서는 명문학설이 《난경》의 《삼십육난》과 《삼십구난》에서 관련 장부의 관계를 논할 때 "양신은 모두 신이 아니다. 왼쪽 것은 신이고, 오른쪽 것은 명문이다. 명문은 신정이 머무는 곳이요, 원기가 매여져 있는 곳이다. 남자는 이로써 정을 저장하고, 여자는 이로써 포를 얽어매므로 신이 하나임을 알 수 있다."[247]고 하여 명문과 신을 혼동하였다. 또한 《난경》에서는 명문의 생리를 해석함에 있어서 "신은 정기(精氣)를 저장하고 기교가 여기에서 나온다."는 신의 생리기능과 뒤섞어 설명함으로 인해 의가들은 오랫동안 《난경》의 좌신우명문설(左腎右命門說)을 연용하였고, 명문의 생리와 병리를 신에 예속시켜 명문학설이 형성되지 않았다.

(2) 명문학설의 형성

근대 학자들은 명문학설이 금원 시기에 "상화(相火)"의 메커니즘을 깊이 연구하고, 아울러 상화의 생리병리를 신·명문과 연결시키면서부터 점차적으로 발전·형성되었다고 본다. 일부 학자들은 주진형(朱震亨)을 "상화론(相火論)"의 완성자로, 유완소(劉完素)를 명문학설의 창시자로 보고 있고, 일부 학자들은 명문학설은 도가 양생이론의 영향을 받아서 점차적으로 발전하였음을 강조하고 있다.

《내경》에서부터 남송 시기 엄용화(嚴用和)의 《제생방(濟生方)》에 이르기까지 각 의가들의 저서에는 상화(相火)의 생리병리 및 이에 관한 논술이 없는 것으로 보아, 절대다수의 학자들은 《소문·천원기대론》의 "君火以明, 相火以位"[248]와 "少陽之上, 相火主之"[249]라는 천

---

247) 兩腎者, 非皆腎也, 其左者爲腎, 右者爲命門. 命門者, 神精之所舍, 原氣之所繫也. 男子以藏精, 女子以繫胞, 故知腎者一也.

248) 君火以明, 相火以位 : 君火〔心火〕는 상부에 위치하여 태양이 天道를 밝히는 것과 같이 인체에 있어서는 心에 속하며 神明이 이곳에서 나온다. 相火〔腎火〕는 하부에 위치하여 源泉을 따뜻하게 함으로써 만물을 생양하므로 인체에 있어서는 腎에 속하며, 元陽이 이곳에 위치한다.

249) 少陽之上, 相火主之 : 少陽〔心火〕은 위에서 아래의 相火〔腎火〕를 주관한다. 이는 運氣의 변화를 인

(天)의 육기설(六氣說)에 머물러 있었다고 볼 수 있다.

북송의 전을(錢乙)은 《소아약증직결》에서 "간에는 상화가 있는데 사함은 있지만 보함은 없다."[250]고 하였고, 남송의 엄용화는 《제생방》에서 "신기가 만일 왕성하면 단전의 화가 상부의 비토를 훈증하여 비토가 온화해지고 중초가 저절로 다스려진다."[251]고 하였다. 이로 보아 오랫동안 상화의 생리·병리에 관한 연구가 그다지 깊지 않았으며, 또한 상화를 신·명문과 결합하여 연구한 바도 없었음을 알 수 있다.

금원 시기에 이르러 유완소는 《소문병기기의보명집(素問病機氣宜保命集)·병기론(病機論)》에서 "좌신은 수에 속하는데 남자의 정이 저장되어 있고 여자는 포가 매여져 있으며, 우신은 화에 속하는데 삼초를 흐르며 성쇠의 이치가 여기에 달려 있다. 7절(제2요추와 제3요추의 돌기 사이에 있는 독맥의 명문혈 부위)의 측면에 있고 중앙에는 소심이 있는데 이를 명문상화라고 한다."[252]고 명확히 제기하여 최초로 상화를 신·명문과 관련시켜 연구하였으며, 우신명문의 속성이 화임을 확정하였다.

주진형은 《격치여론·상화론》에서 상화(相火)의 생리병리에 관해 "하늘은 만물의 생성을 주관하므로 항상 움직인다. 사람도 이와 같은 생성이 있으므로 또한 항상 움직인다. 항상 움직이는 상태에 있음은 모두 상화의 행위이다."[253]라고 더욱 자세히 설명하였고, 또한 "천은 이 화가 아니고서는 만물을 생성할 수 없고, 사람은 이 화가 아니고서는 생성이 있을 수 없다."[254]고 하였다. 병리방면에 있어서는 상화가 망동할 경우의 위험성을 더욱 강조하여 "화가 망동하면 그 변화를 짐작할 수 없으며 시시각각으로 진음을 달구는데, 음이 허해지면 발병하고 음이 끊어지면 죽는다."[255]고 하였다.

(3) 명문학설의 발전

진신민(陳新民)은 1960년에 명문학설에 관한 논쟁을 비교적 체계적으로 귀납하여

체에 적용하여 해석한 것이다.

250) 肝有相火, 有瀉而無補.

251) 腎氣若壯, 丹田火經上蒸脾土, 脾土溫和, 中焦自治.

252) 左腎屬水, 男子以藏精, 女子以繫胞; 右腎屬火, 游行三焦, 興衰之道由于此. 故七節之旁, 中有小心, 是言命門相火也.

253) 天主生物, 故恒于動. 人有此生, 亦恒于動. 其所以恒于動, 皆相火之爲也.

254) 天非此火, 不能生物. 人非此火, 不能有生.

255) 火起于妄, 變化莫測, 無時不有, 煎熬眞陰, 陰虛則病, 陰絶則死.

"우신설(右腎說)"·"신간설(腎間說)"·"양신설(兩腎說)"·"기능설(機能說)"의 네 가지로 분류하였다.

① "우신설"은 《난경》에서 비롯되었는데, 명대 이전의 의가들은 대부분 이 설을 따랐다.

② "신간설"은 명문계를 양신의 외부에 독립된 기관으로 보았다. 명대의 조헌가는 "七節之旁, 中有小心"이라고 하였고, 장경악은 《유경부익·진음론》에서 "신에는 정실이 있는데, 이것을 명문이라 한다."고 하였다.

③ "양신설"은 명대의 우단이 대표적이다. 그는 《의학정전》에서 "대저 양신은 같은 것으로서 진원의 근본이며, 선천[性命]에 관계된 것으로서 비록 수의 장이라고 하나 실제로는 상화가 그 속에 머물러 있다. ……나는 양신을 모두 명문으로 생각한다."[256]고 하였다.

④ "기능설"은 명문이 선천의 화(火)이고 무형의 화(火)라고 보는 것인데, 청대 진사탁의 《석실비록》이 이를 대표하는 책이다. 현대의 왕신화(王新華)·서휘광(徐輝光) 등도 명문은 실제로는 신기능의 하나로서 단순히 어떤 해부 부위나 실질적인 기관이 아니고 양신을 총칭하지도 않는다고 주장하였다.

명문학설의 논쟁에 관하여 가득도(賈得道)는 "명문이란 해부 부위에 구애될 필요가 없으며, 중요한 것은 논쟁하는 가운데 명문의 생리기능이 더욱 발전하였음을 알아야 한다는 것이다."라고 하였다.

명문의 생리기능에 관하여 가득도는 "① 명문과 신은 하나이면서 둘이고 둘이면서 하나로서 서로 불가분의 관계에 있다. ② 신은 수를 주관하고 명문은 화를 주관한다. 신수(腎水)는 진수(眞水)·진음(眞陰)·원음(元陰)이라고도 하며, 명문화(命門火)는 상화(相火)·진화(眞火)·진양(眞陽)·원양(元陽) 이라고도 한다. 이들은 상호 작용하는 생명의 근본이자 생화의 근원이다. ③ 명문의 화는 신수를 따뜻하게 하고 비위와 방광을 데워 음식물을 운화하며 진액을 수포한다. ④ 명문의 화는 동적인 것을 주관하므로 명문의 화가 지나치게 성하면 성욕을 충동하여 양거(陽擧)·설정(泄精) 혹은 양강불도(陽强不倒: 즉 木腎症) 등의 증상이 나타나서 음정을 손상시킨다."고 개괄하였다. 그러나 일부 학자들은 신음·신수·진음 간에는 구별이 있으므로 뒤섞어서 한꺼번에 언급할 수 없다고 하였다.

256) 夫兩腎同爲眞元之根本, 性命之所關, 雖爲水臟, 而實爲相火寓乎其中, ……愚意兩腎總號命門.

제2절 육부(六腑)

육부의 腑는 원래 "府"로 표기하여 "府庫(부고)·창고"[257]의 의미를 나타낸다. 부(腑)에는 담(膽)·위(胃)·대장(大腸)·소장(小腸)·방광(膀胱)·삼초(三焦)의 6가지가 있으므로 합칭(合稱)하여 육부라고 하는데, 膽은 기항지부(奇恒之腑)로 들어가므로 다른 오부의 생리기능과는 다르며, 삼초(三焦)는 심포(心包)와 마찬가지로 서양의학에서는 없는 말이다. 창고는 물건이 들어가서 오래 머무르지 못하고 곧 나가는 것처럼 육부의 공통된 생리기능은 수곡(水穀)을 전화(傳化)하고 精氣를 저장하지 않는 것이다(단 膽은 제외). 그러므로 《소문·오장별론》에 "대저 胃·大腸·小腸·三焦·膀胱, 이 다섯 가지는 天氣가 生한 것으로, 그 氣가 하늘을 본 뜬 까닭에 쏟아내고 저장하지 않는다. 이것들은 오장의 탁기(濁氣)를 받아들이니 이름을 '전화(傳化)의 부(腑)'라고 하는데, 이것들은 (받아들인 것을) 오래 머무르도록 할 수 없어 (다른 곳으로) 전수(轉輸)하고 쏟아내는 것들이다."[258]라고 말하고 이어서 "육부는 음식물을 傳化하고 저장하지 아니하므로 채우기는 하지만 충만할 수는 없다."[259]라고 말하여 육부의 생리기능을 고도로 개괄하였다. 여기서 "전화(傳化)"라고 한 것은 음식물의 수납(受納), 부숙(腐熟)[260], 소화(消化), 흡수(吸收) 및 배설(排泄)을 모두 포괄하는 말이다. 이를 《영추·위기(衛氣)》에서는 "육부는 水穀을 받아들여 소화된 것을 行하여지게 하는 것이다."[261]라고 말했고, 또 《영추·본장》 에서는 "육부는 수곡을 전화하여 (영양물질인) 진액을 (전신으로) 행하여지게 하는 것이다."[262]라고 표현하였다. 이른바 "傳化物而不藏", "實而不能滿" 등은 모두 인체 내에서 음식물이 오래 머무를 수 없고 육부가 이를 소통시킴을 설명한 것이다. 따라서 육부는 반드시 통창(通暢)함을 유지해야 하므로 잘 通하는 것이 順調로운 것이며, 만약 전도실상(傳導失常)하여 수곡조박(水穀糟粕)이 체내에 정체

---

257) 부(腑):원래는 "府"로 표기했는데, 《설문해자》 에서는 "부(府)는 문서를 저장하는 곳이다(府, 文書藏也)"라고 하였고, 《옥편》 에서는 "부(府)"를 "모으다.", "물건을 보관하다."라고 설명하였다.

258) 夫胃大腸小腸三焦膀胱, 此五者, 天氣之所生也, 其氣象天, 故瀉而不藏, 此受五藏濁氣, 名曰傳化之府, 此不能久留輸瀉者也.

259) 六府者, 傳化物而不藏, 故實而不能滿也:여기서 "實而不能滿"은 음식물이나 대소변이 장기를 채울 수는 있지만 정기가 충만할 수는 없다는 뜻이며, "瀉而不藏"은 소화되고 남은 찌꺼기인 대소변을 쏟아내기는 하지만 精氣를 저장하지는 못한다는 의미이다.

260) 부숙(腐熟) : 음식물이 위에 들어가서 위액과 섞이면서 으깨져서 소화, 흡수되기 좋게 변화시키는 과정 또는 작용.

261) 六府者, 所以受水穀而行化物者也.

262) 六府者, 所以化水穀而行津液者也.

(停滯)되어 배설이 순조롭지 못하게 되면 대부분 대소변 불통이나 복창(腹脹) 등의 실증(實證) 병변(病變)을 형성하게 된다.

음식물은 구강으로부터 식도로 들어가 위와 장의 소화 운동을 거쳐 그 정미가 흡수되며, 찌꺼기는 항문을 통해 체외로 배설된다.

소화관에는 일곱 관문이 있는데, 이를 《난경》에서는 "칠충문(七衝門)"이라 하였다. 예를 들면 《난경 · 사십사난》에서 "칠충문은 어디인가? 입술은 비문이요, 치아는 호문이며, 회염(會厭:후두개)은 흡문이며, 위는 분문이고, 태창〔胃〕 하구는 유문이며, 대장과 소장이 만나는 곳은 난문이고, 가장 아래 부분은 백문〔肛門〕이다. 따라서 칠충문이라 한다."[263]고 하였다.

"칠충문(七衝門)"의 명칭에 대하여 청대의 섭림(葉霖)은 《난경정의(難經正義)》에서 비교적 상세한 주석을 달았다. 즉 "충(衝)이란 중요한 통로이며, 문은 문턱이다. ……입술을 비문(飛門)이라고 하는 것은 '비(飛)'가 옛날의 '비(扉:사립문 · 문짝)'와 통하기 때문이다. 치아는 호문(戶門)이고 입술은 그것의 문짝〔扇〕이기 때문에 비문(飛門)이라 한다."고 하였다. 《영추 · 우에무언》에서도 "입술은 소리가 나오는 문짝과 같다."고 하였는데 바로 이러한 뜻이다. 회염(會厭)을 흡문(吸門)이라 하는 것은 회염에서 음식물을 모으기도 하고 가릴 수도 있어 기도로 들어가는 것을 막기 때문이다. 흡문(吸門)이란 흡수하는 곳이며 소리가 나오는 곳이므로 호흡의 문호라 한다. 위를 분문(賁門)이라 하는 것은 위가 마치 창고와 같이 음식물을 모으기 때문에 큰 창고(太倉)라고 하는데, 분(賁)은 빠르다는 뜻이니 분문이 위의 상구(上口)에 있어 음식물이 빠르게 태창으로 들어오는 것을 비유한 것이다. 위의 하구(下口)에 소장과 접해 있는 부분을 유문(幽門)이라 하는데 이는 칠충문의 위아래 입구에서 멀리 떨어진 깊은 곳에 있기 때문이다. 대장과 소장이 만나는 곳을 난문(闌門)이라 하는데, 소장의 아래 부분과 대장의 윗부분은 음식물의 정미와 찌꺼기가 나뉘어지는 곳이다. 가장 아래 부분인 항문을 백문(魄門)[264]이라 한다. 이렇듯 "칠충문"이라 명명한 것에는 일정한 의미가 있다.

오늘날 인체해부학상의 소화관 명칭은 《난경》의 "칠충문(七衝門)"에 대한 명명과 일치한다. "칠충문" 중 어느 문에서 병변이 발생하는가에 따라 음식물의 수납 · 소화 · 흡수 · 배설이 영향을 받게 된다. 그러므로 "칠충문"은 인체의 소화 체계에서 중요한 생리적 의의를 지닌다.

육부의 주요 기능은 음식물의 전화이며, 그 특징은 차되 가득하지는 않는 것이다. 그러므

263) 七衝門何在? 脣爲飛門, 齒爲戶門, 會厭爲吸門, 胃爲賁門, 太倉下口爲幽門, 大腸小腸會爲闌門, 下極爲魄門, 故曰七衝門也.

264) "백문(魄門)"의 "백(魄)"은 "박(粕:찌꺼기)"과 통한다. 음식물의 찌꺼기가 나가는 문이란 뜻이다. 일설에는 사람이 죽을 때 혼백이 항문을 통해 빠져나가기 때문에 백문이라고 했다고 한다.

로 《임증지남의안·비위》에서 "장은 잘 저장해야 하고, 부는 잘 통해야 하므로 장과 부의 기능은 각각 다르다. ……비기는 상승해야만 운화가 정상적으로 진행되고, 위기는 하강해야만 조화롭게 된다."[265] 고 하였다. 또한 《임증지남의안·일격반위》에서 "위는 부이며 양에 속하므로 소통시키는 것으로써 보를 삼는다."고 하였다. 임패금은 《유증치재·내경종요》에서 "육부는 전화하여 저장하지 않고 채우되 가득하지는 않으므로 소통시키는 것으로써 보를 삼는다."[266] 고 하였다. 이로써 "이통위보(以通爲補)"의 함축적 의미를 이해할 수 있을 것이다. 六腑의 "通"과 "降"은 정상적인 생리현상으로 만약 너무 과하거나 부족하면 발병한다.

一. 담(膽)

담(膽)은 육부의 하나로서 기항지부에 속한다. 담은 주머니 모양으로 간의 단엽(短葉) 사이에 있으며 간과 이어져 있다. 《난경·사십이난》에서 "담은 간의 단엽 사이에 있으며, 무게는 2냥 3수(銖)이고 담즙 3홉을 담고 있다."[267] 고 하였다. 담은 간과 경맥으로 서로 낙속(絡屬)되어 불가분의 표리 관계를 이룬다. 그러므로 《영추·본장》에서 "간합담(肝合膽)"[268] 이라 하였다.

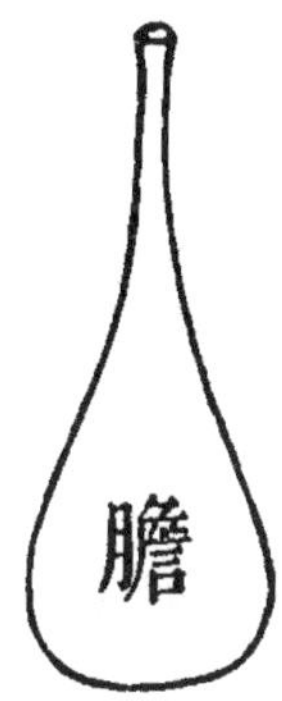

담의 주요 기능은 담즙의 저장과 배설을 통해 음식물의 소화를 돕는 데 있다. 또한 《소문·영란비전론》에서는 "담은 중정지관으로서 결단이 이곳에서 나온다."[269] 고 하였다.

1. 담즙의 저장과 배설

---

265) 臟宜藏, 腑宜通, 臟腑之體用各殊也. ……脾宜升則健, 胃宜降則和.

266) 六腑傳化不藏, 實而不能滿, 故以通爲補焉.

267) 膽在肝之短葉間, 重三兩三銖, 盛精汁三合.

268) 간합담(肝合膽) : 肝과 膽은 서로 긴밀한 관계를 가지고 있어서 생리상으로나 병리상으로나 서로 영향을 미치는 관계에 있다는 말이다. 따라서 간이나 담의 질병을 치료할 경우에도 때로 이러한 "相合" 관계를 통해 상호영향을 미친다. 예컨대 肝陽이 지나치게 亢盛하면 조급해 하고 화를 잘 내는데, 膽火를 瀉하거나, 膽火를 瀉하는 약물을 사용하여 간을 안정시킬 수도 있다.

269) 膽者, 中正之官, 決斷出焉.

담즙은 간에서 생성되어 담에 저장되고, 성질은 차고 맛이 쓰며 황록색을 띤다. 음식물을 소화하는 과정에서 소장으로 흘러 들어가 비위의 운화를 돕는다. 담즙은 간장에서 나온 것으로 맑고 깨끗한 액이다. 그러므로 《영추・본수》에서 "膽者, 中精之府", 《난경・삼십오난》에서는 "중정지부(中淨之府)", 《천금요방》에서는 "중청지부(中淸之府)"라 하였다. 장경악은 《유경・장상류》에서 "담은 중정지관으로서 맑고 깨끗한 액을 가지고 있으므로 중정지부라 한다. 다른 부에서 가지고 있는 것은 모두 탁하나 이것만은 유독 맑다."[270] 고 하였다.

담(膽)은 간의 정기(精氣)에서 화생한 것으로서 《동의보감・담부・담형상》에서 "담의 색은 검푸르고, 형상은 표주박을 메달아 놓은 것 같으며, 간의 단엽 사이에 붙어 있고 무게는 2냥 3수(銖)이다. 가득 찼을 때는 담즙 3홉이 들어 있고 출입하는 규가 없다. 간의 남아도는 기가 담으로 넘쳐서 정즙을 형성하는데, 내부에 담즙을 저장하되 외부로 배설하지 않으므로 사물을 뚜렷하게 볼 수 있는데, 이는 청정지부로서 능히 눈으로 통하기 때문이다."[271] 고 하였다. 담즙은 소장으로 흘러 들어가며 간의 소설기능에 의해서 조절된다. 그러므로 담즙의 분비와 배설은 간의 소설기능과 밀접한 관련이 있다.

간의 소설기능이 정상이면 담즙이 정상적으로 분비되고, 비위의 소화・흡수기능도 왕성해진다. 간의 소설기능이 실조되면 간기가 울결되어 담즙이 순조롭게 분비되지 못하므로 흉협부위가 창만하고 아프며, 비위의 운화 기능에도 영향을 미쳐 식욕부진・복부창만・대변당박(大便溏薄) 등의 증상이 나타나며 느끼한 음식을 싫어하게 된다. 만약 간의 승설(升泄)이 지나치면 간기가 상역하거나 간화(肝火)가 치솟아 담즙의 상역을 야기하므로 흉협창만동통 외에도 입안이 쓰고 황록색의 신물을 토하게 된다. 담즙이 외부로 넘치면 황달이 나타난다. 반대로 어떤 원인에 인해 담즙의 분비에 장애가 발생하면 간의 소설기능에 영향을 미치므로 간병이 발생하게 된다.

2. 결단을 주관한다

《소문・영란비전론》에서는 "담은 중정지관으로서 결단이 이곳에서 나온다."고 하였다. "담주결단(膽主決斷)" 즉 담이 사물을 판단하여 결정을 내리는 기능은 사유활동의 범주에 속한다. "중정(中正)"이란 사물을 대함에 있어 치우침이 없어 공평무사함을 뜻한다. 간과 담은

270) 膽爲中正之官, 藏清淨之液, 故曰中精之府. 蓋以他腑所盛皆濁, 而此獨清也.

271) 其色玄, 其形如懸瓠, 附肝之短葉間, 重二兩三銖, 盛精汁三合, 無出入竅. 肝之餘氣溢於膽, 聚而成精, 由是內藏精而不泄外, 視物而得明, 爲清淨之府, 能通於眼目.

표리관계이므로 간은 장군지관(將軍之官)으로서 모려(謀慮)를 주관하지만 결단은 반드시 담이 주관한다. 그러므로 《소문 · 기병론》에서는 "간은 장군지관으로서 모려를 주관하고, 담은 중정지관으로서 결단을 주관한다. ……이에 사람은 늘 사려하는 바가 많아도 결단력이 부족한 까닭에 담이 허해지고 담즙이 위로 넘쳐 입안이 쓰게 된다."라고 하여 간담의 상호작용과 담의 사유활동을 설명하였다. 장경악은 《유경 · 장상류》에서 "담은 강한 성질을 가지고 있어 중정지관이라 하는데, 결단을 주관하는 곳이다. 담은 간에 부속되어 있어 상호 표리관계를 이루므로 간기가 비록 강하다 할지라도 담 없이는 결단하지 못하니, 간과 담이 서로 협조하여 용감하게 되는 것이다."라고 하였다.

3. 담기(膽氣)는 승발(升發)을 주관한다

육부의 공통적인 특징은 하강함으로써 조화를 이루고 소통하는 것을 그 기능으로 한다는 데 있다. 간담의 분비와 배설은 소통과 하강에 의존하는데, 소통과 하강기능이 실조되면 여러 가지 병변이 발생한다.

"담기주승(膽氣主升)"에 대하여 이동원은 《비위론》에서 담을 "춘승지기(春升之氣)"라고 하여 《소문 · 육절장상론》의 "凡十一臟皆取決於膽"을 인용하였는데, 많은 의가들이 이에 따랐다. "담기주승(膽氣主升)"이란 담기가 인체 기기의 승강출입 운동 속에서 승발작용을 주관하는 것을 가리킨다. 《소문 · 육절장상론》에서 "대저 11장기의 기능은 모두 담기의 승발에 달려 있다."[272]고 한 것은 "담주승발(膽主升發)"을 의미하는 것으로 봄날에 소양이 발생하는 기운에 비유한 것이다. 즉 봄에 생기가 돌면 만물이 생장하고, 담기가 승발하면 각 장부가 정상적인 활동을 하게 된다는 의미이다.

이동원은 《비위론 · 비위허실전변론》에서 비위의 질병을 일으키는 주요 원인 중의 하나가 바로 "담기불승(膽氣不升)"이라 하였다. 그는 "담이란 소양춘승(少陽春升)의 기와 같아 봄기운이 이르면 만물이 편안해지듯, 담기가 이르면 나머지 장도 이를 따르나, 담기가 상승하지 않으면 설사 · 장벽(腸澼:이질의 일종) 등의 증상이 발생한다."고 하였다. 후대의 심금오(沈金鰲)는 《잡병원류서촉 · 담병원류》에서 "그러므로 11장기는 모두 담기에 힘입어 조화를 이룬다."고 하였다.

장지총(張志聰)은 《소문집주 · 육절장상론》의 주에서 "담은 갑자(甲子)를 주관하며 오운육

272) 凡十一臟取決於膽也.

기의 첫머리이다. 담기가 상승하면 11장부의 기가 모두 상승하므로 담에 달려 있다고 하는 것이다."라고 하였다. 이로 볼 때 의가들은 대부분 "담은 소양에 귀속되는데 소양은 막 생겨나는 양이므로 담기는 순조롭게 상승해야 한다."는 견해를 가졌음을 알 수 있다. 그러나 실제로 담은 간에 귀속되어 간의 소설작용에 의지하고 있으며, 그 메커니즘은 기본적으로 일치한다.

4. 용겁(勇怯)을 주관한다

인간의 용맹스러움과 나약함은 담기의 허실과 밀접한 관련이 있다. 담은 담즙을 분비·배설하여 소통시키는 작용을 하며, 음식물의 소화를 도우므로 육부의 하나에 속한다. 그러나 담은 맑고 깨끗한 담즙(精汁)을 저장하는 곳이지 결코 음식물을 전화하는 통로가 아니다. 따라서 위·장·방광 등의 부와 구분되므로 "기항지부"라고 한다.

二. 위(胃)

위(胃)는 횡격막 아래에 위치하며 위로는 식도와 연결되어 있고 아래로는 소장과 통한다. 위의 상구를 "분문(賁門)"이라 하고, 하구를 "유문(幽門)"이라 한다. 위는 상·중·하부로 나뉘어지는데, 위의 상부를 상완(上脘:賁門 포함), 중앙부를 중완(中脘:위의 몸체), 하부를 하완(下脘:幽門 포함)이라 한다. 《내경》에서는 소장·대장의 기능을 위(胃)에 포함시키기도 하여 《영추·본수》에서 "대장과 소장은 모두 위에 속한다."고 하였다. 장중경도 《상한론》에서 "胃中有燥屎"라 하여 대장과 소장을 胃라고 통칭하였다. 여기서의 위는 장을 가리키는 것이다.

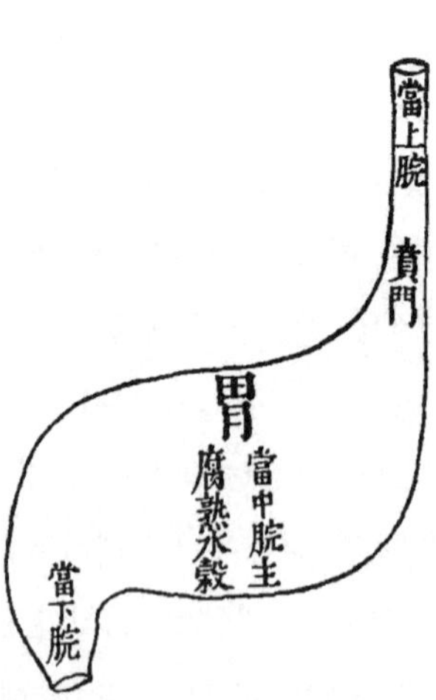

고대의 의가들은 위(胃)의 크기·형태·위치·중량 등에 대해 기록한 바가 있다. 胃의 형태에 대해 《영추·장위》에서는 "위는 굽어져 있는데 펼친 길이는 2.6척이고 둘레는 1.5척이며 직경은 5촌이다."[273]라고 하여 위를 외형이 주름진 주머니 모양의 기관으로 설명하였

다. 근대에 측정한 바로는 약 40㎝로서 주대(周代)의 2.6척(약 52㎝)과 비교해서 약간 짧지만 큰 차이는 없는 것으로 보아 고대인들이 실제로 관찰하고 측량하였음을 알 수 있다. 명대의 이천은《의학입문 · 위부부》에서 "위의 별칭을 태창이라 하며 속칭으로는 두(肚)라 한다. 위로는 식도와 통하여 그 삼키는 것을 받아들이고, 아래로는 소장과 접하여 그 소화한 것을 전도한다. 용량은 3말 5되이며 그 속에 남아 있는 양 역시 이와 같다."[274]고 하였다. 위의 주요한 기능은 음식물을 받아들이고 부숙(腐熟)하는 것인데, 위는 하강함으로써 조화를 이룬다.

1. 위는 수납(受納)을 주관한다

수납(受納)은 접수 · 수용 즉 "받아들이다."의 뜻이다. "위주수납(胃主受納)"이란 위에 소화관 가운데서 음식물을 받아들이는 작용이 있음을 가리킨다. 음식물을 섭취하면 우선 구강을 거쳐 식도를 통해 위로 들어간다. 위(胃)에서는 음식물을 일정 시간 저장하면서 첫 단계의 소화작용[275]을 행하므로 "수곡지해(水穀之海)" · "태창(太倉)" · "창름지관(倉廩之官)"이라고 한다.

위의 수납량에 대하여《영추 · 평인절곡》에서는 "3말 5되의 음식물을 받아들일 수 있는데, 그 중 항상 2말의 음식물과 1말 5되의 물이 남아 있어 위를 채우고 있다."[276]고 하였다.

《영추 · 옥판》에서 "인체가 기를 받는 것은 음식물이고 음식물이 주입되는 곳은 위이니, 위는 음식물과 기혈의 바다이다."[277]라고 한 것처럼 위의 수납 기능은 중요한 의미를 가진다. 《소문 · 오장별론》에서는 "위는 음식물의 바다로서 육부의 원천이다. 오미가 입으로 들어가면 위에 머물면서 오장에 영양을 공급한다. ……오장육부의 수곡정미는 모두 위로부터 나온다."[278]고 하였고,《영추 · 오미》에서는 "음식물이 반나절 이상 들어가지 않으면 기가 쇠약해지고

---

273) 胃紆曲屈, 伸之, 長二尺六寸, 大一尺五寸, 徑五寸.

274) 胃號太倉, 俗呼爲肚, 上透咽門, 而受其所呑, 曲接小腸, 而傳其所腐, 容三斗五升, 而留亦如之.

275) 胃에서의 소화과정은 胃壁筋肉에 의한 기계적인 소화와 胃液에 의한 화학적인 소화로 이루어진다.

276) 受水穀三斗五升, 其中之穀常留二斗, 水一斗五升而滿. ※ 이 시대의 용량은 오늘날의 약 10분의 1에 해당한다. 따라서 3말 5되를 오늘날의 도량형으로 계산하면 6.79ℓ(3되 8홉) 정도가 된다.

277) 人之所受氣者, 穀也. 穀之所注者, 胃也. 胃者, 水穀氣血之海也.

278) 胃者, 水穀之海, 六腑之大源也. 五味入口, 藏於胃以養五臟氣……是以五臟六腑之氣味, 皆出於胃.

하루 동안 들어가지 않으면 기가 부족해진다."[279]고 하여 음식물을 받아들이는 위가 전신에 영양을 공급하는 원천임을 설명하였다. 결론적으로 위의 수납기능이 정상이면 기혈의 원천도 충분하고, 이와 반대되는 상황이 발생하면 그 원천이 결핍됨을 알 수 있다.

2. 음식물〔水穀〕의 부숙(腐熟)을 주관한다

음식물은 위(胃)에서 초보적인 소화를 거쳐 죽처럼 걸쭉하게 되므로 "부숙수곡(腐熟水穀)"이라 한다. 《영추・영위생회》에서는 "중초여구(中焦如漚)"[280]라 하여 부숙된 음식물은 마치 퇴비를 물에 담가 놓은 것과 같다고 묘사하였으며, 《난경・삼십일난》에서는 "중초는 위부의 중완에 위치하여 상하 어느 쪽으로도 치우치지 않으며 음식물의 부숙을 주관한다."[281]고 하였다.

음식물이 위로 들어가 초보적 소화단계인 "부숙(腐熟)" 과정을 거친 후 그 정미는 위에서 비로 보내진다. 비는 위의 진액을 운행하고 음식물의 정미를 폐 및 전신으로 보낸다. 대부분의 음식물은 위의 통강(通降) 작용을 거쳐 소장으로 보내진 다음 한층 더 소화된다.

장상학에서는 위의 부숙(腐熟) 작용을 매우 중요시하였다. 예컨대 《영추・영위생회》에서 "중초의 기 역시 위의 상구에서 나오는데, 상초의 기가 나온 후에 나온다. 중초는 음식물을 받아들이면 찌꺼기를 비별(泌別)하고 진액을 증발시키는 소화흡수 과정을 거치며, 그 속에서 화생된 정미는 폐맥으로 보내져 혈액으로 화생된 후 전신을 영양하니, 이보다 귀중한 것은 없다."[282]고 하였고, 《영추・사객》에서 "음식물은 위로 들어가 소화 흡수되는데, 그것은 찌꺼기(糟粕)・진액・종기(宗氣)[283] 세 가지로 나뉜다."[284]고 하였다. 이는 음식물이 胃

279) 穀不入半日則氣衰, 一日則氣少矣.

280) 『靈樞・營衛生會篇』에서 나온 말로 비위의 소화 전도작용을 뜻한다. 비위는 음식물의 소화를 주관하여 정미를 흡수하고 진액을 蒸化해서 영양물질을 폐맥의 輸布를 통해 營氣로 화생시킨다. 이는 퇴비를 물에 담가 놓은 것과 같이 음식물을 고루 변화시키는 까닭에 나온 말이다.

281) 中焦者, 在胃中脘, 不上不下, 主腐熟水穀.

282) 中焦, 亦幷胃中, 出上焦之後. 此所受氣者, 泌糟粕, 蒸津液, 化其精微, 上注於肺脈, 乃化而爲血, 以奉生身, 莫貴於此.

283) 宗氣 : 음식물이 화생하는 營衛之氣와 흡입된 大氣가 결합하여 胸中에 축적되는 氣이다. 宗氣에는 두 가지 큰 기능이 있는데, 하나는 喉嚨에서 나와 호흡을 하는 것으로 이는 언어・소리・호흡의 강약과 관련된다. 다른 하나는 心脈에 貫注되어 氣血을 운행시킨다. 무릇 氣血의 운행, 肢體의 寒溫과 활동능력은 대개 宗氣와 유관하다.

284) 五穀入於胃也, 其糟粕・津液・宗氣分爲三隧.

에서 초보적인 소화를 거친 후 일부 정미물질이 흡수되어 기혈 생화의 근원이 됨을 설명한 것이다.

3. 통강(通降)을 주관한다

위(胃)는 하강함으로써 조화를 이루는데, 음식물이 위에서 부숙된 후 소장으로 들어가면 소장에서 비별청탁(泌別淸濁)[285]된다. 그 중 정미물질은 비의 전수(轉輸)를 통하여 각 장부조직을 영양하며, 찌꺼기는 대장으로 내려가 변이 되어 항문을 통해 배설된다. "위주통강(胃主通降)"이란 위에 있던 음식물이 소장·대장을 거쳐 대변으로 배설되는 생리작용을 가리킨다. 그러므로 《영추·평인절곡》에서 "음식물이 위에 가득 차면 장이 (찌꺼기를 배설하여) 비고, (위에서 소화되어 내려온 음식물이) 장에 가득 차면 위가 빈다. 번갈아 비고 번갈아 차므로 기가 상하로 소통되는 것이다."라고 하여 위의 통강작용이 기기의 승강조절에 중요한 의의가 있음을 설명하였는데, 이것이 바로 섭천사가 《임증지남의안·비위》에서 "위기는 마땅히 하강해야 조화를 이룬다(胃宜降則和)"고 한 근거이다. 따라서 어떤 원인이 위의 통강작용에 영향을 미쳐 위기가 울결되면 식욕감퇴·중완창만·변비가 발생하며, 심하면 위기가 상역하여 트림·구토 등의 증상이 나타난다.

장중경은 《상한론》에서 "위가실(胃家實)"[286]에 〔대소승기탕(大小承氣湯)〕을 상용하였는데, 이 역시 위기의 하강을 촉진시키기 위한 것이므로 "승기(承氣)"라고 명명하였다. 성무기(成無己)는 《상한명리론(傷寒明理論)》에서 "承은 順이다. 위기가 울체되어 막히면 찌꺼기가 쌓여 내부가 실해지는데, 이는 정기가 순조롭게 통하지 않기 때문이다. 탕으로 이를 씻어 내려 막힌 것을 소통시키면 정기가 순조롭게 소통되므로 '승기(承氣)'라 이름하였다."고 하였다. 이는 〔승기탕(承氣湯)〕에 위기를 하강시키는 작용이 있음을 설명한 것이다.

위의 수납(受納)·부숙(腐熟)·통강(通降) 작용은 위에서 음식을 소화하는 순차적인 과정으로서, 만약 이 순서가 파괴되면 胃의 각종 기능이 실조되어 여러 가지 질병이 발생한다. 이 밖에 "위기(胃氣)"에 대하여 설명하면, "위기"라는 말은 《소문·평인기상론》에서 "건강한 사람의 정기는 위로부터 부여받는데, (위는 음식물의 바다로서 인체의 기혈을 화생하는 근

285) 淸濁이란 精微와 糟粕을 뜻하며, 泌別이란 이를 분별한다는 의미이다.

286) 胃家實 : 『傷寒論』에 있음. "胃家"는 胃와 大小腸의 약칭이다. 胃家實은 邪熱이 陽明經에 울결하므로 인해 津液이 손상되어 나타나는 증후이다. 땀을 많이 흘리고 脈이 洪大하며, 壯熱, 煩渴 등의 증상이 나타나며, 熱邪와 腸 속의 便이 결합하여 潮熱便秘·腹痛拒按 등의 증상이 나타난다.

원이므로) 위기는 건강한 사람이 늘 가지고 있어야 하는 기〔常氣〕이다. 인체에 위기가 없어지는 것을 역(逆)이라 하는데, 역이 발생하면 죽는다."287) 고 한데서 처음 나타난다.

《소문・평인기상론》에서 말하는 "위기"의 본의는 맥상에서의 "위기"를 가리킨다. 또한 《소문・옥기진장론》의 "맥이 약하나 滑하면 胃氣가 있는 것이다(脈弱以滑, 是有胃氣)"와 《영추・종시》의 "곡기가 이르면 천천히 조화를 이룬다(穀氣來也徐而和)"에서 말하는 맥상에도 위기의 맥이 있다는 뜻이다.

비위의 운화기능은 "후천지본(後天之本)"288) 이므로 역대 의가들은 이를 매우 중시하였다. 특히 이동원이 비위원기지설(脾胃元氣之說)을 창시한 이래 《소문・평인기상론》의 "위기"에 대한 설, 즉 "오장육부는 모두 위에서 기를 받는다."는 설을 대대적으로 인용하여 위기를 생명의 근본으로 여겼다. 위기의 성쇠와 유무는 인체의 건강 여부나 생명의 존망과 관계된다. 유가언(喩嘉言)은 《의문법률・선철격언》에서 "위기가 강하면 오장의 활동이 왕성해지고, 위기가 약하면 오장이 쇠약해진다."고 하였다.

일반적으로 어떠한 종류의 질병이든지 위기가 쇠약하지 않으면 위중한 병이라도 쉽게 치유할 수 있어서 죽음을 예방할 수 있지만, 위기가 크게 쇠약하면 예방하여도 효과가 없으며 위기가 끊어지면 생명의 종언을 예고하는 것과 다름없다. 그러므로 《경악전서・논비위》에서 "위기가 있으면 살고 위기가 없으면 죽는다."고 하였다.

오곤(吳昆)은 《의방고(醫方考)》에서 "인체에 위기가 없는 것을 역이라 하는데, 역의 상황이 발생하면 죽는다. 인체는 음식물을 근본으로 하므로 음식물이 끊어지면 사망하며, 맥상에 위기가 없어도 죽는다."289) 고 하였다. 따라서 역대 의가들은 위기를 보양하는 것을 양생과 치료의 중요한 원칙으로 여겼다.

선인들이 언급한 "胃氣"는 여러 가지 의미를 내포하고 있는데, 중요한 내용은 다음과 같다

① 위기(胃氣)는 곧 위의 기능을 의미한다 : 위의 수납과 부숙기능은 모두 위기의 작용에 의한 것으로서, 위기가 강하면 위의 수납과 부숙 작용도 강해지고, 위기가 약하면 위의 수납과 부숙 작용도 약해진다. 이동원은 《비위론・비위성쇠론》에서 "위의 원기가 성하면 먹어도 손상되지 않으며, 때가 지나도 배가 고프지 않다."290) 고 하였는데, 여기서 "위의 원기"

287) 平人之常氣稟於胃, 胃者平人之常氣也. 人無胃氣曰逆, 逆者死.

288) 인체의 생명은 주로 영양에 의존하여 유지되는데, 위는 음식을 소화하여 음식의 정화를 전신에 운반하므로 비를 "후천지본(後天之本)"이라 한다.

289) 人無胃氣曰逆, 逆者死, 人以水穀爲本, 人絶水穀則死, 脈無胃氣亦死.

290) 胃中元氣盛, 則能食而不傷, 過時而不飢.

란 곧 위기를 말한다.

② 위기는 비위의 소화기능 전체를 의미한다 : 음식물의 소화는 비기와 위기의 공동작용을 통해 완성된다. 위의 수납·부숙과 비의 수곡정미를 운화하는 기능은 모두 위기에 속한다. "인체는 위기를 근본으로 한다."는 말은 바로 비위의 운화기능을 가리킨다. 위기가 강해지면 비위의 운화기능 역시 강해져 인체의 기혈을 화생하는 원천이 생성되며, 위기가 약해지면 비위의 운화기능도 약해져 인체의 기혈 생화의 원천도 부족해진다.

③ 위기는 음식물의 정미를 의미한다 : 《내경》에서 말하는 "위기"는 맥상 중 위기의 강약·유무를 구별한 것이지만, 자세히 살펴보면 "음식물의 정미"를 나타냄을 알 수 있다. 예컨대 《소문·옥기진장론》에서 "오장은 모두 위에서 기를 받으니, 위는 오장의 근본이다."고 하여 오장의 기가 모두 위에서 비롯됨을 설명하였다. 《소문·평인기상론》의 "인체는 음식물을 근본으로 한다."라는 기록과 《영추·옥판》의 "인체는 음식물의 기를 받아들이는데, 음식물이 들어가는 곳은 위이다."291)라는 기록을 종합적으로 분석해 보면 비위의 운화로 인해 "음식물의 정미"가 생성됨을 알 수 있다.

④ 위기는 넓게는 인체의 각종 기(元氣·營氣·衛氣·穀氣)를 의미한다 : 이동원은 《비위론·음식노권소상시위열중론》에서 "《내경》과 《외경》에서 모두 '위기는 인체의 근본이다' 라고 하였다. 대저 인체는 음식물의 기를 받아 생하니, 이른바 청기(淸氣)·영기(營氣)·운기(運氣:運化之氣 즉 脾氣)·위기(衛氣)·춘승지기(春升之氣)는 모두 위기(胃氣)의 별칭이다."292)라고 하였으며, 《비위론·비위허즉구규불통론》에서는 "위기는 곡기요, 영기요, 운기요, 생기요, 청기요, 위기요, 양기이다."293)라고 하였다. 여기서 위기의 개념은 인체 정기(正氣)의 범위로까지 확대되었다. 장경악은 "위기는 정기이다."라고 하여 위기의 의미를 가장 넓게 보았다.

상술한 "위기"의 개념은 상당히 복잡한데, 수곡정미의 화생은 비위의 운화기능에 의지하므로 위기의 성쇠를 관찰함으로써 비위의 운화기능 상태를 판단할 수 있다.

三. 소장(小腸)

291) 人所受氣者, 穀也. 穀之所注者, 胃也.

292) 內外經悉言人以胃氣爲本. 蓋人受水穀之氣以生, 所謂淸氣·營氣·運氣·衛氣·春升之氣, 皆胃氣之別稱也.

293) 胃氣者, 穀氣也, 營氣也, 運氣也, 生氣也, 淸氣也, 衛氣也, 陽氣也.

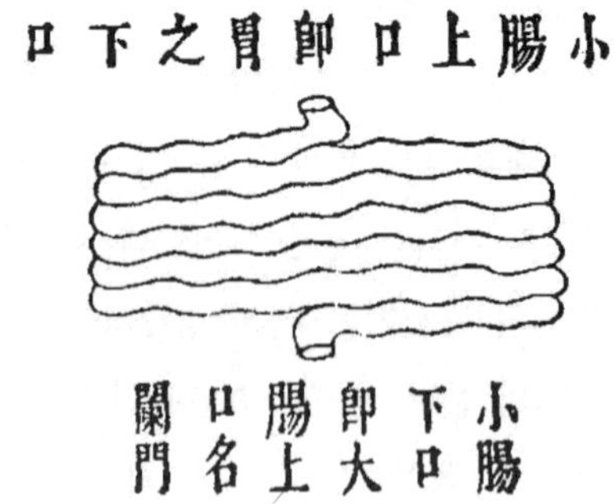
小腸上口即胃之下口
小腸下口即大腸上口名闌門

소장은 위로는 유문(幽門)을 통해 위와 접해 있으며, 아래로는 난문(闌門)을 통해 대장과 접해 있다. 고대 의가들은 소장의 크기·형태·위치·중량 등에 대하여 일찍이 비교적 명확하게 기록하였다. 예컨대《영추·장위》에서는 "소장의 후면은 척부(脊部)[294]에 부착되어 있고 왼쪽 방향으로 감겨 쌓여져 있으며, 아래로는 회장(回腸)과 접하고 바깥쪽으로는 배꼽의 상부에 부착되어 있다. 열여섯 번의 굴곡을 이루며, 둘레는 2.5촌이고 직경은 8⅓푼이며, 길이는 3장 2척이다."[295]고 하였고,《영추·평인절곡》에서는 "소장은 둘레가 2.5촌이고 직경은 8⅓푼이며, 길이가 3장 2척으로 2말 4되의 음식물과 6되 3⅔홉 정도의 물을 받아들일 수 있다."[296]고 하였으며,《난경·사십이난》에서는 소장의 크기·중량·음식물 수용량에 대하여 "소장은 무게가 2근 14냥, 길이가 3장 2척, 넓이가 2.5촌, 직경은 8⅓푼이며 왼쪽 방향으로 감겨져 열여섯 번의 굴곡을 이루며 2말 4되의 음식물과 6되 3⅔홉의 물을 받아들일 수 있다."[297]고 하였다.

소장의 주요 기능은 "수성화물(受盛化物)"과 "비별청탁(泌別清濁)"이다. 소장과 심은 서로 경맥을 통하여 연결되어 있어 표리 관계를 이루므로《영추·본장》에서는 "심은 소장과 배합한다(心合小腸)"[298]고 하였다.

1. 소장은 수성(受盛)과 화물(化物)을 주관한다

《소문·영란비전론》에서 "소장은 수성지관으로서 화물이 이곳에서 나온다(小腸者, 受盛之

294) 이는 소장 중 십이지장과 공장(空腸)을 가리킨다.

295) 小腸後附脊左環回周疊積, 其注於回腸者, 外附於臍上, 回運環十六曲, 大二寸半, 徑八分分之少半, 長三丈二尺.

296) 小腸大二寸半, 徑八分分之少半, 長三丈二尺, 受穀二斗四升, 水六升三合合之大半.

297) 小腸重二斤十四兩, 長三丈二尺, 廣二寸半, 徑八分分之少半, 左回疊積十六曲, 盛穀二斗四升, 水六升三合合之大半.

298) 심합소장(心合小腸) : 심과 소장 간의 상호 관계와 영향을 말한다. 이러한 相合은 臟과 腑가 상호 표리 관계가 된다는 것이며, 이러한 관계는 주로 심과 소장경락 간의 관계 및 일부 생리기능의 상호배합을 통해 나타난다.

官, 化物出焉)"고 하였는데, "수(受)"는 받아들이는 것을, "성(盛)"은 음식물을 담는다는 뜻이다. 소장은 위에서 초보적인 소화를 거친 음식물을 받아들여 비교적 장시간 저장하면서 다음 단계의 소화를 진행하므로 "수성지관(受盛之官)"이라 한다. "화물(化物)"이란 음식물이 소화되어 나온 정미 물질을 흡수하여 인체를 영양하고 찌꺼기는 소장에서 대장으로 운반함을 가리킨다. 소장의 "수성화물(受盛化物)" 기능이 약해지면 복통·설사 등의 증상이 나타난다.

2. 청탁의 비별(泌別)을 주관한다

"비(泌)"는 분비, "별(別)"은 분별의 뜻이다. 즉 비별청탁은 청탁을 분별한다는 뜻이다. 소장의 비별청탁의 기능은 주로 세 가지 방면으로 나타난다.

첫째, 소장에서 소화된 음식물을 정미 물질과 찌꺼기로 나눈다.

둘째, 음식물의 정미를 흡수하고, 음식물의 찌꺼기를 대장으로 운반한다.

셋째, 소장은 음식물의 정미를 흡수하는 동시에 대량의 수액을 흡수하므로 "소장주액(小腸主液)"이라고도 한다.

장경악은 《유경》에서 《소문·영란비전론》에 기재된 소장 부분에 대하여 "소장은 위의 하부에 위치하며 위로부터 내려온 음식물을 받아들여 청탁을 분별한다. 수액은 이곳에서 흡수되고 찌꺼기는 대장으로 내려 보내지는데, 비기(脾氣)는 상승하고 소장은 하강하므로 화물(化物:소화를 거친 음식물 찌꺼기)이 이곳에서 나온다."고 주석하였다. 소장은 음식물을 충분히 소화시킨 후에 그 정미물질을 비를 통해 전신으로 수송하고, 음식물의 찌꺼기를 난문(闌門)을 통하여 대장으로 내려보낸다. 대사 후에 수액은 방광으로 스며들어 소변이 된다. 소장의 비별청탁(泌別淸濁) 기능은 수액대사와도 밀접한 관련이 있다.

《제병원후론·제림후》에서는 소변에 대하여 "방광과 신은 표리 관계로서 모두 수액의 소통과 조절을 주관한다. 수액이 소장에 들어가면 신의 기화 작용에 의해 요포(尿胞:방광)로 운반되며, 요도를 거쳐 소변으로 배출된다."고 하였다. 이는 수액대사와 소변의 생성 근원이 모두 소장과 관련이 있음을 나타낸다. 소장의 비별청탁 기능이 정상이면 음식물의 정미·수액·찌꺼기는 각기 정상적으로 운반되어 음식물의 정미는 비를 통해 전신으로 운반되고, 소변과 대변은 정상적으로 작용하게 된다. 만약 소장의 비별청탁 기능이 실조되면 비의 운화에 영향을 미칠 뿐만 아니라, 설사·소변이 붉고 양이 적은 등의 증상이 나타난다. 임상에서는 흔히 "분리(分利)"의 방법, 즉 소변을 원활하게 하여 대변을 굳게 하는 방법으로 치료한다. 여기에서도 볼 수 있듯이 소장의 생리기능은 음식물의 소화·흡수·수액대사 과정에서 매우 중요한 작용을 한다. 소장의 이러한 기능은 비의 승청(升淸)과 위의 강탁(降濁) 기능을 종합한 것이다.

四. 대장(大腸)

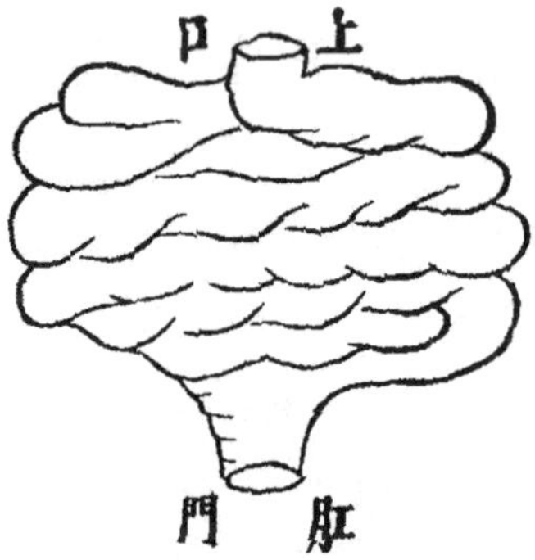

대장의 상단은 소장과 이어져 있는데 이곳을 난문(闌門)이라 하고 그 하단은 광장(廣腸)이라 하는데, 대장 말단인 외구(外口)가 곧 항문이다. 《내경》과 《난경》에서는 대장의 위치·형태·크기·중량 등에 대하여 기록하고 있다. 예를 들면 《영추·장위》에서는 "회장은 배꼽 부위에서 왼쪽으로 감겨 있고 열 여섯 번의 굴곡을 이루며, 둘레는 4촌이고 직경은 1⅓촌이며 길이는 2장 1척이다. 광장은 척부에 부착되어 있고 회장의 내용물을 받아들이며, 왼쪽으로 감겨져 쌓여 있고 위에서 아래로 갈수록 굵어진다. 둘레는 8촌이고 직경은 2⅔촌이며 길이는 2척 8촌이다."라고 하였고, 《영추·평인절곡》에서는 "회장은 둘레가 4촌이고 직경이 1⅓촌, 길이가 2장 1척이며, 음식물은 1말, 물은 7.5되까지 수용할 수 있다. 광장은 둘레가 8촌, 직경이 2⅔촌, 길이가 2척 8촌이며, 음식물은 9되 3⅛홉을 받아들일 수 있다."고 하였으며, 《난경·사십이난》에서는 "대장은 무게가 2근 12냥, 길이가 2장 1척, 넓이가 4촌, 직경이 1촌으로 배꼽 오른쪽에서 열 여섯 번 감겨져 있으며, 음식물 1말과 물 7.5되를 담을 수 있다."고 하였다.

《내경》과 《난경》의 기록으로 볼 때 여기에서 말하는 회장과 대장은 해부학적으로 맹장(盲腸:충수돌기)과 결장(結腸)이고, 광장은 곧 직장이다. 대장의 주요 기능은 진액과 찌꺼기의 전도를 주관하는 것이다. 대장은 폐경맥과 연결되어 있는데, 이는 대장의 전도작용이 폐기의 숙강기능과 관계가 있음을 가리킨다. 그러므로 폐와 대장을 표리 관계라고 하는 것이다.

대장은 소장에서 내려온 음식물의 찌꺼기를 받아들이고 다시 그 속의 수분을 대부분 흡수하므로 "대장은 진액을 주관한다."고 하며, 분변을 형성하여 광장을 거쳐 항문으로 배출하므로 《소문·영란비전론》에서는 "대장은 전도의 기관이니 변화가 여기에서 나온다(大腸者, 傳導之官, 變化出焉)"이라 하였다. "변화출언(變化出焉)"이란 소장의 음식물이 대장에 이르러 소화, 흡수되고 남은 찌꺼기가 배설됨을 말한다.

음식물이 입을 통해 胃로 들어가면 위의 수납과 부숙(腐熟), 비의 운화, 소장의 비별청탁(泌別淸濁)과 화물(化物)을 거치는데, 그 정미물질은 비기에 의해서 폐로 운반되어 심폐의 공동작용을 통해 전신으로 산포되며, 찌꺼기는 대장에서 대변이 되어 항문을 통해 체외로 배설된다. 이는 음식물의 소화·흡수, 정미의 산포 및 찌꺼기를 배설하는 전과정이다.

대장의 전도작용이 실조되면 변비 또는 설사가 발생한다. 여기에 한 가지 덧붙일 것은 대장의 원활한 전도는 인체 진액의 충만과 부족, 폐·위기의 통강과 밀접한 관련이 있다는 것이다. 인체의 진액이 충만하면 폐기의 선발(宣布·發散)·숙강(淸肅·下降) 작용이 정상적으로 이루어지고, 위기가 소통·하강하면 대장의 전도기능이 정상적으로 유지되어 대변이 규칙적으로 배설된다. 그러나 만약 진액이 부족하면 장이 건조하여 변비가 발생하며, 폐위의 기가 상역하여 하강하지 않으면 대변이 건조해지고 장내에서 울결하여 변비가 발생한다. 만약 대장의 전도기능이 실조되면 폐위의 기가 상역하는 등의 병변이 발생한다. 그러므로 장경악은 《유경·십이경병》에서 "대장과 폐는 표리 관계로서 폐가 기를 주관하여 진액을 기화하니, 대장의 설사와 변비는 모두 진액으로 인해 발생하며 진액은 대장에서 주관한다."고 하였다.

이동원(李東垣)은 대장이 주관하는 진액은 폐기의 도움을 받을 뿐만 아니라, 비위에서 화생된 영기(營氣)에도 의지한다고 보았다. 그는 《비위론·大腸小腸, 皆屬於胃, 胃虛則俱病論》에서 "대장은 진을 주관하고 소장은 액을 주관한다. 소장과 대장은 위의 영기를 받아 진액을 상초로 운행시켜 피모를 적셔 주고 주리를 충실하게 한다. 만약 음식을 섭취하는데 절도가 없거나 위기가 부족하여 대장과 소장이 영양을 받지 못하면 진액이 고갈된다."[299]고 하였다.

五. 방광(膀胱)

방광(膀胱)은 하복부의 중앙에 위치하여 소변을 저장하고 배설하는 기관이다.

《난경·사십이난》에서는 방광의 중량과 크기에 대하여 "방광의 무게는 9냥 2수(銖), 세로 넓이는 9촌, 소변이 가득 찼을 때의 양은 9되 9홉이다."[300]라고 하였다. 방광의 생리기

299) 大腸主津, 小腸主液, 大腸小腸受胃之營氣乃能行津液於上焦, 灌漑皮毛, 充實腠理. 若飮食不節, 胃氣不及, 大腸小腸無所禀受, 故津液涸竭焉.

능은 소변의 저장과 배설이며, 경맥으로 신(腎)과 연결되어 표리 관계를 이룬다.

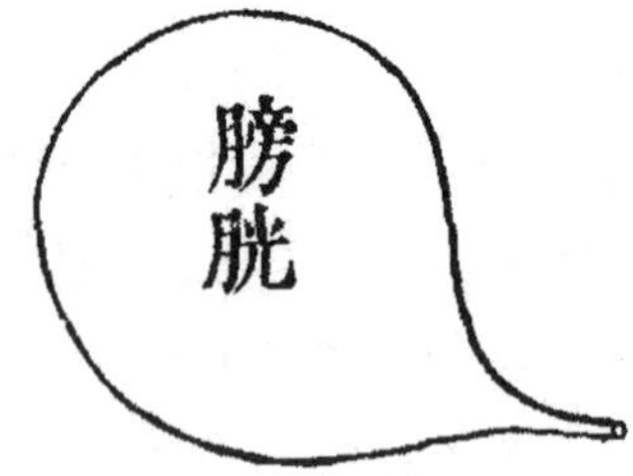

인체의 수액대사 과정에서 수액은 폐·비·신·삼초·소장·대장 등의 작용을 통해 대사된 후 신의 기화작용에 의해 소변이 되어 방광으로 내려보내지며, 방광의 소변량이 일정량에 이르면 신과 방광의 기화작용에 의해 체외로 배출된다. 그러므로 《소문·영란비전론》에서 "방광은 주도(州都)의 기관으로서 진액〔소변〕을 저장하고, 기화작용을 통해 소변을 체외로 배설한다."301)고 하였다. 방광에는 소변을 저장하는 기능이 있으므로 "주도지관(州都之官)"이라 하는데, 주(州)는 주(洲:섬), 도(都)는 저(渚:삼각주)로 "수중에서 거주할 수 있는 곳"이란 뜻에서 "모이다."의 뜻으로 바뀐 것이다. 신과 방광의 기화작용 하에 방광은 적절히 열리고 닫혀 소변을 적기에 체외로 배출한다.

만약 신의 기화작용이 실조되면 방광의 기화작용이 원활하지 못하고 개합작용 역시 실조되어 소변불리·융폐(癃閉)302)·요급(尿急)·요빈(尿頻)·소변실금(小便失禁) 등의 증상이 나타난다. 예컨대 《소문·선명오기편》에서 "방광의 기화작용이 실조되면 요폐(尿閉) 증상이 발생하고, (괄약근이) 꼭 조이지 못하면 유뇨(遺尿) 증상이 발생한다."303)고 하였다. 방광의 병리변화는 대부분 신의 기화작용과 유관하므로 임상에서 소변이상을 치료할 때는 항상 신(腎)을 치료해야 한다.

六. 삼초(三焦)

삼초(三焦)는 육부의 하나로서 상초·중초·하초를 합칭하는 말이다. "초(焦)"의 의미에 관한 역대 의가들의 인식이 다르다. 어떤 이는 "초(焦)"를 "초(膲)"로 보아 이것이 체내의 장기이며 유형의 물체로 보았다. 어떤 이는 "초(焦)"자를 "화(火)"에서 온 것으로 보아 이것이

300) 膀胱重九兩二銖, 縱廣九寸, 盛溺九升九合.

301) 膀胱者, 州都之官, 津液藏焉, 氣化則能出矣.

302) 융폐(癃閉) : 소변이 나오지 않거나 배뇨가 곤란하며 하복부가 창만한 증후이다. "癃"은 소변이 잘 나오지 않아 방울방울 떨어지고 하복부가 경미하게 창만한 것이고, "閉"는 소변이 막혀 방울방울 떨어지지도 않고 병세가 비교적 급한 것이다. 일반적으로 "癃閉"라 한다.

303) 膀胱不利爲癃, 不約爲遺尿.

무형의 기이며 소화된 음식물에서 변화한 것으로 보았다. 어떤 이는 "초(焦)"를 "초(樵)"로 보았는데, "초(樵)"는 짤막한 몽둥이·마디의 의미로서 신체의 상·중·하를 가리킨다고 하였다.

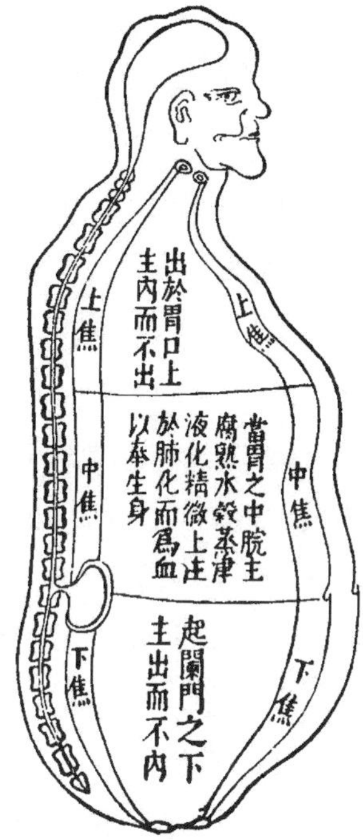

《내경》에서는 삼초의 명칭을 제시하였을 뿐만 아니라 육부의 하나로서 심포락과 표리 관계를 이룬다고 하였으며, 동시에 삼초의 부위와 기능에 대해서만 기술하고 삼초의 구체적인 부위에 대해서는 명확하게 기술하지 않았다.

《난경》의 「이십오난」과 「삼십팔난」에서 "유명무형(有名無形)[304]"의 설이 제기된 이후 후세 의가들의 논쟁이 분분해졌다. 이들의 논쟁을 귀납해 보면 그 초점은 실질적인 형태의 유무에 있었다. 그러나 삼초의 생리기능에 대한 인식에 있어서는 의견이 일치하였다. 그들은 삼초의 주요 생리기능에 대하여 첫째 "모든 기를 주관한다.", 둘째 "음식물이 운행되는 통로이다."라고 인식함으로써 《소문·영란비전론》에서 "삼초는 물길을 터주는 기관으로 물길이 이곳에서 나온다."[305]고 한 것과는 약간 다른 이론을 제기하였다.

형태에 관해서는 장경악의 관점에 따라 삼초를 인체의 흉복강에 분포해 있는 하나의 큰 부(腑)로 보았으며, 장부 중에서 가장 크기 때문에 "고부(孤腑)"라고도 하였다. 장경악은 《유경·장상류》에서 "십이장 중에서 삼초는 유달리 커서 이와 필적할 만한 장부가 없으므로 고부라 한다. ……장부의 외측, 인체의 내측에 있어 여러 장을 감싸고 있는 하나의 강(腔)을 이루는 큰 부이다."[306]라고 하였다. 어떤 학자는 "오장육부의 모든 기능을 총괄하는 중요한 부분이다."라고 하였다. 삼초의 유무에 대하여 논쟁하는 것은 그리 중요한 문제가 아니다. 관건은 삼초가 어느 장기에 속하는가에 있는 것이 아니라, 생리·병리학 측면에서 삼초를 연구하는 데 있다. 이에 삼초의 주요 생리기능을 개괄하면 다음과 같다.

---

304) 삼초와 심포가 "有名而無形"이라고 한 말은 "심포"에서 논술한 바와 같이 "형질이 없다"는 것이 아니고 구체적인 모양을 가진 "형체가 없다"는 말로 이해애야 한다.

305) 三焦者, 決瀆之官, 水道出焉.

306) 然於十二臟之中, 惟三焦獨大, 諸臟無與匹者, 故名曰是孤之府也. ……蓋卽臟腑之外, 軀體之內, 包羅諸臟, 一腔之大腑也.

1. 모든 기를 주관하고, 전신의 기기와 기화를 주재한다

삼초는 기가 승강출입하는 통로이자 기화가 진행되는 장소이다. 바꾸어 말하면 기는 삼초의 통로를 통해 전신의 각 장부로 운행된다는 것이다. 그러므로 인체의 모든 기를 주관하고 전신의 기기와 기화를 주재하는 기능이 삼초에 있다고 하는 것이다. 《난경·삼십일난》에서는 "삼초는 ……기가 시작되고 끝나는 곳이다."라고 하였고, 「삼십팔난」에서는 "부가 여섯이 되는 것은 삼초가 있기 때문이다. 삼초는 원기의 별사로서 모든 기를 주관한다."[307]고 하였으며, 「육십육난」에서는 "삼초는 원기의 별사로서 삼기의 통행을 주관하며, 오장육부를 두루 순행한다."[308]고 하였다.

이상의 논술은 모두 삼초가 인체의 원기(元氣)를 오장육부에 이르게 하며, 기가 승강출입하는 통로임을 설명한 것이다.

원기는 인체의 근본이 되는 기이다. 원기는 신에서 근원하며 삼초를 통해 십이경맥으로 들어가 오장육부에 도달하므로 삼초를 원기의 별사라고 한다. 서대춘(徐大椿)은 "인체의 근본이 되는 원기는 각 경맥으로 나뉘어 운행되므로 별사라 한다."[309]고 하였고, 《중장경(中藏經)·논삼초허실한열생사역순맥증지법(論三焦虛實寒熱生死逆順脈證之法)》에서는 "삼초는 인체의 삼원지기로서 오장육부·영위·경락·내외·상하의 기를 모두 주관한다. 삼초가 통하면 내외·상하·좌우가 모두 소통된다. 전신으로 흘러 들어가 내외를 조화롭게 하고 좌우를 영양하며 상하를 인도함에 이보다 더 큰 것이 없다."[310]고 하였다.

2. 《내경》에서는 삼초를 "수도(水道)"로, 《난경》에서는 "음식물의 통로"로 보았다

《소문·영란비전론》에서는 "삼초는 결독지관으로 수도가 이곳에서 나온다."[311]고 하였

307) 所以腑有六者, 謂三焦也. 有原氣之別焉, 主持諸氣.

308) 三焦者, 原氣之別使也, 主通行三氣, 經歷五臟六腑.

309) 根本原氣, 分行諸經, 故曰別使.

310) 三焦者, 人之三元之氣也, 總領五臟六腑·營衛·經絡·內外·上下之氣也, 三焦通, 則內外上下左右皆通也, 其於周身灌體, 和內調外, 營左養右, 導上宣下, 莫大於此者也.

는데, 이는 삼초가 수도를 소통시키고 수액을 조절하는 작용을 하며, 인체의 수액이 승강출입하는 통로임을 설명한 것이다. 인체의 수액대사는 폐·비·신·위·장·방광 등 여러 장부의 공동작용을 통해서 완성되는데, 단 반드시 삼초의 기화작용에 의존하고 삼초를 통로로 삼아야만 수액의 승강출입이 정상적으로 이루어진다. 이런 까닭에 이러한 대사작용을 총칭하여 "삼초기화(三焦氣化)"라고도 한다.

《난경·삼십일난》에서 "삼초는 음식물의 통로이며 기가 시작되고 끝나는 곳이다."312)라고 하여 삼초 역시 음식물이 출입하는 통로임을 제시하였다. 음식물은 상초로부터 들어와 중초에서 정미로 화생되는데, 그 정미는 상초를 통해 전신으로 퍼지고, 그 찌꺼기는 하초를 거쳐 체외로 배출되는 등 모두 삼초를 통로로 삼는다. 따라서 이러한 기능을 "상초는 음식물의 수납을 주관하고 중초는 소화를 주관하며 하초는 배출을 주관한다(上焦主納, 中焦主化, 下焦主出)."고 하였다.

상술한 삼초의 두 가지 기능은 서로 밀접한 관계가 있다. 이는 음식물의 수납·부숙, 정미의 화생, 찌꺼기의 배설 등이 모두 기기와 기화기능에 의존하며, 기의 생성 역시 수곡정미의 원천에 의존하기 때문이다. 그러므로 실제로는 하나의 기능을 두 가지 측면에서 본 것이다.

3. 상초·중초·하초의 위치와 그 생리기능

삼초는 상초·중초·하초의 세 부분으로 나뉘는데, 이는《영추·영위생회》와《난경·삼십일난》에 근거한 것이다.《영추·영위생회》에서는 "상초의 기는 위의 상구에서 나와 인후를 따라 상행하고 횡격막을 통과하여 흉중에 산포된다. ……중초의 기 또한 위에서 나오는데 상초의 기에 뒤이어 나온다. ……하초는 위에서 보낸 음식물을 분별하여 찌꺼기를 회장(대장)으로 보내고 수액을 방광으로 보낸다."313)고 하였다.

장경악은《유경·경락류》에서 "위의 상구는 상완이다. 인(咽)은 위계(胃系)이므로 음식물의 통로이다. 횡격막의 위쪽이라 함은 흉중에서 단중(膻中)까지를 말한다. 옆으로 순행하는 것은 양 겨드랑이를 타고 천지혈 뒤로 나오며, 수태음폐경을 따라 순행하여 수양명대장경으

311) 三焦者, 決瀆之官, 水道出焉.

312) 三焦者, 水穀之道路, 氣之所始終也.

313) 上焦出于胃上口, 幷咽以上, 貫膈而布膈中,……中焦亦幷胃中, 出上焦之後,……下焦者, 別回腸, 注于膀胱.

로 돌아온다. 상행하는 것은 혀〔舌〕에 이른다. 하행하는 것은 족양명위경에서 만나 중・하초로 순행한다. 이것은 모두 상초 부위에 해당한다. ……위중(胃中)은 중완부이다. 후(後)는 아래를 가리킨다. ……횡격막 아래에서부터 배꼽 위 1촌 부위의 수분혈 윗부분까지는 모두 중초 부위에 해당한다. ……회장은 대장이다. ……별회장(別回腸)이란 음식물을 위에 모아서 소장으로 전화하는 것인데, 바로 배꼽 1촌 위의 수분혈 부위이다. 찌꺼기는 이곳에서 회장으로 이동하여 항문을 통해 배설되며, 진액은 이곳에서 방광으로 스며들어 요도를 통해 배출된다. ……수분혈 아래부터는 모두 하초 부위에 해당한다."고 주석하였다. 《난경・삼십일난》에서는 "상초는 심의 아래 횡격막의 아래 부분, 위의 상구에 위치한다. ……중초는 위의 중완부에 위치한다. ……하초는 방광의 상구에 해당한다."고 하였다.

(1) 상초(上焦)

《내경》과 《난경》에 의하면 일반적으로 횡격막의 위쪽 부위를 상초라 하며, 심・폐 및 두부를 포함한다. 상초의 주요 기능은 첫째 음식물을 받아들이는 것, 둘째 정기(精氣)를 전신에 퍼뜨리는 것이다. 그러므로 《영추・결기》에서 "상초에 의해 선발・산포된 오곡의 정미가 피부를 온후(溫煦)하고 형체를 충실히 하며 모발을 윤택하게 함이 마치 안개나 이슬이 뿌려져 적시는 것 같다."[314]고 하였다. 《난경・삼십일난》에서는 상초의 기능을 "主內而不出"이라 하였고, 《영추・영위생회》에서는 상초의 기능을 "상초여무(上焦如霧)"라 하였는데, "여무(如霧)"는 상초가 정미를 산포하는 작용이 마치 안개가 가득한 것처럼 전신의 장부조직을 적시는 것을 형용한 것이다.

(2) 중초(中焦)

중초 부위는 일반적으로 횡격막 아래 배꼽 위쪽에 해당하는 복부를 말하며, 비와 위를 포함한다. 단 해부학적 측면에서 보면 간 역시 중초에 속한다. 진대(秦代)의 왕숙화는 《맥경》에서 "간은 마땅히 좌관(左關)으로서 중초에 속한다."고 주장하였으며, 후세 의가들도 대부분 이를 따랐다. 그러나 온병학가(溫病學家)들이 삼초변증을 확립할 때 외감열병 후기에 나타나는 간의 병증을 "하초"의 범주에 넣은 이후부터 오늘에 이르기까지 대부분 간을 하초

314) 上焦開發, 宣五穀味, 熏膚・充身・澤毛, 若霧露之漑.

에 귀속시키고 있다.

중초의 주요 기능은 음식물을 부숙하고 정미를 증화(蒸化)하여 진액과 기혈을 화생하는 것이다. 그러므로 《영추·영위생회》에서는 "중초는 찌꺼기를 분별하고 진액을 증화하며, 그 정미를 화생하여 상부의 폐맥(肺脈)으로 보내어 혈을 생성하게 함으로써 전신을 영양하니, 이보다 귀한 것이 없다."[315]고 하여 중초의 생리기능을 설명하였다. 아울러 중초의 기능을 "중초는 거품이 일어나는 것과 같다(中焦如漚)"라고 개괄하였는데, "여구(如漚)"란 중초의 비·위가 음식물을 부숙하고 운화하는 것이 마치 부글부글 거품이 일어나는 듯함을 형용한 것이다. 그러므로 《난경·삼십일난》에서는 중초의 생리기능을 "수곡을 부숙하는 것(主腐熟水穀)"이라고 하였다.

(3) 하초(下焦)

하초는 위 아래쪽(배꼽 아래)에 해당하는 부위로서 간·신·소장·대장·방광 및 남녀의 생식기관을 포괄한다. 주요 생리기능은 음식물의 찌꺼기를 대소변으로 배설하는 것이다. 예를 들면 《영추·영위생회》에서 "음식물은 항상 위에 머물러 (위의 부숙·소화 과정을 거쳐) 찌꺼기로 형성된 다음 대장으로 운반되는데, 이는 하초의 기능이다. ……수액은 비별청탁(泌別淸濁) 과정을 거쳐 하초를 따라 방광으로 스며들어간다."[316]고 한 것과 같다. 아울러 하초의 기능을 "하초여독(下焦如瀆)"이라 하였는데, "여독(如瀆)"이란 하초의 수액 및 찌꺼기를 배설하는 작용이 마치 하수도와 같음을 형용한 것이다. 《유경·경락류》에서는 "도랑(瀆)이란 물이 배수되는 곳으로, 하초가 수액을 배출하여 흘려보내는 작용을 형용한 것이다."[317]라고 하였고, 《난경·삼십일난》에서는 하초의 기능을 "청탁을 분별하여 배출하고 받아들이지 않음으로써 전도하는 것이다."[318]라고 하였다.

결론적으로 삼초와 장부의 기능을 비교하면 상초는 심·폐의 기능에 해당하고, 중초는 비·위의 기능에 해당하며, 하초는 간·신·대장·소장·방광의 기능에 해당한다. 그러므로 학자들은 실제로 삼초가 오장육부의 모든 기능을 총괄하는 중요한 부분으로 인식하고 있다.

---

315) 泌糟粕, 蒸津液, 化其精微, 上注於肺脈, 乃化而爲血, 以奉全身, 莫貴於此.

316) 故水穀者, 常幷居於胃中, 成糟粕而俱下於大腸, 而成下焦. 滲而俱下,……濟泌別汁, 循下焦而滲入膀胱焉.

317) 瀆者, 水所注泄, 言下焦主出而不納, 逝而不返.

318) 主分別淸濁, 主出而不內, 以傳導也.

〔부록〕 삼초(三焦)의 유형무형에 관한 역대 의가들의 논쟁

《난경·이십오난》에서 "심포락과 삼초는 표리 관계로서 명칭은 있으나 형체가 없다."319)는 논점을 제기한 후 많은 후세 의가들의 논쟁을 야기하였는데, 그 논쟁의 초점은 삼초의 유형과 무형에 관한 문제이다. 이를 약술하면 다음과 같다.

(1) 삼초의 유명무형(有名無形)에 관한 설

삼초는 "명칭은 있으나 형태가 없다."라는 이론은 《난경·이십오난》에서 "心主與三焦爲表裏, 俱有名而無形"이라 한데서 시작되었다. 「삼십팔난」에서도 삼초를 "명칭은 있으나 형체가 없다."고 하였고, 이후 《중장경·논삼초허실한열생사역순지법》에서도 "삼초는 인체의 삼원지기(三元之氣)이다. ……명칭은 있으나 형체가 없다."고 하였다. 당대의 손사막 역시 《천금요방·삼초론맥》에서 "삼초는 명칭은 있으나 형체가 없다."고 하였다. 원대의 활수는 《난경본의》에서 "대저 삼초는 외부에 경맥은 있으나 내부에 형체가 없다."320)고 하였으며, 명대의 이천은 《의학입문》에서 "삼초는 안개와 같고 거품과 같으며 도랑과 같아 비록 명칭은 있으나 형체가 없다. 기(氣)·음식·대변을 주관하니 비록 형체는 없으나 작용은 있다."321)고 하였다. 근대에는 장산뢰(張山雷)가 《난경회주전정(難經匯注箋正)》에서 삼십팔난에 주하길 "소리가 없고 냄새가 없는 원기는 삼초가 주관하는데, 인체에 작용하지 않는 곳이 없으므로 삼초라는 이름을 얻게 되었다. 이를 연구해보면 일신의 원기는 그 발원하는 곳이 있어 텅텅 빌 수가 없는데 대개 이를 삼초로 귀납하였다. 그런 까닭에 《난경》에서는 삼초를 신기루 같은 누대라 하여 명칭은 있으나 형체가 없다고 한 것이다."라고 하였다. 장씨는 삼초가 명칭은 있으되 형체가 없다고 여겼을 뿐만 아니라, "모든 기를 주관하고, 원기(原氣)의 별사(別使)이다."라는 삼초의 생리기능을 부정하였다.

(2) 삼초의 유명유형(有名有形)에 관한 설

---

319) 心主與三焦爲表裏, 俱有名而無形.

320) 蓋三焦則外有經而內無形.

321) 三焦如霧如漚如瀆, 雖有名而無形. 主氣·主食·主便, 雖無形而有用.

《내경》에서 기술한 삼초를 토대로 하여 후세의 몇몇 의가들은 《내경》에서 삼초를 "고부(孤府)"라고 하였을 뿐만 아니라, 기타 장부와 마찬가지로 표리 배합 관계가 있다고 한 점으로 보아 삼초는 반드시 "유명유형(有名有形)"의 것이라 여겨 삼초의 형질에 대하여 연구하였다.

예컨대 명대의 우단은 《의학정전》에서 "삼초는 체강을 지칭하는 것으로서 장위를 포괄하는 총사이다. 흉중황막(胸中肓膜)의 상부를 상초라 하고 황막의 하부·배꼽의 위쪽을 중초라 하며, 배꼽의 아래쪽을 하초라 하고 이들을 총칭하여 삼초라 한다. 명칭이 있는데 부여받은 형체가 왜 없겠는가? 그 본체는 지막(脂膜)이고, 몸통 속에 있으며, 오장육부의 외부를 감싼다."[322]고 하였다.

장황(章潢)은 《도서편(圖書編)·삼초유형고(三焦有形考)》에서 "삼초는 형체가 방광과 같아 저장할 수도 있고 다른 장부와도 연계된다. 만약 형체가 없다면 저장하고 연계될 수 있겠는가? ……우신(右腎) 아래 손바닥만한 지막이 있으며 방광과 마주보고 있다. 두개의 백맥(白脈)이 그 속에서 나와 척부를 끼고 상행하여 뇌를 관통하는데, 아마도 이것을 도인가들은 夾脊雙關(夾脊雙關)이라 하였지만 손바닥 같은 지막이 삼초라는 것은 깨닫지 못한 듯하다."고 하였다.

장경악은 삼초를 인체의 내부에서 모든 장기를 감싸고 있는 체강의 대부(大腑)로 보았다. 그는 《유경·장상류》에서 "열두 장기 중에서 삼초만이 유독 커서 필적할 만한 장부가 없으므로 고부(孤腑)라 한다. ……이것은 저장하는 기능이 있으므로 부라 하였다. 삼초를 중독지부(中瀆之腑), 고부(孤腑)라고 하는 것은 확실히 하나의 부이기 때문이다. 대저 장부의 외측, 신체의 내측에서 모든 장기를 감싸는 체강의 대부이다."라고 하였다. 청대의 당종해(唐宗海)는 《혈증론·장부병기론》에서 "삼초를 고대에는 초(膲)라 하였는데, 신체의 상하 내외를 연결시켜 주는 유막(油膜)이다."라고 하였다.

근대의 육연뢰(陸淵雷)·장태염(章太炎)은 삼초를 인체의 임파계통으로 보았고, 장석순(張錫純)은 망유(網油)라 하였는데, 이는 지막을 가리키는 말이다. 또 어떤 이는 인체의 미세순환계통이라고 여겼다.

또한 어떤 의가들은 삼초가 비록 형체는 있으나 그 형태가 일정하지 않은 장부조직이라 하여 위치와 기능만을 말하였다. 예컨대 청대의 유창(喩昌)은 《의문법율·논삼초》에서 "이른바 형(形)이란 장부 이외의 다른 물체를 가리키는 것이 아니라, 이루어짐이 있는 것을 말

---

322) 曰三焦者指腔子而言, 包涵於腸胃之總司也. 胸中肓膜之上曰上焦, 肓膜之下臍之上曰中焦, 臍之下曰下焦, 總名之曰三焦, 其可謂之無攸受乎? 其體有脂膜, 在腔子之內, 包羅乎六臟五腑之外也.

한다. ……삼초가 화를 취하여 부숙한다는 의미는 火가 아래에서 위로 올라가는 성질이 있기 때문이다. 삼초는 원기에서 근원하여 중완으로 나와 단중으로 퍼지는데, 이는 모두 상화(相火:腎火)의 아래에서 위로 치솟는 성질 때문이다. 상초는 수납을 주관하고 내보내지 않으며, 하초는 배출을 주관하고 받아들이지 않는데, 그 들어오고 나감이 모두 중초의 부숙과 연계된 것이니, 이로써 초(焦)의 의미를 알 수 있다."고 하였다. 그의 견해는 초(焦)와 화(火)의 의미로부터 논한 것인데 독특한 견해라 할 만하다.

제3절 기항지부(奇恒之府)

기항지부(奇恒之府)는 뇌(腦)·수(髓)·골(骨)·맥(脈)·담(膽)·여자포(女子胞:자궁)의 여섯 장부 조직을 포괄한다. 이들은 형태적으로는 대부분 가운데가 비어 있어서 부(腑)와 유사하고, 기능적으로는 정기를 저장하되 배출하지 않아 장(臟)과 유사하다. 이처럼 부와 구별될 뿐만 아니라 장과도 다르므로 고대의 의가들은 이를 "기항지부(奇恒之府)"라 하였다.

《소문·오장별론》에서는 "뇌·수·골·맥·담·여자포 이 여섯 장기는 땅의 기운을 받아 생성된 것으로서, 모두 음정을 저장하고 땅을 본받으므로 저장하되 배출하지는 않으며 기항지부라 한다."[323]고 하였다. 기항지부 가운데 육부의 하나인 담 외에는 모두 표리 배합 관계가 없고 오행에 배속되지도 않는데, 이것이 바로 오장육부와 다른 하나의 특징이다.

담의 생리는 이미 육부에서 논하였으므로 생략한다.

一. 뇌(腦)

뇌는 두개골 안에 있으며 수(髓)[324]가 모여 이루어진다. 《영추·해론》에서는 "뇌는 수(髓)의 바다이다."라고 하였고, 《소문·오장생성론》에서는 "각종 수(髓)는 뇌에서 나온다."

323) 腦·髓·骨·脈·膽·女子胞, 此六者, 地氣之所生也, 皆藏于陰而象于地, 故藏而不瀉, 名曰奇恒之腑.

324) 髓 :髓는 주로 脊髓를 가리키는데 骨腔內의 髓質도 여기에 포함되며, 腎에 저장된 精氣가 변화해서 생성된다. 이는 腎이 髓를 생성함을 말해 주는 것이다. 脊柱中의 髓는 腦와도 통하므로 임상에서 나타나는 髓·腦·병증은 자주 腎에서 論治한다.

고 하여 뇌의 생리기능에 대하여 기술하였다.

《소문·맥요정미론》에서는 "머리는 정명(精明)의 부(府)이다."라고 하였고, 《영추·대혹론》에서는 "오장육부의 정기는 모두 눈으로 흘러 들어가 사물을 볼 수 있도록 한다. 이들 정기는 오목한 곳에 모여들어 눈동자[眼睛]를 형성하는데, 그 중 골의 정기는 동공이 되고, 근의 정기는 검은자위가 되며, 혈의 정기는 안부의 혈락이 되고, 기의 정기는 흰자위가 되며, 기육의 정기는 눈꺼풀이 되고, 근·골·혈·기의 정기를 포괄한 것과 맥락이 합쳐져 목계(目系)를 이룬다. 목계는 상부의 뇌에 속하며 뒤쪽의 항부로 나온다. 그러므로 사기가 목부분[項部]에 침입하여 인체가 허약한 틈을 타고 깊숙이 들어가면 목계를 따라 뇌로 들어가고, 사기가 뇌로 들어가면 어지럽고 눈이 빙빙 도는 증상이 나타난다."[325]고 하였다. 이것은 《내경》에서 시각의 생리·병리를 뇌와 결합시켜 논한 것이다.

또한 《내경》에서는 청각의 정상 여부가 뇌와 밀접한 관계가 있다고 보았다. 《영추·해론》에서는 "수해가 부족하면 어지럽고 귀울림이 나타난다."[326]고 하였고, 《영추·구문》에서는 "상부의 기가 부족하면 뇌수가 충만하지 못하여 귀가 울리고 머리가 기울어지며 눈앞이 어지럽다."[327]고 하였는데, 뇌·귀·눈은 모두 두부에 있으므로 뇌수가 충만하지 않으면 이명·목현 증상이 나타나는 것이다. 이로부터 고대 의가들이 시각과 청각 등의 감각기관을 뇌와 관련하여 인식하였음을 알 수 있다. 명대의 이시진은 《본초강목》의 신이조(辛夷條)에서 "뇌는 원신(元神)이 거처하는 곳이다."라고 하여 뇌와 정신활동의 관계를 설명하였다.

청대의 왕앙(汪昂)은 《본초비요》에서 "사람의 기억은 모두 뇌 속에 존재한다."[328]고 하였으며, 아울러 "사람이 지나간 일을 기억하려 할 때 눈을 감고 생각하는 것은 정신을 뇌에 집중시키려는 것이다."[329]라고 하였다. 후대에 왕청임(王淸任)은 이러한 선인들의 인식을 토대로 뇌의 기능에 대하여 비교적 상세히 기술하였다. 그는 《의림개착》에서 "영묘한 계략과 기억이 뇌에 있다고 함은, 음식물이 기혈을 생성하고 근육을 기르며, 정즙(精汁) 중에서 맑은 것이 골수로 화생하여 척골을 통해 상행하여 뇌로 들어가기 때문인데, 이를 골수라 한다. ……양쪽 귀는 뇌와 통하므로 들은 소리는 뇌로 들어간다. ……두 눈은 마치 실처럼 뇌

---

325) 五臟六腑之精氣皆上注於目而爲之精, 精之窠爲眼, 骨之精爲瞳子, 筋之精爲黑眼, 血之精爲絡, 其窠氣之精爲白眼, 肌肉之精爲約束, 窠擷筋·骨·血氣之精而與脈并爲系, 上屬於腦, 後出於項中. 故邪中其項, 因逢其身之虛, 其入深, 則隨眼系以入於腦, 入於腦則腦轉, 腦轉則目系急, 目系急則目眩以轉矣.

326) 髓海不足, 則腦轉耳鳴.

327) 上氣不足, 腦爲之不滿, 耳爲之苦鳴, 頭爲之苦傾, 目爲之眩.

328) 人之記性, 皆在腦中.

329) 今人每憶往事, 必閉目上瞪而思索之, 此卽凝神於腦之意也.

에 연결되어 있어 눈으로 본 사물이 뇌로 전달된다. ……코는 뇌와 통하므로 코로 맡은 향기나 악취는 뇌로 전달된다. 유아는 ……한살이 되면 뇌가 점차 생장하므로 ……한 두 마디의 말을 할 수 있게 된다."[330]라고 하였다. 왕청임은 기억·언어 및 시각·청각·후각 등의 감각기능을 모두 뇌에 귀속시켰다. 이렇게 한의학에서는 이미 뇌에 대한 인식을 한 단계 높였는데, 이는 서양의학의 뇌에 대한 인식과 일치한다.

고대 의가들은 비록 뇌의 생리·병리에 대하여 상당한 인식이 있었으나, 장상학에서는 사람의 정신·의식 및 사유활동을 오장에 귀속시켰다

예컨대《영추·본장》에서는 "오장은 정신·기혈·혼백을 저장한다."고 하였으며,《소문·선명오기편》에서는 "오장 중에서 심은 신을, 폐는 백을, 간은 혼을, 비는 의를, 신은 지를 저장한다."[331]고 하였다. 오장 중에서도 심을 가장 중요한 장으로 보아《소문·자법론》에서는 "심은 오장의 군주이고 정신이 이곳에서 나온다."[332]고 하였다.

장상학에서는 신(神)·백(魄)·혼(魂)·의(意)·지(志)는 오장 속에 들어 있으며 심이 이를 주재하는 것으로 보았기 때문에 심을 군주지관(君主之官)이라 하였다. 이는 대뇌의 생리기능이 전신에 작용한 것으로 인식한 것이다. 실제로 오장의 생리기능이 실조되면 반드시 대뇌의 생리기능에 영향을 미쳐 신지(神志)의 변화를 일으킨다. 따라서 한의학에서는 뇌의 생리와 병리를 오장과 연결시킴으로써 오장의 생리활동이 정상이어야 뇌의 생리기능도 정상적으로 이루어지는 것으로 인식하고 있다.

실제로 뇌는 신(腎)과 매우 밀접한 관계를 이룬다. 신은 정기를 저장하고 골을 주관한다. 신(腎)에 정(精)이 충만해야 수가 만들어지므로 신에 정이 충만하게 하여 뇌에 수를 가득 차게 해야 한다. 따라서 뇌수가 부족하거나 이와 관련된 병변, 예컨대 선천적으로 대뇌의 발육이 부전하거나 뼈가 약하거나 五感이 둔한 것, 혹은 후천적으로 영양이 부족하거나, 병으로 오래 동안 누워 있어 정신이 멍하고 보행이 불편하거나, 시각·청각에 이상이 오는 등의 증상을 모두 신정부족(腎精不足)·뇌수공허(腦髓空虛)에 귀속시켜 "보신익정(補腎益精)"·"전정보수(塡精補髓)" 등의 방법으로 치료하였다.

330) 靈機記性在腦者, 因飮食生氣血, 長肌肉, 精汁之淸者, 化而爲腦, 由脊髓上行入腦, 名曰腦髓. ……兩耳通腦, 所聽之聲歸於腦 ……兩目系如線長於腦, 所見之物歸於腦 ……鼻通於腦, 所聞香臭歸於腦 ……小兒 ……至周歲腦漸生 ……舌能言一二字.

331) 五臟所藏 : 心藏神, 肺藏魄, 肝藏魂, 脾藏意, 腎藏志.

332) 君主之官, 神明出焉.

二. 골(骨)과 수(髓)

골격은 인체를 지탱하고 내장을 보호하며 전신의 무게를 지탱하는 작용을 한다. 《영추·경맥》에서 "뼈는 인체의 기둥과 같다."고 한 표현은 뼈의 이러한 기능에서 나온 것이다.

《내경》에서는 뼈의 길이·크기·넓이 등에 대해 초보적으로 기술하였다. 예를 들면 《영추·골도》에서 "두개골의 둘레는 2척 6촌이고 가슴둘레는 4척 5촌이며 허리둘레는 4척 2촌이다. 머리카락이 덮고 있는 부위를 두개골〔顱〕이라 하는데 두개골의 전발제(前髮際)[333]에서 뒷목의 후발제(後髮際)까지의 길이는 1척 2촌이고, 전발제에서 아래턱 부위까지의 길이가 1척이다. ……후두의 돌기부에서 결분[334]까지의 길이가 4촌이고, 결분에서 흉골의 검상돌기〔일명 鳩尾骨〕까지의 길이는 9촌이다. ……횡골(橫骨)의 길이는 6.5촌이며, 횡골 위쪽 가장자리에서 내보골(內輔骨) 위쪽 가장자리까지의 길이는 1척 8촌이고, 내보골 위쪽 가장자리에서 아래 가장자리까지의 길이는 3.5촌이다."라고 한 것이다. 이는 고대인들이 인체의 골격을 전면적으로 측량한 것으로서 침구 수혈을 확정하는 데 지대한 작용을 하였을 뿐만 아니라, 성인의 골격 크기〔八尺之士〕에 대한 당시의 표준을 제시하였다.

한의학에서는 골의 생장발육과 골질의 치밀함이 신정(腎精)의 성쇠와 밀접한 관계가 있다고 본다. 신은 정기의 저장을 주관하고 정기는 수(髓)를 생성하는데, 수는 골에서 충만해지고 골은 수의 영양에 의지한다. 《소문·음양응상대론》에서는 "신은 골수를 생성한다."고 하였고, 《소문·육절장상론》에서는 "신은 그 충만함이 骨에 나타난다."고 하였으며, 《소문·선명오기편》에서는 "신은 골을 주관한다."고 하였고, 「오장생성론」에서는 "신은 골과 배합된다."고 하였다. 따라서 신정이 충만하면 골수를 생성하는 원천이 생겨 골격이 수의 충분한 영양을 받으므로 정상적으로 생장하고 견고해진다.

만약 신의 정기가 부족하면 골수를 생성하는 원천이 부족해져 골격이 충분한 영양을 받지 못하므로 아동기에는 숫구멍이 늦게 닫히거나 골이 연하고 무력해지며, 성인이나 노년기에는 항상 허리나 무릎이 시큰거리고 힘이 없으며 보행이 힘들고 심하면 다리에 힘이 없어 잘 쓰지 못하거나 골이 연약해 무거운 것을 이겨내지 못하는 등의 증상이 발생한다.

수는 곧 정수(精髓)로서 신의 정기에서 화생하고 뇌수·척수·골수로 나뉜다. 수의 생리와 병리는 일반적으로 신의 정기에 귀속된다.

---

333) 두피에서 두발이 생장하는 경계부, 속칭 헤어라인(hairline)을 가리킨다. 그 가운데 이마 위의 頭髮 경계를 "前髮際"라 하고, 목 뒤쪽의 頭髮 경계를 "後髮際"라 한다.

334) 양측 前胸壁의 윗쪽에 있는 鎖骨上緣의 함몰부위를 가리킨다.

三. 맥(脈)

맥(脈)은 혈기가 운행하는 통로이므로 《소문·맥요정미론》에서는 "맥은 혈의 부(府)이다."라고 하였다. 《영추·결기》에서는 "영혈(營血)을 제한하여 외부로 넘치지 않게 하는 것을 맥이라 한다."고 하여 맥의 개념을 간단 명료하게 기술하였다. 장경악은 이에 대하여 《유경》에서 "옹알(壅遏)은 제방을 가리킨다. 도로의 경계나 하안처럼 영기를 새어나가지 못하도록 하여 반드시 그 통로로 지나게 하는 것을 맥이라 한다. 이러한 까닭은 맥이 기도 혈도 아닌 기혈을 통행시키는 곳이기 때문이다."[335]라고 하여 맥이 혈액이 맥 밖으로 빠져나가지 못하도록 방지하는 기능이 있음을 설명하였다. 만약 맥이 영기(營氣)를 제한하는 기능이 약해지면 출혈 증상이 나타나고, 맥관(脈管)에서 순조롭게 운행시키지 못하면 어혈(瘀血) 증상이 나타난다. 심하면 어혈이 맥락을 가로막아 맥관이 막히게 된다.

맥과 심은 밀접한 관계가 있는데, 서로 연결되어 하나의 밀폐된 기혈 운행통로를 형성한다. 그러므로 《소문·오장생성론》에서는 "심은 맥과 배합된다."고 하였고, 「육절장상론」에서는 "심은 ……그 충만함이 혈맥에 나타난다."[336]고 하였으며, 「평인기상론」에서는 "심은 혈맥의 기를 저장한다."[337]고 하였다. 맥의 생리 병리에 대해서는 앞서 "오장" 중 심 부분의 "재체합맥(在體合脈)" 부분에서 상세히 기술하였다.

四. 여자포(女子胞)

여자포는 자궁을 뜻하는 말로 포궁(胞宮)이라고도 한다. 소복의 중앙과 방광의 뒤에 위치하며, 배〔梨〕를 거꾸로 세운 것 같은 모양을 하고 있다. 여자포는 월경이 발생하고 태아를 잉태하는 기관이다. 장경악은 《유경·장상류》에서 "여자포는 곧 자궁이다. 또한 정기를 받아들이고 내보냄으로써 잉태를 할 수 있도록 하는 특별한 부이다."[338]라고 하였다.

---

335) 壅遏者, 堤防之謂, 猶道路之有封疆, 江河之有涯岸, 俾營氣無所回避而必行其中者, 是謂之脈. 然則脈者, 非氣非血, 而所以通行氣血者也.

336) 心者……其充在血脈.

337) 心藏血脈之氣也.

338) 女子之胞, 子宮是也, 亦以出納精氣而成胎孕者爲奇.

여성의 월경과 태아의 잉육(孕育)은 하나의 복잡한 생리과정인데, 이는 간·신 및 충맥·임맥과 밀접한 관련이 있다. 이를 귀납해보면 주로 아래와 같은 세 가지 측면의 생리요소를 가지고 있다.

1. "천계(天癸)"와 신의 작용

천계(天癸)는 신의 정기에서 화생한 것으로서, 신의 정기가 충만해져 일정한 정도에 이르면 생성되는 산물이다. 천계는 인체의 성선(性腺) 발육과 성숙을 촉진하고 생식기능을 유지하는 작용을 한다. "천계"의 발생과 고갈은 신정(腎精)의 성쇠와 밀접한 관계가 있다. "천계"의 작용 아래 생식기관이 발육·성숙하고 월경이 주기에 맞춰 이름으로써 태아를 잉태하는 데 필요한 조건을 갖추게 된다. 노년기에 이르면 신의 정기가 쇠퇴하므로 "천계" 역시 이를 따라 감소하며, 심지어는 고갈되어 폐경기에 진입하므로 형체가 노쇠해지고 생식능력이 없어진다. 예를 들면 《소문·상고천진론》에서 "여자는 14세가 되면 천계가 이르고 임맥이 순조롭게 통하며 태충맥이 성해져 월경이 주기적으로 도래하므로 자식을 가질 수 있다. …… 49세가 되면 임맥이 허약해지고 태충맥이 쇠약해져 천계가 고갈되며, 월경이 멈추므로 형체가 노쇠해지고 자식을 가질 수 없다."고 한 것과 같다. 당종해는 《혈증론·경혈》에서 "천계는 선천적인 신(腎) 중의 동기(動氣)가 계수(癸水)로 화생한 것을 가리킨다. 至란 胞中에 이르렀음을 뜻한다."[339]고 하여 "천계"의 발생과 고갈이 월경도래 여부의 전제 조건이자, 생식기관의 발육·성숙과 퇴화의 주요 원인임을 설명하였다.

2. 충맥(衝脈)·임맥(任脈)의 작용

충맥·임맥은 모두 포중(胞中)에서 시작된다. 충맥은 족소음신경을 따라 운행하고 양명맥과 통하며 십이경맥의 기혈을 조절하므로 《영추·해론》에서는 "십이경지해(十二經之海)"·"혈해(血海)"라고 하였다. 임맥은 소복부에서 족삼음경과 회합하며, 전신의 모든 음경의 기혈을 조절하므로 "임맥지해(陰脈之海)"라 한다.

십이경맥의 기혈이 충만해야 충·임맥으로 흘러 들어가는데, 기혈이 충·임맥을 통해 포궁

339) 天癸者, 謂先天腎中之動氣, 化生癸水; 至者, 謂至于胞中也.

으로 들어가면 월경이 주기적으로 오게 된다. 충·임맥의 성쇠는 또한 "천계"의 영향을 받는다. 유년기에는 신의 정기가 충만하지 않아 "천계"가 이르지 않으므로 임맥이 통하지 않고 충맥 역시 왕성하지 않아 월경이 오지 않는다. 청소년기가 되면 신기가 왕성해져 "천계"가 이르므로 충맥이 통하고 임맥이 왕성해져 월경이 주기적으로 온다. 이로부터 신의 정기가 성하면 "천계"가 형성되고, 이를 따라 충·임맥의 생식작용이 정상적으로 발휘된다는 것을 알 수 있다. 노년기에 이르면 "천계"가 쇠퇴하므로 충맥과 임맥의 기혈 역시 점차 쇠퇴하여 월경량이 감소하다가 폐경에 이르게 된다. 이는 《소문·상고천진론》에서 "월경이 멈추므로 형체가 노쇠해지고 자식을 가질 수 없다."고 한 것과 일맥상통한다. 그러므로 어떠한 원인으로 충맥·임맥의 생리기능이 실조되면 월경불순, 심지어는 불임 등의 증상이 나타나는 것이다.

3. 심·간·비의 작용

오장육부 중에서 포궁(胞宮)은 심·간·비와 밀접한 관련이 있다. 월경의 생성과 태아의 성장이 모두 혈액의 충양에 의존하고, 심이 혈을 주관하고 간이 혈을 저장하며 비가 혈을 통섭함과 동시에 혈액을 화생하는 원천인 까닭에 심·간·비의 기능에 이상이 있거나 쇠약해지면 포궁의 정상적인 기능에 영향을 미쳐 월경질환이나 임신질환이 발생한다. 만약 심·비가 허하면 기혈 생화의 원천이 부족해지므로 월경량이 감소하고 주기가 앞당겨지거나 늦추어지며, 심하면 경폐(經閉)에 이른다. 비가 혈을 통섭하지 못하면 혈액이 망행하여 붕루 증상이 발생하며, 간기가 울결되어 소설기능이 실조되어도 월경불순이 발생한다. 상술한 몇 가지 원인들은 모두 불임 혹은 출산·월경·대하와 관련된 질환을 야기할 수 있다.

상술한 바를 종합하면 여자포의 주요 기능은 월경의 생성과 태아를 잉태하는 것이며, 복잡한 생리과정인 월경의 정상여부는 전신의 모든 상황 및 정신상태와 관련이 있다. 장부·경락의 생리기능으로 말하면 주로 심·간·비·신 및 충맥·임맥과 밀접한 관계가 있으며, "천계"의 발생과 고갈 역시 하나의 중요한 부분이다.

제4절 장(臟)과 부(腑)의 관계

인체는 하나의 정체로서 장부·경락 및 여러 조직과 기관으로 구성되어 있다. 고대인들은 인체의 복잡한 생명이 모두 장부의 기능에서 비롯된다고 보았다. 음식물의 소화·혈액 순환, 보고 듣고 말하고 행동하는 것 등은 모두 장부 활동의 표현이다. 따라서 장부의 활동은 실질적으로 인체의 모든 정체적 활동이라고 할 수 있다. 인체의 각 장부 및 조직기관은 비록 각자의 기능을 가지고 있지만 결코 독립적인 것이 아니라, 전체활동의 한 구성 부분이다. 이들은 생리적으로 서로 제약·의존하며 서로 쓰임이 되는 관계로서, 이러한 관계는 오행의 생극(生克)관계 외에 기혈진액 등의 방면에 있어 서로 의지하는 관계임을 설명한다. 이와 동시에 각 장부 조직은 서로 연결되어 있는 경락을 통해 각종 정보를 주고받으며, 기혈진액이 전신에 순환하는 정황에서 하나의 협조·통일을 이룬다.

一. 장(臟)과 장(臟)의 관계

오장의 생리관계에 대해 고대인들은 대개 이론적으로는 오행의 생극 관계로써 설명하였고, 병리상으로는 모자(母子)[340]와 승모(乘侮)관계로써 설명하였다. 이는 곧 생리적으로 오장 사이에는 상호 자생·제약 관계가 존재함을 설명하는 것이다. 이러한 관계는 내장기능의 협조와 평형을 유지하는 중요한 요소이다.

예를 들면 《소문·음양응상대론》에서는 "肝生筋, 筋生心,……心生血, 血生脾,……脾生肉, 肉生肺,……肺生皮毛, 皮毛生腎,……腎生骨髓, 骨生肝"이라 하여, 오장 사이의 자생 관계를 설명했을 뿐만 아니라, 오장과 체표조직의 관계도 설명하였다. 《소문·오장생성론》에서도 "心之合脈也……其主腎也; 肺之合皮也……其主心也; 肝之合筋也,……其主肺也; 脾之合肉也……其主肝也; 腎之合骨也……其主脾也"라 하였는데, 여기서 "주(主)"는 상극의 의미로서 제약을 뜻한다. 이는 장과 장의 상호제약 관계를 설명하는 것이다. 단 오장 사이의 관계는 결코 오행의 상극·승모 범위에만 국한되는 것이 아니며, 오행의 상생상극 이론으로도 설명할 수 있는 것이 아니다. 그러므로 오행의 상생·상극·승모 이론과 현재 이미 알고 있는 각 장부의 생리기능에 근거하여 그들 간의 상호관계를 연구해야 한다.

1. 심과 폐

340) 모자(母子) : 오행은 "生我(나를 낳는 것)"와 "我生(내가 낳는 것)"의 연계성을 갖추고 있다. "生我者"는 母가 되고 "我生者"는 子가 되는 오행의 상생의 관계를 모자관계라고 한다.

심과 폐는 주로 "심주혈(心主血)"과 "폐주기(肺主氣)"의 관계, 즉 혈과 기의 관계이다. 바꾸어 말하면 혈의 운행을 주관하는 심과 호흡을 주관하는 폐의 관계이다. 《소문·오장생성론》에서 "모든 혈은 심에 속하며, 모든 기는 폐에 속한다."[341]고 하였다. 따라서 "심주혈"과 "폐주기"의 관계는 실제로 서로 의존하고 쓰임이 되는 관계이다.

심은 혈맥을 주관하고 폐는 기와 호흡을 주관하는데, 폐기의 추동(推動) 작용으로 인해 혈액이 경맥 속을 끊임없이 운행하며, 또한 모든 경맥의 혈액은 폐장에 모인 후 전신으로 운행된다. 그러므로 《소문·경맥별론》에서 "맥기는 경맥을 따라 흘러서 폐로 들어가며, 전신의 맥은 폐로 모이고 경맥의 기는 폐로 모이는데, 폐는 전신의 모든 맥이 모이는 곳이므로 (여기에서 다시 폐의 선발숙강 작용을 통해 陰濁한 水氣는 방광으로 보내고) 정기는 피모로 운반된다."[342]고 하였다.

심혈과 폐기는 상호 의존한다. 즉 혈의 운행은 기의 추동 작용에 의존하고 기는 혈 속에 머물러 그 운행 역시 혈을 매개체로 삼으므로 양자는 불가분의 관계에 있다. 그러므로 "기는 혈을 통솔하고, 혈은 기의 모체이다."[343]라는 말이 있다. 심폐의 기를 연결해 주는 것은 종기(宗氣)인데, 종기는 심맥을 관통하고 호흡을 주관하는 작용이 있어 "심주혈맥(心主血脈)"과 "폐주기(肺主氣)"의 생리기능을 유지하고 강화한다. 병리적인 상황에서 만약 폐기가 허약하면 혈액의 운행이 느려져 가슴이 답답하고 호흡이 짧아지며 입술이 파래지고 혀가 자색을 띠는 등의 심혈어조증(心血瘀阻證)이 발생하고, 심기가 부족하거나 심양이 부진하여도 폐의 선발·숙강기능에 영향을 미쳐 호흡이상을 야기하므로 해수·천식이 발생하고 숨이 차며 가슴이 답답한 등의 폐기상역(肺氣上逆) 증상이 나타난다. 온열병의 발전 과정에서 온사(溫邪)를 상부로부터 감수하면 먼저 폐에 침입하고 심포로 역전(逆傳)되는데, 이것은 사기가 폐위(肺衛)에서 심영(心營)으로 직접 들어오는 상황으로서, 심(心)과 폐(肺)가 병리적으로 상호 영향을 미침을 설명하는 것이다.

2. 심과 비

심은 혈의 운행을 주관하며, 비는 혈을 통섭함과 동시에 기혈을 화생하는 원천이다. 따라

341) 諸血者, 皆屬於心; 諸氣者, 皆屬於肺.

342) 脈氣流經, 經氣歸於肺, 肺朝百脈, 輸精於皮毛.

343) 氣爲血之帥, 血爲氣之母.

서 심과 비의 관계는 주로 혈액의 생성과 운행의 관계이다. 비의 운화기능이 정상이면 음식물의 정미물질이 비기를 통해 산포되고 상부의 심폐로 들어가 혈액으로 화생하므로 심에 혈이 충족된다. 혈액이 정상적으로 경맥 속을 운행하는 것은 비록 심폐의 기를 원동력으로 하지만, 비기의 통섭작용을 거쳐야만 혈액이 경맥 속에서 정상적으로 운행되며 외부로 넘치지 않는다. 이로부터 심・비 두 장의 관계가 매우 밀접함을 알 수 있다. 병리적으로도 심과 비는 서로 영향을 미친다. 만약 비기가 허약하여 정상적으로 운화하지 못하면 심혈의 생화 원천 역시 부족해져 혈허가 야기되므로 심이 주관할 혈이 없어진다. 또한 비가 혈을 통섭하지 못하여 혈액이 망행하여도 심혈부족이 야기된다. 만약 사려가 과도하면 심혈이 손상될 뿐만 아니라, 비의 운화기능 및 위의 수납기능에도 영향을 미치므로 "이양(二陽:陽明)의 병은 심비에서 발생한다."[344]는 설이 있다. 이와 같은 정황들은 심계・불면・현훈・다몽・복부창만・면색불화(面色不華)・식소(食少)・신체피로 등을 초래하는데, 이를 "심비양허증(心脾兩虛證)"이라 한다.

3. 심과 간

심은 혈을 주관하고 신(神)을 저장하며, 간은 혈을 저장하고 혼이 머무는 곳이다. 따라서 심과 간의 관계는 주로 혈액과 신지(神志)의 두 가지 측면으로 나타난다.

① 혈액 방면 : 심은 혈을 주관하고 간은 혈을 저장한다. 심은 전신에 혈액을 운행시키는 중추기관이며, 심기는 혈액을 운행시키는 원동력이다. 또한 간은 혈액을 저장하고 혈류량을 조절하는 중요한 기능을 가지고 있다. 이들 心과 肝은 서로 협조하여 생리적인 혈액순환을 완성시킨다. 왕빙(王氷)은《소문・오장생성론》주에서 "간은 혈을 저장하고 심은 이를 운행시킨다. 사람이 움직이면 혈은 모든 경맥으로 운행되며, 가만히 있으면 혈은 간으로 되돌아온다."[345]고 하였다.

병리적으로 심혈(心血)이 부족하면 간혈(肝血) 역시 부족해지며, 이와 반대로 간혈이 부족하면 심혈 역시 부족해지는 등 양자는 항상 상호 인과관계에 있다. 그러므로 혈허증은 일반적으로 심혈허와 간혈허를 가리키며, 심계・불면・면색불화・조갑불영(爪甲不榮:손발톱이 윤택하지 않고 거친 것) 및 월경량이 적어지고 색이 연해지는 등의 증상이 나타난다.

344) 二陽之病發心脾.

345) 肝藏血, 心行之, 人動則血運於諸經, 人靜則血歸於肝臟.

② 정신 방면 : 심은 신지(神志)를 주관하고 간은 소설을 주관하므로 모두 정신·정지활동과 밀접한 관련이 있다. 사람의 정신활동은 주로 심이 주관하지만 간의 소설기능과도 밀접한 관계가 있다. 간의 소설기능이 정상적이며 기기가 조화롭고 원활한 경우에는 기혈이 조화롭고 마음이 편해지는 등 정상적인 정신활동이 이루어진다. 간은 혼을 저장하는데, 혼은 사람의 정신·신지활동의 한 표현형식으로 꿈과 환상 등의 감각은 혼(魂)의 표현에 속한다. 그러므로 신(神)과 혼(魂)은 불가분의 관계이다. 장경악은 《유경·장상류》에서 "신은 심에 저장되어 있으므로 심이 안정되면 신이 맑아진다. 혼도 신을 따라 움직이므로 신이 혼미해지면 혼도 흩어진다."[346]고 하였으며, 《영추·본신》에서는 "간은 혈을 저장하고 혼은 혈에 머물므로 간기가 허해지면 공포감을 느끼고, 성하면 화를 잘 낸다. ……심은 신을 저장하고 신은 혈맥에 머물므로 심기가 허하면 잘 슬퍼하고, 실하면 잘 웃는다."[347]고 하였다. 이로부터 심과 폐는 모두 정신활동과 밀접한 관련이 있음을 알 수 있다.

병리적으로 간혈이 부족하거나 심혈 혹은 심음이 부족한 환자는 항상 신지(神志)가 편안하지 않은 증상을 수반하며, 심화(心火)와 간화(肝火)가 왕성해지는 증상 역시 서로 영향을 미치거나 동시에 나타난다.

4. 심과 신

심과 신의 관계는 주로 수화상제(水火相濟)[348]의 관계이다. 심은 양장(陽臟)으로서 격막의 상부에 위치하며, 그 성질은 화에 속한다. 신은 음장(陰臟)으로서 격막의 하부에 위치하며, 그 성질은 수에 속한다. 생리적 상황에서 심화(心火)는 신으로 하강하여 신양(腎陽)을 도움으로써 신수(腎水)가 차가워지지 않게 하며, 신수는 심으로 상승하여 심음(心陰)을 도움으로써 심양(心陽)이 지나치게 성하지 않도록 한다. 고대의 의가들은 이처럼 심화(心火)가 하강하고 신수가 상부를 적셔주는 관계를 "심신상교(心腎相交)" 혹은 "수화기제(水火既濟)"라고 하였다. 병리적 상황에서 만약 심화의 항진이나 심음의 부족으로 인해 심화가 지나치게 성하거나 신수가 심을 적셔 주지 못하면 심신 간의 평형·협조 관계가 파괴되어 심계정충·심번불면 및 허리와 무릎이 시큰거리고 연약해지며, 남자의 경우는 몽유(夢遺)[349]

346) 神藏於心, 故心靜則神淸; 魂隨乎神, 故神昏則魂蕩.

347) 肝藏血, 血舍魂; 肝氣虛則恐, 實則怒, ……心藏神, 脈舍神; 心氣虛則悲, 實則笑不休.

348) 수화상제(水火相濟) : 心은 화에 속하고 腎은 수에 속한다. 腎水와 心火는 서로 제약하고 서로 작용하여 인체의 생리적·동태적 평형을 유지하므로 이렇게 이름하였다.

여자의 경우는 몽교 등의 증상이 나타나는데, 이를 가리켜 "심신불교(心腎不交)" 혹은 "수화실제(水火失濟)"라고 한다.

이밖에도 신양부족으로 인해 수를 제어하지 못하여 수사(水邪)가 위로 넘칠 경우는 수종·경계 등의 "수기릉심(水氣凌心)" 증후가 나타나고, 심음(心陰)이 부족하여도 역시 신음부족을 초래하여 심번·불면·도한·구설생창 등의 병증이 나타난다.

5. 폐와 비

폐와 비의 관계는 주로 기의 생성과 수액대사의 두 가지 측면으로 나타난다.

① **기의 생성** : 폐는 기와 호흡을 주관하여 자연계의 청기(淸氣)를 흡입하며, 비는 운화를 주관하여 음식물을 정미 물질로 변화시킨다. 자연계의 청기를 흡입하는 폐와 음식물의 정기를 운화하는 비는 인체의 기를 형성하는 주된 물질적 기초이다. 그러므로 기의 생성과 폐비 두 장의 관계는 매우 밀접하다. 만약 폐기가 충만하면 비기도 왕성해져 인체의 기를 화생하는 근원이 생성된다. 반대로 폐기가 허약해져 정상적인 호흡기능이 실조되면 비기도 이를 따라 부족해져 운화기능이 실조되므로 기를 생성하는 원천이 결핍된다. 병리상으로 비기가 허하면 항상 폐기허(肺氣虛)가 야기되고, 오랜 폐병으로 인해 기가 과다하게 소모되어도 비에 영향을 미친다. 전자를 "중병범상(中病犯上)"[350]이라 하고, 후자를 "상병급중(上病及中)"[351]이라 한다.

② **수액대사 방면** : 폐는 선발·숙강을 주관하고 수도(水道)를 소통·조절하는 기능을 가지고 있는 수액대사의 중요한 장기이므로 "수지상원(水之上源)"이라 한다. 비는 수습(水濕)을 운화하고 수액의 상승과 하강을 주관하는 수송의 중심이므로 "수액대사의 중추"라고 한다. 이처럼 비와 폐는 밀접하게 연계되어 수액대사의 전과정에 공동으로 참여한다. 병리적으로 볼 때 양자는 서로 영향을 미친다. 만약 비의 운화기능이 실조되어 수습을 운화하지 못하면 수습이 모여서 담음(痰飮)[352]을 형성하며, 폐의 선발과 숙강기능에 영향을 미쳐 해

349) 몽유(夢遺) : "遺泄"·"失精"이라고도 한다. 꿈을 꾸면서 정액이 저절로 배출되는 것을 몽유라 하고, 낮에 정액이 저절로 배출되는 것을 "滑精"이라 한다.

350) 중병범상(中病犯上) : 중초의 병이 상초에 영향을 미치는 것을 가리킨다. 즉 脾의 병변이 폐에 영향을 미쳐 폐의 병변을 일으키는 것을 말한다.

351) 상병급중(上病及中) : 상초의 병이 중초에 영향을 미치는 것을 가리킨다. 즉 폐의 병변이 비(脾)에 영향을 미쳐 비의 병변을 야기하는 것을 가리킨다.

352) 담음(痰飮) : 발병요인과 증상에 근거하여 명명한 것이다. 각종 水飮病의 총칭으로 체내의 수액이

수천식・다담(多痰) 등의 증상을 야기하므로 "비는 담이 생기는 근원이며, 폐는 담을 저장하는 그릇이다(脾爲生痰之源, 肺爲貯痰之器)"라고 하였다. 만약 폐기가 허약해져 선발・숙강 기능이 실조되면 수도를 조절하지 못하여 수습의 정체를 야기하고, 비의 운화기능에 영향을 미쳐 수종・권태・복부창만, 묽은 변 등의 증상이 나타난다.

6. 폐와 간

폐와 간의 관계는 주로 기기의 상승・하강 방면으로 나타난다. 폐기(肺氣)는 하강을 주관하며 간기는 상승을 주관한다. 양자는 서로 협조하여 상승・하강함으로써 전신의 기기를 원활하게 소통시킨다. 간은 목에 속하고 목은 화를 생성한다. 만약 간의 상승작용이 태과하거나 폐의 하강작용이 불급하면 대개 화기(火氣)의 상역을 초래하여 기침이 나고 인후가 건조하며 피를 토하는 등의 "간화범폐(肝火犯肺)" 현상이 나타난다. 이를 오행 관계로 말하면 "목화형금(木火刑金)"이라 한다. 이와 반대로 폐기가 부족하면 간을 제약하지 못하므로 흉협부가 창만하고 아프며, 현훈・두통 등의 간기역란 증상이 발생한다.

7. 폐와 신

폐와 신의 관계는 주로 호흡과 수액대사의 두 가지 측면으로 나타난다.

① 호흡 방면 : 호흡은 비록 폐가 주관하나, 신이 주관하는 납기(納氣) 작용과 결합하여야 비로소 완성된다. 즉 폐를 통해 흡입된 기는 신이 주관하는 납기 작용의 협조를 얻어야만 인체 깊숙이 들어간다. 신기(腎氣)가 충만하면 흡입된 기는 폐의 숙강 작용을 거쳐 신으로 납입된다. 그러므로 "폐는 기의 주인이요, 신은 기의 근원이다."[353]・"심과 폐에서 숨을 내쉬어 신과 간으로 흡입된다."[354]고 하였다. 만약 신기가 허약하거나 폐병이 오랫동안 지속되어 신에 영향을 미치면 신의 납기 작용이 실조되는데, 이러한 것들은 모두 숨이 차고 내쉬는 숨은 잦되 들이쉬는 숨이 적어지는 "신불납기(腎不納氣)" 병증을 야기한다.

② 수액대사 방면 : 폐는 선발・숙강을 주관하고 수도를 소통・조절하여 "수의 정기를 전

원활하게 운행되지 못하고 체강・사지 등의 일정한 부위에 몰려서 나타나는 질병을 가리킨다.

353) 肺爲氣之主, 腎爲氣之根.

354) 呼出心與肺, 吸入腎與肝.

신에 퍼뜨리고 오장의 경맥이 병행하는 곳"이므로 "수(水)의 상원(上源)"이라 한다. 신의 기화기능은 수액대사 과정에서 중요한 작용을 한다. 또한 신은 위의 관문(關門)으로서 대소변을 주관하며, 수액대사와 밀접한 관련이 있다. 만약 폐나 신의 어떤 기능이 실조되면 수액대사에 장애가 발생하여 수종을 초래한다. 그러므로 《소문·수열혈론》에서 "수종의 그 본(本)은 신에 있고 그 말(末)은 폐에 있는데, (폐신의 기능이 실조되면) 모두 水氣가 쌓이는 병을 일으킨다."[355]고 하였다.

이밖에도 폐와 신의 음기는 상호 자생하는 관계에 있다. 신음(腎陰)은 인체 음액의 근본이므로 신음이 부족하면 폐음 역시 손상되고, 이와 반대로 폐음허(肺陰虛) 증상이 오랫동안 지속되면 하부의 신음을 흡인하므로 신음 역시 부족해진다. 그러므로 임상에서 폐음허와 신음허가 동시에 나타나며, 요슬산연(腰膝酸軟)·골증조열(骨蒸潮熱)·도한·인후건조·실음(失音) 등의 증상이 발생한다.

8. 간과 비

간은 소설을 주관하고 비는 운화를 주관하므로 간과 비의 관계는 주로 소설과 운화의 관계로 나타난다. 비의 운화작용은 간의 소설작용에 의존한다. 간의 소설기능이 정상이면 비의 운화기능 역시 왕성해진다. 비의 운화작용이 왕성해져 혈액을 화생하는 원천이 생기면 간혈(肝血)이 충만해져 소설기능이 정상적으로 유지된다. 그 병리에서는 다음과 같은 몇 가지 정황으로 나타난다.

첫째, "간비불화(肝脾不和)"이다. 뜻한 바를 이루지 못하여 간기가 울결되면 간의 소설기능이 실조되어 비의 운화기능이 실조되므로 임상에서는 우울해하거나 조급하여 화를 잘 내고, 양협창통·식욕부진·복부창만·묽은 변 등의 증상이 나타나는데, 이를 "간비불화(肝脾不和)" 혹은 "간비불조(肝脾不調)"라고 한다.

둘째, "토옹목울(土壅木鬱)"이다. 비의 운화기능이 실조됨으로 인해 수습이 내부에 정체되어 비양(脾陽)이 손상되거나 오랫동안 정체된 습사가 열로 변하여 간담을 훈증하면 간의 소설기능이 실조되고 담즙이 혈중으로 들어가므로 납매(納呆)[356]·묽은 변·흉협창통·구토, 심하면 황달 등의 증상이 나타난다.

---

355) 故其本在腎, 其末在肺, 皆積水也.

356) 납매(納呆) : 胃의 수납기능에 장애가 발생하는 것을 말하며, "胃呆"라고도 한다. 즉 소화불량·식욕부진 증상을 가리킨다. 식욕이 없고 항상 포만감이 있는 경우는 "胃納呆滯"라 한다.

간과 비는 혈의 생성·저장 및 운행 등의 측면에 있어서도 밀접한 관계가 있다. 비는 혈을 생성하는 원천이자, 혈을 통섭하고 혈액이 경맥에서 정상적으로 운행되도록 한다. 간은 혈을 저장하고 소설을 주관하며, 혈액의 조절·운행과 밀접한 관련이 있다. 따라서 비의 운화기능이 왕성하면 혈을 생성하는 원천이 이루어지고 혈이 맥 밖으로 빠져나가지 못하여 간에 저장된다. 만약 비가 허하여 혈액의 생성이 부족하거나, 비가 혈을 통섭하지 못하여 실혈이 과다해지면 간혈이 부족해진다.

9. 간과 신

간은 혈을 저장하고, 신은 정(精)을 저장한다. 혈을 저장하고 정을 저장하는 관계는 실제에 있어서 정과 혈 사이에 서로 자생하고 전화함을 나타내는 것이다. 간혈은 신에 있는 정기의 기화작용에 의해 화생되고, 신정(腎精) 또한 간혈의 자양을 받아 충만해진다. 따라서 정은 혈을 화생하고 혈은 전화하여 정(精)이 되므로 "정혈동원(精血同源)" 혹은 "간신동원(肝腎同源)"·"을계동원(乙癸同源)"이라고 한다. 병리적으로 볼 때 정혈의 병변 역시 서로 영향을 미친다. 만약 신정(腎精)이 부족하면 간혈부족을 초래하고, 간혈이 부족해져도 신정부족에 영향을 미친다.

이밖에도 간의 소설(疏泄) 작용과 신의 장정(藏精) 작용 사이에도 상호 제약하고 서로 상반되면서도 서로 돕는 관계가 존재한다. 이는 주로 여성의 주기적인 월경과 남성의 정상적인 정액 배설로 나타난다. 만약 간의 소설작용과 신의 장정작용이 실조되어 상호 제약하고 서로 돕지 못하면 여성의 경우는 월경주기가 문란해지고 월경량이 많아지거나 경폐(經閉)가 발생하며, 남성의 경우는 유정·활설 혹은 양강불사(陽强不射) 등의 증상이 나타난다.

간신은 그 근원이 같으므로 간과 신의 음양 간의 관계 역시 매우 긴밀하다. 간신의 음은 상호 자생하므로 병리적으로도 서로 영향을 미친다. 만약 신음이 부족하여 간음부족을 야기하면 간음이 간양을 제약하지 못하여 간양이 항진하는데, 이를 "수불함목(水不涵木)"이라 한다. 또한 간음(肝陰)이 부족하여도 역시 신음부족(腎陰不足)을 초래하므로 상화(相火)가 지나치게 성해진다. 이상의 두 가지는 모두 두훈·두통·번조[357]·도한·불면·몽유·활정·허리와 무릎이 시큰거리는 등의 간신음허(肝腎陰虛) 병증을 야기한다. 또한 간화가 지나치

357) 煩躁 : 가슴에서 열이 나고 불안한 것을 "煩"이라 하고, 손발을 가만두지 못하고 어지럽게 움직이는 것을 "躁"라 한다.

게 성한 경우에도 하부의 신음에 영향을 미쳐 신음부족(腎陰不足) 병증을 야기한다.

10. 비와 신

비는 후천의 근본이고, 신은 선천의 근본이다. 따라서 비와 신의 관계는 선천과 후천이 서로 자생하고 촉진하는 관계라고 할 수 있다. 비가 운화작용을 통해 음식물을 정미로 화생하려면 반드시 신양(腎陽)의 온후작용에 의존해야 한다. 그러므로 "비양(脾陽)은 신양(腎陽)을 근원으로 한다."는 설이 있다. 신의 정기 또한 비가 화생한 수곡정미의 자양에 의존해야만 끊임없이 충만해지고 성숙·배설을 할 수 있다.

병리적으로 신과 비는 서로 영향을 미치고 인과관계를 형성한다. 만약 신양이 부족하여 비양을 온후하지 못하면 복부냉통·하리청곡[358]·오경설사[359]·수종 등의 비신양허(脾腎陽虛) 병증이 나타난다. 또한 비양이 오랫동안 허하여 신양에 영향을 미칠 경우에도 상술한 비신양허 병증이 발생한다.

二. 육부 사이의 관계

육부의 주요한 생리기능은 "전화물(傳化物)", 즉 음식물을 소화하고 전도하는 것이다. 음식물을 소화·흡수하고 찌꺼기를 배설하는 일련의 기능 속에서 육부는 서로 밀접한 관계가 있다.

음식물이 위(胃)로 들어가면 위의 초보적인 소화를 거친 후에 소장으로 보내진다. 소장은 이를 가일층 소화시킴과 아울러 청탁을 분별하여 맑은 한 것(수곡정미)은 비를 거쳐 폐로 운반함으로써 전신을 영양하며, 탁한 것(음식물의 찌꺼기) 중 수액은 방광으로 내려보내고 음식물의 찌꺼기는 대장으로 보낸다. 방광으로 흘러 들어간 수액은 기화작용에 의해 적시에 소변으로 배출되며, 대장으로 보내진 음식물의 찌꺼기는 조화(燥化) 과정(찌꺼기에 남아 있

358) 하리청곡(下利淸穀) : 下利는 일반적으로 설사를 말한다. "下利淸穀"은 대변이 멀건 물과 같고 소화되지 않은 음식물의 찌꺼기가 수반되며 변에 냄새가 없다.

359) 오경설사(五更泄瀉) : "晨泄"·"腎泄"이라고도 한다. 매일 새벽 무렵에 설사하므로 "晨泄"이라 한다. 그 발병원인은 주로 腎陽虛와 命門火의 부족으로 비위를 溫養하지 못하기 때문이다. 그래서 "腎泄"이라고도 한다.

는 부분을 흡수하는 과정)과 전도 과정을 거친 후 항문을 통해 체외로 배설된다. 음식물의 소화·흡수과정에서 담은 담즙을 분비하여 소화작용을 돕는다. 삼초는 음식물이 내려가는 통로일 뿐만 아니라, 전신의 기를 주관하고 원기를 장부와 전신에 산포함으로써 전화기능을 촉진한다. 《영추·본장》에서는 "육부는 음식물을 전화하고 진액을 운행시킨다."[360]고 하여 육부의 기능을 개괄하였다. 육부가 음식물을 전화할 때는 끊임없이 수납·소화·전도·배설하여 정체됨이 없어야 하므로 《소문·오장별론》에서 "음식물을 전화하되 저장하지 않는다", "위(胃)가 실하면 장(腸)은 허하다", "장이 실하면 위가 허하다"라고 하였다. 이는 음식물이 위장에서 오랫동안 머무르거나 정체됨이 없이 운화되어야 함을 설명한 것이다.

육부는 병리에 있어서도 서로 영향을 미친다. 만약 위(胃)에 실열이 있어 진액을 졸이면 대장의 전도기능이 불리해져 변비가 발생하며, 대장이 건조해져 변비가 발생하는 경우도 역시 위기(胃氣)가 순조롭게 하강하지 못하고 상역하여 오심구토 등의 증상이 나타난다. 또한 담화(膽火)가 지나치게 성하여 위(胃)를 손상시키면 위기가 순조롭게 하강하지 못하므로 쓴물이 올라온다. 비위의 습열이 간담을 훈증하면 담즙이 외부로 넘치므로 황달이 발생한다. 삼초의 기화작용이 순조롭지 못하면 상초에서는 음식물의 수납에 영향을 미치고, 중초에서는 음식물의 부숙에 영향을 미치며, 하초에서는 찌꺼기의 배설에 영향을 미친다. 따라서 삼초의 기화가 실조되면 육부에 모두 나쁜 영향을 미쳐 각종 병변이 발생한다.

육부에는 비록 소통시키는 기능이 있지만 그 기능이 지나치거나 모자라면 모두 병리상태에 속한다. 따라서 임상에서는 반드시 신중하게 변증 분석해야 하며, 아울러 소통시키는 것만 강조해서는 안 된다.

三. 오장과 육부의 관계

장(臟)과 부(腑)는 음양·표리 관계이다. 장은 음에 속하고 리(裏)를 주관하며, 부는 양에 속하고 표(表)를 주관한다. 일장일부, 일음일양, 일리일표는 오행의 속성과 같아 상호 배합되고 경락으로 연계되어 있다. 장부 간의 표리 배합 관계는 다음과 같다. 즉 심은 소장과 배합되고, 폐는 대장과 배합되며, 비는 위와 배합되고, 간은 담과 배합되며, 신은 방광과 배합된다. 표리로 배합되는 장부의 상호관계는 다음과 같다.

---

360) 六腑者, 所以化水穀而行津液者也.

1. 심과 소장

심의 경맥은 심에 속(屬)하고 소장에 락(絡)하며, 소장의 경맥은 소장에 속하고 심에 낙한다. 양자는 경맥의 낙속을 통하여 표리 관계를 이룬다. 즉 "심과 소장은 경맥을 통해 이어져〔絡屬〕 표리를 이룬다."는 말로서, 다른 장부의 표리 관계 또한 이와 같다. 생리적 측면에서 볼 때 심화〔陽〕가 소장에 퍼지면 소장의 "수성화물(受盛化物)"·"비별청탁(泌別淸濁)" 기능이 정상적으로 이루어진다. 심과 소장의 관계는 병리적인 측면에서 더욱 두드러진다. 예컨대 심화가 지나치게 성하면 경맥을 통해 청탁을 분별하는 소장 기능에 영향을 미쳐 열사가 수액을 손상시키므로 소변량이 적어지거나 뜨겁고 붉어지며, 요도에 통증이 오는 등의 "소장화열(小腸火熱)" 병증이 발생한다. 반대로 소장에 열사가 있으면 또한 경맥을 따라 심으로 치솟으므로 가슴이 답답하고 초조하며, 혀가 붉어지고 입과 혀에 창양이 발생하는 등의 증상이 나타난다.

2. 폐와 대장

폐와 대장 역시 경맥을 통해 이어져 표리를 이룬다. 폐기의 숙강작용은 대장의 전도기능이 정상적으로 작용하도록 도우며, 대장의 정상적인 전도작용 역시 폐기의 숙강작용을 돕는다. 병리적으로 볼 때 폐기의 숙강기능이 실조되면 진액이 하부로 통하지 않으므로 대변의 배설이 곤란해진다. 폐기가 허약하면 전도작용이 무력해져 변비가 발생하는데, 이를 "기허변비(氣虛便秘)"라 한다. 만약 폐기가 허약해져 대장을 고섭하지 못하면 설사를 하거나 대변을 참지 못하는 증상이 발생한다. 대장에 실열이 울결되어 부기(腑氣)가 통하지 않으면 폐기의 선발숙강 기능이 실조되므로 흉만·해수천식 등의 증상이 발생한다.

3. 비와 위

비와 위는 막으로 연결되어 있는데, 이들 역시 경맥을 통해 이어져〔絡屬〕 표리를 이룬다. 위는 수납을 주관하고, 비는 운화를 주관한다. 비위는 공동으로 음식물을 소화·흡수하고, 그 정미를 산포하여 전신을 영양하므로 비위를 "후천지본(後天之本)"이라 한다. 위기(胃氣)

는 하강을 주관하고, 비기는 상승을 주관한다. 위기가 하강하여야 음식물과 그 찌꺼기가 아래로 내려가며, 비기가 상승하여야 음식물의 정미가 폐로 올라간다. 그러므로 《임증지남의안》에서 "비기가 상승하면 건강하고, 위기가 하강하면 조화롭다."[361]고 하였다. 비위는 모두 중초에 위치하며 오행의 토에 속한다. 위는 양토(陽土)로서 윤택한 것을 좋아하고 건조한 것을 싫어한다. 비는 음토(陰土)로서 건조한 것을 좋아하고 습한 것을 싫어한다. 비와 위의 음양이 결합하여 상승과 하강이 조화를 이루고 조(燥)와 습(濕)이 서로 도와야만 음식물이 정상적으로 소화·흡수된다.

비와 위는 생리적으로 서로 연계되어 있고 병리적으로도 서로 영향을 미친다. 비의 운화기능이 실조되면 청기가 상승하지 못하여 위의 수납과 하강기능에 영향을 미치므로 식소(食少)·오심·구토·완복창통 등의 증상이 나타난다. 위의 하강기능이 실조되어도 비의 승청(升淸)·운화기능에 영향을 미치므로 복부창만·설사 등의 증상이 발생한다. 《소문·음양응상대론》에서는 "청기가 하부에 있으면 손설(飧泄)이 발생하고, 탁기가 상부에 있으면 흉복부가 창만해진다."[362]고 하여 비위의 승강실조로 인해 발생한 병증의 병리 및 임상증상을 개괄하였다.

4. 간과 담

담은 간에 붙어 있으며, 경맥을 통해 이어져 표리를 이룬다. 생리적으로 볼 때 담이 저장하는 담즙은 간에서 분비되는 것으로서 간의 소설작용을 통해 정상적으로 분비된다. 병리적으로 볼 때 간의 소설기능이 실조되면 담즙의 분비와 배설에 영향을 미쳐 협륵창만·복부창만·구토·식소·황달 등의 증상이 나타난다. 이와 반대로 담의 기능이 실조되어 담즙이 원활히 배설되지 않아도 간의 소설기능에 영향을 미쳐 상술한 것과 같은 병증이 발생한다. 간과 담은 생리적·병리적으로 밀접하게 연관되어 있어 간병은 항상 담에 영향을 미치고 담병 역시 항상 간에 영향을 미치므로 간담화왕(肝膽火旺)·간담습열(肝膽濕熱) 등의 간담동병(肝膽同病)이 발생한다.

이밖에도 간은 모려를 주관하고 담은 결단을 주관하는데, 정지와 사유과정으로 볼 때 모려 후에 반드시 결단을 내리고, 결단은 모려로부터 시작되므로 양자는 밀접한 관계를 이룬다.

---

361) 脾宜升則健, 胃宜降則和.

362) 淸氣在下, 則生飧泄; 濁氣在上, 則生䐜脹.

5. 신과 방광

신과 방광은 경맥을 통해 이어져 표리를 이룬다. 생리기능으로 볼 때 방광은 소변의 저장과 배설을 주관한다. 단 방광의 개합은 반드시 신의 기화작용에 의존한다. 신기가 충만하여 기화작용과 고섭작용이 정상적으로 행해지면 방광이 규칙적으로 개합되어 소변이 정상적으로 배설되므로 수액대사가 정상적으로 유지된다. 그러나 만약 신기가 부족하여 기화작용과 고섭작용이 실조되면 방광의 개합 역시 불규칙해지므로 소변불리 혹은 소변실금 · 유뇨 · 빈뇨 등의 증상이 발생한다. 임상에서 나타나는 배뇨실조 증상은 방광 자체의 병변 이외에도 대부분 신(腎)과 유관하다. 노인들에게서 나타나는 다뇨 · 소변실금 등은 대부분 신기의 쇠약으로 인해 발생한다. 그러므로 소변이상 병변이 발생하면 항상 신을 치료한다.

제5장
신정론(神情論)

산업혁명 이후 정치·경제·문화 및 과학기술의 발달로 수많은 정신질환이 발생하고 있는데, 그 발생원인 중에는 정신 심리적인 요인이 적지 않다. 한의학에서는 이미 수 천 년 전부터 《내경》을 비롯한 각종서적에 정신적인 요인이 오장을 손상시키는 것으로 인식하고 이와 연계하여 그 원인을 찾아 치료해 왔는데, 최근 임상심리학적인 진단·치료 면에서 깊게 연구되어 비교적 좋은 성과를 얻고 있다.

본 장에서는 신정(神情)의 기본개념과 심리학적인 병인 및 예방치료에 대해서 간단히 소개하고자 한다. 한의학적인 정신심리학은 현대인들의 정신병을 치료하는 데 있어서 절대적으로 필요한 내용이다.

一. 신정(神情) 이론

1. 신정(神情)의 기본개념

"신(神)"은 신(神:心神)·혼(魂)·백(魄)·의(意)·지(志)·사(思)·려(慮)·지(智) 등을 포괄한다. 이들 간의 관계는 《영추·본신》에서 "생명의 근원이 되는 물질을 정이라 하고, 남녀의 정이 결합하여 생성된 생명력을 신이라 하며, 신을 따라 왕래하는 것을 혼이라 하고, 정과 함께 드나드는 것을 백이라 하며, 사물을 받아들이는 것을 마음이라 하고, 마음에 기억하는 것을 의(意)라 하며, 의를 오랫동안 지니고 있는 것을 지(志)라 하고, 지에 근거하여 사물의 변화를 관찰하는 것을 사(思)라 하며, 사에 근거하여 멀리 생각하는 것을 려(慮)라 하고, 려에 근거하여 만사를 처리하는 것을 지(智)라 한다."[1]고 한 것과 같다.

장경악은 《유경 · 천년상도》에서 "다만 신의 뜻에는 두 가지가 있는데, 구분하여 말하면 양신(陽神)을 '혼'이라 하고 음신(陰神)을 '백'이라 하는데, 의지 · 사려 등은 모두 신이다."[2] 라고 하였다. 이로써 신(神)은 사람의 의식 · 사유 · 이성 · 기억 · 지각 등을 포괄함을 알 수 있다.

"정(情)"은 정지(情志)로서 칠정(七情)과 오지(五志)의 약칭이며, 사람의 정신 · 의식 · 사유활동을 가리킨다. "칠정(七情)"이란 기쁨〔喜〕 · 분노〔怒〕 · 근심〔憂〕 · 사려〔思〕 · 슬픔〔悲〕 · 두려움〔恐〕 · 놀람〔驚〕의 일곱 가지 감정을 가리키고, "오지(五志)"란 칠정 가운데 슬픔〔悲〕 · 놀람〔驚〕(슬픔은 폐에, 놀람은 신에 포함시킴)을 제외한 다섯 가지, 즉 "心志喜 · 肝志怒 · 肺志憂 · 脾志思 · 腎志恐"을 가리킨다. 《유경 · 정지구기(情志九氣)》에서도 "세간에서 칠정이라 일컫는 것은 바로 본경에서 말하는 오지이다."[3]라고 해석하였다. 칠정은 대개 인간의 기본적인 감정과 정서를 개괄한 것으로서, 사람이 필요에 따라 객관적인 사물에 대하여 일으키는 반응이다. 만족스러울 경우는 대부분 긍정적인 반응 예컨대 기쁨 · 즐거움 등이 나타나고, 욕구와 상반될 경우는 대부분 부정적인 반응 예컨대 분노 · 두려움 · 우울 · 슬픔 등이 나타난다.

한의학에서는 신(神:정신)과 정(情:情志)을 오장에 수반된 기능으로 본다. 신(神)과 지(志)는 모두 정신활동의 범위에 속하고 양자의 관계는 매우 밀접하여 떼어 놀 수 없으므로 통상 "신(神)"과 "지(志)"를 함께 논한다.

"오신(五神)"[4]과 "오지(五志)" · "오성(五聲)"의 개념을 도입 · 정리하면 다음과 같다

심(心)은 "신(神)"에 있어서는 신(神)이고, "지(志)"에 있어서는 기쁨〔喜〕이며, 소리에 있어서는 웃음〔笑〕이다.

간(肝)은 "신(神)"에 있어서는 혼(魂)이고, "지(志)"에 있어서는 분노〔怒〕이며, 소리에 있어서는 고함〔呼〕이다.

肺는 "신(神)"에 있어서는 백(魄)이고, "지(志)"에 있어서는 근심〔憂〕이며, 소리에 있어서

1) 生之來謂之精, 兩精相搏謂之神, 隨神往來謂之魂, 幷精而出入者謂之魄, 所以任物者謂之心, 心有所憶謂之意, 意之所存謂之志, 因志而存變謂之思, 因思而遠慕謂之慮, 因慮而處物謂之智.

2) 唯是神之爲義有二, 分而言之, 則陽神曰魂, 陰神曰魄, 以及意志思慮之類, 皆神也.

3) 世有所謂七情者, 卽本經之五志也.

4) 오신(五神) : 오장이 각각 간직하고 있는 神, 즉 神 · 魂 · 魄 · 意 · 志를 "五神"이라 한다. 《소문 · 삼부구후론》에서 "神藏五"라 함은 바로 《소문 · 선명오기편》에서 논한 "肝藏魂 · 神藏神 · 肺藏魄 · 脾藏意 · 腎藏志"를 말한다. 인체는 "神 · 魂 · 魄 · 意 · 志", 즉 "五神"이 조화를 이루어 정신사유활동〔七情〕을 주재함으로써 정서를 유지하는데, 각각 주재하는 情志가 다르다.

는 울음[哭]이다.

脾는 "신(神)"에 있어서는 의(意)이고, "지(志)"에 있어서는 사려[思]이며, 소리에 있어서는 노래[歌]이다.

腎은 "신(神)"에 있어서는 지(志)이고, "지(志)"에 있어서는 두려움[恐]이며, 소리에 있어서는 신음[呻]이다.

신정(神情)과 오장의 관계는 이처럼 밀접하므로 오장을 "오신장(五神藏)"이라고 부른다.

오신(五神)과 정지(情志)의 오장 배속

五行	五臟	五神	五(情)志	五聲
木	肝	魂	怒	呼
火	心	神	喜	笑
土	脾	意	思	歌
金	肺	魄	憂悲	哭
水	腎	志	恐驚	呻

이로써 "정신(精神)"은 인체에 내재된 정신활동이고, "정지(情志)"는 이러한 정신활동의 외재적 표현임을 알 수 있다. 한의학에서 정지(情志)는 정신의 외재적 표현으로 인식하므로 오장의 신(神)이 손상되면 각종 정지이상이 나타난다고 본다.

비정상적인 정지(情志) 표현에 대한 분석을 통하여 증후의 허실을 변별할 수 있는데, 이는 변증과 진단의 주요내용이다. 예컨대《영추·본신》에 "간기가 허하면 두려워하고, 실하면 화를 낸다. ……심기가 허하면 슬퍼하고, 실하면 웃음을 그치지 않는다."[5]는 내용이 있는데, 이들은 모두 정지(情志)를 변증하는 방법에 속한다. 신정(神情) 손상을 치료하고 건강을 회복하는 데 대해《기증회(奇證匯)·심신(心神)》에서 "이는 정신적인 요인으로 인해 기가 울결된 것으로서 약물만으로는 치료하기 어렵다."[6]고 하였고,《임증지남의안(臨證指南醫案)》에서는 "정지가 완곡하여 잘 드러내지 못하는 것은 심병(心病)인데, 이를 약물로 치료해서는 효과를 보기 어렵다."[7]고 하였다. 이밖에도 매우 풍부한 정신조절법(精神調節法)·정신유양법(精神濡養法)과 정지로써 정지를 제어하는 치료법을 축적하여 이론에서 실제응용에 이르기까지 완전한 신정학의 체계를 세웠다.

---

5) 肝氣虛則恐, 實則怒. ……心氣虛則悲, 實則笑不休.

6) 此思想氣結也, 藥難獨治.

7) 隱情曲意不伸, 是爲心疾, 此草木攻病, 難以見長.

2. 신정(神情)은 기혈을 기초로 하며 심신(心神)을 주재한다

《소문・팔정신명론》에서 "혈기는 인체의 신이다."8)라고 하였고, 이동원(李東垣)은 《비위론(脾胃論)》에서 "기는 신의 아버지이고, 정은 기의 자식과 같으며, 기는 정신의 근본이다."9)라고 하였는데, 이는 기혈이 정신활동의 물질적 기초임을 설명한 것이다. 단 정지로 말하면 혈보다 기와의 관계가 더욱 긴밀하다. 예를 들면 《소문・음양응상대론》에서 "인체는 오장이 있어서 오기(五氣)를 화생하며, 이로써 기쁨・분노・슬픔・근심・두려움이 생긴다."10)고 하였다. 따라서 정지가 손상되면 먼저 기가 손상되어 각종 병변이 야기된다.

《소문・거통론》에서는 "화를 내면 기가 치솟고, 기뻐하면 기가 느슨해지며, 슬퍼하면 기가 흩어지고, 두려워하면 기가 가라앉으며, ……놀라면 기가 요란해지고, 사려가 과도하면 기가 울결된다."11)고 하여 정지 변화로 인한 기의 손상에 대하여 기술하였다. 또한 "놀라면 심기(心氣)가 의지할 곳을 잃게 되고, 신(神)이 돌아갈 곳이 없어지며, 생각이 안정되지 않으므로 기가 요란해진다. ……사려가 과도하면 마음에 간직되는 것이 있고 정신이 몰리는 곳이 있게 되어 정기가 운행되지 않고 머무르게 되므로 기가 울결된다."12)고 하여 기가 손상되면 신(神)이 동요하는 구체적인 메커니즘을 설명하였다.

《영추・본신》에서 "기쁨이나 즐거움이 지나치면 신기(神氣)가 소모되고 흩어져 저장되지 않는다."13)고 한 것과 《소문・소오과론》에서 "근심・두려움・기쁨・분노 등은 오장을 공허하게 하고 기혈을 흩어지게 한다."14)고 한 것처럼 기쁨이나 즐거움이 과도하여 기가 지나치게 느슨해지면 반드시 신기(神氣)가 흩어진다. 이로써 정신과 정지는 기혈을 물질적 기초로 함을 알 수 있다.

《소문・영란비전론》에서 "심은 군주와 같은 장기로서 신명이 여기에서 나온다. ……그러므로 군주가 밝으면 하부가 안정되고, ……군주가 밝지 못하면 십이관(십이장부)이 모두 위태로워진다."15)고 하였다. 여기서 "주(主)"는 군주 즉 주재자(主宰者)의 뜻이다. 즉 인체의

8) 血氣者, 人之神.
9) 氣爲神之祖, 精爲氣之子, 氣者精神之根蒂也.
10) 人有五臟化五氣, 以生喜怒悲憂恐.
11) 怒則氣上, 喜則氣緩, 悲則氣消, 恐治氣下, ……驚則氣亂, 思則氣結.
12) 驚則心無所寄, 神無所歸, 慮無所定, 故氣亂矣. ……思則心有所存, 神有所歸, 正氣留而不行, 故氣結矣.
13) 喜樂者, 神憚散而不藏.
14) 憂恐喜怒, 五臟空虛, 血氣離守.

장부기능과 정신정지(精神情志) 활동은 모두 심에서 주재하고, 사람의 신정(神情)이 비록 각 장기(臟器)에 귀속되나 정신활동과 표현은 모두 심신(心神)을 거쳐서 나타나며, 정지(情志)가 손상되면 먼저 심신(心神)이 손상된 후에 기타 장부로 파급됨을 설명한 것이다.

그러므로 《유경・천년상도》에서 "대저 정지(情志)에 속하는 것들은 오직 심(心)에서만 통제한다."16)고 하였고, 《유경・정지구기》에서는"《영추・구문》에서 '슬퍼하거나 근심하면 심(心)이 요동하고, 심이 요동하면 오장육부가 모두 불안해진다'고 하였는데, 이로 보아 심은 오장육부의 군주로서 혼백(魂魄)을 통제하고, 아울러 의지(意志)를 포용하고 있음을 알 수 있다. 그러므로 근심이 심에서 요동하면 폐가 이에 상응하고, 사려가 심에서 요동하면 비가 이에 상응하며, 분노가 심에서 요동하면 간이 이에 상응하고, 두려움이 심에서 요동하면 신이 이에 상응하는데, 이것은 오지(五志)가 심에 의해서 다스려짐을 말한다. ……정지의 손상은 비록 오장이 각기 주관하는 바가 있으나 그 까닭을 찾아보면 심에서 발생하지 않는 것이 없다."17)고 하였다. 심(心)의 통제・주재기능은 기를 통하여 실현되는데, 심신(心神)이 안정되면 기기(氣機)도 안정되고 정지(情志)도 손상되지 않는다. 따라서 정신조양(精神調養)은 정지로써 정지를 제어해야 하는 까닭에 먼저 심기(心氣)의 치료에 중점을 두어야 한다.

3. 신정이상(神情異常)의 원인과 병기 특징

신(神)이 손상되면 정지(情志)가 쉽게 변동하고, 정지가 지나치게 격동하거나 억눌려도 신이 손상되므로 신정이상을 야기한 원인을 확연하게 구분하기는 어렵다. 단 다음과 같은 것을 포괄한다.

1) 인체 자체의 요인으로서, 선천적인 것과 후천적인 것의 구별이 있다

선천적인 것은 어머니의 뱃속에서부터 얻어지므로 통상 "태병(胎病)"이라 한다. 예를 들면 《소문・기병론》에서 "태어나면서부터 전질(癲疾)을 앓는 사람은 ……이는 어머니의 뱃속에 있을 때 얻은 병이다. 그 어미가 크게 놀람으로 인해 기가 치솟아 하강하지 않으면 정기

---

15) 心者君主之官, 神明出焉. ……故主明則下安, ……主不明則十二官危.

16) 凡情志之屬, 唯心所統.

17) 口問篇曰 : 悲哀憂愁則心動, 心動則五臟六腑皆搖. 可見心爲五臟六腑之大主, 而總統魂魄, 兼該意志. 故憂動于心則肺應, 思動于心則脾應, 怒動于心則肝應, 恐動于心則腎應, 此所謂五志惟心所使也. ……情志之傷, 雖五臟各有所主, 然求其所由, 則無不由心而發.

(精氣)가 한 곳에 모이므로 그 자식이 전질(癲疾)을 앓는다."[18]라고 하였다.

후천적인 요인으로 인해 야기된 것은 주로 형체의 손상으로 신(神)이 손상된 경우이다. 예를 들면 열병을 앓은 후나 외상을 입은 후의 신지이상(神志異常), 기혈(氣血)·경맥(經脈)의 실조 및 몇몇 병리산물의 영향 등이다. 이천(李梴)은 《의학입문(醫學入門)》에서 "부녀자의 월경·붕루(崩漏)가 과다하거나, 오로(惡露)가 위로 치솟고 말의 앞뒤가 맞지 않고 신지(神志)가 맑지 못한 경우는 혈이 부족하여 신(神)이 손상된 것이다."[19]라고 하였고, 《소문·조경론》에서는 "혈이 남아돌면 화를 잘 내고 부족하면 쉬 두려워한다. ……혈이 음분(陰分)에서 지나치게 성하고 기가 양분(陽分)에서 지나치게 성하므로 잘 놀라거나 발광한다."[20]고 하였는데, 이는 기혈의 허실이나 역란으로 인한 신정이상(神情異常)이다.

《증치요결(證治要訣)》에서 전광(癲狂)은 칠정의 울결로 인해 담기(痰氣)가 생성되고, 이 담기가 심규(心竅)를 막으면 정신이 혼미하고 눈을 부릅뜬 채 깜빡이지 못한다."[21]고 한 것과 왕청임(王淸任)이 《의림개착(醫林改錯)》에서 "울음이나 웃음을 멈추지 않고 욕설이나 노래를 부르는 등 친소를 가리지 않고 수많은 추태를 부리는 것은 기혈이 응체되어 뇌기(腦氣)와 장부의 기가 이어지지 않은 까닭이다."[22]라고 한 것은 담(痰)·음(飮) 등의 병리산물이 야기한 신정이상(神情異常)이다.

2) 기후적 요인이다

《소문·생기통천론》에서 "천기가 맑으면 사람의 의지가 다스려진다."[23]고 하였는데, 이는 날이 맑고 고요하면 사람의 정신의식도 맑아진다는 말이다. 반대로 날씨가 무더우면 정신적으로 짜증스럽고 불쾌하다. 맑은 날은 정신을 진작시키고, 흐린 날은 피곤하고 졸리며, 번잡한 거리는 답답함을 느끼게 하고, 나무가 무성한 산이나 공원은 편안한 느낌을 준다. 이러한 것들은 모두 환경이 정신상태에 미치는 사례이다. 뿐만 아니라 각각 다른 세운(歲運)도 신정(神情)에 영향을 미친다. 예를 들면 《소문·기교변대론》에서 "목운(木運)이 태과한 해에는 풍기가 유행하고 비토(脾土)가 사기(邪氣)를 받아 ……실의에 빠지거나 화를 잘 내고 현훈 등의 두부(頭部) 증상이 발생한다."[24]고 한 것이다. 일년의 사계와 하루의 사시

18) 人生而有癲疾者,……此得之在母腹中時, 其母有大驚, 氣上而不下, 精氣幷居, 故令子發爲癲疾也.

19) 婦人月水崩漏過多, 或產後惡露上衝, 而言語錯亂, 神志不守者, 此血虛神耗也.

20) 血有餘則怒, 不足則恐,……血幷于陰, 氣幷于陽, 故爲驚狂.

21) 癲狂由七情所鬱, 遂生痰涎, 迷塞心竅, 不省人事, 目瞪不瞬.

22) 哭笑不休, 詈罵歌唱, 不避親疏, 許多惡態, 乃氣血凝滯, 腦氣與臟腑氣不接.

23) 蒼天之氣, 淸淨則志意治.

변화는 모두 정신변화(神情變化)를 야기한다. 관찰결과 신정이상(神情異常) 병증의 발생은 항상 기후의 돌변이나 계절성과 밀접한 관련이 있었다.

3) 사회환경적 요인이다

신정(神情)을 손상시키는 가장 중요한 요인은 사회적인 환경이다. 왜냐하면 인간은 사회적 동물로서 모든 욕망과 만족은 사회환경의 영향과 제약을 받기 때문이다. 그 구체적인 내용은 매우 복잡하여 사회적인 변고·질서·윤리·인간관계·가정문제·경제상황·사업의 성패·명예 등을 모두 포괄한다.

장자화(張子和)의 《유문사친(儒門事親)》에는 강제로 부역에 끌려나가 울분을 삭이다가 갑자기 미쳐 버린 경우, 관리들의 공갈을 당한 뒤 죽은 경우, 식성(息城)의 사도(司徒)가 부친이 도적에게 살해당했다는 소식을 듣고서 크게 슬퍼하여 통곡한 것, 위덕신(衛德新)의 처가 여관에 묵다가 밤에 도적들이 사람을 해치고 객사에 불을 지르는 것을 보고 놀라 침대 아래로 떨어진 후 매번 어떤 소리가 들리면 놀라서 사람을 알아보지 못하는 경우 등이 기재되어 있다. 이러한 것들은 모두 사회제도나 질서가 문란하여 신정(神情)의 손상을 야기한 사례이다.

《행림가필(杏林暇筆)·투송훈(鬪訟訓)》에서 말한 "세병(世病)"이란 사회적 요인으로 인해 야기된 질병을 가리키는데, 그 중에는 재산분배가 고르지 못하여 원한을 품은 경우, 자녀가 불효하여 부모의 마음을 상하게 한 경우, 오만하여 다른 사람의 원한을 사고는 불안해하는 경우, 술을 마시고 기녀를 가까이하거나 도박을 일삼아 원수를 맺고 차마 견딜 수 없는 고생을 한 경우 등이 포함되어 있다. 이는 모두 사회윤리·도덕·인간관계가 원만하지 못하여 신정(神情)이 손상되고 급기야 발병한 사례이다.

가정문제·경제적 문제로 인해 신정(神情)이 손상되는 경우도 고대의 의안(醫案) 속에서 흔히 볼 수 있다. 예를 들면 《기증회(奇證匯)·심신(心神)》에는 어떤 여자가 결혼을 허락받은 후 지아비가 되어야 할 남자가 행상길을 떠나 2년이 되어도 돌아오지 않자 먹지도 못하고, 잠을 이루지도 못하여 멍청해진 사례가 기재되어 있고, 《속명의류안(續名醫類案)·기질(奇疾)》에는 파직 당한 관리가 고향으로 돌아오다가 갑자기 기이한 질병을 앓게 되었는데 귀속에서 수레 구르는 소리와 말 우는 소리가 나면서 그 질병이 발작하는 사례가 기재되어 있으며, 《행림가필·투송훈》에는 어떤 선비가 과거시험을 치른 후 실의하여 3년 동안 간질을 앓은 사례가 기재되어 있고, 《소문·소오과론》에는 "귀하던 몸이 권세를 잃으면 비

24) 歲木太過, 風氣流行, 脾土受邪, ……忽忽善怒, 眩冒巓疾.

록 외사(外邪)가 침입하지 않더라도 정신(精神)이 손상된다."[25]는 내용이 있다.

상술한 바와 같이 많은 사회적 요인들은 신정(神情)을 손상하여 질병을 일으키는 중요한 요인인데, 고대의 의가들은 줄곧 이를 중시하였다.

4) 음식과 기거(起居) 요인이다

《소문·생기통천론》에서는 "매운맛의 음식물을 과식하면 근맥(筋脈)이 손상되어 이완되고 정신(精神)에도 해를 미친다."[26]고 하여 편식하면 형체와 정신을 손상시킨다고 하였다. 《장씨의통(張氏醫通)》에서는 "위(胃)가 조화롭지 않으면 누워도 편안하게 잠을 이루지 못한다."고 하였는데, 위(胃)가 조화롭지 않은 것은 대부분 과식 때문이고, 편안하게 잠을 이루지 못하는 것은 심신(心神)이 불안하기 때문이다. 또한 《소문·병능론》에서는 음식 섭취를 금하여 광노증(狂怒症)을 치료하도록 하였다. 이로써 음식물이 신정(神情)에 미치는 영향이 큼을 알 수 있다. 주거환경이 신정에 미치는 영향은 더더욱 말할 필요가 없으므로 고대인들은 "기거에 절도가 있어야 한다. ……만약 기거가 문란하면 신기(神氣)가 뜬다."[27]고 재삼 강조하였다. 특히 갑자기 객지로 가거나, 생소한 사물을 보면 긴장되고 불안해지며, 심하면 《영추·대혹론》에서 "신기(神氣)와 정기(精氣)가 문란하여 목계(目系)로 모여들지 못하고, 갑자기 이상한 것을 보면 심신과 혼백이 흩어져 서로 협조하지 못한다."[28]고 한 것과 같은 경우가 발생한다. 이밖에도 적당한 활동이나 휴식을 취하지 않거나, 과도한 성행위 등은 모두 신정(神情)을 손상시켜 각종 질병을 야기한다.

고대의 의가들은 신정(神情) 손상으로 인한 질환을 "내인(內因)"의 범주에 귀속시켰는데, 그 발병과 병기의 전변은 다음과 같은 특징이 있다

1) 과격함과 울적함이 동시에 나타나는 두 가지 발병상태

신정(神情) 활동은 본래 외계사물에 대한 인체의 반응으로서 일반적인 상황일 때는 오장의 정상적인 활동범주에 속한다. 단 정서가 지속적으로 억눌리거나, 자극이 지나치게 강하여 심신이 견디는 능력을 초과할 때는 발병한다. 전자는 정지(情志)가 울결한 경우에 속하고, 후자는 정지(情志)가 과격해진 경우에 속한다. 따라서 《유문사친》에서 "오지(五志)의

25) 貴脫勢, 雖不中邪, 精神內傷.

26) 味過于辛, 筋脈沮弛, 精神乃央.

27) 起居有常, ……起居如驚, 神氣乃浮.

28) 神精亂而不轉, 卒然見非常處, 精神魂魄, 散不相得.

발생은 모두 심(心)에서 이루어진 것이다."[29]라고 하였다. 심신(心神)은 정지를 조절하는 작용을 하는데, 심신이 안정되면 놀람을 당하여도 두려워하지 않고, 슬픔을 당하여도 잘 견디어 낸다. 그러나 심신이 허하면 가벼운 정지 변화에도 정서가 격동한다. 따라서 과격함과 울적함이 잘 나타나는 경우는 모두 심신이 허하기 때문이다.

2) 정지변화(神情變化)와 사계의 변화는 그 궤를 같이 한다

오장은 사시와 상응하므로 오장의 신정(神情) 역시 사계와 더불어 변화한다. 《소문·음양응상대론》에서 "봄은 志에 있어서 분노이고, 여름은 志에 있어서 기쁨이며, 장마철은 志에 있어서 사려이고, 가을은 志에 있어서 근심이며, 겨울은 志에 있어서 두려움이다."[30]라고 총괄하였다. 특정한 계절은 특정한 신정변화(神情變化)를 야기하여 어떤 신정(神情) 병증을 유발하거나 가중시킨다. 뿐만 아니라 하루 중에도 각각 다른 신정 변화가 발생한다. 예컨대 아침은 봄에 해당하고 肝에 속하며, 해가 떠올라 인체의 양기가 왕성해지기 시작하므로 정신이 진작되고 생기가 넘쳐흐르며 정서가 고조된다. 다만 쉽게 화를 내어 간화(肝火)를 요동하기도 한다.

3) 신정병(神情病)은 그 전변이 일정하지 않다

즉 일정한 병기전변 규율이 없다는 말이다. 《소문·옥기진장론》에서 "오장은 서로 통하며 그 전이에는 순서가 있다. 오장에 병이 있으면 그 장(臟)이 이기는 바의 장으로 전변된다."[31]고 하였는데, 이는 오장 병증의 일반적인 전변규율이다. 그러나 신정(神情) 병증은 그렇지 않으므로 "근심〔憂〕·두려움〔恐〕·슬픔〔悲〕·기쁨〔喜〕·분노〔怒〕 등은 그 전변 규율이 없다."[32]고 하였는데, 이는 정지(情志) 병증에는 고정된 전변규율이 없고 불규칙하게 발생함을 말한다. 그 원인은 무엇인가? 《유경·정지구기》에서 "오지(五志)는 서로 통하여 병이 되는 경우가 있다."[33]고 하면서 예를 들길 "기쁨은 본래 心에 속하는데, 때로 폐의 희락(喜樂)이 지나치면 백(魄)을 손상시킨다. 이는 심(心)과 폐(肺)는 모두 희(喜)에서 주관하기 때문이다. 대저 기쁨〔喜〕은 양에서 생기는데, 심폐는 모두 양장(陽臟)에 속하므로 심(心)에

---

29) 五志所發, 皆有心造.
30) 春在志爲怒, 夏在志爲喜, 長夏在志爲思, 秋在志爲憂, 冬在志爲恐.
31) 五臟相通, 移皆有次, 五臟有病, 則各傳其所勝.
32) 憂恐悲喜怒, 令不得以其次.
33) 五志有相通爲病者.

서 나와 간(肝)으로 옮겨간다. 이른바 양이 많은 자는 자주 기뻐한다."[34]고 하였다. 정지(情志)는 서로 통하므로 동일한 종류의 정지는 심신(心神)을 통해 다른 여러 장부에 영향을 미친다. 예컨대 심폐(心肺)는 모두가 희병(喜病)으로 나타나고, 심폐간비(心肺肝脾)는 모두 우병(憂病)으로 나타나는 것 등이다. 또한 여러 종류의 정지(情志)는 동일한 장부에 영향을 미친다. 예컨대 부정적인 성질의 정지인 분노〔怒〕·사려〔思〕·근심〔憂〕·슬픔〔悲〕·놀람〔驚〕·두려움〔恐〕 등은 기의 흐름을 원활하지 않게 하므로 모두 간(肝)을 손상시킨다. 이러한 것들은 모두 장부의 음양허실(陰陽虛實)과 유관하다.

4) 신정(神情)은 형기(形氣)를 손상시키고, 형기 또한 신정을 변동하게 한다

일반적으로 신정(神情)이 손상되면 초기에 대부분 기기(氣機)가 문란해져 장부의 음양기혈이 손상되고, 이러한 상태가 더욱 발전하면 어혈(瘀血)·담화(痰火) 등의 형질 변화가 발생한다. 이는 바로 《영추·수요강유》에서 "근심하거나 두려워하거나 분노하면 기(氣)가 손상되고, 기가 손상되면 해당 장(臟)이 손상되어 병든다."[35]고 한 것과 같다. 병기가 더욱 발전하면 어혈(瘀血)·담화(痰火) 등의 병리산물이 발생하고 형질이 손상되는데, 이는 다시 신정(神情)에 영향을 미친다. 형(形)과 신(神)은 서로 영향을 미치는데, 마치 갈홍(葛洪)이 《포박자(包朴子)·내편(內篇)·지리(至理)》에서 "대저 유는 무로 말미암아 생겨나고, 형은 신(神)을 쓰임으로 하여 이루어진다. 유는 무의 집이요 형은 신의 집이다."[36]라고 한 것과 같다. 이런 까닭에 장경악은 《치형편(治形篇)》에서 "형체가 손상되면 정신도 손상된다."고 단언하였다.

결론적으로 신정학(神情學)은 신정(神情) 이상을 야기하는 원인, 그리고 발병과 병기의 전변을 인체 자체, 인체와 자연, 인체와 사회가 하나의 정체라는 관점에서 관찰한 것이다. 신정(神情) 이상 병증을 치료하고 몸과 마음의 건강을 회복하려면 자연·사회·인체에서 그 해결점을 찾아야 한다. 따라서 의사는 인체를 이해해야 할 뿐만 아니라, 위로는 천문을 알아야 하고 아래로는 지리를 알아야 하며 인사(人事)에도 밝아야 한다.

二. 조신양신(調神養神) 방법

34) 喜本屬心, 而有曰肺喜樂無極則傷魄, 是心肺皆主于喜也. 蓋喜生于陽, 而心肺皆屬于陽臟, 故出于心而移于肺, 所謂多陽者多喜也.

35) 憂恐忿怒傷氣. 氣傷臟乃病臟.

36) 夫有因無而生焉, 形須神而立焉. 有者無之宮也. 形者神之宅也.

한의학은 정상인의 섭생·질병치료나 심신건강에 대해 조신(調神)·양신(養神)을 중시하였는데, 특히 심신(心神)의 조양을 중시하였다. 즉《유경·장상류》에서 "인체의 신(神)은 오직 심(心)이 주재한다. ……이러한 까닭에 심이 바르면 신도 바르고, 심이 치우치면 신도 치우치며, 그 전변 병태를 이루 다 형용할 수 없다."[37]고 한 것도 이와 같은 맥락이다. 발병 시에는 사기가 심포(心包)에 침입하거나, 담화(痰火)가 심규(心竅)를 막거나 기혈(氣血)이 부족한 등의 원인으로 인해 신명(神明)이 실조되어 혼미·헛소리·망동(妄動)·경광(驚狂) 등의 증상이 나타나므로 먼저 신명(神明)의 회복에 주력해야 한다. 왜냐하면 주재하는 바가 밝으면 하부가 안정되고, 주재하는 바가 밝지 못하면 십이관(十二官:십이장부)이 모두 위태로워지기 때문이다. "조신(調神)"이란 심신(心神)을 조절하는 것으로서 안신(安神)·진심(鎭心)·정지(定志) 등의 방법을 포괄하며, "양신(養神)"이란 심신을 보양하는 것으로서 양심(養心)·보심(補心)·익지(益志) 등의 방법을 포괄한다.

내상잡병(內傷雜病) 중의 정지이상(情志異常)을 치료할 경우는 주로 약물을 사용한다. 사기가 쌓였거나 장부기혈 등의 형질 손상을 약물로 치료하는 것 외에도, 한의학에서는 약물을 사용하지 않고 조신(調神)·양신법(養神法)으로 치료할 것을 강조한다. 왜냐하면 신정(神情) 질환은 약물만으로는 치료하기 어렵기 때문이다. 따라서 진자명(陳自明)은《부인양방(婦人良方)》에서 환자의 "심지(心志)를 바꿀 것"을 강조하였고, 섭천사는《임증지남의안》에서 환자의 "이정역성(移精易性)"·"정양(靜養)"을 제시하였다. 이에 본 장에서는 약물을 사용하지 않고 조신양신(調神養神)하는 방법에 대해 중점적으로 소개하고자 한다.

1. 수신양성(修身養性) 방법

수신양성은 자신에 대한 조양을 가리키는데, 그 목적은 주로 객관적 사물에 대한 추향성을 바꾸어 심신의 안정성과 인내력을 높임으로써 신정(神情)을 안정시키는 효과를 얻는 것이다. 이는 조신양신(調神養神)의 주요 방법이다. 수신양성(修身養性)의 구체적인 방법에 관해 유가(儒家)에서는 정신진작과 진취적인 기상을 고취할 목적으로 강조한 "군자는 스스로 힘써 쉬지 않는다(君子以自强不息)"고 하였고, 도가(道家)에서는 정신적인 평안·소극적인 허무(虛無)를 제창하기 위해 "至虛極, 守靜篤"이라 하였다. 의가들은 유가와 도가의 장점

37) 人身之神, 惟心所主. ……是以心正則萬神俱正, 心邪則萬神俱邪, 迨其變態, 莫可名狀.

을 취하여 "마음을 비우고 즐겁게 생활하는 데 힘쓰도록 하였다(以恬愉爲務)". "염(恬)"은 사리사욕이 없고 정신이 안정되어 있는 것을 의미하고, "유(愉)"는 즐거워하여 스스로 만족스러워 하고 정신이 활달한 것을 의미한다. 즉 "이념유위무(以恬愉爲務)"란 실제로는 정신적인 면에 있어서 동·정을 결합한 것이다.

《소문·음양응상대론》의 주에서 "이러한 까닭으로 성인들은 (인위로 조작)함이 없는 일을 하며 염담((恬淡:마음에 욕심이 없이 담담하여 편안함))한 태도를 즐기고, 모든 욕망과 잡념을 텅 비운 자리에 머물러 뜻을 펼치는 것, ……이것이 바로 성인들이 몸을 다스리는 방법이다."[38]라고 하여 마음을 안정시키면 편안하다고 여겼고, 손사막(孫思邈)은《천금요방》에서 "섭생을 잘하는 자는 항상 사념·욕심·일·말·웃음·근심·즐거움·기쁨·분노·좋아하는 것·싫어하는 것 등을 줄인다."[39]고 하여 구체적으로 제시하였다. 후대의 도홍경(陶弘景)은《양생연명록(養生延命錄)》에서 "마음이 안정된 자는 장수하고 마음이 조급한 자는 단명한다."[40]고 개괄하였다.

근심·상심·두려움·의기소침·초조불안·긴장·격동·탐욕·혐오 등의 좋지 못한 정서가 심리에 미치는 해악은 일반적인 영향이 아니라, 질병과 수명의 원인에 관한 문제로 간주한다. 왜냐하면 좋지 못한 정서는 먼저 신명(心神)을 손상시키고, 더 나아가 장부기혈의 실조를 야기하여 신기(神氣)가 운행하지 못하도록 하고 생기를 약화시키기 때문이다. 고대의 의가들은 "마음을 비울 것"을 강조함으로써 이들 좋지 못한 정서의 영향을 막았는데, 아래의 두 가지를 포괄한다.

첫째, 자각적으로 마음을 수양하는 것이다.《소문·상고천진론》에서 "마음이 한가로워 욕심이 없고, 정신이 편안하여 두려움이 없으며, ……지위의 높고 낮음을 막론하고 서로 부러워하는 마음이 없고, ……욕망이 그들의 눈을 어지럽힐 수 없었고 음란함이 그들의 심지를 현혹할 수 없었다."[41]고 요지를 밝혀 사람들로 하여금 이를 따르도록 하였다. 또한《포박자내편·지리》에서는 "부귀영화와 권세"·"여색"·"이해득실"·"공명과 명성"에 현혹되지 말 것을 당부하였다. 이러한 것들은 역대 의가들이 修身寡慾·淸心養神(몸을 닦아 욕심을 적게 하고, 마음을 깨끗하게 하여 정신을 기른다)의 목적에 도달하려는 취지에서 주장한 것이다.

둘째, 능동적으로 신정(精神) 활동을 하는 것이다. 상술한《내경》의 학설은 후세에 이르러 기공법(氣功法)의 하나인 "정좌공(靜坐功)"으로 발전하여 잡념을 배제하고 정신을 단전

38) 是以聖人爲無爲之事, 樂恬淡之能, 從慾快志于虛無之守,……此聖人之治身也.

39) 善攝生者, 常少思·少念·少欲·少事·少語·少笑·少愁·少樂·少喜·少怒·少好·少惡.

40) 靜者壽, 躁者夭.

41) 志閑而少欲, 心安而不懼, ……高下不相慕,……嗜欲不能勞其目, 淫邪不能惑其心.

(丹田)에 집중하는 일종의 정신활동 형식이 되었다.

사람은 자연의 한 부분이자 사회의 일원이므로 자연이나 사회를 떠나서 살 수 없다. 자연과 사회환경은 수시로 감각기관을 통해 인체에 영향을 미치고, 인체로 하여금 끊임없이 반응하게 하는데, 이는 신정(神情) 활동으로 나타난다. 따라서 절대적인 안정이란 실제로 불가능하다. 또한 이처럼 끊임없는 영향과 반응상태는 실질적으로 생명을 유지하는 추진력임을 알아야 한다. 만약 어떤 사람이 자연과 사회의 영향을 조금도 받지 않는 환경에 처해 있다면 그의 생명력은 매우 위축되어 결국은 오래 살지 못할 것이다. 노쇠한 사람은 형체가 뚜렷하게 쇠약해지기 전에 항상 정신적인 쇠퇴현상이 뚜렷하게 나타나, 진취적・탐구적 의지가 감퇴하고 주위사물에 대한 열정이 줄어들며, 심지어는 자신에 대한 관심마저 줄어든다. 그러나 장수하는 사람은 시종일관 정신적으로 만족하며 미래지향적이다. 80세 이상 노인들 209명 중에 낙관적인 사람이 84.5%라는 조사결과가 이를 입증한다. 따라서 장기적이고 절대적인 안정은 불가능할 뿐만 아니라, 좋지 못한 정서와 마찬가지로 몸과 마음을 해치는 나쁜 요인이 된다. 이런 까닭에 고대인들은 "즐거움[愉]"은 신정(神情)을 조양하는 좋은 약으로서 좋지 못한 정서가 미치는 영향을 방지할 수 있으며, "편안함(恬)"과 마찬가지로 중요한 의의가 있다고 여겼다.

고대 의가들의 저술을 종합적으로 관찰하면 "즐거움"의 구체적인 조치는 다음과 같은 두 가지 측면으로 나뉘어진다.

첫째, "正思慮以養神"(이천 《의학입문》)이다. 즉 마음을 올바른 것에 쓰고 적극적으로 사고함으로써 즐거움을 얻고 이를 통해 정신을 조양하는 것이다. 예컨대 어떤 사람이 머리를 써서 어떤 임무를 완성하거나, 모종의 성과를 얻거나 혹은 다른 사람의 도움을 받아 어떤 고민거리를 없앤 것 등은 모두 정당한 사고의 결과이며, 그 가운데서 얻은 즐거움은 생각만 해도 알 수 있다. "正思慮以養神"은 마음을 나쁜 데 사용하지 않으면 저절로 마음이 명경지수(明鏡止水)처럼 맑고 깨끗해지며, 근심이 없고 신정(神情)이 안정되며 생기가 일어나 신정(神情)이 조양됨을 의미한다.

둘째, "安性自娛"이다. 《여씨춘추(呂氏春秋)・중이(重已)》에서 "여색과 음악을 즐길 때는 본성을 편안하게 하고 스스로 즐기기 충분할 정도로만 하였을 뿐이었다. 이 다섯 가지는 훌륭한 임금들이 본성을 기르는 방도였다."[42]라고 하였는데, 이는 듣기 좋은 음악이나 상쾌한 얼굴빛, 재미있는 오락활동 등은 마음을 유쾌하게 하고 신정(神情)을 편안하게 하며, 기혈을 잘 통하게 하고 생기발랄하게 하여 낙담・근심・우울・긴장 등의 좋지 못한 정서를 효과

42) 其爲聲色音樂也, 足以安性自娛而已矣. 五者, 聖王之所以養性也.

적으로 풀어 줌으로써 양성조신(養性調神)의 목적을 이룰 수 있도록 함을 말한다. "安性自娛"에 관한 구체적인 내용은 나중에 언급하도록 하겠다.

이로써 "편안함〔恬〕"과 "즐거움〔愉〕"은 정신을 조양하는 데 필수 불가결한 두 가지 측면으로서 반드시 유기적으로 결합해야 함을 알 수 있다. 상술한 바와 같이 손사막은 한편으로는 여러 개의 "소(少)" 자를 제창함으로써 좋지 못한 정서의 영향을 줄이고 마음을 편안하게 유지하도록 하였으며, 다른 한편으로는 정성껏 질병을 치료하고 《천금방(千金方)》이라는 명저를 지어 위대한 의가가 되었는데, 이는 곧 적극적인 사고로써 유쾌함에 이를 수 있었기 때문이다. 그는 "편안함〔恬〕"과 "즐거움〔愉〕"을 잘 운용한 전형적인 인물로서 120여 세나 살았다.

2. 생활조양(生活調養) 방법

이는 사시에 순응하여 기거에 신중을 기하고 노동과 휴식을 적당히 하며, 음식을 절제하고 신체를 단련하며, 방사(房事)를 절제하고 나쁜 습관을 경계하는 등의 내용을 포괄한다. 예컨대 《소문·사기조신대론》에서는 사시의 자연변화에 순응함으로써 정신의지를 조양하는 방법에 대해 "봄철 3개월에는 ……살리되 죽이지 말고, 주되 빼앗지 말며, 상을 주되 벌하지 말아야 하니, 이것은 봄철의 기에 상응하여 생함을 기르는 이치이다.", "여름철 3개월에는 ……화를 내는 일이 없도록 하여 만물이 꽃피고 무성하게 자라는 것처럼 神氣를 충실하게 해야 하며", "가을철 3개월에는 ……마음을 편안하게 함으로써 가을철의 숙강(肅降)하는 기운을 누그러뜨리고 신기(神氣)를 수렴하여 가을철의 기후와 조화를 이루도록 하고 그 志가 외부로 흩어지지 않게 해야 한다.", "겨울철 3개월에는 ……志로 하여금 정신을 안으로 지켜서 마치 귀중한 것을 가슴속에 숨기고 있는 것처럼 하여 생각을 밖으로 드러내서는 안 된다."고 기술하였다.

이는 봄에 태어나고 여름에 자라며 가을에 거두어지고 겨울에 저장되는 자연변화 규율에 순응하여 의지를 중점적으로 단련함으로써 정신조양(精神調養)의 목적에 도달하는 방법을 언급한 것이다. 즉 《영추·본장》에서 "의지는 정신을 제어하고 혼백을 모아들이며, 더위와 추위에 적응하도록 하고 기쁨과 분노를 적절하게 조절한다."[43]고 한 것과 같다. 인체의 신정(神情) 활동은 의지의 지배를 받으므로 《소문·사기조신대론》에서 의지의 단련을 강조하였다. 실제로 신정(神情)이 허약하여 쉽게 격동하는 사람은 의지를 굳건히 해야만 신정(神

43) 意志者, 所以御精神, 收魂魄, 適寒溫, 和喜怒者也.

情)이 안정된다.

《소문·상고천진론》의 "음식을 섭취할 때 절제함이 있고 기거에 절도가 있으며 함부로 과로하게 하지 않는다."[44]고 하였는데, 이러한 생활방식은 양생·장수에 대한 언급으로서, 흔히 볼 수 있는 일이다.

"음식유절(飮食有節)"이란 식생활에 절도가 있어야 한다는 말이다. "음식을 많이 먹으면 장위가 손상되고, ……위(胃)가 조화롭지 않으면 누워도 편안하지 않다."[45]고 하였는데, 이는 이미 신(神)이 손상되었다는 증거이다. 술을 과도하게 마시면 신(神)이 소모되고 의(意)가 어지러워진다는 것은 말할 나위도 없다. 따라서 갈홍(葛洪)은《양생론》에서 "굶지도 말고 억지로 먹지도 말며, 목마르게 하지도 말고 억지로 마시지도 말아야 한다."[46], "음식은 항상 적게 먹어야 하고 ……너무 적게 먹어 배고프게 해서도 안 된다."[47]고 주장하였다. 역대 양생가들은 대부분 "달고 기름진 음식"을 적게 먹고, 담백한 음식을 많이 섭취해야 한다는 데 견해를 같이하였다.

"기거유상(起居有常)"은 실제로는 규칙적인 활동과 휴식을 가리킨다. 수면은 원래 양신생신(養神生神)의 본능인데, 만약 수면이 부족하면 반드시 신기(神氣)가 흩어지고, 수면이 과다하면 정신을 이완시킨다. 따라서 규칙적으로 생활하고 노동과 휴식을 적절하게 안배함으로써 신정(神情)을 조절해야 한다.

"불망작로(不妄作勞)"란 옛사람들이 말하는 "형체와 정신은 함께 한다."는 사상의 한 부분이다. 노권(勞倦)이란 형체와 지력(智力)의 두 가지 측면을 포괄한다. 몸이 피로하면 정신이 둔해지고, 머리를 지나치게 쓰면 신(神)에 직접적인 영향을 미친다. 따라서 휴식과 활동을 적절하게 결합하여 때로는 느슨하게 때로는 긴장하여야만 정신을 조양하는 목적에 도달할 수 있다. 형기(形氣)는 정신(精神)을 생하므로 형체를 단련하여 체질을 튼튼하게 하면 기혈이 원활하게 통하여 저절로 정신이 충만하고 정서가 좋아지는데, 이는 모두 자각할 수 있는 자명한 이치이다.

"형체단련"이란 각종 운동, 예컨대 맨손체조·무술·등산·수영 등과 일상생활 속의 활동을 포괄한다. 단《양생론(養生論)》에서 제시한 "몸을 항상 운동하되, ……운동이 지나쳐서는 안 된다."[48]는 원칙을 준수해야 한다. 무절제한 성생활의 경우는 신정(神情)의 과도한

44) 飮食有節, 起居有常, 不妄作勞.

45) 飮食自培, 腸胃乃傷,……胃不和則臥不安.

46) 不饑勿强食, 不渴勿强飮.

47) 食慾常少, ……少勿至饑.

48) 體欲常勞, ……勞勿過極.

긴장과 피로를 수반하므로 《소문・상고천진론》에서 "정기(精氣)를 고갈시키고 진원(眞元:元氣)을 소모하여 흩트리며, 일시적인 쾌락을 추구한다."고 한 것처럼 양생의 원칙에 어긋나는 행위이다. 그러나 "음식과 성은 인간의 본능이다."[49]라는 말처럼 이 두 가지 행위는 인간의 본능이므로 억지로 금하면 오히려 해롭다. 서령태(徐靈胎)는 《신장정론(腎臟精論)》에서 "자연의 흐름에 맡겨서 강요하지 않는 것이 바로 자연의 법칙이다."[50]라고 하여 신정(神情)을 조양하는 것에 일리가 있음을 설명하였다.

이밖에도 몇몇 기호와 습관, 예컨대 장기・바둑 등의 오락을 적당하게 하면 신정(神情)을 조절하는 작용이 있으나, 승부에 집착하여 밤낮으로 매달리면 신기(神氣)를 손상시킨다. 결론적으로 생활조양법은 실제로는 생활방식을 올바르게 하는 것이다. 합리적인 생활방식은 "정기를 축적하고 신기(神氣)를 온전하게 유지하는" 효과가 있다.

3. 기타 조신양성(調神養性) 방법

고대의 의가들은 상술한 수신양성(修身養性)・생활조양(生活調養) 외에 기타 사물들도 인체의 신정(神情)에 작용하여 조신양성(調神養性) 효과를 일으킨다고 여겼다. 예를 들면 꽃의 향기나 자태는 사람의 신정(神情)을 움직여 그 향기를 맡으면 마음이 상쾌해지고 그 자태를 보면 정신이 진작된다. 따라서 혜강(嵇康)은 《양생론》에서 "합환화는 분노를 없애고, 원추리[51]는 근심을 잊게 한다."고 하였고, 《본초강목》에서는 "울금의 꽃은 눈과 마음을 기쁘게 하는 작용이 있다."고 하였으며, 《이약병문(理瀹駢文)》에서는 "칠정으로 인한 병은 꽃을 보면 맺힌 것이 풀어진다."[52]고 하였다. 또한 색채와 소리 및 음악 등에도 신정(神情)을 조절하는 작용이 있다. 일찍이 《여씨춘추・목생》에서는 "그러므로 성인은 소리와 색을 음미함에 있어서 사람의 성품에 이로우면 취하고 해로우면 취하지 않고 버렸다. 이는 사람의 성품을 온전하게 하는 이치이다."[53]라고 하였다. 《내경》에서는 오색・오음을 오장에 배속시켰는데, 이는 《내경》 시대에 이미 소리와 색채・음악의 효용가치를 인식하였음을 설명한다. 이런 까닭에 장자화(張子和)는 《유문사친(儒門事親)・권삼・구기감질경상위치연이십육(九氣

---

49) 食色者, 人之性也.
50) 任其自然而不勉强, 則自然之法也.
51) 원추리 : 풀을 한번 보면 근심을 잊는다 하여 "忘憂草"라고도 한다.
52) 七情之病, 看花解悶.
53) 故聖人之于聲色滋味也, 利于性則取之, 害于性則舍之, 此全性之道也.

感疾更相爲治術二十六)》에서 "나는 또한 일찍이 무당을 불러 춤추게 하고, 기녀를 불러 면전에 이르게 하여 슬픔으로 인해 가슴앓이를 하는 사람을 치료한 적이 있다. 나는 또한 일찍이 침을 놓을 때 잡무(雜舞)를 추게 하고 갑자기 피리와 북을 울려 그것에 응하도록 하여 근심으로 인해 가슴앓이를 하는 사람을 치료한 적이 있다. ……바둑을 좋아하면 그와 함께 바둑을 두고, 음악을 좋아하면 그와 함께 생황이나 피리불기를 그치지 않아야 한다."[54]고 하였다. 또한 《유경부익·율원(律原)》에서는 심지어 음악은 "천지와 통하고 신명과 부합하며, ……목음〔角〕을 들으면 깜짝 놀란다."[55]고 하였고, 공거중(龔居中)은 《홍로점설(紅爐點雪)》에서 "노래나 시를 읊조리는 것은 성정(性情)을 기르는 수단이다."라고 하였으며, 《이약병문》에서는 "음악을 들음으로써 근심을 삭일 것"을 주장하였고, 심지어 "약을 복용하는 것보다 낫다"고 말하기도 하였다.

최근 손비(孫飛)[56]의 보고에 따르면 색광(色光)과 음악을 배합하여 우울증 환자 68례를 치료하였는데, 실증에 속하는 경우는 차가운 색광에 고요하고 부드러운 곡조를 배합하였고, 허증에 속하는 경우는 따뜻한 색광에 열렬하고 기분을 진작시키는 곡조를 배합하였다. 그 결과 증상과 징후가 소실된 환자는 44례로서 65%, 주요 증상과 징후가 뚜렷하게 경감된 환자는 24례로서 35%를 차지하여 효과가 매우 뚜렷하였다. 또한 《수세보원(壽世保元)·연년량잠(延年良箴)》에 기재된 "산림은 성정을 편안하게 한다.", "시와 독서는 마음을 기쁘게 한다."는 구절은 수명의 연장과 관련된 말이다. 이밖에 《여씨춘추·천고》에서는 "인체의 기가 울결되어 정체하면 근골이 오그라들어 펴지지 않으므로 춤을 추어 이를 잘 소통시켜야 한다."[57]고 하였고, 《홍로점설》에서도 "춤은 혈맥을 다스리는 수단이다."라고 하였으며, 《투호신격(投壺新格)·서》에서는 투호 놀이에 대해 "안온하고 조화롭게 하며 편안히 쉬도록 하고, 뜻을 기르고 마음을 즐겁게 하는 등의 신묘한 작용이 있다."고 하였다. 이러한 것들은 모두 고대인들이 이미 삼림·서화·춤 및 각종 오락 활동에 심기(心氣)를 안정시키거나 즐겁게 하는 등의 조신양성(調神養性) 작용이 있다는 것을 알고 있었음을 말한다.

또한 한의학에서는 예로부터 "수면요법"을 응용하여 조신양성(調神養性)함으로써 신정이상(神情異常) 질병을 치료하여 왔다. 수면은 인체가 신기(神氣)를 회복하려는 본능이기 때문이다. 예컨대 신기(神氣)가 허하여 정지가 편안하지 않으면 인체는 수면을 통해 신기의

54) 余又嘗而巫躍妓抵, 以治人之悲結者. 余又嘗以針下之時便雜舞, 忽笛鼓應之, 以治人之憂而心痛者. ……好棋者, 與之棋; 好樂者, 與之笙笛, 勿輟.

55) 可以通天地而合神明,……聞木(角)音則惕然而驚.

56) 孫飛 : 음악과 色光療法으로 68례의 우울증 환자를 치료한 데 대한 결론. 『中醫雜志』(4):47, 1986.

57) 民氣鬱閼而滯著, 筋骨瑟縮不達, 故作爲舞而宣導之.

회복을 돕는다. 신정이상 질병에 대해 인위적인 방법으로 수면을 촉진하거나, 심지어 혼수상태에 이르게 함으로써 신기(神氣)를 회복시키고 정지(情志)를 안정시키는 것은 고대에 상용하던 일종의 치료법이다. 최면제로는 술이나 각종 약물 혹은 구토를 촉진하여 수면에 이르게 하는 등 여러 방법이 있지만 그 목적은 모두 수면을 통해 신정(神情)을 조절하는 것이다. 하몽요(何夢瑤)는 《의편(醫碥)·광전간(狂癲癇)》에서 "정신을 혼미하게 하여 잠들게 하면 위기(衛氣)가 음분으로 들어가므로 양기가 지나치게 성하지 않고 음기도 지나치게 허하지 않아 음양이 모두 평형을 유지한다."[58]고 하였다.

《속명의류안(續名醫類案)·전광(顚狂)》에서 "손조(孫兆)는 상국사(相國寺)의 승려 충(充)이 반년 동안 앓았던 전광 증상을 치료하게 되었다. 일찍이 명의들이 처방한 약을 모두 복용하였으나 효과가 없자, 충의 형인 부호 반씨(潘氏)가 손조를 불러 그를 치료하도록 하였다. 손조가 '오늘 수면을 취하도록 하면 내일 곧 나을 것입니다'라고 하자, 반씨가 '그밖에 투여할 약물을 알려 주시면 은혜는 잊지 않겠습니다'라고 하였다. 손조는 '짠 음식만 환자에게 먹이고 갈증이 나면 와서 말씀해 주십시오'라고 하였다. 밤이 되자 환자는 과연 갈증을 호소하였다. 손조는 곧 따뜻한 술 한 잔을 구하여 약에 타서 복용케 하였는데, 잠시 후에 다시 술을 구하여 환자에게 반잔을 먹였다. 그 환자는 곧 잠이 들어 이틀이 지나 깨어났고 행동이 예전처럼 회복되었다."라고 하였다.

상술한 것 외에도 약물을 사용하지 않고 정신을 조양하는 방법으로는 침구(針灸)·추나(推拿)·기공(氣功) 등이 있다.

三. 칠정내상(七情內傷)

칠정(七情)이란, 사람이 사물에 대해 느끼는 일곱 가지의 감정변화를 가리킨다. 《예기·예운》에서는 칠정을 "인정(人情)"이라 하였고, 아울러 "기쁨〔喜〕·노여움〔怒〕·슬픔〔哀〕·두려움〔懼〕·사랑〔愛〕·미움〔惡〕·욕망〔欲〕은 배워서 생기는 것이 아니다."[59]라고 하여 정지활동이 사람의 본능임을 명확히 설명하였다.

한의학에서 말하는 칠정의 내용은 《예기·예운》에서 말하는 것과 약간 달라서 기쁨〔喜〕·노여움〔怒〕·근심〔憂〕·사려〔思〕·슬픔〔悲〕·두려움〔恐〕·놀람〔驚〕을 칠정이라 한다.

58) 令昏其神, 使得睡, 則衛氣得入于陰, 陽不偏盛, 陰不偏虛, 陰陽均平矣.
59) 喜·怒·哀·懼·愛·惡·欲七者, 勿學而能.

단 마찬가지로 사람의 정지활동은 오장의 생리활동 변화에서 오는 것으로 보았다. 그러므로 《소문·음양응상대론》에서 "사람에게는 오장이 있어서 오기(五氣)를 생하고, 오기는 희·노·비·우·공을 야기한다."60) 고 하였다.

칠정은 인체가 객관적인 사물의 자극에 대해 일으키는 정지 방면의 반응이다. 일반적인 상황에서 정상적인 생리활동에 속하면 결코 질병을 일으키지 않으므로 칠정의 활동 역시 발병요인이 될 수 없다. 단 갑작스럽고 극렬하거나 정서자극이 오랫동안 지속되면 인체의 기기(氣機)가 문란해지고 기혈·음양이 실조되어 발병한다. 예컨대 《삼인극일병증방론·삼인론》에서 "칠정(七情)은 사람이면 누구나 갖는 본성으로, 칠정이 동하면 먼저 장부의 울결이 발생한다."61) 고 하였다. 칠정이 병을 일으키면 병이 내부에서 발생하므로 칠정은 내상 질병의 주요 발병요인이 된다. 따라서 칠정내상(七情內傷)이라 한다.

1. 칠정과 장부기혈(臟腑氣血)의 관계

사람의 정지활동과 내장의 생리활동에는 밀접한 관계가 존재한다. 사람의 정신·정지활동은 모든 인체 기능의 구성부분이다. 전신의 기혈이 정상적으로 운행되고 진액이 조화를 이루며 장부가 편안한 상황에서 사람은 정상적인 정신·정지활동을 진행할 수 있다. 그러므로 《소문·음양응상대론》에서 "사람에게는 오장이 있어 오기(五氣)를 화생하고, 오기는 기쁨〔喜〕·노여움〔怒〕·슬픔〔悲〕·근심〔憂〕·두려움〔恐〕의 오지(五志)를 발생시킨다."고 하였고, 아울러 "심은 지(志)에 있어서 기쁨〔喜〕이 되고, 간은 지에 있어서 분노〔怒〕가 되며, 비는 지에 있어서 사려〔思〕가 되고, 폐는 지에 있어서 근심〔憂〕이 되며, 신은 지에 있어서 두려움〔恐〕이 된다."고 하였다. 이와 반대로 장부의 생리활동이 비정상적이면 관련 정지의 이상을 초래하고, 정지의 이상은 반대로 장부의 생리활동에 작용하여 이상을 일으킨다.

(1) 심(心)의 지(志)는 기쁨이다

일반적으로 기쁨〔喜〕은 좋은 자극에 속하므로 심신에 이롭다. 즉 《소문·거통론》에서 "기뻐하면 기가 조화롭고 지(志)가 잘 통하며, 영기와 위기가 원활하게 통한다."62) 고 한 것이

60) 人有五臟化五氣, 以生喜怒悲憂恐.

61) 七情, 人之常性, 動之, 則先自臟腑鬱發.

그 예이다. 그러나 기쁨이 지나쳐도 심신을 손상시킨다. 예컨대 《영추·본신》에서 "기쁨과 즐거움이 지나치면 신기(神氣)가 소모되고 흩어져 저장되지 않는다."[63]고 하였다.

신지(神志)를 주관하는 심(心)의 생리기능·활동상태로 볼 때 그것의 지나침과 모자람은 모두 정지변화를 초래한다. 즉 《소문·조경론》에서 "신(神)이 남아돌면 웃음이 그치지 않고, 신이 부족하면 슬퍼한다."고 한 것, 《영추·본신》에서 "심기가 허하면 슬퍼하고, 실하면 웃음이 그치지 않는다."고 한 것, 《증치준승(證治準繩)》에서 "기뻐하고 웃는 것은 모두 심화(心火)에 속한다."고 한 것, 《잡병원류서촉(雜病源流犀燭)》에서 "미친 듯이 기뻐하며 웃는 것은 심경(心經)·폐경(肺經)에 병이 있는 것이다."라고 한 것 등이 그 예이다.

(2) 간(肝)의 지는 분노이다

일반적으로 분노[怒]는 인체의 생리활동에 좋지 못한 자극에 속한다. 분노는 인체의 기혈을 위로 치솟게 하고 양기를 빠져나가게 하며, 간화상염(肝火上炎)을 야기하여 정서를 격동시킨다. 그러므로 인체의 양기가 지나치게 상승하고 기혈이 상역하여 사람으로 하여금 화를 잘 내게 한다. 즉 《소문·조경론》에서 "혈이 남아돌면 화를 낸다."고 한 것, 《소문·사시자역종론》에서 "기혈이 상역하면 화를 잘 낸다."고 한 것, 《증치준승·잡병》에서 "분노는 간담과 관련이 있다."고 한 것, 《잡병원류서촉·경계비공희노우사원류(驚悸悲恐喜怒憂思源流)》에서 "화를 내는 것은 간담에 병이 있는 것이다."라고 한 것 등이 그 예이다. 담은 간에 붙어 있고 담즙은 간의 여기(餘氣)가 모인 것이므로 화를 내는 것은 간담(肝膽)에 속한다고 할 수 있다.

(3) 비(脾)의 지는 사려이다

"사(思)"는 사고·사려를 뜻하는 것으로 사람의 정신의식과 사유가 어떤 사물에 집중된 것이다. 고대인들은 사려가 비(脾)에서 나오고 심(心)에서 이루어진다고 여겼다. 그러므로 사려가 과도하면 심과 비에 영향을 미친다. 즉 《소문·음양응상대론》에서 "지나친 사려는 비를 손상시킨다."고 한 것과 《영추·본신》에서 "심(心)은 신(神)을 저장하는데 두려움이나 사려가 과도하면 신(神)이 손상된다."고 한 것이 그 예이다.

---

62) 喜則氣和志達, 營衛通利.

63) 喜樂者, 神憚散而不藏.

(4) 폐(肺)의 지는 근심이다

근심하고 슬퍼하는 것은 모두 좋지 못한 자극을 받았을 때 나타나는 정서반응으로서, 근심은 주로 폐기(肺氣)에 영향을 미치고 슬픔은 심(心)과 관련이 있다. 《잡병원류서촉·경계비공희노우사원류》에서 "근심하는 것은 폐와 비에 병이 있는 것이다. 폐는 화개(華蓋)로서 인체의 상부에 위치하며, 아래로 심간(心肝)의 기와 통한다. 마음에 근심하는 바가 있어서 즐겁지 않으면 상부의 폐(肺)를 핍박하여 근심이 생기므로 근심은 폐의 병이라 한다. 폐와 비는 태음(太陰)이라 불리는데, ……그러므로 비의 병이라고도 하는 것이다."[64]라고 하였고, 또한 "슬퍼하는 것은 심과 간이 모두 허하여 병든 것이다."라고 하였다.

(5) 신(腎)의 지는 두려움이다

"공(恐)"은 사람이 사물을 두려워하는 정신상태이다. "공(恐)"과 "경(驚)"은 비슷하다. 단 "경(驚)"은 자기도 모르는 사이에 돌발적인 일이 발생하여 놀라는 것이고, "공(恐)"은 알고 있는 상태로서 속칭 "담겁(膽怯)"이라 한다. 경공(驚恐)은 인체의 생리활동에 대해 좋지 않은 자극이 발생하여 야기되는 질병으로, 심·간·담·위와도 관련이 있다. 즉 《증치준승·잡병》에서 "장부가 두려움을 받는 것에 네 가지가 있는데, 첫째는 신장이요 둘째는 간담이요 셋째는 위부(胃腑)요 넷째는 심장이다."라고 하였고, 《잡병원류서촉·경계비공희노우사원류》에서는 "두려움이 지나친 것은 심·신·간·위에 병이 있는 것이다."라고 하였다. 공(恐)과 기혈의 관계에 대해서 《소문·사시자역종론》에서는 "(여름철에 기육에 침을 찌르면) 혈기가 내부에서 쇠약해져 사람이 잘 놀라게 된다."고 하였다.

결론적으로 칠정과 장부·기혈은 밀접한 관계가 있다고 할 수 있다. 생리적 정지변화는 장부의 정기(精氣)를 물질적 기초로 하는데, 이는 인체가 외계 사물의 자극에 대하여 일으키는 반응이다. 예를 들면 어떤 일은 사람을 기쁘게 하고, 어떤 일은 사람을 분노하게 하며, 어떤 일은 사람을 슬프게 하고, 어떤 일은 사람을 두렵고 불안하게 하며, 어떤 일은 사람을 고민에 빠지게 한다. 좋지 않은 정서 자극은 장부·기혈의 정상적인 생리활동에 영향을 미치는데, 장부·기혈의 생리활동에 이상이 발생하면 유해한 정서변화를 일으킨다.

64) 憂者, 肺與脾病也. 肺居華蓋之頂, 下通心肝之氣, 心有所愁苦而不樂, 則上薄乎肺而成憂, 故憂爲肺病. 肺與脾同稱太陰, ……故憂又爲脾病.

2. 칠정으로 인한 발병의 특징

칠정(七情)으로 인한 발병은 육음(六淫)으로 인한 발병과 다르다. 육음으로 인한 발병은 사기가 피부 혹은 코·입으로 침입하거나, 표에서 리로 침입하므로 발병초기에 항상 표증(表證)이 나타난다. 칠정 발병의 특징을 개괄해 보면 주로 세 가지 측면이 있다. 첫째는 직접 내장(內臟)을 손상시킨다. 둘째는 주로 기기(氣機)에 영향을 미친다. 셋째로 정지이상(情志異常)은 항상 질병을 악화시킨다.

(1) 직접 내장을 손상시킨다

《영추·백병시생》에서 "기뻐하고 노여워함이 무상하면 오장이 손상되는데, 오장이 손상되면 음(陰)에서 발병한다."[65]고 하였고, 《소문·음양응상대론》에서는 "지나치게 화를 내면 간이 손상되고 지나치게 기뻐하면 심이 손상되며, 사려가 과도하면 비가 손상되고 근심이 지나치면 폐가 손상되며, 두려움이 지나치면 신이 손상된다."[66]고 하였다.

《삼인극일병증방론·오로론치(五勞論治)》에서는 "오로란 모두 마음을 쓰는 것이 지나쳐 오장을 손상시키는 것이다. 즉 오신(神·魂·魄·意·志)을 불편하게 하여 병이 야기되는 것이므로 오로(五勞)라 한다. 모려(謀慮)에 진력하면 간이 손상되고, 뜻한 바를 이루지 못하면 심이 손상되며, 생각이 지나치면 비가 손상되고, 다가올 일에 대해 근심하면 폐가 손상되며, 고집에 얽매이면 신이 손상된다."[67]고 하여, 정지의 손상이 내장에 직접 영향을 미쳐 작용함을 설명하였고, 아울러 상이한 정지 자극으로 인해 손상되는 장부도 역시 다름을 제시하였다.

① **"노상간(怒傷肝)"**이란 과도한 분노로 인해 간기가 치솟아 간양상항(肝陽上亢) 혹은 간화상염(肝火上炎)을 초래, 간의 음혈이 손상됨을 말하는 것으로서, 《소문·본병론》에서 "사람이 혹 지나치게 화를 내면 기가 치솟아 아래로 내려가지 않고 간을 손상시킨다."[68]고 한

65) 喜怒不節則傷臟, 臟傷則病起於陰也.

66) 怒傷肝, 喜傷心, 思傷脾, 憂傷肺, 恐傷腎.

67) 五勞者, 皆用意施爲, 過傷五臟, 使五神不寧而爲病. 故曰五勞. 以其盡力謀慮則肝勞, 曲運神機則心勞, 意外致思則脾勞, 預事而憂則肺勞, 矜持志節則腎勞.

것이 그 예이다.

② "**희상심(喜傷心)**"이란 기쁨이 지나침으로 인해 심기(心氣)가 흩어져 신기(神氣)가 저장되지 않는 것을 말하는데, 《영추・본신》에서 "기쁨과 즐거움이 지나치면 신기(神氣)가 소모되고 흩어져 저장되지 않는다."고 한 것이 그 예이다.

③ "**사상비(思傷脾)**"란 과도한 사려로 인해 비의 운화기능이 실조되고 기기가 울결되는 것으로, 《망진준경(望診遵經)・변색망법상참(變色望法相參)》에서 "사려가 과도하면 기기가 비에서 울결된다."고 하였고, 《의술(醫術)・권칠(卷七)》에서 "사려가 과도하면 기기가 울결되는데, 심에서 울결되어 비를 손상시킨다."[69]고 하였으며, 《의학충중참서록(醫學衷中參西錄)・자생탕(資生湯)》에서 "심은 신명(神明)의 부(府)로서 마음이 괴롭고 뜻대로 되지 않으면 심신이 울결되고 심혈 또한 비토를 자윤하지 못하는데, 이는 지나친 사려가 비의 병을 일으킨 것이다."[70]라고 하였다.

④ "**우상폐(憂傷肺)**"란 지나친 근심으로 인해 폐기(肺氣)가 손상됨을 말하는 것으로 "슬퍼하면 기가 소모된다."라는 말이 있다. 즉 《소문・거통론》에서는 "슬픔이 지나치면 심계(心系)가 급박해지고 폐가 확장되어 폐엽이 위로 들리고 상초가 막혀 통하지 않으며, 영위(營衛)의 기가 산포되지 않고 열기가 중초에 울결되므로 기가 흩어진다."[71]고 하였다.

⑤ "**공상신(恐傷腎)**"이란 과도한 두려움으로 인해 신의 정기(精氣)가 손상됨을 말한다. 신은 정(精)을 저장하는데, 《소문・거통론》에서 "두려움이 지나치면 정(精)이 상부로 운행하지 못한다."[72]고 하였고, 《영추・본신》에서는 "두려움이 해소되지 않으면 정(精)이 손상되는데, 정이 손상되면 뼈마디가 쑤시고 연약해지며 온몸이 차가워지고 정액이 저절로 흘러나온다."[73]고 하였다. 또한 《소문・거통론》에서는 "두려움이 지나치면 기가 상행하지 못하여 신기(腎氣)를 약하게 한다."[74]고 하였다.

비록 정지(情志)의 손상은 장부와 일정한 연계가 있으나, 일률적으로 "노상간(怒傷肝)", "희상심(喜傷心)", "사상비(思傷脾)", "우상폐(憂傷肺)", "공상신(恐傷腎)"이라고 볼 수는 없

68) 人或恚怒, 氣逆上而不下, 卽傷肝也.
69) 思則氣結, 結于心而傷于脾也.
70) 心爲神明之府, 有時心有隱曲, 思想不得自遂, 則心神拂鬱, 心血亦遂不能濡潤脾土, 以成過思傷脾之病.
71) 悲則心系急, 肺布葉擧, 而上焦不通, 營衛不散, 熱氣在中, 故氣消矣.
72) 恐則氣却.
73) 恐懼而不解則傷精, 精傷則骨酸痿厥, 精時自下.
74) 恐則氣下, 使腎氣不固.

다. 왜냐하면 정지 활동은 복잡다단하며 모두 심(心)에서 총괄하기 때문이다. 그러므로 《영추 · 구문》에서 "심은 오장육부의 중심이다. ……그러므로 슬퍼하거나 근심하면 심이 동요하고, 심이 동요하면 오장육부가 모두 요동한다."[75]고 하여 각종 정신자극은 모두 심과 유관하며 심신(心神)이 손상되면 기타 장부에 영향을 미친다고 하였다.

(2) 칠정은 장부기기(臟腑氣機)에 직접적인 영향을 미친다

《소문 · 거통론》에서 "노여워하면 기가 치솟고 기뻐하면 기가 느슨해지며 슬퍼하면 기가 흩어지고 두려워하면 기가 가라앉는다. ……놀라면 기가 요란해지고, ……생각이 과도하면 기가 울결된다."[76]고 하였고, 《삼인극일병증방론 · 칠기서론(七氣叙論)》에서는 "과도한 기쁨은 심을 손상시켜 기를 흩어지게 하고, 지나친 분노는 간을 손상시켜 기가 빠져나가게 하며, 지나친 근심은 폐를 손상시켜 기가 몰리게 하고, 과도한 사려는 비를 손상하여 기를 울결시키며, 지나친 슬픔은 심포를 손상시켜 기를 빨라지게 하고, 지나친 두려움은 신을 손상시켜 기를 약하게 하며, 놀람이 지나치면 담을 손상시켜 그 기를 요란하게 한다. 비록 일곱 가지 진단이 각기 다르나 기에서 벗어나지 않는다."[77]고 하였다.

① 화를 내면 기가 치솟는다(怒則氣上)

이는 과도한 분노로 인해 간기(肝氣)가 치솟고 혈이 기를 따라 함께 치솟는 것을 가리키는데, 임상에서는 기가 치솟으면 얼굴이 붉어지고 눈이 충혈되며 간혹 피를 토하고, 심할 경우는 혼궐졸도(昏厥卒倒) 등의 증상이 나타난다. 즉 《소문 · 생기통천론》에서 "심하게 화를 내면 기가 끊어지려고 하며 혈이 기를 따라 상승하여 상부에서 울결되므로 박궐(薄厥: 갑자기 혼절하는 증상)이 발생한다."[78]고 하였고, 《소문 · 거통론》에서 "화를 내면 기기가 치솟으며, 심할 경우 구혈(嘔血) 및 손설(飧泄)이 발생한다."[79]고 하였다.

② 기뻐하면 氣가 느슨해진다(喜則氣緩)

이는 긴장된 정서가 완화되고 심기(心氣)가 흩어지는 두 가지 측면을 포괄한다. 정상적인

---

75) 心者, 五臟六腑之主也. ……故悲哀愁憂則心動, 心動則五臟六腑皆搖.

76) 怒則氣上, 喜則氣緩, 悲則氣消, 恐則氣下, ……驚則氣亂, ……思則氣結.

77) 喜傷心, 其氣散; 怒傷肝, 其氣出; 憂傷肺, 其氣聚; 思傷脾, 其氣結; 悲傷心胞, 其氣急; 恐傷腎, 其氣怯; 驚傷膽, 其氣亂. 雖七診自殊, 無踰於氣.

78) 大怒則形氣絶, 而血菀于上, 使人薄厥.

79) 怒則氣逆, 甚則嘔血及飧泄.

상황에서 기뻐하는 것은 긴장을 완화시켜 영위(營衛)의 소통을 원활하게 하므로 심정(心情)이 편안해진다. 즉 《소문·거통론》에서 "기뻐하면 기가 조화롭고 지(志)가 잘 통하며, 영기와 위기가 원활하게 소통되므로 기가 느슨해진다."[80]고 하였다. 그러나 기쁨이 지나쳐도 심기(心氣)가 흩어져 신이 저장되지 않으므로 정신이 집중되지 않고, 심할 경우는 실신·광란 등의 증상이 나타난다. 그러므로 《영추·본신》에서 "기쁨과 즐거움이 지나치면 신기(神氣)가 소모되고 흩어져 저장되지 않는다."고 하였고, "폐(肺)는 백(魄)을 저장한다. 만약 기쁨이 지나치면 백(魄)이 손상되고, 백이 손상되면 발광하는데, 발광한 자는 생각이 없이 행동한다."[81]고 하였다.

③ 슬퍼하면 氣가 소모된다(悲則氣消)

이는 과도한 슬픔이나 근심으로 인해 폐기(肺氣)가 울결되고 의지(意志)가 소침해져 폐기(肺氣)가 손상됨을 가리키는 것으로서, 《소문·거통론》에서 "슬픔이 과도하면 심계(心系)가 급박해지고 폐가 확장되어 폐엽이 위로 들리고 상초가 막혀 통하지 않으며, 영위의 기가 산포되지 않고 열기가 중초에 울결되므로 기가 흩어진다."[82]고 하였다. 이 경우 정신이 피로하고 무기력하며 기가 부족한 등의 증상이 나타난다.

④ 생각이 과도하면 기가 울결된다(思則氣結)

이는 과도한 사려로 인해 신(神)과 비(脾)가 손상되어 기기(氣機)가 울결됨을 가리킨다. 고대인들은 "사려"는 비(脾)에서 발생하여 심(心)에서 이루어지므로 사려가 과도하면 심신(心神)을 손상시킬 뿐만 아니라 비기(脾氣)에도 영향을 미친다고 보았다. 따라서 《소문·거통론》에서 "사려가 과도하면 마음에 걸리는 것이 있어서 정신이 한곳에 집중되고, 정기가 머물러 운행되지 않으므로 기가 울결된다."[83]고 하였다. 사려가 과도하여 음혈이 암암리에 손상되고 심신(心神)이 자양받지 못하면 심계·건망·불면·다몽 등의 증상이 나타나고, 기기(氣機)가 울결되어 막히면 비(脾)의 운화기능이 무력해지고 위(胃)의 수납(受納)·부숙(腐熟) 기능이 실조되어 납매(納呆)·완복창만(脘腹脹滿)·변이 묽은 등의 증상이 나타난다.

⑤ 두려워하면 기가 가라앉는다(恐則氣下)

이는 지나친 두려움으로 인해 신기(腎氣)가 약해져 기가 하부로 빠져나가는 것을 가리키는 것으로서, 임상에서는 대소변실금이 나타나며, 두려움이 해소되지 않으면 정(精)이 손상

80) 喜則氣和志達, 營衛通利, 故氣緩矣.
81) 肺喜樂無極則傷魄, 魄傷則狂, 狂者意不存.
82) 悲則心系急, 肺布葉擧, 而上焦不通, 榮衛不散, 熱氣在中, 故氣消矣.
83) 思則心有所存, 神有所歸, 精氣留而不行, 故氣結矣.

되어 뼈마디가 쑤시고 사지가 늘어지고 차가워지며 유정(遺精) 등의 증상이 발생한다.

⑥ 놀라면 기가 불안정해진다(驚則氣亂)

이는 갑작스럽게 놀람으로 마음(心氣)이 의지할 곳이 없고 신(神)이 귀속될 곳이 없으며 두려움으로 의지가 흐트러져 안정되지 못하여 허둥대며 어쩔 줄 몰라 하는 것을 가리킨다.

(3) 정지(情志)의 이상은 질병을 악화시킨다

임상에서 환자에게 극렬한 정지이상(情志異常)이 있으면 왕왕 병이 가중되거나 급격하게 악화되는 것을 자주 볼 수 있다. 예를 들어 고혈압 병력이 있는 환자가 어떤 일로 화를 내면 양기가 상승하여 억제할 수 없고 혈기(血氣)가 상역하므로 현부(眩仆)·혼궐(昏厥), 혹은 반신불수·구안와사 등의 증상이 나타난다. 심장병 환자 역시 정지이상으로 인해 병이 가중되거나 악화되며, 심하면 갑자기 사망한다.

상술한 바를 종합하면 칠정은 한의학 병인학의 중요한 내용 중의 하나이다. 한의학에서는 외감병(外感病)은 육음(六淫)으로 인해 발병하고, 내상병(內傷病)은 대부분 칠정으로 인해 발병한다고 본다.

칠정발병(七情發病)이란 정지이상으로 인해 인체 장부의 기기가 문란해져 기혈·음양이 실조된 것이다. 장부의 기능과 기혈의 실조는 다시 정지변화의 이상을 초래한다. 칠정발병의 원리를 파악하는 것은 질병의 예방과 섭생·노화방지 및 질병치료에 대해 모두 의의가 있다.

정지(情志) 요인은 사람으로 하여금 발병하게 하므로 한의학은 섭생에 있어서 "염담허무(恬惔虛無:마음이 안정되어 욕심이 없는 상태)"·"정신내수(精神內守:정신을 굳게 지켜 소모하지 않는 것)"의 원칙을 매우 강조하였다. 예를 들면《소문·상고천진론》에서 "마음을 안정되어 욕심이 없으니, 진기(眞氣)가 내부에서 조화되고 정신이 소모되지 않는데, 어찌 질병이 발생할 수 있겠는가? 따라서 그들은 정신이 편안하고 욕심이 없으며 마음이 안정되어 두려움이 없다. 일을 하되 지치지 않게 하니 정기가 조화로워 각자 원하는 대로 모두 만족을 얻을 수 있다. 그러므로 먹고 마시는 것이 모두 감미로우며 입는 것마다 편안하고 일상생활 속에서 즐거움을 찾았으며 지위의 고하를 막론하고 서로 부러워하는 마음이 없었기에 그들을 순박하다고 하는 것이다. 향락이 그들의 눈을 어지럽힐 수 없고 음란한 말로 그들의 마음을 유혹할 수 없으며,……따라서 백세 이상을 장수하면서도 움직임에 노쇠현상이 나타나지 않았던 것이다."[84]라고 하였다. 뿐만 아니라 오지(五志)와 오행의 배속[85]에 근거하고 오행의 상극 원리를 운용하여 정지(情志)의 치우침을 바로 잡았다.

《소문・음양응상대론》에서 "분노〔怒〕는 간을 손상시키는데 슬픔〔悲〕은 분노를 이긴다(怒傷肝, 悲勝怒). 기쁨〔喜〕은 심을 손상시키는데 두려움〔恐〕은 기쁨〔喜〕을 이긴다(喜傷心, 恐勝喜). 사려〔思〕는 비를 손상시키는데 분노〔怒〕는 사려〔思〕를 이긴다(思傷脾, 怒勝思). 근심〔憂〕은 폐를 손상시키는데 기쁨〔喜〕은 근심〔憂〕을 이긴다(憂傷肺, 喜勝憂). 두려움〔恐〕은 신을 손상시키는데 사려〔思〕는 두려움〔恐〕을 이긴다(恐傷腎, 思勝恐)"고 하였다. 정지이상(情志異常)을 바로잡는 이러한 방법은 한의학에서 정신병을 치료하는 원칙이며, 실제임상에서 매우 큰 의의를 지닌다. 《고금의안안(古今醫案按)》에서는 이러한 치료방안을 적지 않게 운용하였는데, 이는 매우 참고할 만한 가치가 있는 것들이다.

四. 이정승정(以情勝情) 요법

"이정승정(以情勝情)" 요법이란 오지(五志)의 상승(相勝) 이론을 근거로 의사가 언행・사물 등을 통해 환자의 각종 정지를 자극함으로써 병적인 정서를 조절하는 치료방법이다.

"오지상승(五志相勝)"이란 《내경》에서 말한 "슬픔은 분노를 이기고(悲勝怒)"・"두려움은 기쁨을 이기며(恐勝喜)"・"분노는 사려를 이기고(怒勝思)"・"기쁨은 근심을 이기며(喜勝憂)"・"사려는 두려움을 이긴다(思勝恐)"는 내용을 가리킨다.

어떤 정지(情志)를 자극함으로써 좋지 못한 정지를 억제하는 방법은 매우 많은데, 예를 들면 꽃향기・색채・음악・오락 등의 요법이다. 단 여기서 말하는 구체적인 방법은 언어・행위・사물을 주요 치료수단으로 삼는 것으로 암시・계몽, 정서에 부합하는 것, 정서에 어긋나는 것, 의문을 풀어 주는 것, 감화 등의 방법을 포괄한다.

일찍이 선진(先秦) 시기에 의가들은 이미 성공적으로 이정승정법(以情勝情法)을 응용하여 신정이상(神情異常)으로 인한 질병을 치료하였다. 《여씨춘추・지충》에는 매우 생동적인 기록이 있다. 즉 "제나라 임금이 병을 앓자 사람을 송나라에 보내어 명의 '문지(文摯)'를 초빙하였다. 문지가 와서 왕의 병을 본 뒤 태자에게 이르길 '왕의 병은 절대 고칠 수 없습니다. 만약 왕의 병을 낫게 하면 반드시 나를 죽일 것입니다'라고 하였다. 태자가 이르길 '무슨 까

84) 恬惔虛無, 眞氣從之, 精神內守, 病安從來? 是以志閑而少欲, 心安而不懼, 形勞而不倦, 氣從以順, 各從其欲, 皆得所願. 故美其食, 任其服, 樂其俗, 高下不相慕, 其民故曰朴. 是以嗜欲不能勞其目, 淫邪不能惑其心. ……所以能年皆度百歲而動作不衰.

85) 즉 怒는 木에 속하고, 喜는 火에 속하며, 思는 土에 속하고, 憂는 金에 속하며, 恐은 水에 속하는 것을 말한다.

닮입니까?'라고 하자, 문지가 이르길 '왕을 크게 노엽게 하지 않으면 병을 치료할 수 없는데, 왕을 노엽게 하면 나를 반드시 죽일 것이기 때문입니다'라고 하였다. 태자는 머리를 조아리고 간청하길 '만약 왕의 병이 낫는다면 저와 저의 어머니가 죽음으로써 왕에게 간언하겠습니다. 왕께서는 반드시 저와 저의 어머니를 믿을 것이니 선생께선 걱정하지 마십시오!'라고 하였다. 이에 문지는 '예. 죽음으로써 왕을 치료하겠습니다'라고 하며 태자와 약속한 뒤에 간다고 하면서도 세 번씩이나 이를 어기자 왕은 단단히 화가 났다. 문지는 왕 앞에 이르러서 신발도 벗지 않고 침상에 올라가 왕의 옷자락을 밟고는 왕의 병에 대해 물었는데, 왕은 화가 나서 대꾸도 하지 않았다. 문지는 이를 핑계삼아 무례하게 작별 인사를 함으로써 왕을 더욱 화나게 하였다. 이에 왕이 몹시 화가 나서 큰 소리로 '저놈을 당장 죽여라' 소리치며 벌떡 일어나니 질병이 마침내 나았다."[86]는 내용이다. 제나라 임금의 병은 사려가 과도하여 발생한 것이므로 문지는 "노승사(怒勝思)" 치료법을 응용하되, 교묘하게 언어로써 제나라 임금의 정서에 어긋나게 하고 행위로써 암시하는 방식을 사용하여 병이 갑자기 낫도록 한 것이다. 그러나 문지 자신은 불행히도 유명을 달리하고 말았다.

장자화는 《유문사친·권3》에서 "슬픔〔悲〕은 분노〔怒〕를 치료할 수 있는데, 슬프고 고달픈 말로써 감동시킬 수 있다. 기쁨〔喜〕은 슬픔〔悲〕을 치료할 수 있는데, 장난치고 놀리며 가벼운 말로써 기쁘게 할 수 있다. 두려움〔恐〕은 기쁨〔喜〕을 치료할 수 있는데, 두려움이나 죽음에 관한 말로써 두렵게 할 수 있다. 분노〔怒〕는 사려〔思〕를 치료할 수 있는데, 욕되고 기만하는 말로써 분노를 촉발할 수 있다. 사려〔思〕는 두려움〔恐〕을 치료할 수 있는데, 걱정하는 말로써 두려움을 없앨 수 있다."[87]고 하였다. 이상과 같이 장자화의 견해는 《내경》의 내용과 같다.

이들은 그들 자신의 경험을 총괄하였을 뿐만 아니라 요령껏 응용하기도 했다. 그러나 정지(情志)의 요체는 평정을 유지하는 데 있고 서로 통하는 데 있다. 어떤 병증은 대부분 각종 정지손상(情志損傷) 및 각각 다른 장부의 병변으로 인해 발생하므로 이러한 병증은 항상 각각 다른 정지를 응용하여 자극을 주고, 동일한 병증의 각각 다른 단계에서도 상이한 정지

---

86) 齊王疾痏, 使人之宋迎文摯, 文摯至, 視王之疾, 謂太子曰 :'王之疾必不可已也. 雖然, 王之疾已, 則必殺摯也.' 太子曰 :'何故?' 文摯曰 :'非怒王則疾不可治, 王怒則摯必死.' 太子頓首强請曰 :'苟已王之疾, 臣與臣之母以死爭之于王, 王必幸(信)臣與臣之母, 願先生勿患也.' 文摯曰 :'諾. 請以死爲王', 與太子期, 而將往不當者三, 齊王固已怒矣. 文摯至, 不解履登床, 履王依, 問王之疾, 王怒而不與言, 文摯因出辭以重怒王, 王叱而起, 疾乃遂已.

87) 悲可以治怒, 以愴惻苦楚之言感之. 喜可以治悲, 以謔浪褻狎之言娛之. 恐可以治喜, 以恐懼死亡之言怖之. 思可以治思, 以污辱欺罔之言觸之. 思可以治恐, 以慮彼志此之言奪之.

로써 자극을 주어야만 평정을 유지하는 목적에 도달할 수 있다.

현대사회가 인간에게 주는 정신적인 부담은 갈수록 늘고 있다. 한의학 신정학설은 심신(心神)을 위주로 하고 기혈(氣血)을 바탕으로 하여 형신일체(形神一體), 형신(形神)과 자연·사회가 일체라는 관점을 견지함으로써 신정병(神情病)을 약물요법과 기타 방법으로 치료할 수 있음을 강조하였는데, 그 중에서도 특히 신정(神情)의 자기조절 방법을 강조한다. 신정학(神情學)은 끊임없이 발전하면서 계통적인 이론을 형성하여 풍부한 치료방법과 다채로운 경험을 포함하고 있다.

1. 희승우법(喜勝憂法)

북제(北齊) 시기의 《유자(劉子)·변락(辨樂)》에서 "사람은 마음이 기쁘면 웃고, 웃으면 즐거워지며, 즐거우면 입에서 노래가 나오고 손으로는 장단을 맞추며 발로는 춤을 춘다."[88] 고 하였는데, 이는 곧 마음으로 기쁜 것은 "기쁨〔喜〕"이고, 얼굴에 나타나는 것은 "웃음〔笑〕"이며, 행동으로 나타나는 것은 "즐거움〔樂〕"임을 설명한 것이다.

《내경》에서는 "기쁨이 지나치면 心을 손상시킨다〔喜傷心〕"·"기뻐하면 기의 운행이 완만해 진다."고 하였는데, 이는 과도한 기쁨은 심기(心氣)의 운행을 완만하게 하여 심신(心神)을 흩어지게 한다는 뜻이다. 결론적으로 신정(神情)이 손상되어 발생하는 광증(狂證)이나 웃음이 멎지 않는 증상 등에는 이러한 방법을 사용해서는 안 된다. 이 밖에 심통(心痛)·선기(疝氣)·음정(陰挺)·탈항(脫肛)·임신·출혈 등의 증상에도 웃음을 야기하지 않아야 氣의 운행이 완만해져 병이 가중되는 것을 면할 수 있다.

이러한 까닭에 《내경》에서 "심의 지는 기쁨〔喜〕이다, 심신(心神)은 또한 모든 신정(神情)을 주재한다."고 하였다. 따라서 "기쁨은 근심을 억누른다〔喜勝憂〕"고 하였으며, 실제로 사려·슬픔·두려움·분노 등의 좋지 못한 정서를 제약하는 작용이 있다. 위에서 이미 설명하였듯이 심(心)은 군주지관(君主之官)으로서 사려로 비가 손상된 경우, 근심이나 슬픔으로 폐가 손상된 경우, 두려움으로 신이 손상된 경우, 분노로 간이 손상된 경우를 모두 치료할 수 있음을 알 수 있다. 다시 말하면 심의 희승우(喜勝憂) 뿐만 아니라 희승사(喜勝思)·희승공(喜勝恐)·희승노(喜勝怒)가 모두 성립된다. 이는 심신(心神)이 오지(五志)를 모두 주관한다는 뜻이 되는데, 예를 들면 《유경·천년상도》에서 "대저 정지에 속하는 것들은 오직 심에

88) 人心喜則笑, 笑則樂, 樂則口欲歌之, 手欲鼓之, 足欲舞之.

서만 통제할 수 있다."고 한 것과 같다.

옛 의안 중에서 "희승우(喜勝憂)" 등을 응용하여 치료한 실례를 열거하면 다음과 같다

주(朱) 모씨가 한 여자를 치료하게 되었다. 평소에 사귀던 남자와의 결혼을 양가 부모로부터 허락 받은 후, 지아비 될 사람이 행상 길을 떠나 2년 동안 돌아오지 않았다. 그녀는 과도한 사려로 음식을 먹지 않고 누워만 있어 마치 실성한 것 같았으며, 얼굴은 자주 마을 입구 쪽을 보고 있었고 별다른 병은 없었다. 주씨가 이를 진찰해 보니 간맥(肝脈)이 촌구에서 현(弦)하였다. 이에 "이것은 과도한 사려로 인해 비기(脾氣)가 울결된 것으로 약물만으로는 치료하기 어렵고 기쁨으로 풀 수 있다."고 단정하여, 먼저 분노로써 치료하였다(怒勝思). 화를 내면 간기(肝氣)가 승발(升發)하여 비기(脾氣)가 통하므로 일단 병은 완화되나 근본적인 치료는 아니다. 주씨는 "과도한 사려로 인해 울결된 기는 해소되기 어려우므로 반드시 기쁨을 얻어야 다시는 울결되지 않을 것이다."라고 생각하여 거짓으로 "그대 곁으로 곧 돌아가겠소."라는 남자의 편지를 만들어 환자에게 보내 주었더니 병정이 눈에 띠게 호전되었으며, 기쁜 마음으로 남편이 돌아오길 기다렸다. 3개월 후 정말 지아비가 돌아오자 병이 씻은 듯이 나았다(《기증회(奇證匯)·권4》).

이 의안은 먼저 "노승사(怒勝思)"의 원칙을 응용하여 울결한 기를 소설(疏泄)하고, 다시 "희승우(喜勝憂)"의 원칙을 응용하여 그 심정을 순조롭게 함으로써 양호한 효과를 얻은 것이다. 즉 사상비(思傷脾)로 인해 울결된 기를 먼저 노승사(怒勝思) 방법을 쓰고, 후에 희승우(喜勝憂)로 치료한 예이다.

명대의 왕석산(汪石山)은 재물을 잃고 이로 인해 발병한 사람을 치료하였다. 어떤 현의 벼슬아치가 범인을 호송하였는데, 범인이 도중에 강물에 투신하여 죽어 버리자, 범인의 가족들은 도리어 이 벼슬아치가 공갈을 쳐서 재물을 빼앗고 죽인 것이라 고발하였다. 이에 현의 벼슬아치는 죄를 벗으려고 거금을 썼으며, 이로 인해 울분과 비애가 교차하다가 마침내 병에 걸렸는데, 술에 취하거나 미친 것 같으며 앞뒤가 맞지 않는 말을 하지만 자신은 이를 알지 못하였다. 왕석산이 진찰해 보니 재물을 허비함으로 인한 비애와 울분으로 야기된 것이어서 기쁨을 주어 치료해야만 되었다. 이에 가족들에게 주석을 녹여서 약간의 엽전을 만들어 줄 것을 부탁하여 병자 앞에 놓아두었더니, 병자가 이를 보고 크게 기뻐하여 병이 나았다(《속명의류안·권21》).

이는 환자가 필요로 하는 것을 만족시켜 줌으로써 병을 치료하는 방법이다. 이는 노상간(怒傷肝)·비상폐(悲傷肺)로 인해 손상된 기를 희승비(喜勝悲)로 치료한 예이다. 이를 통해 "슬픔〔悲〕과 근심〔憂〕"이 모두 기(氣)를 손상시킴을 알 수 있다.

송대 장자화(張子和)의 《유문사친 · 내상형》에는 다음과 같은 내용이 실려 있다.

한 관리가 부친이 도적에게 살해당했다는 소식을 들은 후 너무 슬퍼한 나머지 가슴이 아프고 술잔을 엎어놓은 듯한 덩어리가 생겨 통증이 멎지 않으며 온갖 약을 써도 효과가 없었다. 장자화가 환자에게 이르렀을 때 때마침 무당이 그 곁에 있자, 무당이 하는 것을 흉내내고 무당과 뒤섞여 춤을 추면서 익살을 부리니 환자가 이를 보고 크게 웃었다. 1~2일 후 심하(心下)에 맺힌 덩어리가 풀어지면서 병이 나았다. 이는 비상폐(悲傷肺)를 희승비(喜勝悲)로 치료한 예이다.

또한 항관금(項關今)의 처를 치료한 적이 있는데, 분노로 인한 울결로 병이 생겨 식욕이 없고 성내어 소리를 잘 지르며 언행이 혼란스러워 의사가 반년이나 치료해도 낫지 않았다. 장자화는 두 기녀로 하여금 각기 붉은 분을 바르게 하여 배우처럼 치장시켰더니 병자가 이를 보고 크게 웃었다. 다음 날에는 다시 뿔을 달게 하였더니 다시 크게 웃었다. 그 곁에 있는 두 식모로 하여금 맛있는 음식 자랑을 하였더니 병자도 그 음식을 찾았으므로 그 음식을 가져와 맛보게 하였다. 며칠 되지 않아 노기(怒氣)가 줄어들고 식사량이 증가하여 약을 먹지 않아도 병이 나았다(《속명의류안 · 권10》).

이는 노상간(怒傷肝)을 희승노(喜勝怒)로 치료한 특별한 예이다. 이들 두 의안은 행동과 언어를 결합하여 암시하는 방법으로 치료한 것이다.

이씨 성을 가진 농부의 아들이 향시(鄕試)에 급제하자 그의 부친은 너무 기쁜 나머지 소리를 지르며 크게 웃었다. 나중에 또 서울에서 진사(進士)에 합격하고 고관이 되자, 그 부친은 밤낮으로 웃음을 그치지 않다가 마침내 고질병이 되었다. 이에 그 아들이 태의원(太醫院)에 치료를 부탁하였는데, 처방에 따라 집 안 사람들을 시켜 거짓으로 그의 부친에게 자신이 죽었다고 알리게 하였다. 그의 부친은 10여 일 동안 슬퍼하며 몇 차례 혼절하기도 하였다. 이때 그 자식은 편지를 보내어 "당신의 자식이 조대부(趙大夫)에 의해 기사회생하였다."고 알렸다. 그의 부친은 이 소식을 듣고 슬픔이 한꺼번에 사라졌으며, 여러 해 동안 앓았던 고질도 나았다(《잠운잡설(簪云雜說)》).

《내경》에서 "심기(心氣)가 허하면 슬퍼하고, 실하면 웃음이 그치지 않는다."고 하였다. 상술한 것처럼 웃음이 그치지 않는 것은 심기(心氣)가 실하기 때문이므로 먼저 슬픔으로 인해 심기가 허해지도록 함으로써 웃음을 멎게 하고, 다시 슬픔을 풀어 준 것이다.

명대(明代)의 공정현(龔廷賢)은 몸을 떨고 망언을 하며 온갖 약을 써도 효과가 없는 부인을 치료하였다. 공정현은 처음에는 노기(怒氣)가 울결하여 발생한 것으로 여겼으나, 나중에 그 까닭을 물어 보니 평소에 남편의 경박한 행동을 혐오하였다는 것이다. 이에 공정현은 그 남편에게 언명하여 용모를 씩씩하게 하고 의관을 바르게 하도록 하였더니, 그 부인이 점차 좋아하여 남편과 사이가 좋아졌고, 근심이 즐거움으로 변하였다(《행림가필(杏林暇筆)·권5》). 이는 진리를 깨우쳐 주는 방법을 응용한 것이다.

2. 노승사법(怒勝思法)

《소문·음양응상대론》에서 "간의 지는 분노인데, 분노하면 간이 손상되며 분노는 사려를 억누른다."[89]고 하였다. 《영추·본신》에서는 "간기가 허하면 두려워하고, 실하면 화를 낸다."고 하였다. 즉 화를 내면 간기가 실하여 승발(升發)하는데 이는 정지의 정상적인 반응이며, 지나치게 화를 내면 승발이 태과(太過)하여 간기를 손상함을 설명한 것이다. 화를 낼 때 간기가 승발하는 것을 이용하여 정체된 기기(氣機)를 풀어 주는 것이 바로 "노승사법(怒勝思法)"이다. 이는 과도한 사려로 기기(氣機)가 울결하여 발병한 경우 혹은 우울증에 적용하는데, "분노로써 이를 억누르고, 기쁨으로써 분노를 풀어 주는(以怒勝之, 以喜解之)" 원칙에 근거해야 한다. 평소에 간양(肝陽)이 지나치게 성하거나, 간화(肝火)가 잘 상승하거나, 심의 실화(實火)가 지나치게 성한 증상에는 사용하지 말아야 한다. 이에 "노승사법(怒勝思法)"을 구체적으로 응용한 의안 몇 가지를 들면 다음과 같다.

장자화(張子和)는 2년 동안 잠을 이루지 못한 여자환자를 치료하였는데, 그녀의 맥을 짚어 보니 모두 완(緩)하여 비(脾)가 손상된 것임을 알 수 있었다. 이는 비가 사려를 주관하기 때문이다. 이에 그녀의 남편과 약정하여 그녀를 격노하게 만들었다. 즉 많은 돈을 받고서 여러 날 동안 술을 마시고 아무 처방도 하지 않고는 떠나버렸다. 이에 그의 부인은 크게 화를 내어 갖은 욕설을 퍼붓고 땀을 흘렸으며, 밤에 곤하게 잠들어 며칠 동안 깨어나지 않더니 점차 나았다(《속명의류안·권21》).

이 의안을 세밀하게 살펴보면 먼저 과도한 사려로 인해 비(脾)가 손상되어 비기(脾氣)가 울결되었다고 여겨 "노승사법(怒勝思法)"을 이용하여 울결한 비기(脾氣)를 풀어주고, 그 다음에는 병자의 남편과 약정하여 치료도 하지 않고 떠나버려 자존심을 크게 상하도록 한 것이다. 이는 정서와 어긋나도록 하는 방법과 암시하는 방법을 결합하여 응용한 예이다.

삼국시대의 명의 화타(華佗)는 어느 태수의 병을 치료한 적이 있었다. 화타는 그의 병은 화를 크게 내면 낫는다고 여겨, 그에게서 재물을 받고도 치료하지 않았으며, 얼마 지나지

89) 肝志怒, 怒傷肝, 怒勝思.

않아 도망가면서 그를 욕하는 편지를 남겨놓았다. 태수는 과연 크게 노하여 사람들을 시켜 화타를 잡아서 죽이도록 하였다. 태수의 아들은 내막을 알고 있었으므로 관리들에게 부탁하여 그를 쫓지 않도록 하였다. 이에 태수는 더욱 심하게 화를 내더니 검은 피를 토한 후 나았다(《삼국지(三國志)·위서(魏書)·방기략(方技略)》).

이는 정서에 어긋나도록 하고 암시하는 방법을 결합한 것이다. 즉 재물을 받고도 치료해 주지 않고 그 재물을 가지고 도망가는 한편 욕하는 편지를 남겼으며, 그 자식도 관리들이 화타를 뒤쫓지 못하게 함으로써 태수의 화를 돋군 것(怒勝思) 등이다. 이는 점차 화를 돋우는 한편 화내는 시간을 연장시켜 어혈을 토해 내도록 한 것으로서, 세심하게 계획하여 단계적으로 치료한 것이다. 위의 두 임상 실례는 "사상비(思傷脾)를 노승사(怒勝思)"로 치료한 것이다.

3. 공승희법(恐勝喜法)

"공(恐)"과 "경(驚)"은 밀접한 관련이 있어 대부분 먼저 놀란 후에 두려워하므로 항상 경(驚)과 공(恐)을 함께 말한다. 《소문·음양응상대론》에서 "신(腎)의 지(志)는 두려움(恐)이다.", 《소문·거통론》에서 "놀라면 기가 어지러워진다.", 《영추·본신》에서는 "두려움이 해소되지 않으면 정(精)이 손상된다."고 하였다. 따라서 일반적으로 놀람이나 두려움은 인체의 신정(神情)에 해롭다. 단 공승희법은 신정(神情)이 지나치게 억눌린 경우에는 잠시 사용할 수는 있으나 오랫동안 사용해서는 안 된다. "공승희법(恐勝喜法)"은 두렵게 하여 기(氣)를 하강시킴으로써 지나친 기쁨으로 인해 신정(神情)이 뜬(浮) 증후를 억누르는 것이다. 단 정서가 억눌려 발생한 각종 증후에는 이를 사용해서는 안 된다. 이를 구체적으로 응용한 고대의 의안은 다음과 같다.

강남 지방의 어떤 선비가 과거에 응시하여 장원급제한 뒤 기쁨이 지나쳐서 웃음이 멎지 않았는데, 어떤 의사가 "공승희법(恐勝喜法)"을 통해 이를 치료하였다. 그는 선비에게 "당신의 병은 치료해도 낫지 않고 열흘을 넘기지 못하고 죽을 것이니 빨리 집으로 돌아가시오. 지체하면 집에 도착하지도 못하고 죽을 것이오."라고 하며, "돌아가는 길에 진강(鎭江)이란 곳을 지날 터이니 반드시 그곳에서 하모(何某) 의원을 찾아 다시 진찰해 보시오. 목숨을 구해 줄지도 모르겠소."라고 덧붙였다. 그는 다른 한편으로는 하모 의원에게 그 선비의 병을 소개하면서 "과도한 기쁨으로 인한 것인데, 지나치게 기뻐하면 심규(心竅)가 열려 닫히지 않으므로 약으로 치료할 수 없다. 따라서 죽을병이라 거짓말하여 그를 두렵게 하였으니, 놀람과 두려움으로 인해 심규(心竅)가 닫혀서 진강에 당도할 때는 이미 나을 것이다."라고 하였다. 즉 이미 나았으면 그 두려움을 풀어 주고, 낫지 않았으면 더 두렵게 하라는 뜻이었다. 결국 하모 의원은 이와 같은 방법으로 선비의 병을 치료할 수 있었다(《냉려의화(冷廬醫話)》). 이는 정서와 상반되는 언어를 적절하게 사용하여 병을 치료한 예이다.

장씨(莊氏)는 기쁨과 즐거움이 극에 달하여 발병한 환자를 진료하였는데, 그 맥을 짚어보니 실성한 것이었다. 이에 장씨는 거짓으로 환자에게 약을 가지러 간다고 떠난 뒤 며칠 동안 돌아오지 않았다. 환자는 점차 의혹이 생겨 불치병이라서 의사가 치료해 주지 않는다고 걱정하는 한편, 이 때문에 두려워하고 슬퍼하였다. 환자가 슬퍼하자 장씨는 그의 친구에게 "그는 곧 나을 것이니 위로해 주시오"라고 하였다. 환자의 친구가 그 까닭을 묻자 장씨는 《소문》의 "공승희(恐勝喜)"라는 문구를 인용하여 설명하였다(《유문사친·권3》). 이는 행위로써 암시하는 방법을 응용한 예이다.

구여성(邱汝城)은 항상 웃음이 멎지 않는 여자를 치료하였는데, 그녀가 가장 좋아하는 옷이 무엇인지를 물어서 그 옷을 입게 한 다음, 그녀의 어머니로 하여금 술을 마시게 하여 고의로 그녀의 치마에 술을 쏟게 하였더니 크게 화를 낸 후 병이 나았다(《속명의류안·권21》). 이는 정서에 어긋나는 행위로써 격노하게 한 것으로 병자의 어머니로 하여금 그녀의 치마를 더럽히도록 한 것에 운용의 묘가 있다. 대부분 어머니 앞에서는 거리낌없이 의사를 표현하기 때문에 마음껏 화를 내어 풀도록 한 것이다. 만약 의사가 그렇게 하였다면 체면에 구애되어 "괜찮습니다."라고 말하였을 것이며, 격노하지도 않았을 것이다. 상술한 예는 과도한 기쁨으로 인해 기(氣)의 운행이 완만할 때 화를 내도록 하면 기가 치솟음을 설명한다.

견립언(甄立言)은 기쁨과 근심이 교차함으로 인해 정서가 긴장되어 산후에 혀가 빠져 나와 며칠이 지나도 낫지 않고 의사가 여러 번 약을 써도 효과가 없었던 부녀자를 치료하였다. 견립언은 병자로 하여금 여전히 출산하는 형태를 취하도록 하고 두 아낙네를 시켜 양쪽에서 붙들도록 한 다음, 바깥에 숨겨 둔 사람을 시켜 항아리를 깨도록 하였는데, 항아리 깨지는 소리를 듣자 혀가 원래대로 돌아갔다(《기증회(奇證匯)·권2》). 이 의안의 묘는 병자로 하여금 발병시의 상태를 유지하도록 하여 갑자기 소리를 내어 놀라게 함으로써 치료한 데 있다. 혀는 심(心)의 싹으로서 기쁨이 지나치니 심기(心氣)가 느슨해져 혀가 빠져 나온 것이다(喜傷心). 따라서 "공승희법(恐勝喜法)"을 응용하여 기를 하강시킴으로써 이를 치료하였다.

장자화(張子和)는 위덕신(衛德新)의 처를 치료한 적이 있다. 그녀는 여관에 묵었다가 밤에 도적들이 사람을 해치고 객사에 불을 지르는 것을 보고서 놀라 침대 아래로 떨어진 후 어떤 소리만 들리면 놀라서 사람을 알아보지 못하였으며, 이로 인해 집안 사람들이 발소리를 죽이면서 걸어야 했고 함부로 소리도 내지 못하였는데, 1년 남짓 지나도 낫지 않았다. 의원들은 이를 심병(心病)으로 알고 인삼·진주 및 〔안지환(安志丸)〕을 써 보았으나 모두 효과가 없었다. 장자화는 이를 보고 "놀라고 두려워하면 담이 손상된다."고 단정하여 시녀에게 명하여 부인의 두 손을 잡아 높은 걸상 위를 짚게 한 다음, 바로 앞쪽에 작은 책상을 놓았다. 장자화는 "부인은 이것을 보시오!"라고 하며 나무로 힘껏 책상을 치자, 부인은 깜짝 놀랐다. 장자화는 "내가 나무로 책상을 쳤기로서니 무엇을 그리 놀랍니까?"라고 하면서 약간 안정되길 기다려 다시 책상을 치자 놀라는 것이 완화되었다. 잠시 후 연달아 3~5차례 책상을 치고, 또 지팡이로 문을 치자 서서히 놀람이 안정되어 웃음을 지었다. 위덕신이 "이것은 무슨 치료법입니까?"라고 묻자, 장자화는 "《내경》에서 놀라면 안정시켜야 한다고 하였는데 정신이 안정되면 평상시와 같아지며, 평상시에 이러한 것을 보면 반드시 놀라지 않습니다."라고 대답하였다. 이날 밤에 사람들로 하여금 문과 창을 새벽까지 두들기게 하였다. 놀라면 신기(神氣)가 위로 떠오르는데, 아래에서 책상을 치고 아래를 보게 하면 신기(神氣)를 수렴할 수 있으며, 하루 이틀쯤 후에는 우렛소리를 듣더라도 놀라지 않는다(《유문사친·권7·내상》). 이것은 의혹을 풀어 주고 적응하는 방법을 결합하여 응용한 것으로서, 놀람으로써 놀람을 억제한 장자화의 독특한 치료법이다.

4. 사승공법(思勝恐法)

"사려〔思〕"는 일종의 정상적인 신지(神志) 활동이다. 그러나 사려가 지나치면 "기(氣)가 울결되고, 비(脾)가 손상되며, 신(神)이 손상되는" 결과가 발생한다. 이른바 "사려로 두려움을 다스릴 수 있으니, 이런 생각 저런 생각으로써 두려움을 없애야 한다."[90]는 말은 사려를 통해 두려움을 야기하는 원인을 배제함으로써 두려움을 이기는 목적에 도달함을 말한다. 따라서 기타 정지(情志) 손상에도 응용할 수 있다.

어떤 환자는 행동이 비정상적이어서 정신병원에 네 번이나 입원하고, 각종 항정신성 약물을 복용했지만 효과가 없었다. 환자는 뱃속에 뱀이 똬리를 틀고 있는 듯한 감을 자각하였다. 그 원인을 묻자 3년 전에 하루 종일 밭에서 보리를 수확하다가 오후에 피곤하여 보릿단 근처에서 잠든 적이 있었다고 한다. 몽롱한 가운데 허리 부위가 이상하게 가려워서 긁었더

90) 思可以治恐, 以慮彼志此之言奪之.

니 꿈틀하는 감이 있었고, 깜짝 놀라 깨어서 살펴보니 뱀 한 마리가 허벅지를 지나 복부를 타고 넘기에 놀라 소리치면서 기절하였다고 한다. 그 날 이후로 꿈을 꾸다가 놀라서 소리 지르고 속이 메스꺼우며 두려워했는데, 고통을 견디지 못하고 자살을 기도하기도 하였다고 한다. 검사결과 호흡이 급박하고 쉽게 감정이 격해지며, 복부는 평평하고 무르며 심폐 청진 결과는 정상이고 영양상태는 양호하며, 설태는 얇고 기름때가 껴 있으며, 맥상은 현삭(弦數)하였다. 이는 두려움이 지(志)를 손상하여 심신(心神)이 불안해진 것이기에 즉시 환자에게 "병의 근원은 뱀인데 치료할 가망성이 있으므로 양약을 아끼지 말아야 합니다. 가을에 여가가 나면 오로지 당신을 위해 약을 만들겠습니다."라고 하였다. 환자가 재삼 치료해 줄 것을 부탁하자, 그를 위로하며 "최대한 앞당겨 약을 만들겠습니다."라고 하였다. 이에 환자는 믿어 의심치 않고 매우 감격하였다. 3개월이 지난 후 환자에게 "약이 만들어졌으니 독사를 빼내면 곧 병이 나을 것입니다."라고 하였다. 의사는 미리 잡아 두었던 뱀을 변기통 속에 숨겨 놓고 곧바로 자신이 조제한 〔석몽곤담환(石礞滾痰丸)〕과 〔대승기탕(大承氣湯)〕 한 사발을 주어 저녁식사를 든든히 한 뒤 한밤중에 한번에 약을 복용하도록 하였다. 다음날 아침이 막 밝아 오려고 할 때에 급하게 문을 두드리는 소리를 듣고 나가 보았더니, 환자가 약을 복용한 후 배에서 소리가 나고 대변을 보고 싶다는 것이었다. 의사는 진맥한 다음 "뱀이 빠져 나올 징조입니다."라고 하며, 급히 변기통을 가져와 환자의 손을 잡고 대변보는 것을 도와주었다. 대변을 본 후 변기통을 진찰실로 가져와 사람들 앞에 뱀을 끄집어내자. 환자는 의사의 손에 들려있는 오초사(烏梢蛇)를 보고 "그래 이것이야!"라고 소리쳤다. 이로써 3년 동안 끌어오던 기이한 질병이 일거에 치료되었다. 이는 의사가 기묘한 방법으로 정서에 부합하고 의혹을 풀어 주며 암시하는 과정을 세심하게 안배하여 환자가 믿도록 유도함으로써 두려움에 젖은 정서를 풀어 준 것이다. 이는 경상신(驚傷腎)을 사승공(思勝恐)으로 치료한 예이다.

5. 비승노법(悲勝怒法)

《영추·본신》에서 "간(肝)이 비애로 인해 내부에서 요동하면 혼(魂)이 손상되고, 혼이 손상되면 매사를 잘 잊어버리며 신명(神明)이 맑지 못하다. ……심기(心氣)가 허하면 슬퍼한다."[91]고 하였으며, 폐(肺)는 슬픔을 주관한다고 하였다. 그러므로 간·심·폐 세 장은

91) 肝悲哀動中則傷魂, 魂傷則狂忘不精, ……心氣虛則悲.

모두 슬픔으로 인해 발병할 수 있다. 《소문 · 거통론》에서 "슬퍼하면 기가 소모된다(悲則氣消)", 《소문 · 음양응상대론》에서는 "슬픔은 분노를 이긴다(悲勝怒)"고 하였다. 비애는 좋지 못한 정서에 속하는데, 기(氣)를 소모하는 비애의 속성을 이용하면 내부에 울결된 기를 흩뜨리고 항진하는 정서를 억누를 수 있다. 만약 정서가 본래부터 가라앉아 있을 경우는 비승노법을 사용해서는 안 된다. 이에 "비승노법(悲勝怒法)"을 응용한 고대의 의안을 소개하면 다음과 같다.

장자화(張子和)는 어느 부인의 병을 치료하였는데, 그 부인에게 "항상 통곡하면 마음이 시원해질 것 같지 않습니까?"라고 묻자, 환자가 "그렇게 하고 싶지만 나 역시 어떻게 해야 할지 모르겠습니다."라고 대답하였다. 이에 장자화는 "소양상화(少陽相火)가 폐금(肺金)을 졸여 금이 억제 당하였지만 호소할 바가 없었습니다. 폐는 슬픔[悲]을 주관하므로 통곡하기만 하면 시원해질 것입니다."라고 하며, 부인이 마음껏 통곡하도록 도와 병이 낫게 하였다. 이에 환자의 친척들이 경탄해마지 않았다(《유문사친 · 권7 · 화형》). 이는 간화(肝火)가 폐를 손상시켜 간폐(肝肺)의 기가 울결된 증후이므로 정서에 부응하는 방법을 사용하여 통곡하도록 함으로써 효과를 거둔 것이다. 부연 설명하면 노상간(怒傷肝)으로 간기가 치솟아 폐기를 울결시킨 증상이므로 먼저 슬프게 하여 실컷 울게 함으로써 울결된 폐기를 소모시키니 자연히 노기(怒氣)도 가라앉게 되어 치료의 목적을 달성한 것이다.

결론적으로 "이정승정법(以情勝情法)"을 응용하여 치료할 때 의사는 성의와 열정 및 인내심을 가지고 환자의 신임과 기대를 얻어야 하고, 환자의 기질 · 성격 · 기호 · 문화지식 · 생활환경 등을 파악해야 하며, 질병의 원인을 조사하여 자극의 정도 · 시간 · 위안 등의 주도면밀한 방법을 설정해야 한다. 이와 아울러 기타 신정조양(神情調養)하는 방법으로 치료효과를 극대화해야 한다.

제6장
精·氣·血·津液

정(精)·기(氣)·혈(血)·진액(津液)은 인체를 구성하고 생명을 유지하는 기본물질이다. 정(精)·기·혈·진액은 장부·경락 등 인체 조직기관의 생리활동을 통해 얻어지는 산물이자, 이들 조직기관이 생리활동을 진행하는데 필요한 물질적 기초이다.

"정(精)"은 선천 부모로부터 물려받고 후천 수곡(水穀) 정기에 의해 충양(充養)되는 생명물질이며, "기(氣)"는 끊임없이 운동 변화하며 활동력이 매우 강한 물질 에너지이다. "혈(血)"은 경맥 속을 순행하면서 전신을 자양하는 적색의 액체이다. "진액(津液)"은 인체에 있는 모든 정상적인 수액을 총칭한다. 정·기·혈·진액의 상대적 속성을 근거로 음양을 나누면 기는 동적이고 추동·온후작용을 하므로 양에 속하고, 혈·진액은 정적이고 자윤·유양작용을 하므로 음에 속하며, 精은 양기가 고도로 응축된 음액(陰液)이므로 형태상으로는 음에 속하고 기능상으로는 양에 속하여 체음용양(體陰用陽)의 특성을 갖는다.

정·기·혈·진액의 생성 및 체내에서 진행되는 그 신진대사는 모두 장부·경락 등 조직기관의 생리활동에 의해 이루어지며, 이들 조직기관들의 생리활동 또한 정기의 추동·온후작용 및 혈과 진액의 자윤·유양(濡養)에 의해 이루어진다. 그러므로 정·기·혈·진액은 생리적 상황뿐만 아니라 병리적 상황에서도 항상 장부·경락 등의 조직기관과 서로 의존하는 관계를 유지한다.

제1절 정(精)

一. 精의 개념

한의학에서는 정(精)을 원초적 생명 물질로 인식한다. 그러므로 《영추·본신》에 "생명의 근원이 되는 물질을 일러 정(精)이라 한다."[1]고 말하고, 《영추·결기》에서는 "두 사람의 신(神)이 서로 합쳐서 육체가 생기는데 항상 육체보다 먼저 생기는 것이 정(精)이다."[2]라고 하였으며, 《영추·경맥》에서는 "사람이 처음 생겨날 때에 먼저 精이 이루어지고, 精이 이루어지면 뇌수(腦髓)가 생긴다."[3]고 하였다. 정은 선천의 신기(腎氣)와 수곡정미(水穀精微), 즉 섭취한 수곡에서 얻어지는 영양물질이 결합하여 생화되며, 이는 인체를 구성하고 생명을 유지시키는 필수적인 기본물질이다. 그러므로 《소문·금궤진언론》에서 "정은 몸의 근본이다(夫精者, 身之本也)"라고 하여 그 중요성을 강조하고 있다.

精은 그 생성 근원에 따라서 선천지정과 후천지정으로 나뉜다. 선천지정(先天之精)은 父精母血이 상합하여 형성된 것으로 수태할 때에 품수하며, 이후 모든 생명활동의 기초가 된다. 후천지정(後天之精)은 출생 후 음식물의 섭취를 통해 부단히 공급되는 수곡(水穀)의 정기(精氣)에 의해 생성되고 충양(充養)되는 精을 말한다. 그러므로 精은 가장 협의로는 생식지정(生殖之精)을 가리키고, 보통은 인체의 모든 호르몬을 가리키며, 가장 넓게는 精氣와 血·津液까지를 모두 포괄한다.

精은 오장에서 생성되어 腎에 저장되며 간장에서 소설(疎泄)을 맡고 심장에서 주재(主宰)하며 상화(相火)를 따라서 동(動)한다. 그리고 腎에 저장된 精은 다시 필요에 따라 오장에 공급되어 전신의 생명활동에 필요한 근본에너지가 된다. 그러므로 《동의보감》에 "5장에 모두 정(精)이 있다. 『난경』에는 '심(心)에는 3홉의 정액이 들어 있고 비(脾)에는 엉키지 않은 기름이 300g이나 있으며 담에는 3홉의 정액이 들어 있다'고 씌어 있다. 『내경』에는 '신(腎)은 수(水)를 주관하고 5장 6부의 정(精)을 받아서 저장한다.'고 씌어 있다. 주해에는 '腎은 다른 장기의 精을 도맡아 보는 곳이다. 精은 腎에만 홀로 있는 것이 아니다.'고 하였다. '5장은 각각 정을 간직하고 있으나 그곳에 오랫동안 저장해 두지는 못한다. 대개 사람이 성생활을 하지 않을 때에는 정이 혈맥 속에서 풀려 있어 형체가 없다. 그러나 성생활을 하게 되면 성욕이 몹시 동하여 온몸을 돌아다니는 피가 명문(命門)[4]에 와서 정액으로 되어

---

1) 生之來謂之精, 兩精相搏謂之神.

2) 兩神相搏, 合而成形, 常先身生, 是謂精.

3) 人始生, 先成精, 精成而腦髓生.

4) 命門에 대해서는 여러 가지 견해가 있다.(본서의 명문학설 참조) 난경에서는 양쪽 신장 가운데서 오른

나가게 된다. 그러므로 사람이 사출(射出)한 정액을 그릇에 담아 약간의 소금과 술로 버무려서 하룻밤 이슬을 맞히면 다시 피가 된다.'[5]" "단계(丹溪)는 '정(精)을 굳건히 간직하는 것은 신(腎)이 주관하고, 내보내는 것은 간(肝)이 주관한다. 이 두 장기에는 모두 상화(相火)[6]가 있고 그 끈(系)이 위로 심(心)에 속해 있다. 심은 군화(君火)이다. 다른 것에 감응되면 동하기 쉽다. 심이 동하면 상화가 역시 동하고 상화가 동하면 정액이 저절로 나온다. 상화가 몹시 발동하면 비록 성생활은 하지 않아도 정액은 암암리에 흘러서 소모된다. 때문에 성인들은 사람들에게 깨끗한 마음으로 마음을 수양하라고 하였는데 그 뜻이 깊다'고 하였다. 정을 주관하는 것은 心이 하고 정을 간직하며 통제하는 것은 腎이 한다."[7]

二. 精의 분류

1. 선천의 정(先天之精) :부모로부터 품부받아 선천적으로 지니고 태어나는 물질 즉 생식의 정(生殖之精)을 가리킨다. 《영추·결기》에 "항상 육체보다 먼저 생기는 것이 精이다.(常先身生, 是謂精)"라고 한 것과 《영추·경맥편》에 "사람이 처음 생겨날 때에 먼저 精이 이루어진다(人始生, 先成精)."고 한 것이 바로 이것이다. 사람이 2세를 생산함에 있어서는 남녀의 육체적 건강은 물론 정신적인 건강도 매우 중요하며, 특히 쌍방의 사랑과 존경이 충만해야 한다. 남녀에 각각 저장되어 있는 생식의 정(生殖之精)은 생식능력에 반영된다. 일단 부모의 교합에 의해 정이 결합되어 수정이 이루어지면 모태 내에서 양육되고 형체를 갖

쪽 신장을 명문이라 하였고, 남자는 이 명문에 정이 간직되었고 여자는 자궁이 명문에 연결되어 있다고 보았다. 명문의 작용을 보면 대체로 ① 원기의 근본이 되고 신양을 생기게 하는 작용이 있다. ② 삼초의 기화작용을 잘 도와준다. ③ 명문의 화는 비위를 덥게 하여 음식의 소화를 돕는 작용을 한다. ④ 성기능과 생식기계통, 호흡기계통과 밀접한 관계를 가지고 있다.

5) "**五藏皆有精** ○ 難經曰:'心盛精汁三合, 脾有散膏半斤, 膽盛精汁三合.' ○ 內經曰:'腎者主水, 受五藏六府之精而藏之.' 註云:'腎爲都會關司之所, 非腎一藏獨有精也.' ○ '五藏各有藏精, 並無停泊于其所, 盖人未交感, 精涵于血中, 未有形狀, 交感之後慾火動極, 而周身流行之血至命門而變爲精以泄焉. 故以人所泄之精貯于器, 拌少鹽酒露一宿, 則復爲血矣.'〔眞詮〕"

6) ① 명문의 화를 말한다. 心火(君火)에 상대되는 말이며 심화를 돕는다는 뜻으로 相火라는 말을 쓰고 있다. ② 상화에는 소양(간, 담, 삼초)의 상화와 명문의 상화가 있다.

7) **遺泄精屬心** : 丹溪曰:主閉藏者腎也. 司疎泄者肝也. 二藏皆有相火而其系上屬於心, 心君火也. 爲物所感則易動, 心動則相火亦動, 動則精自走, 相火翕然而起, 雖不交會, 亦暗流而疎泄矣. 所以聖人只是教人收心養心, 其旨微矣. 精之主宰在心, 精之藏制在腎, 心腎氣虛不能管攝, 因小便而出者曰尿精, 因見聞而出者曰漏精.〔直指〕

추어 새로운 개체로 탄생되는 것이다. 선천의 정은 배태(胚胎)를 형성하는 기본 물질이며, 후천의 정의 영양공급을 받아 끊임없이 자양될 뿐만 아니라 탄생 후에는 생장발육의 중요한 요소가 된다.

2. 후천의 정(後天之精) : 섭취한 수곡정미로부터 생성되어 신(腎)에 저장되고 오장육부에 수포되는 精을 가리킨다. 인체가 태어난 후에 생장 발육하고 생명을 유지할 수 있는 것은 음식을 섭취하면 끊임없이 생성되는 후천의 정이 있기 때문이다. 이러한 정이 충만하면 정상적으로 생장발육하고 체력도 건강하여 활동이 왕성하지만, 만약 그렇지 못할 경우는 발육이 지연되고 몸이 수척해지는 등 질병에 걸리기 쉽게 된다.

《의종금감》에서 "선천의 정은 부모로부터 비롯되며, 후천의 정은 수곡에서 생긴다(先天之精始父母, 後天之精水穀生)"고 하였는데, 이는 선천의 정과 후천의 정이 서로 의존하고 보충하는 관계에 있음을 말해준다. 출생 전에는 선천의 정에 의해 인체가 형성되므로 선천의 정이 근본이 되고, 태어난 후에는 후천의 정이 근본이 되어 끊임없이 선천의 정을 자양하고 보충하는 관계가 되어 생장발육의 에너지를 공급하는 것이다.

三. 精의 생리기능

정의 주요 생리기능은 다음과 같다.

첫째, 정(精)은 생식과 생장발육에 관여한다. 精은 자식을 낳을 수 있게 하고 인체를 구성하며 성장발육을 촉진하고 노화를 억제하며 장부조직기관의 생명활동을 활발하게 하는 생명물질로서 몸의 근본이 된다. 따라서 인체의 정이 충만하면 건장하고 부족하면 쇠약해진다. 그러므로 《영추》에 "두 사람의 신(神)이 서로 부딪혀 (두 사람의 精이) 합쳐지면 육체가 생기는데 항상 육체보다 먼저 생기는 것이 정(精)이다. 정은 몸의 근본이 된다."[8]고 하였고, 《소문·상고천진론》에서는 "여자는 7세가 되면 신기(腎氣)가 왕성해져 유치를 (영구치로) 갈기 시작하고 머리카락이 길어지며, 14세가 되면 천계(天癸)가 이르러 임맥이 통하게 되고 태충맥(太衝脈)이 성하여져서 월경이 때맞추어 있게 되므로 자식을 둘 수 있으며, 21세가 되면 腎氣가 고르게 되므로 사랑니가 나고 키가 다 크며, ……49세가 되면 임맥이 허해지고 태충맥이 쇠소(衰少)해져서 천계(天癸)가 고갈되고 땅의 도가 통하지 못하게 되므

---

8) 《靈樞》: "兩神相薄, 合而成形, 常先身生, 是謂精, 精者身之本也."

로 형체가 쭈그러들고 자식을 낳을 수 없게 된다. 남자는 8살에 신기가 실해져서 머리카락이 자라고 이(젖니)를 영구치아로 갈게 되며, 16세가 되면 신기가 왕성해지고 천계(天癸)가 이르러 정기가 넘쳐 쏟아지며 음양이 조화하게 되므로 능히 자식을 둘 수 있으며, 24세가 되면 신기가 고르게 되고 근골이 탄탄해지므로 사랑니가 나고 키가 다 크며, ……64세가 되면 천계가 고갈되어 정(精)이 적어지고 신장이 쇠하여 형체가 모두 한계에 이르며 치아와 머리카락이 빠진다." 고 하여 정(精)이 인체의 생로병사와 매우 밀접한 관계가 있음을 밝히고 있다.

《동의보감》에서는 "무릇 '精'이란 극히 좋은 것을 일컫는 말이다. 사람에게 있어서 정은 가장 귀중하면서도 매우 적다. 사람의 몸에는 정이 통틀어 1되 6홉이 있다. 16살 나는 남자가 아직 정액을 내보내기 전의 그 양은 1되이다. 정액이 쌓여서 그득 차게 되면 3되까지 되나 허손되거나 내보내서 적어지면 1되도 못 된다. 정과 기가 서로 보충해 주는데 기가 모이면 정이 그득하게 되고 정이 그득하면 기가 왕성해진다. 매일 먹는 음식의 영양분이 정으로 되기 때문에 쌀 '미(米)'자와 푸를 '청(青)'자를 합쳐서 '정(精)'자를 만든 것이다. 16살이 되면 정액이 나오게 된다. 『선서(仙書)』에는 '음양을 수행하는 데서 정액은 가장 귀중하다. 그것을 잘 간수하면 나이보다 뒤늦게 늙어질 수 있다.'고 씌어 있다. 『경송(經頌)』에는 '음양(陰陽)의 수양에는 정액이 보배일세, 중요한 이 보배를 고이고이 간직하소! 남의 몸에 들어가면 사람이 생겨나고, 자기 몸에 간직하면 자기 몸이 든든하리! 아이 밸 때 쓰는 것도 좋은 일이 아니어든, 아까운 이 보배를 헛되이 버릴손가! 함부로 막 버려 허튼 생각 자주 하면, 몸 약하고 쉬이 늙어 제 목숨 다 못 살리라!'라고 씌어 있다."[9]라고 하여 정의 중요성과 생리기능에 대해 자세히 밝히고 있다.

둘째, 精은 뇌수(腦髓)와 골수(骨髓)를 생성하고 영양한다.

精이 뇌수(腦髓)를 생하므로 《영추·경맥편》에서 "精이 형성되어야 뇌수가 생긴다(精成而腦髓生)"고 하였고, 뇌수는 모두 뇌에 저장되므로 《영추·해론》에서 "뇌는 수(髓)의 바다(腦爲髓之海)"라고 하였으며, 《소문·오장생성》편에서는 "모든 髓가 다 뇌에 딸려 있다(諸髓皆屬於腦)."고 하였다. 또 《소문·해정미론》에는 "髓는 骨을 채우고 있는 것이다."[10]라고

9) 精爲至寶:夫精者極好之稱, 人之精最貴而甚少. 在身中通有一升六合, 此男子二八未泄之成數稱, 得一斤積而滿者至三升, 損而喪之者不及一升. 精與氣相養, 氣聚則精盈, 精盈則氣盛. 日啖飮食之華美者爲精, 故從米從青. 人年十六則精泄, 凡交一次則喪半合, 有喪而無益則精竭身憊, 故慾不節則精耗, 精耗則氣衰, 氣衰則病至, 病至則身危. 噫! 精之爲物其人身之至寶乎!〔養性〕 仙書曰:陰陽之道精液爲寶, 謹而守之後天, 而老經頌云:道以精爲寶, 寶持宜秘密, 施人卽生人, 留己則生己, 結嬰尙未可, 何况空廢棄? 老經頌云:道以精爲寶, 寶持宜秘密, 施人卽生人, 留己則生己, 結嬰尙未可, 何况空廢棄? 棄損不覺多衰老而命墜.

했고, 《영추 · 오륭진액별》에서는 "5곡(五穀)의 진액이 합쳐서 膏가 되는데 속으로 뼛속에 스며들어가서 (骨髓와) 뇌수를 영양하고 아래로 내려가 음부로 흐르게 된다. 음양이 고르지 못하면 정액이 넘쳐나서 아래로 흘러내리게 되는데 이것이 지나치면 허해지고 허해지면 허리와 잔등이 아프며 다리가 시큰거린다."[11]고 하여 後天之精인 膏가 골수와 뇌수를 영양하고 있음을 밝히고 있으며, 《영추 · 경맥편》에서 "사람이 처음 생겨날 때에 먼저 精이 형성되고 정이 형성되면 뇌수가 형성되는데, 뼈는 인체의 줄기가 되고 맥은 영양하는 것이 되며, 힘줄은 굳센 것이 되고 살은 담장이 되며, 피부가 견실해지고 모발이 자란다. 수곡이 胃로 들어가야 맥도(脈道)가 通해져서 혈기가 운행된다."[12]고 하여 형체가 모두 精에서 비롯됨을 설명하고 형체를 영양하는 것은 음식임을 강조하였다.

또한 《소문 · 맥요정미론》에서 "머리는 정명의 부이다(頭者, 精明之府)"라고 하여 정신활동이 뇌에 기인함을 설명하였고, 《영추 · 해론》에서 "뇌수가 남아돌면 몸이 가볍고 힘이 넘쳐 그 도를 넘으며, 뇌수가 부족하면 머리가 어지럽고 귀에서 소리가 나며, 정강이가 시큰거리고 어지러우며, 눈은 또렷하게 보이지 않고 사지가 나태해져 누워있으려고만 한다."[13]고 하여 이목(耳目) · 정신활동 · 지체활동이 모두 뇌수와 관련이 있음을 설명하고 있는데, 뇌수를 충양(充養)하는 것이 바로 精이라는 것은 이미 앞에서 살펴본 바와 같다.

셋째, 정은 질병에 대한 방어력과 관련이 있다.

정이 충만하면 전신에 활력이 넘치고 외부의 邪氣에 대한 저항력이 강해져서 질병에 잘 이환되지 않지만 정이 부족하면 장부의 생리기능과 활력이 떨어지고 질병에 대한 저항력이 약해져서 사기가 쉽게 침입하여 질병을 일으킨다. 이에 대해 《소문 · 금궤진언론》에서 "정을 저장한 경우는 봄에 온병(溫病)에 안 걸리지만 겨울에 정을 저장하지 않으면 봄에 반드시 온병에 걸린다."[14]고 하였다. 《동의보감》에는 "사람에게서 가장 귀중한 것은 목숨이며 아껴야 할 것은 몸이고 귀중히 여겨야 할 것은 精이다. 간(肝)의 정이 든든치 못하면 눈이 어지럽고 눈의 정기가 없으며, 폐(肺)의 정이 부족하면 살이 빠지고 신(腎)의 정이 든든치 못하면 신기가 줄어들며, 비(脾)의 정이 든든치 못하면 이뿌리가 드러나고 머리털이 빠진다. 만

---

10) 髓者, 骨之充也.

11) 五穀之津液和合而爲膏者, 內滲入於骨空, 補益腦髓, 而下流於陰股. 陰陽不和, 則使液溢而下流於陰, 髓液皆減而下, 下過度則虛, 虛故腰背痛而脛痠.

12) 人始生, 先成精, 精成而腦髓生, 骨爲幹, 脈爲營, 筋爲剛, 肉爲牆, 皮膚堅而毛髮長, 穀入於胃, 脈道以通, 血氣乃行.

13) 髓海有餘, 則輕勁多力, 自過其度. 髓海不足, 則腦轉耳鳴, 脛痠眩冒, 目無所見, 懈怠安臥.

14) 藏於精者, 春不溫病, 冬不藏精, 春必溫病.

약 진정(眞精)[15]이 소모되고 흩어지면 곧 병이 생기고 이어서 죽게 된다. 상천옹(象川翁)은 '精은 능히 氣를 생하고 氣는 능히 神을 생하니 일신(一身)을 영위하는 데에 이 보다 중요한 것이 없다. (따라서) 양생하는 선비는 먼저 그 精을 보배로 여기나니, 精이 충만하면 기가 장실(壯實)해지고, 기가 장실해지면 神이 왕성해지고, 신이 왕성해지면 몸이 튼튼해지고, 몸이 튼튼해지면 병이 적어져서 안으로는 오장이 영화로워지고 밖으로는 살갗이 윤택해지며, 얼굴이 빛이 나고 이목이 총명해진다.'고 하였다. 『황정경(黃庭經)』[16]에는 '정액을 간직하면서 허투루 쓰지 말아야 한다. 정을 보배처럼 아끼면 오래 살 수 있다'고 씌어 있다."[17]라고 말하여 精이 인체의 건강과 질병하고 매우 밀접한 관계가 있음을 자세히 언급하고 있다.

四. 정(精)의 병증

정(精)이 지나치게 많다는 말은 없다. 그러므로 정의 병증이라 하면 모두 부족에서 오는 질병이 아니면 잘 고섭(固攝)되지 못한 데서 오는 병증이라고 할 수 있다.

신정(腎精)이 부족한 경우도 있을 수 있고, 오장육부에 정이 부족해서 질병이 발생하는 경우도 있다. 정의 근원, 혹은 내원(來原)에 따라 관찰해보면 선천의 정과 후천의 정이 부족한 경우가 있는가 하면 생식의 정이 부족하여 성기능이 감퇴하거나 생식능력이 상실된 경우도 있으며, 혹은 장부의 정이 부족하여 장부기능이 저하된 경우도 있다.

특히 후천의 정은 음에 속하는 혈과 진액까지도 포괄하고 있기 때문에 증후 상으로는 음허·혈허에 속하며, 진액부족 증상이 나타나는 것이 精病의 특징이다. 따라서 정(精)의 병증 만을 특징적으로 논하기는 매우 어렵고, 혈·진액 병증 등과 함께 논술해야 한다.

《동의보감》에서는 정의 병증에 대해 "5곡(五穀)의 진액이 합쳐서 영양분이 되는데 속으로 뼛속에 스며들어가 (골수와) 뇌수(腦髓)를 영양하고 아래로 내려가 음부로 흐르게 된다. 음양이 고르지 못하면 정액이 넘쳐나서 아래로 흘러내리게 되는데 이것이 지나치면 허해지

15) 사람이 태어날 때 가지고 난 정·정기·원정을 말한다.

16) 도교의 교리를 쓴 책의 하나이다.

17) 人之可寶者命, 可惜者身, 可重者精, 肝精不固, 目眩無光, 肺精不足, 肌肉消瘦, 腎精不固, 神氣減少, 脾精不堅, 齒浮落, 若眞精耗散, 疾病卽生, 死亡隨至. ○ 象川翁曰:精能生氣, 氣能生神, 榮衛一身莫大於此, 養生之士先寶其精, 精滿則氣壯, 氣壯則神旺, 神旺則身健, 身健而少病, 內則五藏敷華, 外則肌膚潤澤, 容顔光彩, 耳目聰明, 老當益壯矣. ○ 黃庭經曰:急守精室, 勿妄泄閉而寶之, 可長活.

고 허해지면 허리와 잔등이 아프며 다리가 시큰거린다. 또한 수(髓)란 것은 뼛속에 차 있는 것이고 뇌는 수해(髓海)가 된다. 수해가 부족하면 머리가 핑 돌고 귀에서 소리가 나며 다리가 시큰거리고 정신이 아뜩해지곤 한다."[18] 고 말하고, 유정(遺精)에 대해서 "정(精)의 유설(遺泄)은 심(心)에 속한다. 단계는 '정(精)을 굳건히 간직하는 것은 신(腎)이 주관하고, 내보내는 것은 간(肝)이 주관한다. 이 두 장기에는 모두 상화(相火)[19]가 있고 그 끈이 위로 심(心)에 속해 있다. 심은 군화(君火)인데 다른 것에 감응되면 동하기 쉽다. 심이 동하면 상화가 역시 동하고 상화가 동하면 정액이 저절로 나온다. 상화가 몹시 발동하면 비록 성생활은 하지 않아도 정액은 암암리에 흘러서 소실된다. 때문에 성인들은 사람들에게 깨끗한 마음으로 심을 수양하라고 하였는데 그 뜻이 깊다'고 하였다. 정을 주관하는 것은 심이 하고 정을 간직하며 통제하는 것은 신이 한다. 심과 신의 기가 허해서 정을 잘 통솔하지 못하여 오줌을 따라 정액이 나오는 것을 요정(尿精)이라 하고 성생활에 대한 말을 듣거나 보기만 해도 정액이 나오는 것을 누정(漏精)이라고 한다."[20] 라고 하였다.

五. 精의 섭양(攝養)

《동의보감》에는 精의 섭양(攝養)에 대해서도 다음과 같이 매우 자세히 밝히고 있다.

"무릇 '精'이란 극히 좋은 것을 일컫는 말이다. 사람에게 있어서 정은 가장 귀중하면서도 매우 적다. ……사람이 16세가 되면 정이 나온다. 보통 한번 성교를 하면 반 홉 가량 잃는데 잃기만 하고 보태주지 않으면 정액이 줄어들고 몸이 피곤해진다. 때문에 성욕을 조절하지 않으면 정이 소모된다. 정이 소모되면 기가 쇠약해지고 기가 쇠약해지면 병이 생긴다. 병이 생기면 몸이 위험하게 된다. 그러므로 과연 정이라는 것은 사람의 몸에서 가장 중요한 보배라고 말할 수 있다. 『선서(仙書)』에는 '음양을 수행하는 데서 정액은 가장 귀중하다. 그것을 잘 간수하면 나이보다 뒤늦게 늙어질 수 있다'고 씌어 있다."[21]

---

18) 五穀之津液和合而爲膏, 內滲入于骨空, 補益髓腦而下流于陰股. 陰陽不和則使液溢, 而下流于陰, 下過度則虛, 虛則腰背痛而脛痠. 又曰髓者骨之充, 腦爲髓海, 髓海不足則腦轉耳鳴胻痠眩冒.

19) ① 명문의 화를 말한다. 심화(군화)에 상대되는 말이며 심화를 돕는다는 뜻으로 상화를 쓰고 있다.
② 상화에는 소양(간, 담, 삼초)의 상화와 명문의 상화가 있다.

20) **遺泄精屬心** : 丹溪曰:主閉藏者腎也. 司疎泄者肝也. 二藏皆有相火而其系上屬於心, 心君火也. 爲物所感則易動, 心動則相火亦動, 動則精自走, 相火翕然而起, 雖不交會, 亦暗流而疎泄矣. 所以聖人只是教人收心養心, 其旨微矣. 精之主宰在心, 精之藏制在腎, 心腎氣虛不能管攝, 因小便而出者曰尿精, 因見聞而出者曰漏精.〔直指〕

"정액은 잘 간직해야 한다. 『내경』에는 '음양을 보양하는 데서 중요한 것은 양기(陽氣)를 잘 간직하고 굳건히 하는 것이다. 양기가 강하기만 하고 잘 간직되지 못하면 음기(陰氣)가 결국 끊어진다. 음기가 고르고 양기가 잘 간직되어야 정신이 온전해진다. 음과 양이 서로 갈라지면 정기도 끊어진다.'고 씌어 있다. 주해에는 '음양이 조화되는 데서 가장 중요한 것은 바로 양기를 굳건히 간직하면서 허투루 쓰지 않는 것이다. 양기를 굳건히 간직하고 허투루 쓰지 않으면 양기가 든든해져서 오래 살게 된다. 이것이 성인들이 지킨 도이다. 양기 자체가 강하여도 잘 간직하지 못하면 음액이 쏟아져 나와 精氣가 고갈되어 끊어지며. 음기가 화평하여 양기(陽氣)가 잘 간직되면 정신의 작용이 나날이 더욱 좋아진다.'"22)

"성욕을 조절하여 정액을 간직해야 한다. 『내경』에는 64살을 정(精)과 수(髓)가 줄어 없어지는 시기로 보았다. 그러므로 반드시 성욕을 조절해야 한다. 『천금방』의 소녀론에는 '사람이 60살이 되면 정액을 간직하고 내보내지 말아야 한다.'고 씌어 있다. 이것은 성욕을 끊어야 한다는 것이다. 조절해야 할 것을 조절할 줄 모르고 끊어야 할 것을 끊지 못한다면 이로 인하여 생명을 잃게 된다. 이것은 자신이 그렇게 만드는 것이다. 40살 전에 성생활이 몹시 지나치면 40살이 지나서 갑자기 기력이 쇠약해지는 것을 느끼게 된다. 쇠약해지면 여러 가지 병이 마구 생겨나고 오래도록 낫지 않으며 나중에는 구원할 수 없게 된다. 만약 나이 60이 되어서 수십 일 동안 성생활을 하지 않아도 아무 생각이 없는 사람은 정액이 절로 줄어든 것이다. 또한 성욕이 갑자기 왕성한 것을 느끼면 반드시 삼가고 억제해야 한다. 마음 내킨 대로 성생활을 지나치게 하여 제 몸을 스스로 죽게 하지 말아야 한다. 만약 한번 억제하면 이것은 일어나려는 불을 한번 끄고 기름을 한 번 더 친 것으로 된다. 만약 억제하지 않고 마음 내킨 대로 정액을 내보내면 이것은 기름불이 곧 꺼지려는데 그 기름을 쏟아 버리는 것과 같다. 어찌 깊이 생각하여 스스로 억제하지 않을 수 있겠는가? 『선서』에는 '성욕대로 성생활을 지나치게 하면 정기를 상하고 성생활을 조절하면 오래 살 수 있다'고 씌어 있다. 조용히 앉아 있으면 신수가 자연히 올라가고 혼자 살면 성욕이 절로 약해진다."23) "『내

---

21) 夫精者極好之稱, 人之精最貴而甚少. …… 人年十六則精泄, 凡交一次則喪半合, 有喪而無益則精竭身憊, 故慾不節則精耗, 精耗則氣衰, 氣衰則病至, 病至則身危. 噫! 精之爲物其人身之至寶乎!〔養性〕 仙書曰:陰陽之道精液爲寶, 謹而守之後天.

22) **精宜秘密**:內經曰:'凡陰陽之要, 陽密乃固, 故曰陽强不能密, 陰氣乃絶, 陰平陽秘, 精神乃治, 陰陽離決, 精氣乃絶.' 註曰:'陰陽交會之要, 正在於陽氣閉密, 而不妄泄爾, 密不妄泄則生氣强固而能久長, 此聖人之道也. 陽自强而不能閉密, 則陰泄瀉而精氣竭絶矣, 陰氣和平, 陽氣閉密, 則精神之用日益治也.

23) **節慾儲精**:內經以八八之數爲精髓竭之年, 是當節其慾矣. 千金方載素女論六十者閉精勿泄, 是慾當絶矣. 宜節不知節, 宜絶不能絶, 坐此而喪生, 盖自取之也.〔資生經〕 人年四十以下多有放恣, 四十以上卽頓覺氣力衰退, 衰退旣至, 衆病蜂起, 久而不治, 遂至不救, 若年過六十有數, 旬不得交合而意中平平者, 自可閉固也.

경』에는 정(精)은 음식물에서 생긴다 하였고 또한 정이 부족한 사람은 음식물로써 보하라고 하였다. 그러나 달고 향기로운 맛을 가진 음식물에서는 정이 잘 생기지 않는다. 오직 보통 맛을 가진 음식물이라야 정을 잘 보할 수 있다. 홍범론(洪範論)에는 맛에 대하여 쓰기를 곡식에는 단맛이 있다. 세상의 음식물 가운데서 5곡(五穀)[24]만이 온전한 맛을 가지고 있다고 하였는데 맛이 평순한 5곡을 먹는 것으로써 정을 가장 많이 보충할 수 있다. 대개 죽이나 밥이 거의 끓어갈 무렵에 가운데에 걸쭉한 밥물이 모이는데 이것을 먹으면 정액이 제일 잘 생긴다. 먹어보면 효과가 있다."[25]

제2절 기(氣)

一. 기의 기본개념

기는 그 형상을 관찰하기가 어렵다. 따라서 고대인들은 기를 "무형의 물질"이라 여겼다. 그러나 기는 활동력이 매우 강하여 끊임없이 운동하므로 사물의 운동변화 현상에서 기의 존재를 확인할 수 있다.

고대 철학자들은 기가 우주를 구성하는 가장 기본적인 요소로 보았다. 이러한 관점을 의학에 도입하여 기를 인체를 구성하는 가장 기본적인 물질이자, 생명을 유지하는 데 필요한 가장 기본적인 물질로 인식하였다.

1. 기는 우주를 구성하는 가장 기본적인 요소이다

又曰：凡覺陽事輒盛，必謹而抑之，不可縱心竭意以自戕也．若一度制得，則一度火滅，一度增油，若不能制縱慾施瀉，卽是膏火將滅，更去其油，可不深自防也．〔養生書〕 ○ 仙書曰慾多則損精，苟能節精可得長壽也．靜坐則腎水自升，獨居則房色自絶〔入門〕

24) 다섯 가지 주요 곡식, 즉 벼・보리・조(팥)・기장・콩.

25) **補精以味**：內經曰：精生於穀，又曰：精不足者補之以味．然醲郁之味不能生精，惟恬憺之味乃能補精．洪範論味而曰：稼穡作甘．世間之物惟五穀得味之正，但能淡食穀味，最能養精．凡煮粥飯而中有厚汁滾作一團者，此米之精液所聚也．食之最能生精，試之有效．〔眞詮〕

고대 철학자들은 세상의 모든 것은 기로 이루어졌다고 인식하였다. 춘추전국 시대의 장주(莊周)는 《장자·지북유》에서 "천하는 단지 하나의 기일 따름이다."26)라고 하였다.

고대인들은 우주의 만물 중에서 먼저 하늘·땅·물·불·해·달이 기로부터 이루어지는 과정을 다음과 같이 기술하였다. 《회남자(淮南子)·천문훈》에서는 "천지가 아직 형성되지 않았을 때는 뒤엉키고 텅 빈 상태였으므로 태시(太始)라고 하였다. 태시에서 허공이 생겨났고 허공에서 우주가 생겨났으며, 우주에서 기가 생겨났는데 기에는 끝이 있다. 또한 맑은 양기는 엷게 퍼져서 하늘이 되고, 무겁고 탁한 음기는 모여서 땅이 되었다. 맑은 기는 모이기 쉽고 무겁고 탁한 기는 응집되어 잘 흩어지지 않으므로 하늘이 먼저 이루어지고 나서 땅이 형성되었다."27)고 하여 우주가 형성되기 이전, 천지가 아직 존재하기 전인 혼돈된 상태를 태시(太始)라고 하였는데, 이는 "최초"라는 뜻이다. 그런 다음 가볍고 맑은 기는 흩어져서 하늘이 되고, 무겁고 탁한 기는 모여서 땅이 되었다고 보았다. 또 이어서 "양의 열기가 쌓여 화가 생겨났고, 화기의 精은 태양이 되었다. 음의 한기가 쌓여 수가 생겨났고 수기의 정은 달이 되었다."28)고 하여 물·불·해·달 역시 기로부터 형성된 것이라 여겼다.

천지 사이의 만물 역시 기에서 화생한 것이다. 왕충(王充)은 《논형(論衡)·언독》에서 "만물의 생성은 모두 원기에서 비롯된다."29)고 하였다. 기가 만물을 화생하는 메커니즘에 대해 고대인들은 "음양교감(陰陽交感)"이론으로써 해석하였다. 예컨대 《소문·천원기대론》에서 "하늘에서는 기가 되고 땅에서는 형태를 이루는데, 이 형태와 기가 교감하여 만물을 화생한다."30)고 하였다. 하늘의 기는 맑고 가벼워 양에 속하므로 "양기가 쌓여 하늘이 된다."고 하였고, 땅의 기는 무겁고 탁하여 음에 속하므로 《소문·음양응상대론》에서 "음기가 쌓여 땅을 이룬다."고 하였다. 하늘의 양기는 하강하고 땅의 음기는 상승하여 천지간에 음양이 교합하고 감응하며 서로 조화를 이룸으로써 만물을 화생한다. 그러므로 만물의 생성은 모두 기에서 근원하는 것이다.

기는 우주에서 두 가지 형태로 존재한다. 그 하나는 사방으로 퍼져 극렬하게 운동하는 것으로서, 아주 미세하고 사방에 퍼져 있으며 끊임없이 움직이기 때문에 육안으로 직접 볼 수

---

26) 通天下一氣耳.

27) 天地未形, 馮馮翼翼, 洞洞灟灟故曰太始. 太始生虛廓, 虛廓生宇宙, 宇宙生氣, 氣有垠垠. 淸陽者, 薄靡而爲天; 重濁者, 凝滯而爲地. 淸妙之合專易, 重濁之凝竭難, 故天先成而地後定.

28) 積陽之熱氣生火, 火氣之精者爲日; 積陰之寒氣生水, 水氣之精者爲月.

29) 萬物之生, 皆禀元氣.

30) 在天爲氣, 在地成形, 形氣相感而化生萬物矣.

없으므로 이를 "무형(無形)"이라 한다. 다른 하나는 응집된 상태로서 미세하나 흩어져 있는 기가 한 곳에 모여 볼 수도 있고 만질 수도 있는 실체를 이루므로 "유형(有形)"이라 한다. 관습적으로 퍼져 있는 상태를 "기(氣)"라 하고, 형질이 있는 실체를 "형(形)"이라 한다. 그러므로 《의문법률》에서 "기가 모이면 형체를 이루고, 기가 흩어지면 형체가 없어진다."[31]고 하였다.

기는 우주를 구성하며, 기의 운동과 변화는 만물의 변화를 야기한다. 나흠순(羅欽順:1465~1547)은 《곤지기(困知記)》에서 "무릇 천지·고금을 통틀어 氣로 이루어지지 않은 것이 없다. 기의 본체는 하나이나, 때로는 움직이고 때로는 정지하며 때로는 가고 때로는 오며 때로는 닫히고 때로는 열리며 때로는 상승하고 때로는 하강하여 끊임없이 순환한다. 미세한 것이 쌓여 형체를 드러내는가 하면 형체는 다시 미세하게 흩어지며, 사계절의 따뜻함·서늘함·차가움·더움을 이루고, 만물을 생성·성장·수렴·저장하며, 사람이 매일 지켜야 할 도리이고, 사람의 일의 성패와 득실이다."[32]라고 하였다.

결론적으로 고대의 철학자들은 세상의 모든 운동변화는 기의 운동·변화가 구체적으로 나타나는 것으로 보았다.

2. 기는 인체를 구성하는 가장 기본적인 요소이다

《소문·보명전형론》에서 "인간은 천지의 기에 의존하여 태어나며 사시변화의 규율에 순응하면서 생활한다."[33], "천지의 기를 이어받아 태어나는 것을 사람이라 한다."[34]고 하였다. 이는 곧 인간은 천지의 기가 결합하여 태어나며, 천지의 기는 인체를 구성하는 가장 기본적인 물질임을 설명한 것이다.

인체를 구성하는 기는 두 가지 형태가 있다. 하나는 이미 모여서 형질을 이룬 것으로 예를 들면 인체의 장·부·형·규·정·혈·진액 등이고, 다른 하나는 흩어져 있어 직접 그 형질을 관찰할 수 없는 것으로 예를 들면 인체의 원기(元氣)·종기(宗氣)·위기(衛氣) 등이다. 본 장에서는 한의학 전통에 비추어 주로 확산된 상태의 기에 대해 서술하였다. 정·

31) 氣聚則形存, 氣散則形亡.

32) 蓋通天地, 亘古今, 無非一氣而已. 氣本一也, 而一動一靜, 一往一來, 一闔一辟, 一升一降, 循環無已, 積微而著, 由著復微, 爲四時之溫涼寒暑, 爲萬物之生長收藏, 爲斯人之日用彝倫, 爲人事之成敗得失.

33) 人以天地之氣生, 四時之法成.

34) 天地合氣, 命之曰人.

혈·진액·장부 등은 모두 기가 모여서 이뤄진 것이지만, 더 이상 기의 범주에 포함시키지 않는다.

3. 기는 인체의 생명을 유지하는 가장 기본적인 물질이다

인간은 반드시 자연계에서 청기(淸氣)를 흡입해야 생명을 유지할 수 있다. 인간의 생명활동은 실제로는 기의 운동과 변화이다. 이러한 기의 운동과 변화가 정지하면 인간의 생명은 곧 멈추게 된다.

《소문·육절장상론》에서 "하늘은 인체에 오기를 공급하고 땅은 오미를 공급한다. 오기는 코를 통해 들어가 심·폐에 저장되는데, 그 기가 상승하여 혈색을 좋게 하고 음성을 크고 낭랑하게 한다. 오미는 입으로 들어가 장·위에 저장되는데, 오미는 (각각 오장에) 저장되는 바가 있어 오장의 기를 자양한다. (오장의) 기가 조화를 이루어 생화작용을 하면 진액이 생성되고 신기(神氣)가 저절로 생긴다."[35]고 하였다. 이는 기와 味가 인체의 생명을 유지하는 데 없어서는 안 될 물질임을 설명한 것이다.

"오기(五氣)"는 물론 기이며, "미(味)" 역시 기에서 화생되거나 기가 모여서 형성된 것이다. 따라서 사람이 생명을 유지하기 위해 자연계에서 흡입하는 모든 것은 기 혹은 기로부터 변화하여 생성된 것이다.

인체의 생명활동 중에서 기의 운동은 가장 근본적인 운동이다. 예컨대 인간은 청기를 흡입하고 탁기를 내보내는 등 기의 출입을 통해 자연계와 기체를 교환함으로써 생명을 유지한다. 또한 인체는 음식물을 섭취하여 장위에서 소화시킨 후 정미물질은 흡수하고 찌꺼기는 배설하는데, 그 정미물질은 다시 진액·영기·위기〔氣血〕 등으로 변하여 전신에 퍼진다. 체내 정미물질의 운반, 찌꺼기의 배설, 혈액순환, 진액의 운반과 산포 등은 모두 기의 추동(推動) 작용을 통해 진행된다. 따라서 인간의 생명 자체도 기의 승강출입 운동으로 이해할 수 있다. 기의 승강출입 운동을 통해 인체의 혈·진액·수곡정미 등이 전신에 운행된다. 따라서 인체의 어떠한 운동이라도 모두 기의 추동작용에 의해 행해지며, 기의 운동이 없으면 생명 역시 존재할 수 없다.

체내의 물질대사 예컨대 음식물의 분화·결합 및 전화 등도 생명의 중요한 일부분이다.

---

35) 天食人以五氣, 地食人以五味. 五氣入鼻, 藏於心肺, 上使五色修明, 音聲能彰; 五味入口, 藏於腸胃, 味有所藏, 以養五氣, 氣和而生, 津液相成, 神乃自生.

예를 들면 음식물은 정미물질과 찌꺼기로 전화되고, 정미물질은 다시 진액·영기·위기로 전화되며, 정미물질과 흡입한 청기는 결합하여 종기(宗氣)로 전화되고, 영기와 진액은 결합하여 혈로 전화되며, 진액은 대사과정을 거쳐 땀이나 소변으로 전화되는 것 등이다. 체내의 물질대사와 전화는 모두 氣의 작용에 의해서 이루어지므로 기의 승강출입 운동과 기화작용이 없으면 이러한 변화는 두 번 다시 일어나지 않고 생명 역시 멈추게 된다.

결론적으로 인체는 끊임없이 자연계의 기를 받아들여야만 생존할 수 있고, 체내의 모든 운동과 변화는 기의 운동·변화작용 하에 발생한다. 따라서 기는 인체의 생명을 유지하는 가장 기본적인 물질이다.

二. 기의 생성

인체의 기는 부모에게서 받은 선천의 정기(精氣)와 음식물 속의 정미(영양물질을 가리키며 "穀氣"라고 약칭하기도 한다) 및 자연계에 존재하는 청기에서 근원하며, 폐·비위·신 등 장부 생리기능의 종합적인 작용을 통해 생성된다. 《의문법율·선철격언》에서는 "진기(眞氣)의 소재는 세 가지로 나뉘는데, 상초·중초·하초의 기가 그것이다. 상초의 기는 하늘로부터 받은 것으로 호흡을 통해 얻어지고, 중초의 기는 음식물에서 생성된 것으로 영기·위기를 영양하며, 하초의 기는 정(精)에서 화생된 것으로 명문에 저장되어 삼초의 근본이 된다. 그러므로 상초에는 기해가 있어 이를 단중이라 하는데 폐가 이를 다스리고, 중초에는 수곡기혈(水穀氣血)의 해(海)가 있어 이를 중기라 하는데 비위가 이를 다스리며, 하초에도 기해가 있어 이를 단전이라 하는데 신이 이를 다스린다. 인체가 의지하는 것은 오직 기뿐이니, 기가 모이면 살고 기가 흩어지면 죽는다."[36]고 하였다.

선천의 정기는 부모의 생식지정(生殖之精)에서 근원하는 것으로 배태를 형성하는 원시물질이다. 예를 들면 《영추·천년》에서는 "사람이 태어날 때는……어머니[음혈]를 기초로 하고 아버지[陽精]의 보호를 받는다."[37]고 하였으며, 《영추·결기》에서는 "남녀가 교합하여 형체를 만드는데, 항상 형체보다 먼저 형성되는 것을 '정'이라 한다."[38]고 하였다. "선천의

36) 眞氣所在, 其義有三, 曰上中下也, 上者所受於天, 以通呼吸者也, 中者生於水穀, 以養營衛者也, 下者氣化於精, 藏於命門, 以爲三焦之根本者也. 故上有氣海, 曰膻中也, 其治在肺. 中有水穀氣血之海, 曰中氣也, 其治在脾胃. 下有氣海, 曰丹田也, 其治在腎. 人之所賴, 惟此氣耳, 氣聚則生, 氣散則死.

37) 人之始生 ……以母爲基 以父爲楯.

38) 兩神相搏, 合而成形, 常先身生, 是謂精.

정기"는 인체를 구성하고 생명을 유지하는 근본으로서 이것이 없이는 생명이 탄생할 수도 유지될 수도 없다. 그러므로 《소문·금궤진언론》에서는 정기를 "신체의 근본"이라고 하였다. 사람이 태어나게 되면 "선천의 정기"가 생장과 발육 및 생식을 주관한다.

"수곡의 정기"는 음식물에서 근원하는데, 이를 수곡정미 또는 약칭하여 곡기라고도 한다. 음식물을 섭취하면 비위의 운화기능에 의해 정미물질로 바뀌고 전신으로 퍼져 인체의 생명을 유지하고 기혈을 생성한다. 그러므로 《영추·영위생회》에서 "인체는 음식물에서 정기를 받아들이는데, 음식물이 위에 들어가면 그 정미는 폐로 전달되며 오장육부는 모두 그 기를 받는다."[39]고 하였다.

자연계의 청기는 폐의 호흡작용에 의해 체내로 흡수된다. 인간은 모체에서 떨어져 나옴과 동시에 호흡을 시작하여 청기를 흡수한다. 그러므로 손일규(孫一奎)는 《의지서여·원호흡(原呼吸)》에서 "인간은 모체에서 떨어져 나오자마자 호흡을 하게 된다. ……보통 사람은 음식을 먹지 않고 7일이 지나면 죽는데, 이는 수곡정미가 끊어져 장부가 영양을 받지 못하기 때문이다. 단 반드시 7일이 지나야 죽는데 이는 호흡이 끊어져서 즉사하는 것과는 거리가 멀다."[40]고 하였다.

상술한 바를 종합하면 인체의 기는 선천의 정기, 음식물의 정미, 자연계의 청기에서 비롯되는 것이다. 그러나 인체의 기가 생성되는 과정을 보면 선천적으로 부여받은 기, 음식물의 영양분, 자연기후 외에도 특히 체내의 신·비위·폐의 기능과 밀접한 관련을 갖는다. 신·비위·폐 등의 생리기능이 정상이면 체내에 기가 충만해지며, 반대로 신·비위·폐 중 어느 한 곳이라도 이상이 있거나 균형을 잃으면 기의 생성과 생리기능에 영향을 미친다.

만약 신의 저장기능이 저하되면 정기가 새어나가므로 선천의 기가 생리기능을 발휘하지 못하게 되며, 비위의 운화기능이 비정상적이면 음식물을 정미물질로 바꾸는 작용 역시 저하되므로 담습(痰濕)[41]이 발생한다. 또한 폐의 호흡기능이 실조되면 청기도 정상적으로 흡입하지 못하고 체내의 탁기도 배출하지 못한다. 이러한 현상은 모두 기를 생성하는 근원에 영향을 미쳐 기를 허약하게 함으로써 각종 병리변화를 유발한다.

기의 생성과정 중에서도 비위의 운화기능은 특히 중요하다. 인간은 태어나면서부터 음식

39) 人受氣於穀. 穀入於胃, 以傳於肺, 五臟六腑, 皆以受氣.

40) 人一離母腹時, 便有此呼吸,……平人絶穀, 七日而死者, 以水穀具盡, 臟腑無所充養受氣也, 然必待七日乃死, 未若呼吸絶而卽死之遠也.

41) 담습(痰濕) : 탁한 습기가 체내에 오랫동안 정체되어 생기는 담. "痰濕" 혹은 "痰濁"이라고도 한다. 脾虛로 인해 水濕을 운화하지 못하여 진액이 정상적으로 輸布되지 않아 발생한다. 임상에서는 痰이 많고 묽고 희며, 가슴이 답답하거나 메스껍고, 천식(喘息)·기침 등의 증상이 나타난다.

물의 영양분에 의존하여 생명을 유지하는데, 섭취한 음식물은 비위의 수납·부숙(腐熟)·운화기능을 통해 소화·흡수된다. 그 중 영양분은 정기(精氣)로 바뀌어 전신으로 공급되는데, 안으로는 오장육부에 영양을 공급하고, 밖으로는 피부·맥·근육·뼈 등을 튼튼하게 하며, 위로는 청규(淸竅)를 자양한다. 아울러 비위의 운화기능을 통해 한편으로는 폐로 상행하여 폐의 선발과 숙강기능을 돕고, 한편으로는 신의 선천적인 정기에 영양을 공급함으로써 생리기능을 촉진한다. 그러므로 《비위론·비위허즉구규불통론》에서 "진기는 원기라고도 하는데 신체가 형성되기 이전에 생기는 정기로서, 위기가 아니면 이를 자양할 수 없다."[42]고 하였다. 음식물의 정미를 운화하는 비위 기능은 기의 생성과정에서 매우 중요한 역할을 하므로 《영추·오미》에서 "음식물을 반나절 동안 섭취하지 않으면 기가 쇠약해지고, 하루 동안 섭취하지 않으면 기가 부족해진다."[43]고 하였다.

三. 기의 생리기능

기는 인체를 구성하고 생명을 유지하는데 가장 기본이 되는 요소로서, 인체에서 다양한 생리기능을 담당한다. 그러므로 《난경·8난》에서 "기는 인체의 근본이다."[44]라고 하였고, 《유경·섭생류》에서는 "사람이 생명을 유지하는 것은 모두 이 기를 힘입는 것이다."[45]고 하였으며, 《의방고·기문》에서는 "기가 화생하면 만물이 생명을 얻고 기가 변화하면 만물도 변하며, 기가 왕성하면 만물도 씩씩해지고 기가 약해지면 만물 역시 쇠약해지며, 기가 정상이면 만물이 조화롭고 기가 끊어지면 만물이 죽는다."[46]고 하였다.

기의 주요한 생리기능으로는 추동·온후·기화·방어·고섭의 다섯 가지가 있다.

1. 추동작용(推動作用)

기의 추동작용은 인체의 생장과 발육, 각 장부·경락 등 조직기관의 생리활동, 혈액의 생

42) 眞氣又名元氣, 乃先身生之精氣也, 非胃氣不能滋之.
43) 故穀不入半日則氣衰, 一日則氣少矣.
44) 氣者, 人之根本也.
45) 人之有生, 全賴此氣.
46) 氣化則物生, 氣變則物易, 氣盛則物壯, 氣弱則物衰, 氣正則物和, 氣絶則物死.

성과 순환, 진액의 생성·수송·배설 등을 추진하고 촉진하는 작용을 한다.

인체를 생장·발육시키는 기의 작용에 관해《소문·상고천진론》에서는 "남자는 64세를 다하지 못하고 여자는 49세를 다하지 못하여 남녀의 정기가 모두 고갈된다."47)고 하였다. 이는 정기가 인체의 생장발육을 촉진하는 기능에 관한 설명으로서, 중년이 넘으면 신의 정기가 점차 쇠약해지기 때문에 신체도 이를 따라 쇠약해진다는 뜻이다. 그러므로《소문·음양응상대론》에서 "(남자는) 40세에 이르면 음기가 저절로 반으로 줄어들어 활동력이 쇠약해진다."48), "60세에 이르면 (신기가 쇠약해져) 陰痿가 발생하고, 정기(正氣)가 크게 쇠약해져 구규의 기능이 감퇴하며, 하체는 허해지고 상체는 실해지므로 콧물과 눈물이 모두 나온다."49)고 하였다.

장부·경락 등 조직기관의 생리활동은 인체의 생명에 있어 매우 중요한 역할을 한다. 그러나 한의학에서는 장부·경락 등 조직기관의 생리활동이 모두 기의 추동작용과 혈의 유양작용, 그리고 기혈의 조화에 의해 이루어진다고 본다. 그러므로《소문·조경론》에서 "오장의 통로는 모두 경수(經隧)50)에서 나오며 이를 통해 氣血이 운행되는데, 기혈이 조화롭지 못하면 각종 병변이 발생한다."고 하였다. 즉 기 자체의 활동력과 승강출입 운동은 장부·경락 등 조직기관의 생리활동에 있어 매우 중요한 위치를 차지한다. 그러므로《소문·육미지대론》에서 "승강출입은 기(器)에 없어서는 안 되는 것이다. 기(器)는 장부·경락 등 조직기관으로서 생화의 집이다."고 하였다. 예를 들면 폐의 호흡작용은 폐기의 선발과 숙강에 의해 이루어지고, 비위의 운화작용은 비기의 승청(升淸)과 위기의 강탁(降濁)에 의해 이루어진다.

혈액의 생성과 순환, 진액의 생성·수포·배출은 여러 장부의 생리과정에 영향을 미친다. 기가 혈과 진액에 미치는 작용을 보면, 기는 혈과 진액의 생성을 촉진하고 전신으로 운행시키는 작용을 한다.

상술한 바를 종합하면 기는 자신의 활동력 및 승강출입 운동을 통해 신체의 각종 생리활동을 자극하고 추동한다. 그러므로 만약 기가 부족하거나 기의 활동력이 약해지면 그 추동과 자극작용이 감퇴되어 인체의 각종 생리활동 또한 저하된다. 이러한 현상이 청소년기에 발생하면 생장과 발육이 느려지고, 성인기에 발생하면 조로 현상이 나타난다. 또한 혈액과

47) 男不過盡八八, 女不過盡七七, 而天地之精氣皆竭矣.

48) 年四十而陰氣自半也, 起居衰矣.

49) 年六十, 陰痿, 氣大衰, 九竅不利, 下虛上實, 涕泣俱出矣.

50) 경수(經隧) : 경맥의 일종으로서 경맥이 흐르는 통로이다. "隧"에는 다음과 같은 두 가지 뜻이 있다. 첫째, 신체의 깊숙한 부위에 위치하는 통로를 뜻한다. 둘째, 五臟六腑와 연계되는 "大絡", 즉 經脈에서 갈라져 나온 큰 낙맥을 뜻한다.

진액의 생성에 영향을 미치면 혈액순환이 느려져 어혈이 발생하고 진액을 정체시키므로 담(痰)·습(濕)·수음(水飮)[51] 등이 형성된다.

2. 온후작용(溫煦作用)

기의 온후작용에 관한 이론은 《난경·이십이난》의 "기주후지(氣主煦之)"에서 비롯되었다. "기주후지"란 기가 신체의 장부·경락·피부·근육과 골격 등 조직기관과 혈액·진액을 따뜻하게 하는 작용을 말한다. 기의 온후작용은 기의 끊임없는 운동과 장부·경락이 생리활동을 추진하면서 생성된 열의 작용에 의해 이루어진다. 이는 운동에 의해 생기는 양기가 열로 변화된다는 한의학이론과 일맥상통한다. 체온이 일정하게 유지되고 신체의 각 장부와 경락 등 조직기관의 생리활동이 정상적으로 진행되며, 혈액과 진액이 액체상태로 유지되면서 응고되지 않고 온몸을 순환하는 것은 모두 기의 온후작용에 의한 것이다.

기의 온후작용이 실조되면 다음과 같은 두 가지 정황이 나타난다.

첫째, 온후작용이 부족하면 몸이 차갑게 된다. 기가 허하여 충분한 열을 생성하지 못하므로 차가운 것을 싫어하고 따뜻한 것을 좋아하게 된다. 또한 사지가 차고 체온이 내려가며 혈액과 진액의 흐름이 느려진다. 그러므로 《제병원후론·냉기후》에서 "오장의 기가 허하면 내부에서 한기가 발생한다."[52]고 하였고, 《독의수필(讀醫隨筆)·기혈정신론》에서는 "위기는 열기이다. 무릇 근육이 따뜻한 것은 ……위기의 작용에 의한 것이다. 기가 허하면 한병이 생기고 실하면 열병이 생긴다."[53]고 하여 "기가 부족하면 몸이 차가워진다."는 이론을 제시하였다.

둘째, 기가 울결되어 열이 난다. 어떤 원인으로 인해 기의 소통이 원활하지 않으면 기가 뭉쳐 흩어지지 않으므로 열이 난다. 그러므로 《단계심법·화》에서는 "기가 남아돌면 곧 화가 생긴다."고 하였고, 《소문·자지론》에서는 "기가 실하면 열이 나고, 기가 허하면 한이 생긴다."[54]고 하였다.

---

51) 수음(水飮) : 장부의 병리변화과정에서 스며 나오는 액체로서, 맑은 것은 水이고 끈적이는 것은 飮이다. 그러나 동시에 발생하므로 언제나 "水飮"이라고 쓴다.

52) 夫臟氣虛, 則內生寒也.

53) 衛氣者, 熱氣也. 凡肌肉之所以能溫 ……衛氣之功用也. 虛則病寒, 實則病熱.

54) 氣實者, 熱也; 氣虛者, 寒也.

3. 방어작용

방어작용은 기·혈·진액·장부·경락 등 여러 생리기능의 종합적인 작용으로서, 기의 작용은 이러한 방어작용에서 매우 중요한 역할을 한다. 기는 전신의 기표(肌表)[55]를 보호하고 외사(外邪)의 침입을 방지하여 병을 예방한다. 외사는 일반적으로 피부나 입·코를 통해 침입하는데, 위기(衛氣)가 신체의 표면을 보호하고 주리의 열고 닫음을 조절함으로써 이를 방지한다. 손일규는《의지서여》에서 "위기는 신체의 외부를 돌면서 호위하므로 '위기'라고 하며, 분육(分肉)[56]을 따뜻하게 하고 주리를 강하게 하여 외사가 침입하지 못하도록 한다."[57]고 하였다.

기는 신체의 표면을 보호하는 작용처럼 직접적이거나 특수한 의미를 지니진 않지만 그 나름대로 외사를 방어하는 작용을 한다. 정중광(鄭重光)은《온역론보주(溫疫論補注)·원병(原病)》에서 "입과 코를 통해 들어오는 기는 천기와 이어지는데, 원래 기가 충실하면 사기가 들어올 수 없다. ……본래 기가 손상되면 호흡하는 사이에 외사가 이를 틈타 체내로 들어온다."[58]고 하였다. 이로써 기는 주로 근육과 피부에서 저항작용을 하나, 결코 근육과 피부에 국한된 것이 아니고 어디서나 작용함을 알 수 있다.

외사가 인체에 침입하면 대부분 기의 방어작용에 의해 그 성질이 약해지므로 병에 걸리지 않게 된다.《소문·평열병론》에서 "사기가 주리로 침입하면 반드시 정기가 허약해진다."[59]고 하였다. 그러므로 기의 방어작용이 약해지면 병에 대한 저항력도 떨어져 외사가 쉽게 체내로 들어오므로 질병이 발생한다.

4. 고섭작용(固攝作用)

고섭(固攝)은 제어·통섭의 뜻이다. 고섭작용이란 혈·진액·정액 등 액체 상태의 물질이

---

55) 기표(肌表) : ① 체표의 피부(피하조직 포함)로 이어지는 근육. ② 肉과 같은 의미.

56) 분육(分肉) : ① 근육을 말함. 근육의 결이 나뉘므로 분육이라고 칭함. 선인들은 근육의 외층을 "白肉", 내층을 "赤肉"이라 하여 赤白으로 나누었다. 혹은 근육의 경계가 분명한 것을 말한다. ② 피부 중에서 뼈에 가까운 肉과 骨을 나누어 말한 것이다.

57) 衛氣者, 爲言護衛周身, 溫分肉, 肥腠理, 不使外邪侵犯也.

58) 凡入口鼻之氣, 通乎天氣. 本氣充實, 邪不能入 ……因本氣虧虛, 呼吸之間, 外邪因而乘之.

59) 邪之所湊, 其氣必虛.

유실되는 것을 방지하는 작용이다. 즉 혈액을 고섭하여 맥관 속에서 흐르게 함으로써 맥관 밖으로 나가는 것을 막으며, 땀·소변·타액·위액·장액 등을 고섭하여 분비량·배설량·배출시간 등을 통제함으로써 유실을 막는다. 또한 정액을 고섭하여 함부로 소모되지 않도록 한다. 만약 기의 고섭작용이 약해지면 체내의 액체물질이 대량으로 빠져나가 위험해지고, 기가 혈액을 통섭하지 못하면 각종 출혈증상이 발생한다. 이는 장경악이 《경악전서·혈증》에서 "무릇 비는 혈을 통괄하는데 비기가 허하면 (혈을) 통섭할 수 없고, 비는 혈을 화생하는데 비기가 허하면 (혈을) 운화를 할 수 없게 된다. 이는 모두 혈을 주관하는 바를 없어지게 하므로 맥 밖으로 빠져나가 망행하게 되는 것이다."[60]라고 한 것과 같다. 기가 진액을 통섭하지 못하면 자한[61], 대한(大汗:땀이 과도하게 흐르는 현상) 등이 나타나는데, 《경악전서·한증》에서는 "인체는 위기로써 체표를 고섭하는데, 위기가 고섭하지 못하면 체표가 허해져 자한이 발생하니 진액이 이를 따라 빠져나가게 되는 것이다."[62]고 하였다.

기가 진액을 통섭하지 못하면 소변실금과 다뇨 증상이 나타난다. 그러므로 《의학입문·소변불금》에서 "신과 방광에 질병이 발생하는 것은 기가 허하기 때문이다."라고 하였다. 또한 기가 정액을 통섭하지 못하면 유정·조설(早泄)·활정(滑精) 등의 증상이 나타난다. 그러므로 《경악전서·유정》에서는 "정액이 저절로 나오는 것은 신기가 이를 지키지 못했기 때문이다."[63]라고 하였다.

기의 고섭작용과 추동작용은 상반되면서도 서로 돕는 양면성을 지닌다. 기는 혈액의 순환과 진액의 수송·수포·배출을 추진하면서, 다른 한편으로는 액체물질을 고섭하여 유실되는 것을 방지한다. 예를 들면 기가 혈액에 작용할 때 혈액의 흐름을 돕기도 하고, 다른 한편으로는 혈액을 고섭하여 맥 밖으로 넘쳐흐르지 않도록 한다. 기가 추동작용을 하지 못하면 혈액의 흐름이 느려지거나 맥 중에 어혈이 생기고, 통섭기능이 저하되면 혈액이 맥을 따라 흐르지 못하고 맥 밖으로 흘러넘치게 된다. 진액의 배출과정에서 기는 진액을 운반·수포하여 땀과 소변의 형성과 배설을 촉진하면서, 다른 한편으로는 주리와 방광을 고섭하여 땀과 소변의 배설량을 조절한다. 기의 추동작용이 약해지면 땀과 소변이 적어지고, 고섭작용이 약해지면 자한·대한·다뇨 등의 증상이 나타난다. 그러므로 기의 추동작용과 고섭작용이 조화를 이루어야만 액체물질의 흐름·분비·배설을 조절하고 통제할 수 있다. 이로써 정상적

60) 盖脾統血, 脾氣虛則不能收攝; 脾化血, 脾氣虛則不能運化, 是皆血無所主, 因而脫陷妄行.

61) 자한(自汗) : 낮에 운동을 하거나 두꺼운 옷을 입지 않았는데도 땀이 저절로 나는 증상을 말함. 대개 폐기가 허약하고 위양(衛陽)이 약하여 나타난다.

62) 人以衛氣固其表, 衛氣不固則表虛自汗, 而津液爲之發泄也.

63) 滑精者, 無非腎氣不守而然.

인 혈액순환과 수액대사의 평형을 정상적으로 유지할 수 있다.

5. 기화작용(氣化作用)

기화(氣化)란 기의 운동으로 인해 발생하는 각종 변화로서, 예를 들면 정·혈·진액 등의 생성과 대사 및 상호 전화 등이 있다. 특히 인체의 신진대사는 기화작용에 의해 나타나는 구체적인 현상이다.

기의 운동으로 인해 발생하는 변화에는 두 가지 유형이 있다. 첫째, 다른 종류의 기로 변화하는 것이다. 예를 들면 비위의 운화작용에 의해 생성되는 음식물의 정기는 영기(營氣)와 위기(衛氣)로 나뉘어 생성되는데, 영기와 위기는 다시 폐로 흡입된 청기와 결합하여 종기(宗氣)로 변화한다. 또한 신의 선천적인 정기는 음식물에서 화생된 정기의 영양을 받아 원기(元氣)로 화생된다. 둘째, 청기가 탁기로 전화되는 것이다. 기는 활동력이 매우 강하여 인체 조직에서 에너지로 변하여 쓰인 후 탁기로 전화되어 호흡과 피부주리의 땀구멍을 통해 체외로 배출된다.

기의 작용을 통해 체내의 정·혈·진액 등은 신진대사를 하거나 상호 전화한다. 예를 들면 음식물은 위로 들어가 비·위기의 작용을 통해 정미물질과 찌꺼기로 나뉘어지는데, 찌꺼기는 체외로 배설되고 정미물질은 수곡정기를 생성하는 과정에서 흡수되어 기화작용에 의해 기혈로 화생된다. 또한 수액의 정기는 비위에 흡수되어 진액으로 바뀌며, 진액은 기화작용을 통해 땀 또는 소변의 형태로 체외로 배출된다.

인체에서 기화작용은 매우 중요한 역할을 한다. 《소문·음양응상대론》에서 "양은 기로 변하고, 음은 형태를 이룬다."[64]고 한 것은 인체의 기화기능을 개괄한 것으로서 "형(形)"과 "기(氣)"사이의 상호전화를 기화기능으로 본 것이다. 그러므로 기화를 생명의 본질로 보는 사람도 있다. 인간의 생명은 기화에서 비롯되어 기화를 통해 형성된다. 태어나면 자연계의 기를 흡입하고 땅의 음식을 섭취함으로써 정기를 생성하고, 이것이 기화되어 성장의 밑거름이 된다. 이와 동시에 인체의 일부 물질은 기화작용을 통해 기로 변하여 소모된 후 노폐물로 변하여 배출되며, 아울러 생리활동에 필요한 에너지를 생산·공급한다. 이와같이 기화를 통해 생성된 기는 유형의 물질이 되어 신체조직을 충실히 하고 노쇠한 조직을 대신하며, 다시 신진대사를 통해 유형의 물질이 기로 전화되면서 에너지가 생성된다. 새로운 정·기·

64) 陽化氣, 陰成形.

혈・진액의 형성과 이러한 물질의 소모, 신진대사에 의한 노폐물의 배출은 모두 기화작용을 통해 이루어진다. 그러므로 기화작용이 없으면 생명은 존재할 수 없다.

상술한 내용을 종합하면 기의 추동・온후・방어・고섭・기화 다섯 가지의 생리기능은 인체의 생명에서 하나라도 없어서는 안 되는 것으로서, 서로의 기능이 적절히 조화를 이루어 작용해야만 생리상태가 정상적으로 유지될 수 있다.

기의 다섯 가지 생리기능은 각기 다르지만, 이를 하나로 귀결하면 그 본질적 특성이 끊임없이 움직이는 정미물질에 있음을 알 수 있다. 즉 기는 끊임없이 운동함으로써 인체의 각종 생리활동을 촉진하고 자극한다는 것이다. 또한 기의 운동은 "승(升)"과 "출(出)" 뿐만 아니라, "승(升)"과 "강(降)"・"출(出)"과 "입(入)"이 모두 평형을 이루어야 체내의 각종 액체물질을 고섭할 수 있다. 사람은 원기를 근본으로 하고 위기(衛氣)로써 체표를 보호하여 외사의 침입을 막는다.

이밖에도 기의 추동・온후・기화작용은 인체의 생명을 구성하는 원동력으로서 기를 운동・변화시킨다. 또한 인체의 생명에 필요한 기본적인 에너지원을 공급하는데, 이것이 바로 기의 영양작용이다. 영기는 전신에 영양을 공급하며, 위기는 주리를 강하게 하는 작용이 있다.

四. 기의 운동형식

기는 활동력이 매우 강하여 전신의 장부・경락・형체・구규(九竅)에까지 이르지 않는 곳이 없다. 이러한 기의 끊임없는 운동과 변화에 의해 인체의 각종 생리활동이 이루어진다.

기의 운동은 "기기(氣機)"라고 한다. 영기는 혈맥의 내부에서, 위기는 혈맥의 바깥에서 활동하며, 원기는 삼초를 통해 전신으로 운행된다. 이밖에도 간・비의 기는 상승을 주관하고, 폐・위의 기는 하강을 주관한다. 이처럼 기는 종류와 특징이 다양하지만, 승・강・출・입 네 가지 형태로 귀납할 수 있다.

"승(升)"이란 기가 아래에서 위로, "강(降)"은 위에서 아래로, "출(出)"은 내부에서 외부로, "입(入)"은 외부에서 내부로 흐르는 것을 말한다. 기는 체내에서 혈・진액 등의 매개물에 의존하여 존재하므로 기의 운동은 혈・진액 등의 운행으로 나타나며, 다른 한편으로는 장부・경락 등 조직기관의 생리적 활동으로 나타난다.

기의 승강출입 운동은 다양하게 나타나는데, 호흡을 예로 들어 설명하면 다음과 같다. 호흡할 때 탁기를 내뿜는 것은 출(出)이고, 청기를 흡입하는 것은 입(入)이다. 기를 내뿜을 때 기는 폐에서 상부로 흘러 인후·비공을 거쳐 체외로 배출되므로 이때는 출과 승의 운동을 한다. 그리고 기를 들이마실 때는 코·인후를 거쳐 폐로 들어가므로 입과 강의 운동을 한다. 즉 기는 호흡하는 가운데 승·강·출·입 운동을 한다. 영기의 운행에 대해 《영추·영기》에서는 "영기는 전신을 운행하는데 음식물의 정기를 받아들이는 것이 가장 중요하다. 음식물이 위로 들어가면 폐로 전달되며 (폐에서 다시) 내부〔장부〕로 넘치고 외부〔사지백해〕로 퍼진다. 정미물질 가운데 순수하고 깨끗한 부분은 경맥 속에서 항상 쉬지 않고 운행하여 운행이 끝나면 다시 시작되는데, 이는 천지의 규율이다. 그러므로 영기는 수태음폐경에서 나와 수양명대장경으로 흘러간 다음, 상행하여 족양명위경으로 들어가고 다시 발등으로 내려가서 엄지발가락 사이로 들어가 족태음비경과 만난다. 이어 비(脾)로 상행하여 이른 후 비에서 심중으로 들어간다."[65]고 설명하였다.

이처럼 영기는 맥 중에서 수곡정미를 운행시키는 역할을 한다. 영기는 위에서 시작하여 수태음폐경으로 먼저 들어간다. 수태음폐경은 위장에서 시작하여 횡격막을 통해 폐에 귀속되는데, 이것은 "승(升)"에 속한다. 폐에 이르면 겨드랑이 아래로 나와 상지를 타고 내려가 내측의 가장 앞부분인 엄지손가락 끝에 다다른다. 흉중에서 손가락 끝으로 운행하는 것은 외부로 운동하는 것이므로 "출(出)"의 운동이다. 영기가 사지말단에 이르면 수양명대장경으로 들어가 상지의 외측을 타고 상행하여 비공(鼻孔) 옆에 이른다. 이는 아래에서 위로의 운동이므로 "승"에 속한다. 코 부위에서 족양명위경으로 흘러 얼굴과 흉부·복부·하지외측의 앞쪽을 거쳐 둘째발가락 끝부분에 이르는데, 이는 위에서 아래로의 운동이므로 "강(降)"에 속한다. 영기는 위경의 분지를 따라 엄지발가락 끝에 이른 후, 족태음비경으로 들어가 하지 내측을 따라 상행하여 복부로 들어가 비와 심으로 들어가는데, 이는 아래에서 위로의 운동이므로 "승"이다. 또한 사지말단에서 내장으로 들어가므로 "입(入)"의 운동이다. 영기가 전신을 한번 운행하려면 12경맥을 거쳐야 하는데, 여기서는 영기가 운행하는 경로 중에서 네 개의 경맥만을 살펴보았다. 영기가 운행할 때는 승·강·출·입의 운동이 모두 포함됨을 알 수 있다.

진액의 수송과 산포에 대해 《소문·경맥별론》에서는 "음식물이 위로 들어가면 정기가 넘쳐 상부의 비로 운반되고, 脾는 이 정기를 산포하여 상부의 폐로 모여들게 하는데, (폐기

65) 營氣之道, 內穀爲寶. 穀入於胃, 乃傳之肺, 流溢於中, 布散於外. 精專者, 行於經遂, 常營不已, 終而復始, 是謂天地之紀. 故氣從太陰出, 注手陽明, 上行注足陽明, 下行至跗上, 注大指間與太陰合. 上行抵髀, 從脾注心中.

는) 수도를 조절하여 하부의 방광으로 흘러가게 한다. 수정(水精:진액)은 전신에 고루 퍼져 오장의 경맥으로 흘러 들어간다."[66]고 하였다. 진액, 즉 음식물 중 수액의 정기는 위에서 비로 상행하여 폐에 이르는데, 그 과정이 모두 상행하는 운동이므로 "승"에 속한다. 폐에 이른 진액은 수도를 소통·조절하는 폐의 기능에 의해 두 갈래로 나뉘는데, 한 갈래는 방광으로 하강하고 다른 한 갈래는 전신에 고루 퍼져 오장의 경맥으로 흘러 들어간다. 이 과정은 "승"과 "강"의 운동이다. 수액의 정기가 전신에 고루 퍼질 때 폐는 정기를 피모(皮毛)로 보내는데, 이는 내부에서 외부로 나가는 것이므로 "출"의 운동이다. 이로써 진액의 흐름 또한 승·강·출·입의 운동으로 이루어짐을 알 수 있다.

장부의 생리활동 역시 장부기기의 승강·출입 운동으로 이루어진다. 비위를 예로 들면 음식물은 위에서 소화작용을 거쳐 정미물질과 찌꺼기로 나뉜다. 정미물질은 흡수되어 비의 운화작용을 통해 전신으로 수포된다. 그 과정에 대해 이동원은 《비위론·비위승쇠론》에서 "음식물은 위로 들어가서 양도를 순행하는데, 양기를 따라 '승'하고 '부'한다. 부란 양기에 의해 피모로 가득 퍼지는 것이며, 승이란 정수리까지 충만해지는 것이니, ('승'하고 '부'하면) 구규가 원활하게 소통된다."[67]고 하였다. 여기서 비기의 운행은 주로 승(升)과 산(散) 운동으로 이루어짐을 알 수 있다. 또한 위기는 하강운동을 통해 체외로 배설시키므로 위장의 기기는 하강함으로써 조화를 이룬다.

또한 하초에 위치한 신장을 예로 들면, 신정의 생화로 형성된 원기는 삼초를 따라 전신으로 퍼진다. 신은 하초에 위치하여 상승운동을 통해 원기를 전신으로 산포하므로 이는 "승"의 운동에 속한다. 신의 납기작용은 폐의 흡기작용을 도와 기를 "단전〔배꼽〕"으로 내려보내는데, 이것은 "강"과 "입"의 운동이다. 신은 수액을 증등기화(蒸騰氣化)하는 작용이 있으므로 수액 중의 청기를 상행시켜 전신을 윤택하게 하며, 탁기는 소변으로 기화하여 방광을 통해 배출시킨다. 이는 신이 승·강·출·입의 네 가지 운동형식을 가지고 있음을 설명한다.

기의 승·강·출·입 운동은 인간의 생명에 있어 중요한 역할을 한다. 신의 정기, 비·위에 의해 화생된 음식물의 정기, 폐로 흡입된 청기는 모두 승·강·출·입 운동을 통해 전신으로 산포됨으로써 각각의 생리기능을 발휘한다. 또한 혈액과 진액도 기의 승강출입 운동을 통해 끊임없이 순환하며 전신에 영양을 공급한다. 장부·체형·구규·경맥이 서로 영향을 미치고 협조하는 관계는 사실상 모두 기의 운동을 통해 이루어진다. 그러므로 인간의 생명은 곧 기의 승강출입 운동에 의해 유지됨을 알 수 있다. 인체와 외부환경 사이에서도 기의

---

66) 飮入於胃, 游溢精氣, 上輸於脾, 脾氣散精, 上歸於肺, 通調水道, 下輸膀胱, 水精四布, 五經幷行.

67) 飮食入胃, 先行陽道, 而陽氣升浮也. 浮者, 陽氣散滿皮毛; 升者, 充塞頭頂, 則九竅通利也.

승강출입은 매우 중요한 역할을 한다. 예를 들면 청기를 흡입하고 탁기를 내뿜는 것, 음식물을 섭취하고 대변을 배설하는 것, 수액을 마시고 땀이나 소변을 배출하는 것은 모두 인간과 자연간의 물질교환으로서, "승강출입" 운동에 의해 나타나는 구체적인 현상이다. 또한 자연계 자체도 끊임없이 기의 승강출입 운동을 한다. 그러므로 《주역 · 계사(繫辭)》에서 "천지의 기가 성하여 만물을 화생한다."[68]고 하였으며, 《소문 · 육미지대론》에서는 "출입 운동이 멈추면 신기가 없어지고 승강 운동이 멈추면 기립(氣立)이 위태로워진다. 그러므로 출입 운동이 없으면 생장 · 성장 · 장성 · 쇠망이 없고, 승강 운동이 없으면 생장 · 성장 · 변화 · 수렴 · 폐장(閉藏)이 없다. 따라서 승강출입 운동은 유형의 물체에 없어서는 안 되는 것이다. 그러므로 유형의 물체는 생화의 집인데, 유형의 물체가 흩어지면 생화가 멈추게 된다."[69]고 하였다.

승과 강, 출과 입은 서로 상대되는 운동이다. 부분적으로 보면 각 장부의 생리활동이 승강출입 운동을 모두 필요로 하는 것은 아니며, 각 장부의 승강출입이 반드시 평형을 유지해야 하는 것도 아니다. 오히려 간과 비의 기는 주로 상승운동을 하며, 폐와 위의 기는 주로 하강운동을 하는 것처럼 한 가지 운동에 치중한다. 그러나 전체적인 인체의 생리활동에서 보면 승강출입 운동 사이에는 협조와 균형이 필요하다. 예를 들어 간승(肝升)과 폐강(肺降), 비승(脾升)과 위강(胃降) 사이는 모두 평형을 이루고 있다. 이렇게 전체적으로 평형이 이루어져야만 인체의 정상적인 생리활동이 유지된다. 그러므로 기의 승강출입은 여러 가지 생리활동이 협조와 균형을 이루는 데 필요한 요소이다.

기가 정상적인 운동을 하기 위해서는 다음의 두 가지 요소가 갖추어져야 한다. 첫째, 기의 승강출입 운동간에 협조와 균형이 이루어져야 한다. 둘째, 기의 흐름이 원활하고 장애가 없어야 한다. 기가 정상적으로 운행되는 것을 "기기조창(氣機調暢)"이라고 하고, 기의 승강출입 운동이 균형을 잃는 것을 "기기실조(氣機失調)"라고 하며, 기가 원활히 소통되지 않거나 지체되는 것을 "기기불창(氣機不暢)" 혹은 "기체(氣滯)" · "기기울조(氣機鬱阻)"라고 한다. "기기실조"에는 여러 가지 형태가 있는데, 흔히 볼 수 있는 것으로는 "기체(氣滯)" · "기역(氣逆)" · "기함(氣陷)" · "기탈(氣脫)" · "기폐(氣閉)"의 다섯 종류가 있다. "기체"란 어떤 부위의 기기가 원활하지 않거나 지체되어 소통되지 않는 상태를 가리키며, "기역"이란 기가 지나치게 상승하거나 충분히 하강하지 않는 것을 가리킨다. "기함"은 청기가 아래에 있으면서 상행

68) 天地氤氳, 萬物化醇.

69) 出入廢則神機化滅, 升降息則氣立孤危. 故非出入, 則無以生長壯老已; 非升降, 則無以生長化收藏. 是以升降出入, 無器不有. 故器者生化之宇, 器散則分之, 生化息矣.

하지 않는 것으로서 기가 충분히 상승하지 않아 발생하는 경우가 대부분이고, 기가 지나치게 하강하여 발생하는 경우는 드물다. "기탈"은 기가 의지할 곳이 없어 외부로 대량으로 손실되는 것이며, "기폐"는 기가 밖으로 나가지 못하고 내부에서 울결되어 흐르지 못하는 것이다. 기기의 상태와 병리를 정확히 파악하여 각각의 "기기실조"에 대해 적합한 조치를 취함으로써 균형을 회복해야 한다. 예를 들면 "기체"의 경우에는 기를 소통시켜야 하고, "기역"의 경우에는 기를 하강시켜야 하며, "기함"의 경우에는 기를 상승시켜야 하고, "기탈"의 경우에는 기를 고섭(固攝)해야 하며, "기폐"의 경우에는 기를 빨리 내보내야 한다.

五. 기의 산포와 분류

전체적으로 볼 때 인체의 기는 신의 정기와 비위의 운화에 의해 화생된 음식물의 정미, 폐로 흡입된 청기로 이루어진다. 이것은 신·비위·폐 등의 종합적인 생리작용에 의해 생성된 것으로서 전신에 골고루 산포된다. 구체적으로 볼 때 인체의 기는 매우 다양하여 기의 주요성분·산포부위·기능에 따라 각기 그 명칭이 다르다. 이에 몇 가지 중요한 기에 관해 알아보기로 한다.

1. 원기(原氣)

원기는 인체의 가장 기본이 되는 중요한 기로서 생명의 원동력이다. 《내경》에는 "정기(精氣)"·"혈기(血氣)"·"곡기(穀氣)" 등의 설이 나오고, 《난경》에서는 "원기"에 관해 언급하였으나, "원기(元氣)"라는 명칭은 나오지 않는다. "원(原)"과 "원(元)"을 살펴보면, 《춘추번로·중정(重政)》에서 "춘추시대에 원(原)이 원(元)으로 변하였다. 원(元)은 원(原)과 같다."[70]고 한 것처럼 고대에는 이 두 자가 통용되었다. 한대의 왕충이 《논형》에서 "만물의 생성은 모두 원기에서 비롯된다."[71], "인간은 하늘로부터 원기를 받는데, 각자 천명을 가지고 태어나며 서로 다른 형태로 성장한다."[72]고 한 이후부터 점차 많은 의가들에 의해 "원기"라는 명칭이 사용되기 시작하였고, 진·당 이후에는 더욱 많이 언급되었다. 《태평어람(太平御

70) 是以春秋變一謂之元. 元, 猶原也.

71) 萬物之生, 皆稟元氣.

72) 人稟元氣於天, 各受壽夭之命, 以立長短之形.

覽)》에는 진의 양천(楊泉)이 《물리론(物理論)》에서 논한 "곡기가 원기(元氣)의 수용량보다 지나치게 많이 들어오면 비대해져 오래 살지 못한다."[73]는 기록이 있다. 이들이 말하는 "원기(元氣)"는 곧 "원기(原氣)"를 가리킨다.

(1) 원기의 구성과 수포

원기는 주로 신의 정기(精氣)로 이루어지며, 그로부터 화생된다. 신의 정기가 원기로 화생된다는 설은 《난경·36난》에서 "명문은 모든 신정이 모이는 곳이며, 원기가 매여 있는 곳이다."[74]라고 한 데서 비롯되었는데, 역대 의가들은 모두 이 설을 따랐다.

신에 저장된 정기가 원기로 화생되는 과정에서 신정(腎精) 자체는 소모되어 감소하지만, 비위의 운화로 생성된 수곡정기와 장부의 생리활동으로 생성된 "오장육부의 정기"가 끊임없이 이를 보충하고 배양하므로 신정이 신진대사의 균형을 유지하고 원기를 계속 화생할 수 있다. 그러므로 신에 저장되어 있는 정기가 모두 부모에게서 받은 "선천의 정(精)"이라고 할 수는 없다.

《소문·상고천진론》에서는 "신은 수를 주관하며, 오장육부의 정기를 받아 그것을 저장한다."[75]고 하였다. 이동원은 《비위론·비위허즉구규불통론》에서 "진기는 원기라고도 하는데, 신체가 형성되기 이전에 생기는 정기로서 위기가 아니면 그것을 자양할 수 없다."[76]고 하였다. 여기에서 볼 수 있듯이 신에 있는 정기는 "선천의 정"과 "후천의 정"이 서로 결합된 것이다. 신중의 "선천지정(先天之精)"은 "후천지정(後天之精)"의 배양을 받아 충실해짐으로써 원기를 화생하고 신진대사를 정상적으로 유지한다. 그러므로 "선천의 정"이 부족하여 원기를 화생하는 기능이 저하되면 "후천의 근본"인 비위로써 이를 보충해야 한다. 장경악은 《경악전서·잡증모·비위》에서 "사람의 잉태는 정혈의 원천에 뿌리를 두지만, 태어나서는 음식물의 영양에 의존한다. ……이로써 수곡의 해(海)는 본래 선천의 정을 위주로 하며, 정혈의 해는 후천지정의 자생에 의지한다. 그러므로 사람이 태어나서 늙을 때까지 무릇 선천의 정이 부족한 경우는 후천적으로 배양만 잘하면 선천을 보완할 수 있다. 이와 같이 비위의 기가 사람이 살아가는 데 관여하는 바가 적지 않다."[77]고 하였다.

---

73) 穀氣勝元氣, 其人肥而不壽.

74) 命門者, 諸腎精之所舍, 原氣之所系也.

75) 腎者主水, 受五臟六腑之精而藏之.

76) 眞氣又名元氣, 乃先身生之精氣也, 非胃氣不能滋之.

원기는 체내에서 혈·진액 등의 매개물에 의지하여 삼초를 따라 오장육부, 몸과 뼈, 여러 공규(孔竅:코·귀·눈·입 등의 구멍)로 산포되어 모든 부위의 생리활동을 촉진한다.

(2) 원기의 주요기능

원기는 주로 인체의 각종 생리활동을 추진하는 작용을 한다. 예를 들면 신체가 생장하고 발육하는 까닭은 신에 저장된 정기가 충실해져 원기를 끊임없이 화생하기 때문이다. 장부와 경락 등의 생리활동도 원기의 운동과 변화를 통해 필요한 에너지를 만들어 이루어진다. 그러므로 원기는 생명의 원동력이므로 원기가 충실하면 각 장부와 경락조직의 활동력도 왕성해져 발병하지 않는다. 선천의 기가 부족하거나 후천적 기가 실조되면 질병이 잘 낫지 않으며, 신의 정기가 부족하여 원기가 화생되지 않거나 원기가 지나치게 소모되면 원기가 허약해져 각종 병이 발생한다. 원기는 신의 정기에서 화생되므로 선천적인 것에 속한다. 예를 들어 서령태는《의학원류론》에서 "생명이 태어날 때 이미 정분이 있다. 이른바 정분이란 원기를 말하는데, 이는 구한다고 얻을 수 있는 것이 아니며, 원기는 기혈의 내부에 있으면서 기혈을 주재하여 인도한다. 그것은 형성될 때 이미 수명이 정해져 있다. 예를 들어 장작에 불을 붙이면 불이 처음에는 미약하다가 점차 강하게 타올라 장작이 다 타면서 불이 꺼지는 것과 같다. 장작이 오래 타는 지 금방 꺼지는 지의 차이는 장작의 견고함과 약함의 차이이다. 그러므로 평생 병이 없다가 원기가 다하여 죽는 경우를 천명을 다했다고 한다."[78]고 하였다.

한의학 문헌을 살펴보면 진기(眞氣)와 원기(原氣)의 명칭은 전국시대의《내경》과 한대의《난경》에서 사용되었다. 원기(元氣)라는 명칭은 진·당 이후에 많이 쓰이기 시작했다.

① 진기(眞氣) : "진기"라는 명칭은《내경》에서 처음 보인다.《소문·상고천진론》에서는 "상고시대의 성인들이 백성에게 가르칠 때 모두에게 '허사적풍〔사시의 사기〕을 피하는 데 때때로 마음을 깨끗하고 고요하게 비우면 진기가 이를 따라 이르고 정신이 내부에서 지켜지니 병사가 어디로부터 들어오겠는가?'라고 말하였다."[79]고 하였고,《영추·자절진사》에서는

---

77) 蓋人之始生, 本乎精血之原, 人之旣生, 由乎水穀之養, ……是以水穀之海, 本賴先天爲之主; 而精血之海, 又必賴後天爲之資. 故人之自生至老, 凡先天之有不足者, 但得後天培養之力, 則補天之功, 亦可居其强半. 此脾胃之氣, 所關於人生者不少.

78) 當其受生之時, 已有定分焉, 所謂定分者, 元氣也. 求之不得, 附於氣血之內, 宰乎氣血之先. 其成形之時, 已有定數. 比如置薪於火, 始燃尙微, 漸久則烈, 薪力旣盡, 而火熄矣. 其有久暫之殊者, 則薪之堅脆異質也. 故終身無病者, 待元氣之自盡而死, 此所謂終其天年者也.

79) 夫上古聖人之敎下也, 皆謂之虛邪賊風, 避之有時; 恬惔虛無, 眞氣從之, 精神內守, 病安從來.

"진기는 하늘에서 받은 것으로서 곡기와 함께 몸을 충실하게 해준다."80)고 하였으며, 《소문·이합진사론》에서는 "진기는 곧 경기(經氣)를 말한다. (사기가 지나치게 성하면) 경기가 크게 허해지므로 '사기가 오는 것을 맞아 사(瀉)해서는 안 된다'고 함은 이러한 이치를 말한다."81)고 "진기"에 관해 언급하였다.

《내경》에서 말한 "진기"의 의미는 크게 두 가지로 분석할 수 있다. 첫째, "진기"와 "허사적풍(虛邪賊風)"을 상대적으로 본 것은 현대에 와서 "정기"와 "사기"를 상대적인 개념으로 생각하는 것과 일맥상통한다. 즉 진기를 정기 혹은 정기를 구성하는 주요성분으로 파악하는 것이다. 둘째, 진기는 "하늘에서 받은 것"이라 하였는데, 마시(馬蒔)는 《영추》 주에서 "진기는 출생과 더불어 생성되는 것으로 하늘로부터 받은 것이다."82)라고 하였다. 《내경》 시대에는 아직 "선천"과 "후천"의 개념이 없었으므로 "하늘로부터 받았다."는 것을 "선천적인 기" 혹은 "선천의 정"이라고 해석하는 것은 무리가 있다. 그러므로 《내경》에서 말하는 "진기"는 자연계로부터 받은 청기로 해석한다.

《내경》에 나오는 "진기"는 역대 의가들의 주석에 근거해 볼 때, 비교적 넓은 뜻을 함축하고 있다. 장지총은 《영추집주(靈樞集注)》에서 "진기는 하늘로부터 받은 것으로서 선천적인 정기이며, 곡기는 후천적으로 음식물에서 받아들인 정기인데, 이것이 결합하여 신체를 충실하게 한다."83)고 하였다. 이동원은 《비위론·비위허즉구규불통론》에서 "진기는 원기라고도 하는데, 신체가 형성되기 이전에 생기는 정기이다."84)고 하였다.

② 원기(元氣) :"원기"라는 명칭은 원래 고대의 철학용어로서, 천체가 형성되기 이전의 혼돈 상태를 의미하였다. 한대의 왕충은 《논형》에서 "원기는 아직 나뉘지 않은 혼돈의 상태이다. ……만물의 생성은 모두 원기에서 비롯된다."고 하였고, 장경악은 《경악전서·전충록·명문여의》에서 "명문은 원기의 근본이다."85)라고 하였으며, 유창(喩昌)은 《의문법률·음병론》에서 "인체를 이루는 혈육의 중추는 모두 음기이다. 부모가 정기를 나눌 때 진양이 먼저 몸에서 생겨나 양쪽 신장의 사이에 저장되는데, 몸의 원기가 이로부터 생겨나므로 생기의 원천이라 한다."86)고 하였다.

---

80) 眞氣者, 所受於天, 與穀氣幷而充身也.

81) 眞氣者, 經氣也. 經氣太虛, 故其來不可逢, 此之謂也.

82) 眞氣者, 與生俱生, 受之於天日.

83) 所受於天者, 先天之精氣; 穀氣者, 後天水穀之精氣, 合幷而充身者也.

84) 眞氣又名元氣, 乃先身生之精氣也.

85) 命門爲元氣之本.

86) 人身血肉之軀皆陰也, 父母媾精時, 一點眞陽, 先身而生, 藏於兩腎之中, 而一身之元氣由之以生, 故謂生

원기는 넓은 의미와 좁은 의미로 나누어 볼 수 있다. 먼저 넓은 의미의 "원기"는 이동원이 "비위의 기"를 "비위원기(脾胃元氣)"라고 했듯이 전신의 여러 가지 기를 의미한다. 좁은 의미의 "원기"는 신에서 화생된 정기를 가리키는데, 《난경》에서 말하는 "원기(原氣)"와 통한다.

2. 종기(宗氣)

종기는 흉부에 쌓인 기이다. 흉부의 중앙을 "단중(膻中)"이라고 하는 것은 전신의 기가 가장 많이 모여 있기 때문이며, "기해(氣海)"라고도 한다. 종기의 "종(宗)"자를 《광아(廣雅)·석고(釋詁)》에서는 "本"·"聚"라고 해석하였다. 《영추·오미》에서는 종기에 대해 "대기〔종기〕가 모여 운행되지 않고 흉중에 쌓이는데, 이를 기해라고 한다."[87]고 해석하였다. 손일규는 《의지서여·종기영기위기(宗氣營氣衛氣)》에서 "종기란 기의 종주라는 뜻이다. 이 기는 흉중에 모여 혼돈된 상태로 존재하므로 그 시작과 끝을 분간할 수 없다."[88]고 하였다.

(1) 종기의 구성과 수포

종기는 폐에서 받아들인 자연계의 청기와 비위에서 음식물을 운화하여 생성된 음식물의 주요 성분이 결합되어 만들어진다. 《영추·사객》에서는 "음식물이 위에 들어가면 (소화를 거쳐) 그 찌꺼기·진액·종기는 각기 나뉘어 세 통로로 간다."[89]고 하였으며, 《영추·오미》에서는 "음식물이 처음 위로 들어가면 그 정미물질은 위에서 나와 상·중초에 이르러 오장을 적셔 주고, 두 갈래로 나뉘어 영분(營分)과 위분(衛分)의 통로로 운행된다. 대기〔종기〕가 모여 운행되지 않고 흉중에 쌓이는데, 이를 기해라고 한다."[90]고 하여, 종기가 음식물의 정미에서 근원하여 흉중에서 폐로 흡입된 대기와 결합하여 생성됨을 설명하였다. 즉 폐의 호흡기능과 비의 운화기능은 종기의 생성과 쇠약에 직접적인 영향을 미친다.

종기의 수포(輸布)와 형성에 대해 《영추·사객》에서는 "종기는 흉중에 쌓여 있다가 인후

氣之原.

87) 其大氣之搏而不行者, 積於胸中, 命曰氣海.

88) 宗氣者, 爲言氣之宗主也. 此氣搏於胸中, 混混沌沌, 人莫得見其端倪.

89) 五穀入於胃也, 其糟粕·津液·宗氣分爲三隧.

90) 穀始入於胃, 其精微者, 先出於胃之兩焦, 以漑五臟, 別出兩行營衛之道. 其大氣之搏而不行者, 積於胸中, 命曰氣海.

로 나와 심폐를 관통하여 호흡한다."[91]고 하여, 종기가 형성된 후 흉중에 쌓였다가 심과 폐의 맥을 관통하여 두 방향으로 운행되는 것을 설명하였다. 그 한 갈래는《영추·자절진사》에서 "종기는 흉중의 기해에 머무르는데, 하행하는 것은 기가혈(서혜부에 위치)로 들어간다"[92]고 한 것처럼 심장을 거쳐 경맥으로 운행되고, 다른 한 갈래는《영추·오미》에서 "기는 폐에서 나와 인후를 따라 흐르므로 숨을 내쉬면 나가고 들이쉬면 들어온다."[93]고 한 것처럼 폐·인후를 통해 호흡된다.

(2) 종기의 주요기능

종기는 두 가지 기능을 가지고 있다.

첫째, 기도를 통해 호흡을 한다. 언어·목소리·호흡은 종기와 관계가 있으므로 발음이 분명하고 목소리가 크고 맑으며 호흡이 완만하고 고르면 종기의 기능이 정상적이며, 반대로 발음이 분명하지 않고 목소리가 작고 약하며 호흡이 짧고 촉박하면 종기가 부족한 것이다. 유창은《의문법률·명변식지법》에서 "호흡은 코를 통해서 이루어지며 그 기는 단중으로 퍼진다. 단중의 종기는 상초의 기도를 주관하고 항상 폐·위와 관통하므로 호흡이 맑고 완만하거나 짧고 빠른 것은 모두 종기의 성쇠를 알아 볼 수 있는 기준이 된다."[94]고 하였다.

둘째, 심맥을 관통하여 기혈을 운행한다. 기혈의 흐름과 맥의 박동은 종기와 관계가 있으므로 맥박이 완만하면서 고르고 힘이 있으면 종기는 정상이고, 맥박이 빠르면서 불규칙하고 미약한 것은 종기가 부족하다는 표시이다.《소문·평인기상론》에서 "위경의 대락(大絡)을 허리(虛里)[95]라 한다. (그 絡脈은) 횡격막을 뚫고 올라가 폐와 이어지고 좌측 유방 아래로 나오므로 그 박동이 손에 느껴지는데, 이는 맥 중의 종기이다. (허리의 박동이) 성하여 마치 숨을 헐떡이는 듯하거나 빠르면서 잠시 끊어지는 것은 그 병이 중초에 있는 것이다. ……(허리의 맥이) 끊어져 이르지 않으면 사증(死證)이라 하고, 유방 아래의 박동이 옷을 입은 상태에서도 느껴지면 종기가 빠져나간 것이다."[96]라고 하였다.

---

91) 宗氣積於胸中, 出於喉嚨, 以貫心肺, 而行呼吸.

92) 宗氣留於海, 其下者, 注於氣街.

93) 出於肺, 循咽喉, 故呼則出, 吸則入.

94) 息出於鼻, 其氣布於膻中. 膻中宗氣主上焦息道, 恒與肺胃關通, 或淸而徐, 或短而促, 咸足以占宗氣之盛衰.

95) 허리(虛里) : 위(胃)서 직접 갈라져 나온 한 가닥의 大絡脈. 그 순행경로는 胃에서 상행하여 횡격막을 관통하고 폐로 이어진 후 바깥쪽으로 나와 좌측의 유방 아랫부분, 즉 심첨 박동부위(乳根穴에 해당함)에 이른다.

이는 "허리"와 종기의 밀접한 관계를 설명한 것이다. 박동이 정상이면 종기에 병이 없는 것이고, 박동이 끊기면 종기 역시 끊어진 것으로 죽음을 의미한다. 종기가 매우 허하면 맥의 박동이 옷을 움직이게 할 정도로 조급히 뛴다. 종기가 부족하면 "허리"뿐만 아니라, 다른 경맥의 박동 역시 짧고 급해진다. 육금수(陸錦燧)는 《어부계의론선(魚孚溪醫論選)·논정충경계공구건망번조종기동(論怔忡驚悸恐懼健忘煩躁宗氣動)》에서 "종기의 움직임은 상초에서는 가슴에서, 하초에서는 배꼽 부위에서 느낄 수 있는데, 수시로 박동하는 느낌이 있으므로 마음이 안정되지 않는다. 《내경》에서 '위경의 대락을 허리라 한다. 유방 아래의 박동이 옷을 입은 상태에서도 느껴지면 종기가 빠져나간 것이다'고 하였다. 이는 하초의 음기가 허하면 종기는 뿌리가 없는 것과 같으므로 기가 돌아갈 근원이 없어진 것이다."[97] 고 하였다. 《독의수필·기능생혈혈능장기》에서 "영기는 스스로 움직일 수 없으므로 반드시 종기의 힘을 빌어 운행된다."[98] 고 하였다. 종기가 왕성하면 기혈은 맥에서 정상적으로 운행되고, 종기가 부족하면 기혈의 운행이 실조되어 맥박이 빨라지거나 미약하여 끊어질듯 하거나 산대(散大)하여 빠져나가려고 한다.

종기는 호흡과 혈액의 흐름을 촉진하는 작용을 하므로 인체의 각종 생리기능에 영향을 미친다. 따라서 주학해는 《독의수필·기혈정신론》에서 "종기는 동적인 기이다. 무릇 호흡·언어·목소리 및 지체의 운동과 근골의 강약은 종기의 작용이다. 종기가 허하면 기운이 없고 숨이 차며, 실하면 가래가 끓고 숨을 헐떡이며 창만해진다."[99] 고 하였다.

3. 영기(營氣)

영기는 맥 속을 흐르는 기로서 주야로 쉬지 않고 운행하므로 영기라고 부른다. 또한 영양물질이 풍부하므로 "영기(榮氣)"라고도 하며, 혈액과 불가분의 관계에 있으므로 "영혈(營血)"이라 부르기도 한다. 영기와 위기를 비교하면 위기는 양에 속하고, 영기는 음에 속하므로 영음(營陰)이라고도 한다.

---

96) 胃之大絡, 名曰虛里, 貫鬲絡肺, 出於左乳下, 其動應衣, 脈宗氣也. 盛喘數絶者, 則病在中,……絶不至, 曰死; 乳之下, 其動應衣, 宗氣泄也.

97) 宗氣動者, 上或見於胸臆, 下或見於臍旁, 無時振憾, 不能安也. 經曰 : 胃之大絡, 名曰虛里, 出於左乳下, 其動應衣, 宗氣泄也. 此惟陰虛於下, 則宗氣無根, 故氣不歸源.

98) 營氣不能自動, 必借宗氣之力以運之.

99) 宗氣者, 動氣也. 凡呼吸·語言·聲音, 以及肢體運動, 筋骨强弱者, 宗氣之功用也. 虛則短促少氣, 實則喘喝脹滿.

(1) 영기의 구성과 수포

《소문·비론》에서 "영기는 음식물의 정기이다. 오장에서 조화롭게 되며, 육부에서 새것으로 바뀌어 맥으로 들어간다. 그러므로 맥을 따라 상·하로 흘러 오장을 통과하고 육부로 락(絡)한다."[100]고 하였다. 《영추·영기》에서는 "영기는 전신을 운행하는데 음식물의 정기를 받아들이는 것이 가장 중요하다. ……정미물질 가운데 순수하고 깨끗한 부분은 경맥 속에서 항상 쉬지 않고 운행하여 운행이 끝나면 다시 시작되는데, 이는 천지의 규율이다."[101]고 하였고, 《영추·영위생회》에서는 "인체는 음식물에서 기를 받는데, 음식물이 위로 들어가면 ……그 맑은 것은 영기가 되고 탁한 것은 위기가 되는데, 영기는 맥 속에서, 위기는 맥 밖에서 쉬지 않고 운행한다."[102]고 하여 영기가 중초에서 나왔음을 강조하였다. 이로 볼 때 영기는 수곡정미의 "정전(精專)" 부분에서 화생된 것임을 알 수 있다.

화생된 영기는 맥중으로 들어가 전신을 운행하는데, 안으로는 장부, 밖으로는 사지관절에까지 쉬지 않고 운행한다.

영기의 발생과 맥중에서 운행하는 구체적인 경로는 다음과 같다.

영기는 중초에서 나와 → 수태음폐경 → 수양명대장경 → 족양명위경 → 족태음비경 → 수소음심경 → 수태양소장경 → 족태양방광경 → 족소음신경 → 수궐음심포락경 → 수소양삼초경 → 족소양담경 → 족궐음간경 → 독맥 → 임맥 → 수태음폐경을 끊임없이 순환한다.

예컨대 《영추·영기》에서는 "영기는 수태음폐경에서 출발하여 수양명대장경으로 흘러간 후 족양명위경으로 상행하고 다시 발등으로 하행하여 엄지발가락 사이로 흘러 들어가 족태음비경과 만난다. 비경을 따라 족부에서 복부로 상행하여 비에 이른 후 비에서 심으로 들어간다. 이곳에서 수소음심경을 따라 겨드랑이로 나와 팔의 안쪽을 따라 하행하여 새끼손가락 끝으로 흘러 들어가 수태양소장경과 만난다. 이 곳에서 겨드랑이로 상행하여 광대뼈 안쪽으로 나와서 눈 안쪽 모서리로 흘러 들어간 후, 다시 상행하여 머리 꼭대기에 이르고 목부위로 하행하여 족태양방광경과 만난다. 다시 척추를 따라 하행하여 꼬리뼈 부분을 지나 새끼발가락 끝으로 들어가며, 다시 족심(足心)을 따라 족소음신경으로 들어간다. 이곳에서 경맥을 타고 신(腎)으로 상행하여 신에서 심포락으로 들어가 흉중에서 산포된다. 심포락을 따라

---

100) 營者, 水穀之精氣也. 和調於五臟, 灑陳於六腑, 乃能入於脈也. 故循脈上下, 貫五臟, 絡六腑也.

101) 營氣之道, 乃穀爲寶, ……精專者, 行於經隧, 常營不已, 終而復始, 是謂天地之紀.

102) 人受氣於穀, 穀入於胃 ……其淸者爲營, 濁者爲衛, 營在脈中, 衛在脈外, 營周不休.

겨드랑이로 나오고 팔뚝을 따라 하행하여 양근(兩筋) 중앙으로 나와 손바닥에 들어간 후, 중지 끝으로 나와 다시 무명지 끝으로 들어가 수소양삼초경과 만난다. 이곳에서 상행하여 양쪽 유두 사이에 있는 단중으로 들어가 상・중・하초에 산포된다. 다시 삼초에서 담으로 들어가서 협부로 나와 족소양담경으로 들어가며, 발등으로 하행한 다음 다시 발등에서 엄지 발가락 사이로 들어가 족궐음간경과 만난다. 간경을 타고 상행하여 간에 이른 다음, 다시 간에서 폐로 들어가고 후롱(喉嚨) 뒤쪽을 따라 상행하여 코의 내규(內竅)로 들어가 뇌로 통하는 곳〔畜門〕으로 깊숙이 들어간다. 간에서 갈라진 분지는 이마로 상행하여 정수리를 따라 하행하여 뒷목으로 들어간 다음, 척추를 따라 미저골부(尾骶骨部)로 하행하는데, 이는 독맥의 순행통로이다. 이곳에서 다시 음기에 낙한 다음 상행하여 음모의 가장자리를 지나 배꼽으로 들어가서 복부 안쪽을 따라 상행하는데, 이는 임맥의 순행통로이다. 이곳에서 다시 결분으로 들어가 폐 속으로 하행하여 다시 수태음폐경으로나온다. 이상은 영기가 순행하는 경로로서, 수족삼음삼양경이 각각 음에서 나와 양으로 들어가고 음으로 들어가서 양으로 나오는 순역(順逆)의 일반적인 원칙이다."고 하였다.

영기가 맥중에서 운행하는 속도와 횟수에 관해《영추・오십영》에서 "사람이 한 번 숨을 내쉴 때 맥은 두 번 뛰고 맥기는 3촌을 운행하며, 한 번 숨을 들이쉴 때 맥은 또한 두 번 뛰고 맥기는 3촌을 운행한다. 숨을 한 번 들이쉬고 내쉬는 사이에 맥기는 6촌을 운행한다. 열 번 호흡하면 맥기는 모두 6척을 운행한다. ……270번 호흡하면 기는 16장 2척을 운행하여 경맥 속에서 상하로 교류하고 내외로 관통하여 전신을 한 바퀴 돈다. ……13,500번 호흡하면 경기는 전신을 50바퀴 도는데 이는 물시계의 100각에 해당한다. ……맥기가 인체를 50바퀴 도는 것을 거리로 계산하면 810장이다."[103]라고 하였다. 이것은 영기가 맥 속에서 한번 호흡할 때마다 6촌을 운행하는 속도로써 주야로 전신을 50번 운행하는데, 이는 거리로 810장임을 설명한다. 이 숫자는 실제와 어느 정도 차이가 있다. 《영추・오십영》에서는 사람이 주야로 13,500번 호흡한다고 하였는데, 만약 매 분마다 16번 호흡한다고 가정하면 1시간에 960번, 1일에 23,040번 호흡하는 것이고, 매 호흡마다 6척을 운행한다고 계산하면 1일에 1382장 4척을 운행하는 것이다. 그러므로《영추・오십영》에서의 내용은 고대인들이 영기의 운행속도와 횟수에 대해 자세하게 연구하였음을 나타내기는 하지만, 여러 가지 측면에서 볼 때 아직 연구해야 할 부분이 남아 있다.

103) 故人一呼, 脈再動, 氣行三寸; 一吸, 脈亦再動, 氣行三寸; 呼吸定息, 氣行六寸. 十息, 氣行六尺, ……二百七十吸, 氣行十六丈二尺, 氣行交通於中, 一周於身. ……一萬三千五百息, 氣行五十營於身, 水下百刻, ……凡行八百一十丈也.

(2) 영기의 주요기능

영기의 주요 기능에는 두 가지가 있다. 첫째, 혈액을 화생하는 것이고, 둘째, 전신에 영양을 공급하는 것이다.

영기는 혈액의 주요성분 중 하나이다. 《영추·옹저》에서 "중초에서는 이슬과 같은 기가 나와 계곡으로 들어가 손맥[104]에 스며들고, 진액과 조화를 이룬 후 붉은 혈액으로 변한다."[105]고 하였다. 이는 영기가 손맥에 스며들어 진액과 결합함으로써 혈액을 형성함을 설명한 것이다. 영기는 혈액을 구성하는 성분일 뿐만 아니라 혈액을 화생하는 과정에서도 중요한 작용을 한다. 《영추·사객》에서 "영기는 진액을 분비하여 맥에 주입함으로써 사지에 영양을 공급하고 안으로는 오장육부를 적셔 준다."[106]고 하였는데, 이는 영기가 음식물의 진액을 흡수하여 맥으로 주입시키는 기능을 설명한 것이다. 이로써 영기는 혈액을 구성하는 주요 성분일 뿐만 아니라, 혈액의 기타 주요 성분을 맥으로 주입시키는 작용이 있음을 알 수 있다.

영기는 전신에 영양을 공급한다. 오장육부·사지백해는 모두 영기의 자양을 받음으로써 존재한다. 그러므로 영기의 영양작용은 생리활동의 물질적 기초가 된다. 《부인대전양방·양생필용론병》에서 "유후종이 말하기를 '영기는 음식물의 정기로서 오장을 조화롭게 하고 육부에서 퍼져 맥으로 들어간다. 끊임없이 비에 의해 화생되고 심에 의해 통제되며, 간에 저장되고 폐에 의해 고루 수포되며, 신에 의해 퍼져 전신에 두루 스며든다. 영기의 자양을 받아야 눈으로 사물을 볼 수 있고 귀로 소리를 들을 수 있으며, 손으로 사물을 잡을 수 있고 발로 걸을 수 있으며, 오장이 진액을 간직할 수 있고 육부가 기화할 수 있다. 맥으로 들어가는 영기가 적으면 맥이 삽하고, 충분하면 맥이 실하며, 음식의 자양을 받으면 양이 생기고 음이 자라 혈액으로 변화한다'고 하였다."[107]고 하여 영기의 영양작용에 대해 비교적 전반적으로 개괄하였다.

---

104) 손맥(孫脈) : 낙맥(絡脈)보다 더 작고 매우 많은 갈래를 "손맥" 또는 "손락(孫絡)"이라 한다. 낙맥의 주요작용은 경맥과 배합되어 전신의 조직을 그물모양으로 연결하여 영위기혈을 운행시키는 것이다.

105) 中焦出氣如露(『類經·癰疽』注 :"中焦出氣如露, 營氣也"), 上注谿谷, 而滲孫脈, 津液和調, 變化而赤爲血.

106) 營氣者, 泌其津液, 注之於脈, 化以爲血, 以榮四末, 內注五臟六腑.

107) 劉厚宗先生云 : 榮者水穀之精, 和調於五臟, 灑陳於六腑, 乃能入於脈也, 源源而來化生於脾, 總統於心, 藏受於肝, 宣布於肺, 施泄於腎, 灌漑一身. 目得之而能視, 耳得之而能聽, 手得之而能握, 足得之而能步, 臟得之而能液, 腑得之而能氣. 注入於脈, 少則澁, 充則實, 常以飮食滋養, 則陽生陰長, 變化而爲血.

4. 위기(衛氣)

위기는 맥 밖으로 흐르는 기이다. 위기는 인체를 호위하여 외사가 침범하지 못하도록 하므로 위기라고 한다. 위기는 양에 속하므로 "위양(衛陽)"이라고도 한다.

(1) 위기의 생성과 산포

《영추 · 오미》에서 "음식물이 처음 위로 들어가면 그 정미물질은 위에서 나와 상 · 중초에 이르러 오장을 적셔 주고, 두 갈래로 나뉘어 영분과 위분의 통로로 운행된다."[108]고 하였다. 《소문 · 비론》에서는 "위기는 음식물에서 화생되는 빠른 기로서, 그 기가 급하고 매끄러워 맥 속으로 들어가지 못한다. 그러므로 피부 속, 근육의 경계를 순환하면서 황막을 훈증하고 흉복부로 퍼진다."[109]고 하였다. 이는 위기가 음식물의 정미 물질에 의해 화생되는 기 중 "빠르고 매끄러운 기"임을 설명한다. 영기와 위기는 모두 음식물의 정미에서 화생되는 기이지만, 영기는 유순하여 맥 안에서 운행하는 반면 위기는 급하고 매끄러운 성질을 가지고 있어 맥안으로 들어가지 못하고 맥밖에서 운행한다. 위기의 구체적인 운행경로는 다음과 같이 두 가지로 나눌 수 있다.

1) 낮에는 양분(陽分)에서, 밤에는 음분(陰分)에서 운행한다

《영추 · 위기행》에서 "위기는 하루에 전신을 모두 50바퀴 돈다. 낮에는 양분〔陽經〕으로 들어가서 25바퀴 돌고, 밤에는 음분〔陰經〕으로 들어가서 25바퀴 돌며 오장에서 주행한다. 그러므로 새벽녘이 되면 음분에서 주행을 마친 위기〔陽氣〕가 눈으로 나오는데, 눈을 뜨면 기가 (눈에서) 머리 부분으로 상행하여 목 뒤쪽의 족태양방광경을 따라 하행한 다음, 다시 등을 따라 내려와 새끼발가락의 바깥쪽 끝〔지음혈〕에 이른다. 다른 한 갈래는 눈의 안쪽 모서리에서 갈라져 수태양소장경을 따라 하행하여 새끼손가락의 바깥쪽 끝〔소택혈〕에 이른다. 또 다른 갈래는 눈 안쪽 모서리에서 갈라져 족소양담경을 따라 하행하여 새끼발가락과 네 번째 발가락 사이〔규음혈〕로 들어간다. 또 다른 한 갈래는 수소양삼초경이 지나는 부위를

---

108) 穀始入於胃, 其精微者, 先出於胃之兩焦, 以漑五臟, 別出兩行營衛之道.

109) 衛者, 水穀之悍氣也. 其氣慓疾滑利, 不能入於脈也. 故循皮膚之中, 分肉之間, 熏於肓膜, 散於胸腹.

따라 하행하여 새끼손가락과 넷째 손가락 사이〔관충혈〕에 이른다. 그 중 갈라진 줄기는 상행하여 귀의 앞부분에 이른 다음 함맥(頷脈)에서 모여 족양명위경으로 들어가며 발등으로 하행하여 새끼발가락의 중간〔여태혈〕으로 들어간다. 다른 한 갈래는 귀의 아래에서 수양명대장경으로 하행하여 엄지손가락 사이〔상양혈〕로 들어간 다음, 다시 손바닥 가운데로 들어간다. 위기가 족부에 이르면 족심으로 들어가 안쪽 복사뼈로 나오며, 음분으로 하행한 후 다시 상행하여 눈의 안쪽 가장자리에서 회합하므로 이를 "일주(一周)"라고 한다. ……위기가 음분으로 들어가면 항상 족소음신경으로 주입되고, 신에서 심으로, 심에서 폐로, 폐에서 간으로, 간에서 비로, 비에서 다시 신으로 주입되어 일주한다."[110]고 하였다.

이는 위기가 낮에는 눈의 안쪽·바깥쪽·귀 앞쪽·귀 아래쪽에서 나와 족삼양과 수삼양경으로 하행하여 사지의 끝부분에 이르는 것을 설명하는 것으로서, 족(足)의 위기는 족심·내과(內踝:안쪽 복사뼈)를 거쳐 눈으로 상행한다. 단 수(手)에 이른 위기가 어떻게 되돌아오는가에 관해서는《영추》에서 언급한 바가 없으므로 이에 대한 연구가 필요하다.

낮에는 체표에서 여섯 갈래의 양경을 위주로 하여 25바퀴 운행하며, 밤에는 위기가 내부로 들어와서 신 → 폐 → 간 → 비 → 신……의 순서로 25바퀴 운행하며, 신을 거쳐 눈으로 나온다. 이렇게 낮에는 외부에서, 밤에는 내부의 경로를 따라 독립적으로 운행하는 점이 영기와 현저히 다른 점이다. 이 이론은 왜 사람이 깨어 있을 때는 외사에 대한 저항력이 강하고, 잠들었을 때는 약한지에 대한 해석이 될 것이다.

2) 전신으로 퍼져 운행한다

상술한 정규적인 운행 외에도 일부 위기는 온몸으로 수시로 운행하며, 외사의 침입 등이 있을 때 어디든지 비상출동하여 방어하는 역할을 한다. 또한 밖으로는 피부사이·근골·분육 사이에, 안으로는 흉복·장부·황막(肓膜) 등 이르지 않는 곳이 없다. 그러므로《소문·비론》에서 "위기는 음식물에서 화생되는 빠른 기로서, 그 기가 급하고 매끄러워 맥 속으로 들어가지 못한다. 그러므로 피부 속, 근육의 경계를 순환하면서 황막을 훈증하고 흉복부로 퍼진다."고 하였다.

110) 故衛氣之行, 一日一夜五十周於身, 晝日行於陽二十五周, 夜行於陰二十五周, 周於五臟. 是故平旦陰氣盡, 陽氣出於目, 目張則氣上行於頭, 循項下足太陽, 循背下至小趾之端. 其散者, 別於目銳眦, 下手太陽, 下至手小指之端外側. 其散者, 別於目銳者, 下足少陽, 注小趾次趾之間. 以上循手少陽之分, 下至小指次指之間. 別者以上至耳前, 合於頷脈, 注足陽明, 以下行至跗上. 入五指之間. 其散者, 從耳下下手陽明, 入大指之間, 入掌中. 其至於足者, 入足心, 出內踝, 下行陰分, 復合於目, 故爲一周. ……其始入於陰, 常從足少陰注於腎, 腎注於心, 心注於肺, 肺注於肝, 肝注於脾, 脾復注於腎爲周.

(2) 위기의 주요기능

위기의 기능은 다음과 같이 크게 세 가지로 나눌 수 있다.

1) 신체의 표면을 보호하여 외사의 침입을 막는다

"위(衛)"는 보위(保衛)라는 뜻이다. 위기는 피부 사이에 충만하여 주리의 개합을 주관하는데, 마치 방어선처럼 외사에 저항하여 체내로 침입하지 못하도록 한다. 그러므로 손일규는 《의지서여·종기영기위기》에서 "위기는 전신을 보위한다. ……외사가 침입하지 못하도록 한다."[111]고 하였다. 즉 위기가 허약하면 외사(外邪)에 쉽게 감염된다.

2) 장부·기육·피모(皮毛) 등을 온양(溫養)한다

위기는 전신을 온후하는데, 안으로는 장부를, 밖으로는 기육·피모를 온후한다. 위기가 조화로우면 인체 내외의 온도가 일정하므로 장부·형체·구규의 생리활동이 정상적으로 이루어진다. 그러나 위기가 부족하면 온후작용이 약해지므로 "한상(寒象)"이 나타난다. 또한 위기가 울결되면 열로 변하여 "열상(熱象)"이 나타난다. 따라서 주학해는 《독의수필·기혈정신론》에서 "위기는 열기이다. 근육을 따뜻하게 하고 음식물의 정미를 운화하는 것이 위기의 기능이다. 위기가 허약해지면 한병이 나타나고, 울결되면 열병이 나타난다."[112]고 하였다. 동시에 위기는 음식물의 정미에서 화생한 것으로서 전신을 충양한다. 따라서 《영추·본장》에서는 "위기가 조화로우면 분육이 풀리어 매끄럽고 피부가 부드러우며 주리가 치밀해진다"[113]고 하였다. 요컨대 위기의 온후작용과 충양작용은 전신을 따뜻하게 하고 피부를 윤택하게 하며, 근육을 튼튼하게 하고 주리를 치밀하게 하므로 인체의 건강에 매우 중요한 역할을 한다.

3) 주리를 열고 닫음으로써 땀의 분비를 조절하고 통제한다

장경악은 《경악전서·한증》에서 "땀은 음에서 발생하지만 양에서 나오므로 땀의 근본은 음중의 영기에서 비롯되고 그 개합은 양중의 위기에서 비롯된다."[114]라고 하였다. 이것은

111) 衛氣者, 爲言護衛周身,……不使外邪侵犯也.

112) 衛氣者, 熱氣也. 凡肌肉之所以能溫, 水穀之所以能化者, 衛氣之功用也. 虛則病寒, 實則病熱.

113) 衛氣和, 則分肉解利, 皮膚調柔, 腠理致密矣

영혈과 진액이 땀의 원천이며, 땀의 분비여부는 위기의 통제와 조절에 달려 있음을 설명한 것이다. 만약 외사가 체내에 침입하면 주리가 막히고 위기가 체표로 발설되지 못하므로 땀은 나지 않고 열만 난다. 또한 위기가 허하여 고섭작용이 저하되면 식은땀이 난다. 장경악은《경악전서·한증》에서 "사람은 위기로써 체표를 견고하게 하는데, 위기가 견고하지 못하면 체표가 허약해져 땀이 나면서 진액이 빠져나간다."[115]고 하였다.

상술한 세 가지 기능이 서로 결합되어 외사의 침입을 막는다. 위기는 방어작용 외에도 주리의 개합을 주관한다. 주리가 열려 있으면 외사가 쉽게 침입하고, 주리가 치밀하면 외사가 침입하기 어렵다. 그러므로 땀이 많이 나면 쉽게 감기에 걸리는 것을 알 수 있다. 체온조절은 위기의 온후작용과 땀구멍을 열고 닫는 작용이 서로 조화를 이루어야만 정상적으로 유지된다. 온후작용으로 인해 체온이 올라가면 이와 동시에 위기가 발설되어 주리가 열리고 땀이 나며 체온이 내려간다. 기온이 내려가면 위기에 의해 주리가 닫혀 땀이 나지 않게 되고 아울러 온후작용이 증강되므로 체온이 정상적으로 유지된다. 이렇게 양자가 조화를 이루어야 정상적인 체온이 유지되는 것이다.

위기와 영기를 서로 비교해 보면 그 근원은 모두 음식물의 정기이고, 비위의 운화작용을 통해 음식물로부터 화생된다. 그 중 영기는 맥 안에서 흐르면서 안정된 상태를 유지하는 성질이 있으므로 음에 속하며, 위기는 빠르고 매끄러우며 온후작용을 하므로 양에 속한다. 위기와 영기 사이에 조화가 잘 이루어져야 인체의 분비물과 체온이 정상적으로 유지되며, 영위가 조화롭지 않으면 질병이 발생한다.

《상한론·태양병맥증병치》에서 "태양병에서는 열이 나고 땀이 많이 흐르는데, 이는 영기가 약하고 위기가 강하기 때문이다."[116]라고 하였다. 가금(柯琴)은 "풍사가 위분에 침입하면 두 양기가 뒤엉키므로 열이 저절로 나니, 이것이 위강(衛强)이다. 음기가 약한 경우는 풍사가 영분에 침입하여 혈맥이 원활하게 소통되지 않으므로 땀이 저절로 나니, 이것이 영약(營弱)이다."[117]라고 주석하였다.

5. 장부의 기와 경락의 기

114) 汗發於陰而出於陽, 此其根本則由陰中之營氣, 而其啓閉則由陽中之衛氣.

115) 人以衛氣固其表, 衛氣不固則表虛自汗, 而津液爲之發泄也.

116) 太陽病, 發熱, 汗出者, 此爲榮弱衛强.

117) 因風中於衛, 兩陽相搏, 故熱自發, 是衛强也; 陰弱者, 因風中於營, 血脈不寧, 故汗自出, 是營弱也.

인체의 기(氣)에는 앞서 설명한 네 가지 외에도 장부의 기와 경락의 기가 있다. 장부의 기와 경락의 기는 실제로는 모두 전신의 기의 일부분으로서, 진기(眞氣)가 어떤 장부나 경락에 산포되면 바로 그 장부와 경락의 기가 되는 것이다. 이렇게 기가 내재되어 있는 장부나 경락이 모두 다르기 때문에 구성성분과 기능 또한 각각의 특성을 지닌다. 이러한 기는 각 장부와 경락을 구성하는 가장 기본적인 요소이며, 각 장부와 경락의 생리활동을 추진하고 유지하는 데 필요한 작용을 한다.

장부와 경락의 기는 전신의 모든 기와 마찬가지로 선천의 정기, 자연계의 청기, 및 비위에서 화생된 음식물의 정기 등이 폐·비·위·신의 공동작용에 의해 화생된다. 그 중에서 음식물의 정기는 가장 주요한 구성성분으로서 오장마다 받아들이는 수곡정기의 성분은 각각 다르다. 《영추·오미》에서 "위는 오장육부의 바다와 같다. 음식물은 먼저 위로 들어가며, 오장육부는 위에서 소화된 정미를 받아들인다. 음식물의 오미는 오장으로 귀속되는데 모두 각각 다른 성질을 가지고 있으므로 각각 다른 곳으로 귀속된다. 위로 들어간 오미 중에서 신맛은 간으로, 쓴맛은 심으로, 단맛은 비로, 매운맛은 폐로, 짠맛은 신으로 귀속된다."[118] 고 하였는데, 이는 서로 다른 성질의 음식물은 각각 다른 장부로 보내지고, 또한 각 장부가 받아들이는 내용이 다르므로 각 장부가 소유한 기의 구성 성분도 다르다는 것을 설명한다. 이 이론은 서로 다른 종류의 약물은 미(味)에 따라 각각 다른 경락을 통해 체내에 흡수되며, 서로 다른 음식물은 서로 다른 장부를 보양한다는 것이다.

장부경락의 기는 장부경락을 구성하는 기본물질이며, 생리활동을 유지하는 데 필요한 에너지원이다. 장부와 경락은 음식물에서 필요한 정미물질을 취해 장부와 경락의 기로 만든 후, 기화작용을 통해 장부와 경락의 생리활동을 추진하는 데 필요한 에너지원으로 삼거나, 새롭고 충실한 장부조직을 구성하며, 오장육부의 "정(精)"을 생성하여 장부에 저장했다가 필요할 때 장부의 기로 전화하여 생리활동에 사용한다.

한의학에서 "기(氣)"라는 단어는 여러 가지 의미를 함축하고 있다. 예를 들면 병을 유발시키는 육음(六淫)을 "사기(邪氣)"라고 하고, 인체의 생리기능과 병에 저항하는 능력을 "정기(正氣)"라 하며, 한·열·온·량의 네 가지 기본 약성을 "사기(四氣)"라고 하는 등 "기"에는 기후·기능·성질 등 다양한 의미가 있다. 본 장에서 논한 기는 인체를 구성하고 생명을 유지하는 데 필요한 기본 요소인 기를 말한다.

118) 胃者, 五臟六腑之海也, 水穀皆入於胃, 五臟六腑皆禀氣於胃. 五味各走其所喜, 穀味酸, 先走肝; 穀味苦, 先走心; 穀味甘, 先走脾; 穀味辛, 先走肺; 穀味鹹, 先走腎.

제3절 혈(血)

一. 혈의 기본개념

혈(血)은 붉은 색의 액체로서 맥을 따라 전신을 운행하며, 인체를 구성하고 생명을 유지하는 데 필요한 영양물질이다.

《영추·결기》에서는 "중초에서 기와 즙를 받아 붉은 색 액체로 변화시키는데 이것이 곧 혈액이다."119)라고 하여 혈액에 대해 설명하였다.

맥은 혈액이 운행하는 통로로서, 전신의 혈액이 모두 맥 속에서 흐르므로 "혈부(血府)"라고도 한다. 정상적인 상황에서 혈액은 맥 속에서 운행하는데, 어떤 원인으로 인해 혈액이 맥 밖으로 이탈하는 경우 이를 "출혈(出血)"이라고 하며, 맥의 외부로 이탈한 혈액은 "이경지혈(離經之血)"이라고 한다.

맥을 따라 전신을 순행하는 혈액은 안으로는 여러 장부, 밖으로는 사지관절의 곳곳에 도달하여 영양을 공급하고 자윤작용을 한다. 인체의 모든 부위에 잠시라도 혈액이 부족하면 창백해지고 통증을 느끼게 된다. 혈액이 부족한 상태가 지속되면 그 부분의 기능이 상실되며, 심하면 조직이 파괴된다. 혈액은 인체를 구성하는 일부분으로서 생명을 유지하는 데 없어서는 안 되는 기본물질의 하나이다.

二. 혈의 생성

혈액은 주로 영기(營氣)와 진액(津液)으로 구성된다. 영기와 진액은 비위에서 음식물을 소화·흡수하여 생성된 정미이므로 비위를 "기혈을 화생하는 원천"이라고 한다. 《영추·결기》에서 "中焦受氣取汁, 變化而赤, 是謂血"이라고 하였는데, 여기에서 "중초(中焦)"가 바로 비위이며, "수기(受氣)"는 비위가 음식물의 정기를 흡수하여 영기를 화생하는 것이고, "취즙(取

119) 中焦受氣取汁, 變化而赤, 是謂血.

汁)"은 비위가 진액을 흡수하는 것이다. "변화이적(變化而赤)"은 일반적으로 기화작용을 통해 영기와 진액을 혈액으로 화생하는 것을 말한다.

혈액의 생성과정은 《내경》의 여러 곳에 언급되어 있다. 예컨대 《영추 · 사객》에서는 "영기는 진액을 빨리 경맥 안으로 스며들게 하여 혈액으로 화생하는데, 밖으로는 사지에 영양을 공급하고 안으로는 오장육부로 흐른다."[120]고 하여 영기가 진액을 빨리 맥 안에서 흐르게 하여 혈액으로 화생함을 지적하였다.

《영추 · 영위생회》에서는 "중초는 음식물을 받아들이면 정기와 찌꺼기를 분별하고 진액을 증발시키며 음식물을 정미로 화생하여 상부의 폐맥으로 보낸 다음 혈액을 생성함으로써 전신에 영양을 공급하니, 이것보다 귀한 것은 없다. 따라서 홀로 경맥에서 운행하는 것을 영기라고 한다."[121]라고 하였다. 이것은 혈액이 폐맥(肺脈)에서 생성됨을 설명한다.

《영추 · 옹저》에서는 "장위가 음식물을 받아들이면 ……중초에서 이슬과 같은 영기가 나와 (肌肉이 會合하는) 계곡으로 들어가 손맥에 스며들고 진액과 조화를 이루어 붉은 혈액으로 변하는데, 혈액의 운행이 조화로우면 먼저 손맥이 충만해진 다음 낙맥으로 흘러가며, 낙맥이 모두 충만해지면 경맥으로 들어간다."[122]고 하였다. 이것은 수곡정기가 분육(分肉) 사이를 거쳐 손맥(孫脈)으로 들어가서 혈액으로 만들어짐을 설명한다.

《내경》에서 논한 혈액의 생성과정을 종합해 보면, 영기와 진액은 혈액을 화생하는 물질적 기초이며, 맥은 혈액이 화생되는 주된 장소인데, "폐맥(肺脈)"이라는 설도 있고, "손락(孫絡)"이라는 설도 있다.

《소문》의 「음양응상대론」과 「오운행대론」에서는 "心生血, 血生脾"라고 하였다. 역대 의가들은 비위를 기혈 생화의 근원이라고 하였으며, 또한 "혈은 심에서 생성된다(血生於心)"고 여겼다. 청대의 장로(張璐)는 《장씨의통(張氏醫通) · 제혈문》에서 "경에서 이르길 혈과 기는 명칭은 다르지만 동일한 부류이다. 비록 음양 · 청탁의 구분이 있으나 모두 음식물의 정미에서 화생된 것이다. 처음에는 뒤섞여 청탁이 나뉘지 않으나 비기의 운화를 얻으면 상부의 폐에서 이슬과 같이 산포되어 기가 된다. 기가 소모되지 않으면 그 정화는 신으로 돌아가 정

---

120) 營氣者, 泌*其津液, 注之於脈, 化以爲血; 以榮四末, 內注五臟六腑. ※ "비(泌)"를 《설문해자》에서는 "俠流也"라고 해석하였다. 단옥재(段玉裁)는 이를 "경쾌하게 흐르는 것이 마치 협곡과 같다."고 주석하였다. 따라서 "泌其津液"은 "영기가 진액을 추동하여 빠르게 흐르게 한다."라고 해석함이 타당하며, 아래 문장 "注之于脈"의 뜻과도 근접한다.

121) 中焦亦幷胃中, 出上焦之後. 此所受氣者, 泌糟粕, 蒸津液, 化其精微; 上注於肺脈, 乃化而爲血. 以奉生身, 莫貴於此, 故獨得行於經隧, 命曰營氣.

122) 腸胃受穀, ……中焦出氣如露, 上注溪谷, 而滲孫脈, 津液和調, 變化而赤爲血. 血和則孫絡先滿溢, 乃注於絡脈, 絡脈皆溢, 乃注於經脈.

이 되고, 정이 새어나가지 않으면 그 정화는 간으로 돌아가 청혈로 화생되며, 혈이 빠져나가지 않으면 그 정화가 심으로 돌아가는데, 이화(離火)[123]의 생화를 얻어서 진혈(眞血)이 된다. 이로써 비장을 온양하고 운동을 주관하며 전신을 영양하니 이것보다 귀한 것은 없다."[124]고 하여 간과 심·신에서 모두 정을 혈로 전화시킴을 설명하였다. 혈은 "청혈(淸血)"과 "진혈(眞血)"로 나뉜다.

이밖에도 정과 혈은 서로 자생하고 전화하는 관계로서, 정은 신에 저장되고, 혈은 간에 저장된다. 신에 정기가 충만하면 간에 영양을 공급하고, 간이 충만하면 신을 자양하여 정이 쌓이게 된다. 그러므로 "정혈동원(精血同源)"이라고 하였다.

상술한 것을 종합하면 영기와 진액은 혈액을 화생하는 주요한 요소이다. 영기와 진액은 모두 비위에서 생성된 수곡정기에서 비롯되는데, 음식물의 영양분과 비위의 운화기능은 혈액생성에 직접적인 영향을 준다. 영양부족이 장기간 지속되거나 비위의 운화기능이 실조되면 음식물을 정미물질로 만들 수 없으므로 혈액의 생성에 영향을 미쳐 혈이 부족하게 된다. 그러므로 임상에서 혈허를 치료할 때는 영양분의 섭취와 비위의 운화기능에 주의하여야 한다. 예컨대 혈이 허한 경우는 신정(腎精)이 부족한 것이므로 신을 따뜻하게 하고 정을 보충하여 신에 저장되어 있는 정기의 증등기화(蒸騰氣化)를 강화함으로써 비위의 운화와 정혈의 생화를 도와야 한다.

三. 혈의 생리기능

혈에는 전신을 영양하고 자윤하는 기능이 있다. 맥을 순행하는 혈은 장부·피부와 근골에 이르기까지 끊임없이 순환하며, 장부·형체·구규(九竅) 등의 조직기관을 영양하고 자양함으로써 정상적인 생리활동을 유지한다.

《난경·22난》에서는 "혈은 유양(濡養)함을 주관한다(血主濡之)"라고 하여, 혈의 영양과 자양작용에 대해 간단명료하게 개괄하였다. 혈의 기능에 관해 장경악은 《경악전서·혈증》에

123) 이화(離火) : 즉 심화(心火)를 가리킨다. 《주역·설괘전》에서 "리(離)는 밝음이다. 만물이 모두 드러나 보이는 남방의 괘이다."라고 하였다. 남방은 오행의 화에 속하고 인체에 있어서는 심(心)에 속한다. 따라서 심화를 이화라고도 한다.

124) 經言血之與氣, 異名同類; 雖有陰陽淸濁之分, 總由水穀精微所化. 其始也, 混然一區, 未分淸濁, 得脾氣之鼓運, 如霧上蒸於肺而爲氣; 氣不耗, 歸精於腎而爲精; 精不泄, 歸精於肝而化淸血; 血不瀉, 歸精於心, 得離火之化, 而爲眞血, 以養脾臟, 以司運動, 以奉生身, 莫貴於此.

서 "전신에 흘러서 미치지 않는 곳이 없으므로 칠규(七竅)의 영민함, 사지의 운용, 근골의 유연함, 기육의 풍성함이 있게 되어 장부를 자양하고 신혼(神魂)을 안정시키며 안색을 윤택하게 하고 영위(營衛)를 충만토록 하며 진액이 소통되게 하고 이음(二陰)이 조화를 이루도록 하는 것이다. 대저 형질(형태와 성질 및 정신)이 존재하는 데 있어 혈이 작용하지 않는 바가 없다. 이로써 사람에게 형체가 있는 것은 오로지 혈에 의존한다. 그러므로 혈이 부족하면 형체가 연약해지고 혈이 고갈되면 형체가 무너진다."[125]고 하였다. 혈액의 생리기능에 관해서는 다음과 같이 대략 세 가지로 나눌 수 있다.

(1) 혈액은 장부 · 형체 · 구규 등 조직기관의 생명을 유지한다

신체의 모든 부분은 혈의 영양과 자윤에 의해 유지된다. 혈액이 충만하면 얼굴 색이 붉고 윤기가 나며 피부와 모발이 윤택하고 근골·기육·장부가 튼튼하지만, 혈액이 부족하면 얼굴이 누렇게 되고 피부와 모발이 거칠어지며, 근골이 연약해지거나 구급(拘急)[126] 증상이 발생하고 기육이 수척해지며 장부가 쇠약해진다. 따라서《금궤구현(金匱鉤玄)·혈속음난성역휴론(血屬陰難成易虧論)》에서 "혈이 성하면 형체도 성하고, 혈이 부족하면 형체도 쇠약해진다."[127])고 하였다.

(2) 인체의 운동과 감각은 모두 혈액의 자양을 필요로 한다.

《소문·오장생성편》에서 "간은 혈액의 영양을 받아야 눈으로 사물을 볼 수 있고, 다리는 혈액의 영양을 받아야 걸을 수 있으며, 손은 혈액의 영양을 받아야 물건을 잡을 수 있고, 손가락은 혈액의 영양을 받아야 쥘 수 있다."[128]고 하여 감각과 운동기능이 혈액의 영양작용에 의존하고 있음을 설명하였다.

혈액이 충분하면 감각과 운동기능이 정상으로 이루어지며, 혈이 부족하면 자주 현기증이

125) 灌漑一身, 無所不及, 故凡爲七竅之靈, 爲四肢之用, 爲筋骨之和柔, 爲肌肉之豊盛, 以至滋臟腑, 安神魂, 潤顔色, 充營衛, 津液得以通行, 二陰得以調暢. 凡形質所在, 無非血之用也. 是以人有此形, 惟賴此血, 故血衰則形萎, 血敗則形壞.

126) 구급(拘急) :사지가 땅기며 뻣뻣해지는 증상.

127) 血盛則形盛, 血弱則形衰.

128) 肝受血而能視, 足受血而能步, 掌受血而能握, 指受血而能攝.

나고 시야가 흐려지며, 눈이 침침해지고 귀에서 소리가 나며, 사지가 마비되고 무력해지며 근골에 경련이 오고 심하면 불구가 된다.

(3) 혈은 인체의 정신활동을 유지하는 물질적 기초이다

《소문·팔정신명론》에서 "혈기는 인간의 정신이 깃든 곳이므로 주의하여 양생해야 한다."129)고 하였다. 즉 사람은 혈기가 왕성하면 혈맥이 조화롭고 혈액이 순조롭게 소통되므로 정신활동이 왕성해지고 신지(神志)가 명석해지며, 민감하고 활동이 자유스럽다. 따라서 《영추·평인절곡》에서는 "혈맥의 순환이 조화로우면 정신이 내부를 지킨다."130)고 하였다. 어떤 원인에 의해 혈허·혈열(血熱) 혹은 혈액운행의 실조가 야기되면 정신쇠약·건망·불면·다몽·번조 증상이 나타나고, 심하면 경계(驚悸)131)·섬망(譫妄)132)·혼미 및 정신이 흐릿해지는 등의 신지실조(神志失調) 증상이 나타난다.

四. 혈의 운행

혈은 음에 속하고 기(氣)의 추동작용에 의해 운행된다. 그러므로 우단(虞搏)은 "혈은 기가 없으면 운행하지 못한다."고 하였다. 혈은 기의 고섭작용에 의해 맥 밖으로 이탈하지 않고 맥 안에서 운행하게 된다. 그러므로 혈액운행이 정상적으로 진행되려면 기의 추동작용과 고섭작용이 조화를 이루어야만 한다. 추동작용이 지나치면 상대적으로 고섭작용이 저하되므로 혈이 맥 밖으로 이탈하여 출혈이 발생하고, 반대로 추동작용이 미약하고 고섭작용이 지나치면 혈의 운행이 느려져 순조롭지 못하고 심하면 어혈이 발생한다. 그러므로 오국통(吳鞠通)은 《온병조변·치혈론》에서 "혈을 잘 치료하는 자는 유형의 혈에서 치료방법을 구하지 않고, 무형의 기에서 치료방법을 강구한다."133)고 하였다.

---

129) 血氣者, 人之神, 不可不謹養.

130) 血脈和利, 精神乃居.

131) 심장의 동계(動悸)가 항진하고 심장부에 불안감이 있는 병증이다.

132) 섬망(譫妄) : 이열(裏熱: 폐위의 실열 혹은 간담의 울열을 말함)이 지나치게 성하거나 담화내요(痰火內擾) 등의 원인에 의해 의식이 흐려져서 헛소리를 하고 착각이나 환각이 발생하며 정서의 이상 혹은 흥분 격동 등의 증상이 나타난다.

133) 故善治血者, 不求之有形之血, 而求之無形之氣.

혈이 운행하는 구체적인 경로에 관해 《영추·영기》에서 다음과 같이 설명하였다.

수태음폐경 → 수양명대장경 → 족양명위경 → 족태음비경 → 수소음심경 → 수태양소장경 → 족태양방광경 → 족소음신경 → 수궐음심포경 → 수소양삼초경 → 족소양담경 → 족궐음간경 → 독맥 → 임맥 → …….

혈이 순환하는 구체적인 부위에 관해서는 이미 영기(營氣) 편에서 상세히 다뤘으므로 여기서에서는 생략한다.

또한 《소문·경맥별론》에서는 "음식이 위로 들어가면 정미물질은 간으로 산포되고 이 기로써 근(筋)을 자양한다. 음식이 위로 들어가면 탁기를 심으로 보내고 (심은 다시 여기에서 화생된) 정을 혈맥으로 보내어 자양한다. 맥기는 경을 따라 폐로 흐르고 경맥의 기는 폐로 모이는데, 폐는 모든 맥이 모이는 곳이므로 정미지기(精微之氣)를 피모로 퍼뜨린다. 폐기와 심혈의 정이 결합하여 기를 부(府:흉중)로 운행시키고, 부 속의 정기는 끊임없이 변화하여 심·비·신·간 네 장으로 흘러 기가 평형을 이루게 된다."134) 고 하였다. 이는 음식물의 정기가 맥으로 들어가 운행되는 경로를 명확히 서술한 것이다.

혈의 운행은 오장과 관계가 있다. 《소문·오장생성론》에서 "모든 血은 다 심장에 속한다(諸血者, 皆屬於心)"고 하였고, 왕빙은 이에 관해 "간장은 혈을 저장하고, 심장은 혈을 운행한다(肝藏血, 心行之)"고 주석하였다. 심장은 전신의 기를 총괄하는 동시에 혈액의 운행을 촉진하며, 이 촉진기능은 심기에 의해 완성된다. 폐는 기를 주관하고, 혈은 기의 추진운동에 의해 운행되므로 폐의 선발작용은 심장을 도와 혈을 외부와 상부로 확산시키며, 폐의 숙강작용은 하부와 내부로 흐르는 혈의 운행을 돕는다. 그러므로 혈의 운행에 대해 《금궤구현·혈속음난성이휴론》에서는 "폐에 의해 산포된다."고 하였다. 간은 소설을 주관하므로 기기가 조화롭게 잘 통하도록 하고 혈의 운행을 원활하게 한다. 또한 간은 혈을 저장한다. 몸이 안정되면 순환 중인 여분의 혈액이 간에 저장되므로 《소문·오장생성편》에서 "누우면 혈이 간으로 모여든다."고 하였다. 간은 인체가 활동할 때 인체의 각 부분이 필요로 하는 혈류량에 맞춰 전신의 혈류량을 조절한다. 이 밖에 출혈을 방지하는 비의 "통혈(統血)"기능은 간의 "장혈(藏血)"기능과 협조하므로 출혈의 병기를 "통장실사(統藏失司)"라고 한다. 신은 음양의 근본으로서 전신의 음양을 조절하고 주관하여 평형을 이루게 하며, 체온과 혈액의 운행을 정상으로 유지시킨다. 음양이 실조되어 음이 허하면 열이 나고, 양이 허하면 몸이 차가워진다. 열이 있으면 혈액의 운행이 빨라지고 맥관이 확장되며, 심하면 경락이 손상되어 혈

134) 食氣入胃, 散精於肝, 淫氣於筋; 食氣入胃, 濁氣歸心, 淫精於脈; 脈氣流經, 經氣歸於肺, 肺朝百脈, 輸精於皮毛; 毛脈合精, 行氣於府, 府精神明, 留於四臟, 氣歸於權衡.

액이 맥 밖으로 이탈하여 출혈이 발생한다. 몸이 차가워지면 혈액의 운행이 느려지고 맥락이 수축되며, 심하면 어혈이 나타난다. 이로써 혈액의 운행을 촉진하는 것은 심이고, 혈액의 운행을 촉진하여 맥관의 원활한 소통을 유지하는 것은 폐와 간이며, 혈액을 저장하고 통섭하여 출혈을 방지하는 것은 간과 비이고, 음양을 조절하여 혈액의 운행에 영향을 미치는 것은 신임을 알 수 있다.

혈액이 정상적으로 운행되기 위한 가장 기본적인 조건은 혈액의 운행을 촉진하는 기와 혈액의 충만함과 맥관의 원활한 소통이므로 혈액의 운행과 밀접한 장기는 심·간·비이다.

제4절 진액(津液)

一. 진액의 기본개념

진액(津液)은 몸속에 있는 정상적인 수액을 총칭한 것으로서 각 장부조직 기관에 있는 체액 및 위액·장액·눈물·콧물·타액 등의 분비물을 포괄한다. 진액이 포괄하는 내용은 매우 광범위한데 맥관의 혈액 외에도 기타 정상적인 액체는 모두 진액에 속한다. 진액은 수분 외에도 영양물질을 대량 함유하고 있으므로 진액을 단순히 물로 볼 것이 아니라 모든 체액의 총칭으로 보아야 한다. 즉 진액은 물을 위주로 영양물질을 다량 포함하고 있는 액체이다. 맥 안에서는 혈맥을 자양하고 혈액을 화생하며, 맥 밖에서는 전신의 장부와 경락 등 조직기관에 영양을 공급한다.

진액은 체중의 2/3 이상을 차지하며, 장부·형체·구규 등 기관의 조직내부에 광범위하게 존재하면서 주로 자양작용을 한다. 동시에 진액은 기의 중요한 매개체 역할을 한다. 기가 삼초를 순환하며 전신으로 산포되는 것은 진액이 삼초를 통해 운행되기 때문에 가능한 것이다. 즉 기는 바로 진액을 매개체로 삼아 전신으로 운행된다. 예컨대 영기(營氣)가 혈을 매개로 맥 속을 운행하며, 위기(衛氣)가 맥의 외부에서 분육(分肉)을 따뜻하게 하고, 피부를 충실히 하며 주리를 살찌우고 주리의 개합을 주관하는 것 역시 진액을 매개체로 삼아 이루어지는 작용이다. 이렇듯 무형의 기는 유형인 진액에 의존해 손실되지 않고 인체에 존재하므로 "진능재기(津能載氣)"라고 한다. 진액이 없으면 인체의 모든 조직기관이 자윤과 영양을 받지 못하여 기가 흐르지 못하고 손실되므로 생명도 멈추게 된다. 따라서 진액은 인체를 구성하는 기본 물질일 뿐만 아니라, 생명 유지에 필요한 기본물질 중의 하나이다.

진액은 진과 액으로 나뉘고 수액에 속하며, 음식물에서 비롯되고 비위의 운화에 의해 생성된다. 진과 액은 성질・형상・기능 및 수포부위가 각각 다르기 때문에 명확히 구분된다. 《영추・결기》에서 "주리가 열리면 땀이 줄줄 흐르는데 이를 진이라 한다. ……곡기가 체내에 충만하면 골(骨)로 들어가 골격의 관절이 원활하게 굽혔다 펴지게 하며, 뇌수로 스며들어 보양하고 피부를 윤택하게 하는데 이를 액이라 한다."[135]고 하였다.

《영추・오륭진액별》에서 "진액은 각기 일정한 통로를 따라 흐른다. 그러므로 삼초에서 나온 정기는 근육을 온후하고 피부를 충실하게 하는데 이를 '진'이라 하고, 이것이 머물러서 운행되지 않는 것을 '액'이라 한다."[136]고 하였다. 즉 성질이 비교적 맑고 묽으면서 유동성이 크며 체표의 피부・근육과 공규에 산포되고 혈맥에 스며들어 자윤작용을 하는 것이 진(津)이며, 골절・장부・뇌・수 등의 조직에서 유양작용을 하고 성질이 비교적 진하면서 유동성이 적은 것이 액(液)이다. 진과 액은 상호 교류・전화하므로 일반적인 상황에서는 "진액"이라고 합칭한다. 다만 "상진(傷津)"과 "탈액(脫液)"의 병리변화가 있을 때는 반드시 구분하여 변증론치해야 한다.

二. 진액의 생성・산포와 배설

진액의 생성・산포와 배설은 매우 복잡한 생리과정으로서 여러 장부가 관련된 생리활동이다. 《소문・경맥별론》에서 "음식이 위로 들어가면 그 정기는 넘쳐서 상부의 비로 운반되고 비기는 이 정기를 산포하여 상부의 폐로 모여들게 하며, (폐기는 숙강작용을 통해) 수도를 조절하여 수기를 하부의 방광으로 운반한다. 수정(水精)은 전신에 골고루 퍼져 오장의 경맥으로 유입된다."[137]고 하여 진액의 생성・산포・배설과정을 간단 명료하게 개괄하였다.

진액은 위・소장・대장에서 흡수한 음식물의 수분과 영양에 의해 생성된다. 구체적으로 말하면 위는 《소문・경맥별론》에서 말한 "유일정기(游溢精氣: 脾氣)"를 통해 음식물 속의 정미물질을 흡수하고, 소장은 액을 주관하고 청탁을 분별하는데 음식물 중 대부분의 영양물질

135) 腠理發泄, 汗出溱溱, 是謂津. ……穀入氣滿, 淖澤注於骨, 骨屬屈伸, 泄澤, 補益腦髓, 皮膚潤澤, 是謂液.

136) 津液各走其道, 故三焦出氣, 以溫分肉, 充皮膚, 爲其津; 其流而不行者, 爲液.

137) 飮入於胃, 游溢精氣, 上輸於脾, 脾氣散精, 上歸於肺, 通調水道, 下輸膀胱, 水精四布, 五經幷行.

과 수분을 흡수하고 찌꺼기는 대장으로 내려보내며, 대장은 진을 주관하는데 음식물의 찌꺼기 중 수분을 흡수하여 대변을 만든다. 위·소장·대장에서 흡수한 음식물의 정미는 모두 비로 수송되어 비에 의해 전신으로 산포된다. 이것이 곧 《소문·경맥별론》에서 말한 "음식이 위에 들어가면 그 정기는 넘쳐서 상부의 비로 운반되고 비기는 이 정기를 산포한다."는 과정이다.

위(胃)의 수곡정미는 반드시 비의 운화작용을 통해 전신으로 산포된다. 《소문·태음양명론》에서 "사지는 위로부터 음식물의 정기를 받으나, 위기가 직접 경락에 이르지 못하므로 비의 운화작용에 의해 음식물의 정기를 받는다."[138]고 하였다. 즉 비는 위를 대신하여 진액의 운송을 주관한다.

진액은 주로 비의 산정(散精), 폐의 선발과 숙강, 신의 증등기화(蒸騰氣化) 등 생리기능의 협동작용을 통해 삼초를 거쳐 전신으로 산포된다.

비가 진액〔水穀精微之氣〕을 수송하는 작용을 "비기산정(脾氣散精)"이라고 한다. 비의 "산정(散精)" 작용이란 한편으로는 진액을 폐로 운반하고, 폐의 선발숙강 작용을 통해 진액을 전신의 장부·형체·구규(九竅)로 운송하는 것으로서 《소문·경맥별론》에서 말한 "脾氣散精, 上歸于肺"을 가리키고, 다른 한편으로는 진액을 직접 전신으로 산포하는 것을 가리킨다. 그러므로 《소문·옥기진장론》에서 비에는 "사방을 두루 자윤하는" 생리기능이 있다고 하였다.

진액은 비의 운화작용에 의해 생성되고 또한 비가 위의 진액〔水穀精微〕을 운행해야만 비로소 산포된다. 그러므로 비는 진액의 생성·수포·대사과정에서 매우 중요한 위치를 차지한다. 진액이 뭉치거나 담음[139]이 생기며, 수종이 나타나는 등 진액의 운행에 장애가 발생하는 것은 대개 비의 운화기능이 실조된 것이므로 《소문·지진요대론》에서 "수종의 형성은 비에서 비롯된다."[140]고 하였다.

폐는 수도를 소통·조절하는 작용을 한다. 폐가 비로부터 진액을 받으면 한편으로는 선발작용을 통해 진액을 신체의 상부와 체표·피모로 보내고, 또 한편으로는 숙강작용을 통해 진액을 신장·방광·신체의 하부기관 및 내부로 보낸다. 즉 폐는 선발과 숙강을 통해 수도를 소통·조절한다. 그러므로 《소문·경맥별론》에서 "비기는 정기를 산포하여 상부의 폐로

138) 四肢皆禀氣於胃, 而不得至經, 必因於脾, 乃得禀也.

139) 담음(痰飮) : 병인과 병증에 의하여 명명된 것이다. 痰飮은 각종 水飮病을 총칭한 것으로서, 일반적으로 체내의 수액이 잘 운행되지 못하여 체강·사지 등에 정체되는 종류의 질병을 말한다. 그 병인은 대개 脾·肺·腎 세 장의 기능실조와 유관하고 상호영향을 미치는데, 특히 脾陽이 運化機能을 잃고, 三焦의 氣化에 장애가 발생한 것이 주원인이다.

140) 諸濕腫滿, 皆屬於脾.

모여들게 하고 (폐기는) 수도를 조절하여 하부의 방광으로 흘러가게 한다. 수정(水精:진액)은 전신에 고루 퍼져 오장의 경맥으로 흘러 들어간다."141)고 하였다. 그 중 "하수방광(下輸膀胱)"이란 수기를 내장의 가장 아래 부분에 위치해 있는 방광까지 내려보낸다는 의미이다.

또한 "水精四布, 五經幷行(진액은 전신에 고루 퍼져 오장의 경맥으로 흘러 들어간다)"은 폐의 선발작용을 통해 진액을 전신에 산포함을 말한다. 따라서 폐의 선발・숙강기능이 정상이면 수도가 원활하게 소통・조절되어 진액이 순조롭게 산포되고, 선발・숙강기능이 실조되어 수도가 제대로 소통・조절되지 않으면 진액이 운행되지 않고 폐에 정체되므로 담음과 수종이 발생한다.

신(腎)이 진액의 산포와 대사를 주관한다는 것은 맨 처음 《소문・역조론》의 "신은 수장으로서 진액을 주관한다."142)는 말에서 비롯되었다. 진액의 산포와 대사를 주관하는 신의 작용은 주로 다음과 같은 두 가지 측면으로 나타난다.

첫째, 신에 있는 정기는 신양(腎陽)에 의해 증등기화하여 진액의 생성・산포・대사를 주관한다. 예컨대 음식물이 위로 들어가면 위는 이를 받아 소화하므로 위에는 수곡정기가 넘치게 되는데, 이를 "유일정기(游溢精氣:정미지기)"라 한다. 비는 위의 수곡정기〔精微〕를 운반하여 흩트리는데 이를 비의 "운화산정(運化散精)"이라 한다. 위에서도 설명했듯이 여기에서 "산정(散精)"이라 함은 실제로는 폐의 선발작용을 통해 정기를 전신에 산포하고 숙강작용을 통해 수도를 조절함으로써 직접 신장의 요액생성과 방광의 저뇨(貯尿) 및 배뇨가 이루어지도록 하는 것을 가리킨다. 만약 신양이 허약하여 증등기화(蒸騰氣化) 작용에 이상이 생기면 진액이 잘 산포되지 않고, 증등기화가 정지되면 진액의 대사 역시 정지된다. 그러므로 신이 진액을 주관한다는 것은 실제로는 신에 있는 정기〔腎陽〕가 증등기화(蒸騰氣化)하여 진액대사 전과정을 거쳐 진액을 산포하고 배설한다는 의미이다.

둘째, 신은 신에 내재된 정기의 증등기화 작용을 통해 대사 후에 진액을 요액(尿液)으로 화생시켜 방광으로 내려보내 체외로 배설시킨다. 아울러 신에는 정기를 저장하는 기능이 있어서 요액을 생성하는 과정 중에 정미물질이 요액을 통해 배출되는 것을 방지한다. 그러므로 《소문・상고천진론》에서 "신은 수기를 주관하며, 오장육부의 정을 받아 저장한다."143)고 하였다. 이러한 의미에서 보면 腎은 장부에서 대사과정을 끝낸 진액의 정미물질을 다시 흡수하여 전신으로 흐르게 함으로써 정미물질의 유실을 방지한다. 여기에서 알 수 있듯이 "신

141) 脾氣散精, 上歸于肺, 通調水道, 下輸膀胱, 水精四布, 五經幷行.

142) 腎者水臟, 主津液.

143) 腎者主水, 受五臟六腑之精而藏之.

주진액(腎主津液)"이란, 신에 있는 정기의 증등기화 작용이 진액의 생성·산포·배설에 영향을 미칠 뿐만 아니라, 소변의 생성과 배출량을 조절함으로써 진액대사의 평형을 유지시킨다는 것이다. 그러므로 《소문·수열혈론》에서는 "신은 위의 관문이다."라고 하였다.

상술한 내용을 종합하면 진액은 비위에 의해 생성되고, 진액의 산포는 비의 전수와 수도를 소통·조절하는 폐의 작용에 의해 이루어지며, 진액이 대사 후에 소변으로 변하는 것은 신의 증등기화 작용에 의해 이루어진다. 또한 진액의 운행은 수액이 승강·출입하는 통로인 삼초를 통해 진행된다. 그러므로 《소문·영란비전론》에서 "삼초는 결독(決瀆)의 기관으로서 水道가 이곳에서 나온다."[144]고 하였다.

이 밖에 진액의 배설은 소변 외에도 땀·호흡·대변 등 세 가지를 통해 이루어진다. 진액은 폐의 선발작용을 통해 피모로 산포되고 양기에 의해 증등(蒸騰)되어 땀구멍을 통해 밖으로 배출된다. 일반적인 상황에서 땀은 잘 보이지 않지만 실제로는 진액이 기화되어 외부로 배설되고 있으므로 땀구멍을 "기문(氣門)"이라고 한다. 또한 호흡 시에 폐는 일정량의 진액을 같이 내보낸다. 땀과 기는 모두 폐의 선발기능과 관계가 있다. 대변에 섞여 배설되는 수액의 양은 주로 위장이 수곡정미를 흡수하고 비가 수액을 운화하는 상태에 달려 있다. 그러므로 위장의 흡수기능과 비의 운화기능이 정상이면 대변에 포함된 수분이 많지 않지만, 비의 운화기능이 실조되거나 수액을 정상적으로 흡수하지 못하면 음식물의 정미와 찌꺼기가 그대로 대장으로 내려가 대변이 묽어지며 이로 인해 설사가 발생한다.

진액의 생성·수송·배설은 주로 비·폐·신 세 장에 의해 조절되지만 간의 소설기능과도 관계가 있다. 진액은 음에 속하고 성질이 정적인 까닭에 전적으로 기의 추동작용에 의해 운행되므로 기가 운행되면 진액도 운행되고 기가 정체되면 진액도 정지된다. 간의 소설기능은 진액의 순환을 도와 기기가 전신에서 원활하게 이루어지도록 한다. 간의 소설기능이 상실되면 기기가 원활하게 소통되지 않아 진액의 운행에 영향을 미친다. 그러므로 간기가 울결되면 진액이 정체되어 담음이 발생하기도 한다.

三. 진액의 생리기능

144) 三焦者, 決瀆之官, 水道出焉. ※ 여기서 결독(決瀆)은 水道를 소통시킨다는 뜻이다. 삼초에는 수도를 소통·조절하여 수액을 운행시키는 작용이 있다. 삼초의 결독기능은 많은 장기와 결합하여 작용하는데, 특히 신·비·폐 등과 관계가 밀접하다. 이들 장기에 기능장애가 발생하면 삼초가 잘 통하지 않고, 기화(氣化)가 실조되어 腫脹이나 소변불리 등이 발생한다.

진액은 영양물질로서 윤택하게 하는 생리작용을 한다. 진액은 액체로서 자윤작용이 강하며 동시에 각종 영양물질을 함유하고 있으므로 풍부한 영양을 공급한다. 진과 액은 분리할 수 없는 물질로서 "진(津)"은 비교적 맑고 묽은 성질이 있으므로 주로 자윤작용을 하며, "액(液)"은 농후하고 영양물질을 많이 함유하고 있으므로 주로 영양작용을 한다.

진액은 피부와 모발에 영양을 공급하여 윤택하게 하는데, 만약 진액이 부족하면 피부와 모발이 건조해지고 심하면 피부가 나무껍질처럼 거칠어지기도 한다. 진액이 손상되면 피부가 마르고 주름이 생기며 탄력성이 없어진다. 구규(九竅)로 유입된 진액은 눈·코·입 등을 윤택하게 함으로써 보호한다. 진액이 충분하면 구규 역시 자윤되고, 진액이 부족하면 입술이 갈라지고 치아가 건조해지며, 코가 건조해져 콧물이 마르고, 심하면 코피가 나기도 하며, 눈이 깔깔하고 침침해진다. 혈맥으로 스며든 진액은 혈액을 구성하는 성분의 하나로서 혈맥에 영양을 공급하여 그 기능이 원활해지도록 한다. 내장에 있는 진액은 장부를 자양하여 장부의 기능활동을 순조롭게 한다. 예를 들어 위액이 고갈되면 음식을 받아들이지 못하고, 장액이 고갈되면 변비가 발생한다.

골수로 스며든 진액은 골수·척수·뇌수에 영양을 충분히 공급하여 윤택하게 하고, 또한 골절로 스며들어 관절을 부드럽게 한다.

진액은 인체의 주요한 구성성분으로서 전신에 산포되지 않는 곳이 없으며, 유양작용 이외에도 체내에서 기의 매개체 역할을 한다. 기는 양에 속하고 무형이며 동적이므로 반드시 음에 속하고 유형인 진액에 의존해야만 유실되지 않는다. 따라서 인체의 기는 반드시 진액에 의존하며, 그 속에서 운동하고 변화한다. 땀이 나거나 토하거나 설사하여 진액이 대량으로 유실되면 기도 이를 따라 유실된다.

제5절 정·기·혈·진액의 관계

정·기·혈·진액의 형태 및 기능은 모두 각각의 특성을 가지고 있다. 그러나 이들은 모두 비위에서 운화된 수곡정기에서 비롯되며, 인체를 구성하고 생리활동을 유지하는데 가장 기본적인 물질로서 상호 전화하고 의존한다.

一. 정과 기·혈·진액의 관계

1. 정과 기의 관계

정과 기는 互生할 수 있다. 그러므로《소문·음양응상대론》에 "氣는 精으로 돌아가고 … 精은 氣를 먹고(소모하고), ……精은 변화하여 氣가 되며"145)라고 했으며, 장개빈은 注에서 "精化爲氣는 元氣가 精을 말미암아 화생됨을 말한 것이다(精化爲氣, 謂元氣由精而化也)."라고 하였다. 精이 신에 저장되어 있을 때는 음이 되는데 신양의 기화작용에 의해 원기로 변화해서 삼초를 통하여 위로 올라가 전신에 부포(敷布)되어 인체의 장부조직을 기르면서 그 기능활동을 촉진한다. 精이 충실하면 기가 왕성하고 정이 부족해지면 기가 쇠하게 된다. 그러므로 失精한 사람들은 매양 기운부족으로 숨쉬기가 어려워져 숨이 가빠지고 입안이 마르고 말하기가 싫어진다.

기는 정을 견고히 하여 유실되지 않게 한다. 봉장(封藏)의 기관인 신장에서 精을 저장하는데 신기(腎氣)가 부족해지면 고섭(固攝) 작용이 상실되어 유정(遺精)·몽정·요정(尿精)·조루(早漏) 등증으로 정이 쉽게 유실된다.

2. 정과 혈의 관계

《제병원후론·허로제후·허로정혈출후(虛勞精血出候)》에 "精은 혈로 만들어지는 것이다."146)라고 했고,《혈증론·남녀이동론(男女異同論)》에서는 "남자는 기를 爲主하므로 혈이 단전에 들어가면 또한 水를 좇아 化하여 물로 변하는데 그 안에서 혈에 의해 화생된 것이므로 淸水가 아닌 극히 진하고 끈적거린 것이 되는데 이를 일러 신정이라고 한다."147) 혈이 능히 精을 화생하므로 남자의 정박증(精薄症)이 혈허(血虛)로 인한 경우가 많다. 그러므로 신허(腎虛)하여 精이 적은 자를 치료할 때에 매양 익정(益精)하는 약에다가 양혈(養血)하는 약을 겸한다. 충맥은 소음의 대락(大絡)과 함께 음경의 아래에서 起하여 십이경의 바다가

145) 氣歸精, 精歸化, 精食氣, ……精化爲氣.

146) 精者, 血之所成也.

147) 男子以氣爲主, 故血入丹田亦從水化而變爲水, 以其內爲血所化, 故非淸水, 而極濃極稠, 是謂之腎精.

되는데 바로 경혈(經血)이 모이는 경맥이라 정혈(精血)이 이에 힘입어 화생된다. 모발은 혈지여(血之餘)가 되므로 《유경・장상류(藏象類)・장상(藏象)》에 "精이 충족하면 혈이 충분하여 두발이 盛하게 된다."[148]고 하였고, 《금궤요략・혈비허로병맥증병치제육(血痺虛勞病脈證幷治第六)》에서는 "무릇 精을 상실한 사람은 아랫배가 당기고 귀두(龜頭)가 차며 눈이 아찔아찔하고 머리카락이 잘 빠진다."[149]고 하였다.

3. 정과 진액의 관계

《소문・역조론(逆調論)》에 "신장은 水臟이라 진액을 주관한다(腎者水臟, 主津液)"고 하였는데, 신이 허해서 기화하여 진액을 산포하지 못하면 위에서 입이 마르며 갈증이 생겨 물을 마시려 하고 수액이 아래로 여울지게 되면 소변이 평상시보다 많아진다. 이것이 소갈증으로 《금궤요략》에서 신기환(腎氣丸)으로 주치한다고 했다.

수곡(水穀)이 중초에서 진액을 화생하면 삼초의 기화작용을 거쳐서 인체의 전신에 수포되어 각 장부조직 기관을 유양(濡養)하게 되므로, 《영추・오륭진액별》에 "5곡(五穀)의 진액이 합쳐서 膏가 되는데 속으로 뼛속에 스며들어가서 (骨髓와) 뇌수를 영양하고 아래로 내려가 음부로 흐르게 된다."[150]고 했고, 《영추・구문》에서는 "液은 틈새(空竅)에 精을 부어 적셔주는 것이다." [151]라고 했다. 그러므로 精을 보하는 약 중에 진액이 많은 자이(滋膩)한 약이 많은데 예를 들면 육종용, 구기자, 숙지황 등이다.

二. 기와 혈의 관계

기는 양에 속하고 혈은 음에 속한다. 《난경・22난》에서 "기는 온후작용을 주관하며, 혈은 유양작용을 주관한다."[152]고 하여 기와 혈의 기능상 차이점을 간략히 개괄하였다. 장로

148) 精足則血足而髮盛.

149) 夫失精家, 小腹弦急, 陰頭寒, 目眩, 髮落.

150) 五穀之津液和合而爲膏者, 內滲入於骨空, 補益腦髓, 而下流於陰股. 陰陽不和, 則使液溢而下流於陰, 髓液皆減而下, 下過度則虛, 虛故腰背痛而脛痠.

151) 液者所以灌精濡空竅者也..

152) 氣主煦之, 血主濡之.

(張璐)는 "기와 혈은 상호 의존함으로써 유지되는데, 기는 혈이 없이는 모이지 못하고, 혈은 기가 없이는 뭉쳐서 흐르지 못한다."153)고 하여 기와 혈이 상호 의존하고 상호 작용하는 밀접한 관계임을 설명하였다. 즉 기는 혈을 생성·운반하고 영양을 공급하는 작용을 하고, 혈은 기의 매개체 역할을 하며 기의 모체가 된다.

1. 기는 혈을 생성한다

기가 부족한 사람이나 병으로 인해 기가 상한 사람은 얼굴에 혈색이 없는데, 이것은 기력이 약해져서 혈액을 만들 수 없음을 나타낸다.

혈을 생성하는 기는 바로 영기(營氣)이다. 영기는 혈액을 생성하는데 없어서는 안 되는 중요한 요소이다. 혈액의 생성과정에서 기화작용은 매우 중요한 역할을 한다. 장부의 기는 음식물을 수곡정미로 화생시키는 작용을 하고 또한 수곡정미는 영기·위기·진액 등으로 나뉜다. 그 중 영기와 진액은 맥으로 들어가 서로 결합하여 적색의 혈액으로 변화한다. 음식물이 혈액으로 화생되기까지의 과정은 비·위·장·심·폐 등 장부기(臟腑氣)의 작용을 통해 이루어지는 기화 과정이므로 기가 혈을 화생한다고 한다. 기가 왕성하면 혈을 화생하는 기능도 강해지고, 기가 허해지면 혈을 화생하는 기능도 약해져서 혈허가 발생한다. 그러므로 혈허를 치료하려면 보기약과 보혈약을 배합하여 사용한다.

2. 기는 혈을 운행한다

혈은 음에 속하며 성질이 정적이므로 반드시 기의 추동작용에 의해 운행된다. 그러므로 왕빙은 《소문·오장생성론》에서 "기가 운행하면 혈이 비로소 흐른다(氣行血乃流)"라고 주석하였으며, 당용천은 《혈증론(血證論)》에서 "혈을 운반하는 것은 기이다."154)라고 하였다. 구체적으로 말하면 혈은 기에 의존하여 흐르는데 폐의 선발작용에 의해 상부와 외부로 흐르며, 간의 소설기능에 의해 혈액운행이 정상적으로 유지된다. 또한 간의 소설기능은 혈액순환을 순조롭게 한다. 이 두 장은 혈의 운행에 중요한 역할을 한다.

만일 종기가 부족하면 심기가 허약해져 추동기능이 무력해지므로 어혈이 발생하고, 간의

153) 蓋氣與血, 兩相維附, 氣不得血則散而無統, 血不得氣, 則凝而不流.

154) 運血者, 卽是氣.

소설기능이 저하되면 기가 울결되어 운행이 순조롭지 않으므로 역시 어혈이 형성된다.

이밖에도 기기의 승강출입이 저하되면 혈이 기를 따라 운행하므로 혈의 흐름 역시 원활하지 않게 된다. 예를 들어 기가 상역하면 혈이 기를 따라 상승하므로 두통이 오고 머리가 터질 듯하며 얼굴 색이 붉어지고 눈이 충혈되며, 심하면 토혈・혼궐155)하기도 한다.

기가 아래로 흐르면 혈도 이를 따라 하행하므로 아랫배가 처지면서 얼굴에 화색이 없어지며, 하혈・요혈・붕루 등의 증상이 나타난다. 그러므로 임상에서 혈액운행 실조를 치료할 때는 보기(補氣)・행기(行氣)・강기(降氣)・승제(升提) 등의 약물을 배합해야만 좋은 효과를 볼 수 있다. 이는 "기가 혈을 운행한다."는 이론이 실제 임상에서 증명되는 예이다.

3. 기는 혈을 통섭한다

"섭(攝)"은 즉 통섭・고섭의 의미이다. 기가 혈을 통섭한다는 것은 기가 혈액을 통섭하여 맥을 따라 운행하도록 하는 동시에, 맥의 외부로 이탈되지 않게 하는 것이다. 기의 이러한 고섭기능은 비에 의해 완성된다. 《난경・사십이난》에서는 "脾……主裹血"이라고 하였는데, "과혈(裹血)"이란 통혈(統血), 즉 혈액이 맥 밖으로 이탈되지 않도록 감싸는 것을 의미한다. 주학해(周學海)는 "심은 혈을 생성하고 비는 혈을 통섭하는데, 심비 자체가 혈을 생성하고 통섭하는 것이 아니라 그 장기에서 화생하는 역량이 이와 같다는 것이다."156)라고 하여 비기에 혈을 통섭하는 기능이 있음을 강조하였다.

기가 허하면 혈액을 고섭하는 기능이 약해지므로 각종 출혈이 발생하는데, 이를 임상에서는 "기불섭혈(氣不攝血)"이라고 한다. 따라서 이를 치료할 때는 반드시 건비보기(健脾補氣)의 방법으로 기를 보해 혈의 통섭기능을 회복시켜야 한다. 기는 혈을 화생하고 운행시키며 통섭한다. 즉 혈의 생성과 운행은 모두 기에 의존하여 이루어지므로 기와 혈의 관계는 "기위혈수(氣爲血帥:기는 혈의 장수가 된다. 기는 혈을 거느린다)"로 개괄할 수 있다.

4. 혈은 기의 모체이다

155) 혼궐(昏厥) :갑자기 쓰러져서 사지가 차가워지고 혼미하여 인사불성이 되는 것을 말함. 병인에 따라 잠시 후 저절로 회복되거나, 계속해서 혼미하여 깨어나지 않는 경우도 있다. 즉 일시적인 "혼훈(昏暈)"과 "혼미(昏迷)"의 두 가지 증상을 포괄한다. 전자는 "鬱冒", 각종 厥證과 中暑 등에서 볼 수 있으며, 후자는 中風이나 尸厥 등에서 볼 수 있다.

156) 心生血, 脾統血, 非心脾之體能生血統血也, 以其臟氣之化, 力能如此也.

혈은 기의 모(母)라고 할 수 있다. 여기에는 구체적으로 두 가지 의미가 함축되어 있다.

첫째, 기는 형체가 없기 때문에 반드시 형체가 있는 혈에 의존하므로 《혈증론·통혈》에서 "혈은 기를 보호한다."157) 고 하였고, 《장씨의통·제혈문》에서는 "기가 혈을 얻지 못하면 흩어져 통섭하지 못한다."158) 고 하였다.

둘째, 장부·사지관절·구규 등 어떠한 부위라도 혈의 자양을 받지 못하면 그 기능이 급속하게 저하되거나 혹은 상실되어 심하면 "탈저(脫疽)" 같은 부분적인 괴사가 발생한다. 모든 장부의 기능은 기에 의해 이루어지지만, 기는 반드시 혈의 자양에 의존해야만 생리적 효능이 발휘되므로 "혈위기지모(血爲氣之母)"라고 한다.

이것을 종합해보면 "혈위기지모(血爲氣之母)"란 첫째, 혈은 기의 매개체이며, 둘째 기의 기능은 혈의 영양에 의존함을 알 수 있다. 혈이 기의 매개체 역할을 하므로 혈이 허한 사람은 기가 부족한 것이고, 대량의 출혈이 발생하면 기 역시 이를 따라 빠져나간다.

三. 기와 진액의 관계

기(氣)는 무형이며 동적이므로 양에 속하고, 진액(津液)은 유형이며 정적이므로 음에 속한다. 기와 진액의 관계는 기와 혈의 관계와 매우 비슷하다. 진액은 기의 승강출입 운동과 기화(氣化)·추동(推動)·고섭(固攝) 등의 작용에 의해 생성·산포·배설된다. 기가 체내에서 존재·운동·변화하는 것은 혈(血) 뿐만 아니라 진액에 의해서도 이루어진다. 그러므로 진액은 기의 매개체로서 기가 존재하고 운동하여 변화하는 장소이다.

1. 기는 진액을 생성한다

진액은 음식물에서 비롯된다. 음식물은 다시 위의 소화, 비의 운화를 통해 정미와 찌꺼기로 나뉘는데, 그 정미의 액체부분(즉 진액)은 비의 산포와 폐의 산정(散精) 작용에 의해 전신으로 수송된다. 음식물에서 진액이 화생되어 전신으로 운반되는 것은 비위의 기에 의해 진

157) 血爲氣之守.

158) 氣不得血, 則散而不統.

행되는 기화 과정이다. 비위의 기가 왕성하면 진액을 화생하는 역량이 강해지므로 체내의 진액이 충만해진다. 그러나 비위의 기가 허약하면 진액을 화생하는 힘이 미약해져 진액이 부족해진다. 여기서 진액의 생성은 전적으로 비위의 기에 의존함을 알 수 있다. 그러므로 "기는 능히 진액을 생성한다."고 하는 것이다. 비위의 기가 허약하면 진액이 부족하게 되므로 임상에서 기음양상(氣陰〔津液〕兩傷) 증상이 발생한다.

2. 기는 진액을 운송한다

진액은 유형이고 정적인 것으로서, 진액의 수송·변화·배설은 모두 기의 기화작용에 의해 이루어진다. 진액은 먼저 비의 전수와 폐의 산정작용에 의해 전신으로 산포된다. 즉 비가 진액을 폐로 보내면 폐는 선발작용을 통해 진액을 외부와 상부로 산포하고, 숙강작용을 통해 신과 방광으로 하행시킨다. 신정의 증등기화(蒸騰氣化)는 진액대사 과정에서 소변을 만들기 전의 중요한 단계이다.

비·폐·신·삼초의 기는 승강·출입을 통해 끊임없이 운행함으로써 진액을 수송한다. 진액은 어느 부위로 수송되는가에 따라 각기 다른 성질과 형태로 전화된다. 예컨대 진액이 오관(五官)에 도달하면 눈물·콧물·침(涎唾)[159]으로 변하고, 관절에 도달하면 관절액(關節液)으로 변하며, 위장으로 도달하면 장액과 위액으로 변하는 등 각각 다른 작용을 하는 액체로 변한다. 대사과정을 통해 만들어진 쓸모없는 액〔廢液〕과 체내에 있는 여분의 수분은 모두 땀·소변 혹은 증기로 전화되어 호흡시 체외로 배출된다. 이러한 진액의 전화와 배설 과정 역시 기의 기화작용에 의해 이루어진다.

기가 부족하면 기의 추동·기화작용이 약해지거나, 기가 정체되어 잘 통하지 못하므로 진액이 적체되어 수종·습·담·음 등과 같은 병리적 산물이 형성되는데, 이를 "기불행수(氣不行〔化〕水)"라고 한다. 수(水)·습(濕)·담(痰)·음(飮)은 모두 유형의 사기로서 기의 소통을 방해하는데, 이를 "수정기체(水停氣滯)"라고 한다. "기불행수(氣不行水)"와 "수정기체(水停氣滯)"는 상호 인과관계로써 악순환하므로 병세가 쉽게 호전되지 않는다. 그러므로 치료할 때는 "이수(利水)"·"행기(行氣)"법을 동시에 사용해야 좋은 효과를 거둘 수 있다. 이것

159) "연(涎)"과 "타(唾)"는 모두 구강내의 침이다. 단 양자는 다음과 같은 점에서 구별된다. 즉 涎은 속칭 "口水"로서 비교적 묽고 구강을 윤택케 하는 작용이 있는데, 이하선에서 분비된다. 唾는 비교적 끈끈하여 주로 음식물의 소화를 돕는 작용을 하는데, 顎下腺과 舌下腺에서 분비된다. "五臟化液"의 이론에 의하면 涎과 唾는 각기 비와 신의 작용을 통해 화생되므로 "脾爲涎", "腎爲唾"라는 설이 있다.

은 "기가 수(水)를 운송시킨다."는 이론을 임상에 응용한 좋은 예이다.

3. 기는 진액을 고섭한다

기는 진액을 고섭하여 진액의 유실을 방지한다. 예를 들면 위기(衛氣)는 땀구멍의 개폐를 조절함으로써 주리를 고섭하여 진액이 과다하게 외부로 새어나가는 것을 막고, 신기는 하초를 고섭하여 진액이 과다하게 배출되는 것을 방지하는 한편 방광이 정상적으로 요액을 저장·배설하게 한다.

기가 허하면 고섭력도 약해진다. 만약 위기가 허해지면 땀이 많이 나게 되므로 장경악은 《경악전서·한증》에서 "인체는 위기로써 체표를 고섭한다. 위기의 고섭력이 떨어지면 체표가 허약해져 자한이 발생하는데, 이는 진액이 배출되는 것이다."160)라고 하였다. 신기가 허약하면 하초를 고섭하지 못하므로 다뇨·빈뇨·유뇨가 발생하고 심하면 소변실금이 발생한다. 진자명(陳自明)은 《부인양방·산후문》에서 "산후에 소변량이 많아지는 것은 기가 허약해져 고섭력이 저하되었기 때문이다."161)라고 하였고, 《금궤구현·소변불금》에서는 "소변불금(小便不禁)은 방광이 제어능력이 없어 자기도 모르는 사이에 소변이 나오는 것으로, 이는 기가 허하기 때문이다."162)라고 하였다. 이러한 증상을 치료할 때는 보기고섭법(補氣固攝法)을 쓰면 효과적이다.

4. 진액은 기의 매개체 역할을 한다

기는 무형이며 동적이기 때문에, 반드시 유형의 진액에 의존하여 체내에 존재한다〔津能載氣〕. 그러므로 진액이 대량으로 배설되면 기도 이를 따라 유실된다〔氣隨津脫〕. 이 점에 주의하여 장경악은 《상한론·변태양병맥증병치》의 〔대청룡탕(大青龍湯)〕의 복용법 중에서 "복용한 후 땀이 나는 경우에는 잠시 중지한 후 다시 복용한다. 만약 다시 복용하는데도 땀이 많이 나는 경우에는 양기가 손실되어 허해진다."163)고 하였고, 《금궤요략심전(金匱要略心

160) 人以衛氣固其表, 衛氣不固則表虛自汗, 津液爲之發泄也.

161) 產後小便數者, 乃氣虛不能制故也.

162) 小便不禁, 出而不覺, ……白者爲氣虛也.

163) 一服汗者, 停後服; 若復服, 汗多亡陽, 遂虛.

典)》에서는 "토혈과 하혈이 지나치면 반드시 기가 온전하지 못하게 된다."[164)]고 하여 한(汗)·토(吐)·하(下)에 의한 진액의 손실이 기에 미치는 영향을 설명하였다. 소변량이 지나치게 많아도 기가 크게 손실되어 전신이 무력해진다.

四. 혈과 진액의 관계

혈과 진액은 근원이 같고 기능이 유사하며 상호 전화하므로 양자의 관계는 매우 밀접하다고 볼 수 있다.

근원을 살펴보면 혈과 진액은 모두 수곡정미에서 화생한 것이므로 "진혈동원(津血同源)"이라고 한다. 형태와 기능을 보면 혈과 진액은 모두 유형이고 정적인 것으로서 음에 속하며, 아울러 자양작용을 한다. 혈은 맥 안에서 흐르며, 진액은 맥의 안과 밖에서 흐른다. 진액이 맥 안으로 스며들면 영기와 결합하여 적색의 혈로 변함으로써 혈액의 구성성분이 되고, 또한 맥중의 진액이 영기와 분리되어 맥의 외부로 빠져나가면 혈에서 진액으로 변한다. 그러므로 맥 안에서 영기와 결합하면 혈이 되고, 맥 밖으로 빠져나가 영기와 분리되면 진액이 된다. 분리되고 결합하며, 맥 안으로 들어가고 맥 밖으로 나오면서 진액과 혈은 상호 전화한다.

병리적으로 혈과 진액은 서로 영향을 주고받는다. 먼저 진액과 혈은 모두 음식물의 정미에서 근원하므로 음식의 섭취량이 부족하거나 비위가 허하면 수곡정미가 감소되어 혈이 부족해질 뿐만 아니라, 진액이 부족한 증상이 나타난다. 이밖에도 출혈이 심하면 맥중의 혈이 감소하므로 맥 밖의 진액이 대량 맥 속으로 스며들어 부족한 혈류량을 메우게 된다. 이렇게 되면 맥 밖의 진액 또한 감소하게 되므로 혈액을 많이 유실한 사람의 경우에는 대부분 갈증 증상이 나타난다. 이와 반대로 땀·토사·화상 등으로 인해 진액이 대량으로 유실되면 혈의 진액 성분이 맥 밖으로 빠져나가 진액을 보충하게 되므로 혈액량이 상대적으로 감소하여 농도가 짙어지며, 어혈이나 건혈(乾血)이 발생한다. 그러므로 고대 의가들은 "혈액이 유실된 환자는 땀이 나게 해서는 안 되고, 진액이 손상된 환자는 출혈이 나게 해서는 안 된다."고 하였다.

164) 吐下之餘, 定無完氣.

제7장
경락론(經絡論)

"경락"은 인체 조직의 한 명칭으로서 《내경》에서 처음으로 보인다. 예를 들면 《영추·사기장부병형》에서는 "음경과 양경은 명칭은 각기 다르지만 실제는 동류이다. 상하로 통하며 경맥과 낙맥 사이를 관통하여 마치 고리처럼 끝없이 이어져 있다."[1]고 하였다.

경락학이란 경락의 생리기능·병리변화 및 장부와의 관계를 연구하는 이론으로서, 인체의 생리·병리를 분석하고 질병을 진단 치료하는 데 중요한 근거가 된다. 경락학은 임상 각과, 특히 침구·안마〔추나〕 등의 치료법을 운용할 때 매우 중요한 의의를 지닌다. 이는 바로 《영추·경맥》에서 "경맥으로써 인체의 생사를 결정할 수 있으며, 각종 질병을 진단하고 허실을 조절하니 통달하지 않으면 안 된다."[2]고 한 것과 같다. 역대 의가들은 모두 경락학을 매우 중시하였는데, 《의학입문·운기》에는 심지어 "십이경락을 모르면 입을 열고 손만 움직여도 어긋난다."[3]고 하였다.

경락학의 내용은 매우 광범위하여, 경락체계의 각 순행부위·생리기능·병리변화 및 증상, 경락 중 혈기의 운행과 자연계(달의 차고 기움과 시간)의 관계, 경맥의 순행경로상의 혈위[4] 및 치료작용, 경락과 장부의 관계 등을 포함한다.

이 장에서는 주로 경락체계의 각 순행부위·생리기능과 경락학의 운용에 관해 설명한다.

경락학은 고대의 침구·안마·기공 등 의료실제를 토대로 시대의 흐름 속에서 점차 해부지식과 장상학이 결합되면서 이론화되었다. 아울러 음양오행의 영향을 받았다.

경락학의 형성을 이해하려면 먼저 경락 개념을 알아야 하는데, 오늘날에는 주로 침구·안

1) 陰之與陽也, 異名同類, 上下相會, 經絡之相貫, 如環無端.

2) 經脈者, 所以能決死生, 處百病, 調虛實, 不可不通.

3) 不識十二經絡, 開口動手便錯.

4) 혈위(穴位) : 《내경》에서는 이를 "기혈(氣穴)"이라 하였고, 후세에는 "수혈(腧穴)"·"경혈(經穴)" 등으로 칭하였다.

마·기공 등 보건·치료과정에서 환자가 주관적으로 느끼는 전도현상(傳導現象)[5]으로 본다.

1973년 말 장사(長沙)의 마왕퇴(馬王堆) 3호 고분에서 출토된 백서 중에서 경락과 관련된 두 권의 사본(《족비십일맥구경(足臂十一脈灸經)》과 《음양십일맥구경(陰陽十一脈灸經)》)에는 맥의 명칭만 있고 경의 명칭은 없다. 아마 그 당시의 의가들은 경락의 전도현상이 인체의 혈관활동이라고 여겨 맥이라고 부른 듯하다. 또한 이 두 권의 사본에서는 십일맥의 시작과 끝 및 그 경로를 묘사하였지만, 혈의 명칭, 맥과 장부의 관계, 맥과 맥 사이의 관계에 대한 기록은 하지 않았다. 이것은 "경(經)"과 "락(絡)"이라는 명사가 "맥(脈)" 보다 늦게 출현하였으며, "맥"에 대한 인식을 토대로 하여 발전하였음을 나타낸다. 예컨대 《영추·맥도》에서 "경맥은 깊은 부위에서 운행하는데, 경맥에서 갈라져 나와 횡으로 흐르는 것은 낙맥이고 낙맥에서 갈라져 나온 것은 손맥이다."[6]라고 하여 맥을 깊이와 크기에 따라 "경맥(經脈)"·"낙맥(絡脈)"·"손맥(孫脈)"으로 나누었다. 여기서 알 수 있듯이 백서의 기록은 경락학의 초보적인 형태에 불과하다.

《황제내경》은 경락학이 이미 형성된 이후에 나온 것으로서, 《내경》에서는 십이경맥의 순행부위, 낙속(絡屬)하는 장부, 십이경맥에서 병변이 발생할 때의 증후를 논하였고, 십이경별·별락·경근·피부 등과 기경팔맥에 대하여도 논술하였다. 《내경》에는 또한 160여 개의 혈 명칭이 기록되어 있다. 이밖에도 《내경》에서는 경락 중의 기혈 운행이 자연계에서 물의 흐름이나 해·달의 운행과 상호 연관됨을 설명하였다.

《내경》 이후에 경락학은 상당한 발전을 이룩하였다. 예컨대 《난경》에서는 "기경팔맥(奇經八脈)"을 처음으로 논하였고, 진대(晋代)의 황보밀(皇甫謐)은 《내경》·《난경》·《명당공혈(明堂孔穴)》등에서 침구경락과 관계되는 내용을 모아 《침구갑을경》을 펴냈는데, 책 중에 기록된 혈 명칭만도 349개에 이른다. 당대의 견권(甄權)은 고대의 "명당도(明堂圖)"를 수정하였는데, 손사막이 《천금요방·명당삼인도》에서 "옛 명당도는 연대가 오래되고 필사하여 전함에 착오가 있으므로 지침이 되기에 부족하다. 지금 오로지 견권 등이 새로 만든 것에 근거하여 확정할 따름이다. ……십이경맥은 오색으로 칠하였고, 기경팔맥은 녹색으로 칠하였다(舊明堂圖, 年代久遠, 傳寫錯誤, 不足指南, 今一依甄權等新撰爲定云耳. ……其十二經脈, 五色作之; 奇經八脈, 以綠色爲之)."고 한데서 알 수 있듯이 채색으로 선을 표시하였다. 송대의 왕유일(王惟一)은 경락혈위의 모형인 "동인(銅人)"을 주조하고 《동인수혈침구도경(銅人腧

5) 전도현상(傳導現象) : "감전(感傳)"이라 약칭하며, "경락현상(經絡現象)"이라고도 한다. 단 "경락현상"은 더 넓은 의미를 포괄한다.

6) 經脈爲裏, 支而橫者爲絡, 絡之別者爲孫.

穴針灸圖經)》을 펴냄으로써 견권의 명당도를 더욱 발전시켰으며, 송대의 왕집중은 《침구자생경》을 펴내어 혈위에 대한 내용을 더욱 확충하였다. 원의 활수(滑壽)는 홀태필열(忽泰必烈)이 지은 《금란순경취혈도해(金蘭循經取穴圖解)》를 기초로 하여 《십사경발휘》를 펴내었는데, 이는 후대에 경락을 연구하는 이들의 중요한 참고자료가 되었다. 명대의 이시진은 기경팔맥 문헌을 다시 정리하고 고증하여 《기경팔맥고》를 엮었으며, 명대 양계주는 《침구대성》을 펴내어 경락혈위에 관한 풍부한 내용을 실었다. 청대에는 침구학의 발전이 미흡하여 경락에 관한 책이 많지 않았으나, 요란(姚瀾)이 펴낸 《본초분경(本草分經)》에서 알 수 있듯이 경락에 따른 약물 사용을 중시하였다.

근년에는 현대적인 과학지식과 방법을 운용하여 경락현상을 시작으로 경락학설에 대해 심도 있게 연구하였으며, 특히 경락의 실체에 대해 여러 가지 가설을 세웠다. 이것은 경락학에 큰 발전을 가져왔을 뿐만 아니라, 의학 전반에도 큰 영향을 미쳤다.

제1절 경락의 개념과 구성

一. 경락의 개념

경락은 기혈이 운행하는 통로로서, 장부 및 사지관절을 이어주고 상하내외를 교류시키는 통로이다. 그러므로 《영추 · 본장》에서 "경맥은 혈기를 운행시키고 안팎에 영양을 공급하며, 근골을 자양하여 관절을 원활하게 한다."7)고 하였고, 《영추 · 해론》에서는 "십이경맥은 안으로는 장부에 속하고, 밖으로는 사지관절에 낙한다."8)고 하였다.

경락은 경맥과 낙맥을 포괄한다.

《영추 · 맥도》에서는 "경맥은 깊은 부위에서 운행하는데, 경맥에서 갈라져 나와 횡으로 흐르는 것은 낙맥이고 낙맥에서 갈라져 나온 것은 손맥이다."9)고 하였고, 《영추 · 경맥》에서는 "십이경맥은 분육 사이에서 잠복하여 운행하므로 깊숙하여 볼 수 없다. 그것을 항상

7) 經絡者, 所以行血氣而營陰陽, 濡筋骨, 利關節者也.

8) 夫十二經脈者, 內屬於臟腑, 外絡於肢節.

9) 經脈爲裏, 支而橫者爲絡, 絡之別者爲孫.

볼 수 있는 곳은 족태음비경이 지나는 외과(外踝)[10]의 위쪽인데, 이곳은 (피부가 얇아) 숨을 곳이 없기 때문이다. 여러 맥 중에서 체표에 떠올라 있어서 쉽게 볼 수 있는 것은 모두 낙맥이다."[11]라고 하였다. 이것은 경맥은 주간(主幹)이고 낙맥은 분지이며, 경맥은 대부분 깊은 분육 사이에서 운행하고, 낙맥은 체표의 비교적 얕은 부위에서 흐르며, 경맥은 주로 종으로 흐르고, 낙맥은 종횡으로 교차하여 전신에 흐른다는 것을 설명한다.

"경맥과 낙맥에서 운행하는 기혈이 같은가"의 여부에 대해 원나라의 활수는《십사경발휘》에서 "경은 영기이고, 낙은 위기이다."라고 하였다. 청대의 유창은《의문법률》에서 "십이경에서 십이락이……, 십이락에서 백팔십계락이……, 계락에서는 백팔십전락이……, 전락에서 삼만사천손락이 생기는데, 안에서 밖으로 나올수록 점점 많아지고 점점 가늘어진다. 약간 굵은 것은 수혈기육 사이에 위치하며 영기가 위주이고, 외곽으로 흐르는 것은 피모로 나와서 소락이 되며 위기가 위주이다."[12]라고 하였다. 또한《영추・영위생회》에서는 "영기는 맥의 내부에 있고, 위기는 맥의 외부에 있다."고 하였으며,《영추・옹저》에서는 "장위가 음식물을 받아들이면……중초에서 이슬과 같은 영기가 나와 기육이 회합하는 계곡으로 들어가 손맥에 스며들고 진액과 조화를 이루어 붉은 혈액으로 변하는데, 혈액의 운행이 조화로우면 먼저 손맥이 충만해진 다음 낙맥으로 흘러가며, 낙맥이 모두 충만해지면 경맥으로 들어간다."[13]고 하여 조금씩 다른 의견을 제시하였다.

二. 경락의 구성

경락은 경맥・낙맥・경근・피부 네 부분으로 이루어진다.

1.경맥(經脈)

10) 외과(外踝) :踝關節의 내・외측에 있는 원형의 骨隆起 중 내측의 것을 內踝라 하는데 이는 脛骨의 하단을 가리키고, 외측의 것을 外踝라 하는데 이는 腓骨의 하단 즉 복사뼈를 가리킨다.

11) 經脈十二者, 伏行分肉之間, 深而不見; 其常見者, 足太陰過於外踝之上, 無所隱故也. 諸脈之浮而常見者, 皆絡脈也.

12) 十二經生十二絡, 十二絡生一百八十系絡, 系絡生一百八十纏絡, 纏絡生三萬四千孫絡. 自內而生出者, 愈多則愈小. 稍大者在腧穴肌肉間, 營氣爲主, 外廓繇是出諸皮毛, 方爲小絡, 方爲衛氣所主.

13) 余聞腸胃受穀……中焦出氣如露, 上注溪谷, 而滲孫脈, 津液和調, 變化而赤爲血, 血和則, 孫脈先滿溢, 乃注於絡脈, 皆盈, 乃注於經脈.

경맥은 경락의 주간으로서 크게 12정경과 기경팔맥으로 나뉜다. 12정경은 기혈이 경맥에서 운행할 때 반드시 거쳐야 하는 통로이다. 예를 들면《난경·23난》에서는 "십이경맥은 ……기혈을 운행하고 음양을 관통하며, 신체에 영양을 공급한다. 경맥은 중초에서 시작하여 수태음폐경 → 수양명대장경 → 족양명위경 → 족태음비경 → 수소음심경 → 수태양소장경 → 족태양방광경 → 족소음신경 → 수궐음심포경 → 수소양삼초경 → 족소양담경 → 족궐음간경 → 다시 수태음폐경으로 흘러간다. ……이처럼 끊임없이 순환하며 서로 관개한다."고 하였다.

십이경맥은 기혈이 운행할 때 반드시 거쳐야 하는 경맥이므로 "상맥(常脈)"이라 한다. 기경팔맥은 이와 다른데, 활수는《십사경발휘》에서 "맥에는 기맥와 상맥이 있다. 십이경맥은 상맥이고, 기경팔맥은 상도에 구속되지 않으므로 기경이라 한다. 대저 인체의 기혈은 일반적으로 십이경맥에서 운행하는데, 십이경맥에 기혈이 가득 차면 기경으로 흘러넘친다. 기경에는 여덟 맥이 있는데 독맥은 인체의 뒤쪽을 감독하고, 임맥은 인체의 앞쪽을 책임진다. 충맥은 모든 경맥의 바다와 같고, 양유맥은 전신의 양맥을 연결하며, 음유맥은 전신의 음맥을 연결하는데, 이들 양유맥과 음유맥이 상호 연결되면 전신의 맥이 조화를 이룬다. 유맥 이외에도 대맥이 있는데, 마치 허리띠처럼 전신의 경맥을 약속한다. 교맥의 경우도 음양이 있는데, 양교맥은 족태양경의 별맥이고, 음교맥은 족소음경의 별맥이다. 이는 마치 성인(聖人)이 수로를 파서 장마에 대비함으로써 장마철에 물이 넘치는 우환이 없도록 하는 것과 같은데, 인체의 기경 역시 이와 마찬가지이다."[14]라고 하였다.

경맥에는 십이정경과 기경팔맥 외에도 십이경별이 있다. 십이경별은 십이경맥에서 별도로 갈라져 나온 지맥으로서, 사지에서 별도로 시작하여 체강 내에 있는 장부의 심부를 순행하고, 얕은 부위인 목 부위로 나온다. 양경의 경별은 본경에서 시작하여 체내를 순행한 후 다시 본경으로 들어가고, 음경의 경별은 본경에서 시작하여 체내를 순행한 후 표리 관계를 이루는 양경과 상합한다. 십이경별은 주로 십이경맥 중에서 표리를 이루는 두 경맥의 연결을 강화하며, 일부 정경이 순행하지 않는 기관과 부위에까지 순행함으로써 정경의 부족함을 보충하는 작용을 한다.

14) 脈有奇常, 十二經者, 常脈也. 奇經八脈則不拘于常, 故謂之奇經. 蓋以人之氣血常行于十二經脈; 其諸經滿溢, 則流入奇經焉. 奇經有八脈 :督脈督于後, 任脈任于前, 衝脈爲諸脈之海, 陽維則維絡諸陽, 陰維則維絡諸陰, 陰陽自相維持, 則諸經常調; 維脈之外, 有帶脈者, 束之猶帶也; 至于兩足蹻脈, 有陰有陽, 陽蹻得諸太陽之別, 陰蹻得諸少陰之別. 譬猶聖人圖設溝渠, 以備水潦, 斯無濫溢之患. 人之奇經, 亦若是也.

2. 낙맥(絡脈)

낙맥은 경맥의 분지로서 별락・손락・부락으로 나뉜다. 별락은 낙맥에서도 비교적 큰 것으로서, 십이경맥에서 표리를 이루는 양경의 관계를 강화하며 음락과 양락의 모든 작용을 통솔한다. 별락에는 15갈래가 있는데 15갈래를 어떻게 나누느냐에 관해서는 의견이 분분하다. 《영추・경맥》에서는 십이경맥마다 1개의 별락이 있고 여기에 임맥・독맥 및 비의 대락이 더해져 15별락이라고 하였다. 《난경・26난》에서는 "경맥은 12개이고 낙맥은 15개인데, 그 가운데 세 낙맥은 무엇인가? ……양락・음락・비의 대락이다. 양락은 양교의 낙맥이고 음락은 음교의 낙맥이다. 그러므로 낙맥은 15개이다."[15]고 하였다.

손락은 낙맥의 분지 중에서 가장 가느다란 것으로서 《영추・맥도》에서 "경맥은 깊은 부위에서 운행하는데, 경맥에서 갈라져 나와 횡으로 흐르는 것은 낙맥이고 낙맥에서 갈라져 나온 것은 손맥이다."라고 하였다. 유가언(喩嘉言)에 의하면 손락은 34,000여 개 정도로 수 없이 많다. 부락은 피부 위에서 볼 수 있는 얕은 부위의 낙맥으로서 고대 의가들은 부락을 관찰함으로써 병을 진찰하였다. 《소문・피부론》에서 "부락을 관찰하여……푸른색이 많으면 통증이 있는 것이고, 흑색을 띠면 저린 것이며, 황적색이면 열이 있는 것이고, 백색이면 한사가 있는 것이며, 여러 색이 함께 나타나면 한열이 뒤섞여 있는 것이다."[16]라고 하였는데, 이는 후세에 사용되는 소아과의 "호구삼관진법(虎口三關診法)"의 시초가 되었다.

3. 경근(經筋)

경근은 경맥의 기가 "결(結)・취(聚)・산(散)・락(絡)"하는 근육으로서, 경맥과 이어진 근육계통이다. 근육은 경맥기혈의 자양을 받아야 하므로 전신의 모든 근육은 경맥이 순행하는 경로를 따라 분포한다. 십이경맥은 그 자양을 받는 십이근육, 즉 십이경근을 가지고 있다. 경근의 명칭은 그것이 속한 경맥에 의해 정해지므로 족태양경근・족소음경근……등 열두 군으로 나뉜다. 이들은 주로 사지백해를 연결하고 관절운동을 주관한다. 경근에 병변이 발생하

15) 經有十二, 絡有十五・餘三絡者, 是何等絡也? ……有陽絡, 有陰絡, 有脾之大絡. 陽絡者, 陽蹺之絡也. 陰絡者, 陰蹺之絡也.

16) 視其部中有浮絡者,……其色多青則痛, 多黑則痹, 黃赤則熱, 多白則寒, 五色皆見, 則寒熱也.

면 주로 비증(痹證) 및 근육이 땅기거나 연약해져 추스르지 못하는 등의 증상이 나타난다.

4. 피부(皮膚)

피부는 경맥과 그에 속한 낙맥이 체표에 분포하는 부위이자 십이경맥의 기가 산포된 곳이다. 체표의 피부에는 십이경맥이 퍼져 있으므로 경맥의 명칭에 따라 십이피부로 나뉜다. 《소문·피부론》에서 "피부를 알려면 경맥을 기준으로 삼아야 하는데, 모든 경이 다 이와 같다."[17]고 하였다. 한의학에서는 피부와 피부 사이에 있는 부락의 색깔과 윤택함을 살핌으로써 경락의 질병을 관찰하였고 아울러 피부를 외사가 그 경락에 침입하는 기점으로 보았다. 《소문·피부론》에서 "각종 질병이 발생할 때에는 반드시 먼저 피모에서부터 시작된다. 사기가 침입하면 주리가 열리고, 주리가 열리면 사기가 낙맥으로 들어간다. 사기가 제거되지 않고 머물러 있으면 내부의 경맥으로 들어간다."[18]고 하였다.

제2절 십이경맥(十二經脈)

마왕퇴(馬王堆) 한묘에서 출토된 백서에는 십일맥의 시작과 끝 및 병후에 대해서만 실려 있다. "십이경맥"이란 말은 《영추》에서 처음 보인다. 《영추·해론》에서 "십이경맥은 안으로는 장부에 속하고, 밖으로는 사지관절에 낙한다."[19]고 하였다. 이는 인체의 내외상하를 이어 주는 것이 십이경맥임을 설명한다. 따라서 십이경맥은 경락 계통의 주체이다. 《영추·경맥》에서 십이경맥의 순행 부위와 병후에 대해 상세히 설명하여 후세에 십이경맥을 논할 때 모두 이를 근거로 삼는다.

《영추》에서는 「경맥」 편에서 십이경맥의 순행 부위와 병후에 대해 구체적으로 논술한 것 외에도 「영기」·「역순비수」 편 등에서 십이경맥의 유주 순서와 주행 규율에 대해 논하였다. 《소문·혈기형지편》에서 십이경맥의 표리 관계를 논하였는데, 이는 후세에 경락을 논하

17) 欲知皮部, 以經脈爲紀者, 諸經皆然.

18) 是故百病之始生也, 必先於皮毛, 邪中則腠理開, 開則入客於絡脈, 留而不去, 傳入經脈…….

19) 夫十二經脈者, 內屬于臟腑, 外絡于肢節.

는 사람들의 본보기가 되었다.

본 절에서는 주로 십이경맥의 명칭 및 주행·분포규율, 표리관계·유주 순서 및 순행 부위에 대해 논한다.

一. 명 칭

십이경맥은 인체의 양쪽에 대칭적으로 분포하고 있는데, 각기 상지 혹은 하지의 내측과 외측을 순행하며, 각 경맥은 하나의 장 혹은 부에 각기 속한다. 따라서 각 경맥의 명칭은 손 혹은 발, 음 혹은 양, 장 혹은 부 세 부분을 포괄한다. 음양 이론에 따르면 사지의 안쪽은 음이고 바깥쪽은 양이며, 장은 음이고 부는 양이다. 따라서 상지에서 운행하는 경맥은 수경이고, 하지에서 운행하는 경맥은 족경이며, 사지의 안쪽에서 운행하는 경맥은 음경으로서 장에 속하고, 사지의 바깥쪽에서 운행하는 경맥은 양경으로서 부에 속한다.

십이경맥은 상지와 하지의 각 안쪽과 바깥쪽 네 부위에서 운행하므로 각 부위에는 세 갈래의 경맥이 분포한다. 이는 일음일양이 삼음삼양, 즉 태음·소음·궐음·양명·태양·소양으로 변화한 것과 같다. 삼음삼양은 음기와 양기의 성쇠에 근거하여 구분한 것으로서, 음기가 가장 성한 것을 태음, 그 다음을 소음, 또 그 다음을 궐음이라 한다. 그렇다면 삼양 중에서 양기가 가장 많은 것은 어떤 것인가? 이에 대해서는 두 가지 견해가 있는데, 주로 양명이 "양양합명(兩陽合明)"이라고 해석한 것에 대한 견해차이 때문이다. 예를 들면 장경악은 《유경·경락류》에서 "양명이란 양이 성하여 극에 달한 것을 말한다."고 하였고, 《유경·운기류》에서는 "두 양이 합해져서 밝아진 것이니, 양이 성한 것이다."라고 하였다. 즉 양기가 가장 성한 것이 양명이고, 그 다음은 태양, 또 그 다음은 소양이라는 것이다. 그러나 왕호고(王好古)는 《차사난지·권상》에서 "양명은 태양과 소양의 가운데에 위치하여 두 양이 합해져 밝아진 것이므로 양명이라 한다."[20]고 하였다. 즉 양기가 가장 성한 것은 태양이고, 그 다음은 양명이며, 또 그 다음은 소양이라는 것이다. 이밖에도 《황제내경》에서는 궐음은 일음, 소음은 이음, 태음은 삼음, 소양은 일양, 양명은 이양, 태양은 삼양이란 견해를 제시하였다. 십이경맥은 안으로 장부에 속한다. 단 장부는 장이 위주이므로 심〔心包〕·폐는 흉강에 위치하여 수음경과 연계되고, 비·간·신은 복강에 위치하여 족음경과 연계된다. 육부는 각기 그 표리상합 관계에 따라 수족의 양경과 연계된다.

---

20) 陽明居太陽少陽之中, 二陽合明, 故曰陽明.

二. 주행방향·교접·분포·표리관계 및 유주순서

1. 주행방향과 교접 규율

십이경맥의 주행방향과 교접에는 일정한 규율이 있다. 《영추·역순비수》에 따르면 “수삼음경은 장에서 수부로 주행하고, 수삼양경은 수부에서 두부로 운행하며, 족삼양경은 두부에서 족부로 운행하고, 족삼음경은 족부에서 복부로 운행한다.”[21]고 하였다. 이는 수삼음경은 흉곽 속의 내장에서 시작되어 손가락의 말단으로 운행하고, 수삼양경은 손가락의 말단에서 두면부로 운행하며, 족삼양경은 두면부에서 발가락으로 운행하고, 족삼음경은 발가락에서 복강〔흉강〕으로 운행함을 설명한다. 이는 십이경맥의 주행방향인데, 십이경맥의 주행방향을 통해 십이경맥의 교접 규율을 파악할 수 있다. 즉 수삼음경과 수삼양경은 손가락의 말단에서 만나고, 수삼양경과 족삼양경은 두면부에서 만나며, 족삼양경과 족삼음경은 발가락에서 만나고, 족삼음경과 수삼음경은 흉중에서 만난다. 예컨대 수양명대장경과 족양명위경은 코의 곁에서, 수태양소장경과 족태양방광경은 눈의 안쪽 모서리에서, 수소양삼초경과 족소양담경은 눈의 바깥쪽 모서리에서 만난다. 이 가운데 수삼음경과 수삼양경 및 족삼양경과 족삼음경은 서로 표리를 이루는 두 경맥이 만나는 것이며, 수삼양경과 족삼양경은 동일한 명칭의 경맥이 만나는 것이다.

수삼양경은 두면 부위에서 끝나고, 족삼양경은 두면 부위에서 시작되어, 수족 양경이 두면 부위에서 만나므로 두부를 “제양지회(諸陽之會)”라 한다.

2. 분포규율

십이경맥의 분포란 곧 체표에서의 순행 부위를 가리키는데, 이 역시 일정한 규율이 있다. 즉 기본적으로 음경은 내부〔腹面〕에 있고, 양경은 외부〔背面〕에 있으며, 양명·태음은 전면에, 태양·소음은 후면에, 소양·궐음은 중앙에 위치한다. 구체적으로 설명하면 사지 부위에서 음경은 내측면에 분포하고, 양경은 외측면에 분포하며, 내측면의 삼음경과 외측면의

21) 手之三陰, 從臟走手; 手之三陽, 從手走頭; 足之三陽, 從頭走足; 足之三陰, 從足走腹.

삼양경 중에서 양명·태음은 앞쪽 가장자리에, 태양·소음은 뒤쪽 가장자리에, 소양·궐음은 정중선에 분포한다. 두면부의 경우는 양경만 분포하는데, 양명경은 얼굴에서 운행하고, 태양경은 뺨·정수리 및 두부의 뒤쪽에서 운행하며, 소양경은 두부의 측면에서 운행한다. 몸통부위에서 볼 때 수삼양경은 견갑부에서 운행하며, 족삼양경 중에서 양명경은 몸통의 앞쪽[흉부·복부]에서 운행하고, 태양경은 몸통의 뒤쪽에서 운행하며, 소양경은 몸통의 측면에서 운행한다. 수삼음경은 모두 겨드랑이 아래로 나오고, 족삼음경은 모두 복면에서 운행한다. 십이경맥 중 복면에서 운행하는 것은 내부에서 외부로 운행하는데, 그 순서는 족소음·족양명·족태음·족궐음이다.

3. 표리관계

십이경맥 중의 음경과 양경은 확연히 분리되지 않고 경별·별락을 통해 이어져 "표리상합(表裏相合)" 관계를 이룬다. 《소문·혈기형지편》에서 "족태양경은 족소음경과 표리를 이루고, 족소양경은 족궐음경과 표리를 이루며, 족양명경은 족태음경과 표리를 이루는데, 이는 족부의 음양경이다. 수태양경은 수소음경과 표리를 이루고, 수소양경은 수궐음경과 표리를 이루며, 수양명경은 수태음경과 표리를 이루는데, 이는 수부의 음양경이다."[22)] 라고 하였다. 표리를 이루는 두 갈래의 경맥은 모두 사지말단에서 교접하고, 모두 사지안팎 두 측면의 상대되는 부위에서 순행한다. 예컨대 족궐음간경과 족태음비경의 경우, 하지의 내과 위쪽 8촌 이하의 부위에서 순행할 때는 족궐음경이 앞쪽 가장자리에서 운행하고, 족태음경이 정중선 부위에서 운행하며, 내과 위쪽 8촌 부위에서 교차한 후에는 족태음경이 앞쪽 가장자리에서 운행하고 족궐음경이 정중선 부위에서 운행한다. 또한 표리를 이루는 두 갈래의 경맥은 각기 표리를 이루는 장부에 낙속한다. 예컨대 족태양경은 방광에 속하고 신에 낙하며, 족소음경은 신에 속하고 방광에 낙하며, 수양명경은 대장에 속하고 폐에 낙하고, 수태음경은 폐에 속하고 대장에 낙한다.

십이경맥의 표리관계는 표리를 이루는 두 경맥이 교접하고 경별·별락이 소통되므로 그 연계가 더욱 강화되고, 동일한 장부에 낙속되므로 표리를 이루는 장과 부가 생리적으로 서로 배합을 이루고 병리적으로 서로 영향을 미치도록 한다. 예들 들면 비는 운화와 청기의

22) 足太陽與少陰爲表裏, 少陽與厥陰爲表裏, 陽明與太陰爲表裏, 是爲足之陰陽也. 手太陽與少陰爲表裏, 少陽與心主爲表裏, 陽明與太陰爲表裏, 是謂手之陰陽也.

상승을 주관하고 위는 수납과 탁기의 하강을 주관하며, 심화가 하부의 소장으로 옮겨가는 것 등이다. 치료할 때에도 표리를 이루는 두 경맥의 수혈을 번갈아 사용한다. 예를 들면 폐경의 혈을 운용하여 대장 혹은 대장경의 질병을 치료한다.

4. 유주 순서

십이경맥은 인체에서 순행할 때 상행·하행하거나, 장에서 수부로 운행하거나 족부에서 복부로 운행한다. 따라서 머리와 꼬리가 서로 이어져 마치 끝이 없는 고리와 같은 기혈의 유주 관계를 구성한다. 십이경맥의 유주 순서는 수태음폐경에서 시작하여 순서에 따라 족궐음간경에 이른 다음, 다시 수태음폐경으로 유주하는데, 자세한 것은 아래의 표와 같다.

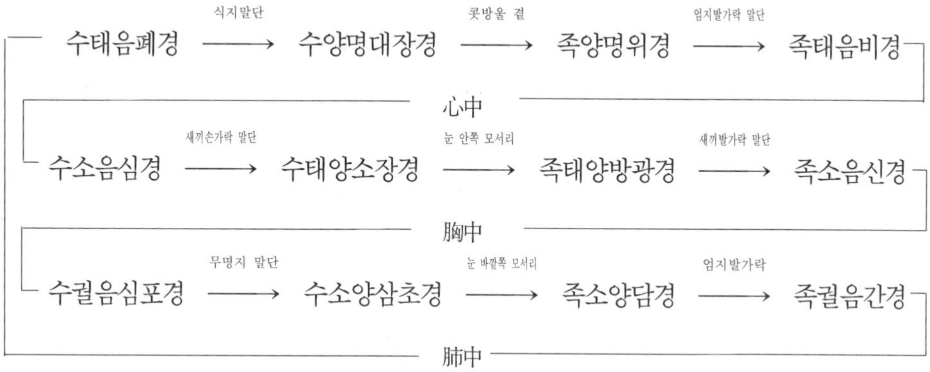

십이경맥은 기혈이 운행하는 주요 통로로서, 맥 속에는 영기가 흐르고 맥 밖에는 위기가 흐른다. 영기가 맥 속에서 운행하는 순서는 십이경맥의 유주 순서와 같다. 《영추·영기》에서는 영기가 십이경맥을 따라 유주한다는 것 외에 독맥·임맥과 통한다고 하였다. 《영추·영기》에서 "영기는 전신을 운행하는데 음식물의 정기를 받는 것이 가장 중요하다. 음식물이 위에 들어가면 (정미물질로 화생되어) 폐로 보내지며, (폐에서 다시) 내부로 넘치고 외부로 퍼진다. (정미물질 가운데) 순수한 부분은 경맥 속에서 항상 쉬지 않고 운행하고 운행이 끝나면 다시 시작되는데, 이는 천지의 규율이다. 그러므로 영기는 수태음폐경에서 수양명대장경으로 흘러간 다음 상행하여 족양명위경으로 들어가고, 다시 발등으로 내려가 엄지발가락 사이로 들어가서 족태음비경과 만나며, 위로 올라가 비에 이른 후 비에서 심중으로 들어간다. (심중에서) 수소음심경을 따라 겨드랑이로 나와서 팔 안쪽으로 내려간 다음, 새끼손가락 끝으로 들어가 수태양소장경과 만난다. (이곳에서) 겨드랑이로 올라가 광대뼈 안쪽으로 나와서 눈 안쪽 모서리로 들어간 다음, 머리꼭대기로 올라갔다가 목 부위로 내려와서 족태양방광경과 만난다. 다시 척추를 따라 내려가 둔부를 지나서 새끼발가락 끝으로 들어가며, 다시 족심을 따라 족소음신경으로 들어간다. (이곳에서) 올라가 신에 들어가며 신에서 심포락으로 들어간 다음 흉중에서 펴지고, 다시 심포경을 따라 겨드랑이로 나와서 팔을 따라 내려가 양근 중앙으로 나와 손바닥으로 들어간 후, 가운데 손가락 끝으로 나와 다시 넷째 손가락〔無名指〕 끝으로 들어가 수소양삼초경과 만난다. (이곳에서) 올라가 단중으로 들어간 다음 상・중・하초에 산포되며, 삼초에서 담으로 들어가서 협부로 나오고 족소양담경으로 들어간다. (이곳에서) 발등으로 내려간 다음 다시 발등에서 엄지발가락 사이로 들어가 족궐음간경과 만난다. (이곳에서) 올라가 간에 이른 다음 간에서 폐로 들어가며, 후롱〔喉嚨〕을 따라 올라가 코의 내규로 들어가 뇌로 통하는 곳으로 깊숙이 들어간다. 간에서 갈라진 분지는 이마로 올라가 두정부를 따라 내려가 목의 중앙으로 들어간 다음, 척추를 따라 내려가 미저골부로 들어가는데, 이는 독맥이다. (이곳에서) 다시 음기에 낙한 다음, 올라가 음모의 가장자리를 지나 배꼽 속으로 들어가서 복부 안쪽을 따라 올라가는데, 이는 임맥이다. (이곳에서) 다시 결분으로 들어가 아래의 폐 속으로 들어가서 다시 수태음폐경으로 나온다. 이것은 영기가 운행하는 경로로서 순역의 상규이다."[23] 라고 하였다.

상술한 유주 순서를 도표로 나타내면 아래와 같다.

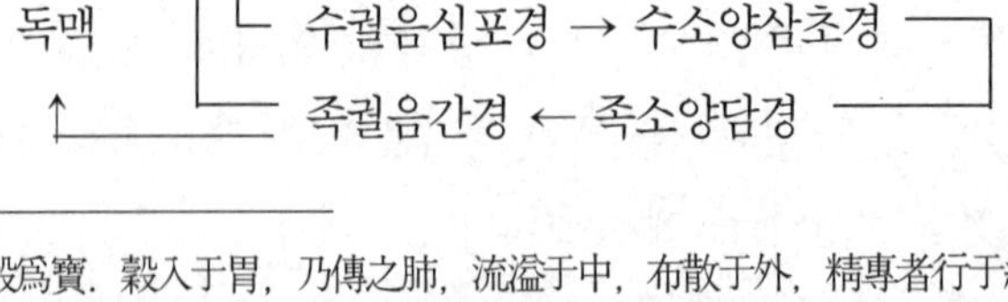

23) 營氣之道, 內穀爲寶. 穀入于胃, 乃傳之肺, 流溢于中, 布散于外, 精專者行于經隧, 常營無已, 終而復始, 是謂天地之紀. 故氣從太陰出, 注手陽明, 上行注足陽明, 下行至跗上, 注大指間, 與太陰合, 上行抵髀(脾), 從脾注心中, 循手少陰出腋下臂, 注小指, 合手太陽. 上行乘腋出䪼內, 注目內眥, 上巓下項, 合足太陽. 循脊下尻, 下行注小指之端, 循足心注足少陰. 上行注腎, 從腎注心, 外散于胸中, 循心主脈出腋下臂, 出兩筋之間, 入掌中, 出中指之端, 還注小指次指之端, 合手少陽. 上行注膻中, 散于三焦, 從三焦注膽, 出脇, 注足少陽. 下行至跗上, 復從跗注大指間, 合足厥陰, 上行至肝, 從肝上注肺, 上循喉嚨, 入頏顙之竅, 究于畜門. 其支別者, 上額循巓下項中, 循脊入骶, 是督脈也, 絡陰器, 上過毛中, 入臍中, 上循腹裏, 入缺盆, 下注肺中, 復出太陰. 此營氣之行也, 逆順之常也.

三. 순행 부위

십이경맥의 순행 부위는 《영추·경맥》에 상세히 기재되어 있어 후세 의서에서는 모두 이를 근거로 십이경맥의 순행을 기재하였다. 단 후세에 그린 경혈도는 《영추·경맥》에 기술된 각 경맥의 순행과 완전히 일치하지는 않는다. 《의종금감·자구심법요결》에서는 경맥(십이경맥과 기경팔맥을 포괄함)의 순행도와 경혈도를 함께 나열하여 경맥의 순행 노선과 경혈 노선의 차이를 알아볼 수 있도록 하였다.

십이경맥의 순행 부위를 소개하면 다음과 같다.

1. 수태음폐경(手太陰肺經)

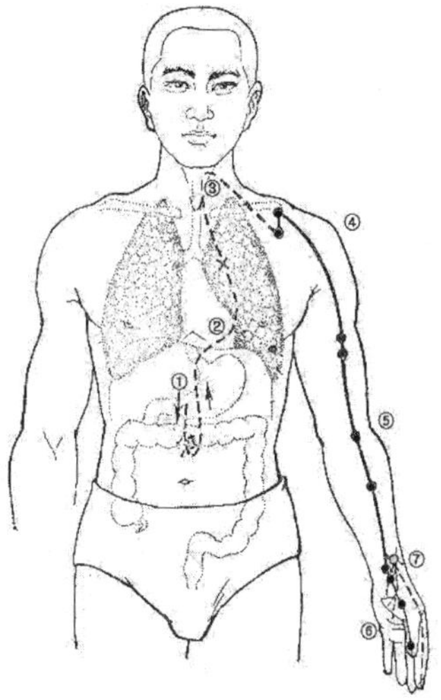

수태음폐경은 중초에서 시작하여 아래로 대장에 낙하고, 방향을 틀어 위구(胃口)를 따라 상행하여 횡격막을 지나 폐에 직속한다. 폐에서 후부(喉部)에 이르러 중부혈에서 횡행한 다음, 겨드랑이 밑으로 나와 팔의 내측 앞쪽 가장자리를 타고 내려가 주와(肘窩)에 이른다. 주와에서 전비(前臂)의 내측을 따라 하행하여 요골 경상돌기의 내측 가장자리에 진입한 후 촌구(寸口)로 들어가 어제(魚際)를 거쳐 엄지손가락의 내측 끝에 위치한 소상혈에 이른다. 지맥은 손목 후방의 열결혈에서 나온 다음 손등 측면을 따라 집게손가락의 요측(橈側) 끝으로 나와 수양명대장경과 만난다.

수태음폐경에는 흉부에서부터 상비(上臂) 내측·전비(前臂) 내측·손목·엄지손가락에 이르기까지 각각 좌우로 11개의 경혈이 있다.

2. 수양명대장경(手陽明大腸經)

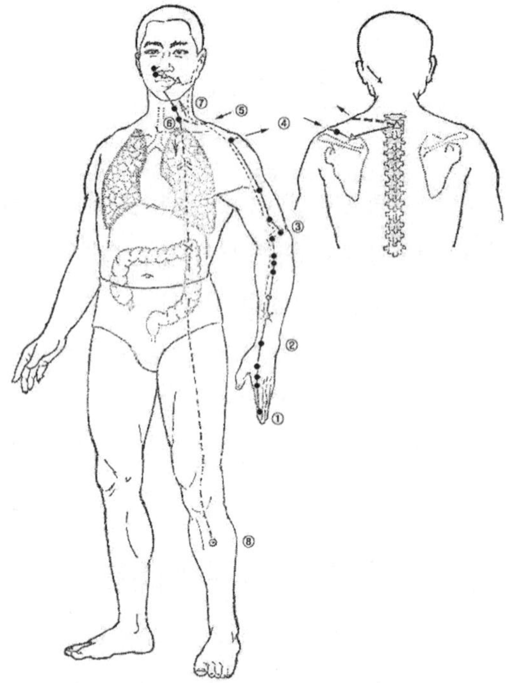

수양명대장경은 집게손가락 끝 상양혈에서 시작하여 집게손가락의 요측(橈側)을 따라 올라가 제1·2장골(掌骨) 사이에 있는 합곡혈을 지나서, 양계혈로 들어갔다가 전비(前臂)의 요측 앞을 거쳐 편력혈·온류혈·하렴혈·상렴혈·수삼리혈을 거쳐 팔꿈치 외측의 곡지혈·주료혈에 이른다. 다시 상비(上臂) 외측 앞쪽을 따라 상행하여 수오리혈·비노혈을 거쳐 견봉(肩峰)으로 올라가 견우혈·거골혈에 이르고 어깨의 앞쪽 끝을 지나 경추의 대추혈로 나온 다음, 다시 결분으로 들어가 폐에 낙하고 횡격막을 지나 하행하여 대장에 속한다.

지맥은 결분혈에서 상행하여 목을 거쳐 뺨에 이른 후, 대영혈을 지나 아랫니로 들어갔다가 다시 구각(口角) 양쪽을 지나 인중으로 들어간다. 인중에서 좌우로 교차한 후 상행하여 콧방울 가장자리에 이르러 족양명위경과 만난다.

수양명대장경은 손 끝의 상양혈에서 시작하여 머리의 영향혈에 이르는데, 전비요측(前臂橈側)·상비외측(上臂外側)·경부 좌우에 모두 20개의 경혈이 분포한다.

3. 족양명위경(足陽明胃經)

족양명위경은 콧방울 옆 영양혈에서 시작하여 코 뿌리에 이른 후 횡행하여 눈 안쪽 모서리로 들어가 대장경과 만난다. 다시 콧대의 외측을 따라 하행하여 윗니로 들어간 다음 다시 나와 입의 양쪽 가장자리를 끼고 입술을 돌아 해순구(頦脣溝)의 승장혈에서 좌우로 교차한다. 다시 뒤쪽으로 하관의 가장자리를 따라 대영혈에 이른 후 상행하여 귀 앞쪽을 지나고 상관혈을 거쳐 헤어라인을 따라 앞쪽 이마에 이른다.

안면부에서 갈라진 지맥은 대영혈에서 내려와 인영혈을 거친 후, 후두를 따라 결분으로 진입하여 횡경막을 뚫고 들어가 위에 속하고 비에 낙한다.

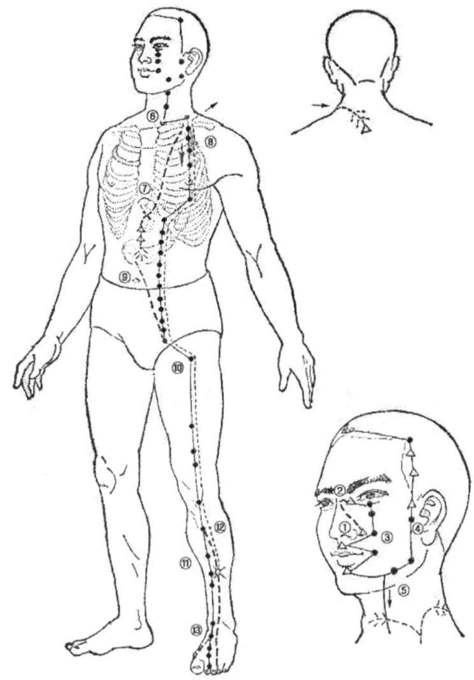

결분에서 갈라진 지맥은 하행하여 유두를 거쳐 서혜부에 이른 후 소복부 양쪽 기충혈로 들어간다.

위하구(胃下口)에서 갈라진 지맥은 복강내를 따라 하행하여 기충혈에 이르러 결분에서부터 직행하는 맥과 만난 후, 고관절의 앞쪽 가장자리를 따라 하행하여 무릎에 이르고 다시 정강이 외측을 따라 하행하여 발등을 거쳐 둘째 발가락 외측 끝에 이른다.

정강이에서 갈라진 지맥은 무릎으로부터 3촌 아래로 나와 가운데 발가락 끝으로 들어간다.

발등에서 갈라진 지맥은 엄지발가락 안쪽 끝으로 들어가 족태음비경과 만난다.

족양명위경은 콧방울 옆에서 시작하여 둘째 발가락 외측 끝에 이르는데, 좌우에 각각 45개의 경혈이 분포한다.

4. 족태음비경(足太陰脾經)

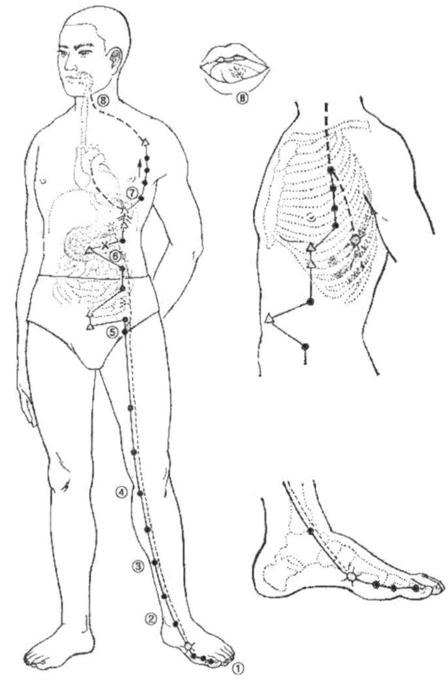

족태음비경은 엄지발가락 끝에서 시작하여 엄지발가락 내측의 적백육(赤白肉) 가장자리를 따라 상행하여 내과(內踝)의 앞쪽 가장자리를 거친 후, 소퇴부의 내측 정중선을 따라 상행하여 내과(內踝)에서 위쪽으로 8촌 떨어진 부위에서 족궐음간경과 교차한다. 다시 대퇴부 내측의 앞쪽 가장자리를 따라 상행하여 복부로 깊숙이 들어가 비에 속하고 위에 낙한 후, 상행하여 횡경막을 지나 식도의 양쪽을 끼고 혀뿌리에 이르러 혀 밑에서 퍼진다.

지맥은 위에서 상행하여 횡경막을 지나 심(心)으로 들어간 다음 수소음심경과 만난다.

족태음비경은 엄지발가락 끝에서 시작하여 제7륵간에 이르는데, 좌우에 각 21개의 경혈이 분포한다.

5. 수소음심경(手少陰心經)

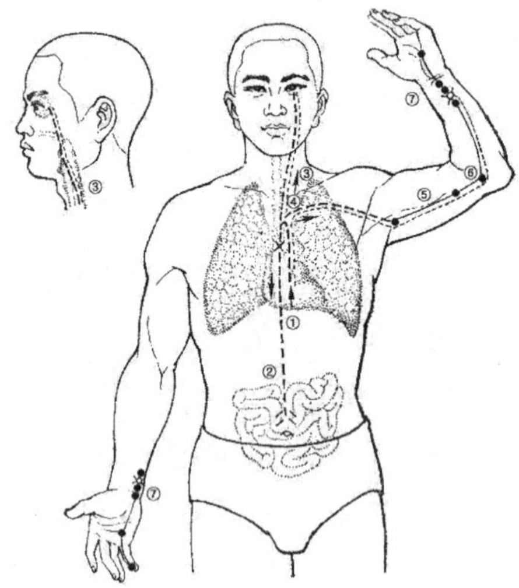

수소음비경은 심중(心中)에서 나와 심계(心系)에 속한 다음, 횡경막을 뚫고 내려가 소장에 낙한다.

그 지맥은 심(心)에서 갈라져 나와 식도를 끼고 상행하여 목계(目系:안구와 연계된 뇌)로 이어진다.

직행하는 경맥은 심에서 나와 폐로 올라갔다가 다시 내려와 겨드랑이 아래의 극천혈을 거친 후, 상비(上臂) 내측의 뒤쪽 가장자리를 따라 하행하여 팔꿈치의 내측에 이른다. 다시 전비(前臂) 내측의 뒤쪽 가장자리를 따라 손목에 있는 완두골(豌豆骨) 가장자리로 진입한 후, 손바닥의 뒤쪽 가장자리에서 새끼손가락의 요측(橈側) 가장자리에 위치한 소충혈로 직행하여 수태양소장경과 만난다.

수소음심경은 심중에서 시작하여 겨드랑이 부위에 이르는데, 좌우에 각 9개의 경혈이 분포한다.

6. 수태양소장경(手太陽小腸經)

수태양소장경은 새끼손가락의 바깥쪽 끝[소상혈]에서 시작하여 손등과 손바닥 경계선을 타고 손목에 이르러 척골경상돌기 가운데로 나온 다음, 전비(前臂) 외측을 타고 팔꿈치 내측의 양쪽 골(骨) 사이[尺骨肘頭와 上腕骨內側上髁의 중간]로 나와 상행하여 상비(上臂) 외측의 뒤쪽 가장자리를 따라 견관절로 나온다. 다시 견갑부를 감돌아 대추혈에서 교회(交會)한 후 결분을 지나 흉강으로 깊숙이 들어가 심장에 낙한다. 그런 다음 식도를 따라 횡격막을 지나 위에 도달한 후 하행하여 소장에 속한다.

결분에서 갈라진 지맥은 목〔頸部〕 부위를 거쳐 뺨으로 올라간 후 눈 바깥쪽 모서리에 이르러 귓속으로 들어간다.

뺨에서 갈라진 지맥은 안광(眼眶) 아래쪽으로 올라가 비근(鼻根)으로 직행한 후, 눈 안쪽 모서리에 이르러 족태양방광경과 만난다.

수태양소장경은 새끼손가락의 바깥쪽 끝에서 시작하여 눈 바깥쪽 모서리에 이르는데, 좌우에 각 19개의 경혈이 분포한다.

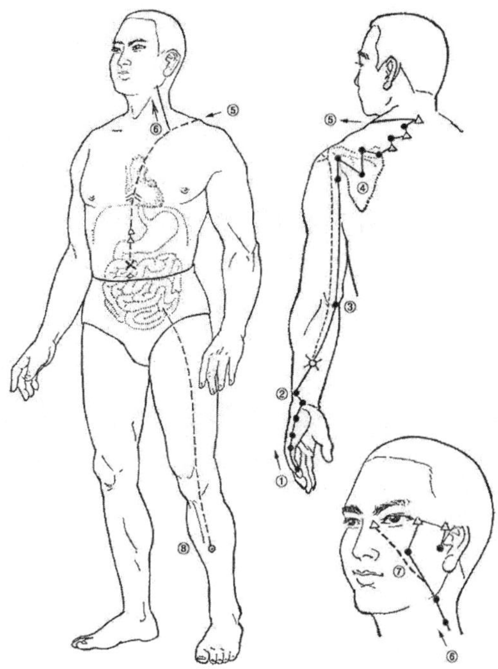

7. 족태양방광경 (足太陽膀胱經)

족태양방광경은 눈 안쪽 모서리〔정명혈〕에서 시작하여 이마를 지나 정수리로 순행한 다음 두정부〔백회혈〕에서 좌우가 만난다.

두정부(頭頂部)에서 갈라진 지맥은 귀 상부 모서리에 이른다.

직행하는 지맥은 정수리로 들어가 뇌에 이어진 후 다시 나와 목 뒤〔천추혈〕로 하행하여 대추혈에서 교회(交會)한다. 다시

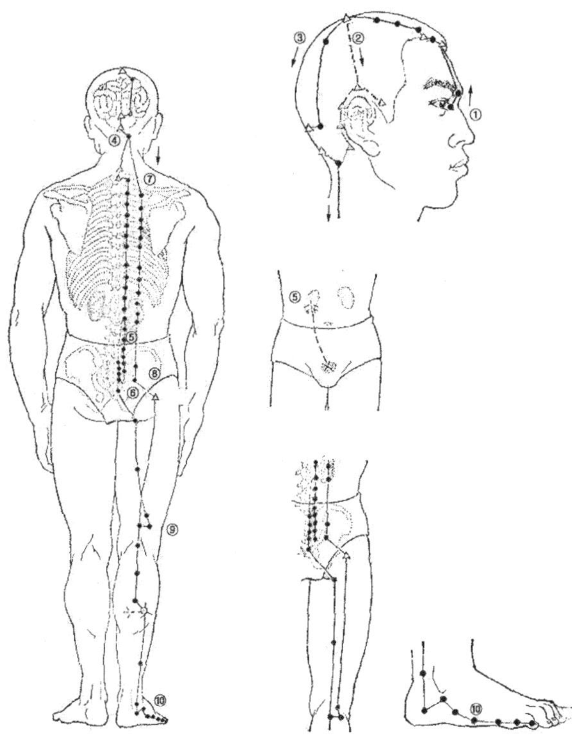

견갑부 안쪽을 따라 척추 양쪽을 끼고 하행하여 요부(腰部)에 도달한 후, 척추 양쪽의 근육〔膂〕으로 들어가 신에 낙하고, 방광에 속한다.

요부에서 갈라진 지맥은 척추의 양쪽을 따라 하행하여 둔부를 지나 오금〔위중혈〕으로 들어간다.

목 뒤에서 갈라진 지맥은 견갑골 내측으로 내려와 부분혈에서 척(脊:등의 중앙선에서 옆으로 3촌 떨어진 부위)을 따라 비추(髀樞)로 하행한 후, 대퇴부 외측의 뒤쪽 가장자리를 타고 오금의 중앙부위에 이르러 앞서 설명한 지맥과 만난다. 다시 하행하여 비장근(腓腸筋)을 지나 외과(外踝) 뒤쪽으로 나온 다음 발등의 외측 가장자리를 따라 새끼발가락의 외측 끝〔지음혈〕에 이르러 족소음신경과 만난다.

족태양방광경은 눈의 안쪽 모서리에서 시작하여 새끼발가락 외측 끝에 이르는데, 좌우에 각 67개의 경혈이 분포한다.

8. 족소음신경(足少陰腎經)

족소음신경은 새끼발가락 밑에서 시작하여 발바닥 중심〔용천혈〕으로 운행하여 발의 주상골조(舟狀骨粗:연곡혈)로 나온 후, 내과의 뒤쪽 가장자리를 따라 발뒤꿈치로 들어갔다가 종아리 내측의 뒤쪽 가장자리로 상행하여 오금의 내측에 이른다. 다시 넓적다리 내측의 뒤쪽 가장자리를 지나 장강혈에 이른 후 척추를 관통하여 신에 속하고 방광에 낙한다.

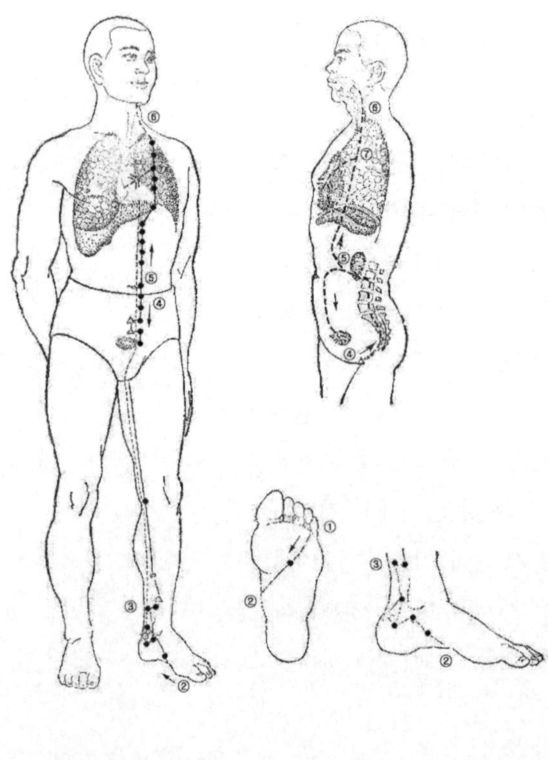

직행하는 경맥은 신에서 상행하여 간과 횡격막을 통과하여 폐로 들어간 후 목구멍을 타고 올라가 혀뿌리〔舌根〕에 이른다.

지맥은 폐에서 나와 심에 락(絡)하고 흉중〔단중혈〕으로 들어가 수궐음심포경과 만난다.

족소음신경은 새끼발가락 밑에서 시작하여 혀뿌리에 이르는데, 좌우에 각 27개의 경혈이 분포한다.

9. 수궐음심포경(手厥陰心包經)

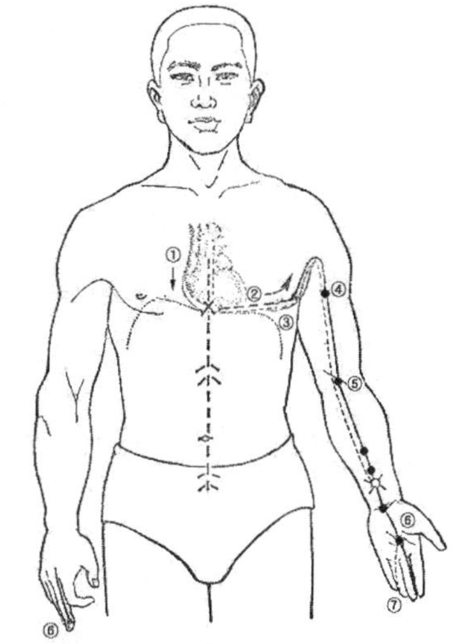

수궐음심포경은 가슴 속에서 시작하여 심포락(心包絡)에 속한 다음, 내려가 횡경막을 통과하여 상초·중초·하초에 차례대로 낙한다.

가슴에서 갈라진 지맥은 옆구리[脅勒]로 나와 겨드랑이 밑 3촌 부위[천지혈]에 이른 후, 다시 겨드랑이 밑으로 상행하여 상비(上臂) 내측의 중앙선을 따라 팔꿈치로 들어간다. 다시 전비(前臂)로 하행하여 내관혈을 지나 손바닥 가운데[노궁혈]를 거쳐 중지 끝[중충혈]에 이른다.

손바닥에서 갈라진 지맥은 무명지를 따라 간충혈로 직행하여 수소양삼초경과 만난다.

수궐음심포경은 가슴 속에서 시작하여 중지 말단에 이르는데, 좌우에 각 9개의 경혈이 분포한다.

10. 수소양삼초경(手少陽三焦經)

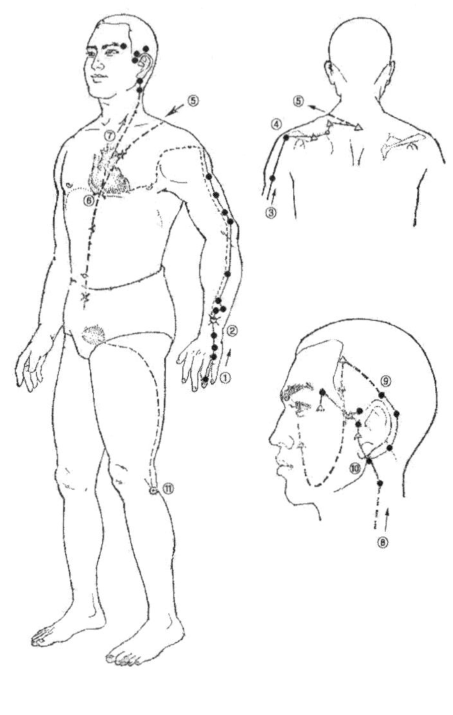

수소양삼초경은 무명지 끝[관충혈]에서 시작하여 새끼손가락과 무명지 사이로 상행하여 손등을 따라 전비(前臂)의 양쪽 골(骨) 사이로 나온 후, 팔꿈치를 통과하여 상비(上臂) 외측을 따라 상행하여 어깨에 이른다. 다시 앞쪽을 향해 결분으로 들어가 단중혈에 분포하고 심포에 낙한 다음, 횡격막을 지나 상

초·중초·하초에 차례대로 속한다.

가슴〔단중혈〕에서 갈라진 지맥은 상행하여 결분을 지나 어깨에 이르러 대추혈에서 좌우가 만난 후, 목으로 상행하여 귀 뒤쪽〔예풍혈〕을 따라 귀 위쪽으로 직행하고 다시 빰부위로 내려와 안광 밑에 이른다.

귀 뒤쪽〔예풍혈〕에서 갈라진 지맥은 귓속으로 들어갔다가 귀 앞으로 나와 상관혈의 앞쪽을 지나 빰부위에서 앞서 말한 지맥과 서로 교차한 후, 눈의 바깥쪽 모서리에 이르러 족소양담경과 만난다.

수소양삼초경은 무명지 끝에서 시작하여 안광 아래에 이르는데, 좌우에 각 23개의 경혈이 분포한다.

11. 족소양담경(足少陽膽經)

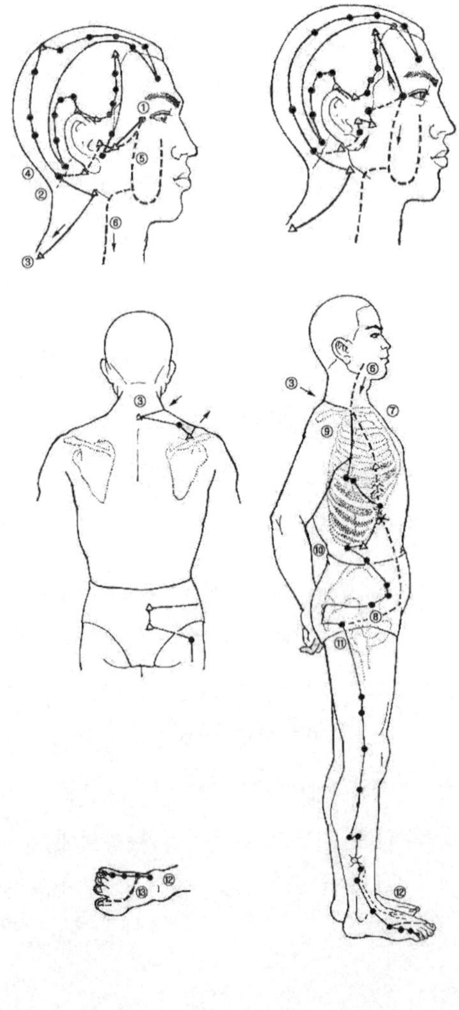

족소양담경은 눈의 바깥쪽 모서리〔동자료혈〕에서 시작하여 이마 모서리〔함염혈〕로 올라갔다가 다시 귀 뒤〔완골혈〕로 하행하고 다시 이마 부위로 올라가 눈썹 위쪽〔양백혈〕에 이른다. 또 다시 귀 뒤쪽으로 꺽어져 풍지혈에 이르러 목의 측면을 따라 내려가 목 뒤에 있는 대추혈에서 좌우가 만난 후 어깨를 거쳐 결분으로 들어간다.

귀 뒤쪽〔완골혈〕에서 갈라진 지맥은 귓속으로 들어갔다가 귀 앞으로 나와 눈 바깥쪽 모서리 뒤에 이른다.

눈 바깥쪽 모서리에서 갈라진 지맥은 대영혈로 하행하여 빰부위에 분포하는 수소양삼초경의 지맥과 합쳐진 후, 안광 밑에 이르렀다가 다시 하행하여 아래턱을 거쳐 목을 지나 앞서 말한 경맥과 결분 뒤쪽에서 만난다. 다시 흉강(胸腔)으로 하행하여 횡격막을 지나 간에 낙하고 담에 속한다.

옆구리를 따라 기가(氣街)로 나와 서혜부를 돌아 횡행하여 환도혈에 이른다.

결분에서 직행하는 경맥은 결분에서 겨드랑이에 이르고 흉부를 거쳐 갈비뼈를 지나 환도혈로 하행하여 앞서 말한 경맥과 환도혈에서 만난 후, 다시 하행하여 대퇴부 외측과 무릎 외측에 이르고, 비골(腓骨)의 전면을 타고 내려와 비골 아래 외측 복사뼈 앞으로 나와 발등을 거쳐 넷째 발가락의 외측 끝으로 나온다.

발등〔임읍혈〕에서 갈라진 지맥은 제1・2척골 사이로 나와 엄지발가락으로 끝으로 나왔다가, 다시 돌아 들어가 엄지발가락의 털이 난 부위에서 족궐음간경과 만난다.

족소양담경은 눈의 바깥쪽 모서리에서 시작하여 넷째 발가락 끝에 이르는데, 좌우에 각 44개의 경혈이 분포한다.

12. 족궐음간경(足厥陰肝經)

족궐음간경은 엄지발가락의 털이 난 부위에서 시작하여 발등을 지나 안쪽복사뼈 앞 1촌 부위〔중봉혈〕에 이른 후, 상행하여 경골의 내측 가장자리를 지나 내과(內踝) 위 8촌 부위에서 족태음비경과 만난다. 다시 상행하여 무릎 안쪽과 넓적다리 안쪽을 거쳐 음모 부위로 들어가 생식기를 감싼 다음, 하복부를 지나서 위(胃) 양쪽으로 올라가 간에 속하고 담에 낙한다. 또 다시 횡경막을 지나 옆구리에 퍼지고, 목구멍의 뒤쪽을 따라 올라가 비인부(鼻咽部)로 들어간 후, 목계(目系)로 이어지고 이마로 나와서 정수리로 올라가 독맥과 만난다.

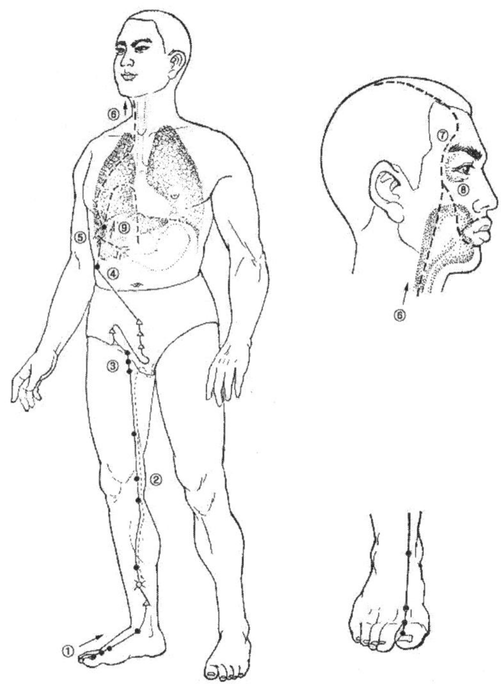

목계(目系)에서 갈라진 지맥은 뺨으로 내려가 입술을 감싼다.

간에서 갈라진 지맥은 횡경막을 지나 상행하여 폐로 들어가 수태음폐경과 만난다.

족궐음간경은 엄지발가락에서 시작하여 옆구리에 이르는데, 좌우에 각 14개의 경혈이 분포한다.

제3절 기경팔맥(奇經八脈)

기경팔맥은 십이경맥을 제외한 8갈래 경맥으로서, 독맥·임맥·충맥·대맥·음교맥·양교맥·양유맥·음유맥을 포괄한다.

기경팔맥에 관한 내용은《내경》각 편에 산재되어 있는데, "기경팔맥"이란 명칭은《난경》에서 비롯되었다. 왜 이들 8갈래의 경맥을 "기경(奇經)"이라 하는가?《난경집주(難經集注)·이십칠난》에서 "양씨가 이르길 '奇란 다르다는 말이다. 이는 이 여덟 갈래의 맥이 십이경맥에 구속되지 않고 별도의 통로로 운행하여 정경(正經)과 다르므로 기혈(奇經)이라 한다'고 하였고, ……우서(虞庶)가 이르길 '기(奇)의 음은 기(基)이다. 기(奇)는 기울어지다 이고, 기(奇)는 우수리로서 짝이 없다는 뜻이다. 이 여덟 갈래의 맥은 정경의 음양에 얽매이지 않고 표리의 배합이 없으며, 별도의 통로로 운행하므로 기경이라 한다'고 했다."고 하였다. 이들 두 사람의 주석은 비록 "기(奇)"의 의미와는 다르지만, 모두 이 여덟 갈래의 맥이 십이정경과 다름을 제시하였다.

기경(奇經)과 정경(正經)의 차이점은 분포와 작용에 있다. 기경의 분포는 십이정경처럼 규칙적이지 않고 오장육부와 직접적인 낙속(絡屬) 관계가 없으며(독맥만 신에 속함), 서로 표리 관계를 이루지도 않는다. 그 작용에 대해《성제총록》에서는 "인체의 기혈은 항상 십이경맥으로 운행하는데, 각 경맥에 가득차면 기경으로 유입된다."고 하였다.

기경팔맥은 십이경맥 사이를 종횡으로 교차하므로 아래의 세 가지 작용을 한다.

① 십이경맥 사이의 관계를 더욱 밀접하게 한다. 예컨대 양유맥은 모든 양경을 조합하고, 음유맥은 모든 음경을 조합하며, 대맥은《기경팔맥고·팔맥총론》에서 "마치 허리띠와 같아서 모든 맥을 묶어 준다."고 한 것처럼 요복부의 경맥을 소통시킨다. 충맥은《영추·순역비수》에서 말한 것처럼 여러 양경으로 들어가 정기를 공급하고, 독맥은 전신의 양경을 통괄하며, 임맥은 전신의 음경을 총괄한다.

② 십이경의 기혈을 조절한다. 십이경맥의 기혈이 가득차면 기경팔맥으로 흘러 들어가 저장된다. 예를 들면《난경·이십팔난》에서 "이는 성인(聖人)이 도랑을 설계하여 만든 것에 비유될 수 있다. 도랑이 가득차서 넘치면 깊은 호수로 흘러 들어가는데, 성인이라도 물의 범람을 막을 수 없기 때문이다. 인체의 경맥에 기혈이 가득차면 기경팔맥으로 들어가 순환

에 참여하지 않는다."고 하였다.

③ 간·신 등의 장(臟) 및 여자포·뇌·수(髓) 등의 기항지부(奇恒之腑)와 관계가 밀접하여 생리적·병리적으로 모두 일정하게 연계된다.

一. 독맥(督脈)

1. 순행 부위

생식기〔胞中〕 속에서 시작하여 회음부로 나온 다음, 척추 안쪽을 따라 올라가 목 뒤의 풍부혈에서 두개골 속으로 들어가 뇌에 낙한다. 동시에 뒷목 부위에서 두부 정중선을 따라 두정·이마·코·윗입술을 지나 윗입술의 소대와 잇몸이 연결된 은교혈에 이른다.

다른 한 갈래는 척추 안쪽에서 갈라져 나와 신에 속한다.

또 다른 한 갈래는 하복부 안쪽에서 곧바로 올라가 배꼽의 중앙을 관통하고, 계속 올라가 심을 관통하여 목 부위에 이른 다음, 다시 올라가 아래턱 부위에 이르러 입술을 돌아 양쪽 눈 아래의 중앙에 이른다.

2. 기본 기능

1. 양맥의 바다〔海〕이다 : 《난경·이십팔난》의 여광(呂廣) 주에서 "독맥은 양맥의 바다와 같다."고 하였다. "독(督)"은 총괄하다는 뜻이다. 독맥은 등 부위로 순행하는데, 등은 양에 속한다. "양맥의 바다."란 독맥에 모든 양경의 맥기를 통솔·총괄하는 작용이 있음을 말한다. 이는 독맥이 족태양경과 백회·뇌호·도도혈에서 만나고, 수족 삼양경과 대추혈에서 만나며, 양유맥과 풍부·아문혈에서 만나고(이상은 모두 《침구갑을경》에 근거한 것임), 대맥은 십사추〔제2요추〕에서 나오므로 독맥은 모든 양경과 연계된다는 것이다.

2. 뇌·척수 및 신(腎)과 밀접한 관계가 있다 : 독맥은 척추 안쪽을 순행하여 뇌에 낙하므로 뇌 및 척수와 밀접한 관계가 있다. 《소문·골공론》에서 "독맥이 병들면 척추가 강직되어 뒤로 젖혀진다."고 하였고, 《난경·이십구난》에서는 "독맥이 병들면 척추가 강직되고

혼궐이 발생한다."고 하였다. 척추강직과 혼궐은 척수와 뇌의 병변인데, 《소문》과 《난경》 모두 이를 독맥에 귀속시켰으므로 독맥이 뇌·척수와 밀접한 관계가 있음을 설명한다.

독맥은 또한 신에 속하므로 신장과도 밀접한 관계가 있다. 신은 선천의 근본으로서 생식을 주관한다. 독맥은 "생식기〔胞中〕"에서 시작되어 신에 속하므로 역대 의가들은 생식기능장애 질환을 치료할 때 독맥을 보하는 방법을 상용하였다.

二. 임맥(任脈)

1. 순행 부위

생식기〔胞中〕 속에서 시작하여 하부의 회음부로 나온 다음, 음부를 지나 복부와 흉부의 정중선을 따라 올라가 인후부에 도달한 후, 다시 아래턱 부위로 올라가 입술 주위를 돌고 뺨을 따라 갈라져 각기 눈자위 아래에 이른다.

한 갈래는 포중에서 나와 몸의 뒤쪽으로 순행하여 충맥과 함께 척추 안쪽으로 들어 간다.

2. 기본 기능

1. 음맥의 바다〔海〕이다 : 《침구갑을경·권3》에 따르면 임맥은 족삼음경과 중극·관원혈에서 만나고, 족궐음경과 곡골혈에서 만나며, 족태음경과 하완혈에서 만나고, 수태음경과 상완혈에서 만나며, 음유맥과 염천·천돌혈에서 만난다. 임맥은 수족 삼음경 및 음유맥과 만나므로 원대의 활수는 《십사경발휘》에서 "음맥의 바다라고 한 것 역시 인체의 맥락이 모든 음분으로 두루 흘러 물에 비유한 것이며, 임맥은 통괄하여 맡는다는 뜻이므로 음맥의 바다라고 하였다."고 하였다. 다시 말하면 전신의 음맥은 모두 임맥에서 만나 마치 강물이 바다에서 만나는 것과 같으므로 "음맥의 바다."라고 한다. 이로 볼 때 임맥은 전신의 음맥 중에서 매우 중요함을 알 수 있다.

임맥은 음맥의 바다이고, 독맥은 양맥의 바다로서 두 맥은 모두 생식기 속에서 시작하여 회음에서 만나므로 밀접한 관계가 있다. 활수는 《십사경발휘》에서 "임맥과 독맥은 하나에서 근원하여 둘로 갈라진 것인데, 하나는 인체의 앞쪽에서 운행하고, 하나는 인체의 뒤쪽에서 운행한다. 인체에 임맥과 독맥이 있는 것은 마치 천지에 자오〔남북〕가 있는 것과 같다."고 하였다. 임맥과 독맥은 인체의 상반되는 양면에 존재하여 인체의 음과 양에 중요한 작용을 하며, 또한 하나에서 근원하고 서로 관통하므로 청대의 진사탁(陳士鐸)은 《석실비록(石室秘錄)》에서 "두 경의 병은 각기 다르지만 치료 방법은 실제로 같다. 대저 육경의 맥락은 원래 서로 관통한다. 임맥의 병인 산가(疝瘕)를 치료하면 독맥의 병인 유뇨·척추강직도 치유된다. 이 두 맥은 포태의 주맥이므로 이것이 없으면 여자는 임신하지 못하고, 남자는 발기하여 사정하기 어렵다. 이들 맥은 보해야지 절대 사해서는 안 된다. 독맥을 보하면 음경이 장대해지고 양기가 왕성해지지만 사하면 음경이 위축되고 양기가 쇠약해진다. 임맥을 보하면 자궁이 따뜻해져 임신할 수 있지만, 사하면 자궁이 차가워져 임신하기 어려워진다."고 하였다.

결론적으로 임맥과 독맥은 나누면 음양으로 구분되지만 합치면 하나가 되어 틈이 없어진다. 또한 독맥은 신에 속하고, 임맥은 독맥과 통하며, 임맥은 신과 통한다.

2. 포태(胞胎)를 주관한다 : 《난경집주·이십팔난》에서 "양씨가 이르길 '임(任)이란 임(妊)으로서, 이는 사람이 태어나고 자라는 근본이다'라고 했다."고 하였는데, 우서(虞庶)는 양씨의 이 설이 《소문》에서 근거한 것이라 여겼다. 왜냐하면 《소문·상고천진론》에서 "여자는……14세가 되면 천계가 이르고 임맥이 통하며 태충맥이 성해져 월경이 때에 따라 이르므로 자식을 가질 수 있다. ……49세가 되면 임맥이 공허해지고 태충맥이 쇠약해지며 천계가 고갈되고 월경이 통하지 않으므로 형체가 무너져 자식을 가질 수 없다."고 하였다. 이는 임맥과 충맥이 모두 생식기〔胞中〕에서 시작하여 척추 안쪽을 따라 상행하는 경락의 바다임을 설명한다. 충맥과 임맥의 기혈이 왕성하여 소통·조절되야만 그 혈이 하부의 포궁으로 흘러 들어가 월경으로 배출되거나 배태를 길러 임신이 되게 한다. 만약 충맥과 임맥이 쇠약하여 잘 소통되지 않아 그 혈이 하부의 포궁으로 들어가지 못하면 월경이 끊어지고 자식을 가질 수 없다. 충맥과 임맥이 왕성하려면 반드시 "천계"의 촉진작용이 있어야 한다. 이러한 천계는 모두 신 중의 정기에 의해 생성된다. 따라서 신 중의 정기는 월경과 생육능력의 근본이 된다. 신기가 성하면 천계가 생성되어 충맥과 임맥의 기혈이 왕성해지고 잘 통하게 된다. 이로써 두 맥의 혈이 하부의 포궁으로 흘러 들어가면 여자가 월경을 하여 임신 능력을 갖게 된다. 따라서 《의종금감·부과심법요결》에서 "여자가 임신하지 못하는 까닭은 충맥과 임맥이 손상되었기 때문이다. ……만약 세 가지 원인의 사기가 충·임맥을 손상시키면 월결불순·적백대하·경루(經漏)·붕루 등의 병이 발생한다."고 하였다. 따라서 한의학에서 월경질환과 여성불임을 치료할 때는 모두 충·임맥을 다스리는 것을 우선으로 한다.

三. 충맥(衝脈)

1. 순행 부위

생식기〔胞中〕에서 시작하여 회음부의 뒷면으로 나온 다음 기가(氣街) 부위로 들어간다. 족소음경과 함께 배꼽의 양쪽을 따라 올라가 가슴 속에 분포한 다음, 다시 올라가 목구멍을 지나 입술을 돌아 눈자위의 아래쪽에 이른다.

또 한 갈래는 신의 하부에서 시작하여 내려가 기가(氣街) 부위에서 체표의 얕은 부위로 나온 다음, 다시 대퇴부 안쪽을 따라 오금으로 들어가며, 경골의 안쪽 가장자리를 따라 내려가 발바닥에 이른다. 다른 갈래는 내과(內踝) 뒤쪽에서 갈라져 나와 앞으로 온 다음, 발등으로 비스듬히 들어가 엄지발가락으로 들어간다.

또 다른 한 갈래는 가슴속에서 나와 뒤쪽으로 운행하여 독맥과 통한 다음 척추 안쪽을 따라 위로 올라간다.

2. 기본 기능

1. "충(衝)"은 요충·중요한 길목이란 뜻이다. 《난경집주·이십팔난》의 충맥 조항에 대한 양주(楊注)에서 "충(衝)이란 통하다는 뜻이다. 이 맥은 아래로 발에 이르고 위로 머리에 이르러 십이경맥의 기혈을 받으므로 '충'이라 한다."고 하였다. 충맥에 십이경의 기혈을 받는 기능이 있음을 제시한 것은 바로 《영추·순역비수》에서 충맥을 "오장육부의 바다."라고 한 것과 《영추·동수》에서 충맥을 "십이경맥의 바다."라고 한 것에 대해 주해한 것이다. 이는 곧 충맥이 위로는 머리에 이르고, 아래로는 발에 이르러 전신을 관통하며, 또한 상행하는 맥은 항상(頏顙) 부위로 나와 여러 양경으로 들어가고, 하행하는 맥은 족소음신경과 함께 삼음경으로 들어가므로 십이경맥과 오장육부의 기혈을 조절하고 받아들이는 "십이경맥의 바다."·"오장육부의 바다."가 된다는 것이다.

2. 《영추·해론》에서 "인체에는 수해·혈해·기해·수곡의 해가 있는데, 이들 네 가지는 (자연계의) 사해와 상응한다."[24]고 하였다. 단 그 아래 문장에 이들 사해의 "음양·표리 및

형수혈(滎輸穴)의 소재"를 확정하였는데, "혈해"에 관한 내용은 없고 "충맥은 십이경의 바다이다."라는 말만 있다. 그 아래 글에서 "사해의 순역"을 말할 때에도 "혈해"는 있지만 "십이경의 바다."는 없다. 이로 볼 때 충맥이 십이경의 바다이자 혈해임을 알 수 있다. 충맥은 혈해로서 생식기에서 시작되므로 여성의 월경은 충맥과 밀접한 관계가 있다. 예를 들면 《소문·상고천진론》에서 "여자는 ……14세가 되면 천계가 이르고 임맥이 통하며 태충맥이 성해져 월경이 때에 따라 이르므로 자식을 가질 수 있다. ……49세가 되면 임맥이 공허해지고 태충맥이 쇠약해지며 천계가 고갈되고 월경이 통하지 않으므로 형체가 무너져 자식을 가질 수 없다."[25]고 하였다. 이는 곧 부녀자의 월경과 임신이 충맥과 밀접한 관계가 있음을 설명한다.

四. 대맥(帶脈)

1. 순행 부위

계협(季脇)에서 시작하여 대맥혈로 비스듬히 운행한 다음 요부(腰部)를 가로로 돈다. 복면(腹面)의 대맥은 소복부까지 이어진다.

2. 기본 기능

대맥은 허리를 한 바퀴 돌아 운행하므로 마치 허리띠와 같다. 따라서 대맥에는 주로 세로로 운행하는 각종 맥을 묶어 주는 기능이 있다. 대맥은 "14추[제2요추]"에서 시작하므로 족삼음경과 족삼양경은 모두 대맥의 제약을 받는다.

五. 음교맥(陰蹺脈)·양교맥(陽蹺脈)

24) 人有髓海, 有血海, 有氣海, 有水穀之海, 凡此四者, 以應四海也.

25) 女子……二七而天癸至, 任脈通, 太衝脈盛, 月事以時下, 故有子. ……七七, 任脈虛, 太衝脈衰少, 天癸竭, 地道不通, 故形壞而無子也.

1. 순행 부위

좌우 대칭을 이루는 음교맥과 양교맥은 모두 복사뼈 아래쪽에서 시작한다.

음교맥은 내과(內踝) 아래쪽의 조해혈에서 갈라져 나와 내과 뒤쪽을 따라 하지 안쪽으로 직상(直上)하여 전음부를 지난 후 복부와 흉부를 따라 결분으로 들어간다. 다시 인영혈의 앞쪽으로 나와 코의 측면을 지나 눈의 안쪽 모서리에 이르러 수족 태양경 및 양교맥과 만난다.

양교맥은 외과(外踝) 아래쪽의 신맥혈에서 갈라져 나와 외과 뒤쪽을 따라 복부로 올라간 다음, 흉부의 뒤쪽 외측을 따라 순행하여 어깨와 앞목의 외측을 지나 구각의 양쪽으로 올라간다. 여기서 다시 눈의 안쪽 모서리에 이르러 수족 태양경·음교맥과 만난 다음, 다시 헤어라인으로 들어갔다가 내려와 귀 뒤쪽에 이르고 목 뒤쪽에서 족소양담경과 만난다.

2. 기본 기능

《난경집주·이십팔난》의 양교맥 주에서 "양씨가 이르길 '교(蹺)'란 민첩하다는 뜻이다."라고 하였는데, 교맥의 주요 기능은 다음과 같다.

1. 사지관절의 운동을 주관한다 : 교맥은 하지의 내외측에서 나와 두면부로 올라가며, 음양의 기를 소통시키고 사지 근육의 운동을 조절하는 기능을 하는데, 주로 하지가 민첩하게 움직이도록 한다.

2. 눈꺼풀의 개합을 주관한다 : 음교맥과 양교맥은 눈의 안쪽 모서리에서 만난 다음, 뇌로 들어가므로 교맥은 눈을 자양하고 눈꺼풀이 열고 닫히는 것을 주관한다.

六. 음유맥(陰維脈)·양유맥(陽維脈)

1. 순행 부위

음유맥(陰維脈)은 정강이 안쪽의 족삼음경이 만나는 곳에서 시작하여, 하지의 내측을 따라 올라가 복부에 도달한 다음, 족태음비경과 함께 협부로 올라가 족궐음간경과 만나고 다시 인후부로 올라가 임맥과 만난다.

양유맥(陽維脈)은 외과의 아래쪽에서 시작하여 족소양담경과 함께 하지의 외측을 따라 올라간다. 몸통의 뒤쪽 외측을 지나 겨드랑이 뒤쪽에서 어깨로 올라가며, 목의 앞쪽과 귀 뒤쪽을 지나서 앞쪽으로 나와 이마에 이른 다음, 머리의 옆쪽 및 뒷목에 분포하며 독맥과 만난다.

2. 기본 기능

양유(維脈)의 "유(維)"는 "얽어매다."·"이어주다."는 뜻이다. 양유맥은 전신의 양경을 이어주고, 음유맥은 전신의 음경을 이어주는 작용을 한다. 정상적인 상황에서 음유맥과 양유맥은 서로 연결되어 기혈의 성쇠를 조절하는 작용을 한다. 단 그 순환에는 관여하지 않는다.

제4절 경별·경락·경근·피부

一. 경별(經別)

경별(經別)은 경맥에서 갈라져 나온 지맥(支脈)이다. 십이경별은 십이경맥에서 갈라져 나와 흉부·복부 및 두부를 순행하는 중요한 지맥이다.

《영추·경별》은 십이경별을 기록한 최초의 문헌이다. 「경별」편에 따르면 십이경별의 분포 특징은 다음과 같다. 십이경맥의 사지 부분(주로 팔꿈치와 무릎 이상)으로부터 갈라져 나와〔**離**〕 체강의 깊숙한 부위로 들어간 다음〔**入**〕, 체표 부위로 나와〔**出**〕 두면부로 올라가서 음경의 경별이 양경의 경별과 합쳐진 후 각기 육양경맥으로 주입된다〔**合**〕. 따라서 십이경별의 순행(분포) 특징은 "이(離)·합(合)·출(出)·입(入)"으로 개괄할 수 있다. 한 쌍의 표리를 이루는 경별은 하나의 "합(合)"을 이루므로 십이경별은 모두 "육합(六合)"으로 구성된다.

1. 생리기능

십이경별은 십이경맥에서 갈라져 나온 중요한 지맥으로서, 십이경맥이 순행하지 않는 몇몇 기관과 형체 부위로 순행하므로 생리·병리 및 치료 등의 방면에서 모두 특정한 작용을 한다.

1. 십이경맥 중에서 표리를 이루는 두 경맥의 내재적인 연계를 강화한다 : 십이경별은 체강으로 들어간 후 표리를 이루는 두 경맥의 경별이 함께 운행하여 서로 표리를 이루는 장부를 지나 체표 부위로 나온 다음, 음경의 경별은 양경의 경별과 합쳐져 체표의 양경으로 주입된다. 십이경별은 이처럼 십이경맥 중에서 서로 표리를 이루는 두 경맥의 연계를 강화한다.

2. 체표와 체내, 사지와 몸통의 구심성(求心性) 연계를 강화한다 : 십이경별은 일반적으로 모두 십이경맥의 사지 부분에서 갈라져 나와 체내에 들어간 후 심을 향해 순행하는데, 이는 경락의 연계를 확대하고 외부로부터 내부로의 정보 전달을 확대하는 중요한 작용을 한다.

3. 두면부에서 십이경맥의 연계를 강화한다 : 십이경맥 가운데 두면부로 순행하는 것은 주로 여섯 양경이다. 십이경별에서는 여섯 양경의 경별이 두면부로 순행할 뿐만 아니라, 여섯 음경의 경별 역시 두부에 이른다. 족삼음경의 경별은 양경의 경별과 합쳐진 후 두부에 이르고, 수삼음경의 경별은 모두 목구멍을 지나는데, 그 중 수소음경별은 얼굴로 나온 후 수태양경과 눈의 안쪽 모서리에서 합쳐지고, 수궐음경별은 귀 뒤로 나온 후 수소양경과 유양돌기 아래에서 합쳐지며, 수태음경별은 목구멍을 따라 다시 수양명경별과 합쳐진다. 이처럼 두면부에 십이경맥의 연계를 강화할 뿐만 아니라, "12경맥 365락의 기혈은 모두 얼굴로 올라가 공규로 들어간다."는 이론의 토대를 마련하였다.

4. 십이경맥의 주치 범위를 확대시켰다 : 십이경별의 분포는 십이경맥이 이르지 못하는 부위를 보완하므로 경락 혈위의 주치 범위를 확대시켰다. 예컨대 족태양경맥은 항문에 도달하지 않지만, 족태양경의 경별은 항문으로 들어가므로 족태양경의 승산·승근혈을 취하여 항문 질병을 치료한다.

5. 족삼음·족삼양경맥과 심장의 연계를 강화한다 : 족삼음·족삼양경별은 복부·흉부를 지나면서 복강에 있는 장부의 표리 관계를 강화할 뿐만 아니라, 흉강에 있는 심장으로 이어진다. 그러므로 십이경별은 복강 속의 장부와 심장의 생리·병리적 연결을 분석할 때 중요한 의미를 갖는다. 이밖에도 "심장은 오장육부의 대주"라는 이론에 대해서도 어느 정도 근거를 제공한다.

2. 순행노선

십이경별의 순행노선은《영추 · 경별》에 기재되어 있는데, 후세에 경별을 논할 때는 모두 이를 근본으로 삼았다.

1) 족태양 · 족소음경별(一合)

족태양경별 : 오금 부위의 족태양경맥에서 갈라져 나오는데, 그 중 한 지맥은 저골(骶骨) 아래 5촌 부위에서 별도로 운행하여 항문으로 들어간 후, 상행하여 방광에 속하고 확산되어 신장에 낙하며, 척추 양쪽의 근육을 따라 심장으로 올라가 심장 속에 퍼진다. 직행하는 지맥은 척추 양쪽의 근육을 따라 계속 올라가 뒷목 부위로 나오며, 맥기는 족태양 본경으로 흘러 들어간다.

족소음경별 : 오금 부위의 족소음경맥에서 갈라져 나와 족태양경별과 함께 신에 이른다. 14추(제2요추)에서 갈라져 나와 대맥에 귀속된다. 직행하는 지맥은 계속 올라가 혀뿌리로 이어졌다가 다시 뒷목 부위로 나오며, 맥기는 족태양경의 경별로 흘러 들어간다.

2) 족소양 · 족궐음경별(二合)

족소양경별 : 대퇴부 외측의 족소양경맥에서 갈라져 나와 대퇴부 앞쪽을 돌아 음모 부위로 들어간 다음, 족궐음경별과 만난다. 다시 상행하여 계협 사이로 들어간 후 흉강 안쪽을 따라 순행하여 담에 귀속되고 간장까지 올라간다. 심장을 지나 식도 양측으로 상행하여 입 양쪽으로 나와 얼굴에 퍼지며, 목계에 이어져 눈초리 부위에서 맥기는 족소양경으로 흘러 들어간다.

족궐음경별 :발등의 족궐음경맥에서 갈라져 나와 음모 부위로 올라간 다음, 족소양경별과 만난 후 함께 순행한다.

3) 족양명 · 족태음경별(三合)

족양명경별 :대퇴부 앞쪽의 족양명경맥에서 갈라져 나와 복강 속으로 들어간 후 위(胃)에 귀속되고 비장에 퍼진 다음, 올라가 심장을 지나 식도를 따라 구강으로 나온다. 비근(鼻根) 및 안광(眼眶) 아래쪽으로 올라갔다가 다시 목계에 이어져 맥기는 족양명 본경으로 흘

러 들어간다.

족태음경별 :대퇴부 안쪽의 족태음경맥에서 갈라져 나와 대퇴부 앞쪽에 이르고, 족양명경별과 만난 후 올라가 인후에 이어지며, 혓뿌리를 관통한다.

4) 수태양 · 수소음경별(四合)

수태양경별 :견관절 부위의 수태양경맥에서 갈라져 나와 겨드랑이로 들어간 다음, 심장으로 주행하여 소장에 이어진다.

수소음경별 :겨드랑이 양륵간에 있는 수소음경맥에서 갈라져 나와 흉강으로 들어간 다음, 심장에 귀속된다. 다시 위로 올라가 목구멍을 지나 얼굴로 나오며, 눈의 안쪽 모서리에서 수태양경과 합쳐진다.

5) 수소양 · 수궐음경별(五合)

수소양경별 :두항부(頭項部)의 수소양경맥에서 갈라져 나와 하행하여 쇄골상와로 들어가며, 상 · 중 · 하초를 지나서 흉중에 분포한다.

수궐음경별 :겨드랑이 아래 3촌 부위에 있는 수궐음경맥에서 갈라져 나와 흉강으로 들어간 다음, 각기 상 · 중 · 하초에 귀속된다. 다시 위로 올라가 목구멍을 순행하여 귀 뒤쪽으로 나오며, 유양돌기 아래에서 수소양경과 만난다.

6) 수양명 · 수태음경별(六合)

수양명경별 :견우혈 부위의 수양명경맥에서 갈라져 나와 목 뒤쪽의 주골(柱骨)로 들어간다. 하행하는 지맥은 대장으로 주행하여 폐에 귀속되고, 상행하는 지맥은 목구멍을 순행하여 쇄골상와로 나오며, 맥기는 수양명 본경에 귀속된다.

수태음경별 :연액혈 부위의 수태음경맥에서 갈라져 나와 수소음경별의 앞쪽을 지나 흉강으로 들어간다. 여기서 다시 폐장으로 주행하여 대장에 분포하며, 상행하여 쇄골상와로 나온 후 목구멍을 순행하여 수양명경맥과 합쳐진다.

십이경별은 음경의 경별이건 양경의 경별이건 간에 본경의 경맥에서 갈라져 나와 마지막에는 여섯 양경에 귀속되며, 양경의 경맥과 합류하여 경별의 "육합(六合)" 관계를 형성한다.

二. 별락(別絡)

별락(別絡) 또한 경맥에서 갈라져 나온 지맥으로서, 대부분 체표에 분포한다. 《영추·경맥》에서는 십오별락의 순행 부위와 증후를 상세히 기술하고 있다. 십이경맥에 각기 하나의 별락이 있고, 임맥과 독맥에도 각기 하나의 별락이 있으며, 여기에 비의 대락이 더해져 "십오별락(十五別絡)"을 이룬다.

십오별락 중에서 십이경맥의 별락은 모두 사지의 팔꿈치와 무릎 이하에서 분출되는데, 서로 표리를 이루는 두 경맥의 별락은 서로 이어져 십이경맥 중 표리를 이루는 두 경맥의 체표에서의 연계를 강화한다. 임맥의 별락은 복면(腹面)에 분포하고, 독맥의 별락은 등에 분포하며, 비의 대락은 몸통의 측면에 분포하여 인체의 앞뒤·측면의 연계를 강화한다. 이밖에도 여기에 위의 대락을 더하여 "십육별락(十六別絡)"이라고 하기도 한다.

별락은 낙맥 중에서 비교적 중요한 부분으로서, 전신에 무수히 분포되어 있는 가는 낙맥을 주도하는 작용을 한다. 별락에서 갈라져 나온 가늘고 작은 낙맥을 "손락(孫絡)"이라 하며, 피부 표면에 분포하는 낙맥을 "부락(浮絡)"이라 한다.

1. 생리기능

1) 십이경맥 중 표리를 이루는 두 경맥의 연계를 강화한다

십이경맥의 별락은 모두 사지의 팔꿈치 및 무릎 이하의 부위에 있는데, 음경의 별락은 표리를 이루는 양경으로 주행하고, 양경의 별락은 표리를 이루는 음경으로 주행하여 십이경맥 중 표리를 이루는 두 경맥의 체표에서의 연계를 강화한다. 경별과 별락은 모두 경맥에서 갈라져 나온 중요한 지맥으로서 모두 표리를 이루는 두 경맥의 연계 작용을 강화한다. 단 경별(經別)은 주로 체내 부위에 분포하고 별락은 주로 체표 부위에 분포한다. 별락 중에서도 흉복강으로 들어가 내장과 연계되는 것도 있지만 경별처럼 표리를 이루는 장부를 이어주지는 못한다. 경별은 소속된 경혈도 없고 주관하는 병증도 없는 반면, 별락은 하나의 별락에 하나의 낙혈이 있고 주관하는 병증이 있다.

2) 별락은 기타 낙맥을 통솔하는 작용을 한다

십이경맥의 "낙혈(絡穴)" 부위는 각 경맥에서 갈라져 나온 별락의 맥기가 모이는 점이다. 임맥의 별락은 복부에 분포하여 복부에 있는 음경의 낙맥을 통솔하는 작용을 한다. 독맥의 별락은 등 부위에 분포하고 비의 대락은 흉협부에 산포되어 인체 전후·측면의 통일적인 연계를 강화한다.

3) 기혈의 운행을 도와 전신에 영양을 공급한다

별락에서 갈라져 나온 크고 작은 손락·부락은 그물 모양으로 전신에 퍼져 전신의 조직과 광범위한 접촉면을 공유한다. 이로써 경맥에서 순행하는 기혈이 별락·손락·부락을 지나면서 인체 각 조직 속으로 스며들어 인체에 충분한 영양을 공급하게 된다.

2. 분포 부위

십오별락은 인체의 일정한 부위에서 순행한다. 그 중 십이경맥의 별락은 사지의 팔꿈치·무릎 이하에서 갈라져 나오며, 표리를 이루는 두 경맥의 별락은 서로 연결된다. 임맥의 별락은 복부에 분포하고, 독맥의 별락은 등 부위에 분포하며, 비의 대락은 몸의 측면에 분포하는데, 구체적인 분포 부위는 아래와 같다.

1) 수태음의 별락

열결혈에서 갈라져 나와 팔목 관절의 상부에서 시작하고, 팔목 관절 0.5촌 뒤쪽에서 수양명경으로 주행한다. 그 지맥은 수태음경과 함께 손바닥으로 직행하여 엄지 둔덕에 퍼진다.

2) 수소음의 별락

통리혈에서 갈라져 나와 팔목 1촌 뒤쪽에서 수태양경으로 주행하고, 그 지맥은 팔목 1.5촌 뒤쪽에서 별도로 운행하여 본경을 따라 심중으로 들어간 다음, 올라가 혀뿌리에 이어지고 목계에 귀속된다.

3) 수궐음의 별락

내관혈에서 갈라져 나와 팔목 2촌 뒤쪽에서 양근(兩筋) 사이로 나오고, 본경을 따라 올라가 심포와 심계에 이어진다.

4) 수태양의 별락

지정혈에서 갈라져 나와 팔목 5촌 뒤쪽에서 내부로 순행하여 수소음경으로 들어간다. 그 지맥은 올라가 팔꿈치를 지나 견우 부위에 그물처럼 이어진다.

5) 수양명의 별락

편력혈에서 갈라져 나와 팔목 3촌 뒤쪽에서 수태음경으로 주행한다. 그 지맥은 올라가 비박(臂膊)을 순행하여 견우를 지난 후 하합각(下頜角)으로 올라가 치아에 퍼진다. 또 다른 지맥은 귓속으로 들어가 종맥(宗脈)과 만난다.

6) 수소양의 별락

외관혈에서 갈라져 나와 팔목 2촌 뒤쪽에서 비박 외측을 돌아 순행한 후 가슴속으로 들어가 수궐음경과 만난다.

7) 족태양의 별락

비양혈에서 갈라져 나와 외과 위쪽 7촌 부위에서 족소음경으로 주행한다.

8) 족소양의 별락

광명혈에서 갈라져 나와 외과 위쪽 5촌 부위에서 족궐음경으로 주행하며, 하행하여 발등에 이어진다.

9) 족양명의 별락

풍륭혈에서 갈라져 나와 외과 위쪽 8촌 부위에서 족태음경으로 주행한다. 그 지맥은 경골의 외측 가장자리를 따라 올라가 두정부로 이어지며, 각 경맥의 맥기와 합쳐진 후, 하행하여 인후부로 이어진다.

10) 족태음의 별락

공손혈에서 갈라져 나와 엄지발가락 본절 뒤쪽 1촌 부위에서 족양명경으로 주행한다. 그 지맥은 복강으로 들어가 장위로 이어진다.

11) 족소음의 별락

대종혈에서 갈라져 나와 내과의 뒤쪽에서 발뒤꿈치를 돌아 족태양경으로 주행한다. 그 지맥은 본경과 함께 심포의 하부로 들어간 후, 내려가 요척부(腰脊部)를 관통한다.

12) 족궐음의 별락

여구혈에서 갈라져 나와 내과 위쪽 5촌 부위에서 족소양경으로 주행한다. 그 지맥은 경골을 지나서 고환 부위로 올라간 후 음부에 모인다.

13) 임맥의 별락

구미혈에서 갈라져 나와 흉골의 검상돌기에서 아래로 내려가 복부에 퍼진다.

14) 독맥의 별락

장강혈에서 갈라져 나와 척추 양쪽을 따라 올라가 뒷목에 이르고 두부로 올라가 퍼진다. 하행하는 낙맥은 견갑부에서 시작하여 좌우로 족태양경을 향해 주행한 다음, 척추의 양쪽 근육으로 들어간다.

15) 비의 대락

대포혈에서 갈라져 나와 연액혈 3촌 아래 부위로 나와 흉협부에 퍼진다.

三. 경근(經筋)

경근은 십이경맥의 체계가 전신 근육에까지 이어지는 것으로서, 경맥의 기가 맺히고〔結〕 모이며〔聚〕 흩어지고〔散〕 이어지는〔絡〕 근육이다. 양상선(楊上善)은 《황제내경태소·경근》에서 "십이경근과 십이경맥은 모두 삼음삼양을 받아 수족에서 운행하므로 열둘로 나누어진다. 단 십이경맥은 기혈이 위주가 되므로 안으로는 오장육부를 자양하고 밖으로는 머리와 몸통·사지를 자양한다. 십이경근은 안으로 흉복강 속을 운행하되 오장육부로 들어가지 않는다. 맥에는 경맥·낙맥이 있고, 근에는 대근·소근·막근이 있다. 십이경근이 시작되는 부위는 십이경맥의 유주와 함께 사지말단에서 시작된다."[26]고 하였다. 근육의 기능활동은

26) 十二經筋與十二經脈, 俱稟三陰三陽行于手足, 故分爲十二, 但十二經脈主于氣血, 內營五臟六腑, 外營頭

경락 기혈의 자양에 의해 이루어지며, 아울러 십이경맥의 조절을 받으므로 전신의 근육은 열 두 개의 계통으로 나눌 수 있는데, 이를 "십이경근(十二經筋)"이라 한다.

1. 생리 기능

《소문·위론》에서 "종근은 주로 골격을 묶어 주고 관절의 움직임을 원활하게 한다."[27] 고 한 것처럼 경근은 주로 사지관절에 이어져 골격을 묶어 주고, 관절의 운동을 주관한다. 또한 경근은 골격에 부착될 뿐만 아니라, 몸통과 사지의 얕은 부위에 분포하여 이들을 보호하는 작용도 한다.

2. 분포 부위

경근은 일반적으로 얕은 부위에 분포하는데, 사지말단에서 시작하여 두부와 몸통으로 주행하며, 대부분 관절과 골격 부근에 모인다. 일부는 흉복강으로 들어가지만, 장부에 이어지지는 않는다.

경근은 십이경맥의 체표 순행부위와 기본적으로 일치되어 분포하지만, 순행 방향이 완전히 일치하지는 않는다. 수족삼양의 경근은 지체의 바깥쪽에 분포하고, 수족삼음의 경근은 지체의 안쪽에 분포하며, 일부는 흉곽과 복강으로 들어간다.

1) 족태양경근(足太陽經筋)

새끼발가락에서 시작하여 올라가 외과로 이어지고 비스듬히 올라가 무릎으로 이어진다. 하행하는 지근은 외과를 따라 뒤꿈치로 이어지고, 다시 뒤꿈치로 올라가 오금으로 들어간다. 별도의 지근은 장딴지 외측으로 이어져 오금 안쪽으로 올라간 후 오금 중에 있는 다른 지근과 함께 둔부로 이어져 척추의 양측을 따라 목 부위로 올라간다. 그 지근은 혀뿌리로 이어지며 목에서 직행하는 지근은 침골(枕骨)로 이어졌다가 다시 정수리를 넘은 후 안면으로 내려가 코로 이어진다. 이곳에서 갈라진 지근은 윗 눈꺼풀을 그물처럼 에워싼 후에 내려

身四肢. 十二經筋內行胸腹郭中, 不入五臟六腑. 脈有經脈·絡脈, 筋有大筋·小筋·膜筋. 十二經筋起處與十二經脈流注幷起于四末.

27) 宗筋主束骨而利機關也.

가 광대뼈로 이어진다. 배부의 지근은 겨드랑이 뒤의 바깥쪽에서 견갑골로 이어지고, 다른 지근은 겨드랑이 아래로 들어가 결분으로 나온 다음 귀 뒤쪽의 유양돌기로 이어진다. 또 다른 지근은 결분에서 갈라져 나온 다음, 비스듬히 올라가 광대뼈로 이어진다.

2) 족소양경근(足少陽經筋)

넷째발가락 끝에서 시작하여 올라가 외과로 이어지고, 정강이 바깥쪽을 따라 올라가 무릎 바깥쪽에 이어진다. 그 지근은 별도로 비골 바깥쪽에서 시작하여 넓적다리 바깥쪽으로 올라가는데, 앞쪽으로 올라온 지근은 복토혈 부위로 이어지고, 뒤쪽으로 올라온 지근은 미저골로 이어진다. 직행하는 지근은 올라가 허구리와 계협에 이른 다음, 겨드랑이 앞쪽으로 올라가 양쪽 유방을 끼고 결분으로 이어진다. 넓적다리에서 직행하는 지근은 겨드랑이로 나와 결분을 꿰뚫고 족태양경근의 앞으로 나온 후, 귀 뒤쪽을 따라 액각(額角)으로 올라가 정수리에서 서로 만나며, 아래턱 부위로 내려왔다가 다시 올라가 광대뼈로 이어진다. 여기서 갈라진 지근은 눈 바깥쪽 모서리로 이어져 눈의 바깥쪽을 에워싼다.

3) 족양명경근(足陽明經筋)

둘째・셋째・넷째 발가락에서 시작하여 발등으로 이어졌다가 바깥쪽으로 비스듬히 올라가 비골로 이어지고, 다시 올라가 무릎 외측으로 이어지며, 직상하여 대전자 부위로 이어진 후, 협부를 따라 올라가 척추로 이어진다. 발등에서 곧바로 올라가는 지근은 정강이를 따라 올라가 무릎으로 이어진 후, 비골 부위로 가서 족소양경근과 만난다. (무릎에서) 직행하는 지근은 복토를 거쳐 올라가 대퇴부로 이어진 다음 음부로 모여들고, 다시 올라가 복부에 퍼졌다가 결분로 이어져 앞목 부위로 올라간다. 다시 입 양쪽을 따라 올라가 광대뼈 부위에서 합해지고, 내려가 코로 이어졌다가 다시 올라가 족태양경근과 결합하는데, 족태양경근은 위쪽 눈꺼풀을 둘러싸고 족양명경근은 아랫 눈꺼풀을 둘러싼다. 광대뼈 부위에서 갈라진 지근은 뺨에서 귀 앞쪽으로 이어진다.

4) 족태음경근(足太陰經筋)

엄지발가락의 안쪽 끝에서 시작하여 올라가 내과로 이어진다. 그 직행하는 지근은 경골 내과 부위로 이어져 넓적다리 안쪽을 따라 올라가 대전자 부위로 이어진 후, 음부에 모였다가 복부로 올라가 배꼽 부위로 이어지고 복부 안쪽을 따라 옆구리로 올라가 흉중에서 퍼진다. 안쪽의 지근은 척추에 붙어 있다.

5) 족소음경근(足少陰經筋)

새끼발가락 아래에서 시작하여 족태음경근과 함께 내과 아래로 비스듬히 순행하여 발꿈치로 이어진 후, 족태양경근과 결합하여 올라가 경골 내과 아래쪽으로 이어진다. 이곳에서 족태음경근과 함께 넓적다리 안쪽을 따라 올라가 음부로 이어진 다음, 척추 안쪽의 등골을 끼고 올라가 뒷목 부위에 이르러서 침골로 이어지고, 족태양경근과 합쳐진다.

6) 족궐음경근(足厥陰經筋)

엄지발가락 위쪽에서 시작하여 올라가 내과의 앞쪽으로 이어지고, 다시 경골을 따라 올라가 비골 내과의 하부로 이어지며, 넓적다리 안쪽을 따라 올라가 음부로 이어지고 각 경근에 이어진다.

7) 수태양경근(手太陽經筋)

새끼손가락 위쪽에서 시작하여 손등 외측을 따라 올라가 손목으로 이어지고, 팔 안쪽을 따라 올라가 팔꿈치 안쪽의 예골〔肱骨內上髁〕 뒤쪽으로 이어지며, 겨드랑이 아래로 들어간다. 여기서 갈라진 지근은 별도로 겨드랑이 뒤쪽으로 올라가 견갑을 둘러싸고 앞목 부위를 따라 족태양경근의 앞쪽으로 나온 후 귀 뒤쪽에 있는 유양돌기로 이어진다. 이곳에서 갈라진 지근은 귓속으로 들어가며, 직행하는 지근은 귀 위쪽으로 나와 하행하여 턱에 이어진 후 다시 올라가 눈초리로 이어진다.

8) 수소양경근(手少陽經筋)

넷째손가락 끝에서 시작하여 손목으로 이어지고, 팔을 따라 올라가 팔꿈치에 이어진 다음, 올라가 상완 외측을 돌고 어깨로 올라가 앞목 부위를 지나 수태양경근과 합쳐진다. 그 지근은 하합각으로 들어가 혀뿌리로 이어지고, 또 다른 지근은 협거혈 부위로 올라가 귀 앞쪽을 순행하여 눈초리로 이어진 후, 이마로 올라가 이마의 모서리에 이어진다.

9) 수양명경근(手陽明經筋)

둘째손가락 끝에서 시작하여 손목으로 이어지고, 팔을 따라 올라가 팔꿈치 바깥쪽으로 이어진 다음 상완으로 올라가 견우에 이어진다. 이곳에서 갈라진 지근은 견갑골을 돌아 척부로 이어진다. 견우에서 직행하는 지근은 견우에서 앞목 부위로 올라간다. 이곳에서 갈라진 지근은 뺨으로 올라가 광대뼈로 이어진다. 목 부위에서 직행하는 지근은 올라가 수태양경근의 앞으로 나온 다음, 좌우 이마 모서리로 올라가 두부로 이어지며, 양쪽 턱으로 내려간다.

10) 수태음경근(手太陰經筋)

엄지손가락에서 시작하여 손가락을 따라 올라가 엄지둔덕〔魚際〕 뒤쪽으로 이어지고, 촌구의 외측을 지나서 팔 내측을 따라 올라가 팔꿈치에 이른 다음, 팔 안쪽을 따라 올라가 겨드랑이 아래로 들어가며, 결분으로 나와 어깨앞쪽 우골로 이어진다. 여기서 올라가는 지근은 결분으로 이어지고, 내려가는 지근은 가슴속으로 이어져 흉격에 퍼진 다음 수궐음경근과 흉격에서 합쳐져서 아래로 계협부에 이른다.

11) 수궐음경근(手厥陰經筋)

가운뎃손가락에서 시작하여 수태음경근과 함께 올라가 팔꿈치 안쪽에 이른 후, 팔 안쪽으로 올라가 겨드랑이 아래로 이어지고 옆구리의 앞뒤에 퍼진다. 그 지근은 겨드랑이 속으로 들어가 흉중에 퍼진 다음, 흉격으로 이어진다.

12) 수소음경근(手少陰經筋)

새끼손가락 안쪽에서 시작하여 손목 바깥쪽에 있는 예골에 이르고 올라가 팔꿈치 안쪽으로 이어진 후, 올라가 겨드랑이로 들어가 수태음경근과 만난다. 다시 유방 속으로 들어가 흉중으로 이어지고 흉격을 따라 내려가 배꼽으로 이어진다.

四. 피부(皮部)

1. 개념

피부(皮部)는 체표의 피부를 경락의 분포 부위에 근거하여 구분한 것이다. 《소문·피부론》에서 "皮有分部(피부에는 나누어 속하는 부위가 있다)"·"皮者, 脈之部(피부는 낙맥이 나뉘어 속하는 부위이다)"라고 하였다. 십이경맥 및 그에 속하는 낙맥은 체표에 각기 일정한 분포 범위가 있고 전신의 피부 역시 이와 상응하여 열 두 부분으로 나뉘는데, 이를 “십이피부(十二皮部)”라 한다. 예를 들면 《소문·피부론》에서 “피부에 대해 알려고 하면 경맥을 기준으로 삼아야 하는데, 모든 경맥이 다 그러하다.”[28]·“모든 십이경의 낙맥은 피부에 나뉘어 속한다.”[29]고 하였다. 따라서 피부는 체표에 있는 십이경맥 및 그에 소속된 낙맥의 분포 부위이자, 십이경맥의 기가 퍼져 있는 곳이다.

피부는 십이경맥을 기준으로 체표를 나눈 것으로서, 피부와 경락·낙맥의 차이점은 다음과 같다. 경맥은 선상으로 분포하고 낙맥은 망상(網狀)으로 분포하는 반면, 피부는 “면(面)”에 중점을 둔 구획 분할로서 그 분포 범위는 대체로 해당 경락의 순행 부위에 속하는데 그보다 더 광범위하다.

2. 생리기능

피부는 주로 외사를 막고 병변을 전도하는 작용을 한다. 피부는 인체의 체표에 분포하여 가장 먼저 병사와 접촉하며, 외사가 침입하면 피부와 피부에 분포되어 흐르는 위기(衛氣)가 방어작용을 한다. 피부가 십이경맥에 나뉘어 배속되고, 십이경맥 또한 내부의 장부에 배속되므로 장부·경락의 병리변화는 상응하는 피부에 반영된다. 《소문·피부론》에서 “피부는 낙맥이 나뉘어 속하는 곳이다. 사기가 피부에 침입하면 주리가 열리고, 주리가 열리면 사기가 낙맥으로 들어가 머무는데, 낙맥에 사기가 가득 차면 경맥으로 들어가고, 경맥에 사기가 가득 차면 장부로 들어가 머문다.”[30]고 하였다. 이는 피부·낙맥·경맥·장부가 연계되어 있어 병사가 피부·락맥·경맥·장부의 순서에 따라 점차 깊숙이 들어감을 설명하는데, 이와 같은 연계성 때문에 장부와 경락의 병변이 피부에 반영된다. 예를 들면 《소문·피부론》에서 “낙맥의 색에 청색이 많으면 통증이 있음이고, 흑색이 많으면 비증이며, 황적색이면 열증이고, 백색이 많으면 한증이다.”[31]고 하였다.

부위별로 피부의 색과 형태변화를 관찰하여 장부와 경락의 병리변화를 진단하며, 약물에 열을 가해 피부의 일정한 부위에 문지르거나 붙이고 바르며 뜸을 뜨는 치료법으로써 내장의

28) 欲知皮部以經脈爲紀者, 諸經皆然.

29) 凡十二經絡脈者, 皮之部也.

30) 皮者, 脈之部也. 邪客於皮, 則腠理開, 開則邪入客於絡脈; 絡脈滿, 則注於經脈, 經脈滿, 則入舍於腑臟也.

31) 其色多青則痛, 多黑則痹, 黃赤則熱, 多白則寒.

병리변화를 치료하는 것 등은 모두 진단과 치료에 피부 이론을 적용한 것이다.

제5절 경락의 생리 및 병리적 작용

一. 경락의 생리기능

경락은 기혈이 운행되는 통로로서, 주로 표리·상하를 소통시키고 장부 및 기관을 이어주며, 기혈을 운행하여 장부조직에 영양을 공급하고 감각반응을 전달하며, 인체 각 부분의 기능을 조절한다.

1. 표리·상하를 소통시키고 장부 및 기관을 이어준다

인체는 장부·사지관절·오관구규·피육·맥·근골 등으로 이루어져 있다. 인체는 비록 각기 상이한 생리기능을 가지고 있지만 함께 유기적인 정체 활동을 함으로써 인체 상하·좌우의 협조 통일을 유지하고 하나의 유기적인 정체를 형성한다. 이와 같은 유기적 연계는 주로 경락의 소통과 연계 작용에 의해 이루어진다. 십이경맥 및 그 분지는 종횡으로 교차하여 표리·상하를 이어주고 각기 장부에 속(屬)·락(絡)하며, 기경팔맥은 십이정경(十二正經) 사이를 이어주고, 십이경근·십이피부는 근육과 피부를 이어줌으로써 인체의 각 장부조직과 기관이 유기적으로 이어져 표리·상하로 긴밀히 연계되고 협조하는 통일체를 이루게 한다. 경락은 다음과 같은 네 가지 경로를 통해 전신의 장부조직과 기관을 이어주고 소통시킨다.

1) 장부와 외부의 사지관절을 이어준다

《영추·해론》에서 "십이경맥은 안으로는 장부에 배속되고, 밖으로는 사지관절에 이어진다."고 하였다. 이는 십이경맥이 장부와 체표를 이어주는 통로임을 설명한다. 왜냐하면 십이경맥 중의 각 경맥은 일정한 장부에 속락(屬絡)하며, 그 경맥의 기 또한 근육·피부에 산포되기 때문이다.

2) 장부와 오관구규(五官九竅)를 이어준다

눈·혀·입·코·귀·전음〔생식기〕·후음〔항문〕은 모두 경맥이 순행하는 부위에 있으며, 경맥 또한 안으로 장부에 귀속된다. 이처럼 오관구규와 내장은 경맥을 통해 이어진다. 예를 들면 수소음심경은 심에 속(屬)하고 소장에 낙(絡)하며, 목계(目系)로 이어지고 그 별락은 혀뿌리로 이어진다. 또한 족궐음간경은 간에 속하고 담에 낙하며, 음부를 돌고 목계로 이어진다. 족양명위경은 위에 속하고 비에 낙하며, 입술을 감돌고 코의 양쪽을 지난다. 수태양소장경·수소양삼초경·족소양담경은 모두 귓속으로 들어가고, 족태양방광경의 경별은 항문으로 들어간다.

3) 장부와 장부를 이어 준다

십이경맥은 각기 하나의 장과 하나의 부에 낙하거나 속하여 표리를 이루는 장 혹은 부 사이의 연계를 강화한다. 일부 경맥은 또한 여러 개의 장부와 연결되고, 일부 장부에는 여러 갈래의 경맥이 도달한다. 예를 들면 족궐음간경은 간에 속하고 담에 낙하며 위를 끼고 폐 속으로 들어가며, 족소음신경은 신에 속하고 방광에 낙하며 간을 관통하고 폐를 들어가며 심으로 이어진다. 폐에 도달하는 경맥으로는 폐에 속하는 수태음폐경, 폐에 낙하는 수양명대장경, 폐로 상행하는 수소음심경, 폐의 내부로 들어가는 족소음신경, 폐로 상행하는 족궐음간경이 있다. 여기에 경별이 있어 정경(正經)의 부족함을 보충하는데, 예를 들면 위경·담경·방광경의 경별은 모두 심을 통과한다. 이처럼 경맥을 통해 장부와 장부는 다양하게 연계된다.

4) 경맥과 경맥을 이어준다

십이경맥은 일정한 연접 규율과 유주 순서에 따라 음양표리를 이루면서 서로 이어짐과 동시에 여러 부위에서 교차하고 만나며, 여기에 경별과 별락의 연결이 더해짐으로써 초보적인 연결체계가 형성된다. 십이경맥은 기경팔맥과 종횡으로 교차하고 기경팔맥 자체도 서로 연계되므로 경맥과 경맥 사이가 다양하게 연결된다. 예를 들면 십이정경 중의 수삼양경과 족삼양경은 모두 독맥의 대추혈에서 만나고, 양교맥과 독맥은 풍부혈에서 만나므로 독맥을 "양맥의 바다〔陽脈之海〕"라 한다. 십이정경 중의 족삼음경과 기경팔맥 중의 음유맥·충맥은 모두 임맥에서 만나며, 족삼음경은 또한 위로 수삼음경과 통하므로 임맥을 "음맥의 바다〔陰脈之海〕"라 한다. 충맥은 인체의 앞쪽에서 임맥과 함께 흉부로 올라가고 뒷면에서는 독맥과 통하며, 임맥과 독맥은 십이경맥과 통한다. 더 나아가 충맥의 상행하는 지맥은 목구멍으로 나와 여러 양경으로 들어가고, 하행하는 지맥은 소음경과 함께 삼음경으로 들어가 십이경맥의 기혈을 받아들이므로 충맥을 "십이경맥의 바다〔十二經之海〕"라 한다.

2. 기혈을 운행시키고 장부조직에 영양을 공급한다

기혈은 인체의 생명활동에 필요한 동력이며 원천이다. 따라서 인체의 모든 조직기관은 기혈의 자양을 받아야만 정상적인 생리활동을 유지할 수 있고, 기혈은 경락의 운행을 통해 전신 각부에 퍼진다. 《영추・본장》에서 경락의 작용에 대해 "경맥은 기혈을 운행시킴으로써 인체의 내부와 외부를 영양하고 근골을 자양하며 관절의 활동을 원활하게 한다."[32]고 하였다.

경락은 전신 각부로 기혈을 운행시켜 안으로는 장부로 흘러 들어가게 하고, 밖으로는 주리를 자양토록 하므로 체내의 장부와 체표의 오관구규(五官九竅)・피육근골(皮肉筋骨)이 긴밀하게 배합된다. 또한 기혈은 경락을 통해 전신으로 운반되어 장부 및 조직기관에 영양을 공급하고, 외사에 대항하여 인체를 보호하는 작용을 한다.

3. 감각반응을 전도한다

인체는 유기적 정체로서 자동제어와 조절계통을 가지고 있고, 생명이 존재하는 한 시시각각 정보의 변환과정이 발생하는데, 정보의 변환과정이 아무리 복잡할지라도 정보의 전달은 일반적으로 경락을 통해 이루어진다.

경락계통은 인체의 각 부분에서 정보전달회로를 구성한다. 경락은 사통팔달하는 정보전달회로를 통해 국소의 정보를 전신에 전달하고, 정체적인 정보를 국소에 전달함으로써 정체 혹은 체내의 변화가 외부로 드러나게 한다. 예를 들면 설진(舌診)에서 혀의 신(神)・색(色)・형(形)・태(態) 등을 관찰함으로써 장부의 생리 및 병리변화를 추측할 수 있다. 침을 놓을 때의 "득기(得氣)" 및 "행기(行氣)" 현상은 경락이 감각반응을 전도하는 작용을 나타낸 것이다.

---

32) 經脈者, 所以行血氣而營陰陽, 濡筋骨, 利關節者也.

4. 기능의 평형을 조절한다

경락은 기혈을 운행시키고 인체의 각 부분을 소통시킨다. 그 중에서 십이정경은 음양을 조화롭게 하고, 기경팔맥은 축혈 작용을 함으로써 인체의 기능활동이 상대적 평형을 유지하도록 한다. 인체에 질병이 발생하여 기혈이 조화를 잃고 음양이 지나치게 성하거나 쇠약한 증후가 나타날 경우 침이나 뜸 등의 치료방법을 운용하여 해당 혈에 적절한 자극을 가함으로써 경락의 조절작용을 유도하여 사기를 사하고 정기의 부족을 보충하면 음양의 평형이 회복된다.

실험결과 유관한 경락의 혈에 침을 놓으면 장부기능을 조절하는 작용이 있어 원래 항진하던 것이 억제되고 원래 억제되던 것이 항진된다는 것이 증명되었다.

예를 들면 장순량(張純亮)은 X선 투시를 통해 중완·합곡·곡지·위수·수삼리·승산 등의 혈에 자침하면 경련을 일으킨 위가 즉시 이완되고 열리지 않던 유문이 즉시 열리며, 완만하던 연동운동이 즉시 호전됨을 발견하였다. 장천교(張天皎)는 바륨(Barium) 검사를 사용하여 72명에 대해 77차례의 관찰을 한 결과 족삼리혈에 침을 놓으면 위의 연동운동이 완만해지고 수삼리혈에 침을 놓으면 위의 연동운동이 빨라짐을 발견하였다. 왕소훈(汪紹訓) 등은 218례의 정상인을 상대로 침이 위의 운동기능에 미치는 영향을 관찰하였는데, 그 결과 수삼리혈에 침을 놓은 후에는 주로 위의 연동운동이 증강되고, 족삼리혈에 침을 놓은 후에는 주로 위의 연동운동이 억제되며, 족삼리혈과 중완혈에 침은 놓은 후에는 유문의 개방시간이 빨라지고 위의 연동속도가 조절됨을 발견하였다.

二. 경락의 병리적 작용

락은 정상적인 생리 상황에서 기혈을 운행시키고, 감각반응을 전도하는 작용을 한다. 하지만 병변이 발생한 상황에서는 병사를 전파하고 병변을 반영하는 통로가 된다.

1. 병사(病邪)를 전파하는 통로이다

경락의 기능활동이 정상적이면 기혈의 운행이 원활하여 장부의 기능이 활발해지므로 외사의 침입을 막아 질병의 발생을 방지한다. 반대로 경락의 기능이 실조되면 경기가 소통되지 못하므로 외부에서 사기가 쉽게 침입한다. 《소문·피부론》에서 "사기가 피부에 침입하면 주리가 열리고, 주리가 열리면 사기가 낙맥으로 들어가 머무는데, 낙맥에 사기가 가득 차면 경맥으로 들어가고, 경맥에 사기가 가득 차면 장부로 들어가 머문다."[33]고 하였다.

병리적 상황에서 경락은 외사를 피부 표면에서 오장으로 전파하는 통로 역할을 한다. 사기는 피모 → 손락 → 낙맥 → 경맥 → 오장육부의 순서로 전파된다. 예컨대 외사가 체표에 침입하면 초기에는 발열·오풍한·두신동통(頭身疼痛) 등의 증상이 나타난다. 폐는 피모와 상합하므로 외사가 경맥을 따라 폐로 들어가면 해수·천식·흉민·흉통 등 폐장의 병변이 나타난다. 또한 폐와 대장은 표리를 이루므로 복통·설사 혹은 변비 등 대장의 병변이 나타나기도 한다.

장부와 장부는 경맥을 통해 연결되므로 경락은 어떤 장부의 병변을 다른 장부로 전파하는 통로 역할을 한다. 즉 장부의 병변은 경락을 통해 다른 장부에 영향을 미친다. 예를 들면 족궐음간경은 위의 양측을 순행하고 폐로 들어가므로 간병은 위와 폐에 영향을 미친다. 족소음신경은 폐로 들어가고 심에 이어지므로 신병 또한 폐와 심에 영향을 미친다.

표리를 이루는 음경·양경은 동일한 장부에 낙하거나 속하므로 표리 관계에 있는 장과 부는 병리적으로 서로 영향을 미친다. 예를 들면 심은 소장과 표리 관계에 있으므로 심화(心火)가 소장으로 전이되면 소변이 황적색을 띠거나 혈뇨가 나타난다. 폐는 대장과 표리 관계에 있으므로 폐의 숙강기능이 실조되면 부기(腑氣)가 소통되지 못하여 배변이 순조롭지 못하다. 반대로 대장에 열이 성하면 폐기가 소통되지 않아 가슴이 답답하고 해수·천식이 발생한다.

2. 병변을 반영한다

경락은 외사를 체표에서 체내로 전파하고, 장부의 병변을 다른 장부로 전파하는 통로일 뿐만 아니라, 장부와 체표조직의 병변이 서로 영향을 미치는 역할을 한다. 경락의 감각반응 전도를 통해 장부의 병변은 외부로 반영되어 상응하는 관규(官竅)로 나타난다. 예컨대 간화가 치솟으면 두 눈이 충혈되면서 붓고 아픈 증상이 나타나고, 심화가 치솟으면 혀끝이 붉어지고 아픈 증상이 나타나며, 위열이 지나치게 성하면 잇몸이 붓고 아픈 증상이 나타난다.

---

33) 邪客於皮則腠理開, 開則邪入客於絡脈; 絡脈滿則注於經脈, 經脈滿則入舍於腑臟也.

장부의 병리변화는 경락의 감각반응 전도를 통해, 체표의 상응하는 경락의 순행노선 혹은 특정부위에 반영된다. 《영추・객사》에서 "간에 사기가 있으면 그 병기가 양쪽 겨드랑이 부위에 머문다."34)고 하였으므로 《영추・사기장부병형》에서 "간병이 있으면 양쪽 옆구리가 아프고 소복부가 땅긴다."35)고 하였다. 임상에서 간기의 울결이 양협부와 소복부의 창만동통을 유발하는 까닭은 족궐음간경이 소복부로 이어지고 협륵부에 분포하기 때문이다. 진심통(眞心痛)이 발생하면 심전구(心前區)에 동통이 발생할 뿐만 아니라, 상지 내측의 가장자리까지 그 동통이 파급된다. 이는 수소음심경이 상지내측의 뒤쪽 가장자리를 순행하기 때문이다.

34) 肝有邪, 其氣流于兩腋.

35) 肝病者, 兩脇下痛引少腹.

제8장
병인 · 발병

한의학에서의 병인(病因)이란 인체의 음양실조를 일으키는 각종 원인을 가리키고, 발병이란 발병요인이 인체에 작용하여 질병을 일으키는 것을 말한다.

제1절 병 인

병인이론은 한의학 이론체계의 중요한 구성부분 중 하나이다. 이는 각종 발병요인의 특성과 인체의 조직기능에 미치는 영향 및 발병특징에 대해 연구하는 것을 목적으로 한다. 따라서 병인이론을 파악하는 것은 임상에서 질병의 예방과 치료에 매우 중요한 의의가 있다.

춘추시대 진(秦)나라의 명의인 의화(醫和)는 "음(陰) · 양(陽) · 풍(風) · 우(雨) · 회(晦: 暗) · 명(明)"이 질병을 야기하는 "육기"라는 병인학설을 제시하였다. 그는 "음이 지나치면 한질이 발생하고, 양이 지나치면 열질이 발생하며, 풍이 지나치면 말질〔수족의 병〕이 발생하고, 비가 지나치면 복질이 발생하며, 어둠가 지나치면 혹질〔정신질환〕이 발생하고, 밝음이 지나치면 심질이 발생한다."[1]고 하였다(《좌전 · 소공원년》).

《황제내경》에서는 각종 병인의 발병특징에 근거하여 음과 양으로 귀납하였다. 예를 들면 《소문 · 조경론》에서 "사기의 발생은 음〔내장〕에서 발생하거나 양〔체표〕에서 발생한다. 양에서 발생하는 것은 풍 · 우 · 한 · 서 등으로 인한 것이고, 음에서 발생하는 것은 음식과 거처가 적절하지 못하고 방사가 과도하며 화내고 기뻐함이 무상함으로 인한 것이다."[2]라고

---

1) 六氣, 曰陰 · 陽 · 風 · 雨 · 晦 · 明也. 分爲四時, 序爲五節, 過則爲災. 陰淫寒疾, 陽淫熱疾, 風淫末疾, 雨淫腹疾, 晦淫惑疾, 明淫心疾.

2) 夫邪之生也, 或生于陰, 或生于陽. 其生于陽者, 得之風雨寒暑. 其生于陰者, 得之飮食居處, 陰陽喜怒.

하였다. 이로써 《내경》에서는 사기가 인체에 침입하는 부위에 근거하여 분류하였음을 알 수 있다. 즉 바람 · 비 · 추위 · 더위 등의 사기는 먼저 인체의 외부 기표에 침입하므로 양에 속하고, 음식거처 · 성생활 · 감정상태 등은 먼저 인체의 내장을 손상시켜 병이 내부에서 시작되므로 음에 속한다는 것이다.

동한의 장중경은 《내경》을 기초로 각종 병인의 발병 경로와 전변 규율에 근거하여 병인을 세 갈래로 나누었다. 예컨대 《금궤요략 · 장부경락선후병맥증》에서 "질병의 종류가 비록 많다 할지라도 세 가지를 벗어나지 않는다. 첫째는 경락으로부터 감수한 사기가 장부로 들어가 내부에서 질병이 발생하는 것이요, 둘째는 사지구규와 혈맥의 흐름이 막혀 통하지 않는 것이니, 이것은 외부의 피부에서 질병이 발생한 것이요, 셋째는 방사가 과도하거나 칼에 찔리거나 짐승에게 물려 야기되는 것이다. 이러한 것으로부터 병인을 헤아려 보면 모든 질병을 개괄할 수 있다."[3]고 하였다. 《금궤요략》의 병인 분류법은 양나라 도홍경(陶弘景)이 그의 저서 《주후비급방 · 삼인론》에서 병인을 "첫째는 내부에서 발생하는 것이요, 둘째는 외부에서 발생하는 것이요, 셋째는 기타 요인으로 인해 발병하는 것이다."라고 세 가지로 나눈 것과 같이 오랜 세월동안 연용되었다.

송대에 이르러 진무택(陳無擇)은 각종 발병요인에 대해 진지한 연구와 새로운 조사를 진행함으로써 1174년에 《삼인극일병증방론》을 완성하여 "삼인학설(三因學說)"을 제시하였다. 그는 "육음은 자연계의 일상적인 기후로서 이것을 감수하면 먼저 경락으로부터 유입되어 내부의 장부에서 합쳐지는데 이는 외부에서 기인한 것이다. 칠정은 사람이 갖는 일상적인 성품으로서 이것이 격동하면 먼저 장부가 울결되어 외부의 지체에 증상이 나타나는데 이는 내부에서 기인한 것이다. 그 밖의 것들 굶주리거나 과식하는 것, 고함을 질러 기를 손상시키는 것, 생각이 과도하여 신을 소모하는 것, 질병으로 인해 근력이 소모되는 것, 음양의 이치를 위배한 것 및 짐승이나 독충에게 물린 것, 칼에 찔리거나 넘어져 다친 것, 전염병에 감염된 것, ……일상적인 이치를 위배한 것 등은 내적 요인이나 외적요인에 해당되지 않는 것들이다."[4]라고 하였다. 이로써 진무택이 제시한 "삼인학설"은 《금궤요략》의 "온갖 질병이 세 가지 원인을 벗어나지 않는다(千般疢難, 不越三條)"에 관한 설을 대대적으로 발전시킴으로써 비교적 합리적으로 외사가 야기한 질병을 외인(外因)에 귀속시키고, 정지(情志) 내상

3) 千般疢難, 不越三條 : 一者, 經絡受邪入臟腑, 爲內所因也; 二者, 四肢九竅, 血脈相傳, 壅塞不通, 爲外皮膚所中也; 三者, 房室 · 金刃 · 蟲獸所傷. 以此詳之, 病由都盡.

4) 六淫, 天之常氣, 冒之則先自經絡流入, 內合于臟腑, 爲外所因; 七情, 人之常性, 動之則先自臟腑鬱發, 外形于肢體, 爲內所因; 其如飮食饑飽, 叫呼傷氣, 盡神度量, 病極筋力, 陰陽違逆, 乃至虎狼蟲毒, 金瘡踒折, 疰忤附着, ……有背常理, 爲不內外因.

을 내인(內因)에 귀속시켰으며, 일상적인 이치를 위배한 것을 내외요인이 아닌 의외의 요인에 귀속시켰다.

진무택의 삼인학설은 각종 발병요인을 비교적 전면적으로 개괄하였고, 아울러 비교적 합리적으로 분류하였으므로 후대의 의가들은 송대 이후의 병인학을 연구할 때 대부분 그의 설을 따랐다. 진무택의 "불내외인설(不內外因說)"은 주로 "내소인(內所因)"·"외소인(外所因)"에 상대되는 말로서 그 설은 외감육음과 다를 뿐만 아니라, 내상칠정과도 다르므로 "불내외인(不內外因)"이라 한 것이며, 지금은 대개 기타 발병요인이라고 부른다.

《내경》 시대부터 사람들은 강렬한 전염성을 갖춘 발병요인 즉 시행역려지기(時行疫癘之氣)에 대해 인식하고 있었다. 예를 들면 《소문·자법론》에서는 "오역이 발생하면 모두 전염되어 어른이나 아이 할 것 없이 병태가 같다."[5]고 하였고, 수나라의 소원방(巢元方)은 《제병원후론·주병제후》에서 "어떤 사람이 전염병에 걸려 사망하면 그 재앙이 그치지 않아 자손이나 친족에게까지 파급되는데, 그들의 병태가 죽은 자와 같으므로 앙주라 한다."[6]고 하였으며, 명대의 오유성(吳有性)은 《온역론》에서 더 나아가 "대저 온역병의 발병요인은 풍사도 아니고 한사도 아니며 서사도 아니고 습사도 아니다. 이것은 천지간에 있는 일종의 이기(異氣)를 감수한 것이다."[7]라고 하였다. 이 천지간에 있는 일종의 "이기(異氣)" 또는 "여기(癘氣)"·"여기(戾氣)"라 불리는 것은 일반적인 외감육음 사기와 구별된다. 오유성은 또한 각종 질병은 모두 그들만의 특정한 "기"가 있다고 보고 수차례에 걸쳐 "일병일기설(一病一氣說)"을 제시하였는데, 이는 병인학 발전사에 큰 공헌을 하였다.

상술한 바를 종합하면 병인학은 장구한 역사과정을 거쳐 발전하였다. 그 가운데에는 춘추시대 의화의 "육기설(六氣說)", 《내경》의 "病發于陽"과 "病發于陰", 《금궤요략》의 "千般疢難, 不越三條(온갖 질병이 세 가지 원인을 벗어나지 않는다)", 《삼인극일병증방론》의 "삼인학설(三因學說)"등이 있다. 또한 이후에 주단계가 "百病皆因痰作祟(온갖 질병은 모두 담으로 인해 발생한다)"라는 이론을 제시하였고, 왕청임(王淸任)이 어혈론을 제기하여 체내의 병리산물이 발병요인으로 전화될 수 있다는 내용을 보충하였으며, 오유성은 "여기(戾氣)"·"일병일기(一病一氣)" 설을 주장하여 육음외사로 인한 발병의 부족한 내용을 보충하여 병인학설의 독특한 체계를 세웠다.

각종 병인의 특성이 다르고, 인체에 작용한 후 야기되는 병리변화 역시 다르므로 상이한

5) 五疫之至, 皆相染易, 無問大小, 病狀相似.

6) 人有染疫癘之氣致死, 其餘殃不息, 流注子孫親族, 得病證狀與死者相似, 故名殃注.

7) 夫溫疫之爲病, 非風非寒·非暑非濕, 乃天地別有一種異氣所感.

병리변화로 인해 발생한 증상과 징후 역시 각기 특징이 있다. 따라서 각종 병인의 특성 및 그 발병특징 등의 관련 이론을 익히고 이해하려면 환자의 임상증상을 관찰하고 분석하여 그 발병원인을 판단해야 하는데, 이것이 바로 "변증구인(辨證求因)"이다. 또한 동시에 정확한 치료조치를 취해야 하는데, 이것이 "심인론치(審因論治)"이다.

한의학 병인학에서 가장 중요한 병인은 대체로 "육음〔풍·한·서·습·조·화〕"과 "여기(癘氣)" 등의 외사, 칠정·음식·노일(勞逸) 등의 내상, 외상(創傷·화상·동상·벌레나 짐승에게 물린 것 등을 포괄함)과 담(痰)·어혈 등으로 나눌 수 있다.

一. 육음(六淫)

"육음(六淫)"이란 풍(風)·한(寒)·서(暑)·습(濕)·조(燥)·화(火)의 여섯 가지 외감 사기의 총칭이다. 풍·한·서·습·조·화는 본래 자연계의 여섯 가지 기후현상이다. 《내경》에서 말하는 "육기", 예컨대 《소문·지진요대론》의 "육기분치(六氣分治)"는 바로 일년 중에 풍·열〔暑〕·습·화·조·한의 여섯 가지 기후가 있으므로 사계절로 나누어 치료해야 한다는 것이다. 육기의 정상적인 변화는 만물이 생장 변화하는 데 필요한 자연조건으로서, 인류 역시 이러한 자연조건에 힘입어 생존하므로 《소문·보명전형론》에서 "사람은 천지자연의 기에 의해 생겨나고, 사시의 규율에 따라 생활한다."[8]고 하였다. 따라서 정상적인 육기의 변화는 사람들에게 발병을 야기하지 않는다. 기후변화가 비정상적이어서 때가 아닌데도 다른 기가 이르거나(예컨대 봄철에 따뜻하지 않고 도리어 추우며, 가을철에 서늘하지 않고 도리어 더운 것) 혹은 기후변화가 지나치게 급격하거나, 인체의 정기가 부족하여 저항력이 떨어질 때 육기는 비로소 발병요인이 된다.

육기란 명칭은 《좌전·소공원년》에 "진후가 진에 의원을 요청하였다."[9]라는 구절에서 나오는데, 의화(醫和)는 "음·양·풍·우·회·명"은 "하늘의 육기"이므로 지나치면 "한질(寒疾)"·"열질(熱疾)"·"말질(末疾)"·"복질(腹疾)"·"혹질(惑疾)"·"심질(心疾)" 등의 "육질"이 발생한다고 하였다. 이는 《내경》과 부합하지 않으나, "육기"의 명칭이 일년 중의 기후변화를 개괄한다는 점에서는 일치한다.

"육음(六淫)"의 "음"은 침입하다는 뜻이다. 이 "육음" 역시 육기가 과도한 것으로 이해해야

8) 人以天地之氣, 四時之法成.
9) 晋侯求醫于秦.

한다. "육음"이란 명칭은 의화가 말한 "음생육질(淫生六疾)"과 《소문·지진요대론》의 "風淫于內"·"熱淫于內"·"濕淫于內"·"火淫于內"·"燥淫于內"·"寒淫于內"의 내용에서 비롯된 것이다. 《삼인극일병증방론》에서는 이미 "육음"이란 명칭을 명확하게 제시함으로써 "六淫은 자연계의 일상적인 기후로서 이를 감수하면 먼저 경락으로 들어가 내부의 장부에 침입하는데, ……외부에서 기인한 것이다."[10]라고 하였다.

육음(六淫) 발병의 일반적 특징

① 육음의 발병은 대부분 계절기후 및 주거환경과 유관하다 :육음의 사기는 육기가 지나치거나 모자라서 야기되는 것이다. 육기의 변화는 일정한 계절성을 띠는데, 예를 들면 봄철에는 대부분 동풍이 불고, 여름철에는 대부분 남풍이 불며, 가을철에는 대부분 서풍이 불고, 겨울철에는 대부분 북풍이 불며, 봄과 여름 사이에는 동남풍이 불고, 가을과 겨울 사이에는 서북풍이 부는 것 등이다. 기후는 봄에는 따뜻하고 여름에는 더우며 가을에는 서늘하고 겨울에는 추운 것으로 나타난다. 풍기(風氣)의 상이함은 인체와 각종 발병요인의 발생·번식 및 전파에 모두 상이한 영향을 미친다. 따라서 외감병은 항상 일정한 계절성을 띤다. 즉 봄철에는 풍병이 많고, 여름철에는 열병과 서병이 많으며, 장마철에는 습병이 많고, 가을철에는 조병(燥病)이 많으며, 겨울철에는 한병이 많다. 육음 발병은 계절 및 기후변화와 밀접한 관계가 있으므로 "시령병(時令病)"이라고도 한다. 오랫동안 습지에 살거나 수상에서 작업하거나 안개나 이슬 등을 맞으면 일반적으로 습병에 걸리고, 고온에서 작업하면 일반적으로 조열과 화사에 의한 병이 발생한다.

② 육음의 사기는 단독으로 발병하기도 하고, 다른 요인과 함께 발병하기도 한다. 예를 들면 상풍(傷風)·상한(傷寒)·상습(傷濕)·상서(傷暑), 혹은 외감풍한(外感風寒)·풍열(風熱)·서습(暑濕)·습열(濕熱) 등 두 사기가 결합하여 발병하거나, 풍한습의 세 사기가 결합하여 비증(痹證)을 야기하기도 한다.

③ 육음에 의해 질병이 발생한 경우, 그 병기는 질병의 발전과정 중 일정한 조건에서 사기의 성질과 상반되게 전화하기도 한다. 예컨대 한사가 리(裏)에 들어가면 열이나 화로 변할 수 있고, 습사가 울결되어도 열이나 화로 변화할 수 있는 것 등이다.

④ 육음은 인체의 피부기표로부터 침입하거나 입·코를 통해 침입하거나 혹은 양자로부터 동시에 침입한다. 육음의 사기가 모두 외부로부터 침입하므로 "외감육음(外感六淫)"이라 한다.

---

10) 六淫, 天之常氣, 冒之則先自經絡流入, 內合于臟腑, 爲外所因.

임상적 측면에서 육음발병은 기후요인 외에도 생물(세균·바이러스 등) 등의 여러 가지 발병요인이 야기하는 병증을 포괄한다. 육음의 사기가 비교적 추상적이고 구체적이지 못하다 하더라도 임상변증에 대한 지침, 임상표현 분석, 발병요인의 탐구, 치료조치의 확정 등에 모두 중요한 의의를 갖는다.

본절에서는 육음 외사의 성질 및 발병특징에 대해 중점적으로 논한다. 그 외 장부기능의 실조로 인해 야기되는 풍기내동(風氣內動)·한종중생(寒從中生)·습탁내생(濕濁內生)·진상화조(津傷化燥)·화열내생(火熱內生)(내풍·내한·내습·내조·내화로 약칭함) 등은 병기(病機) 장에서 상세히 설명하고자 한다.

1. 풍(風)

풍은 봄을 주관하는 기이다. 단 사계에 모두 풍이 있으므로 풍사가 야기하는 질병은 비록 봄철에 많으나, 봄철에만 국한되지 않고 다른 계절에서도 발생할 수 있다. 한의학에서는 풍사가 외감육음 중에서 가장 중요한 발병요인이라고 본다. 풍은 양사(陽邪)로서 개설(開泄)하는 성질이 있어 쉽게 양의 부위(인체 상부나 체표)에 침입하며, 쉽게 이동하고 자주 변하므로 백병의 으뜸이라 불리는데, 대부분 피모와 기부(肌膚)·주리(腠理)로부터 침입한다. 《경악전서·고금중풍변》에서는 "무릇 풍사가 인체에 침입하면 표증이 나타난다. 《내경》의 기록을 살펴보면 온갖 풍은 모두 외사를 지칭하는 말이다. ……대저 풍사가 외부로부터 침입하면 반드시 얕은 부위에서 깊은 부위로 들어가고 점차적으로 심해져 자연히 표증이 나타난다."[11]고 하였다.

풍사의 성질 및 발병특징

1) 풍은 양사로서 개설(開泄)하는 성질이 있어 쉽게 양의 부위에 침입한다

풍은 대기를 격렬하게 유동시키므로 계절에 순응하는 풍은 만물을 자라게 하지만, 허사적 풍[12]은 만물을 해치고 인체에 있어서도 하나의 발병요인이 된다. 음양의 속성으로 볼 때

11) 夫風邪中人, 本皆表證, 考之《內經》所載諸風, 皆指外邪爲言. ……夫風自外入者, 必由淺而深, 由漸而甚, 自有表證.

12) 허사적풍(虛邪賊風) : 모든 비정상적인 기후변화와 인체에 해로운 외계의 발병요인을 말한다.

풍의 성질은 항상 움직이고 승발·상향·외향적인 특징을 가지므로 풍을 양사라고 한다. 풍은 개설(開泄)하는 성질이 있는데 "개"는 연다는 뜻이고, "설"은 기와 액이 외부로 빠져나가는 것을 가리킨다.

풍사는 쉽게 주리를 개설하므로 한출(汗出)·오풍 증상이 나타난다. 풍사가 인체에 침입하면 주로 다음과 같은 증상이 나타난다. 《소문·풍론》에서 "풍사가 피부 사이에 머물면 안으로는 경맥이 통하지 않고 밖으로는 위기가 빠져나가지 못한다. ……만약 주리가 열리면 양기가 외부로 빠져나가 오한이 나고, 주리가 닫히면 양기가 내부에서 울결되어 신열·번민 증상이 발생한다."[13]고 하였고, 《영추·자절진사》에서는 "허사(허사적풍을 말함)가 인체에 침입하면 오한, 전율하고 솜털이 곤두서며 주리가 열린다. ……(허사적풍이) 기육에서 엉키면 위기와 싸우게 되는데, 만약 양사가 성하면 열상이 나타나고 음사가 성하면 한상이 나타나며, 한사가 성하면 진기를 몰아내어 정기가 허약해지므로 전신에 허한이 발생한다. 사기가 피부 사이에서 엉켜 그 기가 외부로 발산되면 주리가 열리고 솜털이 떨리며……"[14]라고 하였다. 그러므로 밖으로 풍사에 감촉되면 기부주리에 머물므로 발열·한출·오풍 등의 증상이 나타난다. 풍사가 양의 부위에 잘 침입한다는 것은 풍사가 인체의 상부(예를 들면 면부 등)·양경과 기부표면에 잘 침입한다는 뜻이다. 풍사로 인해 발병하면 두통·한출 등의 증상이 흔히 나타나므로 《소문·태음양명론》에서 "그러므로 허사적풍이 인체에 침입하면 외표의 양기가 먼저 이를 감수한다."[15], "풍사에 의해 손상되면 상부가 먼저 이를 감수한다."[16]고 하였다.

2) 풍사는 "잘 이동하고 자주 변한다."

풍사가 잘 이동하고 자주 변한다는 말은 《소문·풍론》의 "風者, 善行而數變"에서 비롯된 것이다. "선행(善行)"이란 풍은 본래 기의 격렬한 운동이므로 그 발병부위 또한 대부분 이동하여 일정하지 않은 특색이 있음을 말한다. 예컨대 비증은 본래 풍한습 세 기가 뒤섞여 발병하는 것인데, 그 중 풍기가 성한 것을 행비(行痹)라 하며 임상에서는 유주성 관절홍종동통(關節紅腫疼痛)이 발생한다. 예를 들면 《경악전서·권십이》에서도 "풍기가 성한 것을 행비(行痺)라 한다. 대저 풍은 잘 이동하고 자주 변하는 까닭에 발병하여 비증이 되면 각 관

---

13) 風氣藏於皮膚之間, 內不得通, 外不得泄. ……月奏理開則灑然寒, 閉則熱而悶.

14) 虛邪之中人也, 灑淅動形, 起毫毛而發腠理. ……搏于肉, 與衛氣相搏, 陽勝者則爲熱, 陰勝者則爲寒, 寒則眞氣去, 去則虛, 虛則寒. 搏于皮膚之間, 其氣外發腠理, 開毫毛,…….

15) 故犯賊風虛邪者, 陽先受之.

16) 傷于風者, 上先受之.

절로 옮겨 다녀 일정한 부위가 없으므로 행비라 하는데, 이것은 양사이다."[17]라고 하였다.

"삭변(數變)"은 《소문·풍론》의 "風無常方(풍이 이동함에는 일정한 방향이 없다)"을 가리키는 것으로서, 동일한 풍사가 여러 가지 병증을 초래하고 풍사가 발병하면 그 변화가 신속하고 일정하지 않다는 말이다. 《금궤요략·중풍력절병맥증병치》의 "사기가 경맥에 침입하면 전신이 가렵고〔身痒〕 두드러기〔癮疹〕가 발생한다."[18]는 기록과 《제병원후론·풍병제후》의 "풍소진(風瘙軫)"·"풍배(風痦)"는 담마진(두드러기)을 가리키는 것으로서, 이는 불규칙하게 발작하고 가려움이 그치지 않으며 좁쌀이나 콩알만한 것이 돋아나고 심하면 이들이 합쳐져 편상을 이룬다.

3) 풍은 만병의 으뜸이다

이 말은 《소문·풍론》의 "풍은 만병의 으뜸이다. 풍은 끊임없이 변화하여 기타 질병을 초래하는데, 그 변화가 일정하지는 않으나 이를 초래하는 원인은 모두 풍사로 말미암은 것이다."[19]란 구절에서 비롯된 것이다. 이는 풍사가 육음의 사기 중에서 가장 흔히 나타나고 가장 쉽게 인체에 침입하는 사기이며, 한·습·조·열·화 등의 여러 사기는 항상 풍사에 의지하여 인체에 침입함을 설명한 것이다. 예컨대 《임증지남의안·권오》에서 "대저 육기 중에서 풍사만이 나머지 오기를 겸한다. 만약 한을 겸하면 풍한(風寒)이라 하고, 서를 겸하면 서풍(暑風)이라 하며, 습을 겸하면 풍습(風濕)이라 하고, 조를 겸하면 풍조(風燥)라 하며, 화를 겸하면 풍화(風火)라 한다. 대저 풍은 이들 오기를 부추겨 인체를 손상시키므로 만병의 으뜸이라 한다. 그 나머지 오기는 서로 겸하지 못한다."[20]고 한 것과 같다. 따라서 풍사는 항상 외사가 병을 야기할 때 선도적인 역할을 한다. 심지어 고대인들은《소문·골공론》에서 "풍은 만병의 시작이다."라고 한 것처럼 풍사를 외감 발병요인의 총칭으로 간주하기도 하였다.

상술한 풍사의 성질과 발병특징은 외감풍사를 가리키는 것으로서 고대의 풍증(風證)과 완전히 일치하지 않는데, 이는 고대에는 중풍졸도·반신불수 등을 외풍이 침입하여 발생하는 것으로 여겼기 때문이다. 단 금원 시기 이래로 중풍의 병인이 외풍에 속하지 않는다는 것을 명확히 알게 되었다. 장경악은《경악전서·고금중풍변》에서 "풍사가 인체에 침입하여

---

17) 風氣勝者爲行痹, 蓋風者善行而數變, 故其爲痹, 則走注歷節, 無有定所, 是爲行痹, 此陽邪也.

18) 邪氣中經, 則身痒而癮疹.

19) 百病之長也. 至其變化, 乃爲他病也. 無常方, 然致有風氣也.

20) 蓋六氣之中, 惟風能全兼五氣, 如兼寒曰風寒, 兼暑曰暑風, 兼濕曰風濕, 兼燥曰風燥, 兼火曰風火. 蓋因風能鼓蕩此五氣而傷人, 故曰百病之長也. 其餘五氣, 則不能互相全兼.

발병하면 본래 모두 표증이 있게 된다. 《내경》에 기재된 여러 가지 풍에 대한 기록을 살펴보면 모두 외사를 가리키는 말이므로, 신혼혼궤(神魂昏憒), 직시강부(直視僵仆), 구안와사(口眼喎斜), 아관긴급(牙關緊急), 어언건삽(語言蹇澁), 실음번란(失音煩亂), 요두토말(搖頭吐沫), 담연옹성(痰涎壅盛), 반신불수(半身不遂), 탄탄연약(癱瘓軟弱), 근맥구련(筋脈拘攣), 추축계종(抽搐瘛瘲), 유뇨실금(遺尿失禁) 등에 대한 언급이 없다. 이로 볼 때 이러한 증후들은 원래 풍사를 외감하여 발병한 것이 아니고 기혈이 내부에서 손상되어 발생한 것이다."[21]라고 한 것이 그 한 예이다.

2. 한(寒)

한(寒)은 겨울을 주관하는 기로서, 기온이 비교적 낮은 겨울이나 기온이 갑작스럽게 떨어져 인체의 보온이 충분하지 못한 경우는 쉽게 한사의 침입을 받게 되는 중요한 요인이다. 한사의 발병은 상한(傷寒)과 중한(中寒)으로 나뉜다. 한사가 외부로부터 침입하여 기부표면을 손상시키고 위양(衛陽)을 막아 울결시키는 것을 "상한(傷寒)"이라 하며, 한사가 이(裏)에 직중(直中)하여 장부의 양기를 손상시키는 것을 "중한(中寒)"이라 한다.

한사의 성질과 발병특징

1) 한은 음사(陰邪)로서 쉽게 양기를 손상시킨다

한은 자연계의 음기가 지나치게 성하여 나타나는 현상으로서, 그 성질이 음에 속하므로 "음승즉한(陰勝則寒: 음이 지나치면 한이 된다)"이라고 한다. 인체의 양기는 본래 음에서 변화한 것이지만, 음한이 지나치게 성하면 양기가 음한 사기를 몰아내지 못하고 도리어 음한에 의해 억제되므로 《소문 · 음양응상대론》에서 "음이 지나치게 성하면 양기가 손상되어 발병한다."[22]고 하였다. 따라서 한사를 감수하면 인체의 양기가 쉽게 손상되어 음한이 지나치게 성해지는 한실증(寒實證)이 나타나고, 한사가 기부표면에 침입하면 위양을 가로막아 오

21) 風邪中人, 本皆表證, 考之《內經》所載諸風, 皆指外邪爲言, 故并無神魂昏憒, 直視僵仆, 口眼歪斜, 牙關緊急, 語言蹇澁, 失音煩亂, 搖頭吐沫, 痰涎壅盛, 半身不遂, 癱瘓軟弱, 筋脈拘攣, 抽搐瘛瘲, 遺尿失禁等說. 可見此等證候, 原非外感風邪, 總由內傷血氣也.

22) 陰盛則陽病.

한을 야기한다. 예를 들면《상한론》의 태양상한표실증에서 "한사가 비위에 직중하면 비양(脾陽)이 손상되어 복창·완복냉통·구토·복사(腹瀉) 등의 증상이 나타난다."고 한 것과《상한론》의 태음병에서 "한사가 소음(수소음심경과 족소음신경)에 직중하면 심신의 양이 쇠약해져 오한권와(惡寒踡臥)·수족궐랭·하리청곡(下利淸穀)·소변청장(小便淸長)·정신위미(精神萎靡)·맥미세(脈微細) 등의 증상이 나타난다."고 한 것 및《상한론》의 소음한화증(少陰寒化證) 등이다.

2) 한은 응체되는 성질이 있다

응체란 "응결되다·막혀 통하지 않는다."는 뜻이다. 인체의 기혈·진액이 쉬지 않고 운행하며 막힘 없이 원활하게 소통되는 것은 모두 양화지기(陽和之氣)의 온후와 촉진작용에 힘입은 까닭이다. 만약 한사가 인체에 침입하여 음한이 지나치게 성하면 양기가 손상되는데, 이를 "음성즉양병(陰盛則陽病)"이라 한다. 이는 마치《소문·거통론》에서 "경맥 속의 기혈은 쉬지 않고 흘러 전신을 순환하는데 만약 한사가 경맥에 침입하면 기혈이 응체되어 원활하게 운행되지 못한다. 만약 한사가 경맥 외부에 침입하면 혈류량이 적어지고, 경맥 속으로 침입하면 맥기가 통하지 않으므로 갑작스럽게 통증이 발생한다."[23]고 한 것과 같다. 또한 "한기가 충맥에 침입하면 충맥의 혈맥이 원활하게 소통되지 않고 이로 인해 맥기 역시 소통되지 않으며, 한기가 배수(背腧)의 맥에 침입하면 혈맥의 흐름이 응체되고, 한기가 음고부(陰股部)에 침입하면 한기가 소복부로 올라가고 혈이 하부에서 응체되어 서로 끌어당기므로 복통이 음고부에 파급되며, 한기가 소장의 막원(膜原) 사이에 침입하면 혈락 중의 소락혈맥이 응체되어 경맥으로 흐르지 못하고 이로 인해 기혈이 응체되어 순행하지 못하므로 시일이 경과하면 적괴를 형성한다."고 제시하였다.《소문·비론》에서는 "한기가 지나치게 성한 것을 통비라 한다."[24]·"통증이 발생하는 것은 한기가 지나치게 많은 것으로서 한기가 있으므로 통증이 발생한다."[25]고 하였다. 한사가 침입하면 항상 기혈의 응체를 초래하고, 아울러 각종 통증을 야기하므로 한사는 응체시키는 성질이 있고 각종 통증을 야기한다고 말할 수 있다.

3) 한사는 수인(收引)하는 성질이 있다

수인(收引)은 "수축시켜 끌어당긴다·오그라들게 하다."의 뜻이다. 한사가 인체에 침입하

23) 經脈流行不止, 環周不休, 寒氣入經而稽遲, 泣而不行, 客于脈外則血少, 客于脈中則氣不通, 故卒然而痛.
24) 寒氣勝者爲痛痹.
25) 痛者, 寒氣多也, 有寒故痛也.

면 인체의 기기를 수렴하고, 주리 · 경락 · 근맥과 기육 등을 수축시켜 쥐가 나게 한다. 예를 들면 《소문 · 거통론》에서 "한사는 기기를 수렴한다. ……한사가 경맥 외부에 침입하면 경맥이 차가워지고, 경맥이 차가워지면 수축되며, 경맥이 수축되면 땅기고, 경맥이 땅기면 외부의 작은 낙맥을 끌어당기므로 갑자기 통증이 발생한다."[26]고 하였고, 《소문 · 기혈론》에서는 "한사가 쌓여 응체되면 영위가 정상적으로 운행하지 못하여 근맥과 기육이 수축되어 땅기며 팔꿈치를 펴지 못한다."[27]고 하였다. 여기에서 "축권출급(縮踡絀急)" · "권육축근(卷肉縮筋)"은 곧 경맥 · 혈맥 · 기육 · 근육이 수축되어 땅김을 말한다. 만약 한사가 기부표면에 침입하여 땀구멍과 주리가 막히고 위양(衛陽)이 울결되면 오한 · 발열 · 무한 등의 증상이 나타나고, 한사가 혈맥에 침입하면 기혈이 응체되어 혈맥이 땅기고 머리와 전신에 동통이 발생하며 맥이 긴(緊)해지는 등의 증상이 나타나며, 한사가 경락 · 관절에 침입하여 경맥에 경련이 일어나면 지체를 마음대로 움직이지 못하거나 손발이 차고 감각이 없는 등의 증상이 발생한다.

3. 서(暑)

서(暑)는 여름을 주관하는 기로서 화열로부터 화생된다. 《소문 · 오운행대론》에서 "그것은 하늘에서는 열이 되고, 땅에서는 화가 되며,……그 성질은 염열(炎熱)하다."[28], "서기가 지나치게 성하면 지면이 뜨거워진다."[29]고 하였는데, 이는 서사(暑邪)에 의한 발병은 뚜렷한 계절성을 띰을 가리킨다. 《소문 · 열론》에서는 "하지 이전에 발생하는 것을 온병이라 하고, 하지 이후에 발생하는 것을 서병이라 한다."[30]고 하여 서병은 주로 하지 이후, 입추 이전에 발생한다고 하였다. 《시병론(時病論) · 권사》에서는 "그 시기가 매우 무더운데 사람이 그 계절에 서기를 감수한 것을 모두 서병이라 한다."고 하였다.

서사(暑邪)의 성질과 발병특징

26) 寒則氣收……寒氣客于脈外則脈寒, 脈寒則縮踡, 縮踡則脈絀急, 絀急則外引小絡, 故卒然而痛.
27) 積寒留舍, 營衛不居, 卷肉縮筋, 肋肘不得伸.
28) 其在天爲熱. 在地爲火……其性爲暑.
29) 暑勝則地熱.
30) 先夏至日者爲病溫, 後夏至日者爲病暑.

1) 서사는 양사(陽邪)로서 뜨겁게 타오르는 성질이 있다

서는 여름철의 뜨거운 기로부터 화생된 것이므로 양사에 속한다. 서사가 인체에 침입하면 대부분 일련의 양열 증상, 예를 들어 심번・면적(面赤)・맥홍대(脈洪大) 등이 나타난다.

2) 서사는 떠올라 흩어지는 성질이 있어 진액과 기를 손상시킨다

서사는 양사인데, 양사는 떠올라 흩어지는 성질이 있으므로 서사가 인체에 침입하면 대부분 주리가 열려 땀이 많이 나오고, 땀이 많이 나오면 진액이 소모되어 갈증으로 물을 많이 마시며 소변이 붉고 양이 적은 등의 증상이 나타난다. 또한 땀을 많이 흘리면 기가 진액을 따라 빠져나가 기가 허해지므로 호흡이 짧고 무기력하며 몸이 피로한 등의 증상이 나타나며, 심할 경우는 갑자기 혼궐하거나 인사불성이 된다. 따라서 《소문・거통론》에서 "뜨거우면 주리가 열려 영기와 위기가 소통됨으로 인해 땀이 많이 나므로 기가 발설된다."[31]고 하였고, 《소문・육원정기대론》에서는 "화기(火氣)가 유행하여 큰 더위가 오므로……그러므로 사람들의 경우는 숨이 차고……심하면 가슴이 답답하고 몹시 뜨거우며 갑자기 죽기 쉽다."[32]고 하였다.

3) 서(暑)는 대개 습(濕)을 수반한다

여름철은 기후가 무더운 것 이외에도 항상 비가 잦고 습하다. 공기 중의 습도가 높고 기후가 무더우므로 사람들은 찬 것을 좋아하거나 날 음식과 찬 음식을 많이 먹게 된다. 그러므로 서사로 인해 발병하면 항상 습사를 수반하여 신열(身熱)・다한하고, 갈증이 나되 물을 많이 마시지는 않으며 얼굴에 때가 낀 듯하고 몸이 무겁고 피곤하며 가슴이 답답하고 오심구역하며, 변이 묽거나 설사 등의 증상이 나타난다.

4. 습(濕)

습은 장마철〔長夏〕을 주관하는 기이다. 장마철은 여름에서 가을로 넘어가는 시기로서 양열(陽熱)의 기가 점차 하강하고 음한(陰寒)의 기가 점차 상승하여 수습(水濕)의 기가 충만하므로 일년 중에 습기가 가장 성한 계절이다. 습으로 인한 병증은 외습(外濕)과 내습(內

31) 炅則腠理開, 營衛通, 汗大泄, 故氣泄矣.

32) 炎火行, 大暑至……故民病少氣……甚則瞀悶懊憹, 善暴死.

濕)으로 구별된다. 외습은 대부분 기후가 습하거나, 물 또는 비에 젖거나 습한 곳에 거처하는 등으로 인해 외재적인 습사가 인체에 침입하여 야기되며, 내습은 비의 운화기능이 실조되어 수습이 정체되거나 술 혹은 날 음식·찬 음식을 과식하여 형성된다.

《경악전서·습증》에서는 "습이 병이 되는 것으로는 천기에서 오는 것이 있는데 비와 안개에 속한 것이 이것이며, 대부분 인체의 장기를 손상시킨다. 지기에서 나오는 것으로는 이수(泥水:진흙물)에 속한 것이 이것인데 대부분 인체의 피육과 근맥을 손상시킨다. 음식에서 비롯된 것으로는 주류 등에 속한 것인데 대부분 인체의 육부를 손상시킨다. 땀에서 비롯된 것으로는 땀을 많이 흘려 옷이 젖었으나 젖은 옷을 빨리 갈아입지 않은 것이 이것인데 대부분 피부주리를 손상시킨다. 습이 내부에서 생긴 것도 있는데 수가 기로 변하지 않고 음이 양을 따르지 않아 그러한 것으로서 모두 비신이 쇠약한 까닭이다. 습증은 습사가 머무는 부위에 따라 그 증상이 다르다. 예컨대 습사가 기부표면에 있으면 발열·오한·자한이 발생하고, 경락에 있으면 비(痹)·신중(身重)·근골산통·요통으로 인해 몸을 움직이지 못하고 사지에 힘이 없고 시큰거리며, 기육에 있으면 마목(痲木)·부종·황달이 발생하고 근육을 누르면 손자국이 생겨 금방 회복되지 않고, 장부에 있으면 오한·창만·소변비삽·소변황적·대변설사·복통·후중(後重)·탈항·퇴산 등의 증상이 발생한다. 대저 기표경락의 병은 습이 외부에서 침입한 것이고, 기혈의 병은 음식으로 인해 습이 내부에서 발생한 것이며, 병이 외부에 있으면 증세가 가볍고 내부에 있으면 증세가 심하다."[33]고 하였다.

외습(外濕)과 내습(內濕)은 비록 다르기는 하나 발병과정에서 항상 서로 영향을 미친다. 즉 외습에 의해 손상되면 습사가 비에 영향을 미쳐 운화기능이 실조되므로 쉽게 습탁이 내부에서 생겨나고, 비양이 쇠약해져 수습을 제거하지 못해도 역시 외습의 침입을 야기한다.

습사(濕邪)의 성질과 발병특징

1) 습은 음사로서 기기를 가로막아 쉽게 양기를 손상시킨다

33) 濕之爲病, 有出于天氣者, 雨霧之屬是也, 多傷人臟氣. 有出于地氣者, 泥水之屬是也, 多傷人皮肉筋脈. 有由于飮食者, 酒酪之屬是也, 多傷人六腑. 有由于汗液者, 以大汗沾衣, 不遑解換之屬是也, 多傷人膚月奏. 有濕從內生者, 以水不化氣, 陰不從陽而然也, 悉由脾腎之虧敗. 其爲證也, 在肌表則爲發熱·爲惡寒·爲自汗, 在經絡則爲痹·爲重·爲筋骨疼痛·爲腰痛不能轉側·爲四肢痿弱疼痛, 在肌肉則爲痲木·爲浮腫·爲黃疸·爲按肉如泥不起, 在臟腑則爲嘔惡·爲脹滿·爲小水秘澁·爲黃赤·爲大便泄瀉·爲腹痛·爲後重·脫肛·㿗疝等症. 凡肌表經絡之病, 濕由外而入者也; 飮食氣血之病, 濕由內而生者也, 此其在外者爲輕, 在內者爲甚.

습은 무겁고 탁하여 물처럼 위에서 아래로 흐르는 성질이 있으므로 "음사(陰邪)"라 한다. 습사가 장부·경락에서 정체되면 쉽게 장부기기를 가로막아 기기의 승강이 실조되고, 경락을 막아 경기의 흐름이 원활하지 못하므로 항상 흉민완비(胸悶脘痞)·소변단삽(小便短澁)·대변불상(大便不爽), 혹은 복통·이급후중 등의 증상이 발생한다. 또한 습사는 비양(脾陽)을 쉽게 손상시켜 비의 운화기능을 실조시키므로 설사·요소·수종 등의 증상이 발생한다. 그러므로 《소문·육원정기대론》에서 "습이 지나치게 성하면 설사를 하며, 심하면 수도가 막혀 부종이 발생한다."[34]고 하였다.

2) 습의 성질은 중탁(重濁)하다

"중(重)"은 무겁다는 뜻이다. 습사를 감수하면 항상 머리가 천으로 싸맨 듯이 무겁고 전신이 피로하고 무거우며, 사지가 시큰거리고 무거워 움직이기 싫은 등의 증상이 나타난다.

《소문·생기통천론》에서 "습사에 손상되면 머리를 무엇으로 싸매 놓은 듯이 무겁게 느껴진다."고 하였는데, 이는 습사가 기표에 침입하면 맑은 양기가 상승하지 못하여 머리가 무겁고 동통이 오는 것이 마치 무엇으로 싸매 놓은 듯함을 설명한 것이다. 습사가 경락·관절에 정체되면 양기가 퍼져 나가는 것을 막아 기부가 무감각해지고, 관절이 아프고 무거운 등의 증상이 발생하는데, 이를 "습비(濕痹)" 혹은 "착비(着痹)"라 한다. 그러므로 《소문·비론》에서 "습기가 지나치게 성한 것을 착비라 한다."[35]고 하였다. "탁(濁)"은 '더럽고 흐리다'는 뜻으로서 분비물이 더럽고 탁함을 가리키는 말이다. 습사가 발병하면 각종 더럽고 탁한 증상이 나타난다. 예를 들면 얼굴에 때가 낀 듯하고 눈곱이 많으며, 대변이 묽고, 점액과 농혈이 섞인 하리를 하며 소변이 혼탁하고, 여자의 경우는 백대하가 과다하며, 습진이 심해져 진물이 나는 등의 증상이 발생하는데 모두 습사의 더럽고 탁한 성질을 나타내는 것이다.

3) 습은 점체(粘滯)한 성질이 있다

"점(粘)"은 끈적끈적하다는 뜻이고, "체(滯)"는 정체한다는 뜻이다. 습사의 끈적끈적하고 정체하는 성질은 주로 다음과 같은 두 가지로 나타난다.

첫째는 습병(濕病) 증상이 대부분 달라붙고 정체하여 상쾌하지 않은 경향이 있는데, 배출물과 분비물이 끈적이는 것이 그 예이다. 둘째는 습사가 병을 일으키면 대부분 병정이 비교적 길거나 반복적으로 발작하는데, 습비(濕痹)·습진 등이 그 예이다.

---

34) 濕勝則濡泄, 甚則水閉月付腫.
35) 濕氣勝者, 爲着痹也.

4) 습은 아래로 흐르는 성질이 있어 쉽게 음에 속하는 부위〔하부〕를 침범한다

습사로 인한 발병은 주로 하부의 증상으로 나타나는데, 수종이 대부분 하체에서 비교적 뚜렷이 나타나는 것이 그 예이다. 그러므로 《소문·태음양명론》에서 "양경은 쉽게 풍사를 감수하고 음경은 쉽게 습사를 감수한다. ……풍사에 손상되면 상부가 먼저 이를 감수하고, 습사에 손상되면 하부가 먼저 이를 감수한다."[36]고 하였다. 이밖에도 임탁(淋濁)·대하·설리(泄痢) 등의 병증은 대부분 습사가 하부로 흘러 들어 발생한 것이다.

5. 조(燥)

조(燥)는 가을을 주관하는 기로서, 천지의 기를 끊임없이 수렴하여 공기 중의 수분을 부족하게 하므로 서늘하고 건조한 기후가 나타난다. 조사에 의한 질병은 온조(溫燥)·양조(凉燥)로 나뉜다. 초가을에는 여름철의 무더운 기운이 남아 있어 조(燥)와 온열(溫熱)이 결합하여 인체에 침입하므로 온조(溫燥)가 된다. 늦가을에는 겨울철의 한기(寒氣)가 다가와 조(燥)와 한사(寒邪)가 결합하여 인체에 침입하므로 양조(凉燥)가 된다.

조사(燥邪)의 성질과 발병특징

1) 조삽(燥澁)한 성질로서 쉽게 진액을 손상시킨다

"조삽(燥澁)" 즉 "조(燥)"는 메마른 것을 가리키고, "삽(澁)"은 "메말라서 매끄럽지 않다."는 뜻으로서, 윤택하여 매끄러운 것〔潤滑〕의 반대되는 말이다. 즉 조(燥)는 삽(澁)의 현상으로 나타나고 습(濕)은 이와 반대로 윤활(潤滑)의 현상으로 나타나므로 조삽(燥澁)의 반대는 습윤(濕潤)이 된다.

예를 들어 《소문현기원병식(素問玄機原病式)》에서 "전신의 안팎이 거친 것은 모두 조금(燥金)에 의한 변화에 속하므로 추맥(秋脈)이 삽한 것이다. 마비되는 경우도 역시 삽(澁)으로 말미암은 것이다. 수액이 부족하여 조삽하고 기의 운행이 막혀 원활하게 소통되지 않으므로 인해 기가 세차게 맞부딪쳐 마비가 오는 것이다."[37]라고 하였고, "고(枯)는 식물이 무

---

36) 陽受風氣, 陰受濕氣. ……傷于風者, 上先受之; 傷于濕者, 下先受之.

37) 如遍身中外澁滯, 皆屬燥金之化, 故秋脈澁也. 或麻者, 亦由澁也. 由水液衰少而乾澁, 氣行壅滯而不得滑

성하지 못한 것이고, 학(涸)은 수액이 없는 것이며, 건(乾)은 자윤하지 못하는 것이고, 경(勁)은 부드럽고 온화하지 못한 것이다. ……준게(皴揭)는 피부가 갈라지는 것이다."38)라고 하였다.

조사가 인체에 침입하면 쉽게 진액을 손상시켜 진액부족 병변이 발생하므로 입과 코·인후가 건조하고 갈증이 나며, 모발에 윤기가 없고 피부가 말라 거칠며, 심하면 피부가 갈라지고 소변량이 적어지며 대변이 말라붙는 등의 증상이 나타난다.

2) 조기는 쉽게 폐를 손상시킨다

조기(燥氣)가 쉽게 폐를 손상시키는 것은, 첫째 폐는 "교장(嬌臟)"으로서 윤택한 것을 좋아하고 건조한 것을 싫어하기 때문이고, 둘째 폐는 호흡을 주관하고 코[鼻]로 통하며 외부의 피모와 상합함으로써 폐는 자연계의 대기와 끊임없이 통하기 때문이다. 이는《소문·음양응상대론》에서 "폐기통어천(肺氣通於天)"이라고 한 것과 같다.

조사란 원래 기후가 건조한 것을 가리킨다. 조사는 입과 코로 침입하거나 피부기주로 침입하여 폐의 진액을 손상시켜 폐의 선발숙강 기능에 영향을 미치므로 마른기침이 나되 담은 적고, 혹은 담이 걸쭉하여 잘 뱉어지지 않으며, 입과 코·피부가 건조하고, 심하면 담에 피가 섞여 나오며 흉부가 아프고 숨이 차는 등의 증상이 나타난다.

6. 화(火:熱)

화·열·온은 모두 양에서 발생하는 것으로서 그 성질은 모두 열에 속한다. 단 세 가지는 대체로 같으나 약간씩 차이가 있다. 첫째, 열의 정도 차이에 있어서 화는 열이 극에 달한 것이고, 온은 열이 심해지는 과정이다. 둘째, 열과 온은 대부분 외사가 침입한 것으로서 외감풍열·온열 사기 등이 그 예이다. 화는 열이 극에 달하여 전화되거나 습이 울결하여 전화되는 등 외감한 사기로부터 화생될 뿐만 아니라, 내생(內生), 즉 인체의 양기로부터 생겨나기도 하는데, 심화(心火)·간화(肝火) 등이 그것이다.

육음 중의 "화"는 외부에서 들어온 사기를 가리키는 것이므로 실질적으로는 열과 같다. 그러므로《소문·천원기대론》에서 "在天爲熱, 在地爲火"라고 하였다. 송대의 진무택은《삼인

澤通利, 氣强攻衝而爲麻也.

38) 枯, 不榮王也; 涸, 無水液也; 乾, 不滋潤也; 勁, 不柔和也;……皴揭, 皮膚啓裂也.

극일병증방론·삼인론》에서 "육음이란 한·서·조·습·풍·열이다."[39]라고 명확하게 제시하였다. 따라서 육음의가 외사 중에서 화와 열은 항상 함께 말한다.

육음 중의 "화(火)"와 "서(暑)"는 주로 계절성에 근거하여 구별한다. 일반적으로 하지에서 입추 사이에 발생하는 열병은 서라 통칭하고, 기타 계절에 발생하는 열병은 열 혹은 온이라 칭한다.

화의 성질과 발병특징

1) 화〔열〕는 양사로서 위로 타오르는 성질이 있다

《소문·음양응상대론》에서 "양기가 지나치게 성하면 열성 병증이 나타난다."[40]고 하였는데, 양은 조동(躁動)을 주관하고 화는 달구어 타오르는 성질이 있으므로 화를 상염이라 하며, 양사에 귀속시킨다. 따라서 화(열)가 인체를 손상시키면 고열·오한·번갈·한출·맥홍삭(脈洪數) 등의 증상이 나타나고, 화가 심신을 요동하면 심번·구갈·광조망동(狂躁妄動)하고 정신이 혼미하여 헛소리를 하는 등의 증상이 나타난다. 그러므로 《소문·지진요대론》에서 "각종 초조불안·발광 증상은 모두 화에 속한다."[41]고 한 것이다. 화는 위로 타오르는 성질이 있으므로 화(열)가 병을 일으키면 얼굴이 붉고 눈이 충혈되며, 혀 가장자리가 붉거나 입안이 헐고 잇몸이 붓고 아픈 등의 증상이 나타난다.

2) 화(열)는 쉽게 기와 진액을 손상시킨다

화(열)는 쉽게 진(津)을 핍박하여 외부로 새어나가게 하고 음액을 졸이므로 화(열)사로 인해 발병하면 열상 외에도 종종 갈증으로 인해 찬 음료를 좋아하고, 목구멍과 입안이 건조하며, 소변량이 적으면서 붉고 대변이 굳는 등의 진액결핍 증상이 수반된다. 화열 사기는 또한 기를 손상시키므로 《소문·음양응상대론》에서 "장화(壯火)는 원기를 손상시킨다."[42]고 하였다. 장화(壯火)란 양열이 성한 실화(實火)로서 쉽게 인체의 정기를 손상시켜 전신성 기능감퇴를 야기한다.

---

39) 六淫者, 寒·暑·燥·濕·風·熱是.

40) 陽勝則熱.

41) 諸躁狂越, 皆屬于火.

42) 壯火食氣.

3) 화(열)는 쉽게 풍을 일으키고 혈을 요동한다

화열 사기가 인체에 침입하면 음액을 손상시켜 근맥을 자양하지 못하므로 사지추축·목정상시(目睛上視)·경항강직(頸項强直)·각궁반장(角弓反張) 등의 증상이 나타나는데, 이 역시 간풍내동의 범주에 속한다. 《소문·지진요대론》에서 "고열로 인한 각종 신지불청(神志不淸)·수족경련 등의 병증은 모두 화에 속한다."[43]고 하였는데, 이는 화(열)사가 풍을 일으키는 병기임을 간단명료하게 설명한 것이다. 열이 혈분으로 들어가면 혈의 흐름이 빨라지고 심하면 경락을 작상(灼傷)하여 혈을 핍박함으로써 멋대로 운행하게 하므로 각종 출혈, 예컨대 토혈·육혈·변혈·요혈·피부발진 및 월경과다·붕루 등의 병증을 야기한다.

4) 화(열)는 쉽게 종양을 야기한다

화(열)사가 혈분에 침입하면 국부에 모여들어 옹종·창양을 야기한다. 그러므로 《영추·옹저》에서 "대열이 그치지 않아 열이 성하면 기육이 짓무르고 기육이 짓무르면 화농한다. ……옹이라 한다."[44]고 하였고, 《소문·지진요대론》에서는 "각종 동통·가려움 및 창양은 모두 심에 속한다."[45]고 하였는데, 심은 화에 속하고 혈을 주관하므로 소양과 창양을 심에 귀속시킨 것이다. 《의종금감·옹저총론가》에서는 "옹저는 원래 화독(火毒)에서 생긴 것이다."[46]라고 하였다. 임상 변증에서는 국부가 붉게 부어오르고 열이 나는 창양을 양과 화에 귀속시킨다.

육음발병설(六淫發病說)은 사람과 자연이 밀접하게 연관된다는 관점에서 출발한 것으로서, 풍·한·서·습·조·화(열)의 자연현상 및 인체에 대한 이들의 반영을 종합적으로 분석하여 그것들의 개별 특성 및 그 발병특징을 개괄한 것이다. 예컨대 풍이 자연과 인체에 미치는 영향으로부터 풍사의 성질 및 발병특징을 개괄하였고, 한이 자연과 인체에 미치는 영향으로부터 한사의 성질 및 발병특징을 개괄하였으며, 기타 서·습·조·화 역시 이와 마찬가지이다.

풍은 자연계에서 유동적이고 변화가 일정하지 않으므로 발병 부위가 일정하지 않고 옮겨 다니는 것을 모두 풍사에 의해 야기되는 것으로 인식한다. 즉 유주성관절동통을 "풍비(風痹)"라 하고, 피부소양이 계속되고 은진(癮疹)이 잠복했다가 나타났다 하는 것을 "풍진괴(風

43) 諸熱瞀瘛, 皆屬于火.
44) 大熱不止, 熱勝則肉腐, 肉腐則爲膿,……故名曰癰.
45) 諸痛痒瘡, 皆屬于心.
46) 癰疽原是火毒生.

疹塊)"라고 한다. 또한 치료할 때는 거풍약을 사용해야 한다.

한이 자연계에 미치는 영향은 응체와 수축으로 나타난다. 따라서 질병과정에서는 오한・형한지랭(形寒肢冷)・기혈응체하고 경락・혈맥・근육 등이 땅기고 동통이 발생하는 등의 증상이 나타나는데, 이는 모두 한사에 의해 발생하는 질병에 속하므로 온산한사법(溫散寒邪法)을 사용하여 치료한다.

그 외의 사기 또한 모두 "취상류비(取象類比)" 방법으로 그 발병 특징을 연구 분석하였다. 이로써 육음사기는 비록 기후의 변화로부터 온 것이지만, 실제로는 기후변화의 범위를 넘어 세균・바이러스 등의 감염인자를 내부에 포괄하고 있으므로 예로부터 지금까지 외감 질병의 발병 및 변증치료에 큰 의의가 있음을 알 수 있다.

二. 여기(癘氣)

여기(癘氣), 즉 역려(疫癘)의 기는 강렬한 전염성을 가진 사기에 속한다. 한의학 문헌에서는 또한 잡기(雜氣)・이기(異氣)・여기(戾氣)・괴려지기(乖戾之氣) 등의 명칭으로 기록되어 있다. 여기가 초래하는 질병은 서로 전염되어 쉽게 유행하므로 "역려(疫癘)" 혹은 "온역(溫疫)"이라 칭한다.

예컨대 《소문・자법론》에서 "오역이 이르면 모두 쉽게 전염되므로 노소를 불문하고 병의 형태가 흡사하다."[47]라고 하였고, 수나라의 소원방은 《제병원후론・온병제후》에서 "사람이 괴려의 기를 감수하여 발병하면 병기가 쉽게 전염되어 온 가족이 모두 재앙을 입는다."[48]고 함과 아울러 "이것과 시기(時氣)・온병・열병 등은 유사하여 모두 일년 중 절기가 조화롭지 않고 기후가 비정상적이거나, 질풍폭우, 안개가 계속해서 끼는 등의 기상 이변이 발생하면 민간에 역질이 유행하는데, 노소를 막론하고 모두 병의 형상이 비슷하여 마치 귀려지기(鬼厲之氣)와 같으므로 역려병(疫癘病)이라 부르는 것이다."[49]라고 하였다. 송대의 진무택은 《삼인극일병증방론・서역론》에서 소원방 등의 견해와 마찬가지로 "대저 역병이란 사시에 모두 부정한 사기가 있는데 한 지방 내에서 노소를 불문하고 병의 형상이 모두 유사한 것으로서 이를 천행이라 한다. ……그 유행병은 크게는 천하에 병독을 유행시키고, 작게는 한 지

47) 五疫之至, 皆相染易, 無問大小, 病狀相似.

48) 人感乖戾之氣而生病, 則病氣轉相染易, 乃至滅門.

49) 其病與時氣・溫・熱等病相類, 皆由一歲之內, 節氣不和, 寒暑乖候, 或有暴風疾雨, 霧露不散, 則民多疾疫. 病無長少, 率皆相似, 如有鬼癘之氣, 故云疫癘病.

방, 한 고을, 혹은 한 가정에 달라붙는다."[50]고 하였다.

역려의 발생원인에 대해 오우가(吳又可)는 "병역(病疫)이 발생하는 원인을 옛날에는 그 시령이 아닌 기를 감수하는데 있다고 보았다. 즉 봄철에 따뜻해야 함에도 반대로 춥고, 여름철에 더워야 함에도 반대로 서늘하며, 가을철에 서늘해야 함에도 반대로 덥고, 겨울철에 추워야 함에도 반대로 따뜻한 등 시령과 부합되지 않는 기를 감수함으로 인해 발병하여 노소의 병태가 같은 것을 역(疫)이라고 여겼다. 그러나 나의 견해는 그렇지 않다. 대저 한·열·온·양은 사계절의 정상적인 기후인데 비바람이나 맑고 흐린 등의 요인으로 인해 약간 덜거나 보탬이 있는 것이다. 가령 가을에 무더우면 반드시 맑은 날이 많을 것이요, 봄에 추우면 비가 잦을 것이니, 이것을 비교해 보아도 역시 자연계의 일상적인 일로서 반드시 역(疫)이 많아진다고 할 수 없다. 상한(傷寒)과 중서(中暑)는 자연계의 일상적인 기를 감수한 것이며, 역(疫)은 자연계의 여기(癘氣)를 감수한 것이다. 세운(歲運)에는 많고 부족함이 있고, 사방과 팔방에는 두터움과 얇음이 있으며, 사시에는 성쇠가 있다. 이러한 기가 이르면 노소강약을 불문하고 접촉하기만 하면 발병한다. 사기가 입과 코로부터 들어가면 머무는 곳은 안으로는 장부도 아니고 밖으로는 경락도 아닌 척부의 내부에 잠복하여 머물러 표에서 멀리 떨어지지 않고 위(胃) 가까이에 있는데 이는 즉 표리의 경계로서 반표반리이다. 침경(針經)에서 막원(膜原)에 횡으로 이어져 있다고 한 것이 바로 이것이다."[51]라는 독창적인 견해를 제시하였다. 그는 또한 "사기가 달라붙는 것은 자연계로부터 감수하거나 전염되는 등 감염경로는 비록 다르나 그 병은 하나이다. 대저 사람의 입과 코로 나오는 기는 천기와 통하는데, 본기(本氣)가 충만하면 사기가 쉽게 침입하지 못하고, 본기가 손상되거나 부족하면 호흡하는 사이에 외사가 이를 틈타 침입한다. ……만약 그 해에 여기(厲氣)가 유행하면 건강하든 허약하든 간에 정기가 쇠약한 자는 그 여기에 접촉하기만 하면 즉시 발병하는데, 모두 이것에서 벗어날 수 없다. 이것을 깊게 감수한 자는 곧 발병하고, 얕게 감수한 자는 사기가 정기를 이기지 못하여 급작스럽게 발병하지 않으나, 혹 굶주리거나 과식할 경우, 심한 노동을 할 경우, 근심하거나 노여워할 경우는 정기가 손상되고 사기의 성질이 왕성해져

50) 夫疫病者, 四時皆有不正之氣, 一方之內, 長幼患狀, 率皆相類者, 謂之天行是也. ……其天行之病, 大則流毒天下, 次則一方一鄕, 或偏着一家.

51) 病疫之由, 昔以爲非其時而有其氣, 春應溫而反大寒, 夏應熱而反大涼, 秋應涼而反大熱, 冬應寒而反大溫, 得非時之氣, 長幼之病相似以爲疫. 余論則不然, 夫寒熱溫涼, 乃四時之常, 因風雨陰晴, 稍爲損益, 假令秋熱必多晴, 春寒因多雨, 較之亦天地之常事, 未必多疫也. 傷寒與中暑, 感天地之常氣; 疫者感天地之癘氣. 在歲運有多寡, 在方隅有厚薄, 在四時有盛衰. 此氣之來, 無論老少强弱, 觸之者卽病. 邪從口鼻而入, 則其所客, 內不在臟腑, 外不在經絡, 舍于夾脊之內, 去表不遠, 附近于胃, 乃表裏之分界, 是爲半表半裏, 卽針經所謂橫連膜原是也.

발병한다."[52](《온역론 · 원병》)고 하였다.

여기서 오씨는 독창적으로 역병의 원인이 천지의 여기를 감수한 것이라고 제시하였을 뿐만 아니라, 또한 발병에 있어서 역사(疫邪)와 인체정기의 관계를 제시하였는데, 오씨의 이러한 역려병 발병에 대한 견해는 아주 과학적이다. 또한 《의학심오 · 논역》에서는 "역(疫)의 증상은 두 갈래로 나뉜다. ……어째서 두 갈래로 나뉘는가? 역(疫)의 원인은 자연계에 있는 것과 사람에 있는 것으로 나뉘기 때문이다. 만약 봄에 따뜻해야 함에도 오히려 춥고, 여름에 더워야 함에도 오히려 서늘하며, 가을에 서늘해야 함에도 오히려 덥고, 겨울에 추워야 함에도 오히려 따뜻한 등의 그 시령이 아닌 기를 인체가 감수하면 모두 경락으로부터 들어가 두통 · 발열 · 해수 증상을 일으키거나, 경종 · 발이(發頤:턱 부위에 발생하는 일종의 화농성 감염증) · 대두풍 등의 증상을 일으키는데, 이것은 그 원인이 자연계에 있는 역(疫)이다. 어떤 사람의 병이 온 집안으로 전염되고, 온 집안의 병이 한 마을로 전염되고 한 마을의 병이 한 읍으로 전염되는데, 이처럼 병기 · 예기가 전염되면 그 기가 모두 코와 입으로부터 들어가 오한발열이 심하고 흉격이 그득하며 답답하고 누런 침을 토해내는 등의 증상이 나타난다. 이것은 사람들이 역기를 서로 감수한 까닭으로 자연계와는 관계가 없는 것이다. 이른바 두 종류로 나눈다 함은 이를 말한 것이다."[53]라고 하였다.

결론적으로 여기(癘氣)는 강렬한 전염성을 갖춘 사기이다. 여기의 발생과 유행은 "천지의 여기(세균 · 바이러스 등을 포함)"를 감수하였기 때문이지 단순한 기후의 이상변화로 인해 그 시령이 아닌 기를 감수하여 초래된 것이 아니다. 기후의 비정상적인 변화는 여기의 생존 · 번식 · 전파의 조건은 되나 주요 원인이 될 수는 없다. 여기(癘氣)의 발생 여부는 여기의 성쇠와 인체 정기의 강약에 의해 결정된다. 만약 역사(疫邪)가 성하여 인체 깊숙이 침입하면 곧 발병하고, 정기가 성하여 사기가 쉽게 침입하지 못하거나 얕게 침입한 경우는 사기가 정기를 이기지 못하여 급작스럽게 발병하지 않으며, 여러 가지 원인으로 인해 정기가 손상되어야만 사기가 성해져 발병한다. 아직 발병하지 않는 단계가 곧 역사의 잠복기이다.

---

52) 邪之所着, 有天受, 有傳染, 所感雖殊, 其病則一. 凡人口鼻之氣, 通乎天氣, 本氣充滿, 邪不易入, 本氣適逢虧欠, 呼吸之間, 外邪因而乘之. ……若其年氣來之癘, 不論强弱, 正氣稍衰者, 觸之卽病, 則又不拘于此矣. 其感之深者, 中而卽發, 感之淺者, 邪不勝正, 未能頓發, 或遇饑飽勞碌, 憂思氣怒, 正氣被傷, 邪氣始得張溢.

53) 對疫之症, 來路兩條,……何謂來路兩條? 疫有在天者, 有在人者. 如春應溫而反寒, 夏應熱而反凉, 秋應凉而反熱, 冬應寒而反溫, 非其時而其氣, 自人受之, 皆從經絡而入, 或爲頭痛 · 發熱 · 咳嗽, 或爲頸腫 · 發頤 · 大頭天行之類, 斯在天之疫也. 若夫一人之病, 感及一室, 一室之病, 染及一方, 一方之病, 染及合邑, 此乃病氣 · 穢氣相傳染, 其氣息俱從口鼻而入, 其見症, 憎寒壯熱 · 胸膈滿悶 · 嘔吐黃涎, 乃在人之疫以氣相感, 與天無涉. 所謂來路兩條者, 此也.

여기(癘氣)의 종류가 매우 다양한 만큼 그것이 초래하는 병증의 종류 또한 여러 가지이다. 《온역론·잡기론》에서 "사람들이 그것에 접촉하면 각기 그 기를 따라 여러 가지 병이 발생한다. 그것이 발병하면 어떤 경우는 모든 사람들의 턱〔頤〕에 나타나고, 어떤 경우는 모든 사람들의 두면에 부종이 발생하는데, 일명 대두온이 이것이다. 어떤 경우는 모든 사람들에게 인통(咽痛)이 발생하고, 어떤 경우는 인아(咽啞:목쉼)가 나타나는데, 일명 하마온(蝦蟆瘟)이 이것이다. ……두창 혹은 반진, ……그 병증이 매우 다양하여 모두 열거하기 어렵다. 대개 병이 어느 한 지방에 치우치고 집집마다 사람들의 병의 형상이 같은 것은 모두 시행지기(時行之氣) 즉 잡기가 발병한 것이다. 병증이 다양한 것으로 보아 그 사기가 한 두 가지가 아님을 알 수 있다."[54]고 하였다. 따라서 각종 역려병에서는 상이한 임상증상이 나타나는데, 그 주요특징은 다음과 같다. 먼저 심한 오한이 나고 발열하는데, 이는 발열에 오한이 함께 나타나는 상한(傷寒) 증상과는 다르다. 처음 2~3일은 그 맥이 부(浮)하지도 침(沈)하지도 않고 삭(數)하며 밤낮으로 열이 나는데 저녁 무렵이 되면 더욱 심해지며, 머리와 전신에 동통이 발생하고 허리가 곤장으로 맞는 듯이 아프다. 얼굴에 기름때가 끼거나 연기의 그을림이 묻은 듯하고 설태가 두꺼워 마치 밀가루가 쌓인 것 같으며, 설질이 백색이나 황색 혹은 흑색을 띤다. 정신이 비정상적이고 번조(煩躁) 증상이 잦아 마치 미치광이 같거나 술 취한 것 같고, 요란스럽고 잘 놀라며, 신지(神志)가 맑지 않고 아울러 추축과 사지궐랭이 나타나며, 혹은 토사·반진·두창·두면부종 등의 증상이 나타난다. 후기가 되면 대부분 음이 손상되는데 적기에 치료하지 않으면 음양이 분리되어 사망하게 된다. 역려병(疫癘病)은 또한 산발적으로 발생하여 유행하기도 한다.

역려의 발생과 유행에 영향을 미치는 요인은 다음과 같은 몇 가지로 나눠 볼 수 있다.

① **기후적 요인** :기후가 정상적이면 일반적으로 역려가 유행하지 않으나, 비정상적이고 그 시령(時令)에 해당하지 않는 기후가 도래하면 여기(癘氣)가 유행한다.

② **환경적 요인** :환경위생에 완벽을 기하여 모기나 파리를 박멸하는 것은 역려의 유행을 막는 중요한 조치이다. 환경위생에 주의하지 않아 모기나 파리가 번식하면 역려의 유행을 초래하게 된다.

③ **개인위생 및 예방격리** :개인의 위생을 중시하고 섭생에 주의하여 그 독기(毒氣)를 피하며 체질을 증강하면 《소문·자법론》에서 말한 바와 같이 정기가 내부에 존재하여 사기가

54) 衆人有觸之者, 各隨其氣, 而爲諸病焉, 其爲病也, 或時衆人發頤, 或時衆人頭面浮腫, 俗名爲大頭瘟是也; 或時衆人咽痛, 或時衆人咽啞, 俗名蝦蟆瘟是也;……或爲痘瘡, 或爲斑疹……爲病種種, 難易枚擧. 大約病遍于一方, 沿門合戶, 衆人相同, 皆時行之氣, 卽雜氣爲病也. 爲病種種是知氣之不一也.

침입할 수 없다. 역려 환자가 발견되면 반드시 격리하여 역려의 만연을 방지해야 한다.

④ **사회적 요인** : 역려의 유행은 사회의 경제·문화 상황과 유관하다. 일반적으로 경제와 문화가 낙후된 국가와 지역에서는 역려가 유행하기 쉽고, 경제·문화가 비교적 발달한 국가나 지역에서는 주거 환경에 청결을 기하므로 역려가 비교적 드물게 유행한다.

三. 칠정내상(七情內傷)

칠정내상(七情內傷)은 한의학에서 매우 중요한 위치를 차지하는 까닭에 별도로 "신정학설(神情學說)" 장을 마련하여 이미 상세하게 논하였으므로 여기서는 생략한다.

四. 음식(飮食)·노일(勞逸)

음식·노동·휴식은 인류의 생존과 건강유지에 필요한 조건이다. 단 음식은 적절하게 섭취해야 하고, 노동과 휴식(勞逸)은 합리적으로 안배해야 한다. 그렇지 않으면 인체의 생리기능에 영향을 미쳐 질병이 발생한다.

1. 음식으로 인한 손상

음식으로 인한 손상이란 무절제한 음식섭취·폭음폭식·굶주림과 포만의 반복 혹은 편식이나 불결한 음식섭취 등으로 인해 질병이 발생하는 것을 가리킨다.

《소문·평인기상론》에서 "건강한 사람의 정상적인 맥기는 위로부터 부여받으므로 위기는 건강한 사람의 정상적인 맥기이다. 인체에 위기가 없는 것을 역증이라 하는데, 역증이 발생하면 죽는다. ……사람은 음식물을 근본으로 삼으므로 사람에게 음식물이 끊어지면 죽게 되고 맥에 위기가 없어도 죽게 된다."[55]고 한 구절과, 《소문·오장별론》에서 "위는 음식물의 바다요 육부의 원천이다. 대저 오미가 입으로 들어가면 위에 저장되어 오장의 기를 자양한다."[56]고 한 대목은 음식이 인체의 생존과 성장 및 건강을 유지하는 데 필수불가결한 영양

55) 平人之常氣稟于胃, 胃者平人之常氣也; 人無胃氣曰逆, 逆者死. ……人以水穀爲本, 故人絶水穀則死, 脈無胃氣亦死.

원천임을 설명하고 있다. 음식을 섭취할 때는 일정한 규율과 절제, 적당한 섭취량, 음식물의 청결과 위생 및 영양에 주의하여 편식하는 일이 없도록 해야 한다. 만약 무절제하게 음식물을 섭취하거나, 불결한 음식물을 섭취하면 질병이 쉽게 발생하므로 "병은 입으로부터 들어온다."는 말이 있는 것이다. 음식으로 인한 손상은 주로 비위의 운화기능에 영향을 미쳐 습이 뭉쳐 담이 되고 이것이 열로 변하거나 충(蟲)을 생기게 하는 등, 기타 여러 가지 질병을 유발한다. 예컨대《소문 · 생기통천론》에서 "(기름진 음식물의 해로는 큰 정창(疔瘡)이 많이 발생하는 것이다)"라고 하였는데, 이는 기름지고 감미로운 음식을 과다하게 섭취하면 옹저 등의 질환이 쉽게 발생함을 설명한 것이다.《단계심법 · 설사》의 "식사(食瀉)"라는 구절에서는 상식(傷食)으로 인해 발생하는 임상증상을 상세하게 기술하였으며,《의종필독 · 유중풍》의 "식중(食中)"에서 과음 · 과식, 혹은 풍습을 감수하거나 화를 냄으로 인해 흉중이 막히면 위기가 운행되지 않아 갑작스럽게 궐역혼미(厥逆昏迷)하여 말을 하지 못하며 몸을 추스르지 못한다고 하였다.

이로써 무절제한 음식섭취, 굶주림과 포식, 편식, 불결한 음식 등은 모두 사람을 병들게 한다는 것을 알 수 있다.

1) 기포실상(飢飽失常)

음식물 섭취는 반드시 정시에 해야 하고 식사량도 적당히 하여 지나치게 많거나 적어서는 안 된다. 폭음폭식과 굶주림, 혹은 장기간에 걸친 과식이나 음식 섭취의 부족 등은 모두 질병을 초래한다. 기포실상(폭식하거나 굶거나 많이 먹거나 적게 먹거나 하여 식사가 불규칙한 것)으로 인해 발생하는 질병은 모두 불규칙한 식생활에 의한 것에 속하지만, 반드시 구별해야 한다. 예를 들면《단계심법 · 음식로권》에서 "대저 배가 고픈데도 음식을 먹지 않는 것과 과식하는 것은 모두 그 절도를 잃은 것이지만, 반드시 양자를 구별해야 한다. 굶주려 위(胃)가 허한 것은 부족한 것이고, 과식으로 음식물이 정체된 것은 남아도는 것이다. 그것이 부족하면 마땅히 보익해야 하고, 그것이 남아돌면 마땅히 소도(消導)해야 한다."[57]고 한 것과 같다.

굶주림으로 인해 기혈생화의 원천이 결핍되어 오랫동안 지속되면 기혈이 쇠약해지고 정기가 허약해져 많은 병이 발생한다. 만약 폭음폭식하거나 장기간에 걸친 과식으로 인해 음

56) 胃者, 水穀之海, 六腑之大源也. 五味入口, 藏于胃, 以養五臟氣.

57) 夫飢餓不飮食, 與飮食太過, 雖皆失節, 然必明其二者之分. 飢餓胃虛, 此爲不足; 飮食停滯, 此爲有餘. 惟其不足, 故宜補益; 惟其有餘, 故宜消導.

식섭취량이 비위의 소화 · 흡수 및 운화능력을 초과하면 《소문 · 비론》에서 "음식을 과다하게 섭취하면 장위가 손상된다."고 한 것처럼 비위가 손상된다. 급성으로 음식에 상(傷)한 경우에는 완복창만 · 복통 · 흉격비민(胸膈痞悶) · 애부탄산(噯腐呑酸:입에서 썩은 냄새가 나고 신물이 넘어오는 증상) · 희패난취(噫敗卵臭:트림할 때 마치 계란이 소화될 때와 같은 악취가 나는 증상) · 오식(惡食) · 토사(吐瀉) 등의 비위 병증이 발생한다. 영아나 유아의 비위는 비교적 약하여 성인에 비해 상식(傷食)으로 인한 발병이 잦고, 심할 경우는 갑작스럽게 팔다리가 차가워지고 의식을 잃거나 말을 하지 못하며 사지를 추스르지 못하는 등의 증상이 나타나는데, 이를 식궐(食厥)이라 한다(《장씨의통 · 상음식》).

식체(食滯)가 오래되면 울결하여 열로 변한다. 영아나 유아의 식체가 오래되면 감적(疳積)이 발생하여 손바닥 · 발바닥에 열이 나고 심번으로 자주 울며 명치 부위가 창만하고 얼굴이 누런색을 띠며 야위는 등의 증상이 나타난다. 또한 소화불량이 발생하면 편안하게 잠을 이루지 못하는 증상이 나타난다. 예컨대 《제병원후론 · 비위병제후》에서 "대저 음식물을 지나치게 배불리 섭취하면 비가 소화하지 못하므로 사람이 숨이 차고 속이 답답하여 잠을 편안히 이루지 못하게 된다."[58]고 하였다. 또한 기혈의 흐름에 영향을 미쳐 근맥이 울결되어 막히므로 치창(痔瘡)이 발생하므로 《소문 · 생기통천론》에서 "포식으로 인해 장위의 근맥이 이완되면 장벽(腸澼:이질) 혹은 치창(痔瘡)이 발생한다."[59]고 하였다. 이밖에도 《소문 · 생기통천론》에서 "기름진 음식물의 해로는 큰 정창(疔瘡)이 많이 발생하는 것이다."라고 한 것처럼 달고 기름진 음식물을 과식하면 쉽게 내열이 발생하고 심지어는 옹저창독(癰疽瘡毒) 등의 병증이 발생한다.

2) 불결한 음식

불결한 음식을 섭취하면 복통 · 토사 · 이질 등의 여러 가지 위장 계통의 질병이 발생하거나, 회충 · 요충 · 촌충 등의 기생충이 생기므로, 임상에서는 복통 · 기식(嗜食:배가 부른 줄 모르고 계속 먹는 증상), 얼굴이 누렇고 몸이 야위는 등의 증상이 나타난다. 만약 부패하였거나 변질되어 독성이 있는 음식을 섭취하면 극심한 복통 · 토사 등의 중독 증상이 나타나며, 심하면 혼미 혹은 사망한다. 때문에 《금궤요략 · 금수어충금기병치》에서 "불결한 음식이나 썩은 고기 · 부패한 생선 등을 먹으면 인체가 손상된다. ……병으로 죽은 육축(소 · 말 · 돼지 · 양 · 닭 · 개)은 모두 독이 있는 것이므로 먹어서는 안 된다."[60]고 하였다. 《제병원후

58) 夫食過于飽, 則脾不能磨消, 令人氣急煩悶, 睡臥不安.

59) 因而飽食, 筋脈橫解, 腸澼爲痔.

론·충독등병제후》에는 22가지의 약물중독과 음식물중독이 기재되어 있으며, 이밖에도 화학약품 중독 등이 있다. 약물과 음식물중독에 의한 증상은 각기 달라 가벼우면 복통·토사 등의 증상이 나타나고, 심하면 혼미하거나 사망한다.

3) 편식(偏食)

음식물은 골고루 섭취하여 과일·육류·곡류·채소 등을 편식하지 않아야만 인체가 각종 필수 영양소를 얻을 수 있다. 만약 음식을 가려먹으면 인체의 음양이 실조되거나 어떤 영양 성분이 결핍되어 질병이 발생한다.

① 찬 것이나 뜨거운 것만을 가려먹는 경우

《소문·음양응상대론》에서 "음식이 차거나 뜨거우면 육부를 손상시킨다."[61]고 하였고, 《경악전서·잡증모·음식문》에서 "평소에 찬 음식을 즐겨 먹는 자는 내부에 반드시 열이 많고, 평소에 뜨거운 음식을 즐겨 먹는 자는 내부에 반드시 한이 많다. 그러므로 내부가 찬 사람은 찬 것을 좋아하지 않고, 내열이 있는 사람은 뜨거운 것을 좋아하지 않는다. 그러나 열성 체질인 자가 찬 것을 즐겨 먹으면 대부분 중한이 발생하고, 한성 체질인 자가 뜨거운 것을 즐겨 먹으면 대부분 내열이 발생한다."[62]고 하였는데, 이것은 이른바 《내경》에서 "오미가 위로 들어가면 각기 좋아하는 곳으로 귀속된다. ……오래되면 각 장의 기를 증강시키는데, 이는 인체 기화의 일반적인 규율이다. 장기의 기가 오랫동안 증강되면 요절하는 원인이 된다."[63], "음식으로 인한 발병 중에 열사에 손상되면 대부분 화증이나 정체되는 경우는 드물다. 한사에 손상되면 대부분 정체되는데 모두 화증이 아니다. 대부분의 음식으로 인한 손상 중에서는 반드시 찬 음식으로 인한 것이 가장 많고, 따뜻하고 평이한 것이 그 다음이며, 뜨거운 것이 그 다음이다. 그러므로 이것을 치료하려는 자는 그 원인을 살피지 않을 수 없다."[64]라고 한 것이다. 날 음식이나 찬 음식을 과식하면 비위의 양기가 손상되어 한습이 내부에서 발생하므로 복통·설사 등의 증상이 발생한다. 만약 신온조열한 것을 편식하면 위와 장에 열이 쌓여 구갈·복만창통·변비, 혹은 치창 등의 증상이 발생한다.

---

60) 穢飯·餒肉·臭魚, 食之皆傷人……六畜自死, 皆疫死, 則有毒, 不可食之.

61) 水穀之寒熱, 感則害于六腑.

62) 素喜冷食者, 內必多熱; 素食熱食者, 內必多寒. 故內寒者不喜寒, 內熱者不喜熱. 然熱者嗜寒, 多生中寒. 寒者嗜熱, 多生內熱.

63) 五味入胃, 各歸所喜. ……久而增氣, 物化之常也. 氣增而久, 夭之由也.

64) 飮食致病, 凡傷于熱者, 多爲火證, 而停滯者少. 傷于寒者, 多爲停滯, 而全非火證. 大都飮食之傷, 必因寒物者居多, 而溫平者次之, 熱者又次之, 故治此者, 不可不察其所因.

② 오미를 편식하는 경우

인체의 생명활동은 모두 오미의 영양을 받아 유지되며, 오미는 오장과 각기 친화성을 지닌다. 예컨대《소문·지진요대론》에서 "대저 오미가 위에 들어가면 각기 좋아하는 곳으로 귀속된다. 즉 신맛은 먼저 간으로 들어가고 쓴맛은 먼저 심으로 들어가며, 단맛은 먼저 비로 들어가고 매운맛은 먼저 폐로 들어가며, 짠맛은 먼저 신으로 들어간다."고 한 것이다. 만약 장기간에 걸쳐 어떤 음식물을 편식하면 해당 장기의 기능이 지나치게 성해지고, 오래되면 내장이 손상되어 각종 질병이 발생한다. 그러므로《소문·생기통천론》에서 "신맛의 음식을 과식하면 간기가 넘치고 비기가 고갈되며, 짠맛의 음식을 과식하면 골기가 손상되고 기육이 오그라들며 심기가 울결된다. 단맛의 음식을 과식하면 가슴이 답답하고 숨이 차며 안색이 검어지고 신기 역시 평형을 잃게 된다. 쓴맛의 음식을 지나치게 과식하면 비가 유양(濡養)되지 못하고 위기가 두터워진다. 매운맛의 음식을 과식하면 근맥이 손상되어 늘어지고 정신에도 해롭다."[65]고 하였고,《소문·오장생성론》에서는 "짠 음식을 많이 먹으면 혈맥(血脈)이 원활하게 소통되지 못하므로 안색에 변화가 발생하고, 쓴 음식을 많이 먹으면 피부가 거칠어지면서 솜털이 빠지며, 매운 음식을 많이 먹으면 근맥이 땅기고 손발톱이 거칠어진다. 신 음식을 많이 먹으면 근육이 주름지고 입술이 트고 단 음식을 많이 먹으면 골절에 통증이 오고 머리카락이 빠진다."[66]고 하였다. 따라서 오미는 적당히 섭취해야 하고 평소에 편식해서는 안되며, 병중에 있을 때는 더욱 음식섭취에 주의해야 한다. 음식은 병변과 유관하여 치료를 돕고 질병의 호전을 촉진하기도 하며, 반대로 질병을 가중시키기도 한다.

4) 음주(飮酒)

술은 수곡의 액(液)으로서 양에 속하고 성질이 맹렬하여 혈분으로 들어가므로 간혹 적게 마시면 혈액순환이 원활해져 근이 부드럽게 풀어진다. 하지만 술을 물처럼 함부로 마실 경우는 대부분 습열이 내부에서 생겨나 음을 손상시키므로 딸꾹질·고창[67] 등의 증상이 발생한다. 과음하여 크게 취하면 의식이 혼란해지며, 심하면 사망하기도 한다.《제병원후론》에는 음주로 대취해서 연일 풀리지 않는 증후(飮酒大醉連日不解候)·음주로 중독된 증후(飮酒中

---

65) 味過于酸, 肝氣以津, 脾氣乃絶; 味過于鹹, 大骨氣勞, 短肌, 心氣抑; 味過于甘, 心氣喘急, 色黑, 腎氣不衡; 味過于苦, 脾氣不濡, 胃氣乃厚; 味過于辛, 筋脈沮弛, 精神乃央.

66) 多食鹹, 則脈凝泣而變色; 多食苦, 則皮槁而毛拔; 多食辛, 則筋急而爪枯; 多食酸, 則肉胝腸而脣揭; 多食甘, 則骨痛而髮落.

67) 고창(鼓脹) :복부가 북처럼 팽팽해지고 맥락이 드러나는 것을 특징으로 하는 증상.

毒候) 및 음주후의 모든 증후(飮酒後諸候) 등이 기록되어 있다.

2. 과로와 지나친 안일로 인한 손상

정상적인 노동과 신체단련은 기혈의 흐름과 체질증강에 도움을 주고, 휴식은 피로를 없애고 체력과 지력을 회복시키는 등 건강에 도움을 주어 인체가 발병하지 않도록 한다. 단 과로(육체노동·정신노동·성행위 등을 포괄함), 지나친 안일함과 휴식은 모두 발병요인이 되어 질병을 일으킬 수 있다.

과로나 과도한 휴식으로 인한 발병은 역대 문헌 속에 많이 기재되어 있다. 예컨대《소문·선명오기편》에서 "오랫동안 주시하면 혈이 손상되고, 오랫동안 누워 있으면 기가 손상되며, 오랫동안 앉아 있으면 육이 손상되고, 오랫동안 서 있으면 골이 손상되며, 오래 걸으면 근이 손상되는데 이것을 오로(五勞)로 인해 손상된 것이라 한다."[68]고 하였고,《소문·조경론》에서는 "음이 허하면 내열이 발생한다고 하는데 어째서인가? 기백이 말하길 :과로하면 (비가 손상되어 운화기능이 실조되므로) 형체와 기력이 부족해지고 (음식물의 섭취량이 줄어들어) 곡기도 충만해지지 않는다. 이에 상초가 운행되지 않으면 하완 역시 소통되지 않아 위기가 울결되어 열이 나는데, 열기가 흉중을 훈증하므로 내열이 발생한다."[69]고 하였다. 또한《소문·거통론》에서 "과로하면 숨이 차고 땀이 나오는데 이는 안팎의 기가 모두 빠져나간 것이다. 따라서 기가 소모된다고 하는 것이다."[70]라고 하였다. 이러한 기록들은 모두 과로가 "음허내열(陰虛內熱)"과 기의 소모를 초래할 수 있음을 제시한 것이다.

이밖에도《제병원후론·허로후》에서 "억지로 힘을 써서 무거운 것을 들거나 습지에 오랫동안 앉아 있으면 신이 손상된다. 신이 상하면 정기가 허약해져 허리와 등이 아프고 사지가 차가워지는데 허리 아래가 특히 차다."[71]라고 한 것,《삼인극일병증방론·오로증치》에서 "오로(五勞)란 모두 마음을 쓰는 것이 지나쳐 오장을 손상시키고 오신(五神:神·魂·魄·意·志)을 잘 통하지 않게 하여 병을 일으키는 것이므로 오로라 한다. 모려(謀慮)에 진력하면 간을 손상시키고, 심신이 여의치 않으면 심을 손상시키며, 외물(外物)에까지 마음을 쓰면 비가

68) 久視傷血, 久臥傷氣, 久坐傷肉, 久立傷骨, 久行傷筋, 是謂五勞所傷.

69) 陰虛生內熱奈何? 岐伯曰 :有所勞倦, 形氣衰少, 穀氣不盛, 上焦不行, 下脘不通, 胃氣熱, 熱氣熏胸中, 故內熱.

70) 勞則喘急汗出, 內外皆越, 故氣耗矣.

71) 强力擧重, 久坐濕地傷腎. 腎傷少精, 腰背痛, 厥逆下冷.

손상되고, 다가올 일에 대해 근심하면 폐가 손상되며, 지절(志節)에 얽매이면 신이 손상된다. 이것은 타고난 성품과 자질이 좋지 못하고 매사에 지나쳐 오장을 손상시킨 것이다."[72]라고 한 것, 《경악전서 · 잡증모 · 노권내상》에서 "노권(勞倦)이라는 증상은 즉 이동원이 말한 내상증이다. ……대저 굶주림과 포식 및 피로는 모두 사람을 상하게 한다. 대저 사람은 음식을 근본으로 하고 음식은 비위를 근본으로 하는데, 만일 굶주림과 포식이 잦으면 위기가 손상된다. 또한 비는 사지를 주관하는데 피로가 지나치면 비기가 손상된다. ……그러므로 노권으로 인해 허화(虛火)가 요동하여 발병하는 경우도 있고 굶주림으로 인해 중초의 기를 손상시켜 발병하는 경우도 있으며, 혹은 과로한 후에 배고픔을 참거나 배고픔을 참으면서 과로하는 경우도 있다. 그러나 두 가지 중에서 배고픔을 참는 것이 더욱 심하다."[73]라고 한 것, 《이허원감(理虛元鑑) · 양허삼탈통어비(陽虛三奪統於脾)》에서 "'양이 허하여 노권이 발생하는 것은 비에서 통괄한다'는 것으로부터 말하면 대략 세 가지가 있으니, 탈정 · 탈기 · 탈화이다. 기는 양이고 화는 양에 속하며, 정(精)은 수화를 겸한다. 색욕이 과도하면 일시에 정이 빠져나가 점차 정이 고갈된다. 정은 화의 원천이고 기를 주관한다. 정이 빠져나가면 화와 기가 모두 고갈되는데, 이는 화와 기를 겸한 정이 빠져나갔기 때문이다. 노역이나 지나치게 힘든 일을 하면 점차 진기가 소모된다. 기는 화에 속하며 정의 쓰임이 된다. 기가 빠져나가면 화와 정을 연이어 잃게 되는데, 이는 화와 정을 겸한 기가 빠져나갔기 때문이다. 화가 빠져나가는 것은 대부분 탈정으로부터 온 것이다."[74]라고 한 것 등이다.

안일(安逸)로 인한 발병은 비록 《소문 · 선명오기편》에 언급되어 있으나, 이를 명확하게 제시한 것은 유하간이 《상한직격(傷寒直格)》에서 여덟 가지 사기를 나열하면서부터이다. 즉 "외적인 요인으로는 풍 · 한 · 서 · 습이 있고, 내적인 요인으로는 굶주림 · 과식 · 과로 · 안일이 있다. 안일은 너무 편안함으로 인해 발병하는 것으로 과로와는 상반된다."[75]고 한 것이 그 예이다. 후대의 《세보재의서(世補齋醫書) · 전집상(前集上)》에서는 안일로 인한 병에 대해

---

72) 五勞者, 皆用意施爲, 過傷五臟, 使五神不寧而爲病. 故曰五勞. 以其盡力謀慮則肝勞, 曲運神機則心勞, 意外致思則脾勞, 預事而憂則肺勞, 矜持志節則腎勞. 是皆不量稟賦, 臨事過差, 遂傷五臟.

73) 勞倦一證, 卽東垣所謂內傷證也. ……凡饑飽勞倦皆能傷人, 蓋人以飮食爲主, 飮食以脾胃爲主, 今饑飽不時則胃氣傷矣. 又脾主四肢, 而勞倦過度則脾氣傷矣. ……故有以勞倦致動虛火而病者, 有以饑餒致傷中氣而病者, 或以勞倦之後加之忍饑, 或以忍饑之後加之勞倦. 然而兩者之中, 則尤以受饑爲甚.

74) 就陽虛成勞之統于脾者言之, 約有三種 : 曰奪精, 曰奪氣, 曰奪火. 氣爲陽, 火者, 陽之屬. 精者, 水火之兼. 色慾過度, 一時奪精, 漸至精竭. 精者, 火之原, 氣之所主. 精奪, 則火與氣相次俱竭. 此奪精之兼火與氣也. 勞役辛勤太過, 漸耗眞氣. 氣者, 火之屬, 精之用. 氣奪, 則火與精連類而相失. 此奪氣之兼火與精也. 其奪火者, 多從奪精而來.

75) 外有風 · 寒 · 暑 · 濕, 內有饑 · 飽 · 勞 · 逸. 逸乃逸豫 · 安逸所生病, 與勞相反.

"안일로부터 병이 온다는 것을 언급하지 않는 것은 세상에서 오로지 과로만 병이 되는 것으로 알고 안일이 병이 됨을 모르기 때문이다. 그러나 안일이 병이 되는 경우는 드물지 않다." 고 하였다.

1) 노권상(勞倦傷)

노권상(勞倦傷)이란 과로가 쌓인 것을 가리키는 것으로서 과도한 육체적·정신적 노동과 방사(성교)의 세 가지 측면을 포괄한다.

① 과도한 육체적 노동〔努力過度〕:이는 비교적 장기간에 걸친 육체적 노동으로 인해 과로가 쌓이고 이로 인해 발병하는 것을 말한다. 육체적 노동이 과도하면 기가 손상되고, 오래 되면 기력이 쇠약해지고 정신이 피로해지며 야윈다. 즉 《소문·거통론》에서는 "과로하면 기가 소모된다.", "과로하면 숨이 차고 땀이 나오는데, 이는 안팎의 기가 모두 빠져나가는 것이다. 따라서 기가 소모된다고 하는 것이다."라고 하였고, 《소문·선명오기편》에서는 "오래 서 있으면 골이 상하고 오래 걸으면 근이 상하니, 이 또한 과로에 속한다."[76]고 하였다.

② 과도한 정신적 노동〔勞神過度〕:이는 사려가 과도하여 심비(心脾)를 손상시키는 것을 말한다. 《소문·음양응상대론》에서 "脾在志爲思(비는 지에 있어서 사려이다)"라 하였다. 또한 심은 혈을 주관하고 신(神)을 저장하므로 사려가 지나쳐 신을 과도하게 쓰면 심혈이 소모되고 비기가 손상되어 심신(心神)이 자양 받지 못함으로 인해 심계·건망·불면·다몽 증상이 나타나고, 비의 운화기능이 실조되어 식욕부진·복부창만·묽은변 등이 나타난다. 또한 《소문·선명오기편》에서는 "오랫동안 주시하면 혈이 손상된다."고 하였는데 역시 신을 과도하게 쓴 것에 속한다.

③ 과도한 성생활〔房勞過度〕:이는 성생활이 무절제한 것을 말한다. 신은 정을 저장하고 봉장을 주관하므로 신정을 과도하게 소모해서는 안 된다. 만약 부부 관계가 너무 잦으면 신정이 소모되어 허리와 무릎이 시큰거리고 머리가 어지러우며 귀가 울리고 의욕이 없으며 성기능이 감퇴되거나 혹은 유정·조루가 발생하며, 심하면 발기불능 등의 병증이 나타난다.

2) 안일과도(安逸過度)

"안일(安逸)"이란 놀기만 하고 운동도 하지 않는 것을 말한다. 인체는 매일 적절하게 운동을 해줘야만 기혈이 원활하게 흐른다. 만약 장기간에 걸쳐 운동이나 체력단련을 적절히

76) 久立傷骨, 久行傷筋, 亦屬勞力過度.

하지 않으면 인체의 기혈이 원활하게 소통되지 않아 비위의 기능이 약해지므로 식사량이 줄고 무기력하며 정신이 부진하고 지체가 연약해지거나, 몸이 붓고 움직이면 가슴이 뛰며 숨이 차고 땀이 나는 등의 증상이 나타나며, 기타 질병이 잇따라 발생하기도 한다. 《소문·선명오기편》에서의 "오래 누워 있으면 기가 손상되고, 오래 앉아 있으면 육(肉)이 손상된다."는 말이 바로 이러한 이치이다.

五. 외상(外傷)

외상의 원인에는 대체적으로 총상·자상(刺傷)·타박상·화상·탕상(燙傷)·동상, 무거운 것을 들다가 다치는 것,, 벌레나 짐승에 물려서 다친 것 등 여러 가지가 있다.

외상에 대한 인식과 치료는 오랜 역사를 가지고 있다. 상고시대에 인류는 동굴 및 움집에서 생활하면서 수렵과 채집을 통해 삶을 영위하였으므로, 항상 독사·맹수 및 기타 벌레나 짐승에 의해 상처를 입고 평상시 넘어지거나 부락간의 투쟁으로 인해 다치곤 하였다. 이에 상처를 치료하기 위해 약물을 찾기 시작하였는데, 최초의 약물 전문서인 《신농본초경》에 외상 및 그 치료에 대한 기록이 실려 있다. 한대의 명의인 화타는 마취약을 사용하여 마취시킨 후 뼈를 깎아내어 상처를 치료하거나 개복수술을 시행하였다. 남북조시기에 이미 외과학 전문서인 《유연자귀유방(劉涓子鬼遺方)》이 존재하였다. 수나라의 소원방이 지은 《제병원후론》의 권35·36에는 금창병제후(金瘡病諸候) 23론, 완상병제후(腕傷病諸候) 9론, 수독(獸毒)·사독(蛇毒)·잡독병제후(雜毒病諸候) 23론이 있으며, 이밖에도 탕화창후(湯火瘡候), 동란창후(凍爛瘡候) 등이 있다. 당대의 손사막이 지은 《비급천금요방》·《천금익방》과 왕도의 《외대비요》 등에는 모두 외상 치료에 대한 기록이 많이 실려 있다. 이상과 같이 한의학에서는 다른 분야에서와 마찬가지로 외상치료에 대한 오랜 역사와 풍부한 경험을 가지고 있다.

1. 금창(金瘡)·질타상(跌打傷)

금속물질로 인한 외상은 전시에 총탄·도검·화살 등으로 인해 생긴 상처나, 작업 중의 부주의로 인해 칼·기계 등에 의해 입은 상처를 포괄하는데, 이를 "금창상(金瘡傷)"이라 한다. 넘어지거나 주먹 혹은 몽둥이에 맞거나 무거운 것을 들거나 광산의 붕괴 혹은 집이 무너짐으로 인해 입은 외상을 "질박섬좌상(跌撲閃挫傷)"이라 한다. 금창상은 반드시 상처에서 피가 흐르는데 가벼울 경우는 피부기육이 손상되고, 심할 경우는 근육과 뼈·장부 등에 영향을 미친다. 질박섬좌상은 외출혈이 있을 수도 있고 없을 수도 있는데 피부기육이 멍들고 부어오르면서 아프며, 혹은 근골이 손상되어 기능장애·기형 혹은 내장파열·내출혈 등이 나타난다. 이 두 가지 외상으로 인해 출혈이 과다하거나 중요한 장부 혹은 두부가 손상되면 혼미·경련이 발생하거나 죽게 된다. 질박섬좌는 출혈과 뚜렷한 조직손상이 보이지 않는 경우에도 항상 기체혈어를 일으키므로 손상부위와 내장에 동통이 발생한다. 두부에 심한 충격을 받아 뇌진탕이 일어나면 현훈·구토·혼미 등이 발생한다. 상처가 난 경우는 일반적으로 화농하여 조직이 괴사하므로 소독에 주의해야 한다.

2. 화상(火傷)·탕상(燙傷)

화상은 대부분 끓는 물, 뜨거운 기름, 불 등에 의해 발생하는 것이다. 가벼운 경우에는 기육이 손상되어 상처부위가 빨갛게 붓고 열이 나면서 아프며 피부가 건조해지거나 수포가 생기고 심한 통증이 온다. 중간 정도의 화상인 경우에는 기육과 근골의 통증이 소실되고 상처부위가 가죽과 같고 밀랍과 같이 하얗거나 누르스름하거나 검어진다. 화상이 심하거나 상처부위가 넓을 경우에는 국부증상 외에도 항상 극렬한 동통, 화독의 침입, 체액의 증발 혹은 삼출로 인해 번조불안하고, 열이 나며 입이 건조하여 갈증이 나고 소변량이 적은 등의 증상이 나타나며 심지어는 사망하기도 한다.

3. 동상(凍傷)

동상은 인체가 한사(寒邪)의 침입을 받아 야기되는 전신성 혹은 국부성 손상으로서 겨울철에 흔히 나타나는 병이다. 온도가 지나치게 낮거나 추위에 장시간 노출되면 동상의 정도가 심해진다. 한은 음사(陰邪)로서 쉽게 양기를 손상시킨다. 그러므로 전신성 동상의 경우, 음한이 지나치게 성함으로 인해 양기가 손상되어 혈액을 온후하고 그 운행을 촉진하는 기능이 실조된다. 따라서 임상에서는 추위로 몸을 떨고 체온이 점차 저하되며 안색이 창백해지고 입술과 혀 및 손·발톱이 푸른색을 띠며 감각이 마비되고 정신이 피로하고 무기력하며, 혼수상태에 빠지거나 호흡이 미약해지며 맥이 느리고 가늘어지는데, 만약 응급처치하지 않으면 사망하기 쉽다. 국소 동상의 경우는 대부분 손·발·귓바퀴·코끝과 뺨 부위에 발생한다. 발병초기에는 한사의 수축하고 끌어당기는 성질로 인해 경맥에 경련이 일어나고, 기혈이 응체되어 원활하게 소통되지 않음으로 인해 동상부위의 온후(溫煦) · 자양 기능에 영향을 미치므로 피부가 창백해지고 동상부위가 저리며, 지속되면 붓고 푸른색을 띠며 가렵고 아프면서 작열감이 있으며, 크기가 일정하지 않은 물집 등이 나타나고 물집이 터진 후에는 항상 감염된다. 그러므로 《제병원후론 · 창병제후》에서 "엄동설한에 바람 · 눈 · 추위의 기를 감수하여 기부가 손상되고 기혈이 막혀 원활하게 소통되지 않음으로 인해 국부가 붉어져 화끈거리면서 아프고 부어오르면 곧 동창이 된다."[77]고 하였다.

六. 담음(痰飮) · 어혈(瘀血)

담음과 어혈은 인체가 어떤 발병요인의 자극을 받은 후 질병과정에서 나타나는 병리적 산물이다. 이러한 병리적 산물은 직 · 간접적으로 인체의 장부조직에 작용하여 여러 가지 병증을 일으키므로 발병요인 중 하나에 속한다.

1. 담(痰)과 음(飮)

담과 음은 모두 수액대사의 장애로 인해 발생하는 병리적 산물로서, 비교적 걸쭉하고 탁한 것을 담이라 하고 묽은 것을 음이라 한다. 예를 들면 《경악전서 · 권31》에서 "담과 음은 비록 같은 종류라고 하나 실제로는 다르다. ……음은 묽으나 담은 걸쭉하고 탁하다."[78]라고 하였다. 담은 기침을 통해 나오는 담액(痰液)을 가리킬 뿐만 아니라, 나력 · 담핵(痰核)과 장부경락 등의 조직에 정체되어 있는 담액을 포괄한다. 음은 수액 혹은 담액이 인체의 국소에 정체된 것으로서, 그 정체된 부위와 증상에 따라 각기 그 명칭이 다르다. 예컨대 《금궤요략》에 기재된 "담음(痰飮)" · "현음(懸飮)" · "일음(溢飮)" · "지음(支飮)" 등의 명칭이다.

담음의 명칭은 한대 장중경의 《금궤요략》에서 비롯되었는데, 《내경》에는 적음(積飮)이란 명칭만 보일 뿐 담음이란 명칭은 없다. 《금궤요략 · 담음해수병맥증병치》에서는 "'대저 음에는 네 가지 종류가 있다고 하는데 어떤 것입니까?'라고 묻자, 스승이 이르길 '담음 · 현음 ·

77) 嚴冬之月, 觸冒風雪寒毒之氣, 傷于肌膚, 氣血壅澁, 因卽瘃凍, 焮赤疼腫, 便成凍瘡.
78) 痰之與飮, 雖曰同類而實有不同也. ……飮淸澈而痰稠濁.

일음·지음이다'라고 했다."고 하였다. 담음의 개념에는 좁은 의미와 넓은 의미의 두 가지 측면이 있다. 좁은 의미의 담음은 곧 《금궤요략》에서 말하는 사음(四飮) 중의 하나이다. 넓은 의미의 담음은 매우 많은 병증을 포괄하는데, 예를 들면 《제병원후론·담음병제후》에는 담음식불소후(痰飮食不消候)·열담후(熱痰候)·냉담후(冷痰候)·담결실후(痰結實候)·격담풍궐두통후(膈痰風厥頭痛候)·유음후(流飮候)·유음후(留飮候)·벽음후(癖飮候)·지음후(支飮候)·일음후(溢飮候)·현음후(懸飮候) 등이 있다.

1) 담음(痰飮)의 형성

담음은 대부분 외감육음이나 음식 및 칠정내상 등의 원인에 의해, 폐·비·신 및 삼초 등 장부의 기화기능이 실조되어 수액대사에 장애가 발생함으로 인해 수진(水津)이 정체되어 형성된다. 《내경》에서는 주로 태음습토(太陰濕土)가 억제 당한 것〔所勝〕과 유관하다고 보았으며, 《금궤요략》에서는 물을 많이 마시는 것과 유관하다고 보았다. 즉 "마신 물이 장 사이로 흘러 들어간 것을 담음(痰飮)이라 하고, 마신 물이 협하로 흘러간 것을 현음(懸飮)이라 하며, 마신 수액이 사지로 흘러 들어간 것을 일음(溢飮)이라 하고, 흉격 사이에 쌓인 것을 지음(支飮)이라 한다."[79]고 하였다. 《제병원후론·담음병제후》에서는 더 나아가 "각종 담은 모두 혈맥의 기가 막힘으로 인해 마신 물이 쌓이고 소산되지 않아 형성되는 것이다. ……각종 음은 모두 영위의 기가 원활하게 소통되지 않음으로 인해 삼초의 기화기능이 실조되거나 혹은 물을 과다하게 마심으로 인해 기화되지 않고 정체되어 담음이 형성되는 것이다."[80]라고 제시하였다. 후세의 의가들 중 어떤 이는 "기의 흐름이 막혀 수음이 장부에 머무르고 서로 결합하여 담을 형성한다."[81]고 하였고, 어떤 이는 "비는 담이 생기는 근원이다."[82]라고 하였으며, 어떤 이는 "담의 근본은 신으로서 담은 신에서 근원한다. 담은 습이 요동한 것으로서 비에서 주관한다."[83]고 하였다. 따라서 폐·비·신·삼초의 생리기능으로 볼 때 폐는 선발숙강을 주관하여 수도를 소통·조절하고 진액을 산포하며, 비는 수액의 운화를 주관하고 신양은 수액의 증등기화(蒸騰氣化)를 주관하며, 삼초는 수곡의 통로로서 각종 기를 주재하고 인체의 기화를 총괄한다. 그러므로 폐·비·신·삼초의 기화기능이 실조되면 습이 모여들어 담음을

79) 水走腸間, 謂之痰飮; 飮後水流在脇下, 謂之懸飮; 飮水流行歸于四肢, 謂之溢飮; 積于胸膈之間, 謂之支飮.

80) 諸痰者, 此由血脈壅塞, 飮水積聚而不消散, 故成痰也. ……諸飮者, 皆由營衛氣痞澁, 三焦不調, 而因飮水多, 停積而成痰飮.

81) 氣道閉塞, 水飮停于臟腑, 結而成痰.

82) 脾爲生痰之源.

83) 痰之本腎也, 源于腎; 痰之動濕也, 主于脾.

형성한다. 그리고 폐·비·신 및 삼초의 기능장애는 외감육음이나 음식·노권(勞倦) 및 칠정내상 등과도 밀접한 관계가 있다. 그러므로 외감육음이나 음식·노권 및 칠정내상 등은 모두 폐·비·신 및 삼초의 수액대사 기능실조를 야기한다.

담음이 형성되면 음은 대부분 장위·협륵흉막(脇肋胸膜) 및 기부에 정체되고, 담은 기의 승강을 따라 안으로는 장부, 밖으로는 근골피육으로 흘러가 여러 가지 병증을 형성한다. 따라서 "온갖 병은 대부분 담을 빌미로 일어난다."[84], "담은 만병의 근원이다."[85]라는 말이 있는 것이다.

2) 담음 병증의 특징

담음이 형성되면 그 정체 부위에 따라 임상표현 역시 다양하게 나타난다. 경맥에 가로막히면 기혈의 흐름과 경락의 생리기능에 영향을 미치고, 장부에 정체되면 장부의 기능과 기기의 승강에 영향을 미친다.

① 담(痰)으로 인한 병증의 특징

담이 폐에 가로막히면 기의 운행통로가 막혀 폐기의 선발숙강 기능이 불리해지므로 기침이 나고 숨이 차며 담을 토하고, 담이 심을 막아 심혈의 흐름이 원활하지 않으면 흉민·심계 증상이 나타나며, 담이 심규(心竅)를 막으면 정신혼미·치매(痴呆) 증상이 나타나고, 담화(痰火)가 심을 요동하면 전광(癲狂) 증상이 나타난다. 담이 위(胃)에서 정체되면 위의 하강기능이 실조되어 오심구토·위완비민 증상이 나타나고, 담이 경락과 근골에 있으면 나력·담핵이 발생하고 온몸이 저리거나 반신불수 혹은 음저류주(陰疽流注) 등의 증상이 나타나며, 담탁이 상부의 두부에 침입하면 머리가 어지럽고 정신이 흐려지는 증상이 나타나고, 담기(痰氣)가 인후부에 응결되면 목구멍에 딱딱한 것이 걸린 듯하나 삼켜지지도 뱉어지지도 않는 증상이 나타나는데 이를 "매핵기(梅核氣)"라 한다.

② 음(飮)으로 인한 병증의 특징

음이 장 사이에 있으면 꾸르륵하는 장명이 나고, 흉협부에 있으면 흉협부가 그득하고 기침을 하거나 침을 뱉을 때 땅기며, 흉격에 있으면 흉민·해천이 발생하고 편안히 눕지 못하며 그 형상이 마치 부은 것 같다. 음이 기부에 넘치면 기부에 수종이 발생하고 땀이 나지 않으며 전신이 무겁고 아픈 등의 증상이 발생한다.

---

84) 百病多由痰作祟.

85) 痰爲百病之母.

한의학에서는 담음 병증을 인식할 때 임상 병증의 특징 외에 항상 설태의 활니(滑膩), 맥활(脈滑) 혹은 맥현(脈弦) 등을 종합적으로 분석하여 판단한다.

2. 어혈(瘀血)

어혈은 혈액이 엉겨 정체된 것을 가리킨다. 맥 밖으로 벗어난 혈이 체내에 쌓이거나 혈액 운행이 원활하지 않아 혈액이 경맥 및 장부 내에 정체되는 것을 포괄하여 모두 어혈이라 한다. 어혈은 질병과정에서 형성된 병리적 산물이자 질병의 발병요인으로서 응혈(凝血)·착혈(著血)·유혈(留血)·악혈(惡血)·배혈(衃血)·혈비(血痹)·건혈(乾血)·축혈(蓄血) 등을 포함한다.

《내경》에는 어혈이란 명칭은 없으나, 응혈(凝血)·유혈(留血)·착혈(著血)·악혈(惡血)·배혈(衃血) 등이 기재되어 있다. 예컨대 《소문·조경론》에서 "한사가 홀로 체내에 정체되면 혈액이 응결되고, 혈액이 응결되면 경맥이 원활하게 소통되지 못하여 그 맥이 성대해지고 삽해진다."[86]고 하였고, 《영추·백병시생》에서는 "갑자기 외부에서 한사가 침입하거나 혹은 근심이나 노여움으로 인해 내부가 손상되면 기기가 상역하고, 기기가 상역하면 육경의 경기(經氣)가 통하지 않고 온기(溫氣:衛氣를 가리킴)가 운행되지 않으므로 혈이 응체되고 쌓여 소산되지 않으며, 진액 또한 응체되어 전신을 원활하게 적셔주지 못하는데, 이러한 사기가 머물러 제거되지 않으면 적취가 형성된다."[87]고 하였으며, 《영추·금복》에서는 "맥이 허하여 하함하는 경우는 맥 중의 혈이 응결되어 어혈이 맥 중에 달라붙은 것이다."[88]라고 하였고, 《소문·조경론》에서는 "손락의 혈이 외부로 넘치는 것은 어혈이 있음을 뜻한다."[89]고 하였으며, 《영추·적풍》에서는 "혹은 높은 곳에서 떨어져 어혈이 체내에서 머물러 제거되지 않은 경우이다."[90]라고 하였고, 《소문·오장생성론》에서는 "응혈과 같은 붉은 색이 나타나는 것은 사증(死證)이다."[91]라고 하였다.

---

86) 寒獨留, 則血凝泣, 凝則脈不通, 其脈盛大以澀.
87) 卒然外中于寒, 若內傷于憂怒, 則氣上逆, 氣上逆則六腧不通, 溫氣不行, 凝血蘊裏而不散, 津液澁滲, 著而不去, 而積皆成矣.
88) 陷下者, 脈血結于中, 中有著血.
89) 孫絡外溢, 則有留血…….
90) 若有所墮墜, 惡血在內而不去.
91) 色見赤如血不血者死.

장중경의 《금궤요략》에는 어혈・혈비(血痹)・건혈(乾血) 등의 명칭이 있고, 《상한론》에는 축혈(蓄血) 등의 명칭이 있다. 《금궤요략・경계토뉵하혈흉만어혈병맥증병치편》에서는 "환자의 흉부가 창만하고 입술에 윤기가 없으며 혀가 푸르고 갈증이 있으나 물을 삼키려 하지 않으며, 오한이나 발한 증상은 없고 맥상은 약간 크고 느리며 복부가 창만하지 않으나 환자가 복부창만을 자각하는 것은 어혈이 있는 것이다."92)라고 하였고, 《금궤요략・혈비허로병맥증병치편》에서는 "혈비의 ……외증은 신체가 마비되어 무감각한 것이다. ……오로로 인해 허함이 극에 달하면 몹시 야위고 복부가 창만해져 음식을 먹지 못한다. 이는 음식으로 인한 손상, 근심으로 인한 손상, 과음으로 인한 손상, 방사로 인한 손상, 굶주림으로 인한 손상, 과로로 인한 손상으로 경락과 영위기혈이 손상되었기 때문인데, 내부에서 건혈(乾血)이 생겨 피부가 몹시 거칠어지고 두 눈동자가 검푸른 색을 띠는 증상이 발생한다."93)고 하였으며, 《금궤요략・부인산후병맥증병치편》에서는 "산후 복통은 마땅히 〔지실작약산(枳實芍藥散)〕으로 치료해야 하는데, 만약 낫지 않으면 이는 어혈이 배꼽 아래에 붙어 있는 것이므로 〔하어혈탕(下瘀血湯)〕으로 치료해야 한다."94)고 하였고, 《상한론・변태양병맥증병치》에서는 "태양병이 해소되지 않아 열이 방광에서 울결되면 환자가 미친 듯이 행동하고 ……외증이 해소되었으나 소복부가 창만할 경우는 마땅히 〔도핵승기탕(桃核承氣湯)〕으로 공하(攻下)시켜야 한다."95)고 하였는데, 이것이 일반적으로 말하는 태양축혈증(太陽蓄血證)이다. 또한 《상한론・변양명병맥증병치론》에서는 "양명증에 건망증이 심한 경우는 반드시 축혈이 있는 것으로 본래 오랫동안 어혈이 있었기 때문이다."96)라고 하였다.

청대의 왕청임은 어혈로 인한 여러 가지 병증을 연구하여 보기활혈(補氣活血)과 거어활혈(祛瘀活血) 등의 치료원칙을 발전시켰다. 즉 〔통규활혈탕(通竅活血湯)〕으로 두면・사지・전신혈관의 어혈을 치료하였고, 〔혈부축어탕(血府逐瘀湯)〕으로 흉중혈부(胸中血府)의 어혈을 치료하였으며, 〔격하축어탕(膈下逐瘀湯)〕을 만들어 복부의 어혈을 치료하였다.

청대의 당용천은 《혈증론・권5》에서 어혈에 대해 기술하였는데, 그는 "세상 사람들은 '혈괴는 어(瘀)이고 맑은 혈은 어가 아니며, 흑색을 띠는 것은 어이고 선혈은 어가 아니다'라고 하는데 이는 확실하지 않은 것이다. ……그러나 이미 경맥을 벗어난 혈은 비록 맑은 혈이나

92) 病人胸滿, 脣痿, 舌青, 口燥, 但欲漱水不欲咽, 無寒熱, 脈微大來遲, 腹不滿, 其人言我滿, 爲有瘀血.

93) 血痹……外證身體不仁. ……五勞虛極羸瘦, 腹滿不能飮食, 食傷, 憂傷, 飮傷, 房室傷, 饑傷, 勞傷, 經絡營衛氣傷, 內有乾血, 肌膚甲錯, 兩目黯黑.

94) 産後腹痛, 法當以枳實芍藥散, 假令不愈者, 此爲腹中有乾血著臍下, 宜下瘀血湯主之.

95) 太陽病不解, 熱結膀胱, 其人如狂 ……外解已, 但腹急結者, 乃可攻之, 宜桃核承氣湯.

96) 陽明證, 其人喜忘者, 必有蓄血, 所以然者, 本有久瘀血.

선혈이라 하더라도 역시 어혈이다."[97]라고 제시함으로써, 항상 어를 우선적으로 제거하여 치료해야 한다고 주장하였다. 아울러 어혈 부위에 따른 증후 및 치법 방약에 대해 상세하게 기술하였다. 당용천은 질타절상(跌打折傷)에 대해 "대저 동통이 발생하는 것은 모두 어혈이 응체되었기 때문이다."[98]라고 하였으며, 또한 "창은 혈이 응결되어 생긴 것으로서 한응·열결·풍종·습울 모두가 혈이 응결되어 발생한 것이다."[99]라고 하였다.

어혈의 형성과 변증치료에 대한 고대인들의 풍부한 지식은 오늘날의 활혈화어(活血化瘀)에 대한 이론연구와 임상응용에 매우 큰 시사를 주었다. 최근 활혈화어에 대해 깊이 연구함에 따라 임상응용의 범위도 계속 확대되고 아울러 뚜렷한 치료효과를 거두고 있다.

1) 어혈의 형성

어혈의 형성은 주로 다음과 같은 두 가지 측면으로 나뉘어진다.

첫째, 기허·기체·혈한·혈열 등의 원인으로 인해 혈액의 운행이 원활하지 못해 응체되는 경우.

둘째, 내외상(內外傷)이나 기타 원인으로 인해 혈이 경맥을 벗어나 체내에 쌓여 어혈을 형성하는 경우.

기는 혈을 통솔하므로 기가 운행되면 혈도 운행되고, 기가 허하거나 정체되면 혈액이 정상적으로 운행되지 않아 어혈이 형성된다. 예를 들면 《영추·영위생회》에서 "젊은 사람들은 기혈이 왕성하여 기육이 매끄럽고 기도(氣道)가 잘 통하며, 영기와 위기의 운행이 정상범위에서 벗어나지 않는다. ……노인들은 이미 기혈이 쇠약해져 기육이 메마르고 기도(氣道)가 잘 통하지 않는다."고 하였다. 기의 통로가 잘 통하지 않으면 영기와 위기가 원활하게 소통되지 않으므로 혈액운행이 가로막힌다. 기체(氣滯)는 정지의 손상이 주원인인데 기타 원인으로도 나타난다. 정지가 손상되면 기기가 실조되어 기혈이 역란하므로 기체·혈어가 발생한다. 예컨대 《소문·생기통천론》에서 "심하게 화를 내면 기가 역란하여 끊어지려고 하며 혈이 기를 따라 상역하여 상부에서 울결된다."고 하였고, 《영추·백병시생》에서는 "내부가 근심이나 분노로 손상되면 기가 상역하여 ……혈이 응결되고 이에 쌓여 소산되지 않는다."고 하였으며, 《잡병원류서촉·권30》에서는 "질박섬좌상을 입으면 ……반드시 기가 놀라고 놀라면 격동하며 격동하면 막힌다. 막히면 전신을 운행하는 기가 갑자기 한곳에 응체되는데 이

97) 世謂血塊爲瘀, 淸血非瘀; 黑色爲瘀, 鮮血非瘀, 此論不確……然旣是離經之血, 雖淸血鮮血, 亦是瘀血.

98) 凡是疼痛, 皆瘀血凝滯之故也.

99) 瘡者, 血所凝結而成者也, 或是寒凝, 或是熱結, 或是風腫, 或是濕鬱, 總是凝聚其血而成.

는 기가 기로서의 역할을 다하지 못하기 때문이다. 혈은 본래 기를 따라 흐르므로 기가 응체되면 혈 역시 응체된다. 기가 어떤 부위에서 응체되면 혈 역시 같은 부위에서 응체된다. 때문에 기체 · 혈어가 발생하면 붓고 아프며 다양한 병변이 나타난다. 비록 넘어지거나 삔 경우라도 전신의 피육근골의 기혈이 모두 정체되고, 그 손상된 병은 반드시 외부에서 내부로 침입하여 경락 · 장부를 모두 손상시키므로 그 발병에 대해 말로는 다 헤아릴 수 없으며, 표본(從逆) 역시 헤아릴 수 없다."[100]고 하였다. 넘어지거나 싸움으로 인한 손상의 경우도 질박섬좌(跌撲閃挫)와 다를 바 없다.

혈한 · 혈열 역시 혈액의 운행이 원활하지 않아 발생한다. 《소문 · 거통론》에서는 "한즉기수(寒則氣收)"라 하였고, 또한 "한기가 소장과 막원(膜原) 사이의 혈락에 침입하면 혈액이 응체되어 큰 경맥으로 주입되지 못하고, 기혈이 머물러 운행하지 못하므로 오래되면 적취가 형성된다."[101]고 하였다. 예컨대 《상한론 · 태양병맥증병치》에서는 "태양병이 해소되지 않아 열이 방광에서 울결되면 환자가 미친 듯이 행동하고 ……외증이 해소되었으나 소복부가 창만한 경우는 마땅히 〔도핵승기탕〕으로 공하시켜야 한다."고 하였다.

맥 밖으로 벗어나 체내에 잔류하는 혈을 어혈이라 한다. 청대의 당용천은 《혈증론 · 권5》에서 "구혈 · 비혈 · 변혈은 경맥을 벗어나지 않은 것이 없다. 대저 경맥을 벗어난 혈은 전신을 영양하는 혈과 이미 관계가 끊어져 서로 합쳐지지 못한다. 이러한 혈액은 몸에서 좋은 피가 더해지지 않고 오히려 새로운 혈액의 화생을 막는다. 그러므로 혈증에서는 모두 어의 제거를 위주로 삼아야 한다."[102]고 하였다.

2) 어혈 병증의 특징

어혈이 형성되면 정상적인 혈액의 자양작용이 상실될 뿐만 아니라, 전신이나 국부의 혈액 운행에 영향을 미쳐 동통 · 출혈이 발생하거나, 경맥이 막혀 통하지 않고 내장에 징적(癥積)이 발생하며 체표에는 어종(瘀腫)이나 종양(腫瘍)이 형성되며, 어혈이 제거되지 않음으로 인해 새로운 혈액이 생성되지 않는 등의 기타 증상이 발생한다.

---

100) 跌仆閃挫,……必氣爲之震, 震則激, 激則壅, 壅則氣之周流一身者, 忽因所壅而凝聚一處, 是氣失其所以爲氣矣. 氣運乎血, 血本隨氣以周流, 氣凝則血亦凝矣. 氣凝在何處, 則血亦凝在何處矣. 夫至氣滯血瘀, 則作腫痛, 諸變百出. 雖受跌受閃挫者, 爲一身之皮肉筋骨, 而氣旣滯, 血旣瘀, 其損傷之患, 必由外侵內, 而經絡臟腑幷俱傷, 其爲病, 有不可勝言, 無從逆料者矣.

101) 寒氣客于小腸膜原之間, 絡血之中, 血泣不得注于大經, 血氣稽留不得行, 故宿昔而成積矣.

102) 吐血衄便漏, 其血無不離經. 凡是離經之血, 與榮養周身之血, 已睽絶而不合. 此血在身不能加以好血, 而反阻新血之化機. 故凡血證, 總以去瘀爲要.

어혈 병증의 특징은 어혈이 정체되어 있는 부위와 형성 원인에 따라 다르다.

예컨대 심에 어혈이 있으면 심계·흉민심통 및 입술과 손발톱이 새파랗게 변하는 증상이 나타나고, 경우에 따라서는 심전구교통(心前區絞痛)·정신혼미·한출·사지궐랭 등을 수반한다. 폐에 어혈이 있으면 흉통·해혈(咳血)·객토농혈(喀吐膿血) 등이 나타나고, 위장에 어혈이 있으면 완복통·구혈(嘔血)·대변이 옻처럼 검은 증상이 나타나며, 간에 어혈이 있으면 협통·비괴(痞塊) 등이 나타난다. 어혈이 심을 공격하면 발광 증상이 나타나며, 어혈이 포궁을 막으면 소복부동통·월경불순·생리통〔痛經〕·폐경, 월경색이 자흑색을 띠고 덩어리를 이루거나 붕루 증상이 나타난다. 사지말단에 어혈이 정체되면 탈골저(脫骨疽:혈전성괴저)가 발생하고, 국소 지체와 기부에 어혈이 정체되면 국부가 붓고 아프며 청자색을 띤다.

어혈의 병증은 다양하지만 다음과 같은 공통적인 특징을 지닌다.

㉠ 동통(疼痛) : 대부분 찌르는 듯이 아프고 통증부위가 고정적이며 만지는 것을 싫어하고 야간에 통증이 심해진다. 심교통(心絞痛)·신교통(腎絞痛) 등 내장에 교통(絞痛)이 발생한다.

㉡ 종괴(腫塊) : 특정부위의 기부가 붓고 청자색을 띠며, 체내에 어혈이 쌓여 오랫동안 제거되지 않으면 항상 징적비괴(癥積痞塊)가 형성되고 부위가 고정되어 움직이지 않는다.

㉢ 출혈(出血) : 처음에는 선홍색을 띠고 오래되면 검붉은 색을 띠며 괴상물을 수반한다.

㉣ 발열 : 야간에 흔히 보이며 갈증이 있으나 물로 입가심할 뿐 마시지 않는다.

㉤ 망진(望診) : 어혈이 오래되면 안색이 암흑색을 띠고 피부에 두터운 각질이 생기며 입술과 손톱이 청자색을 띠고 설질이 어두운 자색을 띠며, 점상출혈·반상출혈·설하정맥곡창 등의 징후가 나타난다.

㉥ 맥상 : 세삽(細澁)·침현(沈弦) 혹은 결대(結代) 등이 흔히 보인다.

기상의학(氣象醫學) 방면의 현대연구

인간과 자연계의 상호관계에 관한 기상생물학(氣象生物學)과 기상의학 연구는 1950년대 이래로 비교적 빠르게 발전하고 있는 새로운 분야이다. 기상조건이 인체의 건강에 미치는 영향에 대한 연구결과는 아래와 같다.

① 기상생리학 : 계절·기후 및 기상이 인체의 생리과정에 미치는 영향과 건강한 사람이 각종 기상 조건에서 적응하는 형태를 연구한다.

② 기상병리학 : 기후·기상과 인류질병의 관계를 연구하는 것으로서 각종 계절·기후에

서 많이 발생하는 질병과 일기 변화가 질병에 미치는 영향 및 각종 기후와 질병의 분포 등을 포괄한다.

③ **기상환경학** : 도시·농촌의 환경과 기후 및 인공기후가 인체의 건강에 미치는 영향을 연구한다.

근래에는 동서의학결합에 관련된 지식에 대해 이론적 연구를 진행하고 아울러 조사연구 자료를 입수하여 기상과 질병의 관계를 연구하고 있다. 예를 들면 어떤 학자는 지속적으로 유행하는 유행성감기와 지속적인 비와 눈의 양, 추운 날씨와의 관계를 조사하였고, 어떤 학자는 만성기관지염의 병세 기복 및 감기 발병률의 증가가 모두 대기환경의 변화 등 일련의 기상요인의 극심한 변화와 관련이 있다는 것을 발견하였다. 또한 한랭전선과 온난전선이 지나갈 때를 관찰한 결과 급성호흡기염증 발병률이 현저하게 높다는 사실이 발견되었다.

어떤 학자는 관절통의 발작은 기온·습도·기압변화와 깊은 관련이 있음을 실증하였다. 일기변화의 요인에는 두 가지 종류가 있다. 첫째, 주기적인 변화로서 주로 태양 복사의 영향을 받는 것이다. 둘째, 비주기적인 변화로서 주로 대기환경의 영향을 받는 것이다. 주기적인 변화는 개별적인 기상요인의 일간변화와 연간변화를 가리키는데, 일기의 일간변화와 연간변화는 지구의 자전과 공전에 의해 발생한다. 비주기적인 변화는 하나의 큰 기류가 대기의 물리·화학성질을 어지럽혀 발생하는 것으로서, 이러한 기류를 기단(氣團)이라 한다. 일기변화와 질병의 관계를 연구할 때 과거에는 종종 개별적인 기상요인(예를 들면 온도·습도·기압 등)을 연구하였는데, 사실상 날마다 변화하는 각종 기상요인은 주로 상술한 두 가지 일기변화의 영향으로 인한 것이다. 또한 대기환경 속에서 인체는 종종 각종 기상요인의 종합적인 작용을 받는다.

어떤 학자는 연구결과 다음과 같이 보고하였다 :일중 최저온도·풍속·습도의 세 가지 기상요소는 감기발생과 매우 긴밀한 관계가 있는데 그 중 기온의 하강은 감기를 유발하는 주요 원인이며, 기온이 내려가면 바람에 강렬한 전도와 대류가 가해지고 습도가 높아지면 인체의 열복사가 대기 중의 수증기를 흡수하므로 양자는 모두 인체의 열량 발산을 촉진한다. 따라서 풍속·습도와 기온의 하강 역시 관계가 있다. 이러한 관찰은 "계절병"과 "기상병"[103]의 연구에 효용가치가 있다.

한의학에서는 사계절과 인체의 생리병리는 매우 밀접한 관련이 있다고 보며, 현대의학에서도 질병과 사계절의 기후변화에는 확실히 직접 혹은 간접적인 관계가 존재한다고 본다. 이처럼 명백한 기상요인으로 인해 야기되는 질병, 예컨대 고산병·일사병·열경련·동상 이

103) 기상병(氣象病) : 어떠한 기상 상황 하에서 발생하거나 질병이 가중되는 질병.

외에도 적지 않은 질병이 계절적 다발성을 띤다는 사실이 관찰되었다. 폭풍우는 급성 전염병의 유행을 초래하는 요인이다. 급성 혹은 만성 호흡계통 질병은 폭풍우·온도·기압 변화의 상당한 영향을 받아 발생한다.

또한 감기·만성기관지염 환자에 대해 4년 동안 관찰한 결과 매년 발병에 두 가지 뚜렷한 특징, 즉 11월~1월 사이에 발병률이 가장 높고, 3월~4월 사이에 가장 낮음을 발견하였다. 이러한 발병의 주기성은 서풍대의 계절변화와 찬 공기의 활동이 유관함을 말한다. 회백수염(poliomyelitis)은 온난하거나 조습한 기후에서 새로운 병례가 증가하였다. 한발 이후 비정상적인 고온현상이 장기간 지속된 여름 이후나, 늦봄 전에 기온이 높을 때 및 소량의 비가 내리는 계절은 회백수염의 유행에 유리한 조건이 된다. 동북지역의 급성 케산병(keshan disease)은 모두 늦가을에서 초겨울 사이에 나타나고 한겨울에 발병률이 최고조에 달하며, 서북지역에서는 정반대로 하·추계에 발병률이 높다. 고초열(枯草熱)은 매년 동일한 계절에 발병하고, 천식성 기관지염은 동계에 한기의 자극을 받으면 격화되며, 잠두중독증(蠶豆中毒症:fabism)은 신선한 잠두〔누에콩〕가 출하되는 계절에 발생하고, 골관절염 증상은 일반적으로 기후가 급변할 때에 나타나는데 특히 기온과 습도가 급변할 때 심해지고 기압이 내려갈 때 역시 현저해진다.

기상요인이 인체에 작용하는 방식은 두 가지이다. 첫째, 기상요인은 직접적으로 인체 피하 신경계의 말초조직에 작용하여 생리 혹은 병리반응을 일으킨다. 둘째, 기상요인은 먼저 몇몇 중간단계를 거친 후에 다시 인체에 작용하여 계절성을 띤다. 예를 들면 잠두중독증은 항상 4·5월 사이에 잠두가 익는 계절에 발생하고, 학질은 대부분 여름과 가을에 나타나는데 이것은 자연계에서 모기가 자생하는 시기와 관련이 있다.

외감병 외에도 급성심근경색이 동절기(10월~3월)에 많이 발생하고 11월~1월에 발병률이 높으며 3월~4월에 발병률이 낮은데, 이러한 결과는 호흡기 질병과 같다. 또한 한랭한 기후는 사망에 비교적 큰 영향을 미쳐 동절기에 접어들면 사망자 수가 날로 증가하여 가장 추운 2월에 최고조에 달한다.

제2절 발병 원리

건강은 질병과 상대되는 말로서 한의학 이론체계에서는 "음평양비(陰平陽秘:음양이 평형을 이루고 협조하는 것)"라는 말로써 인체의 건강상태를 설명하고, "음양실조(陰陽失調)"로써 각종 질병상태를 상세히 설명하였다.

음양을 토대로 인체의 생리상태를 설명하는 것은 《소문 · 보명전형론》에서 "사람에게는 형체가 있는데 음양의 변화를 벗어나지 않는다."[104]는 것과 《소문 · 생기통천론》에서 "생명의 근본은 본래 음양에 있다."[105]는 이론에 근거한 것으로서, 인체를 음양이 상대되는 하나의 유기체로 본 것이다. 아울러 《영추 · 객사》에서 "인간과 천지(자연)가 상응한다."고 하여 인체와 자연계 역시 협조 · 통일되는 불가분의 관계라고 보았다. 정상적인 상황에서 인체는 자기조절을 통해 외계환경의 변화에 적응한다. 예를 들면 《영추 · 오륭진액별》에서 "날씨가 더운데 옷을 두껍게 입으면 주리가 열려 땀이 난다. ……날씨가 차가우면 주리가 닫혀 기의 흐름이 원활하지 못하므로 수액이 방광으로 흘러들어가 소변과 기로 변한다."고 하였는데, 이는 춥거나 더운 외계환경에 대한 인체의 자기조절을 설명한 것이다. 인체는 다방면의 자기조절 메커니즘을 통해 체내외 환경에 적응하고, 인체음양의 상대적 균형과 건강을 유지한다. 그러므로 《영추 · 종시》에서 "이른바 평인이란 질병이 없는 사람을 말한다. 질병이 없는 사람은 촌구와 인영의 맥상이 사시와 상응하고, 상하의 맥기가 상응하여 모두 왕래하며, 육경의 맥이 쉬지 않고 박동하고, 내부에 있는 본(本:오장의 음)과 말(末:지체의 양)이 서로 협조하여 한온의 조화를 유지하며, 형육과 기혈이 반드시 일치하여 균형을 이루니 이것이 바로 질병이 없는 사람이다."[106]라고 하였다. 이로써 건강한 인체는 인체 내외환경이 협조 · 평형을 이루어 장부경락 등의 생리기능이 정상적으로 유지됨으로써 기혈이 조화를 이루고 음양이 균형을 이룬다는 것을 알 수 있다. 반대로 각종 원인으로 인해 인체 내외환경간의 협조 · 평형상태가 파괴되고, 또한 일시에 자기조절을 통해 회복되지 못하면 장부경락 기능에 이상이 발생하고 기혈음양의 평형 · 협조관계가 파괴되어 정상적인 생리범위를 초월한 각종 변화가 나타나는데, 이것이 곧 병증이다. 따라서 질병이란 어떤 발병요인에 의해 장부 · 경락 등의 생리활동이 정상적으로 이루어지지 않거나 조직구조에 변화가 야기되는 것이다. 발병시의 임상증상과 체증은 실상 체내의 생리활동과 조직구조에 이상이 생겼음을 반영하는 것이다.

---

104) 人生有形, 不離陰陽.

105) 生之本, 本于陰陽.

106) 所謂平人者, 不病. 不病者, 脈口人迎應四時也, 上下相應而俱往來也, 六經之脈不結動也, 本末之寒溫之相守司也. 形肉血氣必相稱也, 是謂平人.

一. 사정(邪正)과 발병

어떠한 발병요인이 인체에 침입하면 인체의 조직구조와 그 기능이 반드시 그것과 항쟁함으로써 병인을 제거하여 건강을 유지한다. 만약 병인이 적시에 해소되어 "음평양비(陰平陽秘)"의 생리상태가 유지되면 인체의 건강이 유지되어 발병하지 않는다. 반대로 병인이 적시에 제거되지 않아 "음평양비"의 생리상태가 파괴되면 인체의 건강이 유지되지 못하고 질병이 발생한다.

"사(邪)"란 "사기(邪氣)"의 약칭으로서 "병사(病邪)"라 부르기도 한다. 역대 의학문헌에는 사기의 의미가 매우 광범위하게 기재되어 있는데, 그 중 다음과 같은 두 가지 측면이 가장 중요하다. 첫째, 비정상적인 기후변화를 가리키는 것으로서 "허사적풍(虛邪賊風)"이라 칭하기도 한다. 예를 들면 《영추·자절진사》에서 "사기란 허사가 인체를 손상시키는 것으로 인체에 깊숙이 침입하면 저절로 소산되지 않는다."[107]고 한 것이다. 둘째, 모든 발병요인을 가리킨다. 예를 들면 왕빙은 "사기란 부정한 것들, 즉 풍·한·서·습, 기아와 굶주림·과로·안일 등이 모두 사기로서 귀독역려(鬼毒疫癘) 뿐만이 아니다."[108]라고 하였고, 《유문사친》에서는 "병을 일으키는 물질은 인체에 본래부터 있는 것이 아니고 외부로부터 침입하거나 내부에서 생겨난다."[109]고 하였다.

따라서 사기의 기본개념에 대해서도 여러 가지 견해가 있다. 하나는 사기가 단지 외감 "육음"과 "역기(疫氣)", 내부에서 생겨난 수습·담·음과 어혈만을 가리킨다는 견해이고, 다른 하나는 사기에 마땅히 칠정·노권과 내외상을 포함시켜야 한다는 견해이다.

"정(正)"은 "정기(正氣)"의 약칭이다. 정은 정상적인 것으로서 사기와 상대되는 말이다. 《내경》에서는 정기를 두 가지 의미로 나타내고 있다. 첫째, 인체의 정상적인 구조 및 그 기능을 가리킨다. 둘째, 사계절의 정상적인 기후를 가리킨다. 현재 정기의 의미에 대해 일반적으로 전자의 견해를 수용하고 있다. 그러므로 정기는 인체의 장부·경락·기혈 등의 조직구조 및 그 기능을 가리킨다. 이는 인체의 조직구조 및 그 기능이 인체의 가장 근본적인 저항력과 건강회복능력이기 때문이다.

결론적으로 "사(邪)"와 "정(正)"은 상대되는 말이다. 인간의 생활이 자연계 내에서 이루어지므로 잠시라도 사기와 접촉하지 않을 수 없는데, 정기의 저항력으로써 병에 대항하여 발

---

107) 邪氣者, 虛邪之賊傷人也, 其中人也深, 不能自去.

108) 邪者不正之目, 風寒暑濕, 饑飽勞逸, 皆是邪也, 非唯鬼毒疫癘也.

109) 病之爲物, 非人身所素有也, 或自外而入, 或由內而生, 皆邪氣也.

병을 미연에 방지하는 것이다. 만약 인체의 정기가 상대적으로 부족하거나 사기가 지나치게 성하여 인체 정기의 저항력을 초과할 경우는 사기가 정기의 허를 틈타 인체에 침입한다. 따라서 사기와 정기의 항쟁은 인체 생명의 처음부터 끝까지 관여한다. 단 정상적인 상황에서는 정기가 사기를 이겨 발병하지 않으므로 사기와 정기 사이의 항쟁을 쉽게 느끼지 못하지만, 발병과 질병과정에서는 사기와 정기 사이의 항쟁이 뚜렷한데, 이는 인체의 발병여부 · 질병의 예후와 밀접한 관련이 있다.

1. 정기부족은 질병발생의 내재적인 근거가 된다

발병학에서는 인체의 정기(正氣)를 매우 중시하여 인체 정기의 강약이 질병의 발생 · 발전 및 그 결과를 결정한다고 본다. 일찍이 《내경》에서는 정기부족이 발병의 내재적인 근거가 됨을 명확히 하였다. 예를 들면 《소문 · 자법론》의 "정기가 내부에 존재하면 사기가 침입할 수 없다."[110]는 말과 《소문 · 평열병론》의 "사기가 침범한 곳은 반드시 정기가 허약한 곳이다."[111]라는 말은 한의학 발병학설의 이론적 기초이다. 인체 정기의 충만함은 장부 · 경락 등의 정상적인 생리활동, 기혈의 조화, 음양의 협조와 평형을 나타낸다. 따라서 《소문 · 생기통천론》에서 "비록 큰바람과 매서운 독이 있다 하더라도 능히 해치지 못한다."[112]고 하였고, 《영추 · 백병시생》에서 "풍 · 우(雨) · 한 · 열의 사기는 허약한 경우가 아니고서는 단독으로 인체를 손상시키지 못한다. 갑자기 질풍폭우를 만나도 발병하지 않는 것은 모두 허약하지 않기 때문에 사기가 단독으로 인체를 손상시키지 못하는 것이다. 이는 반드시 적풍의 사기와 인체의 허약함이 결합하는 등 양허가 결합해야만 인체에 침입한다."[113]고 한 것이다. 이는 인체의 정기가 부족해야만 비로소 사기가 인체에 침입하여 발병한다는 내재적인 근거를 충분히 설명한 것이다.

《내경》 이후에도 인체 정기에 관한 역대 의가들의 견해가 매우 많은데, 그 중 중요한 것을 예로 들면 다음과 같다

한대의 장중경은 《금궤요략》에서 "오장의 원기가 원활하게 소통되면 인체가 편안하고 조

110) 正氣存內, 邪不可干.

111) 邪之所湊, 其氣必虛.

112) 雖有大風苛毒, 弗之能害.

113) 風雨寒熱, 不得虛, 邪不能獨傷人. 卒然逢疾風暴雨而不病者, 蓋無虛, 故邪不能獨傷人. 此必因虛風之邪, 與其身形, 兩虛相得, 乃客其形.

화롭다."[114], "형체가 쇠약하지 않도록 하면 사기가 주리로 침입하지 못한다."[115]고 하였고, 명대의 오유성은 《온역론》에서 "본기(本氣:정기)가 충실하면 사기가 침입하지 못한다."[116], "본기가 허약하면 호흡하는 사이에 외사가 이를 틈타 침입한다."[117]고 하였으며, 청대의 고사종(高士宗)은 《의학진전(醫學眞傳)》에서 "인체에는 본래 병이 없다. 대저 병이 발생하는 것은 모두 스스로 허약해서 얻은 것이다. ……오장이 충만하고 육부가 조화로우며 경맥이 튼튼하면 비록 침범하는 바가 있다 하더라도 발병하지 않는다."[118]고 하였다.

정기와 발병의 관계는 또한 사기를 감수하여 바로 발병하는 경우와 사기를 감수하고도 바로 발병하지 않는 경우 두 가지 발병형태로 나타난다. 일반적으로 사기가 성하고 정기가 약하면 사기를 감수하는 즉시 발병한다. 만약 감수한 사기가 비교적 가볍고 그 부위가 얕은 경우 정기가 비록 사기를 제거하지는 못하더라도, 장부·경락 등의 생리기능이 정상적으로 유지되고 음양의 협조와 평형이 파괴되지 않으면 사기는 내부에 잠복하였다가 정기가 일시에 허해진 틈을 타 발병한다. 예컨대 《소문·생기통천론》에서 "봄철에 풍사에 손상되면 사기가 머물러 동설[119]이 발생하고, ……겨울철에 한사에 손상되면 봄에 온병이 발생한다."[120]고 하였다. 이는 사기를 감수하고도 즉시 발병하지 않고 사기가 이(裏)에 잠복하는 병증을 가리킨다. 이와 같이 바로 발병하지 않고 잠복해 있는 사기를 "복사(伏邪)"라고도 한다. 이는 후대에 "복기학설(伏氣學說)"이 발전하는 기초를 마련하였다.

2. 사기는 발병의 중요한 조건이 된다

한의학 발병학에서는 정기(正氣)를 중시하여 정기의 부족이 질병발생의 원인이 라고 강조하면서도 결코 사기의 발병작용을 배제하지 않고 사기가 발병의 중요한 조건이라고 보았다.

사기를 심하게 감수하거나 사기의 세력이 유독 강하면 정기가 비록 허하지 않더라도 발병한다. 예를 들면 《영추·구문》에서 "대저 온갖 질병이 처음 생겨날 때는 모두 풍우·한서,

114) 五臟元眞通暢, 人卽安和.
115) 不遺形體有衰, 病則無由入其腠理.
116) 本氣充實, 邪不能入.
117) 本氣虧虛, 呼吸之間, 外邪因而乘之.
118) 人身本無病也, 凡有所病, 皆自取之. ……五臟充足, 六腑調和, 經絡强盛, 雖有所傷, 亦不爲病.
119) 동설(洞泄) :소화되지 않은 음식물을 설사하는 증상, 즉 손설(飧泄)이다.
120) 春傷于風, 邪氣留連, 乃爲洞泄, ……冬傷于寒, 春必病溫.

방사과도, 희비 등의 정신자극, 음식과 거처의 부적절함, 크게 놀라거나 갑작스러운 두려움 등으로 인해 발생한다."[121]고 한 것과 《소문·자법론》에서 "오역이 이르면 모두 쉽게 전염되어 노소를 불문하고 병의 형태가 흡사하다."[122]라고 한 것 등은 일정한 조건에서 사기의 발병작용이 주도적인 위치를 점하고 있음을 가리킨다. 한대의 장중경은 《금궤요략》에서 "외래의 비정상적인 기후가 인체에 침입하면 대부분 죽는다."[123]고 하였고, 명대의 오유성 《온역론》에서 "역이란 천지 간의 여기를 감수한 것으로, ……그 기가 이르면 노소와 강약을 불문하고 접촉하기만 하면 발병한다."[124]고 하였으며, 《제병원후론·온병령인불상염이후》에서 "사람이 괴려(乖戾)의 기를 감수하여 발병하면 병기(病氣)가 쉽게 전염되어 온 가족이 멸망하는 화를 입는다."고 하였는데 이는 사기가 지나치게 성하면 정기가 허약하지 않더라도 발병함을 설명한 것으로서, 특히 역려(疫癘)가 크게 유행하는 시기에는 사기의 독력(毒力)이 매우 강하므로 "건강하거나 허약하거나 간에 접촉하기만 하면 발병한다."고 하는 것이다. 따라서 독력이 강한 사기에 대해서는 반드시 예방하여 발병을 막아야 한다. 그러므로 《소문·자법론》에서 "전염되지 않은 사람은 정기가 내부에 존재하여 사기가 침범하지 못하는 것이다."고 하였다. 사기는 발병의 중요한 조건으로서, 감수한 사기의 경중은 항상 발병시에 병정의 경중과 유관하다. 일반적으로 감수한 사기가 경미할 경우는 발병시의 임상 증상 역시 비교적 경미하며, 감수한 사기가 엄중할 경우는 발병시의 증상 역시 매우 위중하다. 감수한 사기가 경미하여 바로 발병하지 않는 것을 "복사(伏邪)"라고 한다.

3. 사정(邪正) 투쟁은 발병여부를 결정 짓는다

"사정투쟁(邪正鬪爭)"이란 정기와 사기의 투쟁을 가리킨다. 사정투쟁의 승부는 질병의 발생과 관계될 뿐만 아니라, 질병의 발전과 예후에도 영향을 미친다. 사정투쟁과 발병의 관계는 두 가지 상황으로 나뉜다. 첫째, 정기가 사기를 이기면 발병하지 않는다. 둘째, 정기가 사기를 이기지 못하면 인체 음양의 실조를 초래하여 발병한다. 예컨대 《소문·생기통천론》에서 "천기가 맑으면 사람의 의지가 다스려지고, 천기의 변화에 순응하면 양기가 튼튼해지므로 비록 해로운 사기가 있더라도 해치지 못한다."[125]고 하였는데, 이는 일반적인 정황에

121) 夫百病之始生也, 皆生于風雨寒暑, 陰陽喜怒, 飮食起居, 大驚卒恐.
122) 五疫之至, 皆相染易, 無問大小, 病狀相似.
123) 客氣邪風, 中人多死.
124) 疫者, 感天地之癘氣, ……此氣之來, 無老少强弱, 觸之者卽病.

서 인체의 정기는 언제나 사기와 투쟁하는데 정기가 능히 사기를 이기므로 발병하지 않는다는 말이다. 그러나 어떤 상황, 즉《영추·적풍》에서는 "그러므로 사기가 머물러 발작하지 않고 있다가, 마음에 싫어하는 것과 흠모하는 것이 있음으로 인해 기혈이 내부에서 역란하고 두 기가 서로 엉켜 발병하는 것이다. 이러한 변화는 미세하여 보아도 보이지 않고 들어도 들리지 않으므로 마치 귀신과 같다."[126]고 하였는데, 이는 복사(伏邪)가 체내에 잠복하여 정기가 비록 사기를 제거하기에는 부족하나 사기의 발전을 막아 발병하지 못하도록 하는 능력이 있음을 설명한 것이다. 음식·기거·정지 등의 요인이 정기를 약화시켜 저항력이 저하되면 사기가 갈수록 성해져 사기가 정기를 이기므로 발병한다. 원대의 왕리(王履)는 "하물며 사기에 손상되어 바로 발병하는 경우, 시간이 지나 발병하는 경우, 오랜 시간이 흐른 후 발병하는 경우, 오랜 시간이 지나 저절로 흩어져 발병하지 않는 경우가 있는데, 이는 어째서인가? 대저 사기가 변화하여 모이고 흩어짐이 일정하지 않고 정기의 허실이 다르기 때문이다."[127]라고 하였는데, 이는 사기가 인체에 침입하여 바로 발병하는 것은 사기가 정기를 이겼기 때문이고, 오랜 시간이 지난 후에 발병하는 것 역시 사기가 정기를 이겼기 때문임을 설명한 것이다. 따라서《풍씨금낭비록(馮氏錦囊秘錄)》에서는 "정기가 왕성할 경우는 비록 사기가 강하더라도 감수하지 않고, 감수하더라도 역시 경미하므로 대부분 발병하지 않으며, 발병하더라도 쉽게 낫는다."[128]고 하였다

상술한 바를 종합하면 만약 정기가 왕성하여 저항력이 있으면 사기가 인체에 침입하기 어려우며, 만약 인체에 침입하더라도 왕성한 정기에 의해 소멸되거나 사기의 발전이 억제되므로 사기가 내부에 잠복하여도 발병하지 않는다는 것을 알 수 있다. 따라서 발병여부는 사정투쟁의 승부에 달려 있는 것이다. 만약 정기가 사기를 이겨 인체의 음양이 실조되지 않으면 발병하지 않고, 사정투쟁의 과정에서 사기가 우위를 점하고 정기가 상대적으로 부족하여 인체를 손상시키는 사기의 작용을 저지하지 못하면 기혈이 조화를 잃고 장부·경락 등의 기능이 문란해지며 체내의 음양이 실조되어 각종 임상 증상이 나타남으로써 발병한다.

---

125) 蒼天之氣, 淸靜則志意治, 順之則陽氣固, 雖有賊邪, 不能害也.

126) 故邪留連而未發, 因而志有所惡, 及有所慕, 血氣內亂, 兩氣相搏. 其所從來者微, 視之不見, 聽之不聞, 故似鬼神.

127) 且夫傷于四氣, 有當時發病者, 有過時發病者, 有久而後發病者, 有過時久自消散而不成病者, 何哉? 蓋有邪氣之傳變聚散不常, 及正氣之虛實不等故也,

128) 正氣旺者, 雖有强邪, 亦不能感, 感亦必輕, 故多無病, 病亦易愈.

二. 내외환경과 발병

질병의 발생은 인체의 장부 · 경락 등의 조직구조 및 그 기능상태와 유관하며, 동시에 생활 · 작업 등의 자연기후 및 사회환경과도 유관하다.

인체는 하나의 유기체로서 인체에 어떤 질병이 발생하는 것은 장부 · 경락 등의 조직구조 및 그 기능상태에 이상이 있고, 체내 환경의 협조 · 평형상태가 깨졌음을 의미한다. 인간과 자연, 인간과 사회 역시 하나의 유기체로서 자연적 요인과 사회적 요인은 언제나 체내환경의 상대적인 안정상태에 영향을 미치며, 인체는 자기조절에 힘입어 내외환경 간의 협조 · 통일을 유지한다. 만약 자연기후 · 사회환경이 지나치게 열악하고 급변하거나, 인체의 자기조절기능이 저하되면, 체내환경에 미치는 자연기후 · 사회환경의 영향을 막거나 그것에 적응하지 못함으로 인해 체내환경의 상대적인 안정상태가 파괴되어 질병이 발생한다. 따라서 내외환경과 질병의 관계를 연구 검토하는 것은 질병을 예방하고 치료하는 데 중요한 의의가 있다.

1. 외부환경과 발병

외부환경이란 주로 자연기후와 사회환경을 가리킨다. 자연기후는 기후변화 · 지리적 특성 · 환경위생 등을 포괄하며, 사회환경은 사회적 지위 · 경제적 상황 · 문화정도 · 가정환경 · 상황의 변화와 인간관계 등을 포괄한다.

1) 기후요인

《소문 · 생기통천론》에서 "사계의 기후변화는 오장을 손상시킨다."[129]고 하였다. 그러므로 각 계절에는 상이한 다발병이 존재한다. 예컨대 봄철에는 풍병(風病) · 온병(溫病)이 다발하고, 여름철에는 설사 · 서병(暑病)이 다발하며, 장마철에는 습병이 다발하고, 가을철에는 조병(燥病) · 학질이 다발하며, 겨울철에는 한병(寒病)이 다발한다. 각종 질병의 발생이나 만성병의 재발은 대부분 계절과 유관하다. 예를 들면 감기 · 기관지염 · 천식 · 관절염 등은 대부분 기후가 급격하게 변화(온도 · 습도 · 기압 등의 변화)할 때 발병하고, 마진 · 백일해 · 유행성뇌척수막염 등은 대부분 겨울과 봄철에 유행하며, 상한 · 이질 · 학질 · 유행성뇌염 등은 대부분 여름과 가을철에 유행한다.

---

129) 四時之氣更傷五臟.

2) 지리요인

지역마다 지리적 환경과 기후환경이 다르므로 인체에 미치는 영향 또한 다르다. 따라서 각 지역의 다발병 역시 다르게 나타난다. 《소문·이법방의론》에서는 이미 "동방 지역은 천지의 기가 처음 생겨난 곳으로서, 생선과 소금이 생산되는 지역이며 바다를 끼고 있다. 그곳 사람들은 물고기를 주로 먹고 짠 것을 좋아하는데, 모두 그곳에 사는 것을 편안하게 여기고 그곳에서 나는 음식물을 즐긴다. 물고기는 (많이 먹으면) 사람으로 하여금 중초(中焦)에 열사가 쌓이도록 하고, 소금은 (많이 먹으면) 혈을 손상시킨다. 그러므로 그곳 사람들은 모두 피부가 검고 주리가 성글며, 그들에게 발생하는 병은 대부분 옹양(癰瘍)이다. ……서방은 금옥(金玉)이 나는 지역이자 모래와 돌이 많은 곳으로서, 천지의 기가 수렴되는 곳이다. 그 지역은 구릉지대에 자리잡아 바람이 많고 물과 토양의 성질이 억세며, 그곳 사람들은 의복에 신경을 쓰지 않아 털옷을 아무렇게나 걸치고 멍석을 깔고 생활하며, 유제품과 육류를 즐겨 먹어서 살찌고 기름지기 때문에 외사에 의해 그들의 형체가 손상되지 않으며, 병은 내부에서 발생한다. ……북방은 천지의 기가 폐장(閉藏)되는 지역으로서, 그 지세는 높은 산구릉이 자리잡고 있으며, 바람이 차고 얼음이 얼어 춥다. 그곳 사람들은 광야에 거주하고 우유로 만든 음식을 주로 먹으므로 장이 차가워져 창만병이 잘 발생한다. ……남방은 천지의 기가 길러지는 양기가 왕성한 곳으로서, 그 지세가 낮아 토양이 비습하며 안개와 이슬이 많은 곳이다. 그곳 사람들은 신맛을 좋아하고 발효시킨 음식을 먹으므로 (피부) 주리가 성글면서 붉으며, 그들에게는 (주로) 근맥이 땅기고 지체가 저려 오는 병이 발생한다. ……중앙은 그 지세가 평탄하면서 습하며 천지의 기가 만물을 생성하는 바가 풍부하다. 그곳 사람들은 음식물의 종류가 많고 힘든 일을 하지 않으므로 그들의 병은 위궐(痿厥)·오한발열 등이 많다."[130]고 하였는데, 지방성갑상선종·케산병·고원질환 등은 모두 지리적 환경과 밀접한 관련이 있다.

3) 생활·근로환경

130) 東方之域, 天地之所始生也. 魚鹽之地, 海濱傍水, 其民食魚而嗜鹹, 皆安其處, 美其食. 魚者, 使人熱中, 鹽者勝血, 故其民皆黑色疏理, 其病皆爲癰瘍……. 西方者, 金玉之域, 沙石之處, 天地之所收引也. 其民陵居而多風, 水土剛强, 其民不衣而褐荐, 民華實而脂肥, 故邪不能傷其形體, 其病生于內……. 北方者, 天地所閉藏之域也. 其地高, 陵居風寒氷冽, 其民樂野處而乳食, 臟寒, 生滿病,……. 南方者, 天地所長養, 陽之所盛處也. 其地下, 水土弱, 霧露之所聚也. 其民嗜酸而食胕, 故其民皆致理而赤色, 其病攣痹……. 中央者, 其地平以濕, 天地所以生萬物也衆. 其民食雜而不勞, 故其病多痿厥·寒熱…….

좋지 못한 생활환경과 근로환경은 항상 발병을 초래하는 중요한 요인이다. 예컨대 환경위생이 매우 열악하여 모기나 파리가 자생하면 각종 질병의 발생과 전파를 야기할 수 있다. 즉 유행성감기 · 백일해 · 홍역 · 성홍열 · 유행성뇌척수막염 · 폐결핵 등은 호흡기를 통해 전염되고, 상한(傷寒) · 이질 · 간염 및 각종 기생충병 등은 소화관을 통해 전염되며, 유행성뇌염 · 학질 등은 모기를 통해 인체에 전염된다. 따라서 반드시 환경위생에 주의하여 모기나 파리를 박멸해야 한다. "3대 산업공해"(즉 폐수 · 폐기 가스 · 폐기물)의 처리가 적절하지 못하여 환경이 오염되거나, 장기간 유독 물질과 접촉하면 납중독 · 벤젠중독 · 비소중독 · 규폐증(硅肺症) 등의 급만성중독 증상이 야기될 수 있다. 이밖에도 외상 · 충수상(蟲獸傷) 등은 모두 생활 · 근로 환경요인과 유관하다.

4) 사회환경

인간은 자연계에서 생활할 뿐만 아니라 사회 속에서도 생활한다. 따라서 사회 속에서의 정치적 지위 · 경제상황 · 문화정도 · 가정환경 · 환경의 변화 및 인간관계 등도 질병의 발생과 밀접한 관계가 있다. 예를 들면 《소문 · 소오과론》에서 "존귀함을 누리다가 직위를 잃어 비천해지면 비록 사기의 침입을 받지 않더라도 병이 내부에서 생겨난다."131), "갑작스런 경사나 갑작스런 정신적인 고통, 혹은 처음에는 편안하다가 나중에 고통을 받는 것 등은 모두 정기를 손상시킨다."132), "갑자기 화를 내면 음기가 손상되고 갑자기 기뻐하면 양기가 손상된다."133)는 견해를 제시하였고, 《소문 · 징사실론》에서는 어리석은 의사는 "지위의 귀천과 생활의 빈부, 주위환경의 좋고 나쁨, 형체의 한온을 분별하지 못하고, 음식기호를 알지 못하며, 성격의 용감함과 겁약함을 구별하지 못하고, 비교 분석하는 방법을 알지 못하며"134), "진찰할 때 발병 시의 정황과 정지 방면의 자극, 음식 방면의 무절제 및 생활기거 방면이 온당한지의 여부를 묻지 않는다."135)고 하여 질병을 진찰할 때의 "두 가지 실수"를 제시하였다. 이로써 사회환경 역시 발병과 유관함을 알 수 있다.

2. 내부환경과 발병

131) 嘗貴後賤, 雖不中邪, 病從內生.
132) 暴樂暴苦, 始樂後苦, 皆傷精氣.
133) 暴怒傷陰, 暴喜傷陽.
134) 不適貧富貴賤之居, 坐之厚薄, 形之寒溫, 不適飮食之宜, 不別人之勇怯, 不知比類.
135) 診病不問其始, 憂患飮食之失節, 起居之過度.

인체의 장부·경락 등의 조직구조 및 그 생리기능은 인체의 내부환경을 조성한다. 정상적인 상황에서 인체의 내부환경은 상대적인 협조평형 상태를 유지한다. 만약 체내환경의 협조평형 상태가 파괴되면 즉시 질병이 발생한다. 따라서 내부환경이란 인체 정기의 강약을 가리키는 것으로서 질병발생의 내재적인 근거가 된다.

1) 체질과 발병의 관계

체질이란 선천적인 품부(稟賦:유전성)와 후천적인 조양〔調養:획득성〕을 토대로 "신(神)"과 "형(形)" 방면으로 나타나는 고유특징을 말한다. 선천적인 품부가 강성하고 후천적인 조양이 적절하면 일반적으로 체질이 비교적 강하고, 선천적인 품부가 부족하거나 후천적인 조양이 실조되면 체질도 대부분 허약하다. 체질이 강하면 저항력 역시 강하여 쉽게 병에 걸리지 않으며, 체질이 비교적 약하면 그 저항력 역시 약하여 쉽게 병에 걸린다. 사람의 체질에 관해서는 《내경》에 이미 기술되어 있다. 예컨대 《영추·본장》에서는 "오장이 모두 견실하면 병이 없고, 오장이 모두 취약하면 질병에서 벗어날 수 없다."[136]고 하였고, 《영추·오변》에서는 도끼로 나무를 베는 것에 비유하여 체질에 따라 쉽게 걸리는 질병이 다른 까닭을 설명하였다. 즉 "같이 바람을 맞고 동시에 발병하여도 그 병이 다른데 그 까닭을 듣고 싶습니다. ……훌륭하신 질문입니다. 장인에 비유하여 말씀드리겠습니다. 장인이 도끼나 칼을 갈아 나무를 베려 할 때, 나무의 음면과 양면에도 단단한 부분과 무른 부분이 있어 단단한 부분은 도끼가 잘 들어가지 않고 무른 부분은 잘 쪼개어 지며, 나무의 옹이〔交節〕 부분에 이르러서는 도끼의 날을 상하게 합니다. 대저 같은 나무 중에서도 단단함과 무름의 차이가 있어 단단한 부분은 강하고 무른 부분은 쉽게 손상되는데, 하물며 나무가 다르고 껍질의 두껍고 얇음, 즙의 많고 적음이 각기 다를 경우에는 어떻겠습니까? 대저 나무 중에서 빨리 꽃이 피고 먼저 잎이 나는 것은 봄에 서리와 맹렬한 바람을 만나면 꽃이 떨어지고 잎이 시듭니다. 폭서와 큰 가뭄이 오랫동안 지속되면 목질이 무르고 껍질이 얇은 나무는 줄기에 함유한 수분이 부족하여 잎이 시듭니다. 오랫동안 날이 흐리고 궂은비가 내리면 껍질이 얇고 수분이 많은 나무는 껍질이 썩어 수분이 스며 나옵니다. 광풍이 갑자기 휘몰아치면 단단하거나 무른 나무 모두 가지가 부러지고 줄기가 손상됩니다. 가을철에 서리와 질풍을 만나면 단단하거나 무른 나무 모두 뿌리째 흔들리고 잎이 떨어집니다. 이상의 다섯 가지 경우도 각기 손상되는 바가 있는데, 하물며 사람에게 있어서는 어떻겠습니까?"[137]라고 하였으며, 아울러 "기육이

136) 五臟皆堅者, 無病; 五臟皆脆者, 不離於病.

견실하지 않고 주리가 성글면 쉽게 풍병을 앓는다.", "오장이 모두 연약한 사람은 쉽게 소단병(消癉病)을 앓는다.", "골격이 작고 기육이 연약한 사람은 쉽게 한열병을 앓는다.", "피부의 무늬가 거칠고 주리가 성근 사람은 쉽게 비증(痹證)에 걸린다."고 하여 비교적 구체적으로 설명하였다. 후세의 의가들은 체질의 차이에 대해서도 역시 설명하였다.

예를 들면 명대의 장경악은 《경악전서》에서 "체질적으로 양이 강하여 그 강함을 믿고 두려워하지 않으며 함부로 차갑고 서늘한 것을 좋아 하는 것이 오래되어 양기가 손상되면 양강한 것이 음유한 것으로 변한다. 혹은 음유(陰柔)하더라도 평소에 맵고 뜨거운 것을 탐하는 것이 오래되면 음이 나날이 메말라 양으로 변하게 된다."[138]고 하였고, 《의종금감》에서는 "인체가 감수하는 사기는 비록 한 가지이나, 그 형체와 장기가 다름으로 인해 어떤 것은 한으로 변하고 어떤 것은 열로 변하며 어떤 것은 허로 변하고 어떤 것은 실로 변한다. 따라서 변화가 다양하여 한결같지가 않다."[139]고 하였다. 청대의 섭천사는 《외감온열편(外感溫熱篇)》에서 "또한 우리 오현(吳縣)에서는 습사가 사람을 상하게 하는 것이 가장 많다. 예를 들면 안색이 흰 경우는 반드시 그 양을 살펴보아야 하고, ……안색이 푸른 경우는 반드시 그 진액을 살펴보아야 하며, ……양이 왕성한 체질에는 위에 습이 늘 많고, 음이 성한 체질에는 비습 역시 적지 않다."[140]고 하였는데, 장허곡(章虛谷)은 주에서 "육기의 사기에는 음양의 차이가 있으며, 그것이 인체를 침범할 경우에도 역시 인체 음양의 강약에 따라 변화하여 발병한다."[141]고 하였다.

이로부터 사기가 같더라도 체질적 차이로 인해 상이한 변화가 나타날 수 있음을 알 수 있다. 다시 예를 들면 오덕한(吳德漢)은 《의리집요(醫理輯要)》에서 "풍사를 감수하여 쉽게 발병하는 경우는 체표의 기가 원래 허한 것이고, 한사를 감수하여 쉽게 발병하는 경우는 양기가 원래 약한 것이며, 열사를 감수하여 쉽게 발병하는 경우는 음기가 원래 쇠약한 것이

---

137) 一時遇風, 同時得病, 其病各異, 願聞其故. ……善乎哉問! 請論以比匠人. 匠人磨斧斤, 礪刀削, 斲材木, 木之陰陽, 尙有堅脆, 堅者不入, 脆者皮弛, 至其交節, 而缺斤斧焉. 夫一木之中, 堅脆不同, 堅者則剛, 脆者易傷, 況其材木之不同, 皮之厚薄, 汁之多少, 而各異耶. 夫木之蚤花先葉者, 遇春霜烈風, 則花落而葉萎, 久曝大旱, 則脆木薄皮者, 枝條汁少而葉萎, 久陰淫雨, 則薄皮多汁者, 皮潰而漉, 卒風暴起, 則剛脆之木, 枝折杌傷, 秋霜疾風, 則剛脆之木, 根搖而葉落. 凡此五者, 各有所傷, 況于人乎!

138) 素稟陽强, 而恃强無畏, 縱嗜寒凉, 及其久也, 而陽氣受傷, 則陽變爲陰矣; 或從陰柔, 而素耽辛熱, 久則陰日已涸, 而變爲陽矣.

139) 人感邪氣雖一, 因其形臟不同, 或從寒化, 或從熱化, 或從虛化, 或從實化, 故多端不齊也.

140) 且吾吳濕邪害人最廣, 如面色白者, 須要顧其陽, ……面色蒼者, 須要顧其津液, ……在陽旺之軀, 胃濕恒多; 在陰盛之體, 脾濕亦不少.

141) 六氣之邪, 有陰陽不同, 其傷人也, 又隨人身之陰陽强弱變化而爲病.

고, 쉽게 식체가 발생하는 경우는 비위가 반드시 허약하는 것이며, 쉽게 노권 증상이 발생하는 경우는 중기가 반드시 손상된 것임을 알아야 한다."[142]고 하였다. 일반적으로 살찐 사람은 담습이 많아 중풍에 잘 걸리고, 야윈 사람은 화가 많아 쉽게 노수(勞嗽:허로해수) 등이 나타난다.

① 체질과 영양 :음식의 영양은 인체의 생장발육에 필요한 조건이다. 음식이 부족하면 기혈의 화생에 영향을 미쳐 체질이 허약해진다. 폭음폭식은 비위를 손상시켜 기혈 생화의 부족을 야기하므로 체질이 허약해진다. 편식하면 체내의 어떠한 물질이 결핍되거나 혹은 어떠한 물질이 지나치게 많아져 정상적인 생리기능에 영향을 미치며, 심하면 어떤 질병의 원인이 된다. 반대로 규칙적인 식생활은 영양이 풍부해져 기혈이 왕성해지고 체질이 강해진다.

② 체력단련 :적당한 노동과 체력단련은 기기를 원활하게 소통시키고 기혈을 조화롭게 하며 장부의 기능을 왕성하게 하므로 체질이 강해진다. 안일이 지나치면 기혈의 흐름이 원활하지 못하고 근육이 이완되며 비위의 기능이 감퇴되어 체질이 약해진다. 따라서 적당한 노동과 휴식 및 운동은 체질을 증강시킨다.

③ 체질과 연령 :유아기와 아동기에는 기혈이 충만하지 않아 장부가 비교적 연약하고 체질이 대부분 유약하다. 청·장년기에는 기혈이 왕성하여 체질이 튼튼해지고, 노년기에 접어들면 정(精)·기·혈이 모두 부족해져 체질 역시 나날이 허약해진다.

상술한 바를 종합하면 체질은 비록 선천적인 품부와 밀접한 관련이 있으나, 더욱 중요한 것은 후천적인 영양섭취와 적당한 노동·휴식 및 체력단련임을 알 수 있다. 즉 선천적인 품부가 부족하더라도 후천적인 조양을 잘함으로써 체질을 강화할 수 있다.

2) 정신상태와 발병의 관계

정신상태와 발병의 관계는 일찍이 《내경》에 명확하게 기록되어 있다. 예컨대 《소문·상고천진론》에서 "마음을 안정시켜 망령된 생각을 하지 않음으로써 진기가 내부에서 조화를 이루고 정신이 소모되지 않는데, 어찌 병이 발생할 수 있겠는가? 따라서 그들은 정신이 편안하고 욕심이 없으며 마음이 안정되어 두려움이 없다. 노동을 하여도 피로하지 않고 정기가 조화로워 ……향락이 그들의 눈을 어지럽힐 수 없었고 음란한 말로 그 심지를 유혹할 수 없었으며 ……"라고 하여 섭생의 요지를 명확히 제시하였다. 《내경》 이후 역대 의가들 역시 대부분 정신·정지 방면의 조섭을 매우 중시하였다. 예컨대 이동원은 《비위론》에서 "잡념과

142) 要知易風爲病者, 表氣素虛, 易寒爲病者, 陽氣素弱, 易熱爲病者, 陰氣素衰, 易傷食者, 脾胃必虧, 易勞傷者, 中氣必損.

욕심을 줄이고 ……얻고 잃는 것을 가벼이 여기면 기혈이 저절로 조화를 이루어 사기가 침입하지 못한다."[143]고 하였고, 명대의 유창(喩昌)은 《의문법률》에서 "의지가 조화롭고 정신이 안정되면 후회하고 성내지 않으며 혼백이 흩어지지 않고 오장이 모두 편안해지니 사기 또한 어떻게 어디로부터 침입하여 나를 어떻게 하겠는가?"[144]라고 하였다.

결론적으로 정지가 편안하고 정신이 유쾌하면 기기가 원활하게 소통되고 기혈이 조화를 이루어 장부·경락 등의 생리기능이 충분히 발휘되므로 사기가 쉽게 침입하지 못한다. 만약 정지가 자극을 받고 감정의 기복이 심하여 기기가 역란하고 기혈이 조화를 잃으면 정기가 허약해져 쉽게 발병한다.

한의학에서는 질병의 발생관계를 정기와 사기의 두 가지 측면으로 보았다. 인체의 정기 부족은 발병의 내재적인 근거가 되고, 사기는 발병의 중요한 조건이 된다. 사기는 정기가 상대적으로 부족한 조건에서만 인체에 침입한다. 정사투쟁에서 사기가 정기를 이기면 체내외환경의 통일성이 파괴되어 질병이 발생한다. 이로써 한의학 발병학에서는 인체 자체와 인체에 미치는 주변환경의 영향으로부터 발병근거를 찾는다는 것을 알 수 있다. 이러한 발병학의 관점은 "외인은 변화의 조건이 되고 내인은 변화의 근거가 되며, 외인은 내인을 통해 작용한다."는 유물론의 철학관점과 부합하는데, 이는 질병을 예방하고 치료하는 지침이 된다.

143) 少思寡慾……得喪旣輕, 血氣自然諧和, 邪無所客.

144) 志意和, 精神定, 悔怒不起, 魂魄不散, 五臟俱寧, 邪亦安從奈我何哉?

제9장 병기(病機)

병기란 질병의 발생·발전·변화 및 그 결과에 대한 메커니즘이다. 즉 음양오행·기혈진액·장상·경락·병인 및 발병 등의 기초이론으로써 질병의 발생·발전·변화·귀결의 메커니즘 및 그 기본규율을 연구하여 상세하게 해석하는 것이 바로 병기학이다.

병기 이론은 《내경》에서 이미 그 토대를 마련하였다. 즉 《소문·지진요대론》에서 "여러 가지 풍으로 인한 지체의 떨림과 현훈 등의 증상은 모두 간과 관련이 있다."[1]고 한 "병인십구조(病機十九條)"는 "오운육기(五運六氣)"의 육기와 오장이 상응한다는 이론에 의거하여 여러 가지 증상을 분별하였다.

역대 의가들은 병기학을 매우 중시하였는데 모두 《내경》을 토대로 얻은 바가 있었다. 예를 들면 장중경의 《상한잡병론》은 《소문》의 "열론"·"평열병론"·"자열론" 및 《영추》의 "한열병"·"열병" 등의 편을 토대로 임상을 결합하여 열병의 허실·한열·표리·음양의 진퇴와 변화를 상세히 기술하였고, 《내경》의 장부·경락 허실을 토대로 하여 적지 않은 병증의 병기에 대해 상세한 해석을 가하였다. 그 후 수나라의 소원방은 《제병원후론》에서 1,729종 병후의 원인·병기 및 임상증후에 대해 상세히 기술하여 역사상 최초의 병인병기학 전문서를 만들었다.

송대의 진무택은 《삼인극일병증방론》에서 각종 병증을 "삼인(三因)"으로 분류하여 그 병인병기를 기술함과 아울러 방론을 덧붙였다. 금원 시기 유하간의 《소문현기원병식》은 《소문·지진요대론》의 "병기십구조(病機十九條)"를 중점적으로 해석하여 "육기는 모두 화로부터 변화한 것이다."·"오지(五志)의 태과는 모두 열을 심하게 한다."는 관점을 제시하였고, 이동원은 《내외상변혹론》에서 "내부의 비위가 손상되는 것은 온갖 병이 생기는 원인이다."·"화와 원기(元氣)는 양립할 수 없다."는 병기를 중점적으로 기술하였으며, 장종정(張從正)은

1) 諸風掉眩, 皆屬于肝.

《유문사친》에서 "사기"가 일으키는 병의 병기를 중점적으로 기술하였고, 주단계는 《격치여론》에서 "양유여음부족(陽有餘陰不足)"과 "습열상화(濕熱相火)" 등의 병기를 중점적으로 기술하였다. 명청 시기에는 병인병기학의 연구가 더욱 심화되었는데, 특히 명문학(命門學)과 온병학(溫病學)의 발전과 성숙은 병기학의 내용을 한층 제고시켰으며 새롭게 하였다.

근래에 들어 병기학의 역대 문헌에 대해 광범하게 연구하고, 아울러 임상실제와 결합시켜 병기학의 이론과 개념을 초보적으로 정리하였는데, 이는 한의학 기초이론의 중요한 구성부분이 되었다. 동시에 문헌이론의 정리와 연구를 토대로 임상과 동물실험을 통해 병기에 대해 심도 있게 연구하였다. 특히 음양실조와 신허·비허·폐기허·간화왕(肝火旺) 등의 병기에 대한 연구는 상당한 진전을 거두었다. 예를 들면 cAMP[2)]와 cGMP[3)]의 혈장 속에서의 농도와 비교 값으로 음양실조를 연구하였고, 자율신경·에너지대사로써 "양허즉한(陽虛則寒)"과 "음허즉열(陰虛則熱)"의 메커니즘을 연구하였으며, 시상하부 — 뇌하수체 — 표적선(갑상선·부신피질 및 성선) 축의 기능장애로써 신양허의 메커니즘을 연구하였고, 교감 — 부신수질 기능의 항진 혹은 간의 불활화 기능의 저하로써 화왕(火旺:肝火旺)의 병기를 연구하였다. 또한 소화계통의 기능문란과 소화선 호르몬의 분비이상으로써 비허의 병기를 연구하였고, 갑상선·성선 기능의 감퇴로써 신허의 병기를 연구하였으며, 폐·심의 생리기능 감퇴로써 폐·심의 기허를 연구하였고, 조양약(助陽藥)과 자음약(滋陰藥)의 작용 메커니즘으로써 양허(陽虛)와 음허(陰虛)의 병기를 반증하였으며, 인체의 면역기능 상태와 미량원소의 함량 및 그 비율을 측정함으로써 허증(虛證)의 병기를 연구한 것 등이 있다. 병기학설의 이론적 연구가 나날이 중시되고 심화됨에 따라 한의학 기초이론은 앞으로 지속적인 발전을 이룰 것이다.

상술한 바를 종합하면 병기학의 파급범위가 매우 넓어졌고 내용 역시 매우 풍부하고 다채로워졌다. 단 병기학의 구체적인 내용을 구분하면 아래의 다섯 방향으로 나눌 수 있다.

첫째, 유기적인 측면으로부터 질병의 발생·발전·변화 및 귀결의 기본규율을 연구하는 것이다. 예를 들면 사기와 정기의 성쇠·음양실조·기혈불화·진액이상 등이다.

둘째, 장부·경락 등의 어떤 계통으로부터 질병의 발생·발전·변화 및 귀결의 기본규율을 연구하는 것이다. 예를 들면 장부병기·경락병기 등이다.

셋째, 어떤 질병의 발생·발전·변화 및 귀결의 기본규율을 연구하는 것이다. 예를 들면 육경전변병기(六經傳變病機)·위기영혈전변병기(衛氣營血傳變病機) 및 삼초전변병기(三焦傳

---

2) cAMP : adenosine 3′: 5′-cyclic phosphate. 환식 아데노신 모노포스페이트의 약자.

3) cGMP : cyclic guanosine monophosphate. 환식 구아노신 모노포스페이트의 약자.

變病機) 등이다.

넷째, 어떤 병증의 발생·발전·변화 및 귀결의 기본규율을 연구하는 것이다. 예를 들면 감기의 병기·천식의 병기·담음의 병기·학질의 병기 등이다.

다섯째, 어떤 증상의 발생·발전의 병기를 연구하는 것이다. 예를 들면 동통의 병기·오한발열의 병기·불면의 병기 등이다.

본 장에서는 사정성쇠(邪正盛衰)·음양실조(陰陽失調)·장부실조(臟腑失調)·기혈과 진액의 실조 등의 병기 변화에 대해 상세하게 기술하였다. 단 어떤 질병·증상의 병기에 대해서는 임상 각과에 상세하게 기술되어 있으므로 본 장에서는 생략하기로 한다.

제1절 사정성쇠(邪正盛衰)

"사정성쇠(邪正盛衰)"란 질병과정 속에서 병을 일으키는 사기와 정기의 성쇠변화를 가리킨다. 사기가 인체에 침입하여 발병하면 반드시 인체의 정기를 손상시켜 정기의 점진적인 약화를 촉진한다. 인체의 정기는 병을 일으키는 사기를 방어·억제·소멸하는 작용을 한다. 따라서 질병의 전 과정에서는 처음부터 끝까지 정기와 사기 사이의 항쟁이 존재한다. 사기와 정기의 투쟁이 발전함에 따라 사기와 정기의 세력은 고정불변 하는 것이 아니라 역량대비의 성쇠변화가 존재한다.

사기와 정기 사이의 성쇠변화는 병기의 허 또는 실을 결정하며, 아울러 질병의 발전과 변화 및 그 결과에 직접적인 영향을 미친다.

一. 사정성쇠와 허실변화의 병기

사정성쇠(邪正盛衰)와 병기허실(病機虛實)의 관계는 《소문·통평허실론》의 "사기가 성하면 실하고, 정기가 손상되면 허해진다."[4]는 구절에서 처음 나타난다. 이는 곧 실의 병기는 주로 사기가 편성하는 데 있고, 허의 병기는 주로 정기가 허한 데 있음을 설명한다. 단 질

4) 邪氣盛則實, 精氣奪則虛.

병의 종류가 매우 많고 질병의 과정 역시 비교적 복잡한 만큼 사기와 정기 사이의 성쇠변화 또한 복잡하다. 따라서 본 절에서는 단지 사정성쇠 변화의 기본규율에서 출발하여 허실과 허실협잡의 기본적인 병기만을 설명한다.

1. 허·실의 병기

"실(實)"의 병기는 주로 사기가 성하고 정기가 아직 허약하지 않은 상황에서 사기와 정기가 극렬하게 투쟁하여 야기되는 병리변화이다. 따라서 "실"은 사기가 성한 까닭에 발생하는 일종의 병리성 반응, 즉 "사기성즉실(邪氣盛則實)"이라고 할 수 있다. 사기의 발병 능력과 인체 정기의 저항력이 비교적 강하면 사기와 정기의 투쟁이 매우 극렬하므로 그 임상표현도 대부분 일련의 유여(有餘)한 증후로 나타난다. 따라서 임상에서는 사기가 성하여 발생하는 여러 가지 병증을 "실증"이라 통칭한다. 실의 병기와 실증은 외감육음(外感六淫)의 사기가 질병을 일으키는 초기와 중기, 혹은 식적·담·수습·어혈 등이 체내에 머물러 야기되는 여러 가지 병증, 예컨대 체하여 소화되지 않는 경우, 담연옹성(痰涎壅盛), 수습이 넘치는 경우, 어혈이 내부에서 막힌 병증에서 흔히 나타난다. 사기가 성함으로 인해 발생하는 병증은 그 임상증상이 매우 많은데, 예를 들면 《소문·옥기진장론》의 "맥성(脈盛)·피열(皮熱)·복부창만·전후불통(前後不通)·민무(悶瞀)[5]" 등의 "오실(五實)" 증후이다. 현재는 일반적으로 장열·광조(狂躁)·목소리가 크고 숨소리가 거친 경우·복통으로 만져주는 것을 싫어하는 경우·대소변불통·맥이 실하고 힘이 있는 경우 등은 모두 사기가 성하여 실이 되는(邪氣盛則實) 임상표현으로 본다.

"허(虛)"의 병기는 주로 정기 부족으로 인해 인체의 장부·경락 등의 조직기관 및 그 생리기능이 감퇴되고 사기를 방어하는 능력이 저하되는 것이므로 사기와 정기가 극렬하게 싸우는 현상보다는 일련의 정기가 허약해지는 병리변화가 나타난다. 따라서 "허(虛)"는 정기가 부족함으로 인해 발생하는 병리성 반응이라고 할 수 있다. 정기 부족으로 인해 장부·경락 등의 조직기관 및 그 생리기능이 감퇴되거나 장애를 일으키고 정·기·혈·진액이 손상되므로 임상에서 대부분 쇠약하거나 부족한 증후가 나타난다. 따라서 임상에서는 정기 허약으로 야기되는 각종 병증을 허증이라 통칭한다.

허의 병기와 허증은 평소 체질이 허약하거나 질병의 후기 혹은 큰 병이나 오랜 병으로

5) 민무(悶瞀) : 가슴이 답답하고 눈이 어지럽고 침침한 증상을 가리킨다.

정기가 부족해지거나, 대한·토리(吐利)·대출혈 등으로 인해 인체의 정기가 손상되거나, 병을 일으키는 사기가 오랫동안 머물러 정기가 손상되는 경우 등에서 흔히 볼 수 있다. 정기가 허약함으로 인해 나타나는 증상을《소문·옥기진장론》에서는 "세맥(細脈)·피한(皮寒)·기소(氣少)·설리전후(泄利前後)·음식불입(飮食不入)" 등의 "오허(五虛)" 증후로 표현하였다.

현재는 일반적으로 정신피로, 무기력, 형체가 초췌한 것, 정신이 아물거리는 것, 가슴이 뛰고 숨이 찬 것, 자한도한, 대소변실금, 맥이 미약하고 무력한 것, 혹은 오심번열, 찬 것을 싫어하고 사지가 찬 것 등의 증상이 모두 "정기탈즉허(精氣奪則虛)"로 야기되는 임상증상에 속한다고 본다.

2. 허·실의 병기전화와 허실협잡(虛實夾雜)

질병과정에서 사기와 정기는 싸우는 가운데 그 세력의 크기가 항상 변화하므로 허와 실의 병기 역시 항상 전화되고 뒤섞인다.

(1) 허실전화(虛實轉化)의 병기

허실전화의 병기는 실증에서 허증으로 변화한 경우(因實致虛)와 허증에서 실증으로 변화한 경우(因虛致實)로 나눌 수 있다.

"실증에서 허증으로 변화한 경우"란 본래는 사기가 성한 실증이었지만 적시에 치료하지 않았거나 치료가 적절하지 못한 경우, 혹은 고령으로 체력이 쇠약하여 사기의 침입을 견뎌내지 못하거나, 대한·대토(大吐)·대사(大瀉)·대출혈(大出血) 등으로 인해 인체의 기·혈·진액이 손상되어 허증으로 변하는 것을 말한다. 예를 들면 풍열이 폐로 침범하여 폐에서 담연(痰涎)이 성한 것은 사기가 성한 "실(實)"의 상태로서 장열·구갈·흉협동통·해수천식·맥활삭(脈滑數)·설홍태황(舌紅苔黃) 등의 증상이 나타난다. 그러나 열사가 지나치게 성하거나 정기가 평소에 허약한 등의 요인으로 인해 정기가 사기에 대항하지 못하여 정기가 갑자기 빠져나가고 양기가 몹시 쇠약해지면 정기가 탈(奪)한 "허(虛)"의 상태로 변화하기도 한다. 이것이 바로 인실치허(因實致虛)의 병기이다.

"허증에서 실증으로 변화한 경우"란 본래는 정기가 탈한 허증이었지만, 허한 것이 오랫동안 회복되지 않아 장부·경락 등의 조직기관의 생리기능이 감퇴함으로 인해 기·혈·진액 등의 운행이 완만해지고 대사가 실조되어, 식적·담·수습·어혈 등이 체내에 머물러 사기가 성한 실증으로 변화된 것을 말한다. 예를 들면 비기가 허약하여 오는 비의 운화기능 실조는 본래 정기가 탈한 허증에 속하나, 비의 운화기능이 감퇴하여 음식물을 정미 물질로 화생하지 못하고 담습이 내부에서 발생하거나 식체가 되어 시일이 경과하면 담음이 발생하고 수습이 중초를 가로막아 사기가 성한 실증의 상태로 변화한다. 이것이 바로 인허치실(因虛致實)의 병기이다.

(2) 허실협잡(虛實夾雜)의 병기

이는 대부분 허실이 전화하는 가운데 허실이 뒤섞이게 되는 병기이다. 예를 들면 인실치허 과정에서 사기가 정기를 손상시킴으로 인해 사기가 실하고 정기가 허약한 상황이 동시에 존재하거나, 인허치실의 과정에서 정기가 허함으로 인해 체내에 병리산물(담·수습·어혈 등)이 모여 소산되지 않음으로써 정기가 허약하고 사기가 실한 정황이 동시에 존재하는 경우이다. 따라서 허실이 뒤섞일 때는 반드시 정허(正虛)와 사실(邪實)의 주차(主次)를 구별하고 정허와 사실의 인과관계를 명확히 해야 한다. 예를 들면 인허치실로 인한 허실협잡의 경우는 정허가 본(本)이자 원인이고, 사실은 표(標)이자 결과이다. 인실치허로 인한 허실협잡의 경우는 사실이 본이자 원인이고, 정허는 표이자 결과이다.

3. 허실진가(虛實眞假)의 병기

병기의 허실은 임상에서 일정한 증후로 나타난다. 그러나 반드시 짚고 넘어가야 할 것은 임상증후는 단지 질병의 현상에 불과한 것이므로 일반적인 상황에서 현상과 본질이 일치하는 경우에만 병기의 허실을 반영한다는 것이다. 단 특수한 상황에서는 질병의 현상과 본질이 완전히 일치하지 않고 질병의 본질과 부합하지 않는 가상(假象)이 나타나는데, 이러한 가상은 병기의 허 또는 실을 제대로 반영하지 못하고 "지허유성후(至虛有盛候)"[6]의 진허가실(眞虛假實)과 "대실유리상(大實有羸狀)"[7]의 진실가허(眞實假虛) 등의 변화가 나타나기도

6) 지허유성후(至虛有盛候) : 허약한 병증이 엄중한 단계로 발전하면 도리어 실증과 유사한 가상이 나타나는 것을 가리킨다.

한다.

(1) 진허가실(眞虛假實)

병기의 본질은 "허(虛)"이지만 임상에서는 "실(實)"한 가상이 나타나는 것을 가리킨다. 가실(假實) 현상이 나타나는 주원인은 대부분 정기허약, 기혈부족, 장부·경락 등 조직기관의 기능감퇴, 운화기능의 약화 등이다. 예컨대 비위의 운화기능이 감퇴되면 복부창만·동통 등이 발생하고, 음이 양을 수렴하지 못하여 양기가 외부로 떠오르면 정신흥분·면적(面赤)·번조(煩躁) 등의 가실 증후가 나타난다. 단 그 본질이 정허이므로 반드시 허상(虛象)이 수반된다. 예를 들면 맥상이 허약무력하고 설질이 붓고 연약하며 설태가 벗겨져 번들거리는 것 등의 증상이다. 그러므로 《경악전서》에서 "허증이 극에 달한 병에는 도리어 성한 징후가 나타난다."[8]고 한 것이다.

(2) 진실가허(眞實假虛)

병기의 본질은 "실(實)"이지만 임상에서 "허(虛)"한 가상이 나타나는 것을 가리킨다. 가허(假虛) 현상이 나타나는 주원인은 대부분 열이 장·위에서 결합하거나, 담음이 내부를 막거나, 습열이 내부에 쌓여 적취가 형성되는 등으로 인해 실사(實邪)가 결집되어 경락을 가로막아 기혈이 원활하게 외부로 도달하지 못하기 때문이다. 예컨대 양기가 외표(外表)에 도달하지 못하면 사지가 찬 증상이 나타나고, 기혈이 내부에서 울결되면 의기소침하고 말을 많이 하려고 하지 않으며 전신이 권태로운 등의 증상이 나타난다. 단 그 본질은 사실(邪實)이므로 반드시 사기가 실한 증후가 수반된다. 예를 들면 맥상이 활삭유력(滑數有力)하고 설태가 누런색을 띠면서 거친 등의 증상이 나타난다. 그러므로 《경악전서》 에서 "크게 실한 병에는 도리어 허증과 유사한 증상이 나타난다."[9]고 한 것이다.

결론적으로 임상에서 병기를 분석할 때는 현상을 통해 본질을 보아야지 가상(假象)에 얽매어서는 안 되며, 사기와 정기의 성쇠정황을 파악하여 정확하게 병기의 허실 변화를 확정해야 한다.

---

7) 대실유리상(大實有羸狀) : 실사가 결집된 병증에 도리어 허증과 유사한 가상이 나타나는 것.

8) 至虛之病, 反見盛候.

9) 大實之病, 反見羸狀.

二. 사정성쇠(邪正盛衰)의 변화 및 그 귀결

질병의 발전과정에서 사기와 정기의 성쇠변화는 병기의 허실을 결정할 뿐만 아니라, 질병의 발전·변화 및 그 귀결에도 직접적인 영향을 미친다. 일반적인 상황에서 정기가 이기면 사기가 물러가므로 질병이 완쾌되거나 호전되는 추세로 나아가고, 사기가 이기면 정기가 쇠약해져 질병이 악화되는 추세로 나아가며 심하면 죽는다.

1. 정기가 성하면 사기가 물러간다

이것은 사기와 정기의 성쇠변화 과정에서 정기가 회복되어 사기와의 다툼에서 이김으로 인해 사기가 점차 쇠퇴되어 질병이 호전되거나 완쾌되는 것을 가리킨다. 이러한 상황은 여러 가지 질병에서 가장 흔히 나타나는 과정을 가리킨다. 이것은 환자의 정기가 비교적 충만하여 사기를 방어하는 능력이 비교적 강하거나, 적시에 적절하게 치료함으로써 사기가 약물의 작용을 받아 억제·소멸되어 사기가 더 이상 인체를 손상시키지 못함으로 인해, 인체 장부·경락 등의 조직의 병리적 손상이 점차 회복되고 아울러 손상된 정·기·혈·진액 역시 점차 회복되어 질병이 완쾌되는 경우이다. 예를 들면 육음(六淫)의 사기에 의해 야기되는 외감 질병은 대부분 정기가 사기에 의해 억제되어 발생하는데, 만약 환자의 정기가 회복되어 사기에 대한 저항력이 비교적 강해지면 사기가 외부로 빠져나가게 된다.

2. 사기가 성하면 정기가 쇠약해진다

이것은 사기와 정기의 성쇠변화 과정에서 사기가 지나치게 성하면 정기가 점차 쇠퇴되어 질병이 악화되거나 심지어 사망에 이르게 되는 것을 가리킨다. 인체의 정기가 허약하거나 사기가 지나치게 성하여 사기에 대한 인체의 저항력이 날로 저하됨으로 인해 사기의 발병작용을 막지 못하면 정기는 나날이 쇠약해지고 사기는 나날이 성해지는 "사성정허(邪盛正虛)"의 상황이 형성되므로 병세 역시 악화된다. 만약 정기는 고갈되고 사기만 홀로 성하면 인체의 생명은 끝나게 된다. 예컨대 외감열병의 발전과정에서 망음(亡陰)·망양(亡陽) 등의 증후가 나타나는 것은 정기가 사기를 이기지 못하여 사기가 지나치게 성해지고 정기가 쇠약해지는 전형적인 표현이다.

이밖에도 사정성쇠의 과정에서 만약 사기와 정기의 세력이 필적하면 사기와 정기가 서로 유지되거나〔邪正相持〕, 정기가 허약해지고 사기가 머물게 되거나〔正虛邪戀〕, 사기는 물러갔으나 정기가 회복되지 않는 등의 상황이 발생하는데, 일반적으로 질병이 급성에서 만성으로 전변할 경우, 혹은 어떠한 후유증이 남을 경우, 혹은 만성 질환이 오랫동안 낫지 않는 경우가 그 주요 원인이다.

제2절 음양실조(陰陽失調)

음양실조란 인체 음양의 평형협조 상태가 어떤 요인으로 인해 파괴되어 음양의 어느 한쪽이 지나치게 성하거나 쇠약해지는 현상이 나타나는 것으로서, 음양호손(陰陽互損)・음양격거(陰陽格拒)・음양망실(陰陽亡失) 등을 통틀어 "음양실조(陰陽失調)"라 한다.

한의학 이론에서는 인체의 모든 조직구조 및 그 기능은 모두 음과 양의 두 가지 다른 성질에 속한다고 본다. 인체의 각종 조직구조, 각종 기능, 조직구조와 기능 사이의 평형・협조관계가 유지되면 곧 음양 사이에 상대적인 균형이 유지되는 "음평양비(陰平陽秘)"의 상태가 되고, 그 반대는 음양이 실조된 병리상태로 나타난다. 따라서 음양실조는 인체의 각종 병리상태를 개괄한 것이라 할 수 있다.

음양실조설(陰陽失調說)은 《내경》에서 비롯되었다. 예를 들면 《소문・음양응상대론》에서 "음이 지나치게 성하면 양기가 손상되어 병들고 양이 지나치게 성하면 음기가 손상되어 병든다. 양이 지나치게 성하면 열상(熱象)이 나타나고 음이 지나치게 성하면 한상(寒象)이 나타난다."[10]고 한 것과, 《소문・조경론》에서 "양이 허하면 외한이 발생하고, 음이 허하면 내열이 발생하며, 양이 성하면 외열이 발생하고, 음이 성하면 내한이 발생한다."[11]고 한 것 등이다. 이것은 음양 사이의 성쇠로써 "한"과 "열"의 내재적인 메커니즘을 해석한 것이다. 그밖에도 《영추・오륭진액별》에서 "음양이 조화를 이루지 못하면 진액이 넘쳐 음부로 흘러내

10) 陰勝則陽病, 陽勝則陰病. 陽勝則熱, 陰勝則寒.

11) 陽虛則外寒, 陰虛則內熱; 陽盛則外熱, 陰盛則內寒.

려가게 되므로 수액이 감소한다."[12]고 하여 음양이 조화를 이루지 못하면 진액의 운행이 실조됨을 설명하였고, 《소문·지진요대론》에서 "(열증에) 한성 약물을 사용하였는데도 열이 나는 경우는 음을 치료하고, (한증에) 열성 약물을 사용하였는데도 한상이 나타나는 경우는 양을 치료해야 하니, 이른바 그 근본을 치료한다는 것이다."[13]라고 하여, 임상에서 치료할 때는 반드시 구체적인 음양실조 상황을 분석한 후에 부족한 것은 보하고 남아도는 것은 사하는 방법으로 음양을 조절해야 한다고 제시하였다.

음양실조는 음양설을 토대로 하여 인체의 각종 기능성·기질성 병변의 메커니즘을 개괄한 것이다. 즉 음양실조는 정기와 사기의 성쇠, 기혈·장부·경락실조의 병기와 유관하다. 그러나 기혈실조·장부·경락병기에 대해서는 해당 장에서 이미 논하였으므로, 여기서는 음양편승(陰陽偏勝)·음양편쇠(陰陽偏衰)·음양호손(陰陽互損)·음양격거(陰陽格拒) 및 음양망실(陰陽亡失) 등에 대해서만 논한다.

一. 음양편승(陰陽偏勝)

음 혹은 양의 편성은 주로 "사기성즉실(邪氣盛則實)"의 실증 병기를 가리킨다. 사기가 인체에 침입하면 반드시 그 성질이 같은 무리를 따른다. 즉 양사가 인체에 침입하면 사기가 양분으로 들어가므로 인체의 양기가 지나치게 성해지고, 음사가 인체에 침입하면 사기가 음분으로 들어가므로 인체의 음기가 지나치게 성해진다. 즉 《소문·음양응상대론》에서는 "양이 지나치게 성하면 열상(熱象)이 나타나고 음이 지나치게 성하면 한상(寒象)이 나타난다."[14]고 하여 음양의 편성이 임상에서 나타나는 한상(寒象:實)과 열상(熱象:虛)의 내재적인 메커니즘임을 명확히 제시하였다.

음과 양은 상호 제약하므로 일반적으로 양이 성하면 음이 쇠퇴하고 음이 성하면 양이 쇠퇴한다. 따라서 양이 지나치게 성하면 반드시 음이 손상되어 음액 부족이 야기되고 음이 지나치게 성하면 또한 반드시 양이 손상되어 양기 쇠약이 발생한다. 그러므로 《소문·음양응상대론》에서 "양이 지나치게 성하면 음기가 손상되어 병들고 음이 지나치게 성하면 양기가 손상되어 병든다."고 하여 음 혹은 양이 편성하는 정황 하에서 그 병기의 발전은 필연적인

12) 陰陽不和, 則使液溢而下流于陰, 髓液皆減而下.

13) 諸寒之而熱者取之陰, 熱之而寒者取之陽, 所謂求其屬也.

14) 陽勝則熱, 陰勝則寒.

추세임을 제시하였다.

1. 양편승(陽偏勝:陽勝則陰虛)

양편승(陽偏勝)이란 양이 지나치게 성한 것으로서 질병의 발전과정에서 양사가 양분에 들어감으로 인해 인체의 양기가 지나치게 성해지는 것을 가리킨다. 양은 동적이고 상승을 주관하며 열성을 띠므로 양이 지나치게 성할 때는 인체의 기능과 대사가 항진되고 인체의 반응성이 증가하므로 대부분 열량이 과잉되는 병리상태가 나타난다. 일반적으로 양승(陽勝)의 병기는 대부분 양기가 지나치게 성하되 음액이 아직 손상되지 않은 실열증을 가리킨다. 여기에서 더 나아가 양이 지나치게 성하여 음액이 손상되면 양성음허증(陽盛陰虛證)이 발생한다.

양이 지나치게 성한 것은 대부분 온열양사(溫熱陽邪)를 감수하거나, 혹은 음한의 사기를 감수하였으나 이(裏)로 들어가 열로 전화하거나, 정지내상・오지과도로 화로 전화하거나, 혹은 기체・어혈・식적이 울결되어 열로 전화하는 등의 요인으로 인해 발생한다.

이른바 "양성즉열(陽盛則熱)"이란 양성(陽盛)의 병기가 임상에서 열상으로 나타나는 것을 가리킨다. 양이 성하되 음이 아직 허하지 않으면 실열 증상이 나타나고 양이 성하여 음이 이미 손상되면 실열상음(實熱傷陰)이 나타난다.

양은 요동・상승을 주관하고 화(火)・조(燥)로 변하는 특성이 있으므로 양이 지나치게 성하면 장열(壯熱)・번갈・면적(面赤)・요적(尿赤)・대변건조・설태황・맥삭 등의 증상이 흔히 나타난다. 《소문・조경론》에서 "양이 성하면 외열이 발생한다."고 한 것은 사실상 사기가 체표에 머무르면 외부를 보호하는 양기가 기표에서 충만하여 사기와 다투므로 발열이 야기됨을 가리키는 것이다. 그러므로 《소문・조경론》에서는 또한 "양이 성하면 외열이 발생하는데 어째서인가? ……상초가 원활하게 소통되지 않으면 피부가 치밀해지고 주리가 닫혀서 땀구멍이 막히며 위기가 체표로 떠오르지 못하므로 외열이 발생한다."[15]고 하였는데, 이것 역시 외사가 폐위(肺衛)에 머물러 폐기(肺氣)의 선발작용을 실조시킴으로 인해 주리가 막히고 땀이 나지 않으며 위양(衛陽)이 체표에서 울결되어 외부로 빠져나가지 못해 체온이 높아짐을 말한 것이다.

이밖에도 만약 양열(陽熱)이 오랫동안 성하면 반드시 음액을 소모시키므로 양이 성하여 발생한 실열(實熱) 병증은 인체의 진액을 쉽게 손상시킨다. 이것이 오래되어도 인체의 진액

15) 陽盛生外熱奈何? ……曰 :上焦不通利, 則皮膚致密, 腠理閉塞, 玄府不通, 衛氣不得泄越, 故外熱.

이 부족해져 음정이 결핍되고 실열이 음을 손상시키는 병증으로 전화되는데, 이것이 바로 "양승즉음병(陽勝則陰病)"이다.

2. 음편승(陰偏勝:陰勝則陽虛)

음편승(陰偏勝)이란 음이 지나치게 성한 것으로서 질병의 발전과정에서 음사(陰邪)가 음분(陰分)으로 들어감으로 인해 인체의 음기가 지나치게 성해지는 것을 가리킨다. 음은 정적이고 하향을 주관하며 한성(寒性)을 띠므로 음이 지나치게 성할 때는 일반적으로 인체의 기능과 대사가 저하되고 열량이 부족하며 병리성 대사산물이 쌓이는 등 음한내성(陰寒內盛)의 병리상태가 나타난다. 일반적으로 음편승은 대부분 음사가 편성하되 양기가 아직 쇠퇴하지 않은 한실증을 가리키며, 이것이 발전하여 음이 지나치게 성하면 양허(陽虛)를 초래하여 음이 성하고 양이 허한(虛寒)한 증후 즉 "음성양허증(陰盛陽虛證)"이 발생한다.

음승(陰勝)은 대부분 음한의 사기를 감수하거나 찬 것・날 것을 과식함으로 인해 음한이 내부에서 성하여 인체의 양기를 가로막거나, 양허 체질로 인해 양이 음을 제약하지 못하므로 음한이 내부에서 성해져 발생한다. 전자는 실에 속하고 후자는 허실협잡(虛實夾雜)에 속한다.

이른바 "음성즉한(陰盛則寒)"이란 음성(陰盛)의 병기가 임상에서 한상(寒象)으로 나타나는 것을 가리킨다. 음이 성하되 양이 아직 쇠퇴하지 않으면 한실(寒實) 증상이 나타나고, 음이 성하여 양이 이미 손상되면 음사가 양을 손상시키는 증상이 나타난다. 음은 정적이고 하향적인 것을 주관하며 몰리는 특성이 있으므로 음이 성할 때는 쉽게 근맥이 땅기고 기혈의 운행이 원활하지 않으며 진액이 정체하여 담습이 내부에서 생긴다. 임상에서는 사지가 차갑고 복부가 차면서 아프며 소화되지 않은 음식물을 설사하는 등의 한상이 흔히 나타난다. 《소문・조경론》에서 "음이 성하면 내한이 발생한다."고 한 것은 실제로는 음한의 사기가 이(裏)에 쌓여 양기를 가로막거나 손상시켜 내한이 발생하는 것을 가리킨다. 그러므로 《소문・조경론》에서 "음이 성하면 내한이 발생하는 까닭은 무엇인가? ……한기가 상역하면 흉중에 쌓여 흩어지지 않고, 한기가 흩어지지 않으면 양기가 쇠약해지고 한기가 내부에 머물므로 혈맥이 응체되며, 혈맥이 응체되면 경맥이 원활하게 소통되지 않으므로 그 맥이 성대하고 삽하며 내한이 발생한다."[16]고 하였다. 이른바 "溫氣去, 寒獨留"란 음한(陰寒) 사기가

16) 陰盛生內寒奈何? ……厥氣上逆, 寒氣積于胸中而不瀉, 不瀉則溫氣去, 寒獨留, 則血凝泣, 凝則脈不通,

홀로 내부에서 성하여 한사가 흉복부에서 쌓이고 혈맥이 응체되어 원활하지 않은 병변이 발생함을 말한다.

이밖에도 음한(陰寒) 사기가 뭉쳐 오래되면 반드시 양기가 손상되므로 음성실한(陰盛實寒) 병증이 발생하며, 항상 양기가 쇠약하고 인체 생리기능이 감퇴하는 상황이 발생하는데 이것이 곧 "음승즉양병(陰勝則陽病)"이다.

二. 음양편쇠(陰陽偏衰)

음 혹은 양의 지나친 쇠약는 인체의 음 혹은 양이 허약함으로 인해 음양실조가 야기된 것으로서, 주로 "정기탈즉허(精氣奪則虛)"의 병기를 가리킨다. 이른바 "정기탈(精氣奪)"은 실제로 인체의 정(精)·기·혈·진액 등 각종 기본물질의 부족 및 그 기능의 감퇴를 포괄하며, 동시에 장부·경락조직의 생리기능 실조 혹은 감퇴를 포괄한다. 정상적인 상황에서 인체의 음양 사이에는 상호제약·상호작용 및 상호전화하는 관계가 존재하여 상대적인 평형상태를 유지한다. 만약 어떤 원인으로 인해 음이나 양에 속한 어떤 물질이 감소하거나 기능이 감퇴하면 반드시 상대방을 제약하지 못하여 상대적인 항진이 야기된다. 따라서 양이 허하면 음이 지나치게 성하고, 음이 허하면 양이 지나치게 성하는 병리변화가 발생한다. 비록 양이 허하고 음이 성하면 한상(寒象)이 나타나고, 음이 허하고 양이 성하면 열상(熱象)이 나타나기는 하나, "음성즉한(陰盛則寒)"·"양성즉열(陽盛則熱)"과 비교하면 허실의 차이가 있다.

1. 양편쇠(陽偏衰:陽虛)

양편쇠(陽偏衰)란 양이 허한 것으로서, 인체의 양기가 허약해져 기능이 감퇴되거나 쇠약해지고 인체의 반응이 저하되며, 대사활동이 감퇴하고 열량이 부족해지는 병리상태를 가리킨다. 그 병기 특징은 대부분 양이 허하여 음을 제약하지 못함으로 인해 음이 상대적으로 성해지는 허한증으로 나타난다. 양허는 대부분 선천적인 품부가 부족하거나 후천적인 영양결핍 혹은 노권내상(勞倦內傷) 혹은 오랜 병으로 양기가 손상되어 발생한다.

양기부족은 일반적으로 비신양허(脾腎陽虛)가 주요 원인이다. 그 중에서도 특히 신양허쇠

其脈盛大而澁, 故中寒.

(腎陽虛衰: 명문의 화가 부족한 경우)가 가장 중요한데, 이는 신양이 모든 양의 근본이기 때문이다. 양기가 허약하여 음을 제약하지 못함으로 인해 양기의 온후기능이 감퇴되면 장부·경락 등 조직기관의 기능 역시 감퇴되고, 혈과 진액의 운행이 느려지며 수액이 기화(氣化)되지 못하여 내부에 음한이 성하게 된다. 이것이 바로 "양허즉한(陽虛則寒)"의 주요 메커니즘이다. 《소문·조경론》에서 "음허즉외한(陰虛則外寒)"이라 한 것은 실제로는 외감한 한사가 폐위(肺衛)에 머무름으로 인해 양기가 외부에 도달하지 못하여 오한전율 증후가 나타나는 것을 가리킨다. 예컨대 《소문·조경론》에서 "인체의 양기는 상초로부터 기를 받아서 피부와 분육(分肉) 사이를 온후한다. 만약 한기가 외부에 있으면 상초가 통하지 않고 상초가 통하지 않으면 한기가 홀로 외부에 머물므로 오한으로 몸을 떨게 된다."[17]고 하였다. 따라서 "양허(陽虛)"가 초래하는 허한과 반드시 구별해야 한다.

"양허즉한(陽虛則寒)"은 임상에서 얼굴이 창백하고 찬 것을 싫어하며 몸이 차고 설질이 옅고 맥이 느린 등의 한상(寒象)이 나타날 뿐만 아니라, 몸을 웅크리고 누우며 정신이 피로하고 소변이 맑고 양이 많으며 소화되지 않은 음식물을 설사하는 등의 허상(虛象) 또한 나타난다. 양이 허하여 기화하지 못함으로 인해 양이 음으로 화생되지 않아 수액대사 기능이 감퇴되거나 장애를 받아 수습이 정체하는 등의 병변이 발생한다. 예를 들면 임상에서 나타나는 비신양허(脾腎陽虛)로 인한 수종은 그 병변의 발전과정에서 형한지랭(形寒肢冷)·요슬산랭(腰膝酸冷)·복부창만·묽은 변 등의 증상이 나타나기도 하는데, 이것은 비·신의 양기가 부족함으로 인해 음기가 상대적으로 성한 허한성 증상이다. 이러한 종류의 한상은 음이 성한데서 비롯된 것이 아니라 양이 허한데서 비롯된 것이므로 "허한증(虛寒證)"이라 일컫는다.

따라서 "양허즉한"과 "음성즉한"은 병기에 있어서 구별될 뿐만 아니라, 임상 증상에 있어서도 차이가 있다. 즉 양허즉한은 양허로 인해 한이 발생하는 것으로 허가 위주이며, 음성즉한은 한이 위주이고 허상이 그다지 명확하지 않다.

2. 음편쇠(陰偏衰: 陰虛)

음편쇠(陰偏衰)는 음이 허한 것으로서, 인체의 정·혈·진액 등의 음액이 손상되어 그것들의 자양하고 안정시키는 작용이 감퇴되는 것을 가리킨다. 음이 허함으로 인해 양을 제약하지 못하면 양이 상대적으로 항성하여 음허성 항진의 병리상태가 나타난다. 일반적으로 그

17) 陽受氣于上焦, 以溫皮膚分肉之間, 今寒氣在外, 則上焦不通, 上焦不通則, 寒氣獨留于外, 故寒慄.

병기의 특징은 대부분 음액부족과 자양·영정(寧靜) 기능의 감퇴 및 양기가 상대적으로 항진하는 허열증으로 나타난다. 음이 지나치게 쇠약해지는 주요 원인은 대부분 양사(陽邪)가 음을 손상시킴으로 인해 열사가 성해져 진액을 손상시키거나, 과도한 오지(五志)가 화로 전화되어 음을 손상시키거나, 오랜 병으로 음액이 손상된 까닭이다.

음허는 오장 모두에 발생할 수 있으나 일반적으로 폐·간·신의 음허로써 나타난다. 기타 장부의 음허 또한 병이 오랫동안 낫지 않으면 결국에는 폐신이나 간신에 파급되므로 임상에서 폐신음허(肺腎陰虛)와 간신음허(肝腎陰虛)가 흔히 나타난다. 신음은 모든 장기 음액의 근본이므로 신음부족은 음편쇠(陰偏衰)의 병기 가운데서도 가장 중요한 위치를 차지한다.

이른바 "음허즉열"이란 음액부족으로 양기를 제약하지 못하여 양기가 상대적으로 항진하므로 음허내열(陰虛內熱)·음허화왕(陰虛火旺)·음허양항(陰虛陽亢) 등의 병리상태가 발생하는 것을 가리킨다.

음허내열의 열상은 대부분 전신성 허열, 예컨대 오심번열·골증조열(骨蒸潮熱)로 나타나고 아울러 야윔·도한·구건(口乾), 설질이 붉고 맥이 세삭(細數)한 등의 증상으로 나타난다. 음허화왕의 "화(火)"는 국소에 울결되거나 상부의 두면을 요동함으로 인한 증상, 예컨대 인건(咽乾)동통, 잇몸이 붓고 아프며 뺨이 붉어지고 화기가 치솟으며, 해혈(咳血) 혹은 담속에 피가 섞여 나오는 등의 증상에서 흔히 나타난다. 음허양항은 대부분 양기가 치솟아 오르는 현상에서 나타나므로 현훈이명·지체마비·근육경련 등의 증상이 흔히 나타난다.

三. 음양호손(陰陽互損)

음양호손(陰陽互損)은 음이나 양의 어느 한쪽이 손상되었다는 전제 하에서 병변의 발전이 상대방에 영향을 미쳐 음양양허(陰陽兩虛)가 발생하는 병리메커니즘 가리킨다. 음허를 토대로 하여 양허가 발생하는 것을 "음손급양(陰損及陽)"이라 하고, 양허를 토대로 하여 음허가 발생하는 것을 "양손급음(陽損及陰)"이라 한다. 짚고 넘어가야 할 것은 신 속의 정기(精氣)에는 진음과 진양이 있어 인체 음양의 근본이 된다는 것이다. 따라서 일반적으로 음허나 양허를 막론하고 대부분 신 속의 정기가 손상되거나, 신 자체의 음양이 실조된 상황에서만 음손급양(陰損及陽) 및 양손급음(陽損及陰)의 병기 전화가 발생한다.

1. 음손급양(陰損及陽)

음손급양은 음액〔精·血·津液〕이 손상됨으로 인해 양기의 생화가 부족해지거나 양기가 의지할 곳이 없어 손실되는 것으로서, 음허로 인해 다시 양허가 초래되어 음허 위주의 음양양허(陰陽兩虛)의 병리상태가 발생하는 것을 가리킨다.

임상에서 흔히 나타나는 간양상항(肝陽上亢)의 주요 병기는 신수부족(腎水不足)으로 인해 신수(腎水)가 간목(肝木)을 적셔 주지 못하여 간양(肝陽)이 항진하는 것이다. 단 그 병변이 발전하여 신 중의 정기에 영향을 미치면 신음허에서 다시 신양허로 발전하여 외한·사지랭·맥침세·설질담 등의 증상이 나타난다. 이것이 곧 음허를 토대로 하여 발생하는 "음손급양(陰損及陽)"으로서 최종단계에서는 음양양허(陰陽兩虛)의 병증으로 발전한다.

2. 양손급음(陽損及陰)

양손급음(陽損及陰)이란 양기가 쇠약함으로 인해 음이 화생되지 않고 오래되면 음액의 화생이 부족해지는 것으로서, 양허로 인해 다시 음허가 초래되어 양허 위주의 음양양허(陰陽兩虛) 병리상태가 발생하는 것을 가리킨다. 예를 들면 임상에서 흔히 나타나는 수종 증상의 주요 병기는 양기부족으로 인해 기화작용이 실조되어 수액대사에 장애가 발생하고 진액이 정체되어 수습이 내부에서 생겨나 기부(肌膚)로 넘치는 것이다.

단 그 병변이 발전하면 음이 부족함으로 인해 양이 화생되지 못하고 나날이 소모되므로, 형체가 날로 수척해지고 번조하여 화기가 치솟으며, 심하면 계종(瘛瘲) 등의 음허 증상이 나타난다. 이것이 곧 양손급음(陽損及陰)으로서 최종단계에서첨가 음양양허(陰陽兩虛)의 병증으로 발전한다.

四. 음양격거(陰陽格拒)

음양격거(陰陽格拒)[18]는 음양실조의 병기 중에서 비교적 특수한 것으로서, 주로 음성격양(陰盛格陽)과 양성격음(陽盛格陰)의 두 가지 측면을 포괄한다. 음양이 서로 거부하여 외

18) 음양격거(陰陽格拒) : "格拒"란 '거부하여 밀어내다'는 뜻이다. 음양 어느 한 쪽이 내부에 성하여 서로 길을 가로막는 것이다. 예컨대 내부에 음한이 성하면 양기가 들어오는 것을 막아 외부로 밀어내고, 내부에 양열이 지나치게 성하면 음기가 돌아오는 것을 막아 외부로 밀어낸다.

부로 밀어내는 격거(格拒)의 병기는 주로 어떠한 원인에 의해 음이나 양의 어느 한쪽이 내부에서 성하여 다른 한쪽을 밀어냄으로써 진한가열(眞寒假熱) 혹은 진열가한(眞熱假寒) 등의 복잡한 증상이 발생하는 것이다.

1. 음성격양(陰盛格陽)

음성격양(陰盛格陽)은 음양이 안팎에서 서로 배척하는 것으로서, 음한 사기가 내부에 지나치게 성하여 양기가 외부에서 내부로 들어오는 것을 밀쳐내는 병리상태를 가리킨다. 그 질병의 본질은 비록 음한이 지나치게 성한 것이지만 그것이 양기를 외부로 밀어내므로 임상에서는 도리어 얼굴이 붉어지고 열이 나며 번조불안해 하는 등의 열상(熱象)이 나타나는데, 이러한 증상을 "진한가열(眞寒假熱)"이라고 한다.

2. 양성격음(陽盛格陰)

양성격음(陽盛格陰)은 열사가 내부에서 성하여 깊숙이 이(裏)로 잠복·울결하여 음을 훈증함으로써 외부로 밀어내는 병리상태를 가리킨다. 열병의 극성기에 흔히 나타나지만 열이 극에 달하면 한상(寒象:熱極似寒)과 유사한 증상이 나타나므로 오히려 사지가 차갑고 맥이 가라앉는 등의 증상이 나타난다. 질병의 본질은 이(裏)에서 열이 성하여 음을 외부로 밀어내는 현상이므로 "진열가한(眞熱假寒)"이라 한다. 이러한 종류의 사지궐랭을 "양궐(陽厥)" 혹은 "열궐(熱厥)"이라고도 한다. 예를 들면 《의종금감·상한심법요결》에서 "양기가 지나치게 성하면 음기가 운행되지 못하고, 운행되지 못하면 (음기가) 내부로 들어가지 못하며, 내부로 들어가지 못하면 양기가 음을 외부로 밀어내므로 양성격음이라 한다."[19]고 한 것이다.

五. 음양망실(陰陽亡失)

"음양망실(陰陽亡失)"이란 인체의 음액이나 양기가 대량으로 소모·망실되어 생명이 위험한 병리상태로서, 망양(亡陽)과 망음(亡陰)의 두 가지 측면을 포괄한다.

19) 陽氣太盛, 陰氣不得相營也, 不相營者, 不相入也, 旣不相入, 則格陰于外, 故曰陽盛格陰也.

1. 망양(亡陽)

망양은 인체의 양기가 갑작스럽게 빠져나가 전신의 기능이 갑자기 쇠약해지는 병리상태를 가리킨다. 일반적으로 망양은 대부분 외사가 지나치게 성하여 정기가 사기에 대항하지 못함으로 인해 양기가 갑자기 대량으로 빠져나가 소모되거나, 혹은 체질적으로 양이 허하고 정기가 부족한데다 과도한 피로 등의 여러 가지 요인이 가해져 유발되거나, 혹은 한법을 과용하여 양기가 진액을 따라 빠져나가는 등의 원인으로 인해 발생한다. 만성 소모성 질병의 망양은 대부분 양기가 심하게 고갈됨으로 인해 허양이 외부로 떠올라 발생한다. 《소문·생기통천론》에서 "양기는 외부를 보호하여 튼튼하게 하는 것이다."[20]라고 하였다. 그러므로 망양은 임상에서 구슬땀을 흘리면서도 한기를 느끼고 피부와 손발이 차며, 정신이 피로하고 의기소침하며 심할 경우에는 혼미하고 맥상이 미약하여 끊어질 듯한 등의 "양기욕탈(陽氣欲脫)" 현상이 흔히 나타난다. 양기의 망탈(亡脫)은 질병 발전의 위중한 단계에 속하며, 인체의 음양이 분리되려는 위험한 징후이다. 인체의 음양은 서로 의존하고 서로 근본이 되므로 양기가 망실되면 음도 이를 따라 고갈되어 "양망음갈(陽亡陰竭)"[21]이 나타나고, 생명 역시 끝나게 된다.

2. 망음(亡陰)

망음은 인체의 음액이 대량으로 소모되거나 빠져나가 전신의 기능이 과도하게 쇠약해지는 병리상태를 가리킨다. 일반적으로 망음은 대부분 열사가 지나치게 성하거나, 열사가 오랫동안 머물러 음액을 소모시키거나, 만성 소모성 질병으로 인해 음액이 고갈되어 발생한다. 예를 들면 《소문·생기통천론》에서 "음은 정기를 저장하고 양기를 화생한다."[22]고 하였다. 망음(亡陰)이 야기되면 임상에서 땀이 그치지 않아 끈적끈적하고 열이 나며, 손발이 뜨겁고 숨이 차며 갈증이 나고 번조하며, 심하면 정신이 혼미하여 헛소리를 하고 맥이 빠르고 무력하며, 설질이 홍색을 띠고 설태가 없는 등의 증상이 나타난다. 음과 양은 서로 의존하

20) 陽者, 衛外而爲固也.

21) 陽亡陰竭 : 양기가 망실되고 음기가 고갈되는 것을 가리킨다.

22) 陰者, 藏精而起亟也.

므로 음기가 망실되면 양기도 의지할 바가 없어 외부로 떠오른다. 그러므로 음이 망실된 후에는 신속하게 망양이 야기되어 음양이 분리되고 정기가 끊어져 생명 역시 끝나게 된다.

상술한 바를 종합하면 음양실조의 병기는 음양간에 존재하는 상호제약·상호소장(相互消長)·상호작용·상호전화 등의 관계에 근거하여 인체의 병리변화를 분석하고 해석하는 메커니즘이다. 따라서 음양의 성쇠, 망음과 망양 사이에는 모두 내재적인 긴밀한 관계가 존재한다. 바꾸어 말하면 음양실조의 각종 병기는 결코 고정불변한 것이 아니라 사정성쇠(邪正盛衰)와 병정의 진퇴 등의 정황에 따라 변화한다. 따라서 반드시 수시로 음양실조 병기의 끊임없는 변화를 관찰하고 파악해야만 비로소 질병이 발생·발전하는 본질을 이해할 수 있다.

제3절 기혈실조(氣血失調)

기혈실조는 기 혹은 혈의 손상과 생리기능의 이상 및 기혈 사이의 상호 작용이 실조되는 등의 병리변화를 가리킨다. 인체는 피육·근골·경맥·장부 등의 조직기관으로 구성되어 있으며, 인체의 생명활동은 주로 기혈진액이 경맥을 통해 전신으로 산포되어 각 장부 조직기관을 영양함으로써 이루어진다. 인체의 기혈은 생리적으로 장부·경락 등의 조직기관이 기능활동을 하는데 있어 물질적 기초가 되고, 인체의 기능활동은 또한 기혈을 화생한다. 병리적인 측면에서 기와 혈이 부족하여 기혈의 운행이 실조되고 기혈 사이의 관계가 깨지면 반드시 장부·경락 등 조직기관의 각종 생리기능에 영향을 미쳐 질병을 일으킨다. 따라서 《소문·조경론》에서 "기혈이 조화를 이루지 않으면 이로 인해 각종 질병이 변화하고 발생한다."[23]고 하였다. 기와 혈은 또한 장부의 기능 활동에 의해 화생되므로, 장부에 병변이 발생하면 해당 장부의 기혈이 실조될 뿐만 아니라, 전신의 기혈에도 영향을 미쳐 기와 혈의 병변을 야기한다. 따라서 기혈실조의 병기는 사정성쇠(邪正盛衰)·음양실조와 마찬가지로 장부·경락 등의 각종 병변 메커니즘의 기초가 될 뿐 아니라 임상 질병의 병기를 분석하고 연구하는 데 기초가 된다.

---

23) 血氣不和, 百病乃變化而生.

一. 기(氣)의 실조

기의 실조는 주로 다음과 같은 원인으로 발생한다.

첫째, 기의 생화가 부족하거나, 과다하게 소모되어 기허의 병리상태가 발생하는 경우.

둘째, 기의 어떤 기능이 감퇴되어 기허가 야기되는 경우.

셋째, 기의 운행실조, 즉 기기가 실조되어 기체(氣滯)·기역(氣逆)·기함(氣陷)·기폐(氣閉)·기탈(氣脫) 등의 병리상태가 발생하는 경우.

1. 기허(氣虛)

기허는 원기(元氣)·종기(宗氣)·위기(衛氣)가 손상됨으로 인해 기의 추동·온후·방어·고섭·기화기능이 감퇴되어 인체의 기능활동이 저하되고 저항력이 떨어지는 등의 쇠약 현상을 포괄한다. 기허는 대부분 선천적인 품부가 부족하거나, 후천적인 조양이 결핍되거나, 과도한 노상(勞傷)으로 인해 기가 손상되거나[勞則氣耗], 오랜 병이 회복되지 않거나, 폐·비·신 등의 장부기능이 감퇴되어 기의 생화가 부족해지는 등의 원인으로 인해 발생한다.

기는 혈과 진액을 생성·운행·고섭하는 작용을 하므로 기가 허하면 반드시 혈과 진액의 생성이 부족해지고 운행이 완만해지는 등의 병변이 발생한다.

기허의 병리는 전신 각부에 파급되어 반영된다. 예컨대 기가 허하면 위기가 외부를 보호하지 못하여 기표가 견고하지 못하므로 쉽게 땀이 나고, 사지기육을 자양하지 못하므로 전신이 권태롭고 무력하며, 청양(淸陽)이 상승하지 못하여 청규(淸竅)를 자양하지 못하므로 정신이 흐려지고 머리가 어지러우면서 귀가 울리며, 혈의 운행이 무력해지므로 맥이 허약하고 무력하거나 미세(微細)해지며, 수액대사가 실조됨으로 인해 수액이 기화되지 못하여 수포에 장애가 발생하므로 담음이 형성되고 심하면 수사(水邪)가 넘쳐 수종이 발생하며, 장부기능이 감퇴되어 일련의 장부허약 징후가 발생한다.

2. 기기실조(氣機失調)

기기실조는 곧 기의 승강·출입·운행이 실조된 것으로서, 이는 질병의 발전과정에서 발병요인의 작용에 의해 장부・경락의 기가 정상적으로 승강출입 운동을 하지 못하는 것을 가리킨다.

승강출입은 기의 기본적인 운동형식이고 장부・경락 등의 생리활동은 기의 승강출입에 의해 이루어진다. 그러므로 기의 승강출입에 이상이 발생하면 반드시 장부의 기능활동에 영향을 미친다. 인체의 눈・귀・코・혀・정신의식 등의 활동은 모두 정상적인 승강출입의 운동에 의해 이루어진다. 따라서 인체의 호흡・시각・후각・정신의식 등은 모두 인체 장부경락 기기의 승강출입이 정상적인지 아닌 지의 여부를 반영한다.

장부의 기능, 예를 들면 폐가 주관하는 선발・숙강기능, 비의 승청(升淸)기능과 위의 강탁(降濁)기능, 심・신의 음양이 상호 교류하여 협조와 평형을 유지하는 기능〔水火旣濟〕, 폐주호흡(肺主呼吸:폐가 주관하는 호흡기능), 신주납기(腎主納氣:신이 주관하는 납기기능) 및 간기주승(肝氣主升:간이 주관하는 승발의 기능)과 폐기주강(肺氣主降:폐기가 주관하는 하강기능), 피부의 한액배설기능(汗液排泄機能)과 방광의 소변을 배출하는 기능 등은 모두 기기의 승강출입 운동을 구체적으로 나타내는 것이다.

기기의 승강・출입은 장부・경락・기혈・음양 등의 협조평형과 관계가 있으므로 승강・출입이 실조되면 장부・경락・기혈・음양 등의 각종 기능에 영향을 미쳐 오장육부・표리내외・사지구규 등에 병변이 발생한다.

승강과 출입은 밀접하게 관련되어 병리적으로도 서로 영향을 미치므로 승강이 실조되면 반드시 출입에 영향을 미치고, 출입이 실조되면 또한 승강에 영향을 미친다. 그러므로 승강・출입실조의 병기는 내상 혹은 외상, 신병(新病) 혹은 구병(久病)을 막론하고 모두 존재한다. 때문에 《독의수필・승강출입론》에서 "그것을 나누어 말하면 출입과 승강이고, 합쳐서 말하면 하나의 기를 벗어나지 않는다. ……병기에 있어서 내상으로 인한 병은 대부분 승강에서 발병하는데 이는 승강이 이(裏)를 주관하기 때문이다. 외감으로 인한 병은 대부분 출입에서 발병하는데 이는 출입이 외부를 주관하기 때문이다. ……승강의 병이 극에 달하면 출입에도 영향을 미치고, 출입의 병이 극에 달하면 또한 승강에 영향을 미친다. 그러므로 음식으로 인한 병에서도 한열이 발생하고, 풍한으로 인한 병에서도 한열이 발생하는데, 이는 병기를 대략적으로 설명한 것이다. ……그러므로 풍한을 감수하면 해수천식이 발생하는데, 이는 땀구멍이 풍한사에 의해 제약을 받아 출입의 통로가 원활하지 못하고 이(裏)에 영향을 미쳐 이(裏)의 승강기능 역시 불리해진 것이다. 시궐(尸厥)이 발생하여 갑자기 죽는 경우는 승강해야 할 기가 교환되지 않아 출입 역시 미약해진 것이다."[24]라고 하였다.

24) 分言之, 爲出入, 爲升降. 合言之, 總不外一氣而已矣. ……其在病機, 則內傷之病, 多病于升降, 以升降

이를 종합하면 어떤 원인으로 리(裏)의 승강기능이 실조되면 표(表)의 출입에 영향을 미치고, 표의 출입기능이 실조되어도 이의 승강기능에 영향을 미친다는 뜻이다.

기기실조의 병기는 기체 · 기역(氣逆) · 기함(氣陷:기가 부족하여 상승하지 못하는 것) · 기폐(氣閉:기가 외부로 나가지 못하는 것) · 기탈(氣脫:기가 내부를 지키지 못하고 외부에서 흩어지는 것) 등으로 개괄한다.

(1) 기체(氣滯)

기체란 기기가 울결되고 막혀 기의 운행이 원활하지 않은 병리상태를 가리킨다. 주로 칠정이 울결되거나 한랭한 자극 혹은 담습 · 식적 · 어혈이 기의 운행과 혈의 흐름에 영향을 미침으로 인해 국소나 전신의 기기가 원활히 소통되지 않아 장부 · 경락의 기능에 장애가 발생하는 것이다. 예를 들면 인체의 국소에 기체가 발생하면 국소에 창만이나 동통이 발생하고, 기체가 혈액의 운행에 영향을 미치면 어혈이 발생하며, 기체가 진액의 순환에 영향을 미치면 수습 · 담음 등의 병리적 산물이 형성된다. 기체는 또한 각종 장부기능의 실조, 예컨대 폐기옹체(肺氣壅滯) · 간기울체(肝氣鬱滯) · 비위기체(脾胃氣滯) 등을 야기한다.

(2) 기역(氣逆)

기역이란 기의 상승 · 하강이 부족하여 장부의 기가 거꾸로 흐르는 병리상태를 가리킨다. 대부분 정지가 손상되거나 음식 · 한온이 적절하지 못하거나 담탁이 가로막는 등으로 인해 발생한다. 기역 증상은 폐 · 위 · 간 등의 장부에서 흔히 나타난다. 예컨대 기가 폐에서 상역하면 폐의 숙강기능이 실조되어 해역(咳逆) · 기천(氣喘) 증상이 발생하고, 기가 위에서 상역하면 위의 하강기능이 실조되고 위기가 상역하여 오심 · 구토 · 딸꾹질 · 트림 등의 증상이 발생하며, 기가 간에서 상역하면 간기가 상역하여 머리가 아프고 터질 듯하며 흉협부가 창만하고 화를 잘 내는 등의 증상이 발생한다.

간은 강장(剛臟)으로서 동적이고 상승을 주관하므로 그 기가 쉽게 항진하고 상역하며, 또한 혈을 저장하는 장기이므로 만약 정지의 자극을 받거나 몹시 화를 냄으로 인해 간기가 치

主裏也. 外感之病, 多病出入, 以出入主外也. ……升降之病極, 則亦累及出入矣. 出入之病極, 則亦累及升降矣. 故飮食之病, 亦發寒熱; 風寒之感, 亦形喘喝, 此病機之大略也. ……故人以病風寒喘咳者, 以毛竅束于風寒, 出入之經隧不利, 而升降亦迫矣; 病尸厥卒死者, 以升降之大氣不轉, 而出入亦微矣.

솟으면 혈이 기를 따라 상역하므로 객혈·토혈이 발생하고, 심하면 청규가 막혀 혼궐 증상이 발생한다. 그러므로 《소문·생기통천론》에서 "몹시 화를 내면 형체와 기를 손상시키는데, 혈액이 상부에서 울결되면 사람에게 박궐(薄厥:혼궐)25)이 발생한다."26)고 하였다.

만약 갑자기 공포 등의 자극을 받으면 간신의 기나 수한(水寒)의 기가 충맥(衝脈)을 순행하다가 상역하여 "분돈기(奔豚氣)"가 발생한다.

일반적으로 기가 상역하는 것은 대부분 실증 위주이지만 허로 인해 기가 상역하는 경우도 있다. 예를 들면 폐기가 허하여 숙강기능이 무력해지거나 신기가 허하여 섭납기능이 실조되면 폐기가 상역하며, 위기(胃氣)가 허하여 하강기능이 실조되어도 역시 위기가 상역한다.

(3) 기함(氣陷)

기함은 대부분 기가 허함으로 인해 기의 상승작용이 무력해지는 병리상태이다. 내장의 운동 및 그것의 위치는 상대적으로 항상 일정한데, 이는 모두 기의 승강·출입 운동에 의해 이루어진다. 따라서 기가 허하여 상승작용이 무력하면 장기를 들어 올리는 힘이 약해져 장부조직의 위치가 아래로 이동하는 등의 변화가 일어난다.

기함은 대부분 기허(氣虛)에서 발전된다. 만약 체질이 허약하거나, 오랜 병으로 인해 비기가 손상되어 청양지기(陽氣)가 상승하지 못하고 중기(中氣)가 하함하면 위하수·신하수·자궁탈수·탈항 등의 병증이 발생한다. 《영추·영위생회》에서 "인체의 정기는 음식물에서 화생된다."고 하였는데, 그 기는 비의 소화·흡수를 거쳐 화생되고 비기는 또한 상승을 주관하므로 비위의 기가 허약하면 청탁의 승강이 실조되어 청양지기가 상승하지 못하므로 쉽게 기함이 발생한다. 따라서 장기하수와 동시에 허리와 복부가 창만하고 무거우며 대변을 자주 보려하고 숨이 차고 무기력하며 말소리가 작고 맥이 가늘고 무력한 등의 증상이 나타난다.".

(4) 기폐(氣閉)와 기탈(氣脫)

기폐와 기탈은 모두 기의 출입에 이상이 발생하여 막히거나 빠져나가는 엄중한 병리상태로서, 임상에서 대부분 혼궐 혹은 망탈(亡脫) 등의 병증으로 나타난다.

---

25) 박궐(薄厥) : 정신자극으로 인해 양기(陽氣)가 항진되고 혈(血)이 기(氣)를 따라 치솟아 혈액이 머리부분에 울결되므로, 갑자기 정신을 잃고 쓰러지게 된다는 것을 말한다.

26) 大怒則形氣絶, 而血菀于上, 使人薄厥.

① 기폐(氣閉) : 대부분 탁사(濁邪)가 외부를 막거나, 기가 지나치게 울결됨으로 인해 기가 내부에서 울결되어 중초가 가로막히고 청규(淸竅)가 원활히 소통되지 않음으로써 사지가 차지고 혼미하여 사람을 알아보지 못하는 폐궐(閉厥)이 발생하는 것을 가리킨다. 예를 들면 더럽고 탁한 기를 접촉하여 발생한 폐궐, 외감열병 과정에서 발생하는 열폐(熱閉), 갑자기 심한 정신적인 자극을 받아 발생하는 기궐(氣厥), 강렬한 동통자극으로 인해 발생하는 통궐(痛厥) 등의 병기는 대부분 기폐(氣閉)로 인한 것이다.

② 기탈(氣脫) : 대부분 정기가 사기에 대항하지 못함으로 인해 정기가 갑자기 손상되거나, 정기가 지속적으로 쇠약해져 기가 내부를 지키지 못하고 외부로 흩어지거나, 대출혈·대한출(大汗出) 등으로 인해 기가 혈이나 진액을 따라 빠져나가면 정기도 이를 따라 외부로 빠져나감으로 인해 인체의 기능이 갑자기 쇠약해지는 병리상태를 가리킨다. 따라서 기탈은 임상에서 나타나는 각종 허탈 증상의 주요 메커니즘으로 볼 수 있으며, 대부분 질병발전의 위중한 단계에서 발생하는데 만약 적기에 치료하지 않아 기탈이 회복되지 않으면 음양이 분리되어 사망한다.

二. 혈(血)의 실조

혈의 실조는 주로 두 가지로 발생한다.

첫째, 혈의 화생이 부족하거나 혈이 지나치게 소모되거나 혈의 자양기능이 감퇴됨으로 인해 혈허의 병리상태가 형성된다.

둘째, 혈의 운행이 실조되거나 혈의 운행이 완만해지거나 혈의 흐름이 얕고 빠르거나 혈의 운행이 역란함으로 인해 혈어·혈열(血熱) 및 출혈 등의 병리가 발생한다.

1. 혈허(血虛)

혈허(血虛)는 주로 혈액이 부족하거나 혈의 자양기능이 감퇴되어 장부와 각종 맥을 자양하지 못하는 병리상태를 가리킨다. 대부분 과다한 실혈로 인해 새로운 혈이 이를 보충하지 못하거나, 비위가 허약하여 음식물의 영양을 제대로 공급하지 못하거나, 혈액을 화생하는 기능이 감퇴되어 혈액의 생성이 부족하거나, 병이 오랫동안 낫지 않아 혈액이 암암리에 소모되는 등의 원인으로 인해 혈허가 발생한다.

전신의 각 장부·경락 등의 조직기관은 모두 혈의 자양에 힘입어 그 정상적인 생리기능을 유지하므로 혈이 부족하면 전신의 조직기관을 충분히 자양하지 못하므로 영양부족을 초래하여 인체의 기능이 점차 쇠퇴한다. 따라서 임상에서 전신 혹은 국부의 기능감퇴나 영양불량이 나타난다. 예를 들어 혈이 부족하면 기부와 손발톱을 영양하지 못하므로 얼굴이 창백하고 입술과 손발톱이 옅은 색을 띠며, 두부와 눈을 영양하지 못하므로 현기증이 나고 눈앞이 깜깜하거나 아른거리며, 두 눈이 건조하고 따끔거리는 등의 증상이 나타나며, 혈이 심을 자양하지 못하면 심신이 편안하지 않아 심계·정충 등의 증상이 나타나고, 혈이 간을 자양하지 못하면 시력이 감퇴하며, 혈이 근을 자양하지 못하면 사지관절을 제대로 굴신하지 못하고, 혈이 낙맥을 자양하지 못하면 지체기부가 저리는 등의 증상이 발생한다.

2. 혈어(血瘀)

혈어(血瘀)는 혈액순행이 완만하거나 막혀서 원활하게 흐르지 않으므로 혈이 엉기는 것을 가리킨다. 대부분 기기가 울결·정체되어 혈액운행이 막히거나, 기허로 인해 혈액운행이 무력하거나, 담탁이 맥도를 가로막아 혈액운행이 원활하지 않거나, 한사가 혈에 들어가 혈이 응고되거나, 열사가 혈에 들어가 진액을 졸여 엉기거나, 경맥을 벗어난 혈이나 어혈이 혈맥을 가로막는 등으로 인해 발생한다.

혈어의 병기는 주로 혈액운행이 막혀 원활하지 않거나 응결되어 어혈을 형성하는 것이므로 혈어가 장부·경락 등의 국소를 가로막아 정체되면 맥락이 소통되지 않아 동통이 발생하고 통증부위가 일정하며 한기나 온기를 만나도 감소하지 않으며, 심하면 종괴를 형성하는데 이를 한의학에서는 "징(癥)"이라 한다. 또한 얼굴이 검어지고 피부가 거칠어져 두터운 각질이 생기고 밤색을 띠며 입술이 검붉은 색을 띠거나 점상출혈 및 반상출혈·실핏줄이 나타나는 등의 증상이 발생한다. 이밖에도 혈어 병변은 기기의 정체를 가중시켜 기체혈어(氣滯血瘀)·혈어기체(血瘀氣滯)의 악순환을 형성한다.

3. 혈어(血熱)

혈열은 혈분에 열이 있어 혈액운행이 빨라지고, 심하면 혈액이 망행하여 출혈이 야기되는 것을 가리킨다. 혈열(血熱)은 대부분 열사가 혈분에 들어가 발생한다. 예를 들어 외감한 온열사기(溫熱邪氣)나 한사가 리(裏)로 들어가 혈분에 영향을 미치는 것 등은 모두 혈열을 초래한다. 온열병에서 흔히 나타나는 영분증(營分證)과 혈분증(血分證)은 바로 이러한 부류에 속한다. 또한 정지가 과도하게 울결되어 열로 변해 혈분에 영향을 미쳐도 역시 혈열이 발생한다. 예를 들면 간기가 울결되어 오래되면 열로 전화하여 내부의 화가 성하고 혈분에 쌓이므로 혈열 증후가 발생한다.

혈은 온기를 만나면 운행되므로 혈분에 열이 있으면 혈액의 순행이 빨라진다. 혈분에 열이 있으면 혈 중의 진액을 졸이며, 심하면 열사가 맥락을 손상시켜 박혈망행(迫血妄行)을 야기한다. 그러므로 혈열은 임상에서 열상이 나타날 뿐만 아니라, 모혈상음(耗血傷陰) 및 동혈출혈(動血出血)을 그 특징으로 하며, 신열이 야간에 심하고 입이 건조하지만 물을 마시려고 하지 않으며 심번 혹은 초조하여 발광하거나 비출혈·토혈·요혈이 발생하고 월경이 앞당겨 오고 양이 많으며 설질이 진홍색을 띠고 맥이 가늘고 빠른 등의 증상이 나타난다.

三. 기혈 호근호용(互根互用)의 기능실조

기는 양에 속하고 혈은 음에 속하는데, 기와 혈 사이에는 음양이 서로 따르고 의존하며 서로 쓰임이 되는 관계이다. 기는 혈을 온후·추동·화생·통섭하는 작용이 있고, 혈은 기를 자양하는 등의 작용이 있다. 그러므로 기가 허약하거나 승강출입이 실조되면 반드시 혈에 영향을 미친다. 예컨대 기가 허하면 혈을 화생하지 못하므로 혈이 허해지고, 기가 허하면 혈액을 추동·온후하는 기능이 약해지므로 혈의 운행이 원활하지 않으며, 기가 허하여 통섭기능이 실조되면 혈이 외부로 넘쳐 출혈이 발생하고, 기가 정체되면 혈이 가로막히며, 기기가 역란하면 혈은 반드시 기를 따라 치솟거나 가라앉는데, 심하면 상역하여 토혈·비출혈 증상이 나타나고, 하함하여 변혈·붕루 증상이 발생한다.

마찬가지로 혈이 모자라거나 기능이 실조되어도 반드시 기에 영향을 미친다. 예컨대 혈이 부족하면 기가 의지할 곳이 없고 영양을 받지 못하므로 혈을 따라 허해지고, 혈이 빠져나가면 기도 반드시 외부로 흩어지고 빠져나가며, 혈이 어조(瘀阻)되면 기 역시 이를 따라 울결되어 원활하게 소통되지 않는다. 그러므로 임상에서 기혈의 호근(互根)·호용(互用) 기능이 실조되면 주로 기체혈어(氣滯血瘀)·기수혈탈(氣隨血脫)·기혈양허(氣血兩虛) 및 기혈이 실조되어 경맥을 자양하지 못하는 등의 증후가 나타난다.

1. 기체혈어(氣滯血瘀)

기체혈어(氣滯血瘀)는 기의 운행이 정체되어 원활하지 못함으로 인해 혈액순환에 장애를 일으키고, 이어서 혈어의 병리상태가 발생하는 것을 가리킨다. 대부분 정지내상이나 욕구불만으로 인해 기기가 정체되어 혈어가 발생한 것이다. 또한 섬좌외상(閃挫外傷) 등의 요인이 기혈에 영향을 미치므로 기체와 혈어가 동시에 발생하기도 한다.

기체혈어 병변과 간의 생리기능 실조는 밀접한 관계가 있다. 간은 소설(疏泄)을 주관하고 혈을 저장하는데, 만약 간기가 울결되어 원활하지 못하고 소설기능이 실조되면 기기가 울결·정체된다. 간맥은 양쪽 옆구리에 분포하므로 흉협부가 그득하고 아픈 증상이 발생한다.

기는 혈을 통솔하고 혈은 기에 배속되므로 기가 흐르면 혈도 흐르고 기가 정체되면 혈도 정체되며, 혹은 경맥이 막혀 통하지 않거나 응결되어 덩어리를 형성하므로 동통·반상출혈 및 징하(癥瘕)·적취 등의 증상이 나타난다.

이밖에도 심은 혈맥을 주관하여 혈을 운행시키므로 심의 생리기능이 실조되면 혈어 증상이 나타나고 기체 병증이 발생한다.

2. 기불섭혈(氣不攝血)

기불섭혈(氣不攝血)은 주로 비기가 허하고 부족함으로 인해 혈액을 통섭(統攝)하지 못해 혈이 경맥을 순행하지 못하고 경맥 밖으로 넘쳐 각종 실혈을 초래하는 병리현상을 가리킨다. 비는 혈을 통섭하는 기능이 있는데, 만약 오랜 병으로 인해 비기가 손상되어 허약해지고 중기가 부족해진 것과 유관하다. 그 가운데 기허하함(氣虛下陷)으로 인해 혈이 하부로 넘치는 것을 혈수기함(血隨氣陷)이라 한다. 혈이 기를 따라 하함하고 기가 혈을 통섭하지 못하면 혈이 쉽게 하부로 넘쳐 변혈·요혈 및 붕루 등의 증상이 발생한다. 기가 허하여 혈을 통섭하지 못하면 혈이 기를 따라 경맥 밖으로 넘쳐 기부·주리에 스며들므로 피하출혈·자반(紫斑) 등이 발생한다.

3. 기수혈탈(氣隨血脫)

기수혈탈(氣隨血脫)은 대출혈과 동시에 기 또한 혈액을 따라 유실됨으로 인해 허탈(虛脫)의 위중한 증후가 발생하는 것을 가리킨다.

혈은 기를 싣고 운행되므로 혈이 빠져나가면 기 역시 혈을 따라 빠져나가 망실된다. 기가 빠져나가면 양기가 망실되어 기부표면을 온후·고섭하지 못하므로 식은땀이 방울방울 떨어지는 증상이 나타나고, 양기가 허약하여 사지말단에 도달하지 못하므로 사지가 차가워지는 증상이 나타나며, 기와 혈이 모두 빠져나가면 두목을 자양하지 못해 청규(淸竅)가 영양을 잃어 현기증이 발생하고, 혈맥이 기혈의 자양과 추동을 받지 못하므로 맥이 규(芤)하거나 침세미약(沈細微弱)한 현상이 나타난다.

4. 기혈양허(氣血兩虛)

기혈양허(氣血兩虛)는 기허와 혈허가 동시에 존재하는 병리상태를 가리킨다. 대부분 심비양허(心脾兩虛)에 속하며, 오랜 병으로 기혈이 손상되거나, 먼저 혈이 손상됨으로 인해 기가 이를 따라 쇠약해지거나, 먼저 기가 손상됨으로 인해 혈이 화생하지 못하고 점차 결핍되는 등의 요인으로 기혈양허(氣血兩虛) 병증이 발생한다. 임상에서는 안색이 옅은 백색을 띠거나 누런색을 띠고, 기가 미약하여 말하기 싫어하며 피로하고 무기력하며 몸이 야위고 약하며 피부가 건조하고 지체가 저리고 마비되며, 심계·불면 등의 기혈부족 증상이 동시에 나타난다. 《기타 상세한 것은 제7절 장부병기 참고》

"기혈양허"의 치료는 《소문》「음양응상대론」과 「천원기대론」에서 제시한 "양생음장(陽生陰長)"을 "기왕혈생(氣旺血生)"으로 이해하여 "보기섭혈(補氣攝血)"하는 방법으로 기혈 생화의 원천인 심비를 보익해야 하는데, 〔당귀보혈탕〕·〔귀비탕〕·〔팔진탕〕이 그 대표적인 처방이다.

5. 기혈이 실조되어 경맥을 자양하지 못하는 경우

기혈이 경맥을 자양하지 못하는 것은 주로 기와 혈이 모두 허함으로 인해 기혈 사이의 상호작용이 실조되고 경맥·근맥·기부를 자양하는 데 영향을 미쳐 지체·근육 등의 운동에 장애를 일으키거나 감각이상을 일으키는 병리상태를 가리킨다. 예컨대 지체가 저리고 무감각하거나 민첩하게 움직이지 못하며, 심하면 지체를 쓰지 못하거나 피부가 가렵고, 피부가 건조하고 심하면 기부갑착(肌膚甲錯) 등의 증상이 발생하는데, 이는 기혈이 조화를 잃어 경맥을 자양하지 못하기 때문이다.

제4절 진액대사(津液代謝) 실조

진액대사는 인체의 각 장부와 조직기관이 정상적인 생리활동을 진행하는데 필요한 조건이다. 따라서 진액대사의 실조는 반드시 인체의 생리활동에 장애를 일으킨다.

진액의 생성·수포·배설은 기의 승강출입 운동 및 그 기화작용과 분리할 수 없다. 기의 승강출입 운동이 실조되면 반드시 진액대사의 이상을 초래한다. 반대로 진액대사의 이상 역시 기의 승강출입 실조와 기화기능의 장애를 초래한다. 구체적으로 말하면 진액대사는 폐·비위와 장·신 및 방광·삼초 등 장부 생리기능의 종합적인 협조작용에 의지한다. 일반적으로 폐의 선발·숙강, 비의 운화·전수, 신의 기화작용은 진액대사의 중요한 일환이다. 그 중에서도 특히 신의 기화작용은 진액대사를 주관한다.

진액대사가 실조되는 데는 여러 가지 원인이 있으나, 진액대사 자체로 말하면 주로 다음과 같은 두 가지로 나눌 수 있다.

첫째, 진액의 생성부족이나 과다한 소모로 진액부족을 초래하는 경우.

둘째, 진액의 운행·수포·배설에 장애가 발생함으로 인해 체내의 진액이 정체되어 습·담·음(飮)·수(水) 등의 병리산물을 형성하는 경우.

一. 진액부족(津液不足)

진액부족은 체내의 진액량이 감소함으로 인해 안으로는 장부, 밖으로는 피부·공규(孔竅)의 진액이 부족하여 그 자양이 실조되어 일련의 건조 현상이 발생하는 것을 말한다. 진액부족을 초래하는 주요원인은 대부분 조열(燥熱) 사기 혹은 장부의 화 및 과도한 오지(五志)가 열로 변하여 진액을 졸이거나, 오랜 병이나 정혈부족으로 인해 진액이 마르거나, 조열한 약물을 과용하여 음액이 손상되었기 때문이다.

진(津)과 액(液)은 그 성상(性狀)과 분포 및 생리기능 등의 측면에서 일정한 차이가 있다. 진은 비교적 묽고 유동성이 좋으며, 안으로는 혈맥을 충만하게 하고 장부를 윤택하게 하며 밖으로는 피모와 공규에 도달하는데 쉽게 손상되고 쉽게 보충된다. 반면 액은 비교적 걸쭉하고 유동성이 나쁘며, 장부를 자양하고 골수·뇌수·척수를 충양하며 관절의 활동을 원활하게 하는데 일반적으로 쉽게 소모되지 않고 소모된 후에는 신속하게 보충되지 않는다.

진과 액은 그 성상 등이 다르므로 상진(傷津)과 탈액(脫液)의 임상 증상 역시 구별이 있다. 일반적으로 무더운 여름날에 땀을 많이 흘리고 고열이 나며 갈증으로 물을 마시려 하는 것과 건조한 계절에 흔히 보이는 입·코·피부의 건조 증상 등은 모두 상진, 즉 진이 손상되어 나타나는 임상 증상이며, 열병 후기나 오랜 병으로 정혈이 부족해져 설질이 붉고 설태가 없으며 형체가 수척한 등의 증상은 모두 탈액, 즉 액이 결핍되어 나타나는 증상이다.

二. 진액의 수포와 배설장애

진액의 수포와 배설은 진액대사 과정 중의 두 가지 중요한 일환이다. 이 두 가지 기능장애는 비록 다르지만, 그 결과는 모두 진액의 회류 속도를 느리게 하고 대사를 완만하게 하여 습(濕)·담(痰)·음(飮)·수(水) 등의 병리산물을 형성한다.

진액의 수포장애는 진액이 정상적으로 전신에 수포되지 못함으로 인해 진액의 회류가 느려지거나 진액이 국부에 정체되어 습이 내부에서 발생하고, 혹은 담이 형성되거나 음이 모여들거나 수기가 넘쳐 수종 등이 발생하는 것을 가리킨다. 진액의 수포장애를 일으키는 요인은 매우 많아 외사요인 외에도 중요한 것으로는 기·혈과 관련 장부기능의 실조 등이 있다.

진액의 정상적인 수포는 기의 정상적인 승강출입 운동과 기화기능에 의지한다. 따라서 기의 승강출입 운동과 기화기능에 이상이 발생하면 반드시 진액의 수포에 이상이 발생한다. 예컨대 기가 정체되면 진액이 이를 따라 정체하므로 기가 허하거나 기화기능이 감퇴하면 기가 진액을 운행시키지 못하고 진액으로 변하지 못하여 진액의 회류 속도가 느려지며, 심지어는 담이나 음을 형성한다.

진액의 정상적인 수포는 폐·비·간·신 등 장부의 정상적인 생리기능에 의지한다. 따라서 관련 장부의 기능이 실조되면 진액 수포장애를 일으킨다. 예컨대 폐의 선발·숙강기능이 실조되면 진액이 외부의 피모와 하부의 방광에 수포되지 못하므로 폐에 담이 모이고 심하면 수종이 발생한다. 비의 운화기능이 실조되면 진액의 회류 속도가 감소하므로 담습이 내부에 생긴다. 간의 소설기능이 실조되면 기기가 원활하지 않고, 기가 정체되면 진액도 정체된다.

신의 증등기화(蒸騰氣化) 기능이 실조되면 진액을 기로 전화하지 못하므로 진액이 정체된다. 삼초의 수도가 원활하지 않으면 진액의 회류에 직접적으로 영향을 미칠 뿐만 아니라, 기의 기화기능에도 영향을 미친다. 진액의 수포장애를 일으키는 요인은 많으나, 일반적으로 기의 승강출입 운동과 기화기능 장애로 인해 발생한다고 본다. 비의 운화기능 장애는 진액의 수포장애를 일으키는 중요한 요인이다. 그러므로 《소문·지진요대론》에서 "습으로 인해 붓고 창만해지는 병증은 모두 비와 관련이 있다."[27]고 하였다.

진액의 배설장애는 주로 진액이 땀과 소변으로 전화되는 기능이 감퇴함으로 인해 수액이 고여 상하의 기부로 넘쳐 수종이 발생하는 것이다. 진액이 땀으로 변하는 것은 폐의 선발기능에 속하고, 소변으로 변하는 것은 신의 기화기능에 속한다. 그러므로 폐와 신의 생리기능이 감퇴하면 수습(水濕)이 넘쳐 수종이 발생한다. 단 그 가운데 가장 중요한 것은 신의 증등기화 기능이 진액대사를 주재한다는 것이다.

따라서 폐의 선발기능이 실조되면 주리가 막혀 땀은 나지 않지만 진액대사의 산물은 여전히 신의 증등기화 작용을 통해 소변으로 배출된다. 이는 마치 《영추·오룡진액별》에서 "날씨가 추워 주리가 닫히면 기와 습의 흐름이 원활하지 못하므로 수액이 방광으로 흘러 들어가 소변과 기가 된다."[28]고 한 것과 같다. 반대로 신의 증등기화 기능이 감퇴되어 소변의 생성과 배출에 장애가 일어나면 반드시 수액이 넘쳐 수종이 발생한다. 그러므로 《소문·수열혈론》에서 "신은 위의 관문이다. 관문이 불리하면 수액이 모여들어 발병한다."[29]고 하였다.

임상에서 흔히 나타나는 풍수증(風水證)의 원인은 폐의 선발기능 실조로 인해 주리가 막혀 발생한 것이지만, 이 역시 반드시 신의 증등기화 기능에 영향을 미쳐 수종을 야기한다. 그러므로 《소문·수열혈론》 에서 "안으로는 장부에 들어가지 못하고 밖으로는 피부로 빠져나가지 못하여 땀구멍에 머물러 피부 속을 돌아다니다가 발등에 모여 발등이 붓는다. 이 병의 근본은 신에 있으며 풍수라 한다."[30]고 하였고, 《경악전서·종창》에서는 "대저 수는 지음이므로 그 근본은 신에 있고 수를 전화하는 것은 기이므로 그 표는 폐에 있으며, 수는 오직 토를 두려워하므로 수를 제약하는 기능은 비에 있다. 만약 폐가 허하면 기가 정으로 변하지 않고 수가 되며, 비가 허하면 토가 수를 제약하지 못하고 도리어 제약을 당하며, 신이 허하면 수를 주관하지 못하여 함부로 운행하니 수가 경맥으로 들어가지 못하고 위로 넘치므

---

27) 諸濕腫滿, 皆屬于脾.

28) 天寒則腠理閉, 氣濕不行, 水下留于膀胱, 則爲溺與氣.

29) 腎者, 胃之關也. 關門不利, 故聚水而從其類也.

30) 內不得入于臟腑, 外不得越于皮部, 客于玄府, 行于皮裏, 傳爲胕腫. 本之于腎, 名曰風水.

로 비에 들어가 기육에 부종이 발생한다."[31]고 하였다.

三. 진액과 기혈의 기능실조

1. 수정기조(水停氣阻)

"수정기조(水停氣阻)"란 수액이 정체하여 기기를 가로막는 병리상태를 말한다. 진액의 생성·수포·배설은 기의 기화기능 및 그 승강출입 운동에 의존한다. 수액이 비정상적으로 정체하면 기의 기화기능 및 그 승강출입 운동에 영향을 미쳐 기화가 실조되고, 기의 승강출입 운동이 장애로 수액이 정체하면 기가 정체된다.

예컨대 수음이 폐를 가로막으면 폐의 선발·숙강기능이 실조되어 폐기가 정체되므로 흉부가 그득하여 기침이 나고 숨이 차 바로 눕지 못하는 등의 증상이 나타나고, 수기가 심에 침입하여 심기와 심양(心陽)이 가로막히면 심계·심황(心荒)하면서 가슴이 답답하고 아픈 등의 증상이 나타나며, 수음이 중초에 정체하여 비·위의 기기를 가로막으면 청기는 상승하지 못하고 탁기는 하강하지 못하여 머리가 어지럽고 피곤하며 완복부가 창만하고 먹은 것이 소화되지 않고 체하며 심하면 오심·구토·복부창만·설사 등의 증상이 나타나고, 수음이 경맥에서 가로막혀 경맥의 기기가 원활하지 못하면 사지가 노곤하고 몸이 무거운 등의 증상이 나타난다.

2. 기수액탈(氣隨液脫)

"가수액탈(氣隨液脫)"이란 주로 진액이 대량으로 소모됨으로 인해 기가 의지할 바를 잃고 진액을 따라 빠져나가며, 이로 인해 양기가 갑자기 빠져나가는 위중한 증후를 가리킨다. 대부분 고열·대한, 혹은 심한 토사로 인해 야기된다. 예컨대 《상한론·양명병맥증병치》에서 "땀이 많이 나오는데 다시 발한시키면 양기가 망실된다."[32]고 한 것은 땀을 지나치게 흘려

31) 蓋水爲至陰, 故其本在腎, 水化于氣, 故其標在肺, 水惟畏土, 故其制在脾. 今肺虛則氣不化精而化水, 脾虛則土不制水而反克, 腎虛則水無所主而妄行, 水不歸經則逆而上泛, 故傳入于脾而肌肉浮腫.

32) 發汗多, 若重發汗者, 亡其陽.

진액이 빠져나간 것을 말한다. 또한 《경악전서・설사》에서 "만약 관문이 견고하지 못하면 기가 설사를 따라 빠져나가는데, 기가 빠져나가면 양기가 쇠약해진다."[33]고 하였고, 《금궤요략심전・담음편》에서는 "구토・설사 뒤에는 기가 완전히 안정되지 않는다."[34]고 하였는데, 이것은 대량의 구토와 설사가 잦아도 역시 기가 진액을 따라 빠져나감을 말한다.

3. 진고혈조(津枯血燥)

"진고혈조(津枯血燥)"란 주로 진액이 결핍되어 혈맥 속의 진액이 마른 것으로서 "혈조(血燥)"라 한다. 진액은 혈액의 중요한 구성부분이다. 진액은 또한 후천의 수곡정미에서 비롯되므로 《영추・옹저》에서 "중초에서 나온 기는 마치 이슬과 같은데 계곡 사이로 들어가 손락에 스며들어 진액을 조화롭게 하며, 전화하여 붉은 혈액이 된다."[35]고 하였다. 대부분 대열(大熱)로 인해 진액이 손상되거나, 음허로열 등으로 인해 진액과 혈이 마르며 가슴이 답답하고 코와 인후가 건조하며, 오심에서 열이 나고 형체가 수척하며 소변량이 적고 설질이 붉으면서 윤기가 없으며, 맥이 세(細)한 등의 증상이 나타난다.

4. 진휴혈어(津虧血瘀)

"진휴혈어"란 주로 진액이 결핍되어 혈액순행이 원활하지 못한 병리상태를 말한다. 진액의 충족은 혈맥의 충만함과 혈액의 원활한 운행을 유지하는 중요한 조건이다. 만약 고열・화상・토사・대한 등의 원인으로 인해 진액이 대량 소모되면 진액이 결핍되고 혈량이 부족하여 혈액순환이 순조롭지 못하므로 혈어 병변이 발생한다. 임상에서는 진액부족을 토대로 하여 설질이 진홍색을 띠거나 점상출혈・반상출혈이 나타나며, 심하면 반진이 나타나는 등의 임상 증상이 발생한다. 그러므로 《독의수필》에서 "대저 혈은 배와 같고 진액은 물과 같다. ……진액이 화에 의해 졸여지면 혈의 운행이 갈수록 정체된다."[36]고 하였다. 이것은 바로 진액의 결핍이 혈어를 야기하는 원인임을 설명한 것이다.

---

33) 若關門不固, 則氣隨瀉去, 氣去則陽衰.

34) 吐下之餘, 定無完氣.

35) 中焦出氣如露, 上注谿谷而滲孫脈, 津液和調, 變化而赤爲血.

36) 夫血猶舟也, 津液水也,……津液爲火灼竭, 則血行愈滯.

제5절 오사내생(五邪內生)의 병기

병인학에서는 풍·한·서·습·조·화 육음(六淫)을 외감 질병의 발병요인으로 보는데, 주로 자연계의 여섯 가지 기후변화가 인체에 미치는 발병작용 및 인체의 반응상태를 근거하여 설명한 것이다. 이것은 사기가 외부에서 침입하는 것이므로 병인학의 범주에 속한다.

이른바 "오사내생(五邪內生)"이란, 질병의 발전과정에서 기혈·진액과 장부 등의 생리기능 변화로 인해 풍·한·습·조·화의 외사 발병과 유사한 다섯 가지 병리상태가 발생하는 것을 말한다. 병이 외사로 인해 발생하는 것이 아니라, 내부에서 발생하므로 "오사내생(五邪內生)"이라 하며, 병기의 범주에 속한다.

한의학의 병인병기에 대한 인식은 대부분 "취상류비(取象類比)"의 방법을 취한다. 즉 어떤 자연현상과 질병의 임상증상을 연계시켜 그 병인병기를 설명한다. 예컨대 동풍(動風)·중풍의 경우 임상에서 나타나는 두훈목현·구안와사·아관긴폐(牙關緊閉)·각궁반장(角弓反張) 및 추축(抽搐)·경련·진전(震顫:떨림) 등의 증상이 자연계 풍기가 격앙되고 잘 돌아다니며 갑자기 모여들고 다양하게 변하는 등의 성질과 유사한 까닭에 외부의 중풍 사기로 인해 발생한 것이라 여겼으며, 이로 인해 "풍(風)"이라 이름하였다.

단 장기간의 반복적인 임상을 통해 중풍·동풍(動風)의 병변은 결코 풍사를 외감하여 발생하는 것이 아니라 내부의 원인으로 발생된다는 것을 인식하였다. 이에 외감풍사로 인한 발병과 구별하기 위하여 "유풍(類風)"·"내풍(內風)" 혹은 "비풍(非風)"이라 불렀다. 따라서 기혈·진액 및 장부기능 실조로 인해 발생하는 화풍(化風)·한화(寒化)·화조(化燥)·생습(生濕)·화화(化火) 등의 병리반응을 "내풍(內風)"·"내한(內寒)"·"내습(內濕)"·"내조(內燥)"·"내화(內火)"라고 일컬었다. 이로써 "오사(五邪)"의 내생은 결코 발병요인이 아니라, 기혈·진액 및 장부 등의 생리기능 실조로 인해 풍·한·습·조·화 등이 야기된 것으로 외사발병과 유사한 종합적인 병기 변화임을 알 수 있다.

一. 풍기내동(風氣內動)

풍기내동 즉 "내풍(內風)"은 인체의 양기가 항진·변동하여 발생한 일종의 병리상태이다. "내풍"과 간은 관계가 밀접하므로 "간풍내동(肝風內動)"이라고도 한다.

《임증지남의안》에서 "내풍은 인체의 양기가 변동한 것이다."[37] 라고 하였다. 그러므로 질병의 발전과정에서 양열이 지나치게 성하거나, 음이 허하여 양을 제약하지 못하면 동요·진전(震顫) 등의 증상이 나타나는데 이를 "풍기내동(風氣內動)"이라 한다. 따라서 《소문·지진요대론》에서 "갑작스런 강직 병증은 모두 풍에 속한다."[38] 고 하였다. 간풍내동은 임상에서 현기증이 나고 눈앞이 아찔하며 사지가 땅기고 뻣뻣해지며, 혹은 갑자기 졸도하고 두 눈을 치뜨며, 구안와사·반신불수가 나타나고, 경련과 떨림 및 사지가 마비되고 근육이 떨리며 수족이 꿈틀거리는 등의 증상이 나타난다. 그 중에서도 특히 강직성경련 혹은 허성연동(虛性蠕動) 혹은 의식장애 등의 불안정하고 요동하는 증상을 특징으로 한다. 이러한 증상의 발생은 대부분 간양이 쉽게 항진하고 요동하여 간의 혈을 저장하는 기능과 근맥을 주관하는 기능 및 목으로 규(竅)가 통하는 등의 기능이 실조된 것과 유관하다. 따라서 풍기내동(風氣內動)은 바로 간풍이 내부에서 요동한 것이다. 그러므로 《소문·지진요대론》에서 "풍으로 인한 여러 가지 지체의 떨림과 어지럼증은 모두 간에 속한다."[39] 고 하였다.

간풍내동의 원인은 여러 가지인데, 일반적으로 열사가 지나치게 성하여 간경을 졸이고 열이 극에 달함으로 인해 풍이 발생하거나, 음이 허하고 양이 성함으로 인해 풍양이 상부를 요동하여 간양(肝陽)이 풍으로 변하거나, 음이 손상되거나 혈이 부족하여 근맥을 자양하지 못함으로 인해 허풍이 내부에서 요동하는 등의 원인으로 발생한다.

1. 열극생풍(熱極生風)

열극생풍(熱極生風)은 열심동풍(熱甚動風)이라고도 하는데, 대부분 열성병의 열성기(熱盛期)에 나타난다. 열사가 지나치게 성함으로 인해 진액을 졸이고 영혈에 영향을 미쳐 간경을 달구면 근맥을 자양하지 못하고 양열이 지나치게 성하여 풍으로 변한다. 풍이 지나치게 성하면 요동하므로 임상에서 경궐(痙厥)·추축(抽搐)·항부강직·각궁반장·양목상시(兩目上視)와 함께 고열·헛소리·정신혼미 등의 증상이 수반된다.

---

37) 內風, 乃身中陽氣之變動.

38) 諸暴强直, 皆屬于風.

39) 諸風掉眩, 皆屬于肝.

2. 간양화풍(肝陽化風)

간양화풍(肝陽化風)은 대부분 정지내상이나 과로로 인해 간신의 양이 손상되어 음허양항(陰虛陽亢)을 초래하고, 신수(腎水)가 간목(肝木)을 자양하지 못하여 떠오른 양이 가라앉지 않고 오래 되면 양은 나날이 떠오르고 음은 나날이 부족해져 결국에는 음이 양을 제약하지 못하며, 간의 양기가 상승・요동하여도 제약할 수 없는 지경에 이르러 양이 풍으로 변해 풍기가 내부에서 요동한 것이다. 그 임상증상은 가벼우면 근육이 떨리고 사지가 저리면서 떨리며 현기증으로 쓰러질 것 같거나, 구안와사・반신불수 증상이 나타나며, 심하면 혈이 기를 따라 상역하여 갑자기 의식을 잃고 쓰러지거나 폐궐(閉厥)・탈궐(脫厥) 등의 증상이 발생한다.

3. 음허풍동(陰虛風動)

음허풍동(陰虛風動)은 대부분 열병 후기에 음액이 손상되었거나, 오랜 병으로 인해 음액이 손상되어 발생한다. 그 주요 병기는 음액이 고갈되어 근맥을 자양하지 못하는 것으로 근맥의 자양이 실조되면 내풍(內風)이 발생하는데, 이것은 허풍내동(虛風內動)에 속한다. 임상에서는 근육경련・수족연동 등의 증상과 음액 부족으로 인해 허열이 내부에서 발생하는 증상이 나타난다.

4. 혈허생풍(血虛生風)

혈허생풍(血虛生風)은 대부분 혈의 생성이 부족하거나 실혈과다, 혹은 오랜 병으로 영혈이 손상되고 이로 인해 간혈(肝血)이 부족해져 근맥의 자양이 실조되었거나, 혈이 낙맥을 자양하지 못하여 허풍이 내부에서 요동한 것이다. 임상에서는 지체가 저리면서 무감각하고 근육이 요동하며, 심하면 수족경련・굴신불리 등의 증상이 나타난다. 그러므로《통속상한론》에서 "혈허생풍이란 진중풍이 아니다. 실은 혈이 근을 자양하지 못함으로 인해 근맥에 경련이 일어나고 신축이 불편하며 힘줄이 오그라들었다 늘어났다 하여 풍이 요동한 것과 유사하므로 내허암풍(內虛暗風)이라 하며, 통상 간풍(肝風)이라 칭한다. 온열병 말기에 이 병증이 흔히 보이는 것은 열이 혈액을 손상시킨 까닭이다."40)라고 하였다.

이밖에도 혈조생풍(血燥生風)이 있는데, 이는 대부분 오랜 병으로 음혈이 손상되거나 연로하여 정혈이 부족해지거나, 장기간의 영양결핍으로 인해 혈의 생성이 부족하거나 어혈이 내부에 울결되어 새로운 혈의 화생에 장애를 일으켜 발생한다. 그 병기는 진액과 혈이 결핍되어 기부를 자양하지 못하고 경맥과 기혈이 조화를 잃음으로 인해 혈조생풍이 발생한 것이며, 임상에서는 피부건조·기부갑착(肌膚甲錯) 등의 증상과 함께 피부소양 혹은 비듬이 탈락하는 등의 증상이 나타난다.

二. 한종중생(寒從中生:內寒)

한종중생(寒從中生)은 "내한(內寒)"이라고도 하며, 인체의 양기가 쇠약해짐으로 인해 온후·기화기능이 감퇴되어 내부에서 한이 발생하거나 음한(陰寒) 사기가 만연한 병리상태를 말한다.

"내한(內寒)"은 대부분 양기가 허약하여 인체의 장부조직을 온후하지 못함으로 인해 내부에서 음한이 성하기 때문이다. 내한의 발생은 대부분 비신의 양기부족과 유관하다. 비는 후천의 근본이자 기혈 생화의 원천으로서 비양은 사지기육에 도달하여 온후작용을 하며, 신양은 모든 양의 근본으로서 전신의 장부조직을 온후함과 아울러 인체 기화의 원천이므로 비신의 양기가 허약하면 온후·기화기능이 실조되어 쉽게 "내한"이 발생한다. 그 중에서도 특히 신양허쇠가 관건이다. 그러므로 《소문·지진요대론》에서 "한으로 인한 근맥의 뒤틀림과 관절의 굴신이 불편한 증상은 대부분 신과 유관하다."41)라고 한 것이다.

내한(內寒)의 병기는 주로 다음과 같은 두 가지로 나타난다.

첫째, 양이 허하면 음이 성하고 음이 성하면 내한이 발생한다. 《난경·이십이난》에서 "기는 온후를 주관한다."고 하였듯이 인체의 양기가 부족하면 온후기능이 실조되어 장부조직을 온후·추동하지 못하고 이로 인해 기능이 감퇴되어 내부에 음한이 생기므로 찬 것을 두려워하고 사지가 차며 안색이 창백하고 웅크리고 누우며 따뜻한 것을 좋아하고 묽은 변을 설사

40) 血虛生風者, 非眞有風也. 實因血不養筋, 筋脈拘攣, 伸縮不能自如, 故手瘛瘲, 類似風動, 故名曰內虛暗風, 通稱肝風. 溫熱病末路多見此證者, 以熱傷血液故也.

41) 諸寒收引, 皆屬于腎.

하며 설질이 촉촉하고 갈증이 나지 않는 등의 온후부족 증상이 나타난다. 그 중에서도 특히 찬 것을 싫어하고 따뜻한 것을 좋아하는 증상을 기본 특징으로 한다.

둘째, 양기가 허약하면 기화기능이 감퇴되어 내부에 음한이 성해진다. 인체의 대사는 양기의 기화기능에 의존하므로 기화기능이 감퇴하면 음식물이 정미물질로 변하지 못하고 수액이 따뜻해지지 않아 수습・담음 등의 음한성(陰寒性) 병리산물이 쌓이거나 정체하며 내부에 음한의 사기가 지나치게 성해진다. 즉 《소문・지진요대론》에서 "여러 가지 수액이 맑고 차가운 병증은 모두 한에 속한다."[42]고 한 것과 같다. 임상에서는 소변이 잦고 소변량이 증가하며 콧물・침・담・연(涎) 등이 묽고 차거나, 설사를 하거나 수종이 생기는 등의 증상이 나타난다. 이는 대부분 양기가 부족함으로 인해 기화기능이 감퇴되어 발생한 것이다.

이밖에도 여러 장부의 내한(內寒) 병변은 그 임상 증상에 있어서도 각기 다른 특징이 있다.

예컨대 심양(心陽)이 허하면 가슴이 몹시 답답하거나 비트는 것처럼 아프고 안색과 입술이 푸른색을 띠는 등의 증상이 나타나고, 비양이 허하면 묽은 변을 설사하며, 신양이 허하면 허리와 무릎이 차고 아프며 소화되지 않은 음식물을 설사하고 소변량이 많으며, 남자의 경우는 양위(발기불능)가 발생하고 여자의 경우는 자궁이 차가워져 임신하지 못한다.

양허음성(陽虛陰盛)으로 한이 내부에서 생성된 것과 한사를 외감하거나, 날 것이나 찬 것을 함부로 먹어 발생한 "한증(寒證)", 즉 "내한(內寒)"과 "외한(外寒)"은 분명히 구분되지만 연계되기도 한다. 즉 "내한"의 임상특징은 주로 허하면서 한이 있는 증상 즉 허가 위주이고, "외한"의 임상특징은 주로 寒이 위주이며, 또한 대부분 풍・습 등의 사기를 수반하거나 한사가 양기를 손상함으로 인해 허상을 겸하기도 하는 등 여전히 한 위주이다. 양자간에는 다음과 같은 관계가 있다.

즉 한사가 인체에 침범하여 양기를 손상시키면 결국 양허를 초래하며, 양기가 평소에 허한 체질 또한 외사에 대항하는 능력이 약하므로 쉽게 한사를 외감하여 발병하거나, 혹은 한사가 장부에 직중(直中)하므로 내한을 야기하여 발병한다.

이밖에도 양허내한(陽虛內寒)이 일정한 단계로 발전하면 진한가열(眞寒假熱)의 병리상태가 나타난다. 예를 들면 안색은 오히려 홍조를 띠나 머리에 땀이 나고 맥이 허대(虛大)하거나 매끄럽고 빠른 등의 증상이 나타난다. 이것은 병변의 본질과 임상 증상이 일치하지 않는 비정상적인 현상으로, 원양(元陽)이 쇠약해짐으로 인해 내부에 음한이 성하여 양을 외부로 밀어내므로 가상(假象)이 나타난 것, 즉 "진한가열"이다.

42) 諸病水液, 澄澈淸冷, 皆屬於寒.

三. 습탁내생(濕濁內生)

습탁내생은 "내습(內濕)"이라고도 하며, 비의 운화기능과 진액을 수포하는 기능이 장애되거나 감퇴함으로 인해 음식물의 정미를 운화하지 못해 수습·담탁으로 변한 것을 말한다. "내습"은 대부분 비허로 인해 발생하므로 비허생습(脾虛生濕)이라 한다.

내습(內濕)은 대부분 평소 인체의 양기가 부족하여 담습이 성하거나, 찬 것이나 날 것, 달고 기름진 음식물을 과식하여 비위가 손상되고 인해 비양이 부진하거나 비기가 허약해져 운화기능이 불리해지면 진액의 수포와 대사에 장애가 발생하여 수액이 적체되므로 발생한다. 비의 운화기능이 실조되면 습탁이 쌓여 내부를 손상하므로 《소문·지진요대론》에서 "습으로 인한 수종·완복창만 등은 대부분 비와 관계가 있다."[43]고 한 것이다.

비의 운화기능은 신양의 온후와 기화작용에 의존한다. 따라서 내부에서 발생한 습탁은 비양과 비기 허약으로 진액을 운화하지 못해 형성된 병리산물이다. 또한 신양허쇠(腎陽虛衰)와도 긴밀한 관계가 있다. 신은 수액을 주관하고, 신양은 모든 양기의 근본이므로 신양이 허약할 때도 반드시 비의 운화기능에 영향을 미쳐 내부에서 습탁이 발생한다. 반대로 습은 음사(陰邪)이므로 습이 지나치게 성하면 양기가 손상된다. 따라서 습탁이 오랫동안 인체를 손상하면 반드시 비양과 신양에 영향을 미쳐 양허습성(陽虛濕盛) 증상이 발생한다.

습은 무겁고 탁하며 달라붙는 성질이 있어서 쉽게 기를 가로막으므로 내습(內濕)이 형성된 후에는 항상 습사가 정체한 부위에 따라 각기 다른 병리현상이 나타난다. 예컨대 습사가 경맥에 정체되면 머리가 무거워 마치 무엇으로 싸매는 듯하고 몸이 무거우며, 관절의 굴신이 불편한 등의 증상이 나타난다. 《소문·지진요대론》에서 "여러 가지 경련 증상과 목이 뻣뻣해지는 증상은 모두 습과 관련이 있다."[44]고 하였는데, 이는 곧 습이 정체함으로 인해 목 부위의 근육에 갑자기 운동장애가 발생한 것을 말한다. 만약 습이 상초에 정체하면 가슴이 답답해지면서 기침이 나고, 습이 중초를 가로막으면 명치 부위가 그득하고 식욕이 부진하며 입이 끈적이거나 혹은 입이 달며, 습이 하초에 정체하면 배가 붓고 설사가 나며 소변이 원활하지 않고, 습이 피부와 근육 사이로 넘치면 수종이 발생한다. 그러므로 《소문·육원정기대론》 에서 "습이 지나치게 성하면 설사가 발생하고, 심하면 소변이 막히고 전신에 부종이 발생한다."[45]고 하였다. 반드시 짚고 넘어가야 할 것은 습탁이 인체의 어떠한 부위에 정체

43) 諸濕腫滿, 皆屬于脾.

44) 諸痙項强, 皆屬于濕.

45) 濕勝則濡泄, 甚則水閉胕腫.

하였더라도, 습은 중초의 비위를 가로막는 것을 위주로 한다는 점이다. 그러므로 반드시 비허습곤(脾虛濕困)이 나타난다.

이밖에도 습사를 외감한 것과 습탁이 내부에서 발생한 것은 그 발생과정이 다르기는 하나, 서로 영향을 미친다. 습사가 외부에서 침입하면 쉽게 비를 손상시키며, 비의 운화기능이 실조되어 습탁이 내부에 쌓이거나, 내부에 습이 성한 체질 또한 쉽게 습사를 외감하여 발병한다.

四. 진상화조(津傷化燥)

"진상화조(津傷化燥)"란 인체의 진액이 부족하여 각 조직기관과 공규를 자양하지 못함으로 인해 메마르고 거친 병리상태가 발생하는 것을 말한다. 진상화조는 "내조(內燥)"라 약칭하기도 한다.

내조는 대부분 오랜 병이나 오랜 열로 인해 음액이 손상되거나, 고열이 진액을 졸이거나, 습사가 열로 변한 다음 조(燥)로 전화하여 발생한다. 체내의 진액이 부족하면 안으로는 장부를 적셔 주지 못하고 밖으로는 주리와 공규를 자양하지 못하므로 임상에서 메마르고 거친 증상이 나타난다. 따라서 《소문·음양응상대론》에서 "조기(燥氣)가 지나치게 성하면 건조해진다."고 하였다.

음액 손상은 내조를 야기하고, 실열에 의한 진액 손상 역시 조열의 내생(內生)을 초래한다. 내조는 여러 장부조직에서 발생하나, 주로 폐·위 및 대장에서 발생한다.

폐는 조금(燥金)의 장(臟)으로서 기를 주관하고 전신에 진액을 산포한다. 만약 폐기가 허약하여 진액을 정상적으로 산포하지 못하거나, 폐 자체에 진액이 부족하여 피모로 운반하지 못하거나, 외사가 리(裏)에 침입하여 열로 변하거나 담열이 오랫동안 폐에 머무는 것 등은 모두 폐의 진액을 손상시켜 진상화조(津傷化燥)를 초래한다. 임상에서는 코·입술·피부가 건조하고 담이 없는 마른기침을 하며, 심하면 폐가 건조함으로 인해 폐락이 손상되어 담에 피가 섞여 나오거나, 각혈 등의 증상이 나타난다.

대장은 조금(燥金)의 부(腑)로서 진액을 주관하고, 위는 양명조토(陽明燥土)46)에 속한다.

위는 촉촉한 것을 좋아하고, 건조한 것을 싫어한다. 위는 양토(陽土)로서 조(燥)를 주관

46) 양명조토(陽明燥土) : "燥土"라고도 한다. 위(胃)의 음양오행 속성 및 생리·병리적인 특징을 가리킨다. 비위는 다같이 오행의 토에 속하지만 위는 부로서 양에 속하며, 수곡의 수납을 주관하는데, 병리적으로는 쉽게 건조해지고 충실해지므로 "조토"라고 한다.

하므로 쉽게 항진하여 건조해지므로 촉촉한 것을 좋아하고 건조한 것을 싫어한다. 때문에 진액으로 끊임없이 자양해야만 정상적인 수납·부숙〔소화〕·통강기능을 유지할 수 있다. 이것이 위의 중요한 특성이다. 《혈증론》에서 "위가 실하고 비가 허하면 음식은 먹을 수 있으나 소화시키지 못한다. 위는 조기를 주관하는 까닭에 양명병은 모두 조열과 관계가 있다. ……위는 조(燥)함으로써 음식물을 받아들이고, 비는 습함으로써 기를 운화할 수 있다. 단 비기가 (끊임없이 진액을) 산포하지 않으면 위가 건조해져서 음식을 먹을 수 없거나, 조금만 먹어도 소화시키지 못한다."47) 고 하였다.

위장(胃腸)에 실열이 울결되면 쉽게 진액을 졸임으로 인해 변비가 발생한다. 또한 연로하여 정기가 부족하거나, 산후에 혈이 부족하거나, 오랜 병으로 정혈이 부족해도 반드시 장액이 말라 변비가 생기는데, 이를 "장조(腸燥)"라 한다.

신은 전신의 기화를 주관하고, 신음은 오장 음액의 근원이다. 그러므로 진액이 손상되어 조로 변하고 이것이 오래되면 반드시 신에 영향을 미친다. 신정(腎精)이 손상되고 신음이 부족하여도 폐·위와 장 등에 영향을 미쳐 내조(內燥)를 야기한다. 진액과 혈은 근원이 같으므로 진액이 마르면 혈이 부족해지고, 혈이 부족하여도 또한 진액을 마르게 하므로 조증(燥證)을 치료할 때는 먼저 혈을 치료해야 한다.

내조(內燥)는 진액을 말리므로 윤택함을 잃는 증상으로 나타난다. 예를 들면 몸이 야위고 기부가 건조하여 윤택하지 않으며 인설이 일어나고 심지어는 갈라지며, 입과 목구멍이 건조하고 입술이 타며 혀에 진액이 없고 심지어는 붉고 갈라지며, 콧속이 건조하고 눈이 따끔거리며, 손톱과 발톱이 부러지고, 대변이 건조하여 잘 나오지 않으며, 소변량이 적고 붉으며 잘 나오지 않고, 마른기침을 하되 담은 적거나 담에 피가 섞여 나오는 등의 증상이 나타난다.

그러므로 유완소는 《소문현기원병식》에서 "건경군게(乾勁皸揭), 개속우조(皆屬于燥)"라 하였다. "경(勁)"은 근맥이 뻣뻣해져 부드럽지 않은 것을, "군(皸)"은 피부가 건조하여 갈라지는 것을, "게(揭)"는 입술이 갈라지는 것을 말한다. 결론적으로 조기가 지나치게 성하면 건조해지는데 "건조"해지는 것은 내조의 병리특징이다. 내조 병변은 음이 허하고 진액이 부족하면 허열이 내부에서 발생하고 허화가 내부에서 타오르므로 내조는 항상 임상에서 허열과 허화를 수반한다.

47) 胃實脾虛, 則能食而不消化, 主燥氣, 故病陽明, 總系燥熱. ……胃土以燥納物, 脾土利濕化氣, 脾氣不布, 則胃燥而不能食, 食少而不能化.

五. 화열내생(火熱內生)

화열내생은 "내화(內火)" 혹은 "내열(內熱)"이라고도 하며, 양이 성하거나, 음이 허하고 양이 항성하거나, 기혈이 울결·정체하거나, 사기가 울결함으로 인해 화열이 내부를 요동하여 기능이 항진하는 병리상태를 말한다.

화와 열은 동류로서 모두 양에 속한다. 그러므로 "화는 열이 극에 달한 것이고, 열은 화가 성해지는 과정이다."[48]라고 한다. 따라서 화와 열은 병기와 임상 증상이 기본적으로 일치한다. 단 정도의 차이가 있어 화는 열에 비해 비교적 심하다. 화열내생(火熱內生)의 주된 병기는 다음과 같다.

1. 양기가 지나치게 성하면 열로 전화된다

즉 인체의 양기가 성하여 남아돌면 기능이 항진하고, 열이 극에 달하면 화로 전화한다. 인체의 정상적인 양기는 신을 자양하고 근을 부드럽게 하며, 장부조직을 온후하고 생리기능을 추동하고 촉진하는 작용이 있다. 이러한 상황에 있는 양기를 한의학에서는 "소화(少火)"라 한다. 그러나 양기가 지나치게 성하여 기능이 지나치게 항진하면 인체의 대사가 항진하고 기·혈·진액·정(精) 등이 대량으로 소모될 때, 양기는 그 정상적인 생리작용을 상실하여 병변을 형성한다. 이러한 종류의 병리적 양기항진을 한의학에서는 "장화(壯火)"라 한다. 즉 주단계가 "기가 남아돌면 화가 발생한다."고 한 것과 같다. 《소문·음양응상대론》에서 "장화는 원기를 쇠약하게 하고 원기는 소화를 생성한다. 따라서 장화는 원기를 흩고 소화는 원기를 증강시킨다."[49]고 하였는데, 이것은 바로 "소화"·"장화"의 생리·병리적 의의를 설명한 것이다.

2. 사기가 울결되면 화로 전화된다

사기가 울결되어 화로 전화되는 것은 실제로 다음과 같은 두 가지 내용을 포괄한다.

---

48) 火爲熱之極, 熱爲火之漸.

49) 壯火食氣, 氣食少火, 壯火散氣, 少火生氣.

첫째, 외감육음인 풍·한·조·습 등의 사기가 리(裏)로 들어가 울결되고, 양기를 따라 열이나 화로 변하는 것으로서, 예를 들면 한사(寒邪)가 울결되어 열로 변하는 것, 습사(濕邪)가 울결되어 화로 변하는 것 등이다.

둘째, 체내의 병리적 대사산물(예를 들면 담습·어혈 등)과 식적(食積)·충적(蟲積) 등이 울결되어 화로 변한 것이다.

사기가 울결되어 화로 전화되는 것의 주요 메커니즘은 상술한 요인들이 쉽게 양기의 울결·정체를 초래하는 까닭에 기가 울결하면 열이 발생하여 화로 변하고, 이로 인해 실열이 내부에 울결된 것이다.

3. 오지(五志)가 과도하면 화로 전화된다

이는 "오지지화(五志之火)"라고도 하며, 대부분 정신적 자극이 인체의 음양·기혈과 장부의 생리적 평형에 영향을 미쳐 기기가 울결되고, 기가 오랫동안 울결되어 열로 전화함으로 인해 화열이 내부에서 발생한 것을 말한다. 예컨대 임상에서는 정지가 울결되어 기가 원활하게 소통되지 않는 것, 간의 소설기능이 실조되는 것 등은 항상 간기의 울결을 초래하고, 기가 울결되면 화로 전화하여 "간화(肝火)" 병증이 발생한다.

4. 음허화왕(陰虛火旺)

이는 허화(虛火)에 속한다. 대부분 정혈이 부족하고 음액이 크게 손상됨으로 인해 양기가 지나치게 성하고, 이로 인해 허열이 발생하고 허화가 내부에서 생긴 것을 말한다. 일반적으로 음허내열(陰虛內熱)은 전신성의 허성 기능항진으로 인한 허열 증후에서 흔히 나타나지만 음허화왕은 그 화열 증후가 왕왕 인체의 어떤 부위에 집중적으로 나타난다. 예컨대 음허화왕이 야기한 치통·인후통·골증(骨蒸)·관홍(顴紅) 등의 증상은 바로 허화가 치솟기 때문이다.

화열의 내생은 허·실의 두 가지 측면으로 나눌 수 있다. 즉 실화(實火)는 대부분 양기가 남아돌거나 사기가 울결되어 화로 변하는 것 등에서 비롯된다. 병세가 급격하고 병리과정 역시 비교적 짧아 임상에서는 고열이 나면서 얼굴이 붉어지고 갈증으로 인해 찬 것을 마시려 하며 소변이 황적색을 띠고 대변이 건조하며, 입과 혀가 진물러 창이 발생하거나 설질이 붉고 눈이 충혈되며, 심하면 정신이 혼미하고 미친 듯이 날뛰며 설태가 누렇고 건조하며,

맥이 홍삭(洪數)한 등의 증상이 나타난다.

허화는 대부분 음혈 부족으로 양이 지나치게 성해져 화가 치솟은 데서 비롯된다. 병세가 일반적으로 비교적 완만하고 병리 과정이 비교적 길며, 임상에서 오심번열 혹은 골증조열, 오후에 광대뼈 부위가 붉어지고, 잠을 이루지 못하며, 도한이 나고, 입과 목구멍이 건조하며, 현기증이 나고, 귀에서 소리가 나며, 설질이 붉고 설태가 적으며, 맥이 가늘고 빠른 등의 증상이 나타난다.

결론적으로 실화와 허화는 그 메커니즘은 다르지만, 실화는 음과 진액을 소모하고 혈을 요동하므로 음허화왕을 초래하여 허화 혹은 허실협잡증(虛實夾雜證)을 야기한다. 각 장부의 화열 병변 또한 장부의 음양실조로 인해 발생한다.

상술한 바를 종합하면 "오사(五邪)"의 내생은 결코 질병을 일으키는 외사를 가리키는 것이 아니라, 질병의 발전과정에서 장부·기혈·음양의 기능실조로 인해 발생한 다섯 가지의 병리상태를 가리키며, 육음외사와 구별하기 위하여 내풍(內風)·내한(內寒)·내습(內濕)·내조(內燥)·내화(內火)로 명명한 것이다.

① "풍기내동(風氣內動:內風)"이란 주로 간의 양기가 항진·상역하여 형성된 병리상태로서 대부분 요동·추축(抽搐)·떨림·현훈 등으로 나타난다.

② "한종중생(寒從中生:內寒)"이란 인체의 양기가 허약하고 온후기능이 부족하며 장부기능이 감퇴함으로 인해 생리기능이 억제 혹은 감퇴되거나, 혹은 음한 사기가 만연한 병리상태를 말하며, 허한성 증후가 나타날 뿐만 아니라, 음한성 병리산물인 적취가 발생하고 이로 인해 수습·담음이 내부에서 성한 등의 질환이 발생한다.

③ "습탁내생(濕濁內生:內濕)"이란 비의 운화기능과 진액산포 기능이 감퇴하거나 장애를 일으켜 체내의 음식물·진액대사가 실조되고, 이로 인해 수습·담탁이 축적·정체되는 병리상태를 가리킨다.

④ "진상화조(津傷化燥:內燥)"란 인체의 진액이 부족하여 인체 각부의 조직기관과 공규가 자양받지 못하고, 이로 인해 건조하고 거친 등의 병리상태가 발생하는 것을 가리킨다.

⑤ "화열내생(火熱內生:內火)"이란 인체의 양기가 성하고 남아돌므로 인해 기능이 항진되거나, 사기가 울결되어 화로 변하거나, 오지가 과도하여 화로 변하거나, 음허화왕의 병리상태를 가리킨다.

제6절 경락병기(經絡病機)

《영추·해론》에서 "십이경맥은 안으로는 장부에 속하고 밖으로는 사지관절에 낙한다."[50] 고 하였다. 즉 경락은 인체의 장부와 체표기부·사지·오관구규에 연계된 통로로서, 기혈을 운행시키고 의식정보를 전달하며, 인체의 표리·상하·내외를 소통시키고 인체의 각 장부조직의 기능을 조절하는 작용이 있다. 그러므로 경락의 병리기전 또한 경락기능의 실조와 장애를 거치고, 관련 경락의 순행부위 및 그 상호 낙속하는 장부조직기관의 기능이 실조되어 발병한다. 경락의 기본적인 병기는 주로 경락의 기혈성쇠·기혈운행역란·기혈운행정체 및 기혈쇠갈(氣血衰竭) 등의 방면으로 나타난다.

一. 경락기혈의 성쇠

경락기혈이 지나치게 성하면 그 낙속하는 장부와 연계된 조직기관에 영향을 미쳐 어느 한 장부의 기능항진을 야기하므로 각 경락·장부 생리기능의 협조와 평형을 파괴하여 발병한다. 반대로 경락기혈이 지나치게 쇠약하면 낙속된 장부 조직기관의 생리기능 감퇴를 초래하여 발병한다.

예컨대《영추·경맥》에서 족양명위경의 성쇠와 허실을 논할 때 "기가 성하면 몸의 앞쪽(胸腹部)에 모두 열이 나고, 기가 위에서 남아돌면 소화가 잘되어 쉽게 배가 고프며 소변이 황색을 띤다. (본경의) 기가 부족하면 몸의 앞쪽이 차가워지며, 만약 위에 한이 있으면 창만해진다."[51] 고 하였고, 또한 "족양명경에서 별도로 갈라져 나온 낙맥은 ……사기가 실하면 전광 증상이 발생하고, 정기가 허하면 양다리를 추스르지 못하고 경골의 기육이 야윈다."[52] 고 하였다. 이것은 바로 족양명위경의 경기가 성 혹은 실 혹은 허하여 관련부위 및 낙속된 장부기관에 병변을 일으키는 것을 가리킨다. 따라서 경락기혈의 성쇠는 낙속된 장부조직에 직접적으로 영향을 미쳐 상응하는 기혈의 쇠약이나 기능문란을 초래한다.

---

50) 夫十二經脈者, 內屬于臟腑, 外絡于肢節.

51) 氣盛則身以前皆熱, 氣有餘于胃, 則消穀善饑溺色黃. 氣不足則身以前皆寒慄, 胃中寒則脹滿.

52) 足陽明之別 ……實則狂顚, 虛則足不收, 脛枯.

二. 경락기혈의 역란

경락기혈(經絡氣血)의 역란은 주로 경기의 승강이 역란하여 혈이 기를 따라 역란하고, 이로 인해 인체 기혈의 승강운동에 영향을 미쳐 기혈이 상역하거나 하함하는 등의 역란 상태가 발생하는 것을 가리킨다. 반대로 장부의 기능실조로 인해 기혈의 운행이 실조되어도 경락의 기혈이 문란해지므로 양자는 서로 인과관계가 있다.

경락기혈이 역란하면 대부분 인체의 음기와 양기가 순조롭게 접속하지 못하므로 궐역 등의 병증이 발생한다. 예를 들면 《소문·궐론》에서 "태양경의 궐증은 머리가 붓고 무거우며, 걸음을 걷지 못하고, 발작하면 현기증이 나면서 쓰러진다."[53]고 하였는데, "궐역(厥逆)"이란 경기가 상역하는 것을 말하고, "현부(眴仆)"는 현기증으로 인해 쓰러지는 것을 말한다. 족태양경맥은 눈 안쪽 모서리에서 시작되어 이마를 지나고 정수리에서 좌우가 만난 다음 뇌에 낙하므로, 족태양경의 경기가 상역하면 기혈이 경맥을 따라 치솟아 머리가 무겁고 터질 듯하며 현기증으로 인해 쓰러지는 병증이 발생한다. 족태양경은 하행하여 오금 부위에서 그 지맥과 만난 다음, 장딴지를 관통하는데 만약 경기가 상역하면 하부가 허해지므로 잘 걷지 못하게 된다.

또한 《소문·조경론》에서 "혈과 기가 함께 치솟으면 대궐이 발생한다."[54]고 하였다. 이것은 기혈이 경기를 따라 치솟아 상부를 가로막아 청규(清竅)가 막혀 정신이 혼미하여 쓰러지거나 인사불성 등의 병증이 발생함을 말한 것이다.

경락기혈이 역란하면 낙속하는 해당 장부의 생리기능 역시 문란해진다. 예를 들면 《영추·경맥》에서 "족태음경에서 별도로 갈라진 낙맥은 ……그 궐기가 상역하면 곽란이 발생한다."[55]고 하였는데, 이것은 곧 족태음비경의 경기가 치솟으면 비위의 기능이 문란해지며, 이로 인해 청기가 상승하지 못하여 하부에서 설사가 나고, 탁기가 하강하지 못하고 치솟아 구토가 발생함을 말한 것이다. 청탁이 뒤섞여 구토와 설사 증상이 함께 나타나는 것은 곽란 병증이 발생한 것이다.

이밖에도 경기의 역란은 출혈의 원인이 된다. 예컨대 화기가 상역하면 객혈(喀血)·토혈 등이 발생하는데, 이는 경기의 상역과도 유관하다. 간화(肝火)가 폐를 범하면 객혈이 발생하는데, 이는 간경의 화열이 경기의 역란을 초래하여 화기가 경맥을 따라 상부의 폐를 침범한

53) 巨陽之厥, 則腫首頭重, 足不能行, 發爲眴仆
54) 血之與氣, 并走于上, 則爲大厥.
55) 足太陰之別, ……厥氣上逆則霍亂.

까닭이다. 이것은 족궐음간경의 지맥이 간에서 갈라져 나와 횡격막을 관통한 다음 올라가 폐로 들어가므로 그 화기(肝火)가 경맥을 따라 치솟아 폐락을 손상시켜 출혈이 발생한 것이다.

三. 경락기혈의 정체

경락기혈의 운행이 원활하지 않은 것은 외사가 침입하거나, 정지의 울결로 인해 기기가 불리해져 경기의 운행이 정체된 것을 말한다. 경기의 운행이 원활하지 않거나 가로막히면 항상 기혈의 순행에 영향을 미침과 아울러 낙속하는 장부 조직기관 및 경락 순행부위의 생리기능에 영향을 미친다. 예를 들면 외감표증에서는 항상 전신의 기육에 산통 등의 증상이 발생하는데, 이는 외사가 표를 제약하여 얕은 부위에 있는 경락 기혈의 흐름을 정체시켰기 때문이다.

풍한사가 외부를 제약하고 수태음폐경에 사기가 침입함으로 인해 경기가 불리해져 폐기가 하강하지 못하고 상역하면 해수·기천 등의 증상이 발생한다. 또한 폐는 코로 규(竅)가 통하는데 폐의 경기가 원활하지 않아 외규(外竅)가 불리하면 코막힘·콧물·재채기 등의 증상이 수반된다. 족궐음간경의 경기가 불리함으로 인해 기혈이 가로막히면 협통·영류·매핵기·유방결괴(乳房結塊) 등의 증상이 발생하는 주요원인이 된다.

이밖에도 경기가 불리하고 기혈의 운행이 원활하지 않은 것은 해당 경맥의 기체(氣滯)나 혈어 병변을 형성하는 주요 원인이 된다. 《난경·이십이난》에서 "《내경》에서 말하는 시동(是動)이란 기분의 병이고, 소생병(所生病)이란 혈분의 병이다. ……예컨대 기가 정체하여 흐르지 않는 것은 기분에서 먼저 발병한 것이고, 혈이 막혀 (전신을) 자양하지 못하는 것은 혈분에서 나중에 발병한 것이다. 따라서 먼저 발병하는 것을 시동이라 하고, 나중에 발병하는 것을 소생병이라 한다."[56]고 하였다. 이것은 곧 경락 병변 가운데 경기가 불리하여 기혈의 운행이 원활하지 않은 병변이 가장 먼저 나타나고, 그 다음에 기가 정체함으로 인해 혈어 병변이 형성됨을 말한다.

四. 경락기혈의 쇠갈

56) 經言是動者, 氣也; 所生病者, 血也. ……氣留而不行者, 爲氣先病也; 血壅而不濡者, 爲血後病也. 故先爲是動, 後所生病也.

경락기혈의 쇠갈은 경기가 고갈되거나 끊어짐으로 인해 기혈 역시 이를 따라 쇠갈되어 나타나는 위중한 병증으로 임종시 나타나는 병리상태를 가리킨다. 각 경맥의 순행부위가 다르고 그 낙속하는 장부의 기능이 다르므로 각 경맥의 기혈이 쇠갈되었을 때 나타나는 증후 역시 각기 특징이 있다. 예컨대 《소문·진요경종론》에서 "태양경의 경기가 끊어질 때는 두 눈을 위로 치켜 뜨고 등이 활처럼 휘며 수족에 경련이 일어나고 안색이 하얗게 변하며 절한(絶汗) 증상이 나타난다. 절한 증상이 나타나면 곧 죽는다."[57]고 하였는데, 장지총은 《황제내경소문집주》에서 "대안(戴眼)은 눈을 치뜨는 것이고, 반절(反折)은 등이 활처럼 뒤로 젖혀지는 것이며, 계종(瘛瘲)은 손발이 오그라들거나 늘어지는 것이다. 족태양경맥은 눈 안쪽 모서리에서 시작되어 척추를 따라 내려가 요부에 이른다. 수태양경맥은 팔을 따라 어깨로 올라와서 눈 외측 모서리에 이른다. 태양경은 근을 주관하고 모든 양기를 주관한다. 양기는 그 부드러움으로 근을 자양하는데, 태양경의 경기가 이미 끊어지면 근맥이 구급되고 눈을 위로 치뜨며 등이 활처럼 뒤로 젖혀지고 손발이 오그라든다. 수태양경은 진액과 방광을 주관하며, 진액이 저장되는 곳이다. 절한(絶汗)은 진액이 모두 외부로 빠져나간 것이고, 안색이 흰 경우는 혈이 망실된 것이다. 진액이 외부로 빠져나가면 혈이 내부에서 망실된다." 고 하였다.

《소문·진요경종론》에서 "소양경의 경기가 끊어질 때는 귀가 들리지 않고 전신의 골절이 이완되며 마치 놀라서 직시하는 것처럼 눈동자를 돌리지 못하면 하루하고 한나절이 지나서 죽는다. 죽을 때는 안색이 처음에는 푸른색을 띠다가 다시 흰색으로 변하면서 죽는다."[58]고 하였는데, 오곤은 《오주황제내경소문》에서 "수소양경과 족소양경은 모두 耳로 들어가므로 이농 증상이 나타나고, 족소양경은 간지에 있어서는 갑이고 오행에 있어서는 목이며, 근을 주관한다. 근은 전신의 골절과 연결되어 이를 주관하므로 전신의 골절이 이완되어 추스르지 못한다."[59]고 하였고, 장경악은 《유경》 주에서 "환(環)이란 마치 놀라서 직시하는 것과 같은 모양(멍한 증상)을 말한다. 따라서 소양경의 목계가 끊어지면 눈동자를 돌리지 못하므로 이와 같이 된다."[60]고 하였다. 절계(絶系)란 뇌에 속한 목계가 이미 끊어지므로 인해 눈동자를 잘 돌리지 못하고 마치 놀라서 직시하는 듯함을 가리킨다.

《소문·진요경종론》에서 "양명경의 경기가 끊어질 때는 입과 눈이 떨리고 잘 놀라며 헛

57) 太陽之脈, 其終也, 戴眼反折瘛瘲, 其色白, 絶汗乃出, 出則死矣.

58) 少陽終者, 耳聾, 百節皆縱, 目環絶系, 絶系一日半死, 其死者, 色先青白, 乃死矣.

59) 手足少陽經脈皆入耳, 故令耳聾. 足少陽爲甲木, 主筋, 筋主連屬百節, 故百節皆縱弛而不收引.

60) 環者, 直視如驚貌. 因少陽之系絶, 不能旋轉, 故若此也.

소리를 하고 안색이 노랗게 변하며, 그 경맥이 지나는 상하 모든 부위에서 사기가 성한 증상이 나타나고 병리과정이 발전하여 기부가 마비되어 무감각하면 곧 죽는다."[61]고 하였는데, 오곤은 《오주황제내경소문》에서 "수양명경맥은 구각의 양측을 지나 인중에서 만나고, 족양명경맥은 구각을 끼고 승장혈에서 만나며, 또한 모두 두 눈 아래로 이어져 있으므로 그 경기가 끊어질 때 입과 눈이 떨린다. 양명경에 병이 들면 목이 토를 억제하므로 목성(木聲)을 들으면 두려워하고 놀라는데 이것이 선경(善驚)이다. 친소를 가리지 않고 욕설을 퍼붓는 것은 망언이다. 황색은 위토(胃土)의 색이다. 상하가 끊어진다고 함은 수양명경과 족양명경을 말하는 것이다. 성(盛)은 지나치게 성한 것으로 위기가 없어진 것을 말한다. 불인(不仁)이란 통증을 느끼지 못하는 것이다. ……대저 양명경은 기육을 주관하는데 무감각한 것은 기육이 끊어진 것이다."라고 하였고, 장경악은 《유경》에서 "상하경성(上下經盛)이란 두부와 경부 및 수족 부위의 양명경맥이 모두 조동하여 성한 것으로 위기가 손상된 것이다."라고 하였으며, 요지암(姚止庵)은 《소문경주절해(素問經注節解)》에서 "상(上)이란 인영혈을 말하며 결후부 양측에 있다. 하(下)란 부양혈을 말한다. 성(盛)이란 빠르게 움직이는 것이다. 옛날에는 사람이 죽으려 할 때 이것을 진찰하여 생사를 결정하였다."고 하였다.

또한 《소문·진요경종론》에서 "소음경의 경기가 끊어지면 안색이 검고 잇몸이 위축되어 이빨이 길어 보이고 때가 묻은 것 같으며[62], 복부가 창만해지고 막히며[63], 상하가 통하지 않아 곧 죽는다."[64]고 하였다. "상하불통(上下不通)"에 대해서는 두 가지 견해가 있는데, 하나는 심신(心腎)이 상호작용하지 못한다는 것이고, 다른 하나는 소음신경은 뱃 속을 순행하므로 그 경기가 끊어지면 복부가 창만해지고, 신은 전음과 후음으로 규가 통하므로 신경의 경기가 끊어지면 하규(下竅)가 막힌다는 것이다. 복부가 창만하고 하규가 막히면 위로는 음식을 먹지 못하고 아래로는 배설하지 못하며, 상하가 통하지 않고 심신(心腎)이 단절되어 사망한다.

《소문·진요경종론》에서 "태음경의 경기가 끊어지면 복부가 창만하고 막혀 숨을 쉬지 못하며 트림과 구토가 자주 나는데 토하면 기가 상역하고, 기가 상역하면 얼굴이 붉어진다. 만약 기가 상역하지 않으면 상하가 통하지 않고, 상하가 통하지 않으면 안색이 검어지고[65], 피부가 거칠어지면[66] 곧 사망한다. 궐음경의 경기가 끊어지면 내열이 발생하여 인

61) 陽明終者, 口目動作, 善驚, 妄言, 色黃, 其上下經盛, 不仁則終矣.

62) 안색이 검은 것은 水色이 외부로 나타난 것이다. 이빨이 길어 보이고 때가 낀 듯한 것은 腎이 허하여 骨을 자양하지 못한 것이다.

63) 소양경맥의 경기가 끊어지면 心火가 脾土를 生하지 못하므로 복부가 창만해지고 막힌 것이다.

64) 少陰終者, 面黑齒長而垢, 腹脹閉, 上下不通而終矣.

후부가 건조해지고 소변이 잦으며 가슴에 열이 나고 답답하며, 심하면 혀가 말리고 고환이 오그라들면서 죽는다. 이것은 십이경맥이 끊어짐으로 인해 나타나는 증후이다."[67]라고 하였는데, 오곤은 《오주황제내경소문》에서 "수궐음심포경의 주맥은 흉중에서 시작하여 나와 심포락에 속한다. 족궐음간경의 경맥은 목구멍의 뒷면을 순행하므로 내열이 발생하여 인후부가 건조하고 가슴에 열이 나면서 답답하다. 또한 간경은 대퇴부 내측을 따라 음모로 진입한 다음, 음부를 지나 소복부에 이르므로 소변이 잦고 음낭이 오그라든다. 혀가 말리는 것은 간이 근을 주관하는데 간경이 끊어져 근을 오그라들므로 혀가 말리는 것이다. 또한 심경의 주맥은 심포락에 속하는데 혀는 심의 싹이므로 역시 혀가 오그라든다."고 하였다.

상술한 바를 종합하면 "종(終)"·"절(絶)"이란 바로 경기가 지나치게 쇠약하다는 뜻이다. 따라서 어느 한 경맥의 기혈이 쇠갈되면 십이경맥의 기혈 또한 이를 따라 쇠약해지며, 임상에서는 경락의 기혈이 쇠갈되어 나타나는 증상을 통해 질병의 예후를 판단할 수 있다.

결론적으로 경락 병기는 발병요인이 인체의 경락계통에 직접 혹은 간접적으로 작용하거나, 장부·기혈실조로 인해 경락의 생리기능이 실조되는 것을 가리킨다. 경락의 생리기능 실조는 주로 경락기혈의 성쇠·역란·운행장애 및 쇠갈 등으로 나타난다.

경락의 기혈이 지나치게 성하면 낙속하는 장부조직기관의 기능항진을 초래하고, 이로 인해 각 장부경락의 생리기능을 실조시켜 발병한다. 경락의 기혈이 지나치게 쇠약하면 낙속하는 장부조직기관의 생리기능 감퇴를 초래하고, 이로 인해 발병한다.

경락의 기혈이 역란하면 경기의 승강이 역란하고, 이로 인해 인체 기기의 승강 및 기혈의 정상적인 운행에 영향을 미친다. 따라서 주로 기혈의 상역이나 하함을 초래하여 궐역(厥逆)·구토·설사·출혈 등의 병변을 일으킨다.

경락기혈의 운행이 막히는 것은 외사가 침입하거나 정지내상 등의 요인으로 인해 경기의 운행이 불리해지거나 막혀서 통하지 않는 것을 말하며, 항상 기혈의 정상적인 운행 및 그 낙속하는 장부조직기관과 순행부위의 생리기능에 영향을 미쳐 장애성 병변을 일으킨다.

경락기혈의 쇠갈은 경기가 쇠약하여 끊어짐으로 인해 기혈 역시 이를 따라 쇠약해져 나타나는 위중한 병리상태를 가리킨다. 임상에서는 경락의 기혈이 쇠갈됨으로 인해 나타나는 증상을 관찰하여 질병의 발전과 예후를 판단할 수 있다.

---

65) 상하가 통하지 않는 것은 비기가 상승하지 못하고 폐기가 하강하지 못하는 것을 가리킨다. 안색이 검어지는 것은 비기가 허함으로 인해 수기가 비토를 승(勝)하여 신의 색이 나타난 것이다.

66) 이는 수태음경의 경기가 끊어진 징후이다.

67) 太陰終者, 腹脹閉不得息, 善噫善嘔, 嘔則逆, 逆則面赤, 不逆則上下不通, 不通則面黑, 皮毛焦而終矣. 厥陰終者, 中熱嗌乾, 善溺心煩, 甚則舌卷, 卵上縮而終矣. 此十二經之所敗也.

제7절 장부(臟腑) 병기

장부(臟腑) 병기란 질병의 발생·발전·변화 과정에서 장부의 생리기능을 문란시키고 그 음양·기혈을 실조케 하는 내재적인 메커니즘을 가리킨다. 어떠한 질병, 외감 혹은 내상을 막론하고 모두 장부의 생리기능 실조 및 그 음양·기혈의 문란을 내재적인 토대로 삼는다. 장부 병기는 한의학 병기학에서 가장 중요하며, 변증론치의 중요한 이론적 근거이다.

장부 병기라는 말은 《내경》에서 처음 나왔다. 예를 들면 《소문·지진요대론》에서 "내풍으로 인한 지체의 떨림과 현훈 등의 증상은 간과 관계가 있고, 한으로 인한 근맥의 뒤틀림과 관절의 굴신이 원활하지 못한 등의 증상은 신과 관계가 있으며, 기기의 울결로 인해 호흡이 가쁘거나 가슴이 답답한 등의 증상은 폐와 관계가 있고, 습으로 인한 부종·완복창만 등은 비와 관련이 있으며, 여러 가지 동통·소양 및 창양(瘡瘍)은 심과 유관하다."[68]라고 하여 다른 병증의 귀속을 제시하였다.

《소문·장기법시론》에서 "간에 병이 있으면 양 옆구리 아래에 통증이 오고 소복부가 땅기며 화를 잘 낸다. 만약 간기가 허하면 두 눈이 아물거려 사물이 뚜렷하게 보이지 않고 청력이 감퇴하며 마치 누가 잡으러 오는 것처럼 두려워한다. 간기가 상역하면 두통·이농·안면부종이 발생한다. ……심에 병이 있으면 흉중에 통증이 오고 옆구리가 창만하며 협하에 동통이 오고 가슴과 어깨 사이가 아프며 양팔 안쪽이 아프다. 심기가 허하면 흉복부가 그득하고 협하와 허리가 땅기면서 아프다. ……비에 병이 있으면 몸이 무겁고 근육이 연약·무력해지며 양다리를 잘 쓰지 못하고 근맥이 땅기며 발 아래에 동통이 발생한다. 비기가 허하면 복부가 그득해지고 장에서 소리가 나며 소화되지 않은 음식물을 설사하고 먹은 것이 소화되지 않는다. ……폐에 병이 있으면 해수·천식이 발생하고 기가 상역하여 하강하지 않으며 어깨 뒤쪽이 아프고 땀이 나며 꼬리뼈·음부·정강이·무릎·넓적다리·장딴지·비장근 등의 부위에 통증이 발생한다. 폐기가 허하면 숨이 차고 호흡이 이어지지 않으며 이농·인후건조 증상이 발생한다. ……신에 병이 있으면 복부가 창만해지고 정강이가 부어오르며 숨이 가쁘고 기침이 나며 몸이 무겁고 도한·오풍 등의 증상이 발생한다. 신기가 허하면 흉중

68) 諸風掉眩, 皆屬于肝; 諸寒收引, 皆屬于腎; 諸氣膹鬱, 皆屬于肺; 諸濕腫滿, 皆屬于脾; 諸痛痒瘡, 皆屬于心.

이 아프고 윗배와 아랫배가 모두 아프며 사지말단이 차가워지고 즐거운 빛이 없다."[69]고 하여 각종 병증의 장기 허실을 제시하였다. 《소문·기궐론》에서는 "신의 한사가 비로 전이되면 부종과 숨이 찬 증상이 나타난다. 비의 한사가 간으로 전이되면 옹종·근육경련이 발생한다. 간의 한사가 심으로 전이되면 광증과 중초가 막혀 음식물이 내려가지 않는 증상이 발생한다. 심의 한사가 폐로 전이되면 폐소병(上消라고도 하며 소갈병에 속한다)이 발생하는데, 폐소병은 물을 한 번 마시면 그 배를 소변으로 배출하는 것으로 일종의 난치병이다. 폐의 한사가 신으로 전이되면 용수(涌水) 증상이 발생하는데 용수는 복부가 창만하되 단단하지는 않은 병이다. 단 수기가 대장에 머무름으로 인해 뛸 때 마치 가죽 부대에 물을 담아 놓은 것처럼 장에서 꾸르륵 소리가 나는데, 이것은 수기가 정체되어 발병한 것이다. 비의 열사가 간으로 전이되면 경풍이 발생하고 코피가 난다. 간의 열사가 심으로 전이되면 사망한다. 심의 열사가 폐로 전이되면 격소병(소갈병에 속함)이 발생한다. 폐의 열사가 신에 전이되면 유치(柔痓)[70]가 발생한다. 신의 열사가 비에 전이되어 허증으로 변하고 만약 다시 장벽 증상이 나타나면 치료되지 않고 사망한다. 포궁의 열사가 방광으로 전이되면 소변이 잘 나오지 않거나 소변에 피가 섞여 나온다. 방광의 열사가 소장으로 전이되면 장도가 막혀 대변이 딱딱해지고, 상부에서는 입과 혀가 짓무르는 등의 증상이 나타난다. 소장의 열이 대장으로 전이되면 징가나 치창 증상이 발생한다. 대장의 열사가 위로 전이되면 음식을 잘 먹되 야위고 사지가 피로하고 무력한 증상이 나타나는데, 이를 '식역(食亦)'이라 한다. 위의 열사가 담으로 전이되어도 역시 식역 증상이 나타난다. 담의 열이 뇌로 전이되면 콧속이 매워 콧물이 흘러나온다. 콧물의 특징은 항상 탁하고 냄새나는 콧물이 그치지 않으며 오래되면 콧속에 피가 나고 두 눈이 잘 보이지 않는 증상이 나타난다. 이것은 오장의 한열이 역란하고 상호 전화되어 발생한 것이다."[71]라고 하여 장부의 한열이 초래한 병증을 설명하였다.

---

69) 肝病者, 兩脇下痛引小腹, 令人善怒; 虛則䀮䀮無所見, 耳無所聞, 善恐如人將捕之; ……氣逆則頭痛, 耳聾不聰頰腫 ……. 心病者, 胸中痛, 脇支滿, 脇下痛, 膺背肩甲間痛, 兩臂內痛; 虛則胸腹大, 脇下與腰相引而痛……. 脾病者, 身重, 善肌肉痿, 足不收, 行善瘈, 脚下痛; 虛則腹滿腸鳴, 飧泄食不化……. 肺病者, 喘咳逆氣, 肩背痛, 汗出, 尻·陰·股·膝·髀·腨·胻·足皆痛; 虛則少氣不能報息, 耳聾嗌乾……. 腎病者, 腹大脛腫, 喘咳, 身重, 寢汗出憎風; 虛則胸中痛, 大腹小腹痛, 淸厥, 意不樂.

70) 유치(柔痓) : 痙病의 일종으로 근맥이 뒤틀리고 목부위가 뻣뻣해지는 증상을 가리킨다.

71) 腎移寒于脾, 癰腫少氣. 脾移寒于肝, 癰腫筋攣. 肝移寒于心, 狂, 隔中. 心移寒于肺, 肺消; 肺消者, 飮一溲二, 死不治. 肺移寒于腎, 爲涌水; 涌水者, 按腹不堅, 水氣客于大腸, 疾行則鳴濯濯, 如囊裹漿, 水之病也. 脾移熱于肝, 則爲驚衄. 肝移熱于心, 則死. 心移熱于肺, 傳爲鬲消. 肺移熱于腎, 傳爲柔痓. 腎移熱于脾, 傳爲虛, 腸澼, 死不可治. 胞移熱于膀胱, 則癃, 溺血. 膀胱移熱于小腸, 鬲腸不便, 上爲口糜. 小腸移熱于大腸, 爲虙瘕, 爲沈. 大腸移熱于胃, 善食而瘦, 又謂之食亦. 胃移熱于膽, 亦曰食亦. 膽移熱于腦, 則辛頞鼻淵; 鼻淵者, 濁涕下不止也, 傳爲衄衊瞑目, 故得之氣厥也.

《소문·옥기진장론》에서는 오행 사이의 생극을 통해 “오장이 서로 통하면 질병의 전변에 일정한 순서가 있다. 만약 오장에 병변이 발생하면 각기 그 승(勝)하는 장으로 전변된다.”[72]고 설명하였고, “오장은 각기 생하는 장으로부터 사기를 받고, 다시 그 승하는 장으로 전달한다. 병기가 그 생한 바의 장에 머물면 그 승(勝)하지 못하는 장에서 죽는다. 질병이 위중하여 사망하려 할 때는 반드시 상극하는 장으로 전변되어 사망한다.”[73]고 하였다.

이상과 같이 장부 병기는 《내경》에서 이미 상당한 토대를 마련했음을 알 수 있다. 한대의 장중경은 《금궤요략》에서 “간병이 발생하면 간에서 비로 전변되므로 마땅히 먼저 비를 실하게 해야 한다.”[74]고 하여 《내경》 속의 관련 병기를 구체적으로 임상에 응용하였고, 수나라의 소원방은 《제병원후론·오장육부병제후》에서 전면적으로 기술하였다. 그 후에 장부변증이 발전하고 임상경험이 축적됨에 따라 장부 병기 이론은 한층 충실해졌으며, 임상 변증론치의 중요한 이론토대가 되었다.

장부 병기는 일반적으로 두 가지로 설명할 수 있다.

첫째, 각 장부의 생리기능을 토대로 어떠한 생리기능이 태과하거나 불급하여 야기된 각종 병리변화 및 관련증상을 해석한 것이다.

둘째, 장부의 음양·기혈을 토대로 하여 음양기혈의 실조로 인해 야기된 일련의 병리변화 및 관련증상을 해석한 것이다.

전자는 제6장 장상에서 이미 기술하였으므로 재차 거론하지 않았고, 후자는 본 절에서 기술할 주요내용이다.

一. 장부(臟腑)의 음양·기혈실조

오장의 음양·기혈은 인체 음양·기혈의 중요한 구성부분이다. 각 장부의 음양·기혈 사이에는 기는 양, 혈은 음이라는 관계가 있다.

기와 양은 모두 장부의 생리기능을 온후·추동하는 작용이 있으므로 양과 기를 합칭하여 “양기”라 한다. 혈과 음은 모두 장부조직을 자양하고 장부조직의 기능 및 정신정지를 편안하게 하는 작용이 있으므로 음과 혈을 합칭하여 “음혈”이라 한다. 단 음양·기혈과 각 장의 생

72) 五臟相通, 移皆有次, 五臟有病, 則各傳其所勝.

73) 五臟受氣于其所生, 傳之于其所不勝, 氣舍于其所生, 死于其所不勝. 病之且死, 必先傳行至其所不勝, 病乃死.

74) 見肝之病, 知肝傳脾, 當先實脾.

리기능 관계로 볼 때 양과 기, 음과 혈은 불완전하게 일치한다.

일반적으로 장부의 음양은 각 장부의 생리활동·기능상태 속성, 즉 흥분 또는 억제, 상승·발산 또는 하강·폐장(閉藏)을 설명하는데, 흥분·상승·발산 및 온후는 양에 속하고, 억제·하강·폐장은 음에 속한다.

장부의 기혈은 각 장부 생리활동의 물질적 기초이다. 기는 각 장의 생리기능 활동을 추동·온후하는 작용이 있을 뿐만 아니라, 더욱 중요한 고섭작용이 있다. 혈액은 중요한 영양작용을 한다. 동시에 각 장의 음양은 모두 신음과 신양을 근본으로 하므로 각 장의 음양이 오랫동안 실조되면 반드시 신에 나쁜 영향을 미치며, 각 장의 기혈은 모두 음식물에서 화생한 것이므로 각 장의 기혈이 손상되는 것 역시 기혈 생화의 원천인 비위와 밀접한 관계가 있다. 따라서 각 장의 음양실조와 기혈실조는 완전히 일치하는 것이 아니라, 일정한 차이가 존재한다고 말할 수 있다.

각 장의 생리기능은 각기 그 특징이 있으므로 음양이나 기혈이 실조될 때 나타나는 상황은 각 장마다 다르다. 까닭에 각 장의 음양·기혈실조와 주요병기를 다음과 같이 기술하였다.

1. 심(心)의 음양기혈 실조

심은 장부 가운데에서 가장 중요한 장기이므로 "군주지관(君主之官)"이라 한다. 심의 주요 기능은 혈맥과 신지(神志)를 주관하는 것이다. 이는 심음(心陰)·심양(心陽)과 심기(心氣)·심혈(心血)이 협조하여 작용한 결과이다.

심양·심기는 혈맥을 주관하는 생리기능에 있어서는 혈액운행을 온후·추동하는 작용이 있으며, 신지를 주관하는 생리기능에 있어서는 정신의식과 사유활동을 흥분시키는 작용이 있다. 심음·심혈은 혈맥을 주관하는 생리기능에 대해서는 혈맥을 충실히 하고 심장과 심기·심양을 자양하며 또한 항진을 방지하는 등의 작용이 있으며, 신지를 주관하는 생리기능에 대해서는 심신을 저장함으로써 심신이 내부를 지키고 안정되게 하며 심신의 요동을 방지하는 작용을 한다. 따라서 심에 어떠한 병변이 발생하거나, 심이 주관하는 혈맥과 정신정지기능이 실조된 병리표현은 실질적으로 심의 음양 혹은 기혈실조와 유관하다. 그러므로 심의 음양·기혈실조는 심장 병리변화의 내재적인 기초요인이라 할 수 있다. 실조란 말을 개괄하면 태과 혹은 불급의 두 측면을 벗어나지 않는다. 일반적으로 태과는 대부분 사기가 성하거나 어느 한쪽이 불급함으로 인해 다른 한쪽이 성한 것을 말하고, 불급은 항상 자신이 부족하여 발생한 것을 말한다.

음과 양, 기와 혈은 심이 주관하는 혈맥과 신지 등의 생리기능에 대해 다른 작용을 하므로 심의 음양·기혈실조 등의 병기는 각기 다른 병리로 나타난다.

(1) 심양(心陽)·심기(心氣)의 실조

심양·심기의 실조는 주로 심의 양기가 지나치게 성하거나 혹은 쇠약한 것이다.

1) 심의 양기가 지나치게 성한 경우

심의 양기가 지나치게 성한 것은 심화가 항성함으로 인해 발생한 것으로 일반적으로 두 갈래로 나눌 수 있다.

열사가 내부에 쌓이고 담화가 내부에 울결하거나, 정지가 손상되거나 과도한 오지가 화로 변함으로 인해 발생하는 것은 대부분 실화(實火)에 속하고, 노심초사로 심음·심혈이 손상되거나, 전신의 음혈이 부족함으로 인해 심의 양기가 상대적으로 항진한 것은 대부분 허화(虛火)에 속한다. 단 허화와 실화는 항상 상호전화된다. 즉 실화가 음혈을 손상시키면 음허화왕(陰虛火旺)이 발생하고, 허화 역시 담열이나 열사를 수반할 수 있다. 따라서 허화와 실화의 발생원인이 다르고 그 병리표현 역시 다르나, 심이 주관하는 혈맥과 신지 등의 생리기능에 대해 미치는 영향은 비슷하다.

심의 양기항성(陽氣亢盛)이 혈맥과 신지에 미치는 영향은 다음과 같다.

① **심신조요(心神躁擾)** : 양기는 상승·발산을 주관하므로 심의 양기가 항진하면 신명(神明)을 요동하여 불안해 하고, 이로 인해 번조불안·정지의 과도한 흥분을 야기하여 억제하기 어려우므로 심계·심번·불면·다몽·언어과다, 심하면 광언혼란 등의 정신정지가 실조된 병리표현이 나타난다.

혈에 열이 있으면 맥류(脈流:血流)를 빠르게 한다 : 양기가 성하면 열이 발생하고, 기가 남아돌면 화가 발생하므로 심의 양기가 지나치게 성하면 혈이 열을 받아 맥류(血流)가 빨라지고 이로 인해 혈액 운행이 가속화된다. 이는 양기가 남아돌거나 항진하여 화로 변하고, 이로 인해 심이 주관하는 혈맥의 생리기능을 요동한 병기로 그 증상은 가슴이 두근거리고 맥이 빠르며, 혀가 진홍색을 띠면서 혓바늘이 돋거나 혀끝이 갈라지고 아픈 등의 증상이 나타나고, 심하면 혈열망행하여 각종 출혈 증상이 나타난다.

② **심화의 상염(上炎) 혹은 전이(下移)** :심은 혀로 규가 통하고, 수소음경의 별락은 혀뿌리에 연계되어 있다. 화는 위로 치솟는 성질이 있으므로 심화가 경맥을 따라 치솟으면 입과

혀가 짓무르고 혀끝이 갈라지고 아프며 입과 코가 건조해지는 등의 증상이 나타난다. 심은 소장과 표리를 이루므로 심화는 소장으로 전이된다. 즉 심화가 경맥을 따라 내려가 소장에 이르면 소변이 황적색을 띠고 따끔거리면서 아픈 등의 증상이 나타난다.

2) 심의 양기가 지나치게 쇠약한 것

심의 양기가 지나치게 쇠약한 것은 심기허와 심양허로 나뉘어진다. 심기허와 심양허는 대부분 오랜 병으로 손상되거나, 선천적으로 허약하거나, 고령으로 인해 장기가 쇠약해져 발생하는데 흔히 나타나는 것으로는 다음과 같다. 종기(宗氣)가 부족함으로 인해 심맥을 따라 기혈을 운행하는 기능이 감퇴하거나, 신양이 허약함으로 인해 수기가 심을 범하여 심양이 울결되거나, 비기가 허약하여 정상적인 운화가 실조되고 이로 인해 담탁(痰濁)이 내부에서 생겨 심맥에 울결되어 막히거나, 혈어・기체로 인해 심양이 부진하고 심맥이 가로막히는 것 등은 모두 심에 영향을 미쳐 심의 양기가 지나치게 쇠약해지도록 한다. 이밖에도 심의 양기가 쇠약해지는 것은 급성병의 위중한 단계에서도 나타나는데, 이것은 대부분 사기가 지나치게 성하고 정기가 사기를 대항하지 못함으로 인해 양기가 갑자기 빠져나간 것이다.

심의 양기가 허쇠한 것은 비록 심기허와 심양허로 나뉘어지나, 양자 또한 많은 공통점이 있으므로 항상 함께 기술한다. 심이 주관하는 신지와 혈맥의 생리기능에 대해 이들이 미치는 영향은 주로 심신부족(心神不足)・혈맥한체(血脈寒滯) 및 심기허쇠(心氣虛衰) 등의 방면으로 나타난다.

① **심신부족(心神不足)** : 주로 신지를 주관하는 생리기능을 가리키는 것으로, 양기의 고동과 진작이 상실되고 이로 인해 정신의식과 사유활동이 감퇴하거나, 쉽게 억제되어 잘 흥분하지 않는 것이다. 따라서 정신이 피곤하고 쇠약하며 사고력이 부족하고 반응이 느리며 혼미하여 잠을 많이 자고 말하기 싫어하고 음성이 낮은 등의 증상이 나타난다.

② **혈맥한체(血脈寒滯)** : 혈은 온기를 만나면 운행하고 한기를 만나면 응체된다. 심의 양기가 부족하고 상초의 양기가 부진하여 혈액운행을 촉진하는 힘이 부족해지면 혈액운행이 느려지거나 응체되어 원활하지 않으므로 혈어를 형성하며, 더 나아가 심맥을 가로막아 심맥비조(心脈痹阻)를 야기한다. 심양이 허하면 온후가 부족하고 이로 인해 허한이 중초에서 발생한다. 임상에서는 온몸이 차고 안색이 하얗거나 어두우면서 청자색을 띠며 명치 부분이 답답하고 찌르는 듯한 통증이 오며 저절로 땀이 나고, 심하면 구슬땀이 나면서 양기가 빠져나가고 맥이 삽(澁)하고 무력하거나 느리고, 혹은 빠르며 혹은 결대(結代)한 등의 증상이 나타난다.

심의 양기허쇠(陽氣虛衰)는 또한 항상 폐·신의 병변과 상호영향을 미친다. 예를 들면 심의 양기가 허하면 폐기부족을 초래하고, 심양이 부족하여도 역시 폐에 영향을 미쳐 호흡 실조를 야기하므로 心의 양기가 부족한 병변 역시 항상 기가 상역하여 기침이 나고, 심하면 정좌해서는 호흡할 수 있으나 호흡곤란으로 인해 눕지 못하는 등의 증상을 나타난다. 이는 종기 부족으로 인해 호흡을 주관하는 기능이 감퇴하거나 실조되어 발생한다. 신양은 심양의 근본이므로 임상에서는 심신양허가 항상 서로 영향을 미쳐 함께 나타난다. 예컨대 신양이 허하여 수기가 심을 범하면 심양허가 발생하고, 심양이 허할 때도 역시 신음에 영향을 미치므로 소변량이 적고 수종이 발생하는 등의 증상이 나타난다.

(2) 심음(心陰)·심혈(心血)의 실조

심음·심혈의 실조는 주로 심음부족·심혈휴손 및 심혈어조 등으로 나타난다.

1) 심음부족(心陰不足)

심음부족은 바로 심음이 허한 것이다. 심음허(心陰虛)는 대부분 마음을 과도하게 쓰거나, 오랜 병으로 심음이 손상, 혹은 정지의 내상으로 심음이 암암리에 소모되었거나, 심·간화가 왕성하여 심음을 졸이는 등의 요인으로 발생한다. 심음이 허하면 음이 양을 제약하지 못하므로 심양이 지나치게 성해진다. 즉 심음이 허하여 심화가 왕성해진다. 음이 허함으로 양기를 수렴하지 못하고, 이로 인해 양기가 지나치게 상승·요동하여 심신(心神)을 요동하므로 신지가 불편하고 심계·허번으로 인해 잠을 이루지 못하는 등의 증상이 나타난다. 음이 허하면 내열이 발생하므로 임상에서 오심번열·도한·맥세삭·설질홍 등의 증상이 나타난다.

2) 심혈휴손(心血虧損)

심혈휴손은 심혈이 부족한 것을 말한다. 심혈허의 원인 중 실혈, 혹은 혈액의 생화부족 등은 전신성 혈허의 일부분이다. 단 정지내상·노심과도 등의 원인은 심혈을 암암리에 소모시켜 단순성 심혈허를 야기한다. 전신성 혈허는 혈맥이 충만함을 잃고 공허해짐으로 인해 심이 주관할 바를 잃은 것이다. 단순한 심혈부족은 혈이 심을 자양하지 못한 것이다. 양자의 정황은 비록 다르나, 모두 심이 주관하는 혈맥과 신지의 생리기능에 영향을 미친다. 혈이 허하면 심신의 자양이 실조되므로 정신의식이 쇠약해져 심이 주관하는 바가 없어지며, 이로 인해 마음을 한결같이 집중하지 못하고 건망증이 발생하며, 심하면 신(神)을 지키지 못하고 정신이 몽롱해지는 증상이 나타난다. 혈이 부족하고 음이 쇠약함으로 인해 심양을 수렴하지 못하면 양이 음분으로 들어가지 못하고 심신이 내부를 지키지 못하면 불면·다몽 증상이 발생한다. 혈이 허하여 심을 자양하지 못하면 가슴이 두근거리고 불안하며, 심하면 잘 놀라는 증상이 발생한다. 혈이 허하여 상부의 면부를 자양하지 못하면 안색이 창백하고 광택이 없으며 설질이 옅은 색을 띠고 윤기가 없는 증상이 나타난다.

3) 심혈어조(心血瘀阻)

심혈어조는 심맥비조(心脈痹阻)라고도 하며, 혈액운행이 정체되어 원활하지 않고 심맥이 막히는 병변을 가리킨다. 심혈어조는 대부분 심양·심기의 허쇠로 인해 혈맥이 한사에 의해 정체되어 발생하거나, 담탁이 응결하여 혈맥을 막음으로 인해 혈액운행에 장애가 발생한다. 심혈어조는 항상 피로한데다 한사를 감수하거나, 정신적인 자극으로 인해 유발되거나 가중된다.

양기가 허하면 혈맥을 온후하지 못하므로 혈액운행이 정체된다. 어혈이 심맥(心脈)을 막으면 심맥의 기혈 운행이 원활하지 못하므로 심흉부가 답답하고 통증이 온다. 만약 심맥이 어혈에 의해 막히면 기혈이 응체되어 통하지 않으므로 심계·정충이 발생하고 몹시 두려워하며 심전구에 갑자기 통증이 오고, 심하면 사지가 차고 맥이 잠복하여 나타나지 않으며, 한출·탈궐(脫厥) 등의 증상이 나타난다.

(3) 심병의 다발 증상 및 그 발생 메커니즘

심병(心病)에서 흔히 나타나는 증상으로는 심계정충·불면다몽·심번·건망·희소불휴(喜笑不休)·섬어발광(譫語發狂) 혹은 치매·표정담막(表情淡漠)·혼미·심전구별민동통(心前區憋悶疼痛)·면순조갑암자(面脣爪甲暗紫) 혹은 면색창백무화(面色蒼白無華), 맥이 세약무력(細弱無力) 혹은 결대(結代) 혹은 세삭(細數) 혹은 산대수질(散大數疾) 혹은 허대무력(虛大無力) 혹은 지삽(遲澁)한 등인데, 그 발생 메커니즘은 다음과 같다.

1) 심계정충(心悸怔忡)

이는 심장이 두근거리고 공포감을 뚜렷하게 자각하는 것이다. 대부분 심음·심혈이 손상됨으로 인해 혈이 심을 자양하지 못하고 심이 주관하는 바가 없어져 심장이 뛰고 불안해하며, 혹은 심양·심기가 손상됨으로 인해 혈액의 운행이 무력해지거나 담이나 어혈이 심맥을 막아 기혈 운행에 장애가 발생하여 심장 박동이 실조되었기 때문이다.

2) 심번(心煩)

가슴이 답답하고 초조하여 편안하지 않은 것을 자각하는 것이다. 대부분 심화가 지나치게 성하여 심신(心神)을 요동하거나, 심음이 부족함으로 인해 허화가 심을 요동하여 신지(神志)가 안정되지 않은 때문이다.

3) 불면(不眠)·다몽(多夢)

수면을 취하지 못하거나 잠이 든 후에 많은 꿈을 꾸는 증상이다. 대부분 심양(心陽)이 지나치게 성하여 양이 음분으로 들어가지 못하고 심신을 지키지 못한 까닭이다. 단 허실의 차이가 있는데, 실(實)은 열사·담화(痰火)가 심신을 요동하여 신(神)이 저장되지 못하는 것이고, 허(虛)는 심음·심혈이 부족하여 음이 양을 수렴하지 못함으로 인해 혈이 심을 자양하지 못하고 심신이 떠올라 잠장되지 못하기 때문이다.

4) 건망(健忘)

기억력이 감퇴하는 것이다. 주로 심의 기혈이 허쇠하거나, 비기가 부족하거나, 신정(腎精)이 충실하지 못함으로 인해 수해(髓海)가 공허해지고 심신이 자양 받지 못하여 정신이 쇠약해진 까닭이다.

5) 희소불휴(喜笑不休)·섬어발광(譫語發狂)

심화가 지나치게 성하여 담화(痰火)가 상부를 요동하거나, 열사가 심포로 들어가 의식이 혼란해짐으로 인해 웃다가 웃었다 하거나 헛소리를 하거나 발광하는 것이다.

6) 혼미(昏迷)

정신이 맑지 않고 심하면 인사불성 증상이 나타나는 것이다. 주로 사기가 성하고 정기가 쇠약함으로 인해 양기가 갑자기 빠져나가 심신이 흩어지거나, 열사가 심에 들어가거나(심포로 逆傳된 것), 담탁이 심포에 침입하는 등의 원인으로 인해 발생한다. 기화(氣火)가 상역하여 기기가 역란하는 기궐(氣厥) 역시 심신을 잠시 막아 혼미 증상이 발생한다.

7) 심전구별민동통(心前區憋悶疼痛)

대부분 심양(心陽)이 부진함으로 인해 담탁·어혈이 심맥을 막아 기혈 운행이 원활하지 않거나, 소통되지 않아 발생한다. 이것은 한의학에서 말하는 "진심통(眞心痛)"의 범주에 속한다.

8) 면순조갑암자(面脣爪甲暗紫)

주로 심양(心陽)이 허약함으로 인해 한사가 혈맥에 정체하여 혈액운행을 가로막아 얼굴과 입술 및 손발톱이 어두운 자색을 띤다.

9) 면색창백무화(面色蒼白無華)

주로 심기·심혈의 부족으로 면부를 자양하지 못하므로 안색이 창백하고 광택이 없다.

10) 맥세약무력 혹은 결대 혹은 세삭 혹은 산대수질 혹은 허대무력 혹은 지삽

혈맥을 주관하는 심의 기능이 실조되어 맥상에 반영된 것이다. 심기가 허쇠하면 추동 작용이 무력해지므로 맥이 가늘고 약[細弱]하며 무력하다. 심기가 오는 것이 고르지 못하면 혈맥의 순행 리듬이 실조되므로 결대맥(結代脈)이 나타난다. 심음·심혈이 허쇠하면 음이 양을 제약하지 못해 심양이 지나치게 성하고 혈액운행이 빨라지므로 가늘고 빠른[細數] 맥상이 나타난다. 심의 양기가 허약하면 혈액운행이 완만하고 무력해지므로 느리고 무력한 맥상이 나타난다. 만약 양기가 허약하여 외부로 떠오르면 산대(散大)하고 빠른 맥이 나타나고, 심혈이 허약하여 맥도(脈道)가 충만하지 못하고 공허해지면 허대무력(虛大無力) 혹은 규맥(芤脈)이 나타난다. 어혈이 맥도를 막아 맥도가 통하지 않고 이로 인해 혈액운행이 원활하지 않거나, 심양이 허약하여 음한이 내부에 쌓이면 한사가 심맥에 정체하여 혈액운행에 장애가 발생하므로 삽지(澁遲)한 맥이 나타난다.

2. 폐의 음양기혈(陰陽氣血) 실조

폐는 체내 외의 기가 교환되는 장소이다. 그 주요 기능은 기·호흡·선발·숙강을 주관하고, 모든 맥을 모아들임으로써 심의 혈액 추동 작용을 도우며, 수도를 소통·조절함으로써 혈액의 수포와 대사를 촉진한다. 폐기는 또한 체표에 위기(衛氣)를 선발함으로써 기부를 온후하며 기부 표면을 보호하는 작용을 한다.

폐는 호흡과 피모를 주관하여 외계와 통하므로 쉽게 외사의 침입을 받는다. 따라서 폐의 음양기혈이 실조되는 것은 반복적으로 사기를 감수하여 초래되는 선발·숙강기능의 장기간에 걸친 실조와도 밀접한 관련이 있다. 폐의 선발·숙강기능이 실조되면 기의 승강출입과 생성에 영향을 미치고, 위기의 선발에 영향을 미쳐 체표를 보호하는 작용이 약화되며, 수도의 소통·조절에 영향을 미쳐 수액대사에 장애를 일으킨다. 또한 동시에 심이 주관하는 혈맥의 생리기능에 영향을 미쳐 혈액의 운행실조를 초래한다.

폐는 기를 주관하므로 폐양(肺陽)의 승산(升散) 작용에 대해서는 대부분 폐기의 선발기능 속에서 개괄하였으므로 폐의 양기실조에서는 대부분 폐기허(肺氣虛)를 위주로 논하고 폐의 양허(陽虛)에 대해서는 언급하지 않았다. 폐는 모든 맥을 모아들이는 기능이 있으므로 전신 각 맥의 혈은 모두 폐로 모인다. 그러므로 폐혈(肺血)이 허한 것은 매우 드물게 나타나며, 이로 인해 대부분 폐음부족은 언급해도 혈에 대해서는 언급하지 않는다. 따라서 폐의 음양기혈 실조는 주로 폐기와 폐음의 실조로 나타난다.

(1) 폐기(肺氣)의 실조

폐는 전신의 기와 호흡을 주관하며, 폐기의 선발과 숙강은 또한 전신의 기기와 진액대사를 조절한다. 따라서 폐기의 실조는 주로 폐기의 선발과 숙강기능의 실조 및 폐기의 허쇠 등으로 나타난다.

1) 폐기의 선발(宣發)과 숙강(肅降) 기능 실조

폐기의 선발과 숙강기능은 폐기의 승강과 출입 기능 활동의 두 가지 측면을 말한다. 선발과 숙강은 비록 구별되나, 상반되면서도 같은 점이 있으므로 양자는 또한 서로 영향을 미친다. 폐기의 선발과 숙강기능 실조는 대부분 외사가 폐와 폐계에 침입하거나, 담탁이 내부에서 폐락(肺絡)을 막거나, 혹은 간의 승발작용이 과도함으로 인해 기화(氣火)가 상역하여 폐를 침범하는 등의 요인으로 형성된다. 또한 폐기가 부족한 경우, 혹은 폐음허로 인해 조열(燥熱)이 내부에서 생성되는 경우는 선발과 숙강기능이 실조되기도 한다.

① 폐실선발(肺失宣發) : "폐기불선(肺氣不宣)"이라고도 한다. 폐기불선은 폐기의 승발(상향적인 것)과 발산(외향적인 것)이 장애를 일으키거나, 그 작용이 감퇴된 것으로서 기기불리 및 호흡이 순조롭지 않은 증상이 나타나며, 심하면 폐기가 가로막혀 폐기상역(肺氣上逆)을 초래하므로 코가 막히고 재채기가 잦으며 목구멍이 간질거리면서 기침이 나고 가슴이 그

득하다. 또한 폐의 선발기능이 실조되면 위기를 선발하는 작용이 감퇴하므로 위기가 울결되고 주리가 막혀 땀이 나지 않는다. 만약 폐기가 손상되어 선발기능이 무력해지면 위기가 주리와 피모를 보호하지 못하므로 기부표면의 개합기능이 실조되어 저절로 땀이 나고 쉽게 감기에 걸린다. 폐음이 허하면 선발기능이 실조되어 음이 양을 수렴하지 못하고 진액이 양을 따라 빠져나가므로 도한·자한이 발생한다.

② 폐실숙강(肺失肅降) : "폐실청숙(肺失淸肅)"이라고도 한다. 폐의 숙강기능 실조는 폐기의 하강과 호흡기를 청결하게 하는 기능이 감퇴되어 기가 상역한 것으로서 기침이 나고 숨이 차며 가슴이 답답하고 담이 많은 등의 증상이 발생한다.

폐의 선발 혹은 숙강기능 실조는 모두 폐기의 상역을 초래하는데, 폐기가 상역하면 해역(咳逆)·기천(氣喘) 등이 나타난다. 또한 수도를 소통·조절하는 폐의 기능에 영향을 미쳐 수액대사에 장애가 발생하면 요소(尿少)·수종 등이 발생한다. 폐의 선발·숙강기능이 반복적으로 실조되면 기의 생성에 영향을 미쳐 폐기부족을 야기하고, 심지어는 전신의 기허를 초래한다. 폐의 선발·숙강기능 실조는 대부분 외사를 수반하며, 담화(痰火)가 왕성하거나 오랫동안 울결됨으로 인해 화로 변해 음을 손상시키므로 인해 폐음부족을 초래한다.

2) 폐기허손(肺氣虛損)

폐기허손은 곧 "폐기허(肺氣虛)"를 말한다. 폐기허는 대부분 폐의 선발·숙강기능이 실조되거나, 오랜 병 혹은 과로, 오랜 해수로 폐가 손상되어 발생한다.

폐기가 부족하면 선발·숙강기능이 모두 감퇴되고, 체내외의 기체를 교환하는 호흡기능이 불리해져 숨이 찬 등의 증상이 나타난다. 만약 진액의 수포·대사에 영향을 미쳐서 수액이 기화하지 못하면 담음이 형성되고, 심지어는 수종이 발생한다. 폐기가 허하면 위기가 허약해져 주리가 열리므로 땀이 저절로 나고 쉽게 감기에 걸린다.

(2) 폐음부족(肺陰不足)

"폐음부족"은 폐의 진액부족과 음허화왕(陰虛火旺)을 포괄한다. 폐의 진액부족은 폐장 및 그와 상응하는 비규(鼻竅)·피모 등 조직기관의 자양이 실조되어 일련의 건조 증상이 나타나는 것을 가리키고, "음허화왕"은 폐음부족으로 인해 체내의 허열을 야기한 병리상태를 가리킨다. 폐음부족은 대부분 조열사(燥熱邪)가 오랫동안 머물러 있거나, 담화(痰火)가 내부에서 울결되거나, 혹은 오지가 과도하여 화로 변하는 등의 요인으로 인해 폐음이 손상되어 발생한다.

폐가 건조하면 기기의 상승·하강이 불리하고, 음이 허하면 내열이 자생하며, 심지어는 폐락을 손상시켜 출혈이 발생한다. 따라서 담이 나오지 않는 마른기침을 하거나, 담이 적되 끈적끈적하며, 기단(氣短)·조열도한·구인건조(口咽乾燥)·관홍(顴紅)·오심번열하고, 심하면 담에 피가 섞여 나오거나 피를 토하는 등의 증상이 나타난다. 만약 폐음이 허하여 오랫동안 회복되지 않으면 신에 영향을 미쳐 폐신음허(肺腎陰虛)를 초래한다.

(3) 폐병에서 흔히 보이는 증상 및 그 발생 메커니즘

임상에서 흔히 나타나는 폐병 증상은 해수·기단·효천·흉민동통·객담·객혈·음아실음·비뉵·자한 등인데, 그 발생 메커니즘을 분석하면 다음과 같다.

1) 해수(咳嗽)

폐의 호흡기능 실조에서 가장 흔히 볼 수 있는 증상의 하나이다. 주로 폐기의 선발이 실조됨으로 인해 폐기가 수시로 상역하여 발생한다.

2) 기단(氣短)

숨이 찬 것을 말한다. 기가 충분히 이용되지 않아 조금만 일을 하면 더욱 심해지는 증상이다. 즉 가벼운 호흡곤란 증상으로서, 대부분 폐기가 손상됨으로 인해 호흡기능이 감퇴되어 발생한다.

3) 효(哮)

인후에서 가래 끓는 소리가 나는 것이다. 주로 담(痰)이 기를 가로막음으로 인해 기기의 승강출입이 실조되어 폐계의 기도가 울리고 호흡이 순조롭지 않다.

4) 천(喘)

"천식"이라고도 하며, 호흡이 가쁜 증상이다. 주로 폐열이 쌓여 기기가 막히거나, 폐와 신이 모두 허하여 신이 기를 수납하지 못하기 때문에 발생한다.

5) 흉민동통(胸悶疼痛)

가슴이 답답하면서 아픈 것으로서, 대부분 풍·한·조·열사로 인해 담·어(瘀)·수음(水飮) 등이 폐기를 가로막아 기기가 통하지 않거나, 혹은 사기의 침입으로 인해 폐락의 기혈이 원활하게 소통되지 않아 발생한다. 흉(胸)은 기해(氣海)이므로 폐기가 잘 소통되지 않으면 흉부가 답답하고, 폐락이 사기에 의해 가로막히면 기가 정체되어 소통되지 않으므로 동통이 발생한다.

6) 객담(喀痰) · 객혈(喀血)

객담은 주로 폐의 선발·숙강기능이 실조되어 수액의 기화와 수포에 장애가 일어나고 이로 인해 수액이 모여서 담을 형성한 경우, 혹은 비가 허함으로 인해 담습이 내부에 쌓여 상부로 넘치는 등의 요인으로 인해 발생한다. 객혈은 대부분 담열이 화로 변하거나, 간화가 폐를 범하여 폐락을 손상시켜 발생한다.

7) 음아실음(音啞失音)

목이 잠겨 소리가 제대로 나오지 않는 것이다. 대부분 외사가 폐에 침입하여 폐기의 선발이 실조되고 이로 인해 성도(聲道)가 불리해져 음아실음이 발생하는데, 이를 "금실불명(金實不鳴)"이라 한다. 또한 폐기허·진액부족으로 인해 성도를 자양하지 못해 음아실음이 발생하기도 하는데, 이를 "금파불명(金破不鳴)"이라 한다.

8) 비뉵(鼻衄)

코에서 피가 나는 것으로, 주로 폐위에 열이 쌓이거나 간화(肝火)가 치솟아 폐규(肺竅)와 맥락(脈絡)을 졸임으로 인해 열이 혈을 핍박하여 망행하기 때문에 발생한다.

9) 자한(自汗)

조금만 움직여도 땀이 나오는 것이다. 대부분 폐기허약으로 인해 위양(衛陽)이 견고하지 못하고 주리가 열려 진액이 외부로 새어나와 발생한다.

3. 비의 음양기혈 실조

비의 주요 생리기능은 음식물을 영양물질로 변화시키고 수액을 운화하며, 진액을 수포하여 수습(水濕)이 쌓이지 않게 함으로써 담이 형성되는 것을 방지한다. 비의 운화기능은 주로 비의 양기에 의존하므로 "비기는 상승해야 튼튼하며, 승청(升淸)과 통혈(統血)을 주관한다."고 하였다. 즉 비기는 음식물에서 나온 청기를 상승시키고 혈의 통섭을 주관한다. 비의 음혈에도 운화기능을 촉진하는 작용이 있는데, 비의 양기에는 못 미친다. 그러므로 비의 음양기혈 실조는 비의 양기실조를 두드러지게 반영한다. 비음부족은 대부분 전신성 음액부족의 일부분이고, 비혈허는 일반적인 것이므로 모두 언급하지 않는다.

(1) 비양(脾陽)·비기(脾氣)의 실조

비의 양기가 실조되면 비양·비기의 부족으로 인해 운화기능이 실조되므로 기혈을 화생하지 못하거나, 혹은 수습과 담음이 내부에서 생기며, 심하면 신양(腎陽)을 손상시켜 비신양허(脾腎陽虛)를 야기한다. 또한 비양의 부족으로 인해 양기가 상승하지 못하면 중기하함(中氣下陷)을 초래하거나, 혈을 통섭하지 못하여 실혈을 초래한다. 그러므로 비의 양기 실조에는 주로 비기허약·비양허쇠 및 수습중조 등이 있다.

1) 비기허약(脾氣虛弱)

비기허약은 곧 중기(中氣)가 부족한 것이다. 비기허약은 음식·과로·나태로 인해 비가 손상되거나, 혹은 선천적으로 체질이 허약하여 원기(元氣)가 부족하거나, 과도한 사려로 인해 비기가 손상되거나, 오랜 병으로 기가 손상되는 등의 원인으로 인해 발생한다. 비기가 허약하면 운화기능이 실조되므로 음식을 먹지 못하고 먹은 음식이 소화되지 않으며 음식 맛을 모르는 등의 증상이 나타난다. 또한 비기가 허하면 청기를 상승시키는 기능이 쇠약해지고 위(胃)의 탁기를 하강시키는 기능에 영향을 미쳐 승청(升淸)·강탁(降濁) 기능이 실조된다. 청기가 상승하지 않으면 두목(頭目)에 영양을 공급하지 못하므로 어지럽고 눈이 아물거리는 증상이 나타나며, 청기가 상승하지 못하면 탁기도 하강하지 못하므로 완복부(脘腹部)가 창만하고 그득한 증상이 발생하며, 청기가 하부에 있으면 변이 묽고 설사가 나는 등의 증상이 나타난다. 비의 운화기능이 실조되어 음식물을 영양물질로 화생하는 기능이 쇠약해지고, 기혈 생화의 원천이 없어지면 반드시 전신성 기혈부족을 야기한다. 비기가 쇠약하면 혈액을 통섭하여 경맥 속으로 운행시키는 기능이 감퇴하고, 이로 인해 혈이 경맥을 순행하지 않고 외부로 넘치면 출혈 증상이 발생한다. 비기가 허약하면 비기의 상승 작용이 실조되고, 심하면 아래로 가라앉으므로 탈항, 장기간의 설사 혹은 실금 및 내장하수 등의 병리상태가 발생한다.

2) 비양허손(脾陽虛損)

비양허손은 곧 비양이 허약한 것이다. 비양허(脾陽虛)는 대부분 비기허손에서 발전되거나, 명문화(命門火)가 쇠약함으로 인해 비를 온후하지 못하거나, 한사를 감수하거나 날 음식이나 찬 음식을 섭취함으로 인해 비양이 손상되어 발생한다. 비양이 허하여 온후·운화기능이 실조되면 한사가 중초에서 발생하여 완복부가 차갑고 아프며 소화되지 않은 묽은 음식물을 설사하고 새벽 무렵(3시~5시 사이)에 설사를 하는 등의 허한성(虛寒性) 증상이 나타난다. 또한 비양이 허하여 수습을 운화하지 못하면 수습이 내부에 쌓여 담음이 발생하거나, 수기가 기부(肌膚)로 넘쳐 수종이 발생한다.

3) 수습중조(水濕中阻)

수습중조는 비의 양기부족으로 인해 운화기능이 실조되어 음식물을 영양물질로 화생하지 못하거나, 수액대사의 장애로 인해 수습이 내부에서 정체되어 발생한다. 비가 허하여 습이 정체되면 담음이 형성되어 수종이 발생한다.

비양허(脾陽虛)로 인해 수습을 운화하지 못하면 쉽게 외습(外濕)을 감수한다. 또한 찬 음식이나 과일 등을 함부로 먹거나, 술이나 달고 기름진 음식을 즐겨 먹으면 수습이 내부에 쌓인다. 이들 내외의 사기가 번갈아 중초를 막으면 허실협잡증(虛實夾雜證)이 발생한다.

수습중조의 병리증상은 음에서 한으로 변화할 뿐만 아니라, 양에서 열로 변화하기도 한다. 만약 체질적으로 양이 허하고 음이 성하면 습이 한으로 전화되어 한습(寒濕)이 발생하고 비양을 손상시키므로 습이 성하고 양이 쇠약한 증후가 나타난다. 만약 체질적으로 양이 성하면 습이 열로 전화하여 습열이 발생한다. 만약 중초에 습열이 쌓여 간담을 훈증하면 간의 소설기능에 영향을 미쳐 담열(膽熱)이 성해지고, 이로 인해 담액이 빠져나가 기부로 넘치므로 얼굴과 눈이 황색을 띠는 "황달(黃疸)"이 발생한다.

(2) 비음(脾陰)의 실조

비음의 실조는 곧 비음이 허한 것이다. 비음허(脾陰虛)는 비장의 음액이 부족한 병리상태를 지칭한 것이다. 그러나 비의 운화기능은 비의 양기에 의존하므로 비음허는 실제로는 비의 기와 음이 모두 허한 것이다. 비음허는 대부분 오랜 병이나 열병으로 인해 비위의 음액이 손상되어 발생한다. 비위는 후천의 근본이므로 인체의 각 장부 조직기관은 모두 비기의 산정(散精)·수포작용에 의해 음식물의 영양을 받는다. 따라서 비기와 비음이 모두 허하면 비의 운화기능이 실조되고 비기가 허약해지는 까닭에 나른하고 무기력하며 복부가 창만하고 묽은 변이 나오는 등의 증상이 발생할 뿐만 아니라, 대부분 전신성소수(全身性消瘦) 등의 기혈부족 증상이 나타난다. 또한 비음허(脾陰虛)는 위음부족을 초래하여 하강기능을 실조시키며, 심하면 상역하므로 식사량이 줄거나 헛구역질 혹은 딸꾹질이 난다. 이 밖에 비음이 허하면 음이 양을 억제하지 못하므로 허열 증후, 예컨대 입안이 건조하고 설질이 붉으면서 설태가 적은 등의 증상이 나타난다.

(3) 비병에서 흔히 보이는 증상 및 그 발생 기전

비병(脾病)에서 흔히 나타나는 증상은 복만작통(腹滿作痛)·완복통(脘腹痛)·식소변당(食少便溏)·황달·신중핍력(身重乏力)·사지랭(四肢冷), 혹은 탈항·음정(陰挺:자궁탈수) 등의 내장하수 및 변혈·붕루·자전(紫癜) 등인데, 그 발생 메커니즘을 분석하면 다음과 같다.

1) 복만창통(腹滿脹痛) 혹은 완복통(脘腹痛)

대부분 비기가 허함으로 인해 운화기능이 무력해지거나, 숙식(宿食)이 정체되거나, 비위허한(脾胃虛寒)으로 인해 온후기능이 실조되어 한기가 응체되거나, 간기(肝氣)가 비를 범함으로 인해 기기가 울결·정체되어 발생한다. 비의 운화기능이 실조되면 청기가 상승하지 못하고 탁기가 하강하지 못하여 기기가 울결되므로 복부가 그득하고 아픈 증상이 발생한다.

2) 식소(食少)·변당(便溏)

대부분 비위가 허약하거나 습으로 인해 비위가 손상되어 비가 청기를 상승시키지 못하고 위가 탁기를 하강시키지 못한 까닭에 식사량이 줄어드는 증상이 발생한다. 비위의 수납·운화기능이 실조되면 수습이 내부에 정체되고, 소장이 청탁을 분별하지 못함으로 인해 청탁이 뒤섞여 대장으로 들어가면 묽은 변이 나오며, 심하면 소화되지 않은 음식물을 설사한다. 그러므로 《소문·음양응상대론》에서 "청기가 상승하지 못하고 하부에 있으면 설사가 나고, 탁기가 하강하지 못하고 상부에 있으면 창만 증상이 발생한다."[75]고 하였다.

3) 황달(黃疸)

눈의 흰자위와 피부가 황색으로 변하는 것이다. 대부분 비의 운화기능이 실조됨으로 인해

75) 淸氣在下, 則生飧泄; 濁氣在上, 則生䐜脹.

습탁이 정체되어 간담의 소설기능에 장애가 발생하면 담에 열사가 성해져 담액이 빠져나간다. 이로 인해 담즙이 정상적인 통로로 순행하지 않고 혈맥으로 역류하여 기부에서 넘치므로 황달 증상이 발생한다.

4) 신중핍력(身重乏力)

대부분 비양(脾陽)과 비기가 부족하거나 비가 습사에 의해 손상되어 정상적으로 수습을 운화하지 못하고, 이로 인해 수습이 정체하여 발생한다. 습은 성질이 무겁고 탁하여 쉽게 기육과 사지에 정체하므로 사지가 무거운 증상이 발생한다. 비는 음식물의 영양분을 수포하여 기육과 사지를 자양한다. 만일 비양과 비기가 허약하여 온후·자양하지 못하면 몸이 피곤하고 무기력한 증상이 발생한다.

5) 탈항(脫肛)·음정(陰挺)·내장하수(內臟下垂)

비가 허함으로 인해 중기(中氣)가 아래로 가라앉아 장부를 각 부위에 고정시키지 못하면 탈항·자궁탈수·내장하수 등의 증상이 발생한다.

6) 변혈(便血)·붕루(崩漏)·자전(紫癜)

비기가 허함으로 인해 혈을 통섭하지 못하면 혈이 경맥을 따라 운행되지 않고 외부로 넘친다. 예컨대 혈이 장에서 넘치면 혈이 대변을 따라 나오는데 이를 "변혈"이라 한다. 기허하함(氣虛下陷)으로 충·임맥이 견고하지 못하면 붕루 증상이 나타난다. 혈이 피하에서 넘치면 자전(紫癜) 증상이 발생한다.

4. 간의 음양기혈 실조

간(肝)은 혈액을 저장하고 혈량을 조절하는 중요한 장기이다. 간의 생리기능은 주로 간양(肝陽)·간기(肝氣)가 기기의 소설과 조달(條達)을 주관하고 정지의 울결과 항진을 조절하며, 아울러 비위의 승강기능을 돕는 데 있다. 간기는 전신의 근건(筋腱)[76]을 통솔하여 굴신 및 혈액조절을 총괄한다. 병리적 측면에 있어서 간양·간기는 쉽게 항진·상역·울결하

76) 건(腱) : 섬유의 결체조직으로서 끈 모양인데, 骨格筋의 양끝에 있어 근육을 뼈나 그 밖의 곳에 달라붙게 하는 작용을 한다.

고, 간음·간혈은 쉽게 허약해지는 특징이 있다.

간음(肝陰)·간혈(肝血)은 간장 자신을 자양하는 것 외에도 간양을 수렴하여 지나치게 간양이 항진하거나 상역하는 것을 방지하고 또한 눈을 자양하여 물체가 뚜렷하게 보이도록 하며, 근막을 자양하여 튼튼하게 한다. 이로써 간의 생리기능은 인체의 기·혈·진액·근맥 등의 각 방면에 영향을 미치며, 주로 소설기능의 정상여부와 관련이 있음을 알 수 있다.

간의 병기는 주로 간기의 소설기능 태과나 불급, 간혈의 유양기능 감퇴 및 간장의 음양 제약관계 실조 방면으로 나타난다. 그러므로 간장의 음양기혈 실조는 간양·간기는 항상 남아돌고, 간음·간혈은 항상 부족한 것을 그 특징으로 한다.

(1) 간양(肝陽)·간기(肝氣)의 실조

간의 양기 실조에서는 간기·간양의 항진은 흔히 나타나지만, 간기허나 간양허는 드물게 나타난다. 간양상항은 대부분 간음 부족으로 인해 양이 음을 제약하지 못하여 간양의 상대적인 항진을 초래한 것이므로 간양상항의 원인 역시 간음·간혈이 부족한데 있다. 따라서 간기·간양 실조의 병기는 주로 간기울결·간기횡역(肝氣橫逆) 및 간화상염(肝火上炎) 등으로 표현된다.

1) 간기울결(肝氣鬱結)

간기울결은 "간기울체(肝氣鬱滯)"라고도 한다. 이는 간의 소설기능에 장애가 발생하거나 감퇴되어 기기의 운행이 원활하지 않고, 이로 인해 기가 정체된 병리상태를 가리킨다. 간기울결은 대부분 정신적인 자극, 정지의 억눌림, 분노로 인한 간의 손상으로 인해 발생한다. 그 병리 증상은 인체의 국부에 기가 정체되어 창만·동통 등의 증상이 나타나는 것이다. 만약 담과 기, 기와 혈이 뒤엉기면 엉긴 부위에 종괴(腫塊)가 발생한다. 기가 간에서 정체되면 양쪽 옆구리가 그득하거나 오른쪽 옆구리의 동통이 발생한다. 만약 간기가 정체되거나 담기가 울결되거나, 혹은 기와 혈이 간의 경락에서 뭉치면 상부에서는 영류(癭瘤)·매핵기(梅核氣) 등이 발생하고, 중부에서는 유방이 붓고 아프거나 응어리가 생기며, 하부에서는 소복동통 및 고환이 땅기면서 처지는 듯한 증상이 발생하고, 여자의 경우는 통경(痛經)이 발생하며 심하면 폐경(閉經) 등의 증상이 발생한다.

간기울결로 인해 소설기능이 실조되면 비위의 운화기능에 영향을 미쳐 흉협창통 및 완복부가 그득하고 아프며, 딸꾹질이나 트림이 나오고 식욕이 부진하며 복부가 더부룩하고 묽은 변이 나오는 등의 증상이 발생한다.

2) 간기횡역(肝氣橫逆)

간기횡역은 간기의 울결로 인해 간의 소설기능이 실조되고 간기가 항진하여 횡역(橫逆)하는 것이다. 간기가 횡역하면 대부분 비위에 영향을 미치는데, 위에 영향을 미치면 위기의 하강기능이 실조되어 위기의 상역을 초래하므로 트림과 함께 신물이 올라오거나 구토가 나며, 심하면 위완부에 동통이 발생한다. 반면 간기가 횡역하여 비에 영향을 미치면 운화기능이 실조되어 창통과 설사가 번갈아 발작하고, 아울러 정서변화에 따라 발작이 멈추기도 한다. 기의 횡역이 극에 달하거나, 지나치게 화를 내거나 혹은 간화(肝火)를 수반하여 기(氣)·화(火)가 상역하면 토혈·육혈·기역(氣逆) 등의 증상이 발생한다.

3) 간화상염(肝火上炎)

간화상염은 간울기체로 울결된 기가 화(火)로 전화하거나, 지나친 분노로 인해 간이 손상되어 화기가 치솟거나, 혹은 정지 과도로 오지(五志)가 극에 달하여 화로 변하거나, 간담에 습열이 성하여 화로 변하는 등의 요인으로 인해 발생한다. 간화상염은 간의 양기가 지나치게 승동(升動)한 것이므로 머리가 터질 듯이 아프고 얼굴이 붉어지고 눈이 충혈되며 조급하여 화를 잘 내고 갑자기 귀에서 소리가 나거나 잘 들리지 않는 등의 증상이 발생한다. 간화가 내부를 달구면 쉽게 음혈을 손상시켜 음허화왕을 초래하고, 간화가 폐위(肺胃)의 낙맥을 손상시키면 객혈·토혈·육혈(衄血) 등의 증상이 나타나며, 화기의 상역이 극에 달하면 간풍내동(肝風內動)을 야기하여 위로는 전정(巓頂)을 요동하고 아래로는 사지를 늘어지게 하며, 심하면 혈이 기를 따라 막혀 상부에 쌓이므로 박궐(薄厥)[77] 및 경련추축(痙攣抽搐) 등의 증상이 발생한다.

(2) 간음(肝陰)·간혈(肝血) 실조

간의 음혈실조는 모두 결손을 특징으로 한다. 음이 허하면 양이 항진하여 간양상항을 초래하고, 음이 양을 제약하지 못하면 양기의 상승·요동을 제약하지 못해 간풍내동 등을 초래한다. 간의 음혈 실조에는 주로 간혈휴허(肝血虧虛)·간양상항(肝陽上亢) 및 간풍내동(肝

77) 박궐(薄厥) : 팔다리가 싸늘해지면서 갑자기 정신을 잃고 쓰러지는 증상을 말한다.

風內動)이 있다.

1) 간혈휴허(肝血虧虛)

간혈휴허는 대부분 오랜 병으로 인해 간혈이 손상되거나, 실혈이 과다하거나, 혹은 비위 허약으로 인해 기혈 생화의 원천이 없어져서 혈액이 모자라 발생한다. 간은 혈을 저장하는 장기이므로 혈허는 대부분 간에 영향을 미친다. 간혈이 허하여 근맥을 자양하지 못하면 지체가 저리고 무감각하며 관절의 굴신이 여의치 않다. 또한 혈이 부족하여 상부의 두목(頭目)을 자양하지 못하면 현기증이 나고 눈앞이 아른거리며 두 눈이 건조하고 따끔거리고 사물이 뚜렷하게 보이지 않는 등의 증상이 나타난다. 이밖에도 혈이 허하면 쉽게 조(燥)로 변하여 풍을 일으키며, 심지어는 허풍내동(虛風內動)을 초래하여 피부소양·근육경련·근육윤동·계종(瘛瘲) 등의 증상이 발생한다.

2) 간양상항(肝陽上亢)

간양상항은 음허양항(陰虛陽亢)이라고도 하는데, 대부분 간음 부족으로 인해 음이 양을 제약하지 못하고 간의 양기가 항진하여 상역하기 때문에 발생한다. 또한 정신정지가 억눌림으로 인해 기화(氣火)가 상역하여 양기의 항진을 초래한데다 간음까지 손상되면 음허양항으로 발전하기도 한다. 간과 신의 음은 서로 통하여 "을계동원(乙癸同源)"이라 칭하므로 신음(腎陰)이 부족하면 신수(腎水)가 간목(肝木)을 적셔 주지 못하여 간음(肝陰) 역시 허해지므로 간양상항이 발생한다. 간의 양기가 항진하여 상역하면 임상에서 상부로는 현기증이 나고 귀에서 소리가 나며 화기가 상역하여 얼굴이 붉어지고, 눈이 충혈되어 잘 보이지 않으며, 정서가 쉽게 격동하고, 맥이 팽팽하면서 빠른 "상성(上盛)" 증상이 나타나며, 하부로는 간신의 음이 부족하므로 허리가 시큰거리고 두 다리가 연약무력한 "하허(下虛)" 증상이 나타나는데, 이를 "상성하허(上盛下虛)"라고 한다.

3) 간풍내동(肝風內動)

간풍내동은 체내 양기의 상승·요동이 과도한 것을 가리킨다. 간은 강장(剛臟)으로서 동적인 것과 상승을 주관하므로 간풍(肝風)이라 명명하였다. 간풍내동은 포괄하는 범위가 비교적 넓다. 예컨대 열사가 지나치게 성하여 간경을 졸이면 열이 더욱 성해져 풍을 움직이고, 간양이 항진하면 간양이 풍으로 변하며, 간의 음혈이 지나치게 손상되어 근맥을 자양하지 못하면 허풍이 내부에서 요동하는 것 등이다. 간신의 음이 허하여 양기를 제약하지 못하면 간양의 상승・요동이 과도하여 항진・상역하므로 풍으로 변한다. 임상에서는 손발떨림・추축련급(抽搐攣急)・근육순동(筋肉瞬動)・수족연동(手足蠕動)이 발생하고 심하면 갑자기 정신을 잃고 쓰러져 인사불성이 되거나 구안와사・반신불수 등의 증상이 나타난다.

(3) 간병(肝病)에서 흔히 나타나는 증상 및 그 발생 메커니즘

간병에서 흔히 나타나는 증상은 현훈・목화・이명・두전정통・유방통・양협통・소복통・낭종동통・관절굴신불리・근련구급・추축・사지마비 및 조급하여 화를 잘 내는 것 등이며, 그 발생 메커니즘을 분석하면 다음과 같다.

1) 현훈(眩暈)

머리가 어지럽고 눈앞이 아찔한 증상이다. 대부분 肝의 음혈이 부족함으로 인해 음허양항(陰虛陽亢)이 야기되고, 이로 인해 간의 양기가 상승・요동하여 상부의 청규(淸竅)를 요동하는 까닭에 발생한다.

2) 목화(目花)

"안화(眼花)"라고도 한다. 사물이 흐릿하게 보이거나, 일시적으로 사물이 잘 보이지 않는 현상이다. 대부분 간음과 간혈이 부족하여 상부의 목계(目系)를 자양하지 못한 까닭에 눈이 간혈의 자양을 받지 못해 발생한다.

3) 이명(耳鳴)

귀속이 울리는 것을 자각하는 것으로 음조가 낮고 마치 밀물이 밀려오는 것과 같은 소리가 들린다. 대부분 정지의 억눌림으로 인해 오랫동안 간기가 울결되어 이것이 화로 변해 열이 발생하거나, 혹은 지나친 분노로 인해 간이 손상되고 이로 인해 간담(肝膽)의 화가 항진・상역하여 상부의 청규(淸竅)를 요동하는 까닭에 발생하는데, 심하면 청규를 가려서 중청(重聽)이 발생하기도 한다. 만약 간담의 경기가 막히면 이농(耳聾)이 발생한다.

4) 전정(巓頂)・유방・양협・소복부의 동통 및 낭종동통(囊腫疼痛)

상술한 부위는 모두 간경이 순행하는 부위이다. 만약 간기가 울결・정체되어 기기가 가로막히거나, 담기・기혈이 서로 엉기면 경기의 흐름이 원활하지 않고 낙맥이 소통되지 않으므로 상술한 부위가 붓고 아프거나 종괴(腫塊)가 발생한다. 만약 울결된 간기가 화로 변해 두부에서 요동하면 전정부(巓頂部)에 극심한 통증이 발생한다.

5) 관절굴신불리 · 근육경련구급(筋肉痙攣拘急) · 추축(抽搐)

대부분 간의 음혈부족으로 인해 근맥을 자양하지 못하여 발생한다.

6) 사지마비(四肢麻痹)

대부분 간혈 부족으로 인해 경맥과 기부를 자양하지 못하거나, 풍담(風痰)이 경맥을 뚫고 들어감으로 인해 낙맥의 기혈이 조화를 이루지 못해 발생한다.

7) 조급이노(躁急易怒)

조급하여 화를 잘 내는 것을 말한다. 간은 강장(剛臟)으로 상승·동적인 것을 주관한다. 대부분 간기가 울결·정체됨으로 인해 간기가 화로 변하여 간화(肝火)가 성하거나, 혹은 간양의 상승·요동이 과도하여 간양이 항진·상역하는 까닭에 발생한다.

5. 신의 음양기혈(陰陽氣血) 실조

신(腎)은 선천의 근본으로서 장상학에서 중시한다. 신은 정(精)을 저장하고, 생장·발육·생식 및 수액대사를 주관하는 생리기능이 있다. 신의 장정기능(藏精機能)·폐장기능(閉藏機能)이 실조되면 정기(精氣)가 손실되어 인체의 생장·발육·생식기능에 영향을 미치거나, 혹은 정(精)이 수(髓)를 생성하지 못함으로 인해 수해(髓海)가 부족하여 골질(骨質)이 연약해진다. 수(水)를 주관하는 신의 기능이 실조되면 수액대사에 장애를 일으켜 소변량이 줄고 소변이 막혀 수기가 기육으로 넘치므로 수종이 발생하거나, 소변이 잦으면서 맑고 양이 많으며 소변을 참지 못해 저절로 나오는 등의 증상이 발생한다.

신(腎) 중의 정기에 내재되어 있는 "선천지정(先天之精)"은 인체의 근본이고, 그 속의 진음과 진양은 전신 음양의 근본이 된다. 따라서 신의 생리기능 실조는 실제로 신의 정기부족이나 신음·신양의 실조이다.

(1) 신(腎)의 정기부족

정기(精氣)를 음양으로 나누면 정은 음에 속하고 기는 양에 속한다. 단 이것은 단지 신 중의 정과 기를 음양 속성으로 말한 것이지, 결코 명문의 수화(水火)인 신음·신양과 동일시한 것은 아니다. 왜냐하면 신 중의 정(精)과 기(氣)는 서로 생화하고 신의 생리활동에 필요한 물질적인 기초를 함께 구성하는 요소로서 신정(腎精)과 신기(腎氣)에는 결코 상호 제약하는 관계가 존재하지 않기 때문이다. 반면 신음과 신양은 신의 생리활동 중에서 상호 제약하므로 서로 구별된다. 신의 정기부족은 신정휴허(腎精虧虛)와 신기불고(腎氣不固)를 포괄한다.

1) 신정휴허(腎精虧虛)

신정휴허는 대부분 고령으로 신의 정기가 결손되었거나, 선천적인 품부가 부족하거나, 오랜 병으로 신정이 손상됨으로 인해 후천적인 조양이 실조되어 발생한다. 그 병리 증상은 영아 시기에는 생장발육에 영향을 미치고, 청년기에는 "천계(天癸)"의 생성에 영향을 미쳐 성선(性腺:생식호르몬을 포괄한다)의 발육과 성숙에 지장을 주며, 장년기에는 조로(早老)를 초래하여 성기능이 감퇴하고 활설(滑泄)·음위(陰痿) 등을 야기한다.

신은 골(骨)을 주관하여 수(髓)를 생성하는데, 신정(腎精)이 부족하면 수가 부족해져 골을 자양하지 못하므로 골격이 왜소하면서 연약하고 하체에 힘이 없으며, 수가 부족해져 뇌를 충양하지 못해 뇌수가 공허해지면 신(神)이 쇠약하므로 지력이 감퇴하고 동작이 둔해진다. 결론적으로 신정휴허는 소아에게는 발육불량 혹은 장애를 일으키고, 성인에게는 노화를 촉진하여 인체를 쇠약하게 한다.

2) 신기불고(腎氣不固)

신기불고는 신의 폐장기능(閉藏機能)이 감퇴되어 나타나는 일련의 병변을 가리킨다. 신기불고는 유년기에 정기(精氣)가 충실하지 않았거나, 노년기에 신의 정기가 쇠퇴하였거나, 조혼이나 무절제한 성생활로 인해 신기가 소모되었거나, 오랜 병으로 신이 허해져 고섭기능이 실조되어 발생한다. 그 병리 증상은 신의 봉장기능 실조와 대소변에 대한 고섭작용 실조로 나타난다. 신의 봉장기능이 실조되면 신 중의 정기가 쉽게 유실되어 유정·활설(滑泄) 증상이 나타나고, 봉장기능 실조가 신의 납기(納氣) 기능에 영향을 미치면 기가 상부에 떠올라 내뱉는 숨은 많으나 들이쉬는 숨은 적고 움직이면 호흡이 빨라지면서 숨이 가쁜 증상이 나타난다. 또한 신이 허하면 대소변에 대한 고섭작용이 실조되어 대변활탈(大便滑脫) 및 소변이 맑고 양이 많거나, 잔뇨가 생기거나, 대소변을 참지 못해 절로 나오는 증상이 발생한다.

(2) 신(腎)의 음양 실조

신음(腎陰)과 신양(腎陽)은 신의 생리활동에 있어서의 "한(寒)과 열(熱)", "정(靜)과 동(動)", "승(升)과 강(降)", "출(出)과 입(入)" 등의 상대적인 기능을 대표한다. 신음(腎陰)과 신양(腎陽)이 상호제약・협조해야만 신의 정상적인 생리기능이 유지된다. 신의 음양실조는 주로 신음휴허・신양허손 및 명문상화의 지나친 항진 등으로 나타난다.

1) 신음휴허(腎陰虧虛)

신음휴허는 대부분 오랜 병으로 인해 신음이 손상되거나, 정지내상으로 오지(五志)가 극에 달하여 화로 변하거나, 혹은 열사가 오랫동안 머무르거나, 온조(溫燥)한 성미의 보양약을 과다하게 복용하여 신정이 손상되었거나, 과도한 성생활로 신정이 손상되어 발생한다. 신음은 전신 음액의 근본이므로 기타 장부의 음허가 발전하면 반드시 신에 영향을 미쳐 신음허를 초래한다. 신음이 허하면 명문의 상화(相火)가 지나치게 성하여 음허내열이나 음허화왕을 야기한다. 이런 까닭에 몸이 야위고 허리와 무릎이 시큰거리며 오심번열이나 골증조열이 발생하며 화기가 상승하여 뺨이 붉어지고 도한이 발생하며, 설질이 붉은색을 띠고 설태가 적으며, 맥이 허하고 가늘거나 빠른 등의 증상이 나타난다.

2) 신양허손(腎陽虛損)

신양허손은 실제로는 명문화가 쇠약해진 것이다. 단 양자는 경중의 구별이 있다. 신양허손은 대부분 고령으로 인한 신정(腎精)의 결손, 혹은 과도한 성생활로 인한 신정의 손상이 심비양허(心脾陽虛)로 발전하여 신에 영향을 미쳐 발생한다. 신양이 허약해지면 신의 증등기화(蒸騰氣化) 기능이 감퇴하고, 이로 인해 음한이 내부에서 발생하여 전신허한 증후가 나타난다.

신양이 허하면 생식기능이 감퇴되어 음위(陰痿)・정랭불육(精冷不育)・궁한불잉(宮寒不孕) 등의 증상이 나타난다. 신양이 허약하여 증등기화 기능이 무력해지고 신의 개합이 실조되면 수액대사에 장애가 발생하고, 이로 인해 수액이 정체되어 수사(水邪)가 기부로 넘치면 수종・요폐 등의 증상이 발생한다. 신양허가 극에 달함으로 인해 신의 개합이 실조되어 자주 열리고 적게 닫히면 소변이 잦거나 소변을 참지 못하고 저절로 나오는 등의 증상이 발생한다.

신양(腎陽)은 전신 양기의 근본이다. 신양이 허함으로 인해 비양(脾陽)을 온후하지 못하면 비의 운화기능이 감퇴되어 소화되지 않은 음식물을 설사하고 새벽녘에 설사가 나오는 등의 증상이 발생한다. 신양이 허하여 심양(心陽)을 온후하지 못하면 혈맥을 주관하는 심의 기능이 감퇴되어 혈액운행이 완만해지므로 혈어가 발생한다.

3) 명문상화(命門相火)의 항진

명문상화는 곧 "명문화(命門火)"로서, 신양(腎陽)과 이름만 다를 뿐 동류이다. 신양허와 명문화쇠(命門火衰)는 경중의 차이는 있으나, 결국은 화가 불급한 것에 속한다. 명문화가 지나치게 왕성한 것은 신 중의 양기가 남아돌거나 상대적으로 성해진 것이다. 그러나 이를 신양의 항진이라고 하지는 않으며, "명문화의 지나친 항진" 혹은 "상화(相火)의 지나친 항진"이라고 한다. 명문상화의 지나친 항진은 심화(君火)가 신화(腎火:相火)를 야기하여 상화가 진음을 손상시킴으로 인해 신음이 부족해져 상화가 항진한 것이다. 또한 오랜 병으로 인한 신음의 손상, 무절제한 성생활, 혹은 온조(溫燥)한 성미의 보양약(補陽藥)을 과다하게 복용하여 발생하기도 한다.

명문상화의 항진은 대부분 화가 하부에서 일어나 상부를 달구므로 마치 화로에서 열이 나듯하며, 이로 인해 때때로 땀을 흘리고 안절부절 못하며 성질이 조급해지는 등의 증상이 나타난다. 화가 하부에서 요동하면 정실(精室)을 요동하므로 성기능이 항진하거나, 혹은 강중(强中)[78] · 몽유(夢遺) · 조루 등이 발생한다. 만약 신음이 허하고 상화가 왕성하면 대부분 허리와 무릎이 시큰거리고 두 다리가 연약무력하며, 도한 · 오심번열 등의 음허내열 · 음허화왕 증후를 수반한다.

(3) 신병(腎病)에서 흔히 보이는 증상 및 그 발생 메커니즘

신병에서 흔히 나타나는 증상은 양위 · 활정 · 조루 · 유정 · 요랭산통 · 하지위약 · 기천 · 이농 · 이명 · 골증조열 · 허번불면 · 건망, 혹은 수종 · 소변불리 · 요빈 · 요폐 등이며, 그 발생 메커니즘을 분석하면 다음과 같다.

1) 양위(陽痿) · 활정(滑精) · 조루(早漏) · 유정(遺精)

이것은 모두 생식기능이 쇠약해져 나타난다. 신양부족으로 인해 명문의 화가 부족해지면

78) 강중(强中) : 까닭 없이 음경이 발기하여 오랫동안 사그라들지 않고 때때로 정액이 흘러나오는 증상을 가리킨다.

대개 양위가 발생하고, 신기부족으로 인해 정관(精關)이 견고하지 않아 봉장·고섭기능이 실조되면 대개 활정이나 조루가 발생한다. 꿈을 꾸면서 정액이 나오는 것을 몽유(夢遺)라 하는데, 이는 대부분 신음허로 인해 상화가 망동하여 발생한다.

2) 요랭산통(腰冷酸痛)·하지위약(下肢痿弱)

요(腰)는 신(腎)의 부(府)이고, 신은 골(骨)을 주관한다. 신의 양기가 허하여 신정이 충실하지 못하면 허리와 무릎을 자양·온후하지 못하며, 한습(寒濕) 혹은 습열(濕熱)이 경맥에 정체되면 기혈 운행이 원활하지 못하므로 허리가 차고 시큰거리며 뼈가 연약무력하고 하지가 허약한 증상이 발생한다.

3) 기천(氣喘)

폐는 호흡을 주관하고, 신은 납기(納氣)를 주관한다. 신기가 허약하면 납기기능이 실조되어 기가 위로 떠오르고, 이로 인해 기를 섭납하여 하원(下元)으로 귀속시키지 못하므로 내쉬는 숨은 많으나 들이쉬는 숨은 적어 숨이 가쁜 증상이 나타난다.

4) 이명(耳鳴)·이농(耳聾)

신(腎)은 귀〔耳〕로 규가 통하며, 신정은 수(髓)를 생성하여 뇌를 충양하는데, 뇌는 수(髓)의 바다와 같다. 신음이 허하여 신정이 충분하지 않고 수해(髓海)가 공허해지면 뇌전(腦轉: 현훈)이 발생하고 귀에서 마치 매미소리가 나는 듯하며, 심하면 귀가 잘 들리지 않는다.

5) 골증조열(骨蒸潮熱)

신음이 부족하면 폐음(肺陰)이 허해지는데, 폐음과 신음이 허하여 음이 양을 제약하지 못하면 허열이 내부에서 생겨 뼈가 후끈후끈 달아오르는 증상이 발생한다.

6) 허번불면(虛煩不眠)·건망(健忘)

신음부족으로 인해 심신(心腎)이 상호작용하지 못하면 가슴이 답답하고 안절부절못하여 잠을 이루지 못한다. 또한 신정(腎精)이 결손되면 수해(髓海)를 충양하지 못하는데, 경미하면 기억력이 감퇴되고, 심하면 건망증이 발생한다.

7) 소변불리(小便不利) · 요폐(尿閉) · 수종(水腫)

대부분 신양허로 인해 기화기능이 실조되고 관문(關門)이 불리해져 수액이 증화(蒸化)되거나 하부로 운반되지 못하여 발생한다. 수액의 배출이 원활하지 못하면 소변이 잘 나오지 않고, 기화기능에 장애가 발생하면 소변이 막혀 나오지 않으며, 수사(水邪)가 기부로 넘치면 수종이 발생한다.

8) 뇨빈(尿頻) · 유뇨(遺尿)

대부분 신기허로 인해 봉장(封藏) · 고섭(固攝) 기능이 실조되어 방광을 제약하지 못해 발생한다.

오장의 음양 · 기혈실조는 대부분 각 장의 생리기능 문란과 밀접한 관계가 있다. 심(心)의 병기는 주로 심이 주관하는 혈맥의 이상과 정신정지의 변화로 나타나고, 폐의 병기는 주로 폐기의 선발 · 숙강기능 실조 및 폐기 · 폐음의 손상으로 나타나며, 비(脾)의 병기는 주로 운화기능 실조와 혈액통섭기능 실조로 나타나고, 간의 병기는 주로 소설기능 · 간혈유양 기능 감퇴 및 간의 음양 제약관계 실조로 나타나며, 신의 병기는 주로 장정기능과 수액을 주관하는 기능의 실조 및 신의 음양실조 등으로 나타난다.

임상에서 오장 병기의 각 방면의 병리변화를 파악하는 것은 질병을 인식하고 병변의 본질을 파악하는데 매우 중요한 의의가 있다.

二. 육부(六腑)의 병기

1. 담(膽)의 병기

담의 주요 기능은 담즙을 저장 · 배설함으로써 비위의 부숙 · 운화기능을 돕는 것이다. 담즙은 간에서 생성된다. 담즙의 분비와 배설은 간이 주관하는 소설기능의 제약과 조절을 받으므로 담즙의 분비와 배설 장애는 간의 소설기능 이상과 밀접한 관계가 있다. 담즙의 분비 · 배설 장애는 대부분 정지손상으로 인해 간의 소설기능이 실조되어 발생하는데, 간혹 중초에서 습열(濕熱)이 훈증하여 간담의 기기를 가로막음으로 인해 간담에 열이 울결되고 이것이 화로 변해 담즙의 배설이 실조되기도 한다. 담즙의 배설 장애는 간기의 울결을 격화시켜 비위의 정상적인 운화기능에 장애를 초래한다. 또한 담즙이 위(胃)로 역류하여 위기가 상역(上逆)하면 쓴물을 토하고, 혈맥을 통해 기부로 넘치면 황달이 발생한다.

이밖에도 장상학에서는 담의 생리적인 면에 대해 "中正之官, 決斷出焉"이라 하고, 병리적인 면에 대해서는 "담한(膽寒)"·"담허(膽虛)"라고 하였다. 단 "담이 작은 사람은 매사를 두려워한다(膽小怕事)", "위협을 받으면 담이 서늘해진다(膽寒)"고 하는 등의 심리상태를 지칭하여 이른바 "담한"·"담허"라고 한다. 그러나 이것의 병기는 결코 허(虛)나 한이 아니라 간기울결로 허열이 내부를 가로막아 상부의 심신(心神)을 요동함으로 인해 심이 허해져 겁이 많고 근심하며 결단력이 부족하고 마음이 초조하여 잠을 이루지 못하는 것이다.

담병에서 흔히 나타나는 증상은 한열왕래·구고(口苦)·협통(脇痛)·황달 등인데, 그 발생 메커니즘을 분석하면 다음과 같다.

1) 한열왕래(寒熱往來)

환자가 냉감과 열감이 왕래하는 한열 증상을 자각하는 것이다. 한열왕래는 대부분 외사가 족소양경(足少陽經)에 머물러 있기 때문에 발생한다. 소양(少陽)은 문지도리〔樞〕와 같아 양분(陽分)에서 나오면 열이 나고, 음분(陰分)으로 들어가면 오한이 발생하므로 한열왕래 증상이 나타난다.

2) 구고(口苦)

입안이 쓴 증상으로서, 담기가 상역하여 담액(膽液)이 상부로 넘친 결과이다.

3) 협통(脇痛)

담은 오른쪽 옆구리 하부에 위치하고, 담의 경맥은 양협부를 순행한다. 만약 간담의 기기가 원활하지 않아 담경이 정체되면 기혈의 흐름이 불리해져 옆구리가 그득하고 아픈 증상이 발생한다.

4) 황달(黃疸)

눈의 흰자위와 피부가 황색으로 변하는 것이다. 간담의 소설기능이 실조되어 담액이 정상적인 통로로 배출되지 못하고 혈맥으로 역류하여 기부로 넘쳐서 발생한다.

2. 위(胃)의 병기

위는 음식물을 받아들이므로 "수곡(水穀: 음식물)의 바다."라 불린다. 위의 주요 기능은 음식물을 받아들이고 이를 초보적으로 소화시켜 하강을 순조롭게 하는 것이다.

위의 병기는 주로 음식물을 받아들이고 부숙(腐熟)하는 기능에 장애가 발생하여 위의 하강기능이 실조되거나 위기가 상역하는 등의 병리변화로 나타난다. 이러한 병리변화를 초래하는 원인은 많지만, 위 자체로 보면 주로 위기허 · 위한 · 위열 · 위음부족 등이다.

(1) 위기허(胃氣虛)

위기허는 대부분 음식 실조가 오랫동안 지속되거나, 비기부족으로 비의 운화기능이 실조되거나, 혹은 선천적인 품부가 부족하거나, 오랜 병으로 원기(元氣)가 손상되어 발생한다. 위기가 허하면 음식물을 받아들이고 음식물을 소화하는 기능이 감퇴되어 식사량이 줄고 입맛이 없으며 완복부(脘腹部)가 더부룩한 등의 증상이 나타난다. 위가 허하여 하강기능이 실조되면 위기가 하강하지 못하므로 음식물이 내려가지 않고 심하면 완복부가 그득하고 아프거나 오심구토 · 트림 · 딸꾹질 등의 증상이 발생한다.

(2) 위한(胃寒)

위한은 대개 찬 것이나 날 것을 과식하여 위부(胃腑)의 양기가 손상되거나, 비양허가 위부(胃腑)에 영향을 미치거나, 혹은 체질적인 양허로 인해 중초가 차가워져 발생한다. 양이 허하면 한사가 내부에서 자생한다. 위가 한하면 음식물을 부숙하는 기능이 뚜렷이 감퇴될 뿐만 아니라, 식사량이 줄어드는 등의 병리상태를 야기한다. 위가 한하면 기기가 불리해져 기가 정체되며, 심하면 혈이 한사를 만나 응결되고 혈액운행이 완만해져 어(瘀)가 발생하며, 낙맥을 끌어당겨 맥락을 수축시키므로 위의 내부가 허한해져 냉통이 발생하는데, 이 경우는 따뜻하게 하면 통증이 감소한다.

(3) 위열(胃熱: 胃火)

열(熱)과 화(火)는 동류이다. 위열(胃熱)이 지나치게 성하여 울결되면 화로 변해 치솟는데 이것이 바로 위화(胃火)이다. 위열·위화는 대부분 열사가 위부에 침입하거나, 술이나 매운 것, 기름진 음식을 즐겨 먹음으로 인해 화열의 발생을 돕거나, 기체(氣滯)·어조(瘀阻) 및 담·습·식적 등이 울결되어 열로 변하는 등의 원인으로 발생한다. 이 밖에 간담의 화가 횡역(橫逆)하여 위를 침범해도 위열이 발생한다. 위열은 위의 수곡부숙기능을 항진시키므로 위중조잡(胃中嘈雜)·소곡선기(消穀善饑) 등의 증상이 발생한다. 위에서 화열이 지나치게 성하면 위의 진액을 졸이므로 갈증이 나서 물을 마시려 하는 증상이 나타나며, 조열이 내부에 울결되면 대변이 굳어 변비가 발생한다. 열〔火〕은 치솟는 성질이 있어서 위의 하강기능을 실조시키고 담열을 야기하여 담즙이 상부로 넘치게 하므로 입이 쓴 증상이 나타나고, 심하면 위기의 상역을 야기하여 속이 메스껍고 쓴물〔苦黃水〕을 토한다. 위화(胃火)가 경맥을 따라 치솟으면 이가 아프고 잇몸이 붓거나 혹은 코피가 나며, 심지어 위부의 낙맥을 손상시키므로 혈이 상부로 넘쳐 구혈(嘔血) 증상이 발생한다. 위열(火)이 오랫동안 치성하면 반드시 음액이 소모되므로 위음허(胃陰虛)가 발생한다.

(4) 위음허(胃陰虛)

위음허는 주로 위의 음액이 고갈되어 수납과 부숙기능이 감퇴된 것을 가리킨다. 위음허는 대부분 열병 후기에 열사가 오랫동안 머물러 음액을 손상시키거나, 구병(久病)이 회복되지 않아 전신의 정혈(精血)이 부족해져 발생한다. 위는 윤택한 것을 좋아하고 건조한 것을 싫어하므로 위음이 고갈되면 위(胃)의 수납기능과 부숙기능이 극도로 쇠퇴하여 음식을 먹으려 하지 않고, 설질이 붉은색을 띠면서 설태가 없으며, 심하면 혀가 마치 거울처럼 번들번들한 증상이 나타난다. 위음이 허하면 하강기능이 실조되고, 위기가 상역하면 완복부가 더부룩한 허비(虛痞) 증상이 나타나며, 속이 메스꺼우면서 헛구역질이 나는 증상이 자주 발생하는데, 심하면 위기가 쇠약해져 입안이 벌겋게 붓고 헐며 냄새가 나는 증상〔口糜〕이 발생한다.

(5) 위병(胃病)에서 다발하는 증상 및 그 발생 메커니즘

임상에서 흔히 나타나는 위병(胃病) 증상은 오심구토·딸꾹질·위완창통·소곡선기·위완조잡·납매식소 등이며, 그 발생 메커니즘을 분석하면 다음과 같다.

1) 트림 · 딸꾹질 · 오심(惡心) · 구토

대개 위의 하강기능이 실조됨으로 인해 위기(胃氣)가 상역하여 발생한다.

2) 위완창통(胃脘脹痛)

대개 정지가 울결되거나 숙식(宿食)이 정체됨으로 인해 위기가 울결되고 하강기능이 실조되고 기기가 막혀 위완부가 더부룩하고 아픈 증상이 발생한다.

3) 소곡선기(消穀善饑)

음식을 많이 먹지만 쉽게 배가 고파지는 것을 말한다. 이는 대부분 위열(胃熱)이 지나치게 성함으로 인해 부숙기능이 항진하여 음식물의 소화가 빨라지기 때문이다.

4) 위완조잡(胃脘嘈雜)

대부분 위열〔火〕 혹은 위음(胃陰)이 결손됨으로 인해 허열이 내부에서 생성되어 위부(胃腑)가 조화를 잃었기 때문이다.

5) 납매식소(納呆食少)

대부분 위기(胃氣) 허약으로 인해 부숙기능이 감퇴하고 하강기능이 실조되어 식욕이 부진하고 식사량이 줄어드는 증상이 발생한다.

3. 소장(小腸) 병기

소장은 수성화물(受盛化物) · 비별청탁(泌別淸濁)을 주관하는데, 이는 바로 위를 통해 초보적으로 소화된 음식물의 잔여분을 받아들여 소화 · 흡수하고 음식물의 영양물질을 脾로 보냄으로써 전신을 자양함〔受盛化物〕과 아울러 나머지 음식물의 찌꺼기와 수액을 대장이나 방광으로 보내〔泌別淸濁〕 체외로 배출하는 것이다.

소장의 생리기능이 실조되어 위가 초보적으로 소화시킨 음식물의 잔여분을 받아들이지 못하는 상황에서 다시 음식을 먹으면 배가 아프고 설사 혹은 구토를 일으킨다. 소장의 화물작용이 감퇴하면 식후에 속이 더부룩하고 대변이 묽으며 소화되지 않은 음식물을 설사하는 등의 증상이 나타난다. 비별청탁 기능이 실조되면 청탁이 뒤섞여 구토와 설사가 번갈아 나타나고 복통이 극심한 증상이 등이 발생한다. 장상학에서는 소장의 생리기능을 비의 상승기능과 위의 하강기능에 귀속시켰으므로 임상에서는 항상 소장의 기능실조는 비의 청기를 상승시키는 기능과 위의 탁기를 하강시키는 기능실조에 귀속시킨다.

"심화하이소장(心火下移小腸)"이란 심경의 화열이 경맥을 따라 소장으로 옮겨간 것으로서, 열이 음식물과 결합하여 소변이 황적색을 띠고 따끔거리면서 아프며 입과 혀가 짓무르고 아픈 등의 증상이 발생하는 것을 가리킨다.

임상에서 흔히 나타나는 소장병 증상은 설사 · 요적작통(尿赤灼痛) 등이 있으며, 그 발생 메커니즘을 분석하면 다음과 같다.

1) 설사(泄瀉)

소장의 비별청탁 기능이 실조되어 청탁을 분별하지 못하므로 대변에 수기가 그대로 뒤섞여 내려와 대변 횟수가 증가하는 것이다. 대부분 소장의 청탁비별 기능이 감퇴함으로 인해 청탁을 구분하지 못하고 뒤섞여 대장으로 내려가므로 설사가 발생한다.

2) 요적작통(尿赤灼痛)

소변이 황적색을 띠고 배뇨 시에 작열감이 있으면서 통증이 오는 증상이다. 대부분 심열이 경맥을 따라 소장으로 들어가 열과 음식물이 결합함으로 인해 발생한다. 방광습열 또한 요빈(尿頻) · 요급(尿急) · 요통(尿痛) 등을 야기한다.

4. 대장(大腸) 병기

대장은 음식물의 찌꺼기〔糟粕〕를 전도하는 기능이 있다. 즉 소장이 보내 온 음식물의 찌꺼기를 받아들여 그 속의 잉여 수분을 흡수하고 분변을 형성하여 체외로 배출한다. 따라서 대장의 병변은 대부분 비정상적인 대변으로 나타난다.

대장의 전도기능이 실조된 상태에서 습열이나 한습사 혹은 음식손상으로 인한 식체불화(食滯不化) 등의 요인이 더해지면 설사가 발생한다. 또한 대장의 전도기능이 실조된 상태에서 습열이나 한습이 대장의 기혈과 엉기면 기체혈어를 초래하고 이로 인해 적백색의 걸쭉한 하리 · 이급후중 등의 증상이 발생한다. 이 밖에 비위의 운화기능이 실조되고 비신(脾腎)의 기가 허하여 고섭하지 못하면 설사 · 대변실금, 심하면 탈항 등의 증상이 발생한다. 대장의 전도기능이 실조되어 발생한 변비는 양명경의 실열이 조결(燥結)하여 위기(胃氣)가 하강하지 않고 폐기가 하초에서 성해져 청숙기능이 실조되거나, 혹은 양허로 인한 운화실조·중기허약·장액고학(腸液枯涸) 등으로 인한 것이다. 만약 습열이 대장에서 울결되어 영기가 운행되지 않고 근육의 문리(紋理로 역류하거나 혹은 위기의 귀속이 반복되지 않으면 국부 기주(근육의 문리)가 붓고 아프며, 심지어는 기육이 화농하여 장옹(腸癰)이 발생하기도 한다.

임상에서 흔히 나타나는 대장병 증상은 열사·변폐·이질·장구(腸垢)·치(痔)·장옹 등이며, 그 발생 메커니즘을 분석하면 다음과 같다.

1) 열사(熱瀉)

열을 수반한 설사를 말한다. 대부분 습열이 장(腸)에 하주(下注)함으로 인해 열이 음식물의 찌꺼기를 핍박하여 하행하고 대장의 전도(傳導)가 과도하기 때문이다.

2) 변폐(便閉)

대부분 조열(燥熱)로 인해 부액(腑液)이 건조해지고 대장의 전도가 원활하지 않거나, 기허(氣虛)로 인해 대장의 전도기능이 무력하여 발생한다.

3) 이질(痢疾)

대부분 적백색의 농혈이 섞인 하리를 하고, 금방 변이 나올 것 같으나 시원하게 나오지 않으며 뒤가 무거운〔裏急後重〕 증상이 나타난다. 대부분 습열이나 습탁이 대장에 쌓여 장락(腸絡)을 손상함으로 인해 기가 정체되고 혈이 가로막혀 발생한다.

4) 치(痔)

치창(痔瘡)을 가리킨다. 대부분 무절제하게 음식을 섭취하거나 맵고 기름진 음식을 과다하게 섭취함으로 인해 발생한 습열이 항문으로 흘러 들거나, 혹은 변비·다산으로 인해 항문 부근의 혈맥이 가로막힌 데다 어혈과 습열이 항문에 흘러 들어 오래되면 치창이 발생한다.

5) 장옹(腸癰)

기체(氣滯), 혈어, 한사의 응체, 습열, 충적(蟲積) 등으로 인해 장의 낙맥이 막히고 오랫동안 울결하면 화농하여 장옹이 발생한다.

5. 방광(膀胱) 병기

방광은 요액을 저장·배설하는 기관이다. 그 경맥은 신에 락(絡)하여 신과 표리관계를 이룬다. 방광의 기능실조는 주로 방광의 기화기능불리가 그 원인이다. 또한 이것은 신의 기화기능이 실조된 것이기도 하다. 방광기능이 실조되면 대개 배뇨 이상, 예컨대 요빈·요급·요통이 발생하며, 간혹 배뇨곤란이 심해져 요폐·유뇨·소변실금 등이 나타나기도 한다.

1) 요빈(尿頻)·요급(尿急)·요통(尿痛)

대부분 습열사가 방광으로 흘러 들어가 발생한다.

2) 배뇨곤난·요폐(尿閉)

한습이나 습열사가 내부에 침입하거나, 혹은 신양(腎陽)·신기(腎氣)가 허약하여 신의 기화기능이 실조되는 등의 원인으로 인해 방광의 기화기능이 실조되고 이로 인해 요액 배출이 원활하지 못한 것이다.

3) 유뇨(遺尿)·소변실금(小便失禁)

대부분 신허(腎虛)로 인해 봉장·고섭기능이 실조되어 방광이 약속(約束)하지 못하기 때문이다.

6. 삼초(三焦) 병기

삼초는 육부의 하나로서 상초·중초·하초의 합칭이다. 삼초는 기와 진액이 승강출입하는 통로이자, 기화(氣化)하는 장소이다. 따라서 삼초의 기화는 전신 장부경락 기기의 승강출입과 장부경락의 기화기능으로 개괄할 수 있다. 삼초의 기화실조 역시 두 가지 측면으로 나뉜다.

첫째, "심과 폐", "비와 위장(胃腸)", "간과 담", "신과 방광"의 생리활동은 모두 기의 승강출입과 기화기능에 의존한다. 삼초의 기기불리·기화실조는 관련 장부의 원활한 기기 소통에 영향을 미치고, 관련 장부의 생리기능 실조 또한 반드시 삼초기기의 승강출입 및 기화기능에 영향을 미친다. 따라서 심의 혈액운행, 폐의 호흡과 선발·숙강기능, 비와 장위의 운화기능, 간과 담의 소설기능, 신과 방광의 증등기화(蒸騰氣化) 기능 등과 같은 생리기능이 실조되어도 삼초의 기화기능에 악영향을 미친다.

둘째, 삼초는 진액이 운행되는 통로이자, 진액과 기가 기화를 진행하는 장소이다. 그러므로 삼초의 기화기능은 폐, 비위와 장, 신과 방광 등의 수액대사를 조절하는 기화기능으로 개괄할 수 있다. 예컨대 폐의 수도통조(水道通調) 기능 실조는 상초의 기화실조로 귀결되고, 비위의 수액 운화기능 실조는 중초의 기화실조로 귀결되며, 신과 방광의 증등기화 기능 실조와 장(腸)의 조박 전도기능 실조는 하초의 기화기능 실조로 귀결된다.

상술한 바를 종합하면 육부는 소통하는 작용을 하므로 육부에서 발생하는 병변은 대부분 그 생리기능의 실조와 유관하며, 대부분 기기의 원활한 소통, 음식물의 소화·흡수·배설 및 수액대사의 조절 등에 영향을 미친다. 그 중에서도 담액(膽液)의 배설장애, 위의 부숙·하강기능 실조, 대장의 전도기능 실조 및 방광의 기화기능 실조 등의 영향이 가장 크다. 그러므로 육부의 기기통창(氣機通暢)은 임상 변증론치에서 중요한 부분이다.

三. 기항지부(奇恒之腑)의 병기

1. 뇌(腦)의 기능실조

뇌는 인체의 가장 중요한 기관이다. 사람의 정신의식과 사유활동, 시각·청각·후각·미각 등의 감각기능 및 언어응답·지체활동 등은 모두 뇌의 생리기능에 속하므로 뇌기능의 정상여부는 곧바로 사람의 정신의식 및 시각·청각·언어·행동 등의 생리기능에 영향을 미친다.

뇌는 수(髓)가 모여 형성된 것이므로 "수해(髓海)"라고도 한다. 뇌수는 신의 정기(精氣)에서 화생된 것이다. 따라서 신의 정기가 허약하여 정이 수를 생성하지 못하고 수가 허하여 뇌를 충양하지 못하면 뇌수가 공허해져 뇌기능의 실조나 감퇴를 초래하고, 이로 인해 정신의식이 흐려지고 지력이 감퇴하며 보고 듣는 것과 언어응답이 둔해지고 지체가 불편하거나 연약하여 잘 쓰지 못하는 등의 병리현상이 나타난다. 뇌의 병변은 대부분 고령으로 인해 정기가 허약해지거나, 선천적으로 허하거나, 뇌를 과도하게 쓰거나, 병이 오랫동안 회복되지 않음으로 인해 신정(腎精)이 부족해져 발생한다.

뇌의 생리활동은 기·혈·진액과 음식물의 충양에 의존하므로 심·폐·비·간·신 등의 생리기능 실조 또한 뇌의 기능실조를 야기하여 정신정지활동 이상 등의 병리상태를 초래한다. 뇌는 사람의 머리에 위치하는데 두부는 모든 양(陽)이 모이는 곳이므로 뇌의 생리활동은 양기의 상승에 의존한다. 따라서 양기가 상승하지 않으면 두목현훈・이목실총(耳目失聰) 등의 증상이 발생한다.

2. 수(髓)와 골(骨)의 기능실조

수(髓)는 골의 중심부인 골강 속에 위치하며 골수・척수와 뇌수를 포괄한다. 그 주요 기능은 골격에 영양을 공급하여 생장・발육하게 하고, 뇌수를 충양하여 충만하게 하며, 정신의식활동을 정상적으로 발휘하도록 한다. 수(髓)의 병변은 항상 신정부족이나 영양분의 결핍으로 인해 정(精)이 수를 생성하지 못하여 발생한다. 그 병리증상은 수허(髓虛)로 골의 영양이 실조되어 골격이 연약해져 쉽게 부러지거나 잘 굴신하지 못하거나, 뇌를 충양하지 못하여 뇌수가 허약해져 정신의식이 쇠약해지는 것이다.

골(骨)은 인체의 중요한 버팀목으로 강인한 성질을 가지고 있다. 골의 내부에 수(髓)가 저장되어 있는데 수는 골에 영양을 공급하므로 골의 생장과 기능은 신 중 정기(精氣)의 성쇠에 달려 있다. 골의 병기는 주로 골을 자양하지 못해 연약무력해지거나 변형되는 측면으로 나타난다. 대부분 선천적인 품부가 부족하거나, 후천적인 영양부족으로 정수(精髓)가 결핍되어 골을 자양하지 못함으로 인해 생장발육이 불량해져 골이 연약무력하거나 등이 휘는 등의 병변이 발생하며, 간혹 오랫동안 서 있지 못하거나 걸으면 다리가 떨리는 등의 병증이 발생하기도 한다.

만약 열사가 오랫동안 음액을 졸여 신정(腎精)에 영향을 미치거나, 과로로 인해 신이 손상되어 신정이 허약해지거나, 혹은 명문상화(命門相火)가 지나치게 성하고 망동함으로 인해 신정이 손상되어도 골이 마르고 수가 감소하여 골위(骨痿)가 발생한다.

3. 맥(脈)의 기능실조

맥은 혈의 부(府)로서 기혈이 운행되는 통로이다. 맥도(脈道)는 잘 통해야 하는데, 만약 진액이 고갈되어 맥을 자양하지 못하거나, 담탁이 내부에서 생성되어 기기가 원활하지 않거나, 혹은 한사가 응체하여 가로막히면 맥도가 불리해져 기체혈어를 야기한다. 반대로 기가 정체하거나 혈이 가로막혀도 맥도의 원활한 소통에 영향을 미친다.

만약 맥도가 원활하게 소통되지 않으면 기혈의 흐름이 원활하지 않고, 심하면 응체된 기혈이 소통을 막으므로 기혈이 응체된 부위에 동통·창통·마비 증상이 나타나며 심지어는 국소 기육의 위축·괴사 등이 발생한다.

맥은 영기(營氣)를 에워싸서 밖으로 새어나가지 않게 하는 기능이 있어서 영혈(營血)이 경맥 밖으로 새어나가는 것을 방지한다. 맥의 이러한 기능은 실제로는 기의 고섭작용과 비의 통혈작용이다. 만약 비기가 허하거나 원기(元氣)가 부족하여 혈을 통섭하지 못하고 맥도가 영혈을 에워싸서 새어나가지 않게 하는 기능이 감퇴하면 각종 출혈 증상이 발생한다.

4. 여자포(女子胞)의 기능실조

여자포는 포궁(胞宮)이라고도 하는데 바로 자궁(子宮)을 말한다. 여자포의 주요 기능은 월경과 태아를 키우는 것이다. 그러므로 여자포의 생리기능이 실조되면 주로 월경·대하·태아·출산의 이상으로 나타난다. 여자포의 생리기능 실조를 초래하는 원인은 매우 많으나, 그 중에서도 중요한 것은 다음의 세 가지이다.

(1) 기혈실조(氣血失調), 포궁기능실조(胞宮機能失調)

여성의 월경·임신·출산·수유 등은 모두 혈을 바탕으로 하므로 "여자는 혈을 근본으로 한다(女子以血爲本)"는 말이 있다. 단 혈의 작용은 기에 의존하므로 기혈이 조화로워야만 혈이 그 생리기능을 충분히 발휘할 수 있다. 기혈이 조화롭지 않으면 반드시 포궁의 기능에 영향을 미쳐 각종 병변을 일으킨다.

만약 혈열(血熱)로 인해 간이 혈을 저장하지 못하거나 소설이 과도하여 열이 혈해(血海)를 요동하여 혈이 망행하거나, 기허로 비가 혈을 통섭하지 못해 충·임맥의 고섭작용이 실조되면 월경이 앞당겨 오고 양이 지나치게 많으며 월경주기가 연장되고, 심하면 붕루가 나타난다. 만약 화가 성하여 기가 상역하면 혈이 화기를 따라 치솟으므로 월경이 올 때 코나 입으로 피가 나오는데 이를 "도경(倒經)"이라 한다.

기체(氣滯)·혈어(血瘀)나 기혈부족·양기부족으로 인해 하원(下元)이 허한하여 포궁이 허하고 차가우면 혈액운행이 느려지므로 월경이 예정일보다 늦고 양이 지나치게 적으며, 폐경·징가적취(癥瘕積聚) 등의 증상이 나타난다.

한습이나 습열이 포궁에 흘러 들어가면 포궁의 생리기능이 실조되는데, 이는 실질적으로는 기혈의 조화가 파괴되어 발병한 것이다. 습열이 포궁으로 흘러들면 황적색 대하나 붕루 증상이 발생한다. 한습이 포궁에 정체되어도 통경·폐경 및 백대하 등의 증상이 발생한다.

(2) 심·간·비·신 및 포궁의 기능실조

심·간·비·신의 기능이 실조되면 기혈실조를 초래할 뿐만 아니라, 포궁의 기능에도 이상을 야기한다. 예컨대 과도한 사려로 인해 심이 손상되면 심혈이 암암리에 소모되고 이로 인해 영혈이 부족해지는데, 영혈이 부족해지면 혈해(血海)를 충양하지 못하므로 월경불순·폐경·불임 등의 병증이 발생한다. 만약 과도하게 마음〔心〕을 써서 심음(心陰)이 암암리에 소모되어 음이 양을 제약하지 못하면 심화가 항성해져 상화(相火)를 부추기므로 혈해가 요동하여 월경과다·붕루 등의 증상이 발생한다. 또한 간기울결로 인해 기혈이 뭉쳐져 포궁의 혈액운행이 원활하지 않으면 월경선후부정기(月經先後不定期)·통경·경폐·징가(癥瘕) 등의 병증이 발생한다. 지나치게 화를 내면 간이 손상되어 승설(升泄)이 태과해지므로 월경이 예정보다 앞당겨 오고 양이 많을 뿐만 아니라, 간기가 상역하여 혈이 기를 따라 상역하므로 월경이 올 때 코피가 나는 증상이 발생한다. 만약 음식이 부적절하거나 피로·권태·근심 등으로 인해 비가 손상되어 기혈 생화의 원천이 부족하여 혈해가 공허해지면 월경량이 적고 월경주기가 일정하지 않으며, 심하면 폐경 증상이 나타난다. 만약 기가 허하여 인해 비가 혈을 통섭하지 못하면 월경과다 증상이 나타나며, 심하면 붕루가 멎지 않는다. 비양이 허약하여 운화기능이 실조되고, 이로 인해 습탁이 내부에서 생겨나 포궁으로 흘러 들어가면 묽은 대하가 나온다. 만약 중기(中氣)가 아래로 가라앉아 장기를 지탱하는 힘이 감퇴하고, 이로 인해 포궁이 아래로 빠져 나오면 음정(陰挺:자궁탈수) 증상이 발생한다.

(3) 충임실조(衝任失調), 포궁기능문란(胞宮機能紊亂)

충맥과 임맥은 모두 포궁에서 시작하는데, 충맥은 혈해이고, 임맥은 포태를 주관한다. 충맥과 임맥에 충만한 기혈은 포궁이 생리기능 활동을 하는 데 있어서 물질적 기초가 된다. 충·임맥이 실조되는 원인은 매우 많으나, 결국은 허·실의 두 가지 측면을 벗어나지 않는다. 예컨대 한사를 감수하거나 찬 것을 즐겨 마셔 기혈이 응체되거나, 열사가 내부를 요동하고 혈을 핍박하여 망행케 하거나, 혹은 습열이 하부로 흘러 들어가 경맥의 기혈 운행이 원활하지 않거나, 정지가 울결되어 기체·혈어가 발생하거나, 심하게 화를 내어 기가 역란하고 화가 요동하여 혈액운행이 혼란해지거나, 과로로 기가 손상되어 혈을 통섭하지 못하는 것 등은 모두 기혈의 조화를 잃게 하여 운행실조를 야기하므로 충·임맥실조 및 포궁 기능의 문란이 발생한다.

충맥과 임맥은 간·신에 예속되어 있으므로 충·임맥의 병변은 대부분 간·신의 병변에 영향을 미친다. 또한 충맥은 양명(陽明)에 예속되어 있어 비위의 운화기능과도 밀접한 관계가 있으므로 충·임맥의 실조는 두 경맥 자체에 국한될 뿐만 아니라, 전신의 기능상태와도 밀접한 관련이 있다. 따라서 월경불순·통경(痛經)·붕루·대하 혹은 조산·유산 등의 병증은 대부분 선천적인 신정·신기부족 혹은 후천적인 비위결손(脾胃缺損) 등의 병변과 유관하다.

제10장
체질학설

제1절 체질학의 형성과 발전

一. 체질의 개념

체질은 개개인의 형태·기질의 생리반응의 특성으로 나타나며 병리상 개개인 발병경향으로 표현된다. 체질은 선천적으로 형성되고 후천적으로 유형이 고정되므로 일부에서는 체질을 "인체의 유전성 및 획득성 특징의 합금"이라 칭하기도 한다.

체질은 생장·발육 과정을 통해 형성된 인체의 형태와 기능의 특수성을 가리킨다. 이러한 특수성은 통상 몇몇 병인에 대한 감수성(susceptibility)과 그 병기 전변의 경향성에 의해 결정되며, 심지어는 수명에도 상당한 영향을 미친다.

일찍이 《내경》에서는 개개인의 체질 차이에 주의하고 그 생리에 근거하여 체질을 분류하였을 뿐만 아니라, 체질의 형성 및 그 병인병기·변증치료와의 관계를 연계시켜 기술하였는데, 후세 의가들의 보충을 거쳐 점차 계통적인 체질학을 형성하였으며, 한의학에 큰 영향을 미쳤다.

체질과 기질은 다르다. 후자는 심리학의 범주에 속하는 것으로서 인간의 행위와 태도의 특징을 가리키며, 성격·용감함과 겁약함 등의 내용을 포괄한다. 단 양자는 서로 연계되므로 일정한 체질은 일정한 기질을 형성한다. 예컨대 《유경·장상》에서 "형체가 충실하면 기질이 고르다."고 하였는데, 이는 체질과 기질을 연계하여 고려한 것으로서 체질과 기질의 관계가 매우 밀접함을 설명한다.

한의학에서 체질학의 내용은 매우 풍부하여 임상실제와 긴밀하게 결합되어 있다. 역대 의가들의 수많은 의안을 살펴보면 먼저 환자의 "체질"에 근거하여 병태를 기술하지 않은 것이 없다. 체질은 의사들이 임상 변증과 처방을 구성할 때 반드시 고려해야 할 근거이다. 예컨대 광조원(匡調元)[1]은 체질병리학이라는 제목 하에 체질의 형성과 변화, 체질과 병인·발병·분류·변증·치료 등에 대해 체계적으로 기술하였고, 왕기(王琦)[2]는 한의학에서 체질학의 확립을 적극적으로 이끌었으며, 전존애(田存愛)[3] 등은 현대의학의 면역이론으로부터 한의학 체질인식의 정확성을 기술하였다. 하유민(何裕民)[4] 등은 체질 조사를 통해 상이한 지역과 계절에 따른 체질변화 정황을 논증하였고, 황보연(皇甫燕)[5]은 소아의 체질 연구에 치중하였다.

체질학의 구체적인 내용을 소개하면 다음과 같다.

1. 체질의 특징

체질은 모든 개체에 존재하며, 개체에 체질이 나타나지 않는 때는 없다. 체질이 개체에 나타날 때 다음과 같은 구체적인 특징이 있다.

① 보편성 : 모든 인체는 예외 없이 각기 특징적인 체질을 갖고 있다.

② 복잡성 : 인류의 체질은 복잡하고 다양하다.

③ 전면성 : 체질은 인체의 형(形:형체의 모든 부위)과 신(神:모든 정신활동)의 체계에 전면적으로 나타나다.

④ 연속성 : 체질은 개개인의 신상에 지속적으로 존재한다. 구체적으로 말해서 개체에서는 시시각각 체질의 특성이 나타나고, 그 특성은 개개인의 일생동안 수반된다.

개체는 생명과정에서 두 가지 상태에 놓이게 된다. 건강상태 혹은 질병상태에 처하게 되므로 체질의 형식 역시 두 방면에서 나타난다. 첫째로 생리상태 하에서의 생리반응성이고, 둘째로 병리상태 하에서의 발병 경향이다. 생리반응성은 개체에서 유기적으로 시시각각 내외환경에 대응하는 인자의 반응으로 나타난다. 인체의 경향성〔體質〕을 띤 조절능력과 유기체에 대해 작용하는 힘이 상호 모순된 작용을 쌍방 간에 가하는 과정에서 인체에 체질의 특

1) 體質病理學. 《成都中醫學院學報》 (11):3, 1978.
2) 한의학 體質學說의 확립. 《吉林中醫學》 (1):1, 1982.
3) 한의학 體質學說과 현대 免疫理論. 《山東中醫學院學報》 (1):7, 1984.
4) 체질조사 결과로부터 因時因制의 치료원칙을 연구 토론함. 《浙江中醫雜志》 (5):47, 1986.
5) 小兒體質 연구(732례 조사결과). 《浙江中醫雜志》 (8):379, 1986.

성이 나타난다. 그러므로 체질은 일정한 정도로 인체의 내외환경에 대한 조절수준을 반영한다. 이러한 조절수준은 엄격히 말해 생리상태(혹은 건강상태)이며, 이 때 체질은 생리반응으로 드러난다. 인체의 조절수준이 인체가 균형을 유지할 수 있는 범위를 넘어서면, 병리상태(혹은 질병상태)에 놓이며, 이 때 체질은 병리상의 경향성으로 나타난다. 구체적인 병리경향성은 다음과 같이 세 가지로 나뉜다.

① 외사를 쉽게 감수하는 성질
② 질병이 쉽게 발생하는 성질
③ 질병이 쉽게 전화하는 성질

```
        ┌ 생리 ── 반응성
체질 │                  ┌ 쉽게 감염된다
        └ 병리 ── 경향성 │ 쉽게 발병한다
                          └ 쉽게 전화된다
```

《소문·조경론》에서 "음양이 상대적 평형을 유지하여 형체가 충실하고 삼부구후(三部九候)의 맥상이 협조·일치하면 정상인이라 한다."[6]고 하였는데, 이는 즉 질병의 본질은 인체의 음양이 동태적 평형을 잃는 데 있음을 설명한다.

인체의 음양이 어떤 원인에 의해 평형을 상실한 후, 최종적으로 어느 쪽으로 편향되는가와, 발병 후에 한·열·허·실의 어느 증후로 나타나는가는 인체의 조절능력과 병리인자가 서로 투쟁하는 가운데 어느 쪽이 우세한가에 의해 결정된다. 체질이 질병의 전화에 미치는 영향 역시 체질경향과 병리작용 사이의 성질·역량에 의해 결정되며, 이러한 모순된 체질경향은 질병을 유발함에 있어서 왕왕 주도적인 위치를 점한다. 이상의 내용은 체질이론의 기초를 구성한다.

2. 체질과 장부·기혈의 관계

앞서 말한 바와 같이 체질은 하나의 개인적인 특성이며, 이 특성은 형체를 떠나서 존재할 수 없으므로 체질특성은 형체를 통해 형성된다. 장상학(臟象學) 이론에 의하면 형체, 즉 장부·경락·사지·오관·오체(五體) 등 모든 기관 조직의 실체 및 기능을 오장으로 개괄하

---

6) 陰陽勻平, 以充其形, 九候若一, 命曰平人.

며, 오장을 중심으로 5대 계통을 세울 수 있다. 생명을 유지시키는 정(精)·기(氣)·혈(血)·진(津)·액(液) 등을 포괄하는 모든 물질과 기능은 모두 기혈·음양으로 개괄할 수 있다. 정지·의식·사유 등 정신활동을 포괄하는 인체의 모든 생명의 표현 역시 오장에 귀속시킬 수 있다. 그러므로 "형체(形體)"라는 개념은 한의학에서 실제로는 장부·기혈을 개괄한다. 나아가서는 "형체"가 구비하고 있는 모든 기능은 장부·기혈의 기능이 표현된 것이다. 그러므로 체질은 개체의 장부·기혈의 기능과 형태적 특성을 반영한다고 할 수 있다.

장부·기혈의 기능과 형태상의 특수함은 체질의 차이를 결정한다. 최초의 체질에 대한 인식은 개체의 장부·기혈의 기능적 특징에서부터 시작하였다. 예컨대 《내경》에서 이른바 체질의 "강유(剛柔)"·"강약(强弱)"·"음양(陰陽)" 등은 상당부분이 기능적 특징을 가리킨다.

형체의 살찌고 야윔도 기혈의 강약과 다소에 의해 결정된다. 예컨대 《영추·음양이십오인》에서 "살찌고 피부가 윤택한 사람은 기혈이 남아도는 것이고, 살은 쪘으나 피부가 윤택하지 않은 사람은 기는 남아돌지만 혈이 부족한 것이며, 살이 마르고 윤택하지 않은 사람은 기혈이 모두 부족한 것이다."[7]라고 하였다. 즉 형체의 비만에도 기혈기능의 상이함으로 인한 "비(肥)"·"고(膏)"·"육(肉)"의 구분이 있는 것과 같다.

음양의 편차와 오장 기능의 강약에 의해 자침 반응에도 개인차가 나타난다. 예컨대 《영추·행침》에서 "중양인은 신기(神氣)가 쉽게 격동하므로 득기(得氣)[8]가 빠르고"[9], "음이 많고 양이 적으면 신기가 침체하여 득기가 어려우므로 여러 차례 침을 놓아야 반응을 알 수 있으며"[10], "심장과 폐장의 기가 충만하면 양기가 왕성하여 신기(神氣)가 쉽게 격동하므로 득기가 빠르다."[11]라고 하였다. 또한 장경악은 "장기(臟氣)에도 강약이 있고, 품부(稟賦)에도 음양이 있다."[12]고 하였고, 전군영(錢君穎)은 "선천적으로 장에 양기가 많은 사람은 대변이 건조하고, 찬 것을 잘 먹으며, 매운 것을 싫어하고 보제(補劑)가 받지 않으며, 뜨거운 기운을 꺼리고 서늘한 기운을 좋아한다. 선천적으로 장에 음기가 많은 사람은 변이 묽고 뜨거운 것을 즐겨 먹으며, 찬 것을 먹으면 설사하고 매운 맛을 좋아하며 냉기를 꺼린다."[13]고

7) 其肥而澤者, 血氣有餘. 肥而不津者, 氣有餘, 血不足. 瘦而無澤者, 氣血俱不足.

8) 득기(得氣) : 혈에 침을 놓은 후에 나타나는 특수한 반응으로 주로 시큰하고 뻐근하며 무직한 느낌이 온다.

9) 重陽之人, 其神易動, 其氣易往也.

10) 多陰而少陽, 其氣針而難往, 故數刺乃知也.

11) 心肺之臟氣有餘, 陽氣滑盛而揚, 故神動而氣先行.

12) 臟氣有强弱, 稟賦有陰陽.

13) 稟陽臟者, 便燥, 能飲冷, 惡辛辣, 不受補劑, 畏熱喜凉, 稟陰臟者, 便溏, 喜熱飲, 飲冷卽瀉, 喜辛辣, 畏冷.

하여, 역시 체질의 차이와 장부·기혈의 기능이 관계가 있음을 말하고 있다.

이밖에도 장부·기혈의 형태상 특이성은 체질을 형성하는 근원이 되는데, 《내경》에는 이에 대한 논술이 적지 않다. 예컨대 《영추·역순비수》에서 "혈이 검고 탁하며 기의 흐름이 불규칙하고 느리며, 그 사람됨이 욕심이 많아 취하기만 하고 베풀 줄은 모른다."[14], "장사라도 ……몸이 무거우면 기의 흐름이 불규칙하고 혈이 탁한 것이며 ……몸이 가벼우면 기의 흐름이 원활하고 혈이 맑은 것이다."[15]라고 하여, 체질이 혈의 청탁과 유관함을 설명하였다.

《영추·본장》에서 "오장은 본래부터 크고 작음, 높고 낮음, 견고함과 취약함, 바름과 치우침이 있고, 육부 역시 크고 작음, 길고 짧음, 두텁고 얇음, 곧고 굽음, 완급이 있다."[16]고 함으로써 직접 발병과 체질의 관계를 설명하였다. 이밖에도 장부조직의 형태·구조·위치의 특이성에 따라 용맹하거나 겁약한 특성도 형성된다. 기능과 형태는 동일한 사물의 양면이므로 장부·기혈의 기능과 형태상의 차이는 체질의 차이를 유발한다.

二. 체질학설의 형성과 발전

체질에 관한 문제는 매우 오랜 시기부터 발견·인식되어, 질병을 치료할 때 인체의 생리와 병리를 관찰하였다. 개체에 나타나는 생리기능과 병리변화에는 공통성과 개성이 있으며, 공통성은 그 개성 가운데 존재한다. 옛사람들은 인체의 생리기능을 연구하고 질병의 발생·발전과정을 관찰하던 중, 필연적으로 개체와 개체 사이에 체질의 차이가 존재함을 발견할 수 있었으므로, 체질에 대한 인식의 기원과 의학의 기원은 거의 동시적이라 할 수 있다. 실제로 기원전 3~4세기 고대 그리스의 철학자 히포크라테스는 체질을 담즙(膽汁)·다혈(多血)·점액(粘液)·흑담즙(黑膽汁)의 네 가지 유형으로 나누어 질병의 발생 메커니즘과 개체의 차이점을 해석하였다. 체질에 대한 분류유형의 출현은 당시의 체질에 대한 관찰과 연구가 이미 상당한 수준에 이르렀음을 설명한다. 다시 말하면 체질에 대한 연구는 실제로 기원전 3~4세기에 최초로 시작되었다.

고대 동양에서도 그리스보다 늦지 않은 시기에 체질에 대해 연구하기 시작하였다. 최초의 의학경전인 《황제내경》에는 이미 체질에 대한 전면적이고 계통적인 분류에서부터 체질·생리·병리·치료의 광범위한 관계 및 체질과 수명의 관계 등에 이르기까지 일련의 문제를 비

14) 其血黑以濁, 其氣澀以遲, 其爲人也貪於取與.
15) 壯士眞骨 ……此人重則氣澀血濁 ……勁則氣滑血淸.
16) 五臟者, 固有小大高下堅脆端正偏傾者. 六腑亦有小大長短厚薄結直緩急.

교적 명확하고 상세하게 논술하여, 다양한 체질의 차이점을 언급하였다. 예컨대《영추·수요강유》에서 "나는 사람이 생장함에 있어 강하고 부드러움, 강하고 약함, 길고 짧음, 음양의 구별이 있다고 들었다."[17]고 하였다. 또한 이를 통해 인체의 통증과 독에 대한 내성 및 경락의 감각전도 현상과 침을 찔렀을 때의 반응에도 현저한 차이가 존재함을 알 수 있다.《영추·음양이십오인》과《영추·통천》에서는 체질이론에 대해 먼저 크게 분류한 다음 이를 다시 세분하는 형식으로 비교적 자세하게 체질을 분류하였다.《내경》에서는 체질의 차이가 발생하는 이유는 개체간의 장부·기혈 등이 다르기 때문이며, 체질은 장부조직의 위치·형태·구조와 밀접하게 관련된다고 하였다. 또한 발병에 대해《내경》은 질병의 발생·발전·예후가 체질과 유관하다고 인식하였다.

체질을 연구하는 목적은 임상에 응용하려는 것으로서, 이미《내경》에서 체질과 임상의 각 부문을 논술함으로써 당시 체질을 연구하고 응용해서 얻은 성과가 비교적 높은 수준에 이르렀음을 알 수 있다. 더욱이 체질분류의 이론성·전면성 및 합리성과 체질과 임상의학 결합의 긴밀성, 응용의 광범위성은 히포크라테스가 미치지 못한 수준의 성과이다.《내경》 이후 체질을 논한 많은 학자들은 체질을 임상과 밀접하게 결합시켜 변증치료를 이끌어 나가는 공통된 특징을 갖게 되었다. 예컨대 동한의 장중경은《상한론》과《금궤요략》에서 체질과 외감열병(外感熱病)·내상잡병(內傷雜病)의 발병관계를 중시하였다. "주객(酒客)"·"존영인(尊榮人)" 등 체질을 의미하는 명사의 출현은 장중경이 증(證)을 변별할 때 이미 체질적인 요인을 고려했음을 보여준다. 당나라의 손사막은《천금요방》에서 체질의 형성에 대해 논하였고, 송대 진자명(陳自明)의《부인양방(婦人良方)》및 남송 시기의《소아위생총미론방(小兒衛生總微論方)》등은 체질이 태아기에 형성된다고 믿었다. 체질의 형성과 변화 및 체질유형에 영향을 미치는 외부의 요소에 대해 청나라 왕굉(汪宏)의 《망진준경(望診遵經)》과 왕연창(王燕昌)의《왕씨의존(王氏醫存)》에 이미 명확한 인식이 있었다.

《내경》이후의 역대 의학가들은 체질을 논할 때, 대부분 체질의 생리반응성 및 병리경향성에 대해서도 논하였다. 예를 들면《사진결미(四診抉微)》·《의관(醫貫)》 등에는 정상인의 음식·대소변·한온(寒溫)에 대한 반응을 관찰한 내용이 실려 있다.

체질을 분류할 때 후세의 의가들은 일반적으로 임상 변증에서 강령을 찾아내어 체질을 분류했는데, 그 표준은 대체로 음양(陰陽)·장부(臟腑)·한열(寒熱)·조습(燥濕)·강약(强弱) 등이었다. 이러한 체질분류는《내경》과 같이 전면적 체계가 아니라, 임상과 더욱 밀접하게 결합되었다는 특징이 있다.

---

17) 余聞人之生也, 有剛有柔, 有弱有强, 有短有長, 有陰有陽.

三. 체질의 의의

체질의 내용은 기초이론과 임상을 포괄하고, 질병의 진단·치료·예방 등의 영역에 광범위하게 응용된다. 예를 들면 한의학의 이론 중의 하나인 "변증시치(辨證施治)" 자체는 체질을 판별한다는 뜻을 함축하고 있다. 같은 발병요소라 하더라도 개체의 체질에 따라 반드시 이에 상응하는 각각 다른 증후가 발생하므로, 체질은 각종 증후발생의 객관적 원인 중의 하나가 된다. 때문에 질병을 진단하는 과정에서 질병의 발생특징을 분석하고, 환자의 체질적 특성을 파악함으로써 병세의 발전추세와 예후를 예측할 수 있다.

질병치료 과정에서 "인인제의(因人制宜)" 치료원칙의 실질은 개체별 체질에 따라 합당한 치료를 하는 것이다. 이른바 "이병동치(異病同治)"·"동병이치(同病異治)"의 치료원칙은 체질의 차이로 인한 각종 병증에 대한 이해와 밀접한 관계가 있다. 그러므로 체질학에 대한 연구는 변증시치 원리를 깊이 이해하게 하며, 질병을 진단하고 치료하는 중요한 의미를 갖는다. 한편 모든 개체의 생리는 공통적인 면과 특성적인 면을 갖고 있다. 공통성을 중시하고 특성을 무시하는 것은 단편적인 행위이다. 그러므로 전체적 의학의 연구범주는 인체생리·병리변화의 일반적 규율과 개체마다의 생리·병리변화의 특수한 규율들을 포괄해야 한다.

제2절 체질의 형성요인과 분류

一. 체질의 형성요인

이 세상에서 체질이 동일한 사람은 없다. 단 체질의 형성에는 공통적인 요인이 있는데, 이를 분류하면 다음과 같다.

1. 선천적인 품부(稟賦)

"품부(稟賦)"란 선천적으로 타고난 것을 가리키며, "유전(遺傳)"의 의미로 이해할 수 있다. 고대인들은 체질의 강약이 선천적인 품부에 의해 결정되고, 수명 역시 선천적인 품부에 의해 결정된다고 여겼다.

《영추・수요강유》에서 "人之生也, 有剛有柔, 有弱有强, 有短有長, 有陰有陽"[18]고 하였는데, 여기서 "생(生)"은 품부를 뜻한다. 또한 동한의 왕충(王充)은 《논형・명기편(命氣篇)》에서 "선천적으로 강함을 얻으면 氣가 두텁고 체질이 강해지며, 체질이 강해지면 수명이 길어지는데, 수명이 길어지면 요절함이 없다. 선천적인 품부가 약한 사람은 氣가 부족하고 성질이 약하고 비뚤어지는데, 성질이 약하고 비뚤어지면 수명이 짧아지고, 수명이 짧아지면 일찍 죽는다."[19]고 하여 《영추》의 내용과 비슷하면서도 더욱 명확한 내용을 제시하였다.

청대의 서령태(徐靈胎)는 선천적인 요인이 체질과 수명을 결정한다는 점을 특별히 강조하여 《원기존망론(元氣存亡論)》에서 "체질과 수명은 태어날 때부터 이미 정해져 있다."고 하였다. 이로써 체질은 선천적인 품부를 바탕으로 형성됨을 알 수 있다. 그러나 이러한 "선천결정론(先天決定論)"으로는 후천적인 생활을 통해 체질이 변한다는 사실, 예컨대 "양성(陽盛)" 체질에 속하는 사람이 병을 앓은 후에 "음허(陰虛)" 체질로 변하고, 다시 음양이 모두 허한 체질로 변하며, "비만형"이 "야윈형"으로 바뀌고 "야윈형"이 "비만형"으로 바뀌는 상황 등을 설명할 수 없다. 따라서 인체의 체질적 특성은 선천적인 품부를 근본으로 하되 후천적인 생활 속에서 형성・변화되는 것으로 보아야 한다.

현대 분자유전학에서는 이미 부모의 생식세포가 유전정보를 가진 DNA를 자녀에게 전해주는데, 이 DNA는 일정한 염기배열을 가진 단백질을 생성하며, 일정한 구조를 가진 단백질로부터 일정한 형태와 생리특성이 나타난다는 사실을 증명하였다.

현대 면역학에서도 유전인자는 천연비특이성 면역인자 중에서 가장 두드러진 것으로서, 이는 종(種) 및 개체에서 유전된 면역차이에서 결정되며, 항체종류・형별 및 혈청 속의 함량 등에 대해 결정적인 작용을 한다는 사실이 증명되었다. 이러한 연구는 체질형성에 관해 기술한 한의학의 "선천적인 품부" 이론이 정확함을 증명한다. 현대 분자유전학에서는 또한 생물체 중의 DNA는 각종 약물을 통해 돌변한다는 연구결과를 밝혔다. 이는 후천적인 요인이 체질을 변화시킴을 의미하는 것으로서, 지리적 환경・생활방식・영양상태・질병・정신적

18) 人之生也, 有剛有柔, 有弱有强, 有短有長, 有陰有陽(사람의 선천적인 품부에는 강유・강약・장단・음양이 있다).

19) 稟得堅强之性, 則氣渥厚而體堅强, 堅强則壽命長, 壽命長則不夭死. 稟性軟弱者, 氣少而性羸窳, 羸窳則壽命短, 短則早死,

요인 등이 체질 형성에 상당한 영향을 미친다는 한의학 이론과 기본적으로 일치한다.

2. 지리적 환경

《소문・이법방의론》에서 지리적 환경의 영향과 체질적 특성의 형성관계에 대해 "동방 지역은 바다를 끼고 있어 생선과 짠 음식을 많이 먹으므로 '열성(熱性)'・'주리(腠理)가 성근' 체질이 많고, 서방 지역은 모래바람이 부는 건조한 지역으로서 기름진 음식을 많이 먹으므로 '기름지고 비만한' 체질이 많으며, 북방 지역은 지세가 높고 몹시 추운 곳으로서 유제품을 주로 섭취하므로 '한성(寒性)' 체질이 많고, 남방은 무덥고 지세가 낮아 안개와 이슬이 많고 신 음식이나 발효시킨 음식물을 즐겨 먹으므로 '주리(腠理)가 조밀한' 체질이 많으며, 중앙 지역은 지세가 평탄하고 습윤하여 음식물이 다양하고 사람들이 힘든 일을 하려 들지 않으므로 '양허기약(陽虛氣弱)' 체질이 많다."고 하였다.

넓은 지역 뿐만 아니라 좁은 지역 내에서도 체질적인 차이가 존재한다. 따라서 송나라의 방안시(龐安時)는 《상한총병론(傷寒總病論)・서론(敍論)》에서 "한 고을 내에서도 산에서 사는 사람은 거주하는 곳에 음기가 쌓여 있어 한 여름에도 눈이 내리는 등 그 기후가 한랭하므로 주리가 닫혀 외사에 잘 손상되지 않는다. ……평지에 사는 사람은 거주하는 곳에 양기가 쌓여 있어 엄동설한에도 풀이 자라는 등 기후가 따뜻하므로 주리가 성글어져 외사에 쉽게 손상된다."[20] 고 하였다.

인체는 주거지역의 토질과 기후의 영향을 받기 때문에 멀리 이주하여 오랜 기간 동안 생활하면 그 지역의 환경에 따라 적응하도록 체질도 변한다. 남쪽 지역과 북쪽 지역에 사는 사람들은 추위와 더위에 적응하는 능력에 차이가 있는데, 이는 체질의 상이함에서 비롯된 것이다.

환경지질학의 연구 결과에 따르면 지층이 형성되는 과정에서 지각표면에 분포하는 원소가 점차 불균일해졌는데, 이러한 불균일성은 인류의 생태를 포괄한 생물체에 영향을 미치므로 지역적인 차이가 나타난다는 것이다. 이처럼 토양과 물은 기후와 마찬가지로 체질 형성에 중요한 작용을 한다.

---

20) 一州之內, 有山居者, 爲居積陰之所, 盛夏氷雪, 其氣寒, 腠理閉, 難傷于邪……有平居者, 爲居積陽之所, 嚴冬生草, 其氣溫, 腠理疏, 易傷于邪.

3. 음식영양(飮食營養)

음식습관과 음식물의 종류·질량은 체질의 형성에 영향을 미친다. 《소문·이법방의론》에서 동방 사람들은 "어류와 짠 음식"을 즐겨 먹고, 서방 사람들은 "육식"을 주로 하며, 북방 사람들은 "유제품"을 즐겨 먹고, 남방 사람들은 "신맛 혹은 발효시킨 음식물"을 즐겨 먹으며, 중앙 지역 사람들은 "음식물의 종류가 다양하다."고 하였는데, 이는 상이한 음식습관이 상이한 체질을 형성하는 중요한 요인임을 설명한다.

《소문·생기통천론》에서 "신맛의 음식물을 과식하면 간기(肝氣)가 지나치게 왕성해지고 비기(脾氣)가 소모되어 끊어지며, 짠맛의 음식물을 과식하면 골격이 손상되고 기육이 오그라들며 심기(心氣)가 울결되고, 단맛의 음식물을 과식하면 숨이 차고 가슴이 답답하며 안색이 검어지고 신기(腎氣)가 균형을 잃게 되며, 쓴맛의 음식물을 과식하면 비(脾)가 위(胃)를 자양하지 못하여 위가 건조해지고, 매운맛의 음식물을 과식하면 근맥이 손상되어 이완되고 정신을 해친다. 그러므로 음식물의 오미가 적당하게 조화를 이루어야 골격이 튼튼해지고 근맥이 부드러워지며 기혈이 순조롭게 통하고 주리가 조밀해진다. 이처럼 골기(骨氣)를 튼튼히 하고 신중하게 양생의 법도를 따르면 천수를 누릴 수 있다."[21]고 하였는데, 이로써 오미의 과다한 섭취가 인체에 뚜렷한 영향을 미치고, 음식물의 오미가 적당하여 조화를 이루면 튼튼한 체질을 형성함을 알 수 있다. 술을 즐겨 마시는 사람은 대부분 습열이 내부에 쌓이고, 달고 기름진 음식을 즐겨 먹는 사람은 비만한 체질을 형성하며, 매운 음식을 즐겨 먹는 사람은 음허양성(陰虛陽盛) 체질을 형성하고, 오랫동안 제대로 먹지 못하거나 영양이 불량하면 허약 체질을 형성한다.

현대 영양학에서는 영양이 불량하면 인체의 면역기능이 떨어지고, 편식을 하면 면역결함이나 단계적인 면역기능실조를 야기한다고 본다. 따라서 음식물의 질량·종류 및 음식습관이 체질에 영향을 미친다는 것은 의심할 여지가 없다.

二. 체질 유형의 분류

21) 味過于酸, 肝氣以津, 脾氣乃絶. 味過于鹹, 大骨氣勞, 短氣, 心氣抑. 味過于甘, 心氣喘滿, 色黑, 腎氣不衡. 味過于苦, 脾氣不濡, 胃氣乃厚. 味過于辛, 筋脈沮弛, 精神乃央. 是故謹和五味, 骨精筋柔, 氣血以流, 腠理以密, 如是則骨氣以精, 謹道如法, 長有天命.

1. 정상체질의 유형

고대의 의가들은 대략 두 가지 분류방법을 이용했는데, 하나는 체질의 특징만으로 분류한 것이고, 다른 하나는 체질과 기질을 결합하여 분류한 것이다.

체질의 특징만으로 분류한 경우는 《영추 · 위기실상》에서 인체를 비만형과 마른형으로 분류한 것이 그 예인데, 후대에 장경악의 《유경 · 장상류》와 장로(張璐)의 《진종삼매(診宗三昧) · 맥상(脈象)》에서 이를 보충하여 비교적 완전하게 체질을 분류하였다.

《영추 · 영위실상》에서 "반드시 그 세 가지 유형을 구별해야 한다."고 하였는데, 이는 비만형과 마른형 · 일반형을 가리킨다. 《영추 · 순역비수》에서 살찐 사람에게 침을 놓을 때는 깊숙이 찔러서 침을 꽂아 두어야(深而留之) 하고, 야윈 사람에게 침을 놓을 때는 마땅히 얕게 찌르고 신속하게 침을 뽑아야 한다(淺而疾之)고 하였다. 이 세 가지 유형의 기혈 정황을 살펴보면 비만 정도가 심할수록 기가 약함을 알 수 있다. 《영추 · 수요강유》에서 "형체와 기가 균형을 이루면 장수하고, 형체와 기가 균형을 잃으면 단명한다."[22]고 하였다.

체질과 기질은 밀접한 관련이 있다. 따라서 경험이 풍부한 사람은 다른 사람의 외모를 보면 그 성격적 특징을 정확하게 헤아릴 수 있다.

《영추 · 논용》에서는 "용감한 사람은 눈빛이 깊고 확고하며 눈썹이 길며 상대를 직시하고 기육(肌肉)의 무늬는 가로로 나 있으며 심장의 위치가 바르고 간장이 튼튼하며, 담즙이 가득하여 성하고 화를 내면 기가 왕성해져 흉곽이 팽창하며 간기(肝氣)가 상역하고 담기(膽氣)가 횡역(橫逆)하여 눈언저리가 찢어 질듯이 눈을 부릅뜨고 모발이 곤두서고 얼굴이 새파래지니, 이것이 용감한 까닭이다. ……겁약한 사람은 눈은 크나 깊고 확고하지 않으며, 신기(神氣)가 산란하여 기혈이 조화를 이루지 못하고 피부와 주리의 무늬가 세로로 나 있으며, 흉골의 검상돌기가 짧고 작으며, 간이 작고 늘어져 있으며, 담즙이 충분하지 않고 담낭이 늘어져 있으며, 장위가 굴곡이 없이 곧고, 옆구리 아래가 공허하고 간기(肝氣)가 충실하지 못하므로 설령 크게 화를 낼지라도 노기가 흉중에 가득차지 못하고, 간담(肝膽)의 기가 치솟을 지라도 기가 쇠약하여 다시 하강하므로 오랫동안 화를 내지 못하니, 이것이 바로 겁이 많은 까닭이다."[23]라고 하여 용감한 사람과 겁약한 사람의 외모와 장부형태의 관련성에

---

22) 形與氣相任則壽, 不相任則夭.

23) 勇士者, 目深以固, 長衡直揚, 三焦理橫, 其心端直, 其肝大以堅, 其膽滿以傍, 怒則氣盛而胸張, 肝擧而膽橫, 眦裂而目揚, 毛起而面蒼, 此勇士之由然也……怯士者, 目大而不減, 陰陽相失, 其焦理縱, 䯏骬短而小, 肝系緩, 其膽不滿而縱, 腸胃挺, 脇下空, 雖方大怒, 氣不能滿其胸, 肝肺雖擧, 氣衰復下, 故不能久怒, 此怯士之所由然者也.

관하여 상세하게 설명하였다. 이는 사람의 외모와 장부의 형태를 용감함과 겁약한 성격을 결정하는 원인으로 본 것이다. 《영추 · 음양이십오인》에서는 "오형인(五形人)"에 관하여 분류하였는데, 이는 체질과 기질을 결합한 것이다.

이러한 분류는 고대인들의 오랜 관찰과 반복적인 의료경험을 통해 이루어진 것이다. 아울러 "오형인(五形人)"에서 "이십오인(二十五人)"이 파생되었는데, 이들은 각각의 특징이 있다. 비록 오형인이 정상적인 체질을 분류한 것에 속하나, 《영추 · 통천》에서 "오형인은 그 형태가 다르고, 그 근골 · 기혈이 각기 다르다."[24]라고 하였으며, 《영추 · 음양이십오인》에서는 "이십오인의 형태는 기혈의 상이함으로 인해 발생하는데, 체형의 특징을 분별하여 관찰하면 외부에서 내부의 정황을 알 수 있다."[25]고 하였다. 따라서 어떠한 분류일지라도 모두 도식성을 가지고 있는데, 전형적인 것은 각 유형에 교차하는 것이 있으므로 구체적으로 변증할 때에는 반드시 모든 것을 관찰할 필요는 없고 일반적으로 어떠한 전형에 속하는 가만 파악하면 된다.

이밖에도 소아에게는 "순양(純陽)"[26]이나 "치양(稚陽)"[27] · "치음(稚陰)"[28] 체질이 있는데, 이 역시 정상 체질의 범주에 속한다.

체형 분류 비교표

<table>
<tr><th colspan="2">구별
유형</th><th>皮膚와 肌肉</th><th>外 形</th><th>氣 血</th></tr>
<tr><td rowspan="3">비
만
형</td><td>脂人</td><td>살집이 많고 단단하며, 피부가 팽팽하다</td><td>신체가 비교적 작다※</td><td>기가 많다</td></tr>
<tr><td>膏人</td><td>살집은 많으나 단단하지 않으며, 피부가 느슨하다</td><td>복부에 근육이 늘어져 있다</td><td>혈이 묽고 기가 적다</td></tr>
<tr><td>肉人</td><td>피부와 근육이 밀착되어 있어 지방질이 없다</td><td>몸체와 얼굴이 크다</td><td>혈이 많다</td></tr>
<tr><td colspan="2">마 른 형</td><td>살집이 적고 단단하며, 肌肉이 얇다</td><td>몸이 야위었다</td><td>기가 많다</td></tr>
<tr><td colspan="2">일 반 형</td><td>피부 · 肌肉 · 지방질이 모두 많은 경우는 없다</td><td>몸체의 크기가 균형을 이룬다</td><td>혈과 기가 균형을 이룬다</td></tr>
</table>

※ 이는 膏人과 肉人과 비교하여 말한 것이며, 일반인보다는 크다.

24) 凡五人者, 其態不同, 其筋骨氣血各不等.

25) 二十五人之形, 血氣之所生, 別而以候, 從外知內.

26) 순양(純陽) : 소아는 성장과 발육이 빨라 양이 상대적으로 우세하므로 "純陽之體"라 한다.

27) 치양(稚陽) : 양기가 충실하지 못한 소아의 생리적 특징으로, 각종 기능이 미약함을 말한다.

28) 치음(稚陰) : 음기가 충실하지 못한 소아의 생리적 특징으로 정혈과 진액이 부족함을 말한다.

2. 병리체질의 유형

병리체질(病理體質)의 개념에 대한 옛사람들의 논술은 매우 많다. 예컨대 방안시(龐安時)는 《상한총병론·서론》에서 "가령 평소에 몸이 차가운 경우……, 평소에 열이 있는 경우"[29] 라고 하였는데, 이는 허한(虛寒) 체질과 양열(陽熱) 체질에 대한 기록이다.

섭천사는 《임증지남의안》에서 병리성 체질의 관찰에 착안하여 "양미체질(陽微體質)"·"체장유습(體壯有濕)"·"양기소허체질(陽氣素虛體質)"·"형수음휴(形瘦陰虧)" 등으로 체질을 분류하였다. 또한 화수운(華岫雲)은 "치법은 결국 그 체질의 음양을 변별하는 데 있는데, 이렇게 하면 한열허실의 치법을 알 수 있다. 만약 환자의 안색이 푸르면서 붉고 야위었으며 기육이 견실한 경우는 그 체질이 양에 속하고, ……만약 환자의 안색이 희고 비만하며 기육이 연약한 경우는 그 체질이 음에 속한다."[30] 고 하여 병리체질의 특징을 기술함과 아울러 음허체질(陰虛體質:陰血虛·陰虛內熱 체질을 포괄함)·양허체질(陽虛體質:氣虛·陽虛惡寒 체질을 포괄함)·음양양허체질(陰陽兩虛體質)·담습체질(痰濕體質:痰濕·濕熱·寒濕 체질을 포괄함)·어체(瘀滯) 체질로 분류하였다.

29) 假令素有寒者 ……素有熱者.

30) 治法總宜辨其體質陰陽, 斯可以知寒熱虛實之治. 若其人色蒼赤而瘦, 肌肉堅實者, 其體屬陽, ……若其人色白而肥, 肌肉柔軟者, 其體屬陰.

상견되는 병리체질 비교표

	형 체	脈 象
陽虛體質	형체가 희고 살이 쪘거나, 안색이 희고 광택이 없다	평소에 몸이 차서 따뜻한 것을 좋아하고 입술이 淡色을 띠고, 의기소침하거나 항상 自汗이 나거나 대변이 묽고 야간에 많은 양의 배뇨를 하며, 맥상은 沈하면서 힘이 없고, 설질은 淡胖하다
陽盛體質	형체가 건장하고 몸에 열이 있으며, 안색이 붉고 윤기가 흐른다	평소에 찬 것을 좋아하고 뜨거운 것을 싫어하며, 목소리가 크고 호흡이 짧으며 갈증으로 찬 것을 즐겨 마시고 대변에서 악취가 나며, 잘 먹고 소변은 항상 뜨겁고 붉으며, 맥상은 數하면서 힘이 있고, 설질은 붉고 설태는 얇고 황색을 띤다
陰虛體質	몸이 야위고 안색이 검푸르거나 홍조를 띤다	평소에 입과 인후가 건조하고 가슴이 때때로 답답하며 손바닥과 발바닥에 열이 나고 잠을 적게 자며, 가슴이 두근거리거나 변비가 있고 소변이 황색을 띠며, 맥상은 細數하고, 설질은 붉고 설태는 적다
瘀血體質	안색과 피부가 어둡고 피부 껍질이 일어나며, 눈언저리가 어둡다	몸에 항상 실핏줄이 있고, 斑狀出血·腫塊·출혈경향이 있으며, 설질이 검붉고 點狀出血이 있고, 맥상은 細澁하거나 結代하다
氣鬱體質	몸이 야위었거나 특정 부위에만 살이 찌며, 안색이 검푸르거나 누렇다	평소에 조급하여 화를 잘 내고 쉽게 흥분하거나 우울하여 즐거운 기색이 없으며, 흉협부가 그득하고 때때로 한 숨을 쉰다
痰濕體質	몸이 비대하거나 皮下結節이 있다	평소에 달고 기름진 것을 즐겨 먹으며, 정신이 피로하고 잠이 많으며, 몸이 무거워 무엇에 쌓인 것 같고 흉완부가 막혀서 답답하며 입안이 끈적끈적하거나 대변이 묽으며, 맥상은 濡 혹은 滑하며, 설질은 비대하고 설태는 滑膩하다

이밖에도 곽자광(郭子光)은 여러 학자들의 견해를 종합하여 체질을 여섯 가지로 분류했는데, 그 형체와 맥상 등의 특징을 비교하면 아래의 표와 같다. 아래의 표에 나타난 여섯 가지 체질은 흔히 볼 수 있는 병리성 체질의 특징을 개괄한 것으로서, 이를 더욱 세밀하게 분석하면 그 속에는 많은 아형(亞型)들이 포함되어 있음을 알 수 있다. 예컨대 양허체질은 "양허(陽虛)"·"기허(氣虛)"·"음한(陰寒)"의 세 가지 아형으로 세분할 수 있고, 음허체질은 "폐음허(肺陰虛)"·"심음허(心陰虛)"·"간음허(肝陰虛)"·"신음허(腎陰虛)"·"혈허(血虛)"·"진휴(津虧)" 체질로 세분할 수 있다. 아래 표의 여섯 가지 체질에서 나타나는 체형과 맥상은 그 공통적인 특징에 근거하여 말한 것에 불과하며, 어떠한 분류이건 간에 모두 도식성이 있어 각 유형간에 서로 교차하는 것이 있으므로 확연하게 구분하기 어렵다. 때때로 두 가지 이상의 동일한 특징이 나타날 경우, 특히 그 유형이 전이되는 과정에서는 뒤섞여 구분할 수 없으므

로 그 주된 것과 부차적인 것으로써 감별해야 한다.

소아에게는 성인과는 다른 체질적 특징이 있는데, 그 정상 체질에 대해서는 예로부터 "순양지체(純陽之體)"와 "치음치양지체(稚陰稚陽之體)"의 두 가지 관점이 있어 왔다. 그러나 병리성 체질에 대해서는 뚜렷한 설명이 없었다.

최근에 황보연(皇甫燕)은 3~12세 소아 732례에 대해 병리체질을 조사를 한 결과 다음과 같은 네 가지 유형이 존재함을 밝혀 내었다.

첫째, "비위허약형(脾胃虛弱型)"으로서 영양과 발육상태는 보통이고 안색이 누렇고 머리카락이 성글고 황색을 띠며, 기육(肌肉)은 보통이고 형체가 야위었으며 목소리가 맑고 맥상에 힘이 있으며 지문은 연한 홍색이어서 잘 보이지 않고, 설질은 붉고 촉촉하며, 설태는 얇고 희다. 이 유형은 흔히 나타나는 소아의 병리성 체질이다.

둘째, "간신부족형(肝腎不足型)"으로서 영양과 발육상태는 보통이고 양쪽 빰이 붉으며, 머리카락이 성글고 노란 색을 띠며 기육이 야위었고 지능저하를 수반하기도 하며, 맥상은 가늘고 힘이 없으며 지문이 연하고, 설질은 약간 붉거나 붉으며, 설태는 적다. 이 유형은 "비위허약형(脾胃虛弱型)" 다음으로 많이 나타나는 소아의 병리성 체질이다.

셋째, "혈허형(血虛型)"으로서 발육과 영양상태는 보통이고 형체가 야위었으며 안색이 누렇고 머리카락이 성글고 황색을 띠며, 입술이 담색(淡色)을 띠고 맥상은 가늘고 힘이 없으며, 지문은 연하고, 설질은 담색(淡色)을 띠면서 부어 있으며, 설태는 얇다. 이 유형은 비교적 드물게 나타나는 소아의 병리성 체질이다. 이밖에도 "腎氣不足型"이 있는데, 매우 드물게 나타나는 소아의 병리성 체질이다.

三. 《내경》의 체질분류

위에서 이미 설명했듯이 《내경》의 체질분류는 크게 두 부분으로 나뉘어져 있다고 결론지을 수 있다.

첫째, 국소적인 체질분류이다. 이는 개체가 지닌 어떤 일면의 특징을 근거로 한 체질분류를 가리킨다. 예컨대 《영추·위기실상》의 "비(肥)·고(膏)·육(肉)" 세 종류의 체질유형은 비만인에 대한 체질분류이다. 《영추·행침》의 중양인(重陽人)·중음인(重陰人)은 인체를 자침반응에 국한시켜 분류한 것이다. 《소문·삼부구후론》 등의 편에 언급되어 있는 비인(肥人:비만한 사람)·수인(瘦人:야윈 사람) 역시 체형만을 근거로 한 것이며, 《영추·논용》 등의 용사(勇士)·겁사(怯士)는 성격을 근거로 한 분류이다.

둘째, 전면적인 분류이다. 이는 체질적 특징을 전면적이고 계통적으로 분류한 것으로, 《영추·음양이십오인》의 "음양이십오인(陰陽二十五人)" 분류와 《영추·통천》의 "오태인(五態人)" 분류가 있다.

"음양이십오인" 체질분류는 오행 분류법을 사용하였다. 고대인들은 우선 상이한 피부색을 근거로 오행에 따라 목·화·토·금·수, "오형인(五型人)"으로 분류하였다

또한 외형의 장단대소, 기질의 안정·조급·호오(好惡), 태도의 단정·경박, 행위의 진선(眞善)·위악(僞惡) 등을 재결합하여 귀속관계에 따라 귀납하여 5대 기본형을 만들어 냈다. 그러나 복잡다양한 체질을 이 다섯 종류의 유형만으로는 모두 포괄할 수 없으므로 각각의 기본형에 아형을 만들어 체질의 복잡성에 대응하였다.

아형(亞型)은 무엇을 근거로 한 분류인가? 고대인은 음조의 고저변화가 복잡한 "오음(五音:角·徵·宮·商·羽)"을 비유대상으로 선택하였다. 각·치·궁·상·우는 음조의 고조에 따라 나눈 오음계이며, 황종(黃鐘) 궁음(宮音)의 증감장단에 따라 십이율(十二律)을 만들었으므로 변화가 다양하다. 예컨대 각음(角音)의 정(正)·편(偏)과 태(太)·소(少)의 분별로서, 상각(上角)·대각(大角)·좌각(左角)·체각(鈦角:右角)·판각(判角) 등의 여러 종류로 분류하였으며, 이는 체질의 다양화와 매우 유사하다. 목형(木形)을 예로 들면, 기본형은 "상각(上角)"이며, 대각·좌각·체각·판각에 비유하여 네 종류의 아형을 나눔으로써 체질의 복잡한 정도와 음조변화의 유사성을 나타내었다. 이는 주학해(周學海)가 《형색외진간마(形色外診簡摩)》에서 말한 "五正形外, 各有四兼形"과 같으며, 이로써 5대 기본형을 위주로 하고, 4개 아형으로 보완한 "이십오인" 체질분류가 형성되었다.

"음양이십오인"의 "음양"은 분류의 속성이 아니라 기본형(臟 - 陰 - 綱)으로서, 아형(腑 - 陽 - 目)을 총괄한 부호이다. 동시에 각 아형 중의 "左·右·上·下"(左·上 - 陽, 右·下 - 陰) 또한 장경악이 말한 "음양 중에 다시 음양이 있다(陰陽之中復有陰陽)"고 한 것이며, 복잡다단한 의미를 함축하고 있다.

五型人 비교표

	체질적 특징	기질적 특징	적응 계절	현대적 분류
木型	머리가 작고 얼굴이 길며, 어깨와 등이 넓고 신체가 곧으며, 손발이 작다	재능이 있고 생각이 많으며, 매사에 걱정이 많다	봄·여름은 잘 견디나, 가을·겨울은 잘 견디지 못하여 발병한다	우울형
火型	齒根이 넓고 안면이 좁으며, 머리가 작고 어깨·등·엉덩이·복부의 발육이 좋으며, 손발이 작고 걸음이 빠르며, 어깨와 등의 살집이 풍만하다	기백이 있고 재물을 가볍게 여기며, 信心이 부족하고 걱정이 많으며, 사리에 밝고 안색이 좋으며, 성질이 급하다	봄·여름은 잘 견디나, 가을·겨울은 잘 견디지 못하여 발병한다	흥분형
土型	얼굴이 둥글고 머리가 크며, 어깨와 등이 풍만하고 복부가 크며, 하체가 건장하고 손발이 크고 살집이 풍만하며, 상하체가 균형을 이루고 걸음걸이가 점잖다	마음이 안정되어 있으며, 남을 잘 돕고 권세를 싫어하며, 남에게 의지하기를 좋아한다	가을·겨울은 잘 견디나, 봄·여름은 잘 견디지 못하여 발병한다	활달형
金型	얼굴이 모나고 머리가 작으며, 어깨·등·손발이 작고 뒤꿈치가 견실하여 뼈가 발뒤꿈치에 자란 것 같다	청렴결백하고 성질이 급하며, 의지가 굳고 용맹하며, 관리의 직분에 적합하다	가을·겨울은 잘 견디나, 봄·여름은 잘 견디지 못하여 발병한다	안정형
水型	얼굴에 주름이 많고 머리가 크며, 턱이 넓고 어깨가 작으며, 복부가 크고 손발을 잘 움직이며, 걸을 때 몸을 흔들고 꼬리뼈와 脊背가 길다	행동이 불손하고 말을 잘하여 남을 잘 속인다	가을·겨울은 잘 견디나, 봄·여름은 잘 견디지 못하여 발병한다	

"오태인(五態人)" 분류는 방법상 음양분류법에 속한다. 이는 개체가 지닌 음양의 많고 적음에 따라 분류한 것으로서, 장경악이 "태음·소음·태양·소양 체질은 경락의 삼음삼양과는 다르며, 천품(天稟)이 순음(純陰)인 체질을 '태음'이라 하고, 음이 많고 양이 적은 체질을 '소음'이라 하며, 순양(純陽)인 체질을 '태양'이라 하고, 양이 많고 음이 적은 체질을 '소양'이라 하며, 여기에 '음양화평(陰陽和平)' 체질을 더하여 오태(五態)로 분류한다."[31]고 한 것과 같다.

"오태인" 분류 체질의 특징적 표현을 보면 대부분 심리기질과 도덕행위에 속하며 "음양이십오인" 분류와 마찬가지로 장부·기혈을 물질적 기초로 한다. 《영추·통천》에서는 태음인에 대해 "음이 많고 양이 없으며, 음혈이 탁하고 위기(衛氣)의 흐름이 원활하지 않다."[32]고

31) 太陰·少陰·太陽·少陽者, 非如經絡之三陰三陽也, 蓋天禀之純陰者曰太陰, 多陰少陽者曰少陰. 純陽者曰太陽, 多陽少陰者曰少陽, 幷陰陽平和之人而分爲五態也.

32) 多陰而無陽, 其陰血濁, 其衛氣澀.

하였고, 소음인에 대해 “위가 작고 장이 커서 육부가 조화를 이루지 못하므로 족양명위경의 맥기(脈氣)가 미약하고 수태양소장경의 맥기가 크다.”33)고 하여 형(形)과 신(神)의 통일을 반영하였다. 동시에 동일한 유형에 속하는 체질의 기질품성과 도덕행위가 상당히 부합함을 발견하고, 그 인과관계를 제시하였다.

예컨대 태음인은 “탐욕스럽고 어질지 못한” 품성으로서 도덕이나 행위면에서 “겉으로는 겸허하고 성실을 가장하나 내심은 욕심이 많으며, 얻는 것을 좋아하고 잃는 것을 싫어한다.”. 소음인은 “작은 이익을 탐하고 암암리에 적개심을 품는” 성품으로서 도덕이나 행위면에서 “다른 사람의 손실을 보면 자신이 무엇을 얻은 듯이 만족해하고 파괴하고 해치기를 좋아하며, 다른 사람에게 영예가 있으면 도리어 분노하고 마음속에 질투심을 품어 은혜를 베풀지 않는다.”. 소양인은 “정밀하고 빈틈이 없으며 자존심이 강한” 품성으로서 “낮은 관직이 있으면서도 지나치게 자기를 선전한다.”(《영추·통천》).

이로 볼 때 “음양이십오인”과 “오태인” 분류의 체질표현에 어떤 관계가 있음을 간파할 수 있다. 즉 수형인(水型人)은 태양인·소양인과 유사하며, 모두 “양인(陽人)”에 속한다. 목형인(木型人)은 음양의 중간에서 양형(陽型)으로 편향되며, 금형(金型)은 음양의 중간에서 음형(陰型)으로 편향되고, 토형인(土型人)은 음양화평인(陰陽和平人)과 가깝다. 이 두 분류는 상호보완적인 관계이다.

《내경》의 체질분류는 고대 의가들이 장기간에 걸쳐 인체의 생리·병리·형태·품성·행위·정지(情志) 등을 관찰해서 얻은 결과와 임상에서의 검증을 총괄적으로 귀납한 것이다. 역사적 조건의 제한으로 인해 피부색과 외형 등은 기계적인 배분에 따른 분류와 다르며, 운명적 내용34)이 삽입되어 있고, 용어의 난해성과 같은 몇 가지 문제점이 존재한다. 그러나 총체적으로 볼 때 방법·사고의 방향·내용 면에서 이론적 의의와 응용가치를 지니고 있으므로 후에 체질학설 연구의 기초가 되었다.

33) 小胃而腸大, 六府不調, 其陽明脈小而太陽脈大.

34) 예컨대 “木型人은……살륙을 당할 것이다(水型之人……戮死)”, “形色이 균형을 이룬 자는 富貴大樂한다(形色相得者, 富貴大樂)”는 등의 내용을 말한다.

오태인(五態人) 분류표

분 류	특 성	체 질	외 모
太陰人	욕심이 많고 어질지 못하나 겉으로는 겸허하고 사람을 대함에 주도면밀하나 내심은 좀 음흉하며, 얻는 것을 좋아하고 잃는 것을 싫어하며, 마음에 있는 것을 드러내지 않고 선한 일에 힘쓰지 않으며, 남의 거동을 본 후에 자신의 행동을 결정한다	음이 많고 양이 부족며, 陰血이 탁하고 衛氣의 흐름이 원활하지 않으며, 음양이 조화롭지 않으므로 筋肉이 이완되고 피부가 두껍다	피부색이 검고, 겸허한 척하며, 신체가 장대하나 등이 구부정하다
少陰人	小利를 탐하고 적개심을 품으며, 남의 불행을 보면 항상 마치 무엇을 얻은 듯이 기뻐하고, 남을 해치길 좋아하며, 남의 광영을 보면 도리어 화를 내고, 질투심이 많으며 남에게 은혜를 베풀지 않는다	음이 많고 양이 적으며, 胃가 작고 腸이 커서 육부가 조화를 이루지 못하므로 족양명경의 기가 미약하고 수태양경의 氣가 성하다	외모는 고결하게 보이나 암암리에 못된 짓을 하며, 다른 사람을 해치려는 마음을 품고 있으며, 서 있으면 조급하고 불안하며 보행 시에 기어가는 것 같다
太陽人	매사에 득의양양하고 대사를 논하길 좋아하고, 무능하면서도 빈말을 잘하고 高遠한 것을 추구하며, 일을 처리함에 있어서 옳고 그름을 가리지 않고 항상 감정적으로 일을 처리하며, 도모하던 일이 비록 실패할지라도 후회하지 않는다	양이 많고 음이 없다	겉으로는 득의양양하여 오만하게 보이고, 허리를 젖히고 배를 내밀어 마치 몸이 뒤로 젖혀지고 양다리가 휜 것 같다
少陽人	세밀하고 빈틈이 없고 자존심이 매우 강하며, 미미한 관직에 있더라도 뽐내며 자신을 선전하며, 외교적인 일에는 능하나 내부적으로는 친근한 사람이 없다	양이 많고 음이 적으므로 경맥이 작고 絡脈이 크며, 血은 裏에 있고 氣는 외부에 있다	서 있을 때 머리를 높이 쳐들고, 걸을 때 몸을 잘 흔들며 뒷짐을 지는 습관이 있다
陰陽和平人	조용한 곳에 기거하고 마음이 편안하여 두려움이 없으며, 욕심이 없고 과도한 즐거움을 추구하지 않으며, 자연에 순응하고 사람들과 다투지도 않으며 형세변화에 잘 적응한다. 지위가 높아도 매우 겸손하며 말로써 사람들을 감화시키되 힘으로는 굴복시키지 않는다	음양의 기가 조화를 이루고 혈맥이 순조롭다	온화하고 점잖으며, 성격이 유순하고 환경에 잘 적응하고 태도가 엄숙하고 품행이 단정하며, 사람을 부드럽게 대하고 눈빛이 자상하고 상냥하며, 행동거지에 절도가 있고 일을 분명하게 처리한다

아형(亞形)의 분류 및 그 신체적 특징

五音	類　屬	태　도	신체적 특징
大角	左足少陽膽經之上	온화하고 양보를 잘한다	血氣가 성하면 수염이 길고 아름다우며, 血氣가 적으면 수염이 짧고 아름답다
左角	右足少陽膽經之下	순종적이고 유순하다	足脛部의 솜털이 길고 아름답다
釱角	右足少陽膽經之上	진취적·발전적이다	血氣가 성하면 수염이 길고 아름다우며, 血氣가 적으면 수염이 짧고 아름답다
判角	左足少陽膽經之下	정직하며 아첨하지 않는다	足脛部의 솜털이 길고 아름답다
質徵	左手太陽小腸經之上	언행이 떳떳하고 정당하다	수염이 많으며, 血氣가 성하면 面部가 평평하고 살이 많으며, 血氣가 적으면 面部가 마르고 검다
少徵	右手太陽小腸經之下	의심이 많다	血氣가 성하면 손바닥에 살이 많고, 血氣가 적으면 손바닥이 마르고 따뜻하지 않다
右徵	右手太陽小腸經之上	활기가 있고 발전적이다	수염이 많으며, 血氣가 성하면 面部가 평평하고 살이 많으며, 血氣가 적으면 面部가 마르고 검다
質判	左手太陽小腸經之下	스스로 즐거워하고 만족해한다	血氣가 성하면 손바닥에 살이 많고, 血氣가 적으면 손바닥이 마르고 따뜻하지 않다
大宮	左足陽明胃經之上	완곡하고 착하다	수염이 아름답고 길다
加宮	左足陽明胃經之下	늘 즐거워하며 낙관적이다	胸腹部에 털이 비교적 많다
少宮	右足陽明胃經止上	원만하고 완곡하다	수염이 많고 아름답다
左宮	右足陽明胃經之下	확고하며 강직하다	胸腹部에 털이 비교적 많다
釱商	左手陽明大腸經之上	결백하고 자부심이 강하다	血氣가 성하면 콧수염이 아름답다
左商	左手陽明大腸經之下	소탈하고 호방하다	겨드랑이에 털이 많다
右商	右手陽明大腸經之上	시비를 분명히 가린다	血氣가 성하면 콧수염이 아름답다
少商	左手陽明大腸經之下	정중하고 엄숙하다	겨드랑이에 털이 많다
大羽	右足太陽膀胱經之上	득의양양하다	血氣가 성하면 눈썹이 짙고 아름답다
少羽	左足太陽膀胱經之下	마음이 답답하고 상쾌하지 못하다	발뒤꿈치가 튼튼하며, 血氣가 부족하면 筋이 뒤틀리고, 발뒤꿈치에 통증이 있다
衆羽	右足太陽膀胱經之下	우아하고 침착하다	발뒤꿈치가 튼튼하며, 血氣가 부족하면 筋이 뒤틀리고, 발뒤꿈치에 통증이 있다
桎羽	左足太陽膀胱經之上	느릿느릿하며, 편안하고 한가롭다	血氣가 극성하면 눈썹이 짙고 아름답다

제3절 사상의학(四象醫學)

一. 사상의학의 기원

동무(東武) 이제마(李濟馬)는 《영추》에서 "밖을 살펴서 내부를 안다."는 점에 착안하여, 내부에 있는 오장육부는 장기(臟器)의 병적인 상태뿐만 아니라 사람들의 내면세계, 즉 정신상태와 심리상태까지 포함하는 것으로 여겼다. 그는 이를 토대로 수많은 고전문헌을 독파하고 8년 간의 임상 관찰을 통해 내부 장기는 물론이고 체격・용모・머리・어깨・허리・엉덩이・턱・가슴・배꼽・배에 이르기까지 외형과 정신 심리상태와의 관계를 대비・규명하여 이것을 발병・질병예방・치료에 응용하고 그 결과를 이론화・체계화하였는데, 이것이 바로 《동의수세보원(東醫壽世保元)》이다.

그는 《동의수세보원・의원론》에서 의약 경험이 쌓인 지 5~6천년이 지난 후에 사상체질을 발견하여 동의수세보원을 저술하게 되었다고 하였다. 또한 그는 "장중경은 소음인의 병증에 대한 약리는 대부분 소상히 발견하였지만 소양인 병증에 대한 약리는 그 절반만을 소상히 발견하였으며, 태음인 병증에 대한 약리는 그 실마리를 찾았다. 태양인의 병증에 대한 약리는 주진형(朱震亨)이 그 실마리를 찾았다."고 하였다.

이제마는 사상인변증론(四象人辨證論)에서 《영추》에는 태소음양오태인론(太少陰陽五態人論)이 있으나, 외형만을 언급하고 장(臟)의 크기에 대해서는 언급하지 않았는데, 자신이 비로소 그 이치를 발견하였다고 하였다. 따라서 이제마의 사상의학은 《내경》・《상한론》 및 후세 의서에 걸친 연구와 풍부한 임상경험에 의해 이루어졌고, 사상체질론은 《내경》의 오태인론(五態人論)을 토대로 하고 사상치료의학은 《상한론》의 임상연구에서 착안하였음을 알 수 있다.

이제마는 《동의수세보원》에서 사람은 태어나면서부터 네 가지 유형의 체질을 가진다고 하였다. 즉 "사람이 선천적으로 타고난 장부는 네 가지 다름이 있으니, 폐가 크고 간이 작은 사람을 '태양인'이라 하고, 비가 크고 신이 작은 사람을 '소양인'이라 하며, 신이 크고 비가 작은 사람을 '소음인'이라 하고, 간이 크고 폐가 작은 사람을 '태음인'이라 한다."[35]고 하였다. 그는 이러한 장기의 형태에 따라 그 성격까지 좌우될 수 있다고 하였으며, 이와 아울러

"태어나면서부터 체질이 이미 정해져 있다는 것에 대해 더 이상 말할 필요가 없다."고 하여 체질은 변할 수 없다는 확고한 논리를 주장하였다. 인간은 누구나 어느 하나의 체질을 부여받아 환경이나 기거 등이 조건이 다를지라도 결코 변하지 않는 각자의 체질을 갖게 된다. 따라서 천부적인 장부기능의 허실·강약이 존재하며, 심지어 사람의 외형적인 용모와 거동·식성·성정 또는 병리·약리 등에 이르기까지 체질에 따라 다르다는 이론이 성립되었다.

사상의학에서는 치료할 때 병증보다는 체질을 위주로 하므로 같은 병증이라도 치료 방법이 다르기 때문에 정확한 체질을 진단해야만 올바른 치료방향을 모색할 수 있다. 따라서 체질변증은 매우 중요한 의미를 갖는다.

《동의수세보원·변증론》 말미에서 "《영추》 중에 太少陰陽 五行人論이 있는데, 대략 외형에 대해 언급하였을 뿐 장(臟)에 대한 이치는 언급하지 않았다. 대저 太少陰陽人에 대해서는 일찍이 예로부터 견해가 있었으나, 상세한 연구가 미진하다."[36]라고 한 것과 같이 《영추·통천》의 太少陰陽人과 《영추·음양화평지인》의 오태인론에도 "太陽人·少陽人·太陰人·太陽人·陰陽和平人"란 분류가 있으나 사람의 성질과 외적인 특징만을 분류하여 관찰했을 뿐, 장부에 대한 병리나 병증·약리에 대한 제시가 없다. 따라서 질병에 대한 예방·치료에 대한 대책이 없다. 이에 이제마는 음양화평인을 제외한 사상체질에 대해 장기의 대소·체형·성정을 포괄하였으니 이는 《내경》의 오태인론을 한층 더 발전시켜 임상에 활용할 수 있도록 한 것이다.

장경악은 《경악전서·전충록》에서 "양장인(陽臟人)은 열이 많아 반드시 찬 것을 좋아하고……, 음장인(陰臟人)은 한이 많아 뜨거운 것을 좋아한다."고 하여 인체를 두 부류로 분류했는데, 사상의학의 태양인과 소양인은 양장인에 속하고, 태음인·소음인은 음장인에 속하니, 이 역시 이제마의 체질분류에는 미치지 못한다.

또한 이제마는 사상체질론에서 "장중경이 《상한론》에서 제시한 태양병·소양병·양명병·태음병·소음병·궐음병 등 육경(六經)은 병증을 제목으로 한 것이고, 내가 제시하는 태양인·소양인·태음인·소음인은 인물(체질:체격과 성격)을 제목으로 한 것이니, 이 두 가지를 혼동하지 말라"고 한 것처럼 독특하게 그 나름대로의 장부병리나 성정·체형·병증은 물론, 치료에 이르기까지 철저한 사상적 구조론에 입각하여 인성을 구분한 임상체계임을 볼 때 의학사적인 면에 있어서도 특기할 만한 일이며, 체질의 변증 및 치료에 있어서도 이를

35) 人稟臟理, 有四不同, 肺大而肝小者, 名曰太陽人; 肝大而肺小者, 名曰太陰人; 脾大而腎小者, 名曰少陽人; 腎大而脾小者, 名曰少陰人.

36) 靈樞書中, 有太少陰陽五行人論, 而略得外形, 未得臟理. 盖太少陰陽人, 早有古昔之見, 而未盡精究也.

근거해야 할 것이다.

二. 사상체질의 감별과 변증

(1) 태양인(太陽人)

① 체형 : 뇌추(腦顀:머리와 이마)[37]가 실하고 허리가 약하며, 용모가 둥글다. 여자는 건강한데도 출산하지 못하는 경우가 많다.

② 성격 : 항상 앞으로 나아가려고만 하고 물러서지 않으며, 남성적으로 행세하려고 하며 여성적인 것을 하지 않는다[38]. 거침없이 통하는 성격으로 사람과 잘 사귀는 재간이 있다. 성정이 불같아서 불끈 화를 잘 내고 곧 애처로워 하는 마음이 깊으며, 과단성이 있다.

③ 병증 : 소변이 잘 나오면 병이 없는 것이다. 병증으로는 열격(噎膈)·반위(反胃)·해역증(解㑊證) 등이 있다. 요통은 중병의 전조이다. 입안에 침이 많은 자는 큰 병이다.

④ 기호와 양생 : 뜨거운 음식이나 열성 음식을 싫어하며, 날 것이나 찬 것, 혹은 담백한 음식을 좋아한다. 불같은 성격·도벽(盜癖)을 경계해야 한다.

(2) 태음인(太陰人)

① 체형 :뇌추(腦顀)가 약하고 허리가 실하며, 어깨가 좁고 엉덩이가 크며 살이 많으며, 피부가 두텁고 근육이 견실하며, 동작이 느리고, 땀을 잘 흘린다. 용모는 턱이 크고 중후하다.

② 성격 :조용히 있으려고만 하고 움직이기 싫어하며, 항상 여성적인 일을 하고자 하며 남성적인 것을 싫어한다[39]. 일을 시작하는 데는 느리지만 끈질긴 지구력이 있어서 성취하는 데 뛰어나므로 사업에 대성하는 경우가 많다. 자기 위주이고 가정이나 처자를 잘 다스리는 재간이 있으나 남들에게는 관심이 없다. 항상 잘 움직이려 하지 않으며, 우직한 면이 있

---

37) 뇌추(腦顀:머리와 이마) : 여기서 "顀"는 원래 "불거진 이마"를 가리키는데, 여기서는 그냥 "이마"로 보아야 한다.

38) 恒欲進而不欲退, 恒欲爲雄而不欲爲雌.

39) 恒欲靜而不欲動, 恒欲爲雌而不欲爲雄.

어서. 소의 성격에 비유될 만큼 과묵하여 겉으로는 점잖은 것 같으나 음흉하며, 욕심이 많고 좀처럼 속마음을 겉으로 드러내지 않으며, 귀추를 본 다음 행동한다. 입이 무거운 편이나 자기주장을 할 때는 남들이 좋아하거나 말거나 끝까지 소신을 굽히지 않는다.

③ 증상 및 병증 : 평소에 땀을 흘리지만 병이 없다. 눈언저리가 땅기는 증상 및 안정(眼睛) 속에 동통이 있다. 항상 두려움이 있어 정충(怔忡)에 이르면 큰 병이다. 변비·소변과다·갈증은 큰 병이다.

④ 기호와 양생 : 밖을 살펴 두려움을 진정시키고 지나친 기쁨·즐거움·교만·사치를 경계해야 한다. 열이 많은 사람은 찬 것을 즐기고, 한이 많은 사람은 뜨거운 것을 즐겨 마신다. 비교적 식성이 좋고 대식가가 많다. 주색·도박 같은 유흥에 취하여 낭패를 보는 경우가 많으니, 이점 또한 경계해야 한다.

(3) 소양인(少陽人)

① 체형 : 흉곽이 발달하고 허리 이하의 관골부(髖骨部)가 약하며, 상부가 실하고 하부가 허하며, 동작이 빠르고 기상이 용맹하다. 용모는 입술이 얇고 턱이 뾰족하며, 음성이 낭랑하다.

② 성격 : 항상 거동하고 가만히 있지 못하며, 항상 바깥일에 힘쓰고 가사에 힘쓰려고 하지 않는다[40]. 사무에 능하고 영민하다. 성정은 갑자기 슬퍼하고 깊게 화를 내며, 항상 무엇이든 해야지 가만있지 못하고, 말과 행동이 같다. 바깥일에 더 분주하며, 남의 일에 희생적인 봉사를 하고, 자기 자신의 일이나 가정에 소홀하다. 자신의 잘못을 알게 되면 몹시 괴로워하고, 꾸미기를 좋아하며, 남의 장단점이나 시비를 잘 가린다. 사상인 중에 가장 욕심이 적고, 성질이 급하다.

③ 병증 : 대변이 잘 통하면 병이 없는 것이다. 두려움과 건망이 오면 위험한 증상이다. 대변이 통하지 않으면 흉격(胸膈)이 반드시 뜨거워지는데 이는 큰 병이다.

④ 기호와 양생 : 내부를 살펴서 두려움을 진정시켜야 한다. 항상 슬픔과 분노·뽐내는 마음을 경계해야 한다. 찬 것이나, 날 것을 좋아하며, 비위에 열이 많아 겨울에도 찬물을 즐겨 마신다. 열성 체질이므로 열성 음식이나 자극성이 강한 음식은 해롭다.

40) 恒欲擧而不欲措, 恒欲外勝而不欲內守.

(4) 소음인(少陰人)

① 체형 : 하체(엉덩이)가 발달하고 상체가 약한 편이며, 상하가 균형 있고 용모가 짜임새 있다. 걸음걸이가 자연스럽고 얌전하다. 여자는 말할 때 눈웃음을 짓고 오밀조밀하여 예쁘며 애교가 많다. 가끔 한숨 쉬는 일이 있어서 남 보기에 근심하는 사람으로 오해받기가 쉽다.

② 성격 : 항상 집안에 있으려고만 하고 밖으로 나가려 하지 않으며, 항상 가사에 힘쓰고 바깥일에 힘쓰려고 하지 않는 성격에서 정기(情氣)를 구분할 수 있다. 성질은 단정하고 침착하며, 사교적이어서 타인에게 좋은 인상을 준다. 동료들과 더불어 일을 조직하는 재능이 있다. 이해타산을 위해서는 수단과 방법을 가리지 않는다. 침착하고 조리 있으나 세심하여 늘 불안정하다. 자기 일에 남이 간섭하는 것을 매우 싫어한다. 성정은 기뻐하고 즐거워하는 마음이 유별나며, 항상 집에 있기를 좋아하고 외출하길 싫어한다.

③ 증상 및 병증 : 중초비위(中焦脾胃)가 약하고, 신·방광이 실하다. 소변이 원활하고, 대변이 굳고 잘 통하면 건강한 것이다. 한숨을 잘 쉬고, 수족이 떨리고 힘이 없으며 발한(發汗)이 있으면 병이다. 설사가 멎지 않으면 배꼽아래가 얼음장처럼 차다.

④ 기호와 양생 : 좀더 적극적으로 활동하고, 불안정한 마음을 가라앉혀야 한다. 항상 기쁜 마음과 즐거운 마음을 경계해야 한다. 자긍심과 탐욕을 경계해야 한다. 음식은 따뜻한 것을 좋아한다.

사상인(四象人) 변증표

	太陽人	太陰人	少陽人	少陰人
氣象	얼굴이 둥글고, 과단성이 있어 龍의 성질에 비유된다	肌肉이 견실하고, 지구력이나 투지가 있어 소의 성질에 비유된다	입술이 얇고 턱이 뾰족하며, 날래고 예리하여 말의 성질에 비유된다	肌肉이 부드럽고, 간편한 것을 좋아하며, 잡기에 능하다
形體	상체가 實하고 허리부분(腰圍)이 약하다	腰部와 腹部가 발달하고 상체(頸項部)가 허약하다	胸廓이 발달하고, 허리 이하의 髖骨部가 약하다	中焦脾胃가 약하고, 腎・膀胱이 實하여 하체가 발달
성질 재간	남과 잘 사귄다	성취욕이 강하고 居處에 능하다	성질이 급하고 事務에 능하다	매우 치밀하고, 사교적이다
容貌 邪氣	여자는 형체는 實하나, 肝이 작고 子宮이 약하므로 출산에 어려움이 있다 변별하기 어렵지는 않으나 해당자가 극히 드물다	체격이 큰 편이나 간혹 육척단신도 있다 소음인과 간혹 체형이 비슷하여 변별하기 어려운 경우가 있다	간혹 작고 靜雅하여 외형이 소음인과 흡사한 경우가 있으므로 병세의 寒熱로써 세분해야 한다. 사상인 중 가장 변별하기 쉽다	대체로 體形이 왜소하나, 간혹 큰 경우도 있고 때로 九尺長身이 보이기도 한다
臟腑	肺大肝小	肝大肺小	脾大腎小	腎大脾小
病證	外感腰脊病 內觸小腸病	胃脘受寒表寒病 肝受熱裏熱病	脾受寒表寒病 胃受熱裏熱病	腎受熱表熱病 胃受寒裏寒病
性情	화를 잘 내고 잘 슬퍼한다 나아가려고만 하며 물러서지 않는다	항상 즐거워하고 기뻐한다 조용히 있으려고만 하며 움직이려 하지 않는다	항상 슬퍼하고 노여워한다 거동을 잘하며 가만히 있지 못한다	항상 기뻐하고 즐거워한다 집에 있기를 좋아하여 외출하길 싫어한다
大病	입안에 침이 많은 경우	怔忡이 나타나는 경우	大便不通	虛汗이 날 경우
多發病證		胸膈에 怔忡이 오고, 눈언저리가 땅기며, 眼睛內에 疼痛이 온다		수족이 떨리고 힘이 없으며, 평소에 호흡이 고르나 간혹 한숨을 쉰다

상술한 바를 종합하면 태양인은 남과 잘 통하고 잘 사귀며, 소양인은 용맹스럽고 사무에 능하며, 태음인은 성취욕이 강하고 거처에 능하며, 소음인은 깔끔하고 사교적인 것 등으로 구분할 수 있다.

성정(性情)의 편향에서 기인하는 태양인의 방종지심(放縱之心), 소음인의 투일지심(偸逸之心), 소양인의 편사지심(偏私之心), 태음인의 물욕지심(物欲之心)에 주안점을 두어야 할 것이며, 재간의 편중에서 기인하는 태양인의 생소한 사람과도 잘 사귀는 것, 소음인의 친숙한 사람들과 더불어 무리를 조직하는 것을 좋아하는 것, 소양인의 사무와 대외적인 일을 잘하는 것, 태음인의 가정이나 처자를 잘 다스리는 것을 참조해야 한다. 또한 태양인의 성급함, 소음인의 자긍심과 탐욕심, 소양인의 뽐내는 마음과 게으름, 태음인의 교만심과 사치심 등의 사심 및 행태을 잘 살펴 체질 변증에 임해야 할 것이고, 실제 임상에 있어서는 대소변·발한(發汗)·소화 상태 등을 참고하여 치료에 대한 반응을 충분히 검토한 다음에 체질을 진단해야 한다.

三. 사상체질의 예방보건

사상의학은 예방과 보건을 매우 중시한다. 《동의수세보원》에서는 "질병을 치료하는 방법이 천만 가지가 있더라도 질병을 예방하는 것만 못하다."라고 하여 질병의 예방을 강조하였는데, 다음과 같은 네 가지 측면에서 구체적인 방법을 제시하였다.

① 질병예방에 있어서 정신수양의 중요성을 강조하였다. 예를 들면 《동의수세보원》에서 "마음에 좋아하고 싫어하는 바가 있고, 희로애락이 치우치면 병이 된다. ……세상에서 병을 얻는 것은 모두 성현을 시기하고 재능을 미워하는 데서 나오며, 세상의 병을 치료하는 것은 모두 성현을 좋아하고 선한 것을 좋아하는 데서 나온다. ……성현을 시기하고 재능을 미워하는 것은 세상에 병이 많은 까닭이고, 성현을 좋아하고 선한 것을 좋아하는 것은 천하의 큰 약이다."[41]라고 하였다. 따라서 가정 심리교육의 필요성을 강조하였다. 즉 "유년인 7~8세 전에는 보고 듣는 것이 부족한데다 희로애락이 교착되면 병이 되니, 자애로운 어머니가 마땅히 보호해야 한다. 소년인 24~25세 전에 용맹스러움이 부족한 데다 희로애락이 교착되며 병이 되니, 지혜로운 아버지나 능숙한 형이 마땅히 보호해야 한다."[42]고 하였다. 또한 "경계하여 듣고 보면 장수한다."[43], "장년인 38~39세 전에는 어진 동생과 좋은 벗이라야 도울 수 있으며, 노년인 56~57세 전에는 효자·효손이라야 부양할 수 있다."[44], "집안의 모든 일이 잘되지 않고 질병이 끊이지 않으며, 선과 악이 대치되어 그 집안이 장차 망할 지

41) 心之愛惡所欲, 喜怒哀樂偏著者爲病. ……天下之受病都出于妒賢嫉能, 天下之救病都出于好賢樂善. ……妒賢嫉能, 天下之多病也, 好賢樂善, 天下之大藥也.

42) 幼年七八歲前, 聞見未及而喜怒哀樂膠着, 則成病也, 慈母宜保護之也. 少年二十四五歲前, 勇猛未及而喜怒哀樂膠着, 則成病也, 知父能兄宜保護之也.

43) 警戒而聞見則長壽.

44) 壯年三十八九歲前, 則賢弟良朋, 可以助之也. 老年五十六七歲前, 則孝子孝孫, 可以扶之也.

경에 이르면 오직 명철한 자부(慈父)나 효자라야 이를 처리할 방법이 있다."[45]고 하였다.

② 사상인의 양생 원리를 제시하였다. 예를 들면《동의수세보원》에서 "사상인"의 정신심리 요소에 근거하여 "태음인은 밖을 살펴 항상 겁내는 마음을 안정시켜야 하고, 소음인은 안을 살펴 항상 두려운 마음을 안정시켜야 하며, 태양인은 한 걸음 물러서서 항상 급박한 마음을 안정시키고, 소양인은 한 걸음 나아가서 항상 불안정한 마음을 안정시켜야 하는데, 이렇게 하면 반드시 장수하지 않을 수가 없다."[46]고 하였다. 이는 정신건강의 중요성을 제시한 것이다.

③ 생활습관이 건강에 미치는 영향을 제시하였다. 운동과 휴식이 적절하고, 규칙적인 생활을 하면 건강에 이롭다. 그러므로《동의수세보원》에서 "게으르면 반드시 일찍 죽고, 삼가하고 부지런하면 장수한다."[47]고 하여 노동의 중요성을 강조하였다. 또한 "검소한 생활을 하면 장수하고, 지나친 향락은 수명을 단축시키며, 굶주림을 참아 견딜 수 있을 만큼 먹어야 하며 포식하지 말아야 한다."고 하여 절제를 강조하였으며, "술·여자·재물·권력은 예로부터 경계하던 바로서 이들 네 가지를 담장이라 하여 감옥에 비유하였다. 일신의 수명이나 일가의 화복(禍福)에만 관계된 것일 뿐만 아니라, 천하의 다스려지고 어지럽혀 지는 것 역시 이것에 달려 있다."[48]고 하여 술과 과도한 성생활이 건강과 사회에 미치는 영향을 제시하였다.

④ 의학지식의 보급이 건강과 보건에 중요한 작용을 한다고 강조하였다. 예를 들면《동의수세보원》에서 "만호가 되는 읍에서 한 사람이 그릇을 만들면 그릇이 부족할 것이고, 백호가 되는 촌에서 한 사람이 의원을 하면 사람을 치료하기에 부족할 것이니, 반드시 의학을 널리 알려서 집집마다 의학을 알게 하고 사람마다 병리를 알게 한 연후에야 장수하고 원기를 보전할 수 있다."[49]고 하였다.

45) 人家, 凡事不成, 疾病連綿, 善惡相持, 其家必將敗之地, 唯明哲之慈父孝子, 處之有術也.

46) 太陰人察于外而恒寧靜怯心, 少陽人察于內而恒寧靜懼心, 太陽人腿一步而恒寧靜急迫之心, 少陰人進一步而恒寧靜不安定之心, 如此則必無不壽.

47) 怠慢則必夭, 謹勤則必壽.

48) 酒色財權, 自古所戒, 謂之四堵墻而比之牢獄, 非但一身壽夭, 一家禍福之所繫也, 天下之治亂, 亦在於此.

49) 萬室之邑一人陶則, 器不足也. 百家之村一人醫則, 活人不足也. 必廣明醫學, 家家知醫, 人人知病然後, 可以壽世保元.

참 고 문 헌

1. 《황제내경(黃帝內經)》
2. 《주역(周易)》
3. 《난경(難經)》
4. 《상한론(傷寒論)》, 장기(張機) 저
5. 《제병원후론(諸病源候論)》, 소원방(巢元方)등 저
6. 《비급천금요방(備急千金要方)》, 손사막(孫思邈) 저
7. 《유문사친(儒門事親)》, 장종정(張從政) 저
8. 《비위론(脾胃論)》, 이고(李杲) 저
9. 《격치여론(格致餘論)》, 주진형(朱震亨) 저
10. 《의학입문(醫學入門)》, 이천(李梴) 저.
11. 《유경(類經)》, 장개빈(張介賓) 저.
12. 《유경도익(類經圖翼)》, 장개빈(張介賓) 저.
13. 《경악전서(景岳全書)》, 장개빈(張介賓) 저.
14. 《의지서여(醫旨緖餘)》, 손일규(孫一奎) 저.
15. 《의림개착(醫林改錯)》, 왕청임(王淸任) 저.
16. 《의문봉갈(醫門棒喝)》, 장남(章楠) 저.
17. 《동의보감(東醫寶鑑)》, 허준(許浚) 저.
18. 《동의수세보원(東醫壽世保元》, 이제마(李濟馬) 저.
19. 《혈증론(血證論)》, 당용천(唐容川) 저.
20. 《성리대전(性理大全)》, 주희(朱喜) 편저, 保景文化社 1994.
21. 《역학계몽(易學啓蒙)》, 주희 저 김상섭 해설, 예문서원 1994.
22. 《대산주역강의》, 대산 김석진 저, 한길사 2004.
23. 《주역통해(周易通解)》, 신성수 저, 도서출판 대학서림 2006.
24. 《주역의 과학과 도》, 이성환·김기현 공저, 정신세계사 2004.
25. 《의역회통정의(醫易會通精義)》, 李浚川·蕭漢明 主篇, 인민위생출판사 1991.
26. 《周易大辭典》, 張其成 主篇, 華夏出版社 1992.
27. 《周易辭典》, 여소강 주편, 《장춘, 길림대학출판사》 1992.
28. 《전통한방예방의학》, 이기남·이선동 공역, 성보사 1995.
29. 《장상학》, 박찬국 편역, 성보사, 1992.
30. 《中醫藏象學》, 王琦 主編, 인민위생출판사, 1997. 5쪽
31. 《中醫體質學說》, 王琦 主編, 인민위생출판사,
32. 《중의기초이론》, 인민위생출판사, 1992.
33. 《기초한의학》, 전통의학연구소 배병철 편, 성보사 2000.
34. 《기의 의학적 연구》, 한국한의학연구원 2000.(12).
35. 〔장남(章楠)의 의역사상에 관한 연구〕, 김규열 저, 경희대학교 박사논문.
36. 《教學 大漢韓辭典》, 대한한사전편찬실 편, 교학사, 1998.

편역자 경력

金 圭 烈
1989년 경희대학교 한의과대학 졸업
1991년 경희대학교 대학원 석사과정 졸업
1995년 경희대학교 대학원 박사과정 졸업
세명대학교 한의과대학 교수 역임
천안부부한의원 대표 원장 역임
현 원광디지털대학교 한방건강학과 교수

裵 秉 哲
1978년 한의서 전문출판사 成輔社 설립
1994년《今釋 黃帝內經・素問》譯, 성보사
1995년《今釋 黃帝內經・靈樞》譯, 성보사
2000년《동양의학대사전》편찬
2005년《다시보는 태교신기》역해, 성보사

한의학개론

2010년 8월 27일 초판
2015년 2월 13일 2쇄

편저자 : 김 규 열, 배 병 철
발행인 : 배 병 철

발행처 : 成輔社 부설 전통의학연구소
등록일 : 1978년 5월 17일
등 록 : 제1-266호
전 화 : 702-9497, 707-4879
경기도 성남시 분당구 야탑동 150번지
분당테크노파크 A동 605호

정 가 : 45,000원

ISBN : 978-89-88794-93-7 93510